国家卫生和计划生育委员会"十二五"规划教材

全国高等医药教材建设研究会"十二五"规划教材

专科医师核心能力提升导引丛书

供临床型研究生及专科医师用

血液内科学

Hematology

第 **2** 版

U0352238

主　编　黄晓军　黄　河

副主编　邵宗鸿　胡　豫

编　者（以姓氏笔画为序）

王建祥（中国医学科学院血液病研究所）　　　陈方平（中南大学湘雅医院）

艾辉胜（中国人民解放军三〇七医院）　　　　邵宗鸿（天津医科大学总医院）

刘代红（北京大学血液病研究所）　　　　　　胡　豫（华中科技大学同济医学院附属协和医院）

江　倩（北京大学血液病研究所）　　　　　　胡建达（福建医科大学附属协和医院）

许兰平（北京大学血液病研究所）　　　　　　侯　明（山东大学齐鲁医院）

阮长耿（江苏省血液研究所）　　　　　　　　侯　健（第二军医大学长征医院）

李　娟（中山大学附属第一医院）　　　　　　黄　河（浙江大学医学院附属第一医院）

李军民（上海交通大学医学院附属瑞金医院）　黄晓军（北京大学血液病研究所）

李建勇（南京医科大学第一附属医院）　　　　常英军（北京大学血液病研究所）

肖志坚（中国医学科学院血液学研究所）　　　梁英民（第四军医大学唐都医院）

吴德沛（苏州大学附属第一医院）　　　　　　路　瑾（北京大学血液病研究所）

宋永平（郑州大学附属肿瘤医院）　　　　　　蔡　真（浙江大学医学院附属第一医院）

张连生（兰州大学第二医院）

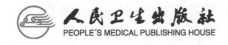
人民卫生出版社

PEOPLE'S MEDICAL PUBLISHING HOUSE

图书在版编目（CIP）数据

血液内科学/黄晓军,黄河主编.—2版.—北京：
人民卫生出版社,2014
　ISBN 978-7-117-18739-8

Ⅰ.①血…　Ⅱ.①黄…②黄…　Ⅲ.①血液病-诊疗
Ⅳ.①R552

中国版本图书馆 CIP 数据核字（2014）第 040823 号

血液内科学
第 2 版

主　　编：黄晓军　黄　河
出版发行：人民卫生出版社（中继线 010-59780011）
地　　址：北京市朝阳区潘家园南里 19 号
邮　　编：100021
E - mail：pmph @ pmph. com
购书热线：010-59787592　010-59787584　010-65264830
印　　刷：人卫印务（北京）有限公司
经　　销：新华书店
开　　本：850×1168　1/16　印张：21　插页：2
字　　数：643 千字
版　　次：2008 年 12 月第 1 版　　2014 年 4 月第 2 版
　　　　　2019 年 5 月第 2 版第 2 次印刷（总第 3 次印刷）
标准书号：ISBN 978-7-117-18739-8/R·18740
定　　价：89.00 元

打击盗版举报电话：010-59787491　E -mail：WQ @ pmph. com
（凡属印装质量问题请与本社市场营销中心联系退换）

主 编 简 介

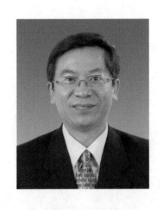

黄晓军 教授,博士生导师,教育部长江学者特聘教授,国家杰出青年科学基金项目负责人。现任职务/兼职:北京大学血液病研究所所长,北京大学人民医院血液科主任,造血干细胞移植治疗血液病北京市重点实验室主任,北大清华生命中心临床 PI,北京大学医学部血液病学学系主任,Asia Pacific Hematology Consortium(亚太血液联盟)主席,Asian Cellular Therapy Organization(亚洲细胞治疗组织)候任主席,第九届中华医学会血液学分会主任委员,中国医师协会血液科医师分会会长,原卫生部海峡两岸医药卫生交流协会血液专家委员会主任委员,中国病理生理学会实验血液学专业委员会副主任委员兼秘书长。

自 1989 年开始从事血液病临床及实验研究,在常见血液病的诊断和治疗方面具有丰富的经验,尤其在造血干细胞移植(HSCT)后的移植物抗宿主病(GVHD)、感染和复发等各种移植合并症的诊断和处理方面积累了丰富的临床诊疗经验,解决了许多疑难杂症。在真菌感染、移植免疫等领域都有较深的造诣。是第一个真菌感染治疗指南的执笔者及制订者之一。负责承担国家自然科学基金、国家"863"基金、"985"基金、北京大学 211 基金、卫生部基金、教育部博士点和"新世纪人才"等 10 余项基金。国内外发表论文近 300 余篇,综述 25 篇,专著 20 部。2013 年获欧洲骨髓移植学会颁发的"欧洲骨髓移植圣安东尼成就奖";2013 年获第四届国际恶性血液病大会授予的"全球血液肿瘤学术研究杰出贡献奖";2012 年获中国抗癌协会科技奖二等奖;2011 年获教育部"高等学校科学研究优秀成果奖"一等奖;2011 年获中华医学科技奖"二等奖";2009 年获国家技术发明二等奖;2008 年获中华医学科技一等奖。

主 编 简 介

黄 河　浙江大学求是特聘教授,主任医师,博士生导师。亚太国际骨髓移植组织国际学术委员会常务委员,美国国家癌症协作网络亚洲共识委员会委员。现任浙江大学医学院党委书记、副院长、浙江大学医学院附属第一医院骨髓移植中心主任、血液病研究所副所长,中华医学会造血干细胞学组副组长,中国造血干细胞捐献者资料库专家委员会副主任委员,中华医学会血液学分会委员,中国医师协会血液学分会常务委员,中国抗癌协会血液肿瘤专业委员会常务委员,中国病理生理学会实验血液学专业委员会委员,中国免疫学会血液免疫专业分会委员。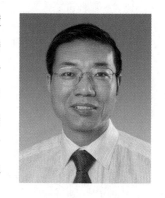

1984 年起从事血液学、造血干细胞移植的临床、教学和基础研究,1997 年在德国基尔大学血液病理所任高级访问学者。近 5 年承担国家重点基础研究发展计划(973 项目)、国家高技术研究发展计划(863 项目)、国家自然科学基金重点项目等 20 余项。以第一获奖人获国家科技进步奖二等奖 1 项,教育部高等学校科学研究优秀成果奖一等奖 1 项,省科技进步奖一等奖 3 项,二等奖 1 项,授权发明专利 13 项,主编与参与编写著作及教材 7 部。在 *Blood*、*Leukemia*、*Biology of Blood and Marrow Transplantation*、*Bone Marrow Transplantation* 等 SCI 收录杂志及国内一级期刊发表论文 170 余篇。近 5 年在美国血液学年会、美国血液与骨髓移植年会、欧洲血液与骨髓移植年会及亚太血液与骨髓移植会议等国际大型会议担任主席、特邀报告和口头报告 41 次,被国际权威杂志收录大会论文摘要百余篇。

全国高等学校医学研究生规划教材
第二轮修订说明

为了推动医学研究生教育的改革与发展,加强创新人才培养,自 2001 年 8 月全国高等医药教材建设研究会和原卫生部教材办公室启动医学研究生教材的组织编写工作开始,在多次大规模的调研、论证的前提下,人民卫生出版社先后于 2002 年和 2008 年分两批完成了第一轮五十余种医学研究生规划教材的编写与出版工作。

为了进一步贯彻落实第二次全国高等医学教育改革工作会议精神,推动"5+3"为主体的临床医学教育综合改革,培养研究型、创新性、高素质的卓越医学人才,全国高等医药教材建设研究会、人民卫生出版社在全面调研、系统分析第一轮研究生教材的基础上,再次对这套教材进行了系统的规划,进一步确立了以"解决研究生科研和临床中实际遇到的问题"为立足点,以"回顾、现状、展望"为线索,以"培养和启发研究生创新思维"为中心的教材创新修订原则。

修订后的第二轮教材共包括 5 个系列:①科研公共学科系列:主要围绕研究生科研中所需要的基本理论知识,以及从最初的科研设计到最终的论文发表的各个环节可能遇到的问题展开;②常用统计软件与技术介绍了 SAS 统计软件、SPSS 统计软件、分子生物学实验技术、免疫学实验技术等常用的统计软件以及实验技术;③基础前沿与进展:主要包括了基础学科中进展相对活跃的学科;④临床基础与辅助学科:包括了临床型研究生所需要进一步加强的相关学科内容;⑤临床专业学科:通过对疾病诊疗历史变迁的点评、当前诊疗中困惑、局限与不足的剖析,以及研究热点与发展趋势探讨,启发和培养临床诊疗中的创新。从而构建了适应新时期研究型、创新性、高素质、卓越医学人才培养的教材体系。

该套教材中的科研公共学科、常用统计软件与技术学科适用于医学院校各专业的研究生及相应的科研工作者,基础前沿与进展主要适用于基础医学和临床医学的研究生及相应的科研工作者;临床基础与辅助学科和临床专业学科主要适用于临床型研究生及相应学科的专科医师。

全国高等学校第二轮医学研究生规划教材目录

13　医学分子生物学实验技术（第3版）
　　主　编　药立波
　　副主编　韩　骅　焦炳华　常智杰

14　医学免疫学实验技术（第2版）
　　主　编　柳忠辉　吴雄文
　　副主编　王全兴　吴玉章　储以微

15　组织病理技术（第2版）
　　主　编　李甘地

16　组织和细胞培养技术（第3版）
　　主　审　宋今丹
　　主　编　章静波
　　副主编　张世馥　连小华

17　组织化学与细胞化学技术（第2版）
　　主　编　李　和　周　莉
　　副主编　周德山　周国民　肖　岚

18　人类疾病动物模型（第2版）
　　主　审　施新猷
　　主　编　刘恩岐
　　副主编　李亮平　师长宏

19　医学分子生物学（第2版）
　　主　审　刘德培
　　主　编　周春燕　冯作化
　　副主编　药立波　何凤田

20　医学免疫学
　　主　编　曹雪涛
　　副主编　于益芝　熊思东

21　基础与临床药理学（第2版）
　　主　编　杨宝峰
　　副主编　李学军　李　俊　董　志

22　医学微生物学
　　主　编　徐志凯　郭晓奎
　　副主编　江丽芳　龙北国

23　病理学
　　主　编　来茂德
　　副主编　李一雷

24　医学细胞生物学（第3版）
　　主　审　钟正明
　　主　编　杨　恬
　　副主编　易　静　陈誉华　何通川

25　分子病毒学（第3版）
　　主　编　黄文林
　　副主编　徐志凯　董小平　张　辉

26　医学微生态学
　　主　编　李兰娟

27　临床流行病学（第4版）
　　主　审　李立明
　　主　编　黄悦勤

28　循证医学
　　主　编　李幼平
　　副主编　杨克虎

44	风湿内科学(第2版)	主　编	陈顺乐　邹和健		
45	急诊医学(第2版)	主　编	黄子通　于学忠		
		副主编	吕传柱　陈玉国　刘　志		
46	神经内科学(第2版)	主　编	刘　鸣　谢　鹏		
		副主编	崔丽英　陈生弟　张黎明		
47	精神病学(第2版)	主　审	江开达		
		主　编	马　辛		
		副主编	施慎逊　许　毅		
48	感染病学(第2版)	主　编	李兰娟　李　刚		
		副主编	王宇明　陈士俊		
49	肿瘤学(第4版)	主　编	曾益新		
		副主编	吕有勇　朱明华　陈国强　龚建平		
50	老年医学(第2版)	主　编	张　建　范　利		
		副主编	华　琦　李为民　杨云梅		
51	临床变态反应学	主　审	叶世泰		
		主　编	尹　佳		
		副主编	洪建国　何韶衡　李　楠		
52	危重症医学	主　编	王　辰　席修明		
		副主编	杜　斌　于凯江　詹庆元　许　媛		
53	普通外科学(第2版)	主　编	赵玉沛　姜洪池		
		副主编	杨连粤　任国胜　陈规划		
54	骨科学(第2版)	主　编	陈安民　田　伟		
		副主编	张英泽　郭　卫　高忠礼　贺西京		
55	泌尿外科学(第2版)	主　审	郭应禄		
		主　编	杨　勇　李　虹		
		副主编	金　杰　叶章群		
56	胸心外科学	主　编	胡盛寿		
		副主编	孙立忠　王　俊　庄　建		
57	神经外科学(第2版)	主　审	周良辅		
		主　编	赵继宗　周定标		
		副主编	王　硕　毛　颖　张建宁　王任直		

58	血管淋巴管外科学（第2版）	主　编	汪忠镐		
		副主编	王深明	俞恒锡	
59	小儿外科学（第2版）	主　审	王　果		
		主　编	冯杰雄	郑　珊	
		副主编	孙　宁	王维林	夏慧敏
60	器官移植学	主　审	陈　实		
		主　编	刘永锋	郑树森	
		副主编	陈忠华	朱继业	陈江华
61	临床肿瘤学	主　编	赫　捷		
		副主编	毛友生	沈　铿	马　骏
62	麻醉学	主　编	刘　进		
		副主编	熊利泽	黄宇光	
63	妇产科学（第2版）	主　编	曹泽毅	乔　杰	
		副主编	陈春玲	段　涛	沈　铿
			王建六	杨慧霞	
64	儿科学	主　编	桂永浩	申昆玲	
		副主编	毛　萌	杜立中	
65	耳鼻咽喉头颈外科学（第2版）	主　编	孔维佳	韩德民	
		副主编	周　梁	许　庚	韩东一
66	眼科学（第2版）	主　编	崔　浩	王宁利	
		副主编	杨培增	何守志	黎晓新
67	灾难医学	主　审	王一镗		
		主　编	刘中民		
		副主编	田军章	周荣斌	王立祥
68	康复医学	主　编	励建安		
		副主编	毕　胜		
69	皮肤性病学	主　编	王宝玺		
		副主编	顾　恒	晋红中	李　岷
70	创伤、烧伤与再生医学	主　审	王正国	盛志勇	
		主　编	付小兵		
		副主编	黄跃生	蒋建新	

全国高等学校第二轮医学研究生规划教材
评审委员会名单

前　言

《血液内科学》(第2版)是全国高等医药教材建设研究会、人民卫生出版社共同组织编写的研究生教材,该书的编者由长期从事血液内科工作、具有丰富的临床和教学经验以及对所编著章节有较深学术造诣的专家组成。

该书对象主要面对血液科的临床型研究生,目的是在临床型研究生临床技能、临床创新思维的培养过程中起到导航作用。相对于上一版,更注重对研究生提出问题、分析问题、解决问题能力的培养。各章节在注重解决临床实际的前提下,强调诊疗现状的剖析,在必要的地方辅以回顾和展望(即回顾-现状-展望),在陈述现状时着重针对目前血液疾病诊疗中的困惑、局限与不足以及诊疗实践中应注意的问题等现状深入分析;在回顾中主要涉及对血液疾病发病机制的认识过程以及诊断依据、治疗方案的发展过程的回溯,重在对这些发展沿革的点评并揭示其背后的启发意义;而在展望中主要针对血液领域的研究热点及发展趋势进行深入的分析评议。同时本书聚焦血液病学领域尚有争议的课题,从多个角度展示相关的研究进展,目的是激发读者的求知欲望,希望能为他们的进一步的深入学习起到抛砖引玉的作用。本书内容翔实、图文并茂,强调临床实用性,有较高的可读性,力争让研究生通过自学了解血液系统疾病的专业理论及学科发展的关键前沿问题,为下一步工作奠定基础。

本书也适用于本科毕业生、住院医师、社会同等学力人员使用,相信该书将对读者提高专业理论水平和指导临床实践有重要帮助。

本书得到了各位编者及其所在单位同事们的大力支持,他们利用大量业余时间参与并完成了编写工作,谨此一并致以衷心感谢。

由于本次研究生教材采取了全新的撰写思路,对于各作者均是一个不小的挑战。尽管大家已经做了很大努力,但书中内容不当或错误之处仍在所难免,恳请广大读者批评与指正,以便再版时进一步修改和完善。

黄晓军

目　录

第一章　恶性血液病诊疗趋势

血液系统恶性疾病是严重危害人类生命健康的重大疾病，近年来，血液疾病在发病机制、分子标记、靶向药物等方向均取得了长足的进步乃至重大突破，使恶性血液疾病逐渐由"不可治愈"变为"可治愈"疾病。规范化诊疗是迅速提高恶性血液病的治疗水平、改善患者预后的关键。①精确的诊断；②靶向药物为代表的多元化治疗手段；③分层治疗与个性化治疗结合的治疗策略；是构建规范化诊疗体系的核心内容，也是血液专业研究生培养的重点。

第一节　精确诊断为恶性血液病规范化治疗奠定基础

规范化治疗应建立在对治疗有指导意义的精确诊断基础上，而非仅仅停留在经验层面。精确诊断核心是对疾病本质的深入认识而非简单地对疾病归类。实验室检查技术和发病机制研究的进展极大地提高了我们的认知水平，使得精确诊断成为可能。在详细询问病史和体格检查上，一名好的血液科临床医师应选择最恰当的实验室检查，并紧密结合临床以明确诊断。

血液病初步实验室检查以细胞形态学、生化指标等为主，分子诊断技术的发展则使血液病诊断逐步发展到精确诊断，除在血红蛋白病、血友病等单基因血液病中建立诊断体系外，更重要的是对于恶性血液病等多基因复杂疾病的诊断提供了帮助。例如急性白血病是一类异质性较强的恶性血液肿瘤，其诊断主要经历了三个发展阶段：20 世纪 70 ~ 80 年代以血细胞形态学(M, morphology,)为基础的 FAB 分型；20 世纪 90 年代逐渐加入细胞免疫学(I, immunology) 和细胞遗传学(C, cytogenetic) 的细胞学诊断；以及 2001 年融入分子生物学(M, molecular)后，形成以 WHO 诊断标准为代表的 MICM 综合诊断体系。单纯依靠形态学分类不能揭示恶性血液病的发病机制，也不能提供治疗方案的优化选择和预后信息参考，而分子诊断技术在血液病应用的不断进步则很好地解决了这些问题。以下将分别介绍恶性血液病精确诊断的进展。

一、细胞免疫学(I)

不同发育阶段的血细胞表面和胞质胞核可出现不同的抗原，该过程受到严密的基因调控，存在明显的规律性。白血病等细胞经常出现异常的抗原表达模式，利用单克隆抗体(mono-antibody, Mo-Ab)识别这些标记物，通过流式细胞仪(flow cytometry, FCM)等方法可以进行定性或定量，从而识别异常的血细胞、微环境细胞为精确诊断提供有效信息。细胞免疫学检测经历了从相对定量到绝对定量，从单色到多色荧光检测(目前常用 8 色以上)，从细胞膜成分到细胞内成分等技术的进步，成为血液疾病诊断不可或缺的手段。

恶性血液病免疫分型是细胞免疫学的核心应用，如常见的白血病免疫学标记如下：

髓系（粒单核、红系、巨核）：MPO、CD117、CD13、CD33、CD65、CD14、CD15、CD64。

B 淋巴细胞系：CD79a、CyCD22、Cy IgM、CD19、CD20、CD10、TdT、CD24。

T 淋巴细胞系：CD3、TCR-αβ、TCRγδ、CD2、CD5、CD8、CD10、TdT、CD7、CD1a。

特定的疾病免疫表型与细胞形态、细胞遗传学等存在一定的相关性，因此每一种免疫表型都不能孤立地形成诊断。

形态学难以辨识的残存血液恶性肿瘤细胞(minimal residual disease, MRD)是患者复发的重要原因，多参数 FCM 是检测 MRD 的两种主要方法之一。白血病相关的免疫表型(LAIP)是指正常骨髓和外周血不表达或者低表达的免疫表型，包括①跨系列或交叉抗原表达；②跨期或者不同期抗原共表达；③抗原表达量的异常；④细胞形态的色散光(FSC/SSC)异常。LAIP 是 FCM 检测 MRD 的主要标志，灵敏度 10^{-3} ~ 10^{-5}，适用于 98% 的急性淋巴细胞白血病(ALL)及 80% ~ 90% 的急性髓细胞白血病。

FCM 目前也广泛用于非恶性血液疾病的诊断。阵发性睡眠性血红蛋白尿(PNH)是一种以溶血为主要临床表现的疾病,以检测补体溶血为基础的传统诊断方法如酸化血清溶血试验(Ham 试验)、糖水试验等,缺乏足够敏感性和特异性。分子诊断技术的发展揭示了其发病机制:PNH 是一种血细胞表面 GPI 锚链接蛋白缺失,细胞抵抗补体攻击能力减弱,进而发生溶血的克隆性疾病。由此,可以通过FCM 检测 GPI 锚链接蛋白如 CD55、CD59 表达的缺失情况对 PNH 进行早期诊断和分型;利用 FCM 直接标记 GPI 锚链蛋白的"FLAER 技术"出现可以检测微小 PNH 克隆,并避免由于自身抗体覆盖胞膜GPI 锚链蛋白形成的假性 PNH 克隆,有助于鉴别诊断和疾病进展判断。

二、细胞遗传学(C)

细胞遗传学通过监测细胞染色体变化来预测其生物学效应:①数量异常,如整倍体异常和非整倍体异常;②结构异常,如断裂、缺失、重复、异位和倒位等。重现性的细胞遗传学异常及对应的基因融合,例如 t(8;21)及其对应的 *AML1-ETO* 融合基因,是目前白血病 WHO 诊断分类的主要标准之一,同时这些特定的染色体核型也是对血液恶性疾病进行危险分层,估计患者预后的重要依据。

G-显带技术是最早、也是目前最广泛采用的常规染色体核型分析手段,即对有丝分裂中期的细胞染色,显微镜获取染色体影像进行分析。G-显带方法简单,可以提供全部染色体的数目和结构异常信息,但对于复杂的染色体异常,或较小片段的缺失重复不易判断。

近年来,荧光原位杂交(fluorescence in situ hybridization,FISH)日渐成为检测特异染色体异常的主要手段,它利用与待检测区域 DNA 序列互补的荧光探针与目的染色体序列杂交,在荧光显微镜下观察探针的荧光信号来判断突变。FISH 所需时间更短,间期细胞也能进行检测,多在常规染色体核型分析后对特定区域进行精确诊断,或者利用特定疾病的探针组合进行初诊筛查。如中华医学会组织国内 50 多家单位进行 FISH 探针组合在骨髓增生异常综合征(MDS)、多发性骨髓瘤(MM)、慢性淋巴细胞白血病(CLL)等恶性血液病中诊断和预后分层的多中心研究,发现 del(p53)/1q21 对 MM、Del(17p) 对 CLL 等诊断分层指标的意义。

比较基因组杂交(comparative genomic hybridization,CGH)是进一步改进的染色体荧光原位杂交技术,在不了解染色体结构及其可能存在异常情况下,通过比较样本基因组和对照基因组的 DNA 拷贝数差异(copy number alterations,CNA),仅需微量DNA 即可检测基因组遗传物质增加、减少或缺失异常。如大约 40% 的 MDS 患者具有正常的染色体核型,但是其疾病异质性很强,不易诊断分层;2011 年Thiel 等采用 CGH 芯片研究该群患者发现:存在4q24,5q31.2,7q22.1 等染色体微小异常的患者较其他患者预后更差,可以对这部分患者采用优化的治疗策略。另外,CGH 标本也不限分裂中期或者间期的新鲜细胞,其 DNA 可从石蜡包埋标本甚至福尔马林固定标本提取。

三、分子生物学(M)

分子生物学诊断,俗称"基因诊断",是将特定基因变化与临床进程和预后紧密联系的精确诊断方法。细胞遗传学诊断与分子生物学诊断关系紧密,前者侧重染色体等遗传物质本身改变,后者侧重这些遗传物质转录及转录后的功能变化,二者有交叉和很强的互补性。分子生物学诊断主要包括特异性基因、非特异性基因、非编码基因、表观遗传学修饰、单核苷酸多态性等。

特异性基因,主要指对恶性血液病诊断分类具有关键识别作用的关键致病基因,一般均由特定的重现性细胞遗传学异常所致,其动态监测也是指导分子靶向治疗的重要依据,如慢性粒细胞白血病(CML)中 C-ABL 与 BCR 融合形成的 BCR-ABL,急性早幼粒细胞白血病(APL)中维 A 酸 A 受体 α 与 *PML* 基因融合形成的 PML-RARα。对于相同的致病位点,绝对定量的分子生物学方法,如实时定量聚合酶链式反应(real-time quantitative polymerase chain reaction,Real-time qPCR)检测敏感度较细胞遗传学方法更高,更适合用于 MRD 检测。

非特异性基因,主要在一类恶性血液病中广泛表达,一般不用于疾病分类的基因,例如 *WT-1*、*PRAME* 在急性髓细胞白血病(AML)、急性淋巴细胞白血病(ALL)、MDS 等恶性血液病中均有表达,对于缺乏特异性基因的疾病的初诊危险分层、MRD检测具有重要意义。

非编码基因(non-coding RNAs,ncRNAs),如长度 22bp 左右的 microRNA 及长度 200bp 以上的 LncRNA,本身不编码功能蛋白质,但可在转录、转录后多种层面上调节靶基因功能从而发挥重要的生物学作用。近年来,细胞和循环中的非编码基因是分子生物学诊断标记的一个主要进展。例如细胞遗传学为标准的 AML 分层中,染色体核型正常的中危 AML 患者占总体 45%,但这群患者异质性较强,预后差异较大。2008 年 Bloomfield 等对 64 例染色体核型正常的 AML 患者进行 microRNA 芯片诊断,显示其中 12 种 microRNA 与患者无事件生存期(EFS)明显相关,累计特异性 microRNA 所划分的高表达量组患者 PFS 明显较低表达量组短,提示 microRNA 可以用于细胞遗传学标危 AML 患者的再分层。

表观遗传学检测是血液疾病分子生物学诊断的另一主要进展,主要研究集中在 DNA 甲基化及组蛋白乙酰化。DNA 甲基化能引起染色体结构、DNA 构象、DNA 稳定性及 DNA 与蛋白质相互作用方式的改变,从而控制基因表达。白血病患者中可发现多种抑癌基因因 DNA 异常甲基化而表达沉默,这种表观遗传学改变可以逆转,适合动态监测。2011 年上海交通大学瑞金医院研究显示,AML-M5 部分患者中存在 DNA 甲基化转移酶 3a(*DNMT3A*)突变,导致酶活性减少,与组蛋白 H3 亲和力下降,因此 DNA 甲基化模式和基因表达发生显著改变。该部分患者预后较差,DNMT3A 和相应的甲基化位点可以作为 AML 患者新的分层诊断指标。

单核苷酸多态性(single nucleotide polymorphism,SNP),主要是指在基因组水平上由单个核苷酸转换、颠倒变异所引起的 DNA 序列多态性。非同义编码区 SNP(non-synonymous coding SNP)的碱基序列改变可使以其为蓝本翻译的蛋白质序列发生改变,从而影响了蛋白质的功能。2013 年美国 Cancer Genome Atlas Research Network 报告显示,*DNMT3A*、*FLT3*、*NPM1*、*IDH1* 等多种 AML 病程相关基因的编码区域单位点插入/缺失(Tier 1)较其他基因更多,更多位点的变化(如 Tier 2、3)计算突变频率(VAF)可以对白血病克隆来源更好地鉴别。

总之,细胞免疫学、细胞遗传学、分子生物学等分子诊断技术的进展使血液病诊断更加精细,更加准确地反映疾病的本质,可以有效评估疾病进展风险进而形成与治疗手段相适应的分层方法,从而优化分层治疗、个性化治疗策略。

第二节 靶向药物为代表的多元化治疗手段

随着血液病病因和发病机制研究突飞猛进的发展,血液病治疗手段已由传统的放化疗、血液成分治疗发展成为由分子靶向治疗、生物免疫治疗、细胞治疗、造血干细胞移植等组成的多元化体系,为改善患者预后乃至治愈恶性血液病奠定了坚实基础。

一、特异基因的分子靶向治疗

血液病的关键致病基因不仅是分子诊断的靶点,据此设计的靶向药物往往也具有良好的疗效。

在单纯化疗时代,急性早幼粒白血病(APL)是最为凶险的一种白血病:容易并发弥漫性血管内凝血(DIC)等异常,早期死亡率高达 30%、初次治疗完全缓解率(CR)不足 70%;而随着全反式维 A 酸和砷剂等靶向药物的应用,APL 完全缓解率可达 90% ~ 100%,早期死亡率降低至不足 5%。结合实时定量 PCR 监测疗效和规范的巩固治疗,APL 患者 5 年无病生存率(DFS)由原来的 35% ~ 45% 上升至 80% ~ 90%,成为第一个可以通过非移植手段可治愈的急性白血病。而且由于良好的精确诊断和靶向治疗体系的建立和推广应用,全国省级乃至市级医院 APL 有效诊疗率均可超过 80%。

慢性粒细胞白血病(CML)是第一个被证实存在遗传学异常的肿瘤,其致病机制为 *BCR/ABL* 融合基因所致持续性酪氨酸激酶激活,应用分子靶向药物酪氨酸激酶抑制剂(TKIs)如伊马替尼(imatinib,格列卫)等可抑制酪氨酸激酶活性,明显改善患者预后,彻底改变了包括 CML,Ph⁺ ALL 等相关疾病的治疗体系。2013 年北京大学血液病研究所对 348 例应用伊马替尼或异基因造血干细胞移植(Allo-HSCT)的 CML 慢性期患者研究显示,伊马替尼组患者无事件生存(EFS)、无疾病进展生存(PFS)、总体生存(OS)均优于 Allo-HSCT 组患者。与此对应,从 2007 年到 2012 年,我国 Allo-HSCT 中 CML 患者比例由 26% 降至 7%。综合各种循证医学研究结果,2013 版《中国慢性粒细胞白血病诊疗指南》推荐伊马替尼每日 400mg 作为 CML-CP 患者首选一线治疗。

JAK2-V617F 突变是 Ph 染色体阴性的骨髓增生血液病(MPDs):如原发性血小板增多症、原发性骨髓纤维化、真红细胞增多症所共有的常见基因突变,近年来 CEP-701 等多种 JAK2 特异性靶向药物的逐步临床应用改变了传统依赖羟基脲治疗这类疾病的格局,可以有效地降低血细胞增生和消除脾大,改善患者运动耐量和体重。

二、化疗

化疗仍是目前血液恶性病中应用最广泛的治

疗手段,也是与靶向治疗等治疗方式联合的基础手段。

化疗药物种类组合优化可以使这种经典的恶性血液病治疗方法充分焕发活力。例如,高三尖杉酯碱是最初由我国化学家提取的特色化疗药物,20 世纪 70 年代即进入临床应用,对于治疗急性髓细胞白血病效果明显,但化疗方案组合等一直未有系统的临床研究,因此限制了其在全球的推广。2008~2013 年中国 17 家单位组织的Ⅲ期临床研究显示:由高三尖杉酯碱联合阿克拉霉素和阿糖胞苷组成的化疗方案 HAA,对初治 AML 诱导缓解率和三年 EFS 均优于由柔红霉素和阿糖胞苷组成的 DA 方案,而治疗费用只有 DA 方案的 20%,可作为一线 AML 治疗方案选择。2012 年高三尖杉酯碱已经美国 FDA 批准上市,非常有希望在西方国家得到进一步推广。

化疗药物的剂型改进也会改善其治疗效果,如 CPX-351 是一种阿糖胞苷与柔红霉素 5∶1 固定剂量组合的脂质体药剂,由于白血病细胞可以优先摄取脂质体,因此可以最大限度地发挥化疗药物的抗白血病作用。2013 年 International BFM 协作组在儿童复发 AML 中研究发现 CPX-351 较传统化疗缓解率提高,PFS 延长,毒副作用降低。

三、单克隆抗体

近年来,细胞免疫学进展使得血液细胞表面标记不仅成为精确诊断的基础,而且是单克隆抗体治疗的关键靶点。

针对血液恶性肿瘤表面常见标记的单克隆抗体已广泛应用于临床并取得良好疗效。如针对 B 细胞恶性细胞克隆的利妥昔单抗(rituximab),可以与 CD20 抗原特异性结合,通过补体依赖性细胞毒性(CDC)和抗体依赖性细胞的细胞毒性(ADCC)引起 B 细胞溶解。临床试验证明联合 CHOP 化疗形成 R-CHOP 方案可提高疗效,2010 年 LNH-98.5 协作组织在 400 例弥漫大 B 淋巴瘤患者前瞻研究显示,R-CHOP 和 CHOP 方案组患者十年 PFS 分别为 36.5% vs. 20%,OS 为 43.5% vs. 27.6%,提示 R-CHOP 方案疗效的优越性。NCCN 建议 R-CHOP 作为弥漫大 B 淋巴瘤的一线治疗方案。其他单克隆抗体,如 Blinatumomab(anti-CD19&anti-CD3)、Alemtuzumab(anti-CD52)、Epratuzumab(anti-CD22)、Gemtuzumab(anti-CD33)在急性白血病诱导和巩固治疗中的作用也逐渐被重视。而针对白血病干细胞(leukemia stem cells,LSCs)标记 CD123、CD47 的单克隆抗体则有望达到更深层的巩固疗效。

除了血液原发病细胞本身,功能异常的微环境细胞也是单克隆抗体的治疗靶点。如造血干细胞移植术后急性移植物抗宿主病(aGvHD),针对活化和免疫反应启动 T 细胞 IL-2R 的 anti-CD25 单克隆抗体是的主要的二线治疗方案之一,针对重要的炎性信号如 TNF-α 的单克隆抗体 Infliximab 在Ⅱ期临床试验中也显示具有良好的疗效。

四、表观遗传学药物

抑癌基因启动子区异常高甲基化所致的基因沉默、功能丧失是血液恶性肿瘤的重要致病机制,去甲基化药物可以重新激活抑癌基因发挥治疗作用,包括阿扎胞苷(azacytidine,AZA)、地西他滨(decitabine)等。2004 年阿扎胞苷成为第一个 FDA 批准的用于临床治疗 MDS 的去甲基化药物。2009 年 AZA-001 协作组Ⅲ期临床研究显示,阿扎胞苷组与支持治疗组患者中位生存分别为 24.5 个月 vs. 15 个月,并显著降低转为 AML 比例。2011 年欧洲 MDS 协作组Ⅲ期临床研究显示,在超过 60 岁的中高危 MDS 患者中地西他滨组患者较支持治疗组 PFS 延长,并且生活质量(QOL)改善。MDS 患者中位年龄约 60~70 岁,这部分患者多无法耐受强化疗和骨髓移植,临床缓解率低,去甲基化药物为老年患者的治疗带来了希望。

组蛋白修饰所引起的染色体局部构象改变在血细胞基因调控中发挥重要作用,组蛋白去乙酰基转移酶(HDAC)的抑制剂(如 romidepsin 等)则可通过提高染色质特定区域组蛋白乙酰化,诱导细胞凋亡及分化,从而发挥抗肿瘤作用。HDAC 抑制剂与去甲基化药物对一些血液恶性肿瘤具有协同作用,减少去甲基化药物的用量及不良反应。

五、蛋白酶体抑制剂

蛋白酶体可以通过蛋白水解调节细胞内特殊蛋白浓度,蛋白酶体抑制剂(protease inhibitor),如 26S 蛋白体酶体抑制剂——硼替佐米(bortezomib)可以靶向抑制该过程,阻止 IκB-α 降解及下游转录信号 NF-κB 的信号的激活从而发挥作用。硼替佐米可以抑制多发性骨髓瘤(MM)细胞功能,2003 年 FDA 批准用于作为 MM 治疗。2010 年 HOVON-65/GMMG-HD4 Ⅲ期临床试验对 827 例初诊 MM 患者研究显示,含硼替佐米的 PAD 诱导巩固方案较对照组 VAD 方案完全缓解率(CR)提高,并延长 PFS

和 OS。2013 版 NCCN MM 指南中，诱导和巩固治疗推荐一线方案中多数含硼替佐米。

在 CALGB study 10502、TACL 等前瞻临床试验研究中发现，传统化疗方案加入硼替佐米可以提高难治性急性 B 淋巴细胞白血病、中老年初治 AML 的疗效。蛋白酶体抑制剂在血液疾病治疗的应用范围有望进一步扩大。

六、生物治疗

生物治疗是通过调节机体自身生物应答，或者过继输注活性生物组分的新型治疗方式，主要包括：①干扰素、白介素等免疫调节剂；②肿瘤疫苗；③活性细胞等，被认为有望成为继化疗、放疗、手术后的血液恶性肿瘤第四种主要治疗方法。

与促进造血恢复的细胞因子类似，生物治疗中的免疫调节剂主要通过促进相应免疫细胞的增殖及增强功能来发挥治疗作用。如 IL-2 可以促进活性 T 淋巴细胞增生，北京大学血液病研究所 2008 年研究发现小剂量 IL-2 注射有助于降低 Allo-HSCT 后白血病复发率；IFN-α 可以增强自然杀伤细胞（NK 细胞）、巨噬细胞和 T 淋巴细胞的活力，从而增强抗肿瘤免疫，是伊马替尼上市前 CML 的一线治疗方案之一，2007 年 Waller 等报告联合应用 IFN-α 和粒单核细胞集落刺激因子（GM-CSF）可以用于治疗 Allo-HSCT 后的白血病复发。

血液恶性肿瘤疫苗虽然不能预防其发病，但在其治疗中可能发挥重要作用。2010 年 Scheinberg 等发现处于完全缓解期的白血病患者通过注射合成的 WT-1 来源多肽可以诱导 WT-1 特异性的细胞毒性 T 淋巴细胞（CTL），通过分泌 IFN-γ 防治白血病复发。更多针对特异性白血病融合基因的疫苗研究也在逐步展开。

与前述两种以调节机体"被动生物治疗方式"不同，过继细胞输注属于"主动生物治疗"，而根据输注细胞来源可以分为自体细胞治疗和异体细胞治疗。细胞因子诱导杀伤细胞（cytokine-induced killer cells，CIK）是将患者外周血单个核细胞在体外通过细胞因子和抗体共培养后获得的一群异质性细胞，这群细胞具有高效的抗肿瘤效应，是最常见的血液疾病自体细胞治疗方法。Introna 等 2011 年报告体外诱导的 CD3（+）CD56（+）CIK 与利妥昔单抗联用可以进一步提高 B 系淋巴瘤的疗效。异体来源的细胞，如病毒特异性的 CTL 可用于 Allo-HSCT 后患者巨细胞病毒（CMV）等感染性疾病治疗，间充质干细胞（MSCs）可用于 Allo-HSCT 后急、慢性移植物抗宿主病的治疗，均已在临床取得较好疗效。

七、造血干细胞移植

造血干细胞移植（HSCT）是在大剂量放化疗后，利用造血干细胞重建免疫造血系统来治疗血液病的技术，从广义上讲，HSCT 是一种特殊的细胞生物治疗。20 世纪 90 年代以来，HSCT 技术飞速发展，引领干细胞治疗的潮流，目前已成为治愈白血病、MDS 等血液恶性病及部分良性血液病、血液遗传病乃至实体瘤、自身免疫性疾病的有效乃至唯一的方法。近年来，由于单倍体 HSCT、微移植等技术体系的日益完善，我国已经进入"人人都有供者"的新时代，促进 HSCT 在临床中更广泛的应用。同时复发防治体系、移植物抗宿主病"预警-预测-干预"体系的逐渐完善使得 HSCT 患者预后进一步改善，减低预处理剂量移植（RIC）和支持治疗技术的发展也使得移植受众范围进一步扩大。

总之，靶向药物的出现为血液病治疗带来了革命性的改变，靶向治疗也是未来血液病治疗发展的目标和趋势。特异基因分子靶向药物、化疗、单克隆抗体、表观遗传学药物、蛋白酶体抑制剂、生物治疗、造血干细胞移植等形成多元化的恶性血液病治疗体系，为根据诊断分层选择最优化的治疗策略，乃至个性化治疗奠定基础。

第三节 分层治疗及个性化治疗

分层治疗，即根据精确诊断分层和预后风险将患者分为不同亚群，根据亚群特点，结合循证医学证据和临床试验进展选择最优的治疗策略的治疗方式。个性化治疗，是分层治疗的进一步拓展，即在分层基础上根据每个患者病情的动态变化和自身特点选择最优治疗策略。与传统依赖医生个人经验的治疗方法不同，分层治疗及个性化治疗均为依据精确诊断信息而进行规范化治疗，是血液病诊疗的必然趋势。

在急性白血病中，根据 MICM 诊断体系进行分层治疗，可让低危患者选择风险低、而不降低效果的治疗方式。美国国立综合癌症网络（NCCN）指南根据疾病预后危险度将急性髓细胞白血病（AML）分为"低危、中危、高危"三个亚群，其分子生物学标准分别为：*NPM1* 或者孤立 *CEBPA* 突变伴正常染色体核型、*c-Kit* 突变伴 t(8;21)/inv(16)/t(16;16)染色体异常、*FLT3-ITD* 伴正常染色体核型。三个亚群的 10 年总体生存率（OS）分别为 69%、37%、11%，化疗后复发率估计为 33%、50%、78%。通过基因诊断可以对以上亚群的患者进行分层治疗。如 AML96 协作组试验研究发现，存在 *FLT3-ITD* 基因突变的 AML 患者进行 Allo-HSCT 较化疗存在优势，且应尽早移植，此外 Sharma 发现应用酪氨酸激酶抑制剂 sorafenib 可以进一步提高该部分患者疗效。而 2012 年 GOELAMS 协作组发现仅有 NPM1 突变的正常染色体核型患者进行高剂量阿糖胞苷巩固化疗或者自体造血干细胞移植（auto-HSCT），可以降低治疗风险改善患者预后。

但 MICM 分型的指导意义并非一成不变，如 NCCN 指南细胞遗传学危险分层中 AML-t（8；21）属于预后良好类型，首选大剂量化疗而非 Allo-HSCT。但 2013 年北京大学血液病研究所研究显示，如果仅依赖大剂量化疗其复发率达 45%～50%，因此需要早期识别高危复发病人并采取更为有效的治疗；目前研究认为 *AML-ETO* 融合基因的表达水平和 *c-Kit* 基因突变对患者预后具有重要影响，课题组利用实时 qPCR 动态监测 AML-ETO 水平建立危险分层体系，对于低危病人选择大剂量化疗，而对于高危病人选择 Allo-HSCT。通过上述策略，使得该型 AML 的复发率下降到 15%，而 5 年生存率由 50%～65% 提高到 82.7%，从整体上改善了患者预后。如果进一步分层，患者的 AML-ETO 水平与 *c-Kit* 基因突变哪个更能预测复发风险？是否能够联合形成更优的分层体系？这是进一步临床研究的关键科学问题，而通过这样不断的分层，有望实现根据患者个体情况形成的个性化治疗方案。

而对于并无特异性致病基因或者重现性细胞遗传学异常的恶性血液病患者，非特异性基因指导下的分层干预同样具有重要意义。2012 年北京大学血液病研究所研究显示，WT1 和 FCM 联合进行 MRD 监测，通过对 MRD（+）患者进行改良供者淋巴细胞输注（mDLI）等干预，可降低其复发率、提高无病生存率，整体预后与 MRD（-）患者类似。通过特异基因和非特异性 MRD 标记的组合，使得几乎 100% 的恶性血液病患者可依据诊断指标进行分层治疗。

在慢性粒细胞白血病治疗体系中，分子诊断标记可以将 CML 的分子靶向药物治疗效果分为完全血液学反应（CHR）、主要细胞遗传学反应（mCyR）、部分细胞遗传学反应（PCyR）、完全细胞遗传学反应（CCyR）、主要分子生物学反应（MMR）、完全细胞生物学反应（CMR）共六个层次，其中 qPCR 和 FISH 探针检测 *BCR/ABL* 融合基因以其高灵敏度和快速检测成为分层的主要手段。通过持续的定时评估，如在格列卫一线初治后 3、6、12、18 个月评估时未达到相应理想治疗效果或者出现治疗失败，则应通过加大格列卫剂量，更换二代、三代 TKIs，行 Allo-HSCT 等方法改进治疗策略。如 2011 年北京大学血液病研究所研究显示 CML 进入加速期（CML-AP），Allo-HSCT 组患者较伊马替尼组 PFS、OS 显著改善。2013 版 NCCN 指南指出，*T315I* 突变应尽早进行 Allo-HSCT 或者更换为三代 TKIs-Ponatinib 治疗，其他突变如 *Y253H* 等，可以更换为二代 TKIs 或者高三尖杉酯碱治疗。

从上述分层治疗例子可以看出，在精确诊断的分层后，仍需根据患者的自身情况，如其他诊断信息、一般身体状况、合并症、经济情况等选择最优的治疗策略，即进行个性化治疗。2010 年北京大学血液病研究所研究显示，对进行 Allo-HSCT 的 CML 患者在移植后 1、2、3、6、9、12 个月使用 qPCR 评估分层：①BCR-ABL 水平在移植后 1 个月较基线值降低至少 2 个 log 数量级（即 100 倍），并在后续时间继续下降；②移植后 3 月内获得 MMR 并在后续时间继续下降；③合并 Ⅱ～Ⅳ 度 aGvHD，或者广泛型 cGvHD，BCR-ABL 水平稳定或保持下降；④移植后一年保持 CMR；如果患者不满足以上标准，则分层为高危患者预备进行干预。干预策略包括：①对伴活动 aGvHD，无免疫抑制剂治疗患者应用格列卫；②无活动 aGvHD，仍进行免疫抑制剂治疗患者减停抑制剂，加或不加格列卫；③前两种治疗方式 1 个月后 BCR-ABL 水平仍无下降，进行供者淋巴细胞输注。通过以上个性化治疗策略，高危组患者复发率仅 3.9%，取得与低危组相似 LFS。

综上，在精确诊断指导下，综合运用靶向治疗等多元化的治疗方式，通过分层治疗、个性化治疗等规范化的治疗体系，可以降低恶性血液病患者的复发率、治疗风险，提高无病生存率，从而明显改善患者整体预后。随着疾病机制研究的逐渐深入，诊断监测方法的持续改进，靶向药物等新治疗方式的不断涌现，规范化治疗体系的普及应用，恶性血液病的诊疗必将迎来一个更为精彩的新时代。

（北京大学血液病研究所 黄晓军）

参 考 文 献

1. Brunning R, Orazi A, Germing U, et al. Myelodysplastic syndromes/neoplasms. In: Swerdlow SH, Campo E, Harris NL, et al, editors. WHO Class fication of Tumours of Haematopoietic and Lymphoid Tissue. 4. Lyon, France: IARC Press, 2008, pp 88-103.

2. Buccisano F, Maurillo L, Del Principe MI, et al. Prognostic and therapeutic implications of minimal residual disease detection in acute myeloid leukemia. Blood, 2012, 119: 332-341.

3. Cancer Genome Atlas Research N. Genomic and epigenomic landscapes of adult de novo acute myeloid leukemia. N Engl J Med, 2013, 368: 2059-2074.

4. Coiffier B, Thieblemont C, Van Den Neste E, et al. Long-term outcome of patients in the LNH-98. 5 trial, the first randomized study comparing rituximab-CHOP to standard CHOP chemotherapy in DLBCL patients: a study by the Groupe d'Etudes des Lymphomes de l'Adulte. Blood, 2010, 116: 2040-2045.

5. Couriel D, Saliba R, Hicks K, et al. Tumor necrosis factor-alpha blockade for the treatment of acute GVHD. Blood, 2004, 104: 649-654.

6. Craig FE, Foon KA. Flow cytometric immunophenotyping for hematologic neoplasms. Blood, 2008, 111: 3941-3967.

7. Feldman EJ, Lancet JE, Kolitz JE, et al. First-in-man study of CPX-351: a liposomal carrier containing cytarabine and daunorubicin in a fixed 5:1 molar ratio for the treatment of relapsed and refractory acute myeloid leukemia. J Clin Oncol, 2011, 29: 979-985.

8. Gore SD, Fenaux P, Santini V, et al. A multivariate analysis of the relationship between response and survival among patients with higher-risk myelodysplastic syndromes treated within azacitidine or conventional care regimens in the randomized AZA-001 trial. Haematologica, 2013, 98: 1067-1072.

9. Heinrichs S, Li C, Look AT. SNP array analysis in hematologic malignancies: avoiding false discoveries. Blood, 2010, 115: 4157-4161.

10. Hokland P, Ommen HB. Towards individualized follow-up in adult acute myeloid leukemia in remission. Blood, 2011, 117: 2577-2584.

11. Huang XJ, Zhu HH, Chang YJ, et al. The superiority of haploidentical related stem cell transplantation over chemotherapy alone as postremission treatment for patients with intermediate-or high-risk acute myeloid leukemia in first complete remission. Blood, 2012, 119: 5584-5590.

12. Huang XJ, Xu LP, Liu KY, et al. Individualized intervention guided by *BCR-ABL* transcript levels after HLA-identical sibling donor transplantation improves HSCT outcomes for patients with chronic myeloid leukemia. Biol Blood Marrow Transplant, 2011, 17: 649-656.

13. Jiang Q, Xu LP, Liu DH, et al. Imatinib mesylate versus allogeneic hematopoietic stem cell transplantation for patients with chronic myelogenous leukemia in the accelerated phase. Blood, 2011, 117: 3032-3040.

14. Jiang Q, Xu LP, Liu DH, et al. Imatinib results in better outcomes than HLA-identical sibling transplants in young persons with newly-diagnosed chronic phase chronic myelogenous leukemia. Leukemia, 2013, 2410-2413.

15. Jin J, Wang JX, Chen FF, et al. Homoharringtonine-based induction regimens for patients with de-novo acute myeloid leukaemia: a multicentre, open-label, randomised, controlled phase 3 trial. Lancet Oncol, 2013, 14: 599-608.

16. Lai YY, Huang XJ. Cytogenetic characteristics of B cell chronic lymphocytic leukemia in 275 Chinese patients by fluorescence in situ hybridization: a multicenter study. Chin Med J (Engl), 2011, 124: 2417-2422.

17. Lai YY, Huang XJ, Cai Z, et al. Prognostic power of abnormal cytogenetics for multiple myeloma: a multicenter study in China. Chin Med J (Engl), 2012, 125: 2663-2670.

18. Lv M, Huang XJ. Allogeneic hematopoietic stem cell transplantation in China: where we are and where to go. J Hematol Oncol, 2012, 5: 10.

19. Marcucci G, Mrozek K, Radmacher MD, et al. The prognostic and functional role of microRNAs in acute myeloid leukemia. Blood, 2011, 117: 1121-1129.

20. Mardiros A, Dos Santos C, McDonald T, et al. T cells expressing CD123-specific chimeric antigen receptors exhibit specific cytolytic effector functions and antitumor effects against human acute myeloid leukemia. Blood, 2013, 122: 3138-3148.

21. Maslak PG, Dao T, Krug LM, et al. Vaccination with synthetic analog peptides derived from WT1 oncoprotein induces T-cell responses in patients with complete remission from acute myeloid leukemia. Blood, 2010, 116: 171-179.

22. Mi JQ, Li JM, Shen ZX, et al. How to manage acute promyelocytic leukemia. Leukemia, 2012, 26: 1743-1751.

23. Ninan MJ, Flowers CR, Roback JD, et al. Posttransplant thrombopoiesis predicts survival in patients undergoing

autologous hematopoietic progenitor cell transplantation. Biol Blood Marrow Transplant,2007,13:895-904.

24. Pievani A,Borleri G,Pende D,et al. Dual-functional capability of CD3+CD56+ CIK cells, a T-cell subset that acquires NK function and retains TCR-mediated specific cytotoxicity. Blood,2011,118:3301-3310.

25. Pinkel D,Albertson DG. Array comparative genomic hybridization and its applications in cancer. Nat Genet, 2005,37 Suppl:S11-17.

26. Santos FP,Kantarjian HM,Jain N,et al. Phase 2 study of CEP-701,an orally available JAK2 inhibitor,in patients with primary or post-polycythemia vera/essential thrombocythemia myelofibrosis. Blood,2010,115:1131-1136.

27. Sonneveld P,Goldschmidt H,Rosinol L,et al. Bortezomib-based versus nonbortezomib-based induction treatment before autologous stem-cell transplantation in patients with previously untreated multiple myeloma:a meta-analysis of phase Ⅲ randomized,controlled trials. J Clin Oncol,2013,31:3279-3287.

28. Wang JZ,Liu KY,Xu LP,et al. Basiliximab for the treatment of steroid-refractory acute graft-versus-host disease after unmanipulated HLA-mismatched/haploidentical hematopoietic stem cell transplantation. Transplant Proc, 2011,43:1928-1933.

29. Yan CH,Liu DH,Liu KY,et al. Risk stratification-directed donor lymphocyte infusion could reduce relapse of standard-risk acute leukemia patients after allogeneic

hematopoietic stem cell transplantation. Blood,2012, 119:3256-3262.

30. Yan XJ,Xu J,Gu ZH,et al. Exome sequencing identifies somatic mutations of DNA methyltransferase gene DNMT3A in acute monocytic leukemia. Nat Genet,2011, 43:309-315.

31. Zhao XS,Yan CH,Liu DH,et al. Combined use of WT1 and flow cytometry monitoring can promote sensitivity of predicting relapse after allogeneic HSCT without affecting specificity. Ann Hematol,2013,92:1111-1119.

32. Zhao XS,Liu YR,Zhu HH,et al. Monitoring MRD with flow cytometry:an effective method to predict relapse for ALL patients after allogeneic hematopoietic stem cell transplantation. Ann Hematol,2012,91:183-192.

33. Zhao XS,Jin S,Zhu HH,et al. Wilms' tumor gene 1 expression:an independent acute leukemia prognostic indicator following allogeneic hematopoietic SCT. Bone Marrow Transplant,2012,47:499-507.

34. Zhu HH,Zhang XH,Qin YZ,et al. MRD-directed risk stratification treatment may improve outcomes of t(8; 21) AML in the first complete remission:results from the AML 05 multicenter trial. Blood,2013,121:4056-4062.

35. Zhu HH,Wu DP,Jin J,et al. Oral tetra-arsenic tetra-sulfide formula versus intravenous arsenic trioxide as first-line treatment of acute promyelocytic leukemia:a multicenter randomized controlled trial. J Clin Oncol,2013, 31:4215-4221.

第二章 急性白血病

第一节 急性髓系白血病的诊治进展

20世纪60～70年代以来,急性髓系白血病(AML)的诊断、治疗已有了很大进展。认识到AML是一类包含多病种的具有高度异质性的血液系统肿瘤。病种界定已不再单纯依赖细胞形态,而是综合各种"疾病要素",主要依据细胞形态、免疫表型和遗传学特征等来确定诊断和分型。疗效评判日趋严格。治疗已不满足于获得和维持形态学缓解(CR),而是追求更高水平的分子缓解,以延长无病生存(DFS),最终提高总的生存(OS)。对患者预后的认识更全面、深刻,强调细胞、分子遗传学标志和微小残留病(MRD)水平是确定患者预后的最重要的因素。新发现的遗传学异常对完善诊断分型、预后分层和生物学靶向治疗意义重大。现代AML治疗仍以联合化疗为主,通过"杀灭"白血病细胞来获得"治愈"机会。全反式维A酸和砷剂治疗APL取得成功,为肿瘤治疗开辟了一条新路,即促分化和促凋亡治疗。根据预后分层合理安排AML的整体治疗已成普遍共识。现阶段AML的CR率已达60%～80%,约30%～40%的患者有望"治愈"。但仍有20%～30%青壮年和40%～50%老年AML诱导治疗失败(难治或死亡);CR患者中也有50%～70%终将复发,再缓解率仅25%～40%,中位生存期短于半年;老年AML的3年OS率更不足10%。难治、复发和老年AML成为临床治疗的难点。

一、AML的诊断、分型演变

疾病在诊断、治疗和研究之前必须先被描述、定义和命名。病种分类作为医界通用的基本工作语言,随着认识的深化也会变得更加客观、准确,更能反映疾病本质。1967年世界卫生组织(WHO)在《国际疾病统计分类手册》上,将急性白血病(AL)分为急性淋巴细胞白血病、急性粒细胞白血病和急性单核细胞白血病。1976年法、美、英三国学者基于细胞形态学研究,首先提出了AL的诊断分型标准(简称FAB标准),以原始细胞>30%作为AL的诊断门槛,将AML分为M1～M6亚型,1985年新修订时又增加了M0和M7两个亚型。FAB标准结束了以往AL诊断分型上的混乱,使各临床中心的资料具有可比性,极大提高了AL的诊治水平,至今仍是临床工作的基础。但形态诊断主观性强,可重复性差,不能很好地反映疾病的致病机制、临床表现和预后等特点。后来发现白血病有独特的细胞免疫标记和遗传学特征,可纳入病种分类。国际上于1986年提出按细胞形态-免疫表型-细胞和分子遗传学特征(morphology-immunology-cytogenetics-molecular, MICM)来界定AL的病种。MICM标准极大提高了AL的诊断分型水平,但包含的病种有限,未能反映其他疾病要素(如放化疗史或前驱血液病史等)对诊断分型的影响。而AL在病因、致病机制、细胞分化、临床表现和预后等诸多方面越来越呈现出高度的异质性,病种界定客观上就要求要考虑到各种可能的疾病要素。为此WHO于2001年召集了国际上著名的血液肿瘤临床学家和病理学家,按淋巴瘤"REAL"分型的基本原则,综合现已认知的各种疾病要素来界定病种,提出了包括AML在内的血液和淋巴组织肿瘤新的诊断分型标准,2008年在实践的基础上又做了重新修订。WHO标准具有广泛包容性,也是一种开放性的诊断分型体系,能及时纳入临床和基础研究的最新成果,及时客观地反映疾病本质,是当前AL临床和基础研究的标准工作语言。

(一)病史和临床特点在诊断中的作用

AL诊断分型主要依赖细胞形态、免疫表型和遗传学特征,但仍离不开病史和临床特点。例如"AML伴MDS相关改变"和"治疗相关的髓系肿瘤"的诊断就需严格依靠相关病史。临床特点对诊断分型也有提示作用。如淋巴结、纵隔和肝脾浸润在ALL较多见,有些还伴不明原因的骨痛,而这些特点在AML少见。AML-M3临床出血重,易有凝血功能异常,多数表现为"全血细胞减少"。M4、M5 的牙龈增生,脾肿大和皮肤浸润较多见。粒细胞瘤多见于 M2(b)和 M4Eo。M7 的骨髓时常"干抽"。

（二）细胞形态诊断和应注意的问题

细胞形态直观地反映了白血病细胞的分化系列和分化阶段,是 AL 诊断分型的基础。形态诊断要求获取治疗前新鲜的骨髓和外周血涂片,分别分类计数 500 个和 200 个有核细胞。记数细胞包括原始细胞,幼稚和成熟单核细胞,早幼、中幼、晚幼粒细胞和杆状、分叶核中性粒细胞,嗜酸性粒细胞,嗜碱性粒细胞,淋巴细胞、浆细胞,有核红细胞和肥大细胞;而正常或异常发育的巨核细胞则不被计入。原始细胞是指原始粒细胞、异常早幼粒细胞（APL）、原始和幼稚单核细胞（M4、M5）、原始巨核细胞（M7）和原始、幼稚淋巴细胞（ALL）,而不包括原始红细胞（M6b 除外）。以往 AML 的诊断门槛为骨髓、外周血原始细胞>30%,原始细胞 20% ~ 30% 的则诊为 MDS-RAEBt。后来发现 MDS-RAEBt 的临床转归与 AML 一致,故将 AML 的诊断门槛降为原始细胞>20%。少数 AML 亚型（如 t(8;21); AML1-ETO 和 inv (16)/t (16;16); CBFb-MYH11 等）的骨髓和外周血原始细胞比例可不高,发现特征性重现性遗传学异常即可确诊。诊断髓细胞肉瘤需有肿瘤病理和免疫病理检查。骨髓抽取困难时,骨髓活检和免疫病理检查是 AL 确诊的重要依据。形态观察大多能区分 AML 和 ALL,绝大多数 M3 也能经形态诊断确定。AML 骨髓涂片可见较多骨髓小粒、油粒,而 ALL 的涂片则无油无粒、状如血膜,低倍镜下原始细胞呈小簇或葡萄串状分布。原始细胞形态在外周血有时比在骨髓更为典型。Auer 小体是 AML 的特点。M3 的 Auer 小体常为"柴束状",而单核细胞的 Auer 小体常为细长针棒状。观察细胞移行阶段也有助于确定白血病细胞系列归属。但形态诊断的可重复性仅为 60% ~ 70%。细胞化学染色可进一步揭示细胞超微结构特点,使形态诊断准确性提高到 80% ~ 90%。AML 原始细胞的过氧化物酶（POX）染色阳性率≥3%。但分化早的髓系原始细胞（如 M0、M1 的原始粒细胞,M5a 的原始单核细胞）和原始巨核细胞（M7）,POX 染色可为阴性。特异性酯酶（CE）是中性粒细胞标志酶,M1、M2a 和 ALL 一般阴性,但 M3 强阳性。以 α-醋酸萘酯为底物的非特异性酯酶（AE）分为中性酯酶（NAE）、酸性酯酶（ANAE）和丁酸酯酶（NBE）。原、幼单核细胞的 NAE 染色呈弥散阳性,可被 NaF 抑制;原始粒细胞的 NAE 阳性反应则不被

NaF 抑制;淋巴细胞 NAE 的染色为颗粒点状阳性,常位于细胞核旁。NBE 是单核细胞标志酶,在单核胞反应最强,淋巴细胞和巨核细胞仅弱阳性或阴性;粒细胞为阴性;可将 M4、M5 与 M3 区分开来。

（三）细胞免疫表型及存在的问题

少数 AL 经形态和细胞化学染色不能确定分型,需依靠细胞免疫表型检查来明确白血病细胞系列归属与分化阶段。99% 以上的 AL 经形态和细胞免疫表型检查可确定分型。正常造血细胞时序性地在细胞膜、质或核上表达一些抗原分子作为"身份标志",不同发育阶段细胞的抗原谱各有特点。按白血病分化阻滞学说,白血病细胞是一类分化阻滞于某一髓系或淋系发育早期阶段的细胞群,也表达该发育阶段的抗原谱,借此可确定白血病细胞系列归属和分化阶段。而白血病细胞发育异常,抗原表达又与同一发育阶段的正常造血细胞存在差异,表现为抗原非同步表达（即早期和晚期阶段的抗原同时表达）、抗原跨系列表达和抗原表达强度变异等,可将白血病细胞区分开来,并作为缓解后微小残留病（MRD）监测的依据。常用的抗原表达检测方法有免疫化学染色（如 MPO、PPO 等）和流式细胞术等。流式细胞术能多参数快速定性和定量分析白血病细胞群的抗原表达,是临床和基础研究常用的方法。AL 诊断分型相关的常用抗原标记包括①髓系抗原:MPO、CD117、CD33、CD13、CD11b、CD14、CD15、CD16、CD64、CD65、血型糖蛋白 A 和 CD41、CD42b、CD61 等;②B 系抗原:CyCD79a、CD10、CD19、CD20、CD21、(Cy)CD22、CD23、CD24、Cyμ、SmIg 和 FMC7 等;③T 系抗原:CD1a、CD2、(Cy)CD3、CD4、CD5、CD7、CD8、TCRα/β 和 TCRγ/δ 等。MPO（髓系）、血型糖蛋白 A（红系）、CD41/CD42b/CD61（巨核系）、CyCD22（B 系）和（Cy）CD3（T 系）为系列特异性抗原。CD34、HLA-DR 和 TdT 为早期阶段抗原。CD45 为白细胞抗原。

某些特殊类型 AML 的诊断须依赖免疫表型。如 M0 形态上不能辨认,POX 和 SBB 染色阴性,只能通过免疫表型确认,即需至少表达一种髓系特异抗原标记（如 cMPO、CD13/CyCD13 和 CD33/Cy-CD33 等）。M7 的诊断需有 CD41、CD42b、CD61 的表达或经免疫电镜证实 PPO 阳性。系列模糊的急性白血病（acute leukemia of ambiguous lineage）包括急性未分化型白血病（AUL）和混合表型急性白血病（mixed phenotype acute leukemias, MPAL）。AUL 临床罕见,预后差;原始细胞形态上不能辨认,MPO 和酯酶染色阴性,常表达 HLA-DR、CD34 和（或）

CD38,TdT 亦可阳性,但不表达任何淋系或髓系特异性标志(缺乏 CyCD3 和 MPO 等 T 系和髓系特异性标记,亦无 CD19 强表达或 CyCD22、CyCD79a 等 B 系特异性标记,同时也缺乏巨核细胞、浆细胞样树突细胞等系列特异性标记)。而 MPAL 则表达 1 种以上系列的抗原,不能肯定地将其归类为任何单一系列的急性白血病。以往 MPAL 诊断遵从欧洲提出的 EGIL(1998 年)积分系统。2008 年 WHO 提出的 MPAL 诊断标准则更严格,认为要确定白血病中有髓系成分,须符合以下任一情况:①存在两种或以上白血病细胞群时,其中一群符合 AML 免疫表型标准;②仅存在一群白血病细胞时,该群细胞符合 B 或 T 系 ALL 标准(CD19 强阳性伴 CD79a、CyCD22 或 CD10 至少 1 种强阳性,或 CD19 弱阳性伴 CD79a、CyCD22 或 CD10 至少 2 种强阳性;或 CyCD3、CD3 阳性),同时也共表达髓系特异抗原 MPO;③仅有一群白血病细胞时,该群细胞本身符合 B 或 T 系 ALL 标准,同时也有明确的单核细胞分化证据:即 AE 弥漫阳性,或至少表达 2 种单核细胞标记(CD11c、CD14、CD64 和溶菌酶)。

应该注意的是,白血病细胞是一群有不同"年龄"层次的细胞群体,也可能存在多个亚克隆。患者体内白血病细胞抗原的表达可不尽一致。病程中也可能发生"抗原漂移"现象。流式细胞术等检查还受抗体质量和实验室技术水平、稳定性等影响。上述因素可能影响免疫表型分析,进而影响 AL 诊断分型和 MRD 监测。

(四)细胞和分子遗传学异常与诊断分型

细胞和分子遗传学异常是 AL 的致病基础,表现为染色体畸变(染色体数量、结构异常)、基因突变和表观遗传学变异等,是决定细胞生物学行为和患者预后最重要的因素,也是白血病诊断分型的重要依据。遗传学异常能为 AL 诊断提供克隆性依据,有些遗传学异常还是分型诊断的直接证据,有些则与预后密切相关。近 55% 的 AML 经常规染色体核型分析可发现克隆性染色体数量和(或)结构异常。核型分析需观察 20~25 个分裂中期细胞,只有当其中至少两个分裂中期细胞具有一致的染色体增加或结构异常,或至少 3 个分裂中期细胞具有一致的染色体缺失,方能定义为异常克隆。某些特殊的重现性染色体易位如 t(15;17)、t(8;21)或 inv(16)/t(16;16),只要在 1 个分裂中期细胞中发现就可确定为异常克隆。染色体核型分析易受技术和人为因素影响,复杂易位或易位前后染色体区带、大小改变不明显时常难以确认。Southern 印迹

杂交和荧光原位杂交(FISH)是核型分析的重要补充。FISH 法简单、直观、快速、准确,能发现核型分析时遗漏的染色体结构或数量异常。逆转录-多聚酶链式反应(RT-PCR)可检测特异的致病基因,敏感性高,特异性强。这些分子技术常用于检测 AML1-ETO、CBFβ-MYH11、PML-RARα 及其变异型、MLL 易位及变异易位、DEK-CAN、RPN1-EVI1 和 RBM15-MKL1 等融合基因,PCR 也用于发现 FLT3、NPM1、CEBPa、c-Kit、IDH1/IDH2、TED2 和 Ras 等能影响 AML 预后的基因突变。但分子技术仅用于被关注靶基因的检测。AML 有 15% 的患者经常规细胞和分子遗传学检查不能发现异常。利用全基因组测序(whole-genome sequencing)和全外显子测序(whole-exome sequencing)的方法检测,发现几乎每例 AML 都至少有 1 种能导致氨基酸序列改变的非同义突变(nonsynonymous mutation),且主要集中于 23 种基因。新技术的应用丰富了人们对 AL 致病机制的认识,为全面、客观地判断患者预后和将来病种分类修订提供了更翔实可靠的资料。

(五)WHO 提出的 AML 诊断分型

AML 被确认为起源于造血干/祖细胞,分化阻滞于髓系发育的早期阶段。正式名称为"AML 及其相关前体髓系肿瘤",包含七类病种,以下又分若干亚型(表 2-1-1)。"AML 伴重现性遗传学异常"包括 t(8;21);AML1-ETO、inv(16)或 t(16;16);CBFβ-MYH11、t(15;17);PML-RARα 及其变异型、t(6;9);DEK-CAN、inv(3)/t(3;3);RPN1-EVI1、t(1;22);RBM15-MKL1 和 11q23(MLL)易位等多个病种。MLL 易位的伴侣基因有 80 余种。除 t(9;11);AF9-MLL 为中等预后外,其余 11q23(MLL)异常的预后都很差,归为 MLL 变异易位。已发现 FLT3、NPM1 和 CEBPA 基因突变有明显的预后意义,但不同突变类型可同时存在,且突变患者的细胞形态、免疫表型和临床特点多样,仅能作为"暂定病种"列出。"AML 伴多系增生异常"原指具有不良染色体核型和多药耐药蛋白(ABCB1、MDR1)过表达或具有 MDS 样特征的 AML,既往诊断强调"多系增生异常"(即≥2 系超过 50% 的造血细胞具有增生异常的形态特点)。后来发现"多系增生异常"并无独立的预后意义,故更名为"AML 伴 MDS 相关改变",包括有 MDS 病史、MDS 特异相关细胞遗传学改变或多系增生异常形态特点的 AML。多数"治疗相关的髓系肿瘤"都曾接受烷化剂和拓扑异构酶Ⅱ抑制剂的治疗,难以区分,故统称为"治疗相关",预后不良。唐氏综合征继发的髓系肿瘤有

独特的病史、遗传学特征、临床表现和治疗转归,应以"唐氏综合征相关的髓系增殖症"(myeloid proliferations related to Down syndrome)单独列出,包括"短暂的髓系异常增生"和"唐氏综合征关联的髓系白血病"两个病种。"母细胞性浆细胞样树突细胞肿瘤"(blastic plasmacytoid dendritic cell neo-plasms,BPDCN)原认为是母细胞化的 NK 细胞白血病/淋巴瘤、无颗粒 CD4+NK 细胞白血病或 CD4+CD56+血液皮肤肿瘤,现认为起源于髓系,属髓系造血系统肿瘤。"髓细胞肉瘤"也作为独立病种单独列出。其余不能归类为上述病种的,称为"AML非特指型",主要按细胞形态诊断分型。

表 2-1-1　AML 及其相关前体髓系肿瘤分类(2008 年 WHO 标准)

一、AML 伴重现性染色体异常	1. ML 伴 t(8;21)(q22;q22);*AML1-ETO*
	2. AML 伴 inv(16)(p13q22)或 t(16;16)(p13;q22);*CBFβ-MYH11*
	3. AML 伴 t(15;17)(q22;q21);*PML-RARα* 及其变异型
	4. AML 伴 t(9;11)(p22;q23);*AF9-MLL* 及 *MLL* 变异易位的 AML
	5. AML 伴 t(6;9)(p23;q34);*DEK-CAN*
	6. AML 伴 inv(3)(q21q26.2)或 t(3;3)(q21;q26.2);*RPN1-EVI1*
	7. AML(原始巨核细胞)伴 t(1;12)(p13;q13);*RBM15-MKL1*
	8. AML 伴 *NPM1* 突变(暂定病种)
	9. AML 伴 *CEBPA* 突变(暂定病种)
二、AML 伴 MDS 相关改变	
三、治疗相关的髓系肿瘤	
四、AML 非特指型	1. AML 微分化型
	2. AML 不成熟型
	3. AML 成熟型
	4. 急性粒-单核细胞白血病
	5. 急性原始单核细胞白血病和急性单核细胞白血病
	6. 急性红白血病
	7. 急性原始巨核细胞白血病
	8. 急性嗜碱性粒细胞白血病
	9. 急性全髓增殖症伴骨髓纤维化
五、髓细胞肉瘤	
六、唐氏综合征相关的髓系增殖症	1. 短暂的髓系异常增生
	2. 唐氏综合征关联的髓系白血病
七、母细胞性浆细胞样树突细胞肿瘤	

WHO 诊断分型系统不断有新的临床和基础研究成果加入进来,是 AML 病种界定的依据。遗传学异常最终决定了白血病细胞的生物学行为。随着资料积累,将来包括 AML 内在的白血病有可能按照"遗传学异常谱"进行诊断分型。

二、AML 的预后

少数 AML 经单纯化疗就能取得满意疗效,而大多数患者远期疗效差,长生存机会少。难治、复发和老年 AML 是临床治疗的难点。基于大量临床研究,我们现已能够通过分析临床、实验室资料和治疗反应,大体获知患者的预后,并据此给予针对性的治疗。影响 AML 预后的因素有很多,一些与患者化疗耐受和治疗相关死亡(treatment-related mortality,TRM)相关,包括患者年、器官功能状况、体力状况评分(PS 评分)和肿瘤负荷等,主要影响诱导治疗的疗效;另一些则与白血病化疗耐药和复发相关,如继往血液病史和放化疗史、细胞和分子遗传特征以及治疗反应(如 MRD)等,主要影响长期疗效。

(一)影响近期疗效的预后因素

AML 获得长期生存首先要达到"完全缓解"。诱导失败是指不能取得缓解,或因感染、出血等并发症早期死亡。年龄是 AML 最重要的预后因素之一。年龄越大化疗耐受越差,TRM 越高,化疗耐药机会也增加。例如 60 岁以下 AML 的 CR 率可达 70%～

90%，诱导 TRM 低于 10%，5 年 OS 率为 30%～40%；而>60 岁者的 CR 率仅 50%～60%，诱导 TRM 达 20%，3 年 DFS 率低于 10%～15%。器官功能状况、初诊时 PS 评分(>2 分)和 WBC 数(≥100×10⁹/L)是影响诱导治疗疗效的重要因素(表 2-1-2)。诱导治疗方案选择应主要参考患者年龄、PS 评分和 WBC 数等。一项英国 MRC-AML 9 方案的回顾性疗效分析发现，继发性 AML 的 CR 率仅 36%(其中化疗相关 AML 为 25%，MDS 相关 AML 为 42%，MPN 急性变为 40%)，TRM 高达 24%，耐药(NR)率为 39%，

疗效显著低于原发性 AML。SWOG、MRC 和 CAL-GB 等大系列 AML 临床研究发现，不同染色体预后分层患者的 CR 率和 NR 率也有显著差异(表 2-1-3)。能否根据遗传学预后分层的结果来确定诱导治疗方案呢？美国一项研究分析了 AML 从诊断到治疗开始的时间(time from diagnosis to treatment，TDT)与患者 CR 率和 OS 的关系，发现不同预后分层的≤60 岁 AML，TDT 与 CR 和 OS 均显著负相关；认为年轻 AML 确诊后应立即开始治疗，等待遗传学结果选择治疗方案将影响患者疗效。

表 2-1-2　年龄、PS 评分和诱导治疗的 TRM

年龄	PS 评分	病例数	第 21 天死亡%	第 35 天死亡%
<50	<3	490	3	5
<50	>2	37	32	46
50～59	<3	361	4	7
50～59	>2	28	25	38
60～69	<3	372	7	11
60～69	>2	45	43	50
70～79	<3	328	8	17
70～79	>2	46	52	68
80	<2	60	16	26
80	>2	10	40	70

表 2-1-3　MRC-AML 10 方案中不同染色体预后分层 AML 的疗效

预后分组	病例数	CR(%)	诱导死亡(%)	不缓解(%)	5y-复发(%)	5y-OS(%)
良好	377	91*	8*	1*	35*	65*
中等	1072	86	6	8	51	41
不良	163	63	14	23	76	14

*p<0.01

(二) 细胞和分子遗传学特征与预后

细胞和分子遗传学特征是 AML 最重要的预后因素之一。1998 年英国 MRC 回顾分析了 AML 10 方案治疗的 1612 例 AML 的疗效，患者按细胞遗传学特征可分为预后良好、中等和不良三组，三组的 CR 率、诱导死亡率、不缓解率、5 年累积复发和 OS 率都有显著差异(表 2-1-3)。2000 年美国 SWOG/ECOG 对 808 例应用 E3489/S9034 方案治疗的 AML 进行回顾分析也有类似结论。此后美国 CAL-GB、德国 AMLCG、意大利 GIMEMA 等不同研究中心也相继报道了类似结果。不同研究中心染色体核型分组有一定的差异(表 2-1-4)，可能与治疗群

体和治疗方案不同有关。

最近发现不良预后染色体核型 AML 中，常染色体单体型(monosomal karyotype，MK) AML 的预后更差。MK 是指具有 2 个或以上染色体单体丢失(不包括性染色体丢失)、或伴染色体结构异常(除外核心结合因子基因易位)的 1 个或以上常染色体单体丢失，以-7 最为多见。荷兰-比利时血液肿瘤协作组/瑞士临床肿瘤研究组回顾分析了 1975 例年轻成人 AML 的资料，发现≥2 个常染色体单体丢失的 116 例患者，4 年 OS 率仅 3%；伴染色体结构异常且有 1 个常染色体单体丢失的 68 例患者，4 年 OS 率也仅为 4%。MK 成为预后极差的 AML 染色体核型标志。

表 2-1-4 不同研究中心的 AML 细胞遗传学预后分组

	MRC	SWOG/ECOG	CALGB	GIMEMA/AML10	德国 AMLCG
预后良好	t(15;17)	t(15;17)	t(15;17)	t(15;17)	t(15;17)
	t(8;21)	t(8;21)(不伴 del(9q)或复杂核型)	t(8;21)	t(8;21)	t(8;21)
	inv/t(16;16)	inv/t(16;16)/del(16q)	inv/t(16;16)	inv/t(16;16)	inv/t(16;16)
预后中等	正常核型	正常核型	正常核型	正常核型	正常核型
	非复杂易位	+8,−Y,+6,del(12p)	非复杂易位	−Y	非复杂易位
预后不良	3q 异常	3q、9q、11q 异常	inv(3)/t(3;3)	其他异常	inv(3)/t(3;3)
	−5/del(5q)	21q、17p 异常	−7		−5/del(5q)
	−7	−5/del(5q)	t(6;9)		−7/del(7q)
	复杂核型	−7/del(7q)	t(6;11)		11q 异常
	(异常核型≥5,非良好核型)	t(6;9)	t(11;19)		del(12p)
		t(9;22)	+8		17p 异常
		复杂核型	复杂核型		复杂核型
		(异常核型≥3)	(异常核型≥3,非良好核型)		(异常核型≥3)

AML 中等预后组大多核型正常(CN-AML),约占 40%~50%。这群患者的预后差别很大,部分患者疗效与预后良好组相当,也有的疗效很差,应归入预后不良组。后来证实,分子遗传学突变是影响患者预后的另一个重要因素。FLT3 突变包括近膜区的内部串联重复(internal tandem duplication, ITD)和涉及酪氨酸激酶结构域的单一氨基酸突变(TKD)。突变后 FLT3 发生自主激活,使细胞获得增殖和生存优势。FLT3-ITD 占成人 AML 的 15%~35%,FLT3-TKD 占 5%~10%。FLT3-ITD 的中等预后患者疗效与不良预后组一致,而 FLT3-TKD 对预后的影响不大。核磷素(nucleophosmin, NPM1)是一种穿梭于细胞核和细胞质间的核仁蛋白,与细胞核蛋白聚集、组装有关,也与细胞增殖状态有关。三分之一 AML 具有 NPM1 第 12 外显子突变。突变的 NPM1 缺失了结合核仁所需的色氨酸,同时又形成了出核信号基序,致使原本正常定位于胞核的 NPM1 异常定位到细胞质上。NPM1 突变主要见于正常核型 AML(50%~60%),且常与 FLT3 突变同时存在。单纯 NPM1 突变的正常核型患者 CR 率高,OS 和无事件生存期(EFS)较长;而伴 FLT3-ITD 的患者预后则与 FLT3-ITD 相当。C/EBPα 是调节髓系基因表达和粒系分化的关键转录因子。C/EBPα 突变见于 5%~10% 的 AML,大多同时伴

FLT3、c-Kit 或 NRAS 基因突变。C/EBPα 突变通常有两型形式:N 末端突变导致读码框架移位,形成截短的 C/EBPα 蛋白;C 末端的插入突变则破坏了 bZIP(基本亮氨酸拉链区)结构域。C/EBPα 单等位基因和双等位基因均可发生突变。双等位基因突变时,1 个等位基因发生 N 末端突变,而另 1 个等位基因则发生 C 末端的 bZIP 突变。单纯 C/EBPα 双等位基因突变的正常核型患者预后良好,而单等位基因突变的预后意义则不明显。DNA 甲基化酶基因 DNMT3A 突变见于 22% 的原发性 AML,占中等预后组的 34%,预后良好组未见该突变。DNMT3A 突变的中等预后组总体生存差。IDH(IDH1 和 IDH2)催化柠檬酸脱氢反应。IDH 基因突变见于 28.7% 的 CN-AML,是 CN-AML 最常见的基因突变类型之一。体内 IDH1 和 IDH2 突变不能共存,但可与其他已知突变一起出现。IDH1/IDH2 突变多见于 AML-M1 亚型,IDH1 突变以女性多见。总体上 IDH 突变的预后意义不明,但 IDH 突变会影响预后较好的 NPM1+/FLT3-ITD-患者的疗效。Tet 癌基因家族成员 2(TET2)突变见于 7%~23% 的原发性 AML。最近发现 TET2 突变与 IDH 突变不能共存,TET2 突变对 AML 预后亦无显著影响。癌基因 c-Kit 表达具有酪氨酸激酶活性的膜受体,其配体为干细胞因子(SCF)。c-Kit 突变包括涉及酪氨

酸激酶区的 *D816V* 突变和与 Kit 二聚体化有关的第 8 外显子突变。突变使 Kit 发生配体非依赖性激活,激酶活性提高 10 倍,进而激活 STAT3 下游信号、Bcl-x 和 Myc。*c-Kit* 突变最常见于核心结合因子白血病(CBF-AML,包括 t(8;21) 和 inv(16)/t(16;16)/AML)。文献报道 30% ~ 40% 的 AML 伴 inv(16) 和 20% ~ 30% 的 AML 伴 t(8;21) 存在 *c-Kit* 突变,患者 WBC 数较高,易复发,生存期缩短。

AML 预后也与某些基因的表达异常有关。*BAALC* 基因高表达者 CR 率低,生存期短。*BAALC* 表达常与其他不良预后分子异常如 *FLT3-ITD*、*NPM1* 突变和 ERG 高表达等同时存在。Allo-SCT 可提高 *BAALC* 基因高表达患者的疗效。*MN1* 基因

的表达产物参与维 A 酸受体转录调节复合物的形成。*MN1* 高表达的 CN-AML 预后较差。*WT1* 基因突变见于 10% 的 CN-AML。*WT1* 突变者常较年轻,肿瘤负荷高,预后较差。ERG 作用于细胞增殖、分化和凋亡有关的下游信号转导路径,高表达 ERG 的 CN-AML 复发率高,生存期短。

遗传学对 AML 预后的影响由染色体核型和分子突变类型共同决定(表 2-1-5)。随着全基因组测序、全外显子测序、细胞 RNA 及 microRNA 测序和 DNA 甲基化等的研究,可以发现越来越多有预后价值的 AML 遗传学分子标记,对明确某些分子异常的预后价值和全面、系统的简明遗传学对预后的影响意义重大。

表 2-1-5 AML 遗传学预后分层(不包括 APL)

染色体核型		基因突变	修正的预后分层
预后良好		除 *c-Kit* 突变以外的其他任何情况*	预后良好
预后中等 或 CN-AML	FLT3-ITD 阴性	*NPM1* 突变和 *IDH1/IDH2* 突变	预后中等
	FLT3-ITD 阴性	野生型 *ASXL1*、*MLL*、*PHF6* 和 *TET2*	
	FLT3-ITD 阳性或阴性	*C/EBPa* 双等位基因突变野生型 *MLL*、*TET2*、*DNMT3*,且无 +8	
	FLT3-ITD 阳性	*TET2* 突变,*ASXL1* 突变,或 *PHF6* 突变,或 *MLL-PTD*	
	FLT3-ITD 阴性	*TET2* 突变,*DNMT3*,*MLL-PTD*,或 +8,且无	
	FLT3-ITD 阳性	*C/EBPa* 双等位基因突变	
预后不良		任何情况	预后不良

* 有 *c-Kit* 突变的良好核型组患者应归类为中等预后组。

(三)微小残留病与预后

理论上 CR 患者的体内仍残留有 10^9 以下的白血病细胞,形态难以分辨,称为"微小残留病(MRD)",是疾病复发的根源(图 2-1-1)。CR 质量越高,MRD 水平越低,则 DFS 持续时间越长,越有可能获得长期生存。CR 后 MRD 持续阳性(未达分子缓解)或由阴性转为阳性(分子复发)的,将很快

出现血液学复发。MRD 水平是 CR 患者疗效最直接、最客观的评价指标,是所有年龄、肿瘤负荷、前驱血液病史或放化疗史和遗传学特征等其他预后因素对患者疗效影响的最终体现。

动态监测 CR 患者 MRD 对预测早期复发以及时治疗干预显得十分重要。常用的 MRD 监测方法有 RT-PCR 和多参数流式细胞术等。几乎所有 AML 都可以应用多参数流式细胞术来定量检测异常免疫表型的 MRD 细胞。超过 50% 的 AML 可应用 RT-PCR 的方法定性或实时定量检测白血病特异基因(如融合基因、突变基因或过度表达基因等)来确定 MRD 水平。实时定量 PCR(real-time quantitative PCR)检测敏感性可达 10^{-7} ~ 10^{-4},流式细胞术的敏感性一般要低至少 1 个数量级。多参数(6 ~ 8 色)流式细胞术可提高检测敏感性。动态监测 MRD 时检测样本可为骨髓也可为外周血,不同临床试验的取样节点(间隔时间)并不一致。一般认为骨髓样本优于外周血。取样节点应按残存白

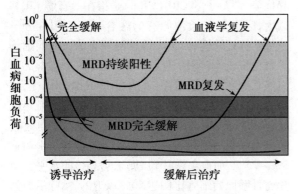

图 2-1-1 MRD 监测与血液学复发

血病细胞的增殖能力而定。80% 的 AML 初诊时高表达 WT1,可作为 MRD 的监测对像。Ommen 等对 89 例初诊时高表达 WT1 的 AML 在 CR1 期(巩固治疗期和化疗结束后)取外周血和(或)骨髓样本动态监测 WT1 表达,发现骨髓能比外周血样本更早预测复发。WT1 表达与血液学复发间可构建一种数学模型,利用该数学模型可预测不同 WT1 表达的 CR 患者是否会出现血液学复发、何时复发,并明确 MRD 监测的最佳取样节点。将这一数学模式应用于 NPM1 突变或携有 *PML-RARA*、*AML1-ETO* 和 *CBFB-MYH11* 融合基因的 AML 的 MRD 研究之中,发现 NPM1$^+$/ITD$^+$、NPM1$^+$/ITD$^-$、*PML-RARA*、*AML1-ETO* 和 *CBFB-MYH11* 患者的中位骨髓原始细胞倍增时间分别为 7 天、15 天、12 天、14 天和 36 天,适宜的取样间隔时间分别为 4 个月、6 个月、2 个月、4 个月和 6 个月,从分子复发到血液学复发的中位时间则分别为 65、120、70、85/55(骨髓/外周血)和 150/180(骨髓/外周血)天。说明不同病种因残存白血病的增殖能力不同,MRD 动态监测的取样节点也应不同,对临床具有重要指导意义。

MRD 高者复发风险大,生存期短。某种程度上可以说 MRD 是最重要的预后因素。MRD 能否取代其他预后因素,作为判断预后的唯一指标呢?当前 MRD 监测的意义大多源于回顾性的临床试验,少有大样本的前瞻性随机对照研究结论。各中心也没有规范统一的 MRD 检测方法,敏感性、特异性和可重复性皆不一致,资料的可靠性和可比较性较差。白血病细胞抗原表达谱的变异也可能为多参数流式细胞术检测 MRD 带来一定困难。患者体内可能存在多个亚克隆,而初诊和复发时的优势克隆可能不一样。如果 MRD 监测选择的分子标靶不当,就不能正确反映体内的 MRD 状况。现阶段对 AML 预后的认识也还不够全面,许多因素的预后意义还有待阐明。因此需要慎重解释 MRD 的预后意义,不应忽略其他预后因素对预后的影响。

三、AML 疗效评价

疗效评价应有统一标准,且有良好的可操作性和可重复性。为规范 AML 临床研究,美国国家癌症研究所(NCI)于 1988 年制订了一套 AML 诊断和疗效判断标准。迄今 ALL 的疗效评价也参考这一标准。很早就发现,AML 生存期的长短完全取决于 CR 期。当时 CR 是指:①骨髓增生正常,原始细胞 <5%;②外周血无原始细胞;③无髓外白血病表现;

④PLT≥100.0×10^9/L,PMN>1.5×10^9/L。然而患者骨髓恢复期所见的原始细胞并非都是白血病细胞,其中 30% ~50% 属于正常造血来源。随着 AML 治疗强度加大和 MRD 监测地位的提高,认为以往依靠原始细胞比例来界定疗效的方法已不太严谨。2003 年一个国际工作组新修订了 AML 疗效判断标准,建议在诱导治疗结束后 7 ~10 天进行"早期治疗评估"。这时的骨髓增生状况和原始细胞比例可反映抗白血病治疗的疗效,可用于指导治疗。提出"形态学无白血病状态"(morphologic leukemia-free state)的概念,即在评价节点计数 200 个骨髓有核细胞,此时原始细胞 <5%,无 Auer 小体,无髓外白血病(如 CNSL、髓外浸润)。流式细胞术检查如仍发现白血病相关的异常免疫表型细胞,则视为"白血病持续存在";需 1 周后复查骨穿确认。必要时也可行骨髓病理检查以明确有无原始细胞聚集分布。"形态学 CR"(morphologic complete remission)是指取得"形态学无白血病状态",且外周血象恢复(PMN 绝对数≥1.0×10^9/L,PLT≥100.0×10^9/L,脱离红细胞输注)。造血重建时外周血偶可见到少数原始细胞。如外周血原始细胞持存则意味着白血病耐药、复发或骨髓仍有原始细胞浸润。借助流式细胞术可区分"造血重建"和"白血病持存"。"形态学 CR"未再规定骨髓的增殖状态和外周血象恢复的持续时间。少数 CR 患者的骨髓可有"增生异常"的形态特点。如增生异常在治疗前就有,则提示可能为"白血病持存",可借助骨髓染色体核型和流式细胞术确认。"细胞遗传学 CR"(CRc)是指原有克隆性细胞遗传学异常的患者取得形态学 CR 后,基于常规显带技术或 FISH 方法核查恢复到正常核型。临床回顾分析发现,CR 后细胞遗传学恢复正常的要比仍有细胞遗传学异常者更具生存优势。大多数取得形态学 CR 和 CRc 的患者 MRD 仍阳性。MRD 持续阴性的要比 MRD 阳性者更具生存优势。"分子学 CR"(CRm)是指在形态学 CR 基础上,应用 PCR 检测原有的融合基因等阳性分子遗传学标记转阴,或多参数检测原有的白血病细胞异常免疫表型转阴。经诱导治疗取得"形态学无白血病状态"的部分患者,外周血 PMN<1×10^9/L,或 PLT<100×10^9/L,称为"形态学 CR 伴不完全血象恢复"(CRi),预后也相对差。"部分缓解"(PR)是指诱导治疗后骨髓原始细胞降低至少 50%,比例达 5% ~25%,而血象恢复到"形态学 CR"的水平。治疗前骨髓原始细胞比例达 50% 以上的,治疗后原始细胞比例须下降至 5% ~25%;而治疗前骨髓原始

细胞比例为 20% ~ 49% 的,治疗后原始细胞应至少降低一半,比例>5%。如发现 Auer 小体,即使骨髓原始细胞≤5% 仍应归为 PR。骨髓原始细胞增多可能是 PR,也可能系骨髓造血重建所致,应复查骨髓确认。

治疗失败是指白血病细胞耐药、治疗相关死亡和复发(表 2-1-6)。"耐药"是指初始疗程(包括既定的二次诱导治疗)结束后持续生存 ≥7 天的患者,末次外周血和(或)骨髓证实仍可确诊为 AML。治疗相关死亡(TRM)可分为"造血衰竭"死亡和"未明原因"死亡。造血衰竭死亡是指本次化疗疗程结束后持续生存 ≥7 天的患者,因骨髓衰竭死亡;死亡前 7 天内末次骨髓检查增生低下,且无白血病证据。未明原因死亡是指:①本次化疗疗程结束后 7 天以内的死亡;②本次化疗疗程结束 7 天及以后死亡,外周血无白血病细胞,又未复查骨髓;③第一疗程未结束即死亡。复发分为形态学复发、细胞遗传学复发和分子复发三个层次。形态学复发是指 CR 患者外周血中白血病原始细胞重现,或骨髓原始细胞≥5%,与造血重建无关。如骨髓发现新的增生异常也应考虑复发。外周血未见原始细胞、而骨髓原始细胞达 5% ~ 20% 的,应于 1 周后复查骨髓确认是复发还是造血重建所致。复发当然也包括经病理证实的髓外病变重现或进展。细胞遗传学和分子复发则分别是指原有的异常核型或异常分子标记重现。

表 2-1-6 AML 治疗失败的分类

类 型	定 义
耐药	化疗后生存≥7 天,骨髓或外周血白血病持续存在
造血衰竭死亡	化疗后生存≥7 天,死于骨髓衰竭所致的血细胞减少
未明原因死亡	化疗后 7 天以内死亡;或化疗结束 7 天后死亡,外周血无原始细胞,但未行骨髓检查;或第一疗程未结束即死亡
形态学复发	CR 后外周血或骨髓原始细胞重现
细胞或分子遗传学复发	细胞或分子遗传学异常重现

生存评价包括总的生存(overall survival,OS)、无复发生存(relapse-free survival,RFS)、无事件生存(event-free survival,EFS)和缓解持续时间(remission duration)等(表 2-1-7)。OS 适用于所有进入临床试验的患者,生存时间自进入临床试验之日算起,直至任何原因死亡或随访截止;随访截止时生死不明的,生存记录终点为末次随访日。RFS 仅适用于 CR 患者,生存时间自获得"无白血病状态"算起,直至复发、任何原因死亡或随访截止;随访截止时未明确复发或死亡的,记录终点为末次随访日。报告 RFS 时应注明"无病生存"(disease-free survival,DFS)是否还包括 CRc 或 CRm 等"形态学 CR"以外的结局。EFS 适用于所有进入临床试验的患者,生存时间自进入临床试验开始算起,直至首次出现治疗失败、复发、任何原因死亡或随访截止;应注明患者发生耐药或诱导未达 CR 却仍存活的时间点;报告 EFS 时应对"治疗失败"做明确规定;随访截止时未能明确治疗失败、复发或死亡的,记录终点为末次随访日;未取得 CR 的,随访截止日应为疾病进展或死亡之日。缓解持续时间计算仅适用于 CR 患者,从达到"形态学 CR"(即满足 CR 的骨髓和外周血象要求)之日算起,直至复发;与 DFS 不同,缓解持续时间计算仅到发现复发之日为止;那些未报告复发却已死亡的,不管死因如何,缓解持续时间都应截止于死亡之日;至随访截止日未报告复发的,记录终点应为末次随访日。

表 2-1-7 AML 临床试验终点的定义

类 型	研究对象	研究起点	终 点
总生存(OS)	所有患者	入临床试验时	死亡(任何原因)
无复发生存(RFS)	CR 患者	达"无白血病状态"时	复发或死亡(任何原因)
无事件生存(EFS)	所有患者	入临床试验时	治疗失败,复发,或死亡(任何原因)
缓解期	CR 患者	达"形态学 CR"时	复发

四、AML 抗白血病治疗

抗白血病治疗为人类肿瘤治疗做了有益探索，提供了许多宝贵经验。现今 AML 治疗原则和方法都是基于大量临床试验，是循证医学的客观结论，反映了 AML 治疗的最新成果。AML 治疗包括联合化疗、造血干细胞移植（SCT）、促分化、促凋亡治疗和生物反应调节剂治疗等。化疗是主要方法。病情不同，治疗目的也不一致。20 世纪 50～60 年代就已发现，CR 的患者生存期显著延长；CR 前须先经历数周的骨髓抑制期。白血病治疗根本目的在于获得 CR，降低死亡，使患者达到长期无病生存、乃至治愈。老年人、伴发其他疾病、身体条件差或继发性 AML 的疗效差，很难"治愈"，可探索新的高效、低毒的治疗，或应用现行方案经验性治疗，也可根据个人意愿给予以支持治疗为主的姑息治疗。复发时宜力争再次缓解，延长生存。AML 治疗分两个阶段。首先经诱导治疗以尽快降低肿瘤负荷，取得 CR，恢复正常造血。CR 越早、越彻底，则 CR 维持时间越长，治愈希望越大。所以 AML 十分重视诱导治疗，要求 ≤2 疗程内达到 CR，否则 CR 率明显降低，CR 持续时间也短，易复发。缓解后体内还存在一般检测见不到的白血病细胞，是复发的根源，故仍应进一步治疗以清除之，阻止耐药和复发。缓解后治疗按治疗强度分巩固、强化和维持治疗。联合、大剂量和早期强化是缓解后治疗的基本原则。不同作用机制和毒性的药物联合可增强疗效，降低毒性。治疗早期患者器官功能和骨髓储备能力较好，白血病细胞耐药少，强化治疗可延长 CR，防止复发。现在认为，经强烈诱导和缓解后治疗的 AML 继续维持治疗并不提高疗效，反而增加治疗毒性；维持治疗可用于前期诱导和巩固治疗偏弱的患者，以达骨髓抑制为度。延长 AML 缓解和生存的根本策略在于强烈诱导、早期巩固强化和造血干细胞移植。患者治疗前就应根据病情和预后制订好完整的治疗计划，在治疗中不断修正、完善，以达最佳疗效。支持治疗是取得抗白血病治疗疗效的重要保证，AML 疗效提高很大程度上得益于近年来支持治疗的改善。

（一）年轻 AML 的治疗

青年患病人群是最有希望获得治愈的，一般以追求长期生存为治疗目标。首先要获得高质量的 CR，再根据预后分层和治疗反应来合理安排缓解后治疗，以最大限度地降低耐药，减少死亡，提高总体疗效。

1. 诱导治疗　20 世纪 60 年代开始用阿糖胞苷（Ara-C）治疗白血病。Ara-C 血浆半衰期短（仅 15 分钟），主要经细胞内代谢形成三磷酸 AraC（ara-CTP）而起细胞毒作用。Ara-C 100～200mg/（m²·d）×5d 分两次或持续静滴可使 30%～40% 的患者达到 CR，5 天方案疗效优于 2 天方案。同期柔红霉素（DNR）、阿克拉毒素（Adr）、rubidazone 等蒽环类药物也用于治疗 AL。蒽环类稳定 Topo Ⅱ 与 DNA 的结合，使 DNA 断裂、细胞死亡。DNR 60mg/（m²·d）×3～7d 单药治疗 AL 疗效与 Ara-C 相当。联合 DNR 和 Ara-C 可显著提高 AML 疗效，CR 率达 50%～60%。20 世纪 70～80 年代 CALGB 先后进行了 4 项 AML 诱导治疗的前瞻性随机对照研究，发现 DA3+7 方案优于 DA2+5 方案，柔红霉素 45mg/（m²·d）优于 30mg/（m²·d），AraC 100mg/（m²·d）和 200mg/（m²·d）疗效没有区别，AraC 由 7 天沿用至 10 天或在方案中加 6-TG 并未提高疗效。DA3+7 由此成为 AML 的经典治疗方案，DNR 45mg/（m²·d）和 Ara-C 100～200mg/（m²·d）（SDAC）是标准用量。在此基础上还派生了许多新方案，如 ADE[DNR 50～60mg/（m²·d）×3d，VP16 100mg/（m²·d）×3～5d 和 SDAC]、IA[Ida 8mg/（m²·d）×5d 或 10～12mg/（m²·d）×3d 和 SDAC]、ICE[Ida 10～12mg/（m²·d）×3d，VP16 100mg/（m²·d）×3～5d 和 SDAC]、MA[Mito 8～12mg/（m²·d）×3d 和 SDAC]、MEA[Mito 12mg/（m²·d）×3d，VP16 100mg/（m²·d）×5d 和 SDAC]、ACR+AraC[ACR 14mg/（m²·d）×5d 和 SDAC]、Dox+AraC[Dox 30mg/（m²·d）×3d 和 SDAC]和 TA[VP16 75～100mg/（m²·d）×5d 或 150mg/（m²·d）×3d 和 SDAC]等。中国医学科学院血液病医院也将 HHT[2.5～3mg/（m²·d）×7d]与 SDAC 组成 HA 方案治疗初治 AML，CR 率可达 75.4%，5 年 EFS 率为 46.9%，疗效与标准 DA 方案相当，且与 DA 无交叉耐药；将 HHT 与 DA、MA 和 AA 方案组成 HAD、HAM、HAA 方案诱导治疗，CR 率可达 85%～90%。HHT 已成为我国 AML 治疗方案的常规用药。Meta 分析（meta-analysis）发现，与 DA3+7 方案相比，仅 IA 方案更具治疗优势，其他派生方案的疗效并未显著提高。IA 方案可降低 AML 的缓解失败率（remission failure rate），也不增加早期死亡和总死亡率。近来发现，DNR 剂量增加到 90mg/（m²·d）×3d 或 50mg/（m²·d）×5d 也可获得与 IA 方案类似的疗效，且未增加治疗毒性。

理论上中、大剂量 AraC（IDAC、HDAC）可提高白血病"庇护所"Ara-C 的浓度,显著增加白血病细胞内活性 ara-CTP 的水平。20 世纪 90 年代开始探讨初治 AML 用 IDAC 或 HDAC 诱导治疗的疗效。澳大利亚白血病研究组(ALSG-M4)将 60 岁以下成人 AML 随机分两组,一组以 ADE 方案诱导,另一组诱导时则以 HDAC($3g/m^2$,q12h,d1、3、5、7)取代方案中的 SDAC。CR 后两组均接受相同的缓解后治疗。结果两组 CR 率相当(71% vs. 74%,$P = 0.7$),但 HDAC 的骨髓原始细胞清除更快,中位缓解时间更长(45 个月 vs. 12 个月,$P = 0.004$),预计 5 年 RFS 率更高(49% vs. 24%,$P = 0.007$)。但 HDAC 诱导毒性较大,尽管 DFS 延长,但未能改善 OS。HOVON-SAKK 肿瘤组则比较了不同预后年轻 AML 应用含 IDAC($1g/m^2$,q12h,×5d)和 HDAC($2g/m^2$,q12h,×4d)方案诱导治疗的疗效,发现两种诱导方案的疗效相当,HDAC 的 3～4 级毒性更多见。中国医学科学院血液病医院将 HAD 方案中后三天的 SDAC 改为 IDAC($1.5g/m^2$,q12h,×3d),以期在前 4 天降低肿瘤负荷的前提下进一步提高年轻成人 AML 诱导治疗的疗效,目前正进行前瞻性随机对照研究。今后应进一步分析何种患者能从 IDAC 或 HDAC 诱导治疗中获益。

氟达拉宾(Fludarabine,Flu)、克拉屈宾(Cladribine,Cla)是嘌呤类似药,本身具有抗肿瘤活性,联合 AraC 可增加白血病细胞内的活性 ara-CTP 浓度约 50%～65%。意大利一项多中心Ⅲ期临床试验随机比较了 112 例年轻成人初治 AML 分别用 ICE(Ida $10mg/(m^2 \cdot d)$×3d,VP16 $100mg/(m^2 \cdot d)$×5d,AraC $100mg/(m^2 \cdot d)$×7d)和 FLAG-Ida(Flu $25mg/(m^2 \cdot d)$×5d,AraC $2g/(m^2 \cdot d)$×5d,Ida $10mg/(m^2 \cdot d)$×3d)诱导治疗的疗效,发现 FLAG-Ida 可显著提高 CR 率(74% vs. 51%,$P = 0.01$),降低血液学和非血液学毒性。波兰一项多中心Ⅲ期临床研究则对比了 652 例年轻成人初治 AML 随机应用 DA(DNR $60mg/(m^2 \cdot d)$×3d、AraC $200mg/(m^2 \cdot d)$×7d)、DAF(DA+Flu $25mg/(m^2 \cdot d)$×5d)和 DAC(DA+Cla $5mg/(m^2 \cdot d)$×5d)方案诱导治疗的疗效。发现 DAC 方案的 CR 率要显著高于 DA 方案(67.5% vs. 56%,$P = 0.01$),且耐药发生率低(21% vs. 34%,$P = 0.004$),3 年 OS 率明显提高(45%±4% vs. 33%±4%,$P = 0.02$)。疗效改善主要见于年龄≥50 岁、WBC 数>$50×10^9/L$ 和不良预后核型的患者。DAF 方案的疗效则与 DA 方案相当,可能对不良预后核型患者更具优势。尽管该研究存在一定缺陷(如 DA 方案的 CR 率太低,DA 组患

者的治疗间隔时间过长等),仍提示克拉屈宾可部分克服耐药,提高年轻成人 AML 诱导治疗的疗效。

序贯治疗(timed-sequential chemotherapy)和双诱导(double induction)治疗通过缩短两次诱导治疗的间隔时间来增加治疗强度。首轮诱导治疗结束后,不论患者是否 CR,均于开始化疗后第 2 周或第 3 周再接受次轮方案诱导治疗。双诱导是在首轮方案开始后第 20～22 天给予次轮方案。基本原理为:白血病细胞首次接触细胞毒剂后,可被同步驱赶进入细胞周期,对细胞周期特异药物变得更为敏感,这一效应在化疗后 6～11 天最大。序贯治疗的两轮诱导方案间隔更短,首轮方案开始后第 8～10 天即给予次轮诱导,以期最大限度地杀灭残存白血病细胞。美国儿童肿瘤研究组(CCG)随机比较了 DCTER 双诱导(Dex $6mg/(m^2 \cdot d)$×4d,Ara-C $200mg/(m^2 \cdot d)$×4d,6-TG $100mg/(m^2 \cdot d)$×4d,VP16 $100mg/(m^2 \cdot d)$×4d,DNR $20mg/(m^2 \cdot d)$×4d;间隔 6～10 天再诱导)和常规诱导治疗 589 例 21 岁以下 AML 患者的疗效,发现两组 CR 率相当(分别为 75% 和 70%),而双诱导治疗 3 年 EFS 和 3 年 DFS 更优,认为双诱导可显著提高疗效。德国 AML 协作组(AMLCG)随机比较了双诱导(DAT9-DAT9)和强烈双诱导(DAT9-HAM,第 2 轮诱导方案包含 HDAC $3g/m^2$ q12h×3d)治疗 725 例年轻成人 AML 的疗效,两轮诱导方案间隔 11 天。结果两组总的 CR 率、治疗相关死亡和 5 年 RFS 率相当,强烈双诱导治疗显著提高了不良预后组(诱导治疗第 16 天骨髓原始细胞≥40%、有不良染色体核型及血清 LDH 高)的疗效,且未增加毒性(表 2-1-8)。法国 ALFA 9000 trail 随机比较了 592 例 65 岁以下成人 AML 应用标准诱导、强烈双诱导和序贯诱导治疗的疗效,发现 3 种诱导治疗的 CR 率、治疗相关死亡和复发率均无显著差异;序贯诱导治疗可改善 50 岁以下患者的 RFS,但不提高 OS。提示年轻患者可从序贯诱导治疗中获益。

AML 90% 表达 CD33,而正常造血干细胞和非造血细胞则无此表达,可作为 AML 的治疗靶标。GO(gemtuzumab ozogamicin,商品名 Mylotarg)是结合蒽环类药物卡奇霉素(calicheamicin)的人缘化 CD33 单抗,单药治疗难治、复发 AML 的再缓解率为 20%～30%,治疗毒性以发热、寒战和血压降低最多见,也可致黏膜炎、恶心、呕吐和感染等。2000 年美国 FDA 批准 GO 用于治疗 CD33 阳性的难治、复发老年 AML。在 2009 年美国报道的一项 GO 联合化疗治疗成人初治 AML 的国际多中心Ⅲ期临床

表 2-1-8 强烈双诱导的疗效(德国 AMLCG)

	合计	DAT9-DAT9	DAT9-HAM	P
总病例	725	360	365	
CR(%)	68	65	71	0.072
早期死亡(%)	16	18	14	0.108
5 年 RFS(%)	32	29	35	0.897
不良预后病例	286	136	150	
CR(%)		49	65	0.004
5 年 EFS(%)		12	17	0.0125
5 年 OS(%)		18	25	0.0118

研究(SWOG-SO106)中,506 例年轻成人初治 AML 随机分两组,一组接受标准 DA3+7 诱导,另一组则加用 GO($6mg/m^2$,d4);缓解后治疗再随机分两组,加或不加 GO。发现诱导或巩固治疗加 GO 未能提高疗效,而诱导治疗 30 天的 TRM 反见增高,直接导致了 GO 从美国撤市。但这一研究饱受争议。英国 MRC AML-15 对 1113 例年轻成人初治 AML 分别给予 DA、ICE 和 FLAG-Ida 方案诱导治疗,缓解后再给予三疗程的巩固、强化治疗;诱导治疗和首次缓解后治疗分别随机分两组,加或不加 GO($3mg/m^2$,d1)。结果发现 GO 并未增加治疗毒性,但总体 CR 率、RFS 和 OS 亦未提高。按细胞遗传学预后分层分析,发现 GO 可显著改善预后良好组患者的疗效,预后中等组亦能从中获益,但不改善预后不良组的疗效;且 GO 改善疗效与使用的诱导方案无关。近 70% 的患者可从 GO 联合化疗中获益,5 年 OS 率提高 10%。比较美、英两国的 GO 方案研究,似乎小剂量 GO 治疗能使相关患者获益。

AML 细胞膜上表达造血生长因子受体。体外试验发现 G/GM-CSF 可增加白血病细胞内活性 ara-CTP 的浓度和 DNA 掺入率,并可驱使白血病细胞进入 S 期。一项对 240 例不良预后老年 AML 的治疗研究发现,诱导治疗同时加用 GM-CSF 可提高 DFS 率。另一项研究随机比较了 640 例不同预后的 AML 诱导治疗时加或不加 G-CSF 的疗效,发现 G-CSF 可明显降低 CR 患者的复发率,4 年 DFS 率可提高 9%,且中等预后组疗效更明显。说明造血生长因子可增加白血病细胞的化疗敏感性,降低复发率。除一篇报道认为诱导治疗前过早加 GM-CSF 可能会引起包括白细胞淤积在内的严重毒副作用外,其他作者均未发现有明显毒性反应。

原发耐药与 AML 细胞过度表达 MDR1/P-gp 有关。CSA 和 PSC833 是 P-gp 抑制剂,可抑制 P-gp 介导的白血病细胞化疗药物泵出。CSA 用法为:4mg/kg. q12h,1 ~ 3d,2.5mg/kg. q12h,4 ~ 5d;玻璃瓶装输注,每日于化疗前 2 小时内滴完。因 CSA 影响化疗药物代谢,增加细胞毒性,致使化疗常需减量,部分抵消了 CSA 的耐药逆转作用。联合 CSA 或 PSC833 的诱导治疗疗效报道并不一致。

AML 诱导治疗时通常无遗传学资料可供参考,主要依靠患者年龄、肿瘤负荷、前驱血液病或放化疗史、器官功能和体力状况评分等来确定治疗方案,动态观察疗效和骨髓增生状态,以及时调整治疗。NCCN AML 治疗指南综合上述临床结论,对 AML 诱导治疗作了相关推荐。60 岁以下年轻 AML 可选择①临床试验;②标准化疗;③含新药(如 Cla、小剂量 GO)或 IDAC、HDAC 的方案等。心功能受损或蒽环类不耐受的,可选择含 Flu 或 Topotecan 的方案。诱导结束后第 7 ~ 10 天复查骨髓,根据骨髓增生情况和原始细胞比例和病情来决定是否给予二次诱导、双诱导或序贯治疗。诱导失败可推荐临床试验、Allo-SCT 或其他挽救性治疗,或仅给予姑息治疗。中国医学科学院血液病医院在 AML 诱导治疗期间常规做三次骨穿。诱导治疗第 5 ~ 7 天如骨髓增生活跃,可将 SDAC 沿用至 10 天,或将化疗后 3 天的 SDAC 改为 IDAC。停化疗后第 7 ~ 10 天骨髓抑制最重;如骨髓增生低下且分类基本上是淋巴细胞,则缓解可能性大;如原始细胞易见,可给予双诱导或强烈双诱导治疗。停化疗的第 2 ~ 3 周观察骨髓以评价疗效,指导下一阶段治疗。

2. 缓解后治疗 缓解后治疗包括巩固、强化、干细胞移植或维持治疗等。维持治疗强度比诱导治疗弱,但应达骨髓抑制;通常为短期(5 天)方案间歇(每月)治疗,持续 1 ~ 3 年或更长。CALGB 早期曾对 DA(5+2 或 3+7)方案诱导缓解的 AML 给予连续 4~5 年小剂量多药间歇维持治疗,发现维持治疗 2 年以上和维持治疗 5~6 年的患者 CR 持续时间无明显差异,认为过长的维持治疗并无必要。德国 AMLCG(study-1981)将 DAT9 方案诱导和巩固治疗(共 2~3 疗程)的 CR 患者随机分两组,给或不给维持治疗,结果发现 3 年维持治疗可显著改善 RFS。随后又将强烈双诱导治疗取得 CR 的 AML 随机分两组,一组给予 1 疗程的 MA(含 IDAC)方案巩固治疗,另 1 组则接受 3 年维持治疗;发现维持治疗组 5 年 RFS 率显著高于巩固治疗组(32% vs 25%,$P=0.021$)。一项 Meta 研究发现,根据治疗意向性分析,维持治疗患者的 4~5 年 RFS 率可达 35%~42%,明显优于不维持治疗的患者。维持治疗并发症少,患者生存质量较高。因此德国 AMLCG 认为维持治疗仍是成人 AML 的治疗选择。但多数中心认为,AML 经充分诱导和强化巩固治疗后,再给予维持治疗意义不大。维持治疗持续时间过长,方案执行的依从性较差,较弱的治疗还可能诱导耐药。

巩固强化治疗又如何? CALBG 将 CR 患者随机分为三组,分别接受 4 疗程 HDAC(3g/m² q12h×3d)、4 疗程 IDAC(400mg/(m²·d)×5d)和 4 疗程 SDAC(100mg/(m²·d)×5d)的巩固疗效,发现 4 疗程 HDAC 巩固治疗可显著提高 60 岁以下 AML 的 DFS 和 OS。按遗传学预后分层进一步分析,发现 4 疗程 HDAC 巩固治疗获益最大是 CBF-AML,其次是核型正常的 AML(CN-AML),而不改善不良预后组的疗效。4 疗程 HDAC 方案一度认为是 AML 标准的缓解后治疗方法。迄今 HDAC 最佳剂量、用法和最佳疗程数仍不清楚。后来的临床试验表明,多药联合方案强化治疗也可达到 4 疗程 HDAC 巩固治疗同等的疗效。

自体和异基因干细胞移植(ASCT 和 Allo-SCT)也是 AML 缓解后治疗的重要方法。ASCT 经清髓性预处理方案清除体内的 MRD,以降低复发、延长生存。ASCT 安全性好,年龄可放宽到 60~70 岁。Ⅱ期临床研究表明,AML CR1 期 ASCT 的长期 DFS 率可达 40%~60%,治疗相关死亡率(TRM)仅 5%~15%,复发率 30%~50%。大系列Ⅲ期临床研究发现,与单纯化疗相比,CR1 期 ASCT 可显著改善遗传学预后良好和中等 AML 的 DFS,但不提高不良预后组的疗效(表 2-1-9)。移植前巩固治疗可降低 ASCT 的 TRM 和复发率,提高疗效。有认为移植前巩固治疗疗程数是影响 ASCT 疗效最重要

的因素,移植前巩固治疗≥2 疗程和<2 疗程的患者 DFS 率分别为 55% 和 21%,差异显著($P<0.0001$)。EBMT 的回顾性分析发现,移植前巩固治疗>2 疗程可将复发率由 65% 降至 42%。但 ASCT 前最佳巩固治疗方案和疗程数仍不清楚。与化疗和 ASCT 相比,Allo-SCT 复发率最低。Allo-SCT 通过清髓性预处理方案和移植物抗白血病(GVL)来清除残余的 MRD。但 Allo-SCT 并发症较多,TRM 较高,部分抵消了 Allo-SCT 的疗效。前瞻性临床试验的 Meta 分析表明,CR1 期 Allo-SCT 可显著改善不良预后和中等预后 AML 的 RFS 和 OS,但不提高预后良好患者的疗效。不同移植中心 Allo-SCT 的 TRM 率从 <15% 到 50% 不等,差异较大。Allo-SCT 时,应综合考虑患者的预后特征、移植时的干细胞来源(骨髓、外周血或脐血)、移植方式(全相合、部分相合或半倍体、亲缘或非亲缘)和预处理方案(清髓或非清髓)对疗效的影响,选择恰当的患者给予恰当的移植治疗。

表 2-1-9 化疗、ASCT 和 Allo-SCT 治疗的 CR1 期 AML 的预计 DFS

预后分组	化疗(%)	ASCT(%)	Allo-BMT(%)
良好	40~50	70~80	60~75
中等	25~35	40~50	50~60
不良	<10	10	25~35

如何安排 AML 缓解后治疗? 何种治疗最为有效? 缓解后治疗应主要根据细胞、分子遗传学预后特征和治疗反应来确定。预后良好的患者单纯化疗的复发率低于 25%,4 年 OS 率可达 70% 以上。即使复发,ASCT 也能取得可观的疗效。患者 CR1 期 Allo-SCT 的 TRM 率较高(10%~25%),抵消了治疗优势,一般不推荐 CR1 期 Allo-SCT。但初诊时高白细胞数、有 Kit 突变或 MRD 持续阳性的患者,Allo-SCT 可提高疗效。预后中等 AML 的复发率为 40%~50%,4 年 OS 率 40%~50%。但患者预后差别很大,部分类似于预后良好组,而有些与预后不良组相当。这些患者是临床研究的重点,需要探讨更全面、更可靠的预后分层标准。Allo-SCT 可降低中等预后组患者的复发率。尽管 TRM 较高,但总体仍占有优势。移植后 3 年 OS 可达 65%,复发率仅 18%。FLT3-ITD 阳性或缺乏预后良好分子标记(如 FLT3-ITD⁻NPM1⁺ 和 CEBPa 双等位基因突变等)的中等预后患者长期疗效较差,Allo-SCT 尤为重要。无合适供者的患者也可选择 HDAC 或类似

的强烈化疗。与化疗相比,ASCT 可降低其复发率,提高 5 年 OS。治疗相关 AML、AML 伴 MDS 相关改变或有不良预后细胞、分子遗传特征的 AML 预后很差,虽然 CR 率可达 50% 以上,但复发率高达 70% ~ 80%,4 年 OS 率低于 20%,强烈建议 Allo-SCT。临床试验也是提高此类患者疗效的有益方法。

AML 如何进行 CNSL 防治? 与 ALL 相比,AML 的 CNS 浸润较少见。对初诊时高 WBC 数、单核细胞白血病或有 CNSL 表现的,可于诱导治疗结束后进行诊断性腰穿。确认为 CNSL 的,进行全身大剂量化疗、腰穿鞘注或放射治疗;如 CNS 检查阴性,则可不再给予预防性腰穿鞘注。

AML 治疗结束后应定期随访查。缓解后治疗结束 2 年内,应每 1 ~ 3 个月检查血象 1 次,此后 3 年可每 3 ~ 6 个月监测 1 次,必要时骨穿检查监测疗效和复发。MRD 持续阳性或由阴性转为阳性的应及时干预,推荐 Allo-SCT。

3. 化疗毒性反应 化疗的杀伤作用是非选择性的。主要表现为骨髓抑制和胃肠道反应。蒽环类药物还可引起急、慢性心脏毒性。急性心脏毒性表现为心律失常、传导阻滞,极少数患者出现心包炎和充血性心功能衰竭。蒽环类药物慢性心脏毒性更多见,是药物累积用量达一定程度的结果;患者心肌细胞出现肌浆网肿胀、肌原纤维丢失等特征性改变,最终导致充血性心衰。常用蒽环类药物的最大累积剂量为:阿霉素 500mg/m², DNR 1000mg/m², IDR 300mg/m², 表阿霉素 900mg/m²。MTZ 心脏毒性较小,曾用蒽环类药物的患者 MTZ 累积用量不应超过 120mg/m²,未用过经蒽环类药物的累积用量也应低于 160mg/m²。AMSA 的心脏毒性仅占 1%。原有心律失常的患者,只要维持血钾 ≥4mmol/L 即可安全用药。HDAC 可引起大小脑功能失调、非心源性肺水肿、心包积液和结膜炎等,治疗时应予注意。Amifostine(阿米福丁)是泛细胞保护剂,在肿瘤放、化疗时只保护正常细胞,而对肿瘤细胞不起作用,可降低治疗毒性。

(二) 老年 AML 的治疗

AML 中位发病年龄为 64 岁,属老年性疾病。老年 AML 的 CR 率仅 50% ~ 60%,复发率高达 85%,5 年 OS 率低于 20%。老年 AML 自身条件差,常合并心脑血管病、支气管肺病及糖尿病等多种器官系统疾病,骨髓和其他器官储备功能差,药物代谢能力下降,化疗耐受性差;不良预后遗传学异常多见,继发性白血病(有 MDS 或放化疗史)多,

白血病细胞耐药率高,不缓解和复发机会大,是 AML 治疗的难点。

老年 AML 治疗选择包括最佳支持治疗、临床试验、低剂量化疗、标准剂量化疗和强烈化疗甚至干细胞移植等。如何治疗应取决于治疗目的。一般情况差、PS 评分>2 分、并发症或合并症多的老年患者,标准诱导治疗 TRM 高,应以改善生存质量、延长生存为治疗目的,一般采用治疗强度较弱的姑息性治疗或仅给予最佳的支持治疗。国际上多数意见认为老年 AML 应采用强化治疗而非姑息治疗。瑞典急性白血病登记处调查了 1997 ~ 2005 年 2767 例 AML(占总病例的 98%)的疗效,发现老年 AML 疗效在偏重强化治疗的地区要明显优于偏重姑息治疗的地区,强化治疗 TRM 反而比姑息治疗更低,生存期明显改善。一项德国 AML 多中心国际临床研究分析了 957 例老年 AML 标准或强化治疗的疗效,CR 率为 70%,TRM 率为 20%,原发耐药占 9%;治疗 90 天 CR 率为 50% ~ 55%,TRM 为 21% ~ 22%,原发耐药为 16% ~ 21%;影响患者 CR 的独立预后因素为疾病类型(原发或继发)、年龄、遗传学预后分层和初诊时 WBC 数。MRC 认为外周血原始细胞数>0.1×10^9/L 的老年 AML 强化治疗疗效要明显优于姑息治疗,中位 OS 分别为 13.2 月和 1.3 月($P = 0.0015$);外周血原始细胞<0.1×10^9/L 的,两种治疗方法疗效相当。HDAC 骨髓抑制重,TRM 高,一般不用于老年 AML。而在一项报道中,59 例原发初治老年 AML(中位年龄 68 岁)应用 DA(DNR 45mg/m²×3d, HDAC 2g/m²×6d)方案诱导治疗 CR 率为 69%,中位 OS 和中位 RFS 分别达 15.3 月和 13.8 月,感染率为 39%,可逆性 CNS 毒性为 7%,30 天 TRM 仅 10%;认为老年 AML 应用含 HDAC 的方案诱导也是安全、有效的。减低预处理剂量(RIC)的 Allo-SCT 能使异体干细胞在患者体内存活,形成嵌合状态,并逐渐取代患者的自身造血,产生的 GVL 效应可清除患者体内的 MRD。RIC Allo-SCT 预处理方案的骨髓抑制毒性较低,可明显降低移植相关风险,适用于部分老年 AML 的治疗。几项多中心研究证实,RIC 移植的累计复发率明显低于化疗。虽然 RIC 移植的非复发死亡也较高,但与化疗相比 DFS 和 OS 仍具优势。NCCN 推荐对 CR 的老年 AML,如无明显合并症且有合适供者的,可考虑 RIC Allo-SCT;诱导治疗未达 CR 的,如白血病负荷较低也可考虑 RIC 移植。体能状态良好(PS 评分 0 ~ 2 分)、无或仅有轻微合并症、良好遗传学预后分层的老年 AML 推荐强化治疗,

此时生理年龄并非是治疗选择的决定因素。而中等和不良预后的老年 AML 联合化疗复发率高,生存期较短,可选择新的治疗方法或临床试验。MD Anderson 肿瘤中心应用氯法拉滨 30mg/(m^2·dl)×5d 治疗老年 AML,有效率(CR+CRp)为 46%,中位 DFS 和 OS 分别为 37 周和 41 周,CR 患者中位 OS 可达 72 周。阿扎胞苷和地西他滨为低甲基化药物。原始细胞比例较低(20%～30%)的老年 AML 阿扎胞苷治疗的 CR 率为 18%,与常规治疗相当,但更具生存优势,患者中位 OS 和 2 年 OS 率均显著改善。地西他滨[20mg/(m^2·d)×5d]治疗老年 AML 的 CR 率高于常规治疗(18% vs.8%),中位 OS 也有提高。GO 联合化疗能明显提高老年 AML 疗效。丹麦的一项研究随机比较了 1115 例老年 AML 和高危 MDS(包括少数不耐受年轻患者化疗方案的 50～60 岁 AML)应用不同方案(DA3+10 和 DNR+氯法拉滨 3+5)±GO(3mg/m^2,dl)诱导治疗的疗效,发现 GO 并未提高 CR 率,但也未增加毒性和 30 天、60 天死亡率;中位随访 30 个月,GO 组的 3 年累积复发率显著低于非 GO 组(68% vs.76%,P=0.007),3 年 OS 率也显著提高(25% vs.20%,P=0.05)。说明诱导治疗联合小剂量 GO 可显著改善老年 AML 的长期疗效。MRC AML-15 和 AML-16 的 Meta 分析也发现 GO 可显著降低老年 AML 的复发率,改善 OS。也有报道老年 AML 用 GO 联合 AraC、阿扎胞苷等巩固、维持治疗亦可提高疗效。老年 AML 的治疗突破应寄希望于寻找高效、低毒的分子靶向治疗。目前正探讨 FLT3 抑制剂、法尼基转移酶抑制剂(tipifarnib)、抗血管新生药物(沙利度胺、来那度胺)、蛋白酶体抑制剂(硼替佐米)及 mTOR 抑制剂(雷帕霉素)等治疗老年 AML 的疗效。

(三) 复发/难治 AML 的治疗

难治性 AML 是指经典的 AML 方案诱导治疗 2 疗程未达 CR、首次 CR 在 6 个月内复发、CR 达 6 个月以后复发而原方案再诱导失败、或多次复发的患者,预后极差。形态学复发以 CR 1 年以内最多见,占 50%。复发后再缓解率低,CR2 期短,治疗相关并发症多,死亡率高。Leopold 等总结了近 20 年来用不同化疗方案治疗的首次复发 AML 的疗效,包括回顾性和前瞻性的随机比较研究。发现单药再缓解率仅 8%～25%,以 HDAC 最高。联合化疗再缓解率 30%～89%。患者中位 CR2 持续时间都不超过 14 个月,3 年中位 OS 率仅 8%～29%。复发患者治疗时骨髓抑制期较长,并发症多,黏膜炎

发生率高。决定复发 AML 预后的主要因素是年龄、CR1 持续时间和健康状况,年龄≥60 岁或 CR1 期<1 年的再缓解率低;细胞遗传学对预后的影响相对较小,但不良预后的患者再缓解率也低。欧洲的 EPI(European prognostic index)积分系统按 CR1 期、初诊时遗传学改变、是否接受过移植和复发时年龄对首次复发的 AML 进行预后分层,预后良好、中等和不良组的 EPI 积分分别为 1～6 分、7～9 分和 10～14 分,患者 1 年 OS 率分别为 70%、49% 和 16%,5 年 OS 率则分别为 46%、18% 和 4%,具有显著差异(P<0.001),见表 2-1-10。

表 2-1-10 AML 首次复发的 EPI 积分系统

分　　类	分值
CR1 期	
≥18 月	0
7～18 月	3
<6 月	5
初诊时染色体核型	
Inv(16)/t(16;16)	0
T(8;21)	3
其他	5
首次复发前 Allo-SCT	
是	0
否	2
复发时年龄	
≤30 岁	0
30～45 岁	1
>45 岁	1

难治、复发 AML 总体疗效差,治疗应首选临床试验。挽救治疗的目的在于取得再次缓解(CR2)。Allo-SCT 是重要的治疗选择。不能进行 Allo-SCT 的,可采用强烈化疗、经验性治疗、低剂量单药治疗(如 AraC 皮下注射、口服羟基脲或 6-TG 等)或仅给予最佳支持治疗。常用的再诱导治疗方案为 FLAG(氟达拉滨 30mg/(m^2·d)×5d,AraC 2g/(m^2·d)×5d,G-SCF d0～6)±Ida 或 DNR、MEC(MTZ 12mg/(m^2·d)×3d,AraC 0.5g/m^2 d1～3、d8～10,VP16 200mg/m^2 d8～10)、氯法拉滨单药或联合 AraC(CLAG 方案,氯法拉滨 25mg/(m^2·d)×5d,AraC 2g/(m^2·d)×5d,G-SCF)等,再缓解率约为 40%～60%。氯法拉滨主要毒性为肝脏、胃肠道和皮肤损害。tose-dostat 是口服的氨肽酶抑制剂,用法为 130mg/(m^2·d)×28d,治疗复发 AML 和 MDS 的有效率为 27%。其他临床试验胜药还包括 FLT3 抑制

剂（AC220，CR率为45%）、mTOR抑制剂、低甲基化药物（地西他滨、阿扎胞苷）、免疫调节剂来那度胺、组蛋白脱乙酰基酶抑制剂vorinostat和GO等。以往经验认为，复发后立即进行HLA全相合的同胞供者Allo-SCT也可取得良好效果。但现在大多数中心倾向于先取得CR2再进行移植。移植供者除同胞外，也可选择无关供者和半倍体供者等。除清髓性移植外，也可选择RIC移植。

Szer提出，65岁以下首次复发AML的治疗策略主要依据于CR1期的长短。CR1<6个月的，可考虑给予经验性治疗或姑息性治疗。CR1>6个月的，应给予再诱导治疗；达CR2的首选Allo-SCT，否则给予维持治疗或低甲基化治疗；未达CR2的给予经验性治疗或姑息治疗。晚期复发（CR1期>5年）的可给予初始诱导方案或FLAG等新方案再诱导；达CR2的可考虑Allo-SCT、观察或维持治疗；未达CR2的如病情稳定，可考虑Allo-SCT、经验性治疗或姑息治疗。

五、展望

尽管AML的诊断治疗已取得了很大成绩，但大多数患者疗效依然很差，尤其是难治、复发和老年AML。AML的诊断分型和预后分层并不全面，随着新的分子技术应用有望进一步完善。基于设计合理的大系列前瞻性随机对照临床研究可能为患者提供更好的治疗。新的生物靶向治疗可进一步提高疗效。只有持续关注白血病临床和基础研究进展，进行广泛协作，才可能制订出更好的AML诊断、治疗方案，提高总体疗效，这在我国更具现实意义。

（中国医学科学院血液病
研究所 王建祥）

第二节 急性淋巴细胞白血病

急性淋巴细胞白血病（acute lymphoblastic leukemia，ALL）是一种起源于单个B或T淋巴细胞前体细胞的恶性肿瘤，是最常见的急性白血病之一。我国1986年白血病流行病学调查研究显示我国的ALL发病率为0.69/10万。美国SEER统计ALL发病率为1.6/10万，男女比例约为1.45∶1，在2008年度新诊断的ALL占所有白血病的比例接近12%。ALL诊断时的中位年龄为13岁，是15岁以下最常见的恶性肿瘤。成人急性白血病中ALL仅

占20%。ALL的发病率在2~4岁有一个发病高峰，随着年龄增长而发病率下降，但在60岁以后的老年人中又形成第二个较小的发病高峰。

随着对ALL认识的深入，发现在临床、免疫学及遗传学各方面均显示ALL是一种异质性疾病。但ALL确切的病因和发病机制至今尚未明确，可能是由于机体存在遗传易感性而在环境因素作用下导致淋巴前体细胞在某个发育阶段发生多步骤的体细胞突变改变了细胞的功能，包括自我更新能力的增强、正常增殖失控、分化阻滞以及对死亡信号（凋亡）抵抗增加，引起不成熟淋巴细胞在骨髓内的异常增殖和聚积，使正常造血受抑，最终导致贫血、血小板减少和中性粒细胞减少。诊断时白血病细胞不仅存在于骨髓，而且可以播散浸润到各个髓外部位，尤其是脑脊液、性腺、胸腺、肝、脾和淋巴结。ALL诊断时的临床表现一般反映了骨髓衰竭的程度和髓外浸润的范围，与AML类似，但淋巴结、肝、脾肿大在ALL更显著。

一、急性淋巴细胞白血病诊断体系的逐步完善及启迪

首诊一例急性淋巴细胞白血病患者时，医生必须要考虑的几个问题：①明确急性淋巴细胞白血病的诊断；②寻找有无合适的治疗靶点；③明确有无能作为微小残留病灶（MRD）监测的标记。

为准确回答上述三个问题，除详细地询问病史和体格检查外，还必须对患者的血液和骨髓液进行相关项目的详细检查。血液学是基础与临床结合最为紧密的学科之一，近半个世纪以来特别是在白血病的诊断技术方面有了很大提高。20世纪70年代之前，仅依靠细胞形态学、细胞化学而诊断ALL，此后逐渐发展为：细胞形态学、细胞化学、免疫表型（多参数流式细胞术，MFC）、细胞遗传学（常规细胞遗传学）、分子细胞遗传学（荧光原位杂交，FISH；比较基因组杂交技术，CGH）、分子遗传学（大多数是以PCR为基础的技术和测序），以及免疫球蛋白和T细胞受体基因重排、基因组学等。因此，ALL的诊断分类是一个多步骤的过程，ALL的现代检查和诊断方法应包括精确的免疫学、细胞遗传学和分子生物学，多种方法相结合，从而得出精确而又完善的ALL诊断，这些方法的结合有助于确定预后相关因素、MRD的检测标记，设计针对性的治疗策略，故初诊时要获得患者全面而又完善的诊断资料。为此，在患者治疗前正确地采集样本是诊断ALL的首要环节。

（一）标本的采集要求

合格的标本是实验分析成功的基本保证,不同的实验检查对标本采集有不同的要求(表2-2-1)。

表2-2-1 不同诊断技术对标本采集的要求

方法	EDTA抗凝	肝素抗凝	骨髓活检
采血量	2~10ml	10~20ml	
细胞化学	是	是	是
细胞遗传学	否	是	可用NaCl和肝素
FISH(间期/中期)	是	是	困难
免疫表型	是	是	免疫组化
PCR/实时定量PCR	是	是	可能
其他分子技术	是	是	可能

（二）细胞形态学

细胞形态学分析是诊断白血病的基础。怀疑急性白血病的患者细胞形态学和细胞化学染色至少分别准备5张外周血片和5张骨髓涂片,自然风干(不要固定)。

法国、美国、英国(French-American-British,FAB)协作组于1976年用Romanowsky染色观察血片及骨髓涂片,根据白血病细胞大小、核浆比例、核仁大小及数量、细胞质嗜碱程度等,辅以细胞化学染色将ALL分为L1、L2、L3三个亚型,即所谓的FAB分型。国内1980年9月在江苏省苏州市召开的全国白血病分类分型经验交流讨论会上,首次提出了国内ALL分型的建议标准,标准类似于FAB分型。虽后来公布的WHO(world health organization)分型在临床上更具有指导治疗和评估预后的价值,但FAB分类中描述的细胞形态学仍为诊断ALL的基础。FAB标准诊断ALL要求骨髓中原始和(或)幼稚细胞比例需超过30%。WHO分类中降低诊断ALL所需要的白血病细胞比例至25%,目前一般认为骨髓中瘤细胞在25%以上即ALL,低于25%为淋巴瘤侵犯骨髓。其实ALL和前体细胞淋巴瘤本质上是属于同一疾病的不同发展阶段。

某些细胞化学染色如过氧化物酶(POX)、苏丹黑(SB)、非特异脂酶(NSE)对区分ALL和AML是必需的。酸性磷酸酶(AP)对T-ALl较具特异性。但POX和SB<3%实际上包括了ALL、部分M5(NSE+)、M7(血小板过氧化酶PPO+或血小板糖蛋白GPⅡb/Ⅲa+)甚至部分混合表型急性白血病(MPAL),故单纯以POX和(或)SB<3%区分ALL和AML是不全面的,应结合免疫学和细胞遗传学分析。

（三）免疫分型

1985年,国际MIC研究协作组首先提出要联合免疫学标志来区分ALL与AML。免疫表型分析技术从早期的间接荧光法发展到目前的多色流式细胞术(MFC),可以根据细胞大小、颗粒、抗原表达特征将细胞分为不同的群体。标本首选骨髓细胞,当骨髓中幼稚细胞比例较低或骨髓干抽时可选择外周血。分离有核细胞可选择溶血法或淋巴细胞分离液密度梯度离心法。若一份标本同时行MFC和分子生物学检查时应选择淋巴细胞分离液梯度离心法。

ALL的免疫表型分析不仅可以明确受累的系列(B或T细胞系),还可以进一步分析临床重要的亚型。分析免疫表型时还应注意白血病细胞抗原表达的强度,具体体现在荧光强度的不同(意义在于从正常细胞中分离出白血病细胞、区分不同的白血病亚型)。MFC可以确定绝大多数患者的白血病相关的免疫表型,有助于后续MRD标记的确定,主要依据为:①交叉系列标记的表达;②某些抗原表达的缺失;③抗原表达的不同步性;④抗原的过表达。因此,幼稚细胞的免疫表型分析应包括:①系列确定;②评估细胞成熟情况;③异常表型分析等几方面内容。白血病细胞群抗原表达丰度的确定还有一定的治疗意义(为单克隆抗体的临床应用提供依据)。

因此,免疫分型是确诊ALL的重要手段,也是治疗后MRD监测极有价值的工具。要达到这一目的需要一系列的抗体,可以根据抗原的系列特异性分步筛选。

第1轮筛选:

B淋巴:CD19、胞质CD22、CD79a、CD10

T淋巴:胞质CD3、CD2、CD7

髓系:抗MPO、CD13、CD33、CDw65、CD117

非系列特异性:TdT、CD34、HLA-DR

第2轮筛选:

B-ALL:胞质IgM、κ、λ、CD20、CD24

T-ALL:CD1a、膜CD3、CD4、CD5、CD8、抗TCRα/β、抗TCRγ/δ

AML:抗溶酶体、CD14、CD15、CD41、CD61、CD64、抗糖蛋白A。

1994年在法国召开了欧洲白血病免疫学分型

协作组(EGIL)会议,提出 ALL 的四型 21 类法。即先按 T、B 淋巴系和髓系抗原积分系统确定不同抗原积分,再按积分和抗原表达及分化程度把 ALL 分为四大类型(裸型、纯型、变异型、多表型)、21 亚型。1995 年首次发表了简化后的 EGIL 分型,新版的 EGIL 积分系统在 1998 年发布(表 2-2-2),其中部分抗原的积分有细微调整。ALL 的免疫学分型见表 2-2-3。

在此基础上 99% 的病例可以确诊。成人 ALL 中 B-ALL 占 75%,T-ALL 占 25%,约 25%~30% 的成人 ALL 表达髓系相关抗原。尽管根据淋巴细胞系成熟过程中的各种免疫标记可将 ALL 进一步分为上表中的各种亚型,这些精细的分类可能提示预后,但只有 T 细胞、成熟 B 细胞和其他 B 细胞系(前体 B 细胞型)这几种免疫表型在治疗上有所区别。

(四)细胞遗传学和分子学分析

ALL 是由淋巴祖细胞获得多步骤的特异的基因损伤导致的恶性转变和增殖,因此,对原始细胞进行基因学分类有望获得比其他方法更有价值的生物学信息。接近 75% 的成人和儿童病例可以根据染色体数量、特异的染色体重排和分子遗传学改变分为预后或治疗相关的亚型,ALL 最常见的遗传学异常亚型患者的主要临床和生物学特征(表 2-2-4)。

表 2-2-2 白血病免疫学积分系统(EGIL,1998)

分值	B 系	T 系	髓系
2	CD79a	CD3	CyMPO
	Cy CD22	TCR-αβ	
	Cy IgM	TCR-γδ	
1	CD19	CD2	CD117
	CD20	CD5	CD13
	CD10	CD8	CD33
		CD10	CD65
0.5	TdT	TdT	CD14
	CD24	CD7	CD15
		CD1a	CD64

注:一个系列的积分需>2 分才能诊断为该系列的抗原表达,两个及以上系列>2 分诊断为杂合型急性白血病。

表 2-2-3 急性淋巴细胞白血病的免疫学分型(EGIL,1998)

1. B 系 ALL(CD19⁺和(或)CD79a⁺和(或)CD22⁺,至少两个阳性)

早期前 B-ALL(B-Ⅰ)	无其他 B 细胞分化抗原表达
普通型 ALL(B-Ⅱ)	CD10⁺
前 B-ALL(B-Ⅲ)	胞质 IgM⁺
成熟 B-ALL(B-Ⅳ)	胞质或膜 κ 或 λ⁺

2. T 系 ALL(胞质/膜 CD3⁺)

早期前 T-ALL(T-Ⅰ)	CD7⁺
前 T-ALL(T-Ⅱ)	CD2⁺和(或)CD5⁺和(或)CD8⁺
皮质 T-ALL(T-Ⅲ)	CD1a⁺
成熟 T-ALL(T-Ⅳ)	膜 CD3⁺,CD1a⁻
α/β⁺T-ALL(A 组)	抗 TCRα/β⁺
γ/δ⁺T-ALL(B 组)	抗 TCRγ/δ⁺

(α/β⁺T-ALL、γ/δ⁺T-ALL 是 T-ALL 中根据膜表面 T 细胞受体-TCR 的表达情况进行的分组)

3. 伴髓系抗原表达的 ALL(My⁺ALL) 表达 1 或 2 个髓系标记,但又不满足 MPAL 的诊断

表 2-2-4 ALL 最常见遗传学亚型的临床和生物学特征

亚 型	相 关 特 征	估计的 EFS(%)	
		儿童	成人
超二倍体(>50 条染色体)	前 B 细胞为主的表型;低白细胞;儿童中较好的年龄组(1~9 岁);预后较好	5 年 80~90	5 年 30~50
亚二倍体(<45 条染色体)	前 B 细胞为主的表型;白细胞较高;预后差	3 年 30~40	3 年 10~20

续表

亚　型	相关特征	估计的 EFS(%)	
		儿童	成人
t(12;21)(p13;q22)/*ETV6-RUNX1*	CD13+/CD33+前 B 细胞表型;假二倍体;年龄 1~9 岁;预后较好	5 年 90~95	不明
t(1;19)(q23;p13.3)/*TCF3-PBX1*	CD10+/CD20+/CD34+前 B 细胞表型;假二倍体;白细胞较高;黑人;CNS 白血病;预后和治疗方案有关	5 年 82~90	3 年 20~40
t(9;22)(q34;q11.2)/*BCR-ABL1*	前 B 细胞为主的表型;老年人;白细胞较高;TKI 治疗获早期好转	3 年 80~90	1 年约 60
t(4;11)(q21;q23)/*MLL-AF4*	CD10+/CD15+/CD33+/CD65+前 B 细胞表型;婴儿和老年人组;高白细胞;CNS 白血病;预后差	5 年 32~40	3 年 10~20
t(8;14)(q24;q32.3)	B 细胞表型;形态学 L3 型;男性为主;髓外巨块病变;短期加强化疗包括大剂量 MTX、Ara-c 和 CTX 则预后良好	5 年 75~85	4 年 50~55
NOTCH1 突变	T 细胞表型;预后好	5 年 90	4 年 50
HOX11 过表达	CD10+T 细胞表型;单用化疗预后好	5 年 90	3 年 80
21 号染色体内扩增	前 B 细胞表型;低白细胞;为防止不良预后需强化治疗	5 年 30	不明

约 60%~80% 的 B-ALL 和 35%~60% 的 T-ALL 有染色体核型异常。ALL 患者的染色体核型异常分为倍体异常和结构异常。

倍体异常指染色体数量的异常。超二倍体核型指染色体数量>50 条,往往提示较好的预后。超二倍体往往出现额外的 4、6、10、14、18 和 21 号染色体等。相反,亚二倍体预后极差。流式细胞仪检测细胞 DNA 含量是对细胞遗传学分析有用的辅助工具(不受细胞有丝分裂的影响),有时可以鉴定出被常规核型分析遗漏的一小群耐药的近二倍体细胞。

结构异常最常见的是平衡易位,平衡易位常导致交叉基因的融合。这些基因重排常与不同的免疫学亚型有关,在儿童和成人 ALL 中的发生率不一样。成人 ALL 最常见的细胞遗传学异常是 Ph 染色体的异常,即[t(9;22)/*BCR-ABL1*]。少数患者 *BCR-ABL1* 重排呈隐匿性,即染色体分带技术无法发现,只有在亚显镜的间期 FISH(IP-FISH)或 RT-PCR 检测时可以发现。尽管特定的遗传学亚型在儿童和成人之间发生频率不同,但是诱发白血病的机制是相似的。机制包括原癌蛋白表达异常、染色体易位产生的融合基因编码转录因子或活化的激酶表达异常。

1. 细胞遗传学　标本以骨髓为首选,一方面因为骨髓更容易培养中期细胞,另一方面骨髓中幼稚细胞比例一般都高于外周血。为获得足够的中期分裂相,短期培养时(16~48 小时)细胞数应在 $5×10^7$ 以上,可以采用 Giemsa(G-)、Quinacrin(Q-)、reverse(R-)分带技术。对急性白血病患者应分析 25 个中期细胞。染色体核型命名参照国际细胞遗传学命名系统(ISCN)。

2. 荧光原位杂交(FISH)　FISH 主要用于复杂异常或具有标志性染色体改变的患者,目的是证明受累及基因的重排或染色体数量其他结果的异常。

目前常用的技术包括:间期 FISH(IP-FISH)、全染色体染色(whole chromosome painting,WCP-FISH)、24 色 FISH(M-FISH 或 SKY)和 CGH。WCP-FISH 和 24 色 FISH 只适用于中期细胞;而以位点特异的探针或针对着丝粒区的探针可用于骨髓或外周血涂片的中期或间期细胞的细胞核,不要求必须是活细胞。一般至少分析 100 个间期细胞核,命名依据 ISCN。

3. 分子学方法　主要包括 PCR、RT-PCR、实时

PCR(real-time PCR)、测序、Southern 印迹杂交、基因芯片为基础的杂交等,可以更特异地检测分子突变。这些技术既可以验证细胞遗传学或 FISH 的结果,还可以用于疾病随访。另一个优势是不需要活细胞,可以自冻存的标本中提取 DNA 或 RNA。

近几年以 DNA 基因芯片为基础的实验用于血液系统恶性疾病的分子学分类有了很大进展。这类实验除了了解分类诊断明确患者的分子学特征外,还可以确定与特殊的分子异常、肿瘤表型、临床结果相关的基因表达类型,后者可能更有意义。根据不同的分子资料和临床特点发现一些独特的亚型,提出一系列分子治疗靶。如 Yeoh 等 2002 年报道了 360 例儿童 ALL 患者白血病细胞 DNA 微矩阵分析的结果,确定了 6 种已知的 ALL 临床亚型(T-ALL、E2A-PBX1、BCR-ABL、TEL-AML1、MLL 重排、>50 的超二倍体),反映了这类疾病主要的细胞遗传学分类;也发现了一些缺乏特异细胞遗传学改变的亚型,这些亚型的生物学意义还有待进一步证实。越来越多的研究证明基因表达信息可以准确地预示细胞遗传学分类(由于 ALL 患者的细胞遗传学分析操作较困难,仅有少数医学中心可以得到重复性强、高质量的细胞遗传学资料,基因表达分析就更显示出其重要性)。

细胞遗传学异常是 ALL 患者的一个标志,对 ALL 患者分类和危险度分层至关重要。表 2-2-5 总结了 ALL 常见的染色体和基因异常在儿童和成人中的发生频率。但约30%的儿童 ALL 和50%的成人 ALL 缺少与临床相关的细胞遗传学异常。基因

重排本身不足以诱发明显的白血病,发生恶性转变必须在关键的生长调节通路中同时发生其他突变,从而诱导遗传学和表观遗传学的改变。早期使用分辨率相对较低的方法已鉴定的基因包括 CDKN2A/CDKN2B 肿瘤抑制基因和缺失及 T-ALL 中 NOTCH1 基因突变。目前应用全基因组芯片和高通量的测序法在 B-ALL 和 T-ALL 中鉴定出了高频率的基因改变。用 SNP 芯片发现平均每个病例鉴定出了 6.46 个 DNA 拷贝数异常(CNAs),各个亚型差异很大。Mullighan 等采用高分辨的 SNP 芯片和基因组 DNA 测序方法分析了 242 例儿童 ALL 患者,在40%的 B 前体 ALL 患者发现编码正常淋巴细胞发育的基因存在突变。突变频率最高的是淋巴细胞的转录因子 PAX5(31.7%),PAX5 突变导致 PAX5 蛋白表达的下降或寡态性(hypomorphic)位点的产生。也发现 IKZF1、TCF3(E2A)、EBF1、LEF1、IKZF3 存在表达缺失或突变。这些发现提示调控 B 细胞发育、分化途径的直接损伤导致了 B 前体 ALL 的发生。针对某一特殊染色体异常的研究:如针对 11q23 染色体的 MLL(mixed-lineage leukemia)基因研究发现,这些患者的基因表达与早期淋巴前体细胞十分一致,提示这些患者是在造血的早期发生成熟停滞。MLL 特有的基因表达谱包括 FLT3 基因的表达增加、部分患者还存在新的 FLT3 激活突变。因此,FLT3 可以作为 MLL-ALL 的治疗靶点。表 2-2-6 列出了前体 B-ALL 患者中近期检出的与白血病发生、危险度分层和治疗相关的基因异常。

表 2-2-5 ALL 常见的染色体和基因异常

染色体核型	基因	发生率(成人)	发生率(儿童)
超二倍体	—	7%	25%
亚二倍体	—	2%	1%
t(9;22)(q34;q11.2):Ph⁺	BCR-ABL1	25%	3%
t(12;21)(p13;q22)	TEL-AML1	2%	22%
t(v;11q23):如 t(4;11)、t(9;11)、t(11;19)	MLL	10%	8%
t(1;19)	E2A-PBX1	3%	5%
t(5;14)(q31;q32)	IL3-IGH	<1%	<1%
t(8;14)、t(2;8)、t(8;22)	c-MYC	4%	2%
t(1;14)(p32;q11)	TAL1	12%	7%
t(10;14)(q24;q11)	HOX11	8%	1%
t(5;14)(q35;q32)	HOX11L2	1%	3%

表 2-2-6 前体 B-ALL 患者中常见基因改变

基因	变异类型	发生率	影响及预后
PAX5	缺失、易位、突变	1/3 前体 B-ALL	B 细胞发育中的转录因子、突变损害了 DNA 结合和转录活性，参与白血病的发生，但和预后无关
IKZF1	局部缺失或突变	15% 儿童 B-ALL >70% 的 Ph+ ALL 1/3Ph- ALL	淋系发育中的转录因子，缺失或突变导致功能丧失或造成显性失活异构体，在 Ph+ ALL 发病中具有协同作用，预后差
JAK1/2	内在变异，假激酶或激酶域突变	18%～35% DS-ALL 10% 高危 Ph+ ALL JAK1 突变也可见于 T-ALL	与 ALL 危险度相关 造成 JAK-STAT 激活促使恶性转化，可能对 JAK 抑制剂有效
CRLF2	IGH-CRLF2 或 P2RY8-CRLF2 重排 F232C 突变	5%～16% 儿童和成人 B-ALL >50% 的 DS-ALL	与 JAK 突变和 IKZF1 变异相关，预后差
IL7R	跨膜区域突变	>7% 的 B/T-ALL	造成受体二聚体化和 JAK-STAT 激活，JAK 抑制剂可能有效
CREBBP	局部缺失和突变	19% 复发 ALL	与糖皮质激素耐药相关
TP53	缺失和突变	>12% 的 B-ALL，复发时常见	预后差
激酶的重排和突变	ABL1、PDGFRB、EPOR 和 JAK2 重排；SH2B3 缺失	一半的 Ph 样 ALL	导致激酶信号的激活

近年来通过二代测序技术在 T-ALL 中也发现了一些具有很高重现性的基因异常，如 PHF6 突变、NOTCH1 突变和 CDKN2A/B 缺失。另外，通过全基因组测序技术发现 58% 的早期前体 T 细胞 ALL（ETP-ALL）患者有既往在 B-ALL 或 AML 中研究较多的 RUNX1、IKZF1、ETV6、GATA3 和 EP300 等基因的突变，造成其功能失活；67% 的患者有 NRAS、KRAS、JAK1、NF1、PTPN11、JAK3、SH2B3 和 IL7R 的激活突变。最近在 ETP-ALL 中还发现了高频率的 PRC2 和 EZH2 突变。其中大部分变异对 T-ALL 预后的影响仍有待明确。

（五）ALL 形态、免疫、细胞遗传学和分子生物学分型（MICM 分型）

正是在实验研究手段增加、疾病认识提高的基础上，1985 年 4 月由 Van den Bergh 等在比利时组成了第一个 MIC（形态学、免疫学、细胞遗传学）研究协作组，讨论并制定了 ALL 的 MIC 分型。高分辨染色体分带技术及分子生物学技术的应用，使 ALL 分型又前进了一步，出现了 MICM（形态学、免疫学、细胞遗传学及基因分型）分型（表 2-2-7 和 2-2-8）。它对于判断预后、指导治疗及微小残留白血病细胞的检测有重要意义。

表 2-2-7 B-ALL 的 MICM 分型

亚型	核型	CD19	TdT	Ia	CD10	CyIg	SmIg	FAB 形态学	基因异常
早 B 前体-ALL[a]		+	+	+	-	-	-	L1、L2	
早 B 前体 ALL	t(4;11)								MLL/AF4
	t(11;19)								MLL/ENL
	t(12;21)								TEL/AML1

续表

亚型	核型	细胞标志						FAB 形态学	基因 异常
		CD19	TdT	Ia	CD10	CyIg	SmIg		
	t(9;22)[b]								BCR/ABL
	t(17;19)								E2A/HLF
	t(5;14)								IL3/IGH
普通型-ALL		+	+	+	+	−	−	L1、L2	
普通型 ALL	6q−								
普通型 ALL	近单倍体								
普通型 ALL	t 或 del(12p)								
普通型 ALL	t(9;22)								BCR/ABL
前 B-ALL		+	+	+	+[c]	+	−	L1	
前 B-ALL	t(1;19)								E2A/PBX1
前 B-ALL	t(9;22)								BCR/ABL
B 细胞 ALL		+	−	+	+/−	−/+	+[d]	L3	
B 细胞 ALL	t(8;14)								MYC/IGH
B 细胞 ALL	t(2;8)								IGK/MYC
B 细胞 ALL	t(8;22)								MYC/IGL
B 细胞 ALL	6q−								

注:a. 过去称为裸细胞-ALL

　　b. 在 T-ALL,t(9;22)少见

　　c. 很少数病例 CD10(即 cALLA 抗原)也可阳性

　　d. 单个轻链

表 2-2-8　T-ALL 的 MICM 分型

亚型	核型	细胞标志[a]			FAB 形态学	基因 异常
		CD7	CD2[b]	TdT		
早 T-前体 ALL		+	−	+	L1、L2	
早 T-前体 ALL	t 或 del(9p)					
T 细胞 ALL[c]		+	+	+	L1、L2	
T 细胞 ALL	t(11;14)					RHOM/TCRD
	t(1;14)					TAL1/TCRD
	t(7;11)					TCRB/RHOM2
	t(7;19)					TCRB/LYL1
	t(10;14)					HOX11/TCRD
	t(8;14)					MYC/TCRA
	t(7;10)					TCRB/HOX11
	t(1;7)					LCK/TCRB
	6q−					

注:a. 少部分(6% ~10%)病例可有 Ia 及 CD10 表达;b. 用单克隆抗体(T11)或 E 玫瑰花结;c. 有些病例对皮质胸腺细胞标志(CD1、T6)也可阳性

（六）WHO 关于前体 B 和 T 细胞肿瘤的分类

造血和淋巴组织肿瘤的 WHO（世界卫生组织）分类于 2001 年正式发表，WHO 与 FAB 分型主要的不同观点：WHO 分类将急性白血病的分界线定为幼稚细胞比例≥20%，分型的依据主要是 MICM 标准。在这一分类中 ALL 仅分为前体 B-急性淋巴细胞白血病/原始淋巴细胞淋巴瘤（前体 B-ALL/B-LBL）和前体 T-急性淋巴细胞白血病/原始淋巴细胞淋巴瘤（前体 T-ALL/T-LBL）。而将 FAB 分型的 ALL-L3 命名为 Burkitt 淋巴瘤/白血病（BL），归入成熟 B 细胞肿瘤。认为 ALL 和前体淋巴细胞淋巴瘤是同一疾病的两种不同临床表现，骨髓中幼稚细胞>25% 时应诊断为 ALL，幼稚细胞≤25% 时则诊断为淋巴瘤。WHO 分类 2008 年新的版本（表 2-2-9，表 2-2-10）与 2001 年相比在部分内容上有改进，如研究结果提示 CD79a 并不是 B-ALL 特有的抗原标记，新发现 PAX5 是诊断 B 系特异而又敏感的指标；另外在确定 T-ALL 时强调了 CD3 抗原表达的重要性。

表 2-2-9　WHO（2008）分型确定系列的指标

髓系
MPO（流式、免疫组化或细胞化学）或
单核系分化特征（至少两个指标：NSE、CD11c、CD14、CD64、溶菌酶）
T 细胞系
胞质 CD3（cyCD3，流式或免疫组化）或
膜表面 CD3（在 MPAL 中罕见）
B 细胞系（需要多个抗原）
1. CD19 强表达，合并至少一项高表达：CD79a、胞质 CD22、CD10 或
2. CD19 弱表达，合并至少两项高表达：CD79a、胞质 CD22、CD10

注：具有两个及以上系列抗原表达的诊断为混合表型急性白血病（MPAL）

表 2-2-10　前体淋巴细胞肿瘤的 WHO 分型（2008 年）

B 淋巴母细胞白血病/淋巴瘤
B 淋巴母细胞白血病/淋巴瘤，非特殊类型（not otherwise specified，NOS）
B 淋巴母细胞白血病/淋巴瘤，伴重现性遗传学异常
B 淋巴母细胞白血病/淋巴瘤，伴 t（9;22）（q34;q11.2）；*BCR/ABL1*
B 淋巴母细胞白血病/淋巴瘤，伴 t（v;11q23）；*MLL* 重排
B 淋巴母细胞白血病/淋巴瘤，伴 t（12;21）（p13;q22）；*TEL-AML1*（*ETV6-RUNX1*）
B 淋巴母细胞白血病/淋巴瘤，伴超二倍体
B 淋巴母细胞白血病/淋巴瘤，伴亚二倍体
B 淋巴母细胞白血病/淋巴瘤，伴 t（5;14）（q31;q32）；*IL3-IGH*
B 淋巴母细胞白血病/淋巴瘤，伴 t（1;19）（q23;p13.3）；*E2A-PBX1*（*TCF3-PBX1*）
T 淋巴母细胞白血病/淋巴瘤

了解诊断 ALL 的不同实验室技术以及体系逐步完善的过程可以获得一些启迪：①MICM 分型是对 ALL 进行准确诊断和正确治疗的前提；②基因组学研究可以帮助我们了解 ALL、包括其他恶性血液病发病的奥秘；③将实验血液学中发现的成果转换到临床应用是目前研究的热点，可使患者更多获益。

二、ALL 治疗及应思考的几个问题

（一）ALL 治疗的历史回顾及启示

直到 20 世纪 60 年代 ALL 还被认为是一种不治之症。近年来由于研究学者的团队合作，在临床试验和实验室方面所作出的努力，终于使 ALL 可以达到"治愈"。50 年前，甲氨蝶呤（MTX）、左旋门冬酰胺酶（*L*-asp）、6-巯基嘌呤（6-MP）和糖皮质激素开始用于儿童 ALL 的治疗，但接受以上治疗的患儿通常缓解期很短，存活时间不超过 1 年。后来美国癌症与白血病协作组 B（CALGB）和西南肿瘤协作组（SWOG）等多个致力于研究 ALL 治疗的国际多中心协作组织相继成立。长春新碱（VCR）是一种长春花属植物的提取物，是 20 世纪 60 年代的重大发现之一，该药单用可以使 60% 的儿童达到缓解。联合泼尼松后缓解率可以达到 90%。联合应用 VCR、泼尼松和 *L*-asp 并没有进一步提高缓解率，但

延长了缓解期。

20 世纪 60 年代末临床医生开始重视对潜在的中枢神经系统白血病进行诊治。St Jude 儿童中心开始使用头颅照射之后又采用鞘内注射来预防潜在的中枢神经系统白血病。该疗法在 70 年代突显效果,患儿的存活率提高到 50% 以上。80 年代发展了以疾病危险度分级为基础的个体化治疗方法,同时骨髓移植开始用于难治复发的儿童白血病。90 年代应用了分子生物学技术,建立了统一的危险因素分级系统。BFM 开始采用多疗程较大剂量的多重抗白血病制剂来治疗 ALL,尤其提高了部分初次治疗失败的高危患者的存活率。21 世纪之后,分子靶向药物酪氨酸激酶抑制剂、长效的 PEG 门冬酰胺酶以及嘌呤核苷类似物(如奈拉滨、克拉曲滨)相继用于某些复发的 ALL 患者也取得了一定的疗效。

经过方案的不断优化,现阶段儿童 ALL 的 CR 率可以达到 98%,5 年 DFS 率达 80% 以上,通常被认为是肿瘤领域中治疗比较成功的一个典范,医生甚至可以用"治愈"这个词与患儿的家属进行谈话。然而成人 ALL 的疗效远逊于儿童,虽然目前成人 ALL 的 CR 率也能达到 80% 以上,但长期生存率仍不足 50%。由于缺乏强有力的循证医学证据,国内外关于 ALL 的诊疗指南远较 AML 等其他白血病滞后。美国国立癌症研究网络(NCCN)于 2012 年才首次公布 ALL 的诊断治疗指南。国内血液学相关专家参考国外成人和儿童 ALL 治疗经验,结合 2008 年国家科技支撑计划课题关于成人 ALL 诊断治疗的经验业已形成我国成人 ALL 诊断、治疗的共识。

分析 ALL 治疗历程及疗效给我们以下一些提示:

1. 在过去几十年里,治疗儿童 ALL 取得了很大的成功,主要是通过改变药物的剂量和化疗方案,而不是因为新药的出现。

2. 成人 ALL 疗效明显差于儿童,除与白血病细胞生物学行为等相关外,与其治疗更密切相关,成人 ALL 与儿童 ALL 在治疗上存在差异:①成人 ALL 方案大多是根据儿童方案调整而来;②多种方案间缺乏随机对照的临床研究及个体化分层处理;③强度弱于儿童方案;④成人患者依从性和耐受性低于儿童,且成人科室对方案执行的严格性不如儿童治疗科室。

化学治疗是 ALL 最主要的治疗方法,分为两大阶段:第一阶段是诱导缓解治疗,目的是迅速、大量减少体内白血病细胞负荷,恢复正常造血,达到缓解。第二阶段为缓解后治疗(包括巩固强化治疗、维持治疗),目的是消灭体内残存白血病,以预防复发、延长生存。针对 CNS 的治疗和前两个阶段的治疗相重叠,在早期即开始但时间长短不同,根据患者复发的危险度及最初全身治疗的强度而定。以下治疗原则及方案主要针对 Ph^- ALL 患者,有关 Ph^+/$BCR\text{-}ABL^+$ 等特殊类型 ALL 的临床的治疗将会在后续的章节专门叙述。

(二)诱导缓解治疗药物的选择问题

儿童 ALL 应用长春新碱+泼尼松(VCR+Pred,VP)方案,CR 率可达 85% ~ 95%;然而成人 ALL 单用 VP 方案诱导治疗的 CR 率 ≤50%。若于 VP 方案中再加用一种蒽环类药如柔红霉毒(DNR)组成 VDP 方案或 VP+左旋门冬酰胺酶(L-asp)±蒽环类药物组成 V(D)LP 方案,则 CR 率可增至 75% ~ 90%,中位缓解时间可由 3 ~ 8 个月延至 18 个月左右,且并不明显增加治疗毒性。

加强诱导化疗的出发点是:可以更快、更彻底地清除白血病负荷,防止耐药的发生,提高治愈率。因此,1984 年以后采用 VCR、DNR(或阿霉素)、L-asp 和 Pred 四药联合(VDLP 或 VALP)方案逐渐成为 ALL 广泛使用的诱导治疗方案。有些报道认为在 VP 方案基础上加用 L-asp 不影响 CR 率,但可以改善 DFS,推荐在缓解后巩固治疗中使用。L-asp 的主要副作用为出血和胰腺炎。

门冬酰胺酶的药效动力学因不同的组成成分而不同,20 世纪 70 年代开始应用微生物发酵来纯化制备门冬酰胺酶,使用的微生物主要来源于大肠埃希菌型(E. coli)和欧文菌型(Erwinia)的两种菌种,两种不同来源酶的疗效接近,且较少出现交叉过敏反应。29% 的患者对 E. coli 门冬酶过敏可以改换使用欧文菌门冬酶替代,两者有互补性。目前 E. coli 为主要门冬酰氨酶来源。PEG-Asp 是一种惰性的、水溶性人工合成的化学聚合体 polyethylene glycol(PEG)与门冬酰胺酶蛋白共价连接所产生的门冬酰胺酶-PEG 复合物,它不但仍然保留着门冬酰胺酶的生物活性,还能够有效降低人体免疫系统的识别,降低和消除由免疫系统造成的过敏反应等副作用,在人体内的半衰期也大为延长,增强了药物的疗效。三种不同来源门冬酰胺酶的相关特性比较见表 2-2-11。

1994 年 2 月 FDA 批准 PEG-Asp(oncaspar)用于对天然 L-asp 超敏的 ALL 患者;2006 年 7 月 24 日 FDA 批准 oncaspar 用于 ALL 患者的一线治疗。

随后世界各地的其他儿童和成人 ALL 试验中的应用也日渐增多。

表2-2-11 不同来源门冬酰胺酶的比较

来源	半衰期	作用持续时间	推荐用量
E. Coli	20 小时	3 天	6000IU/m² 每周三次
Erwinia	0.65 天	1.5 天	3000 或 6000IU/m² 每日一次
PEG	5.5 天		2000~2500IU/m² 每2~4周一次

诱导缓解治疗用药选择及其他目的：①诱导缓解治疗中加 CTX 可以提高 T-ALL 的疗效；②大剂量 AraC（HD-AraC，1~3g/m²×12 次）主要在于提高缓解质量（降低肿瘤负荷、提高 DFS）、有效预防中枢神经系统复发；③成人 ALL 中常使用各种蒽环类药物，包括柔红霉素、米托蒽醌、阿霉素和去甲氧柔红霉素，但尚无充分的证据证明哪一种更优越，而柔红霉素是最常用的。目前在诱导中提倡提高蒽环类药物剂量：如 DNR 45~60mg/（m²·d）×2~3 天，而不采用每周用药一次的做法；④地塞米松替代 Pred，地塞米松有更强的抗白血病作用，在脑脊液中浓度较高、维持半衰期长。儿童的随机研究中发现 DEX 在控制全身及 CNS 疾病方面要优于 Pred，但易导致严重的败血症和真菌感染。

然而若缓解后能接受充分的强化治疗，强烈的诱导化疗对于标准危险组儿童 ALL 似乎意义不大，建议在诱导后进行强化治疗即可。老年患者耐受性也较差，诱导化疗的加强必然伴随死亡率和并发症发生率的提高。所以诱导化疗方案的制订必须权衡利弊。目前 ALL 标准的诱导治疗方案至少应包括 VCR、糖皮质激素和蒽环类药如柔红霉素（DNR）±左旋门冬酰胺酶（*L*-asp），即 VDP 方案为基础。在目前的临床上试验中，儿童高危组或超高危 ALL 和几乎所有成人 ALL 应采用四种或更多种药物组合的诱导治疗方案，约98%的儿童 ALL 和85%的成人 ALL 可取得完全缓解（CR）。

下面介绍几种成人 ALL 目前常用的诱导治疗方案：

CALGB 9111 成人 ALL 诱导缓解治疗方案是经典的 4 周 VDLCP 方案：VCR 2mg d1，d8，d15，d22；DNR 45mg/m² d1~3；CTX 1200mg/m² d1；Pred 60mg/（m²·d），d1~21；*L*-asp 600U/m² d5，d8，d11，

d15，d18，d22。≥60 岁的患者：CTX 800mg/m² d1；DNR 30mg/m² d1~3；Pred 60mg/（m²·d），d1~7。

国内 2008 年开始进行的多中心成人 ALL 的诱导缓解 VDCLP 方案与 CALGB 9111 方案基本类似，其中部分药物剂量和用药时间有所调整：预治疗（如果 WBC≥50,000/μl，或者肝脾、淋巴结肿大明显，则使用预治疗，以防止肿瘤溶解综合征的发生）：Pred 60mg/d，d-1~-3；CTX 200mg/（m²·d），d-1~-3。诱导缓解治疗：VCR 2mg，d1，d8，d15，d22（1.4mg/m²，最大量不超过2mg/次；或采用长春地辛 4mg/次）；DNR 40mg/m²，d1~3，d15~16（根据血常规、第 14 天骨髓决定）或去甲氧柔红霉素（IDA）8mg/（m²·d），d1~3；CTX 750mg/m²，d1，d15；*L*-asp，6000IU/m²，d11，d14，d17，d20，d23，d26；Pred 1mg/（kg·d）×14 天，第 15 天开始（15~28 天）可以降低1/3 的剂量用药。

MRC UKALLⅫ/ECOG E2993 国际成人 ALL 临床试验：诱导治疗方案分为 2 个阶段。第一阶段（1~4 周）：VCR 1.4mg/m²，d1，d8，d15，d22；DNR 60mg/m²，d1，d8，d15，d22；*L*-asp 10000U，d17~28；Pred 60mg/m²，d1~28；鞘注：d15。第二阶段（5~8 周）：CTX 650mg/m²，d1，d15，d29；AraC 75mg/m²，d1~4，d8~11，d15~18，d22~25；6-MP 60mg/m²，d1~28。鞘注：d1，d8，d15，d22。共分析 1521 例患者，CR 率 91%，其中 Ph⁺ ALL 完全缓解率 83%，Ph⁻ ALL 为 93%；5 年生存率 38%。

ALL 诱导缓解治疗需要在不同的时间点判断疗效，常用的时间点为治疗的第 2、4、8 周，包括细胞形态学、分子生物学方法或流式细胞术在不同水平的检测。由于残留白血病细胞水平与长期疗效密切相关，因此提出了"分子学"或"免疫学"缓解的概念，定义为白血病细胞占骨髓有核细胞总数的比例小于 0.01%，目前这一概念正开始取代传统的形态学上 CR 的概念。成人 ALL 诱导治疗相关死亡率 5%~10%，老年患者发生率明显增加，更需要加强支持治疗。

（三）缓解后治疗中的困惑

1. 巩固强化与再诱导治疗方案不统一 强化治疗的重要性毋庸置疑，但最佳的方案和疗程仍无一致的意见，尤其对于成人 ALL 而言，各个研究组的强化巩固方案也是各式各样。正常造血重建后应开始巩固强化治疗。ALL 缓解后若不给予巩固治疗，绝大多数患者将于数周至数月内复发。这种治疗需要在 CR 后不久即开始进行，现阶段多采用的是诱导期未使用过的大剂量的各种药物强化或

再次给予诱导方案治疗。儿童 ALL 的巩固强化治疗方案往往包括大剂量氨甲蝶呤(MTX)±巯基嘌呤(6-MP)、大剂量的 L-asp 及再诱导治疗等。超大剂量的 MTX(5g/m²)能改善 T-ALL 的疗效,研究显示 MTX 治疗的疗效与药物的血清浓度呈正相关。ETV6-RUNX1 或 TCF3-PBX1 融合基因阳性的患者通过增加 MTX 的剂量也可以获益。

基于儿童 ALL 的研究,强化巩固治疗也已成为成人 ALL 治疗的标准之一。各种药物用于强化治疗,包括大剂量 MTX、Ara-C、CTX 和门冬酰胺酶。成人 ALL 缓解后强化治疗的研究始于 20 世纪 70年代,Memorial Sloan-Kettering 肿瘤中心、美国西南癌症协作组(SWOG)的资料均证明强烈的缓解后治疗可以提高长期生存率。德国成人 ALL 的多中心研究在巩固治疗中采用了不同的做法:在缓解后3 个月给予类似诱导治疗的方案进行再诱导治疗,方案由 VCR、地塞米松、蒽环类药物、AraC、CTX、6-TG 等组成,10 年生存率达 35%。这一做法在其他一些试验中得到证实。

HD-Ara-C 已越来越多的应用于成人 ALL 的治疗,常用剂量为 1~3g/m²×4~12 次。一些特殊类型成人 ALL 可能自含 HD-AraC 的治疗方案中受益,如成熟 B-ALL、pro-B-ALL。另外,HD-AraC 对中枢神经系统白血病(CNSL)的治疗有效,用于高危组患者(如诱导治疗 4 周以上不缓解者、Ph⁺ALL、前 T-ALL)可能有益。

HD-MTX 已广泛用于成人 ALL 治疗。成人中MTX 的剂量可能应限制在 1.5~3g/m²(T-ALL 可增加到 5g/m²),因为更高的剂量将导致毒性过大,延迟后续治疗,降低患者的依从性。HD-MTX 对于预防全身和睾丸复发、治疗 CNSL 具有肯定价值。有多个报道于巩固治疗和(或)诱导治疗采用 HD-MTX±其他化疗药的方案,尽管总的结果未能证实其优越性,但在一些小系列报告中采用含 HD-MTX 的多药联合强化疗进行巩固取得了 DFS 42%~57% 的结果。

缓解后治疗中加强 L-asp 的用药可以提高疗效,而且在巩固治疗中的耐受性要比诱导缓解期好。由于 PEG-asp 过敏反应发生率低,注射次数少等优势,现阶段越来越多的临床试验在巩固阶段加用 PEG-asp。GMALL07/2003 研究 Goekbuget 等将PEG-asp 用于成人 ALL 的诱导和巩固治疗中,患者年龄为 15~55 岁(中位年龄 35 岁),结果显示:在CR 率、早期死亡率、治疗失败率以及分子反应率方面,PEG-asp 高剂量组(2000IU/m²)较低剂量组(1000IU/m²)患者无明显差异;但高剂量组的 3 年OS 率有进一步的提高(67% vs 60%;P<0.05),在OS 和缓解持续时间上标危组和"年轻"成人(15~45 岁)患者受益更大。国内多中心的研究也提示PEG-asp 在一线治疗 ALL 时疗效与 L-asp 相当。国外研究提示发生 III-IV 度高胆红素血症的不良反应与 PEG-asp 的使用剂量有关,这一肝毒性的预测成为 PEG-asp 应用的重要研究课题。

再诱导治疗:指 CR 后的最初几个月内再重复初始诱导治疗方案。由于再诱导治疗后骨坏死的发生率较高,目前有研究考虑糖皮质激素改为隔周应用。

UCSF 在患者缓解后以 A(VDLP)、B(VM26+AraC)方案交替治疗,每方案各用 4 疗程。两方案治疗结束后再给一次 HD-MTX,5 年 DFS 达 42%。GMALL 用 VDLP 方案加 CTX、AraC、6-MP 作连续 8周的诱导治疗,缓解后继予 VCR、阿霉素、地塞米松、CTX、AraC 和 6-TG 再诱导并强化,中位缓解时间 24 个月,5 和 10 年生存率分别为 49% 和 35%。

CALGB 联合 5 种药物诱导治疗,缓解后再用CTX、AraC、6-MP、VCR、L-asp、阿霉素、地塞米松和6-TG 8 种药物分作早期、晚期强化,中位缓解和生存时间各为 29 个月和 36 个月。以上各家在强化治疗后均继予 6-MP 和 MTX 等维持治疗 2~2.5年。

MD Anderson 肿瘤中心(MDACC)的 Hyper-CVAD 治疗方案是典型的 HD-AraC、HD-MTX、HD-CTX、大剂量糖皮质激素相结合的方案:

Hyper-CVAD(第 1、3、5、7 疗程):CTX 300mg/(m²·12h),d1~3;VCR 2mg,d4,d11;阿霉素50mg/m²,d4;地塞米松 40mg/d,d1~4,d11~14。

HD MTX-AraC(第 2、4、6、8 疗程):MTX 1.0g/m²,d1;AraC 3g/(m²·12h),d2,d3;甲基泼尼松龙50mg/12h,d1~3。

1992~2000 年采用 Hyper-CVAD 治疗 288 例成人 ALL,中位年龄 40 岁,Ph⁺ALL 占 17%,T-ALL 占13%;CR 率 92%,诱导相关死亡率 5%;中位随访63 个月,5 年生存率 38%,5 年持续 CR(CCR)率38%。38 例 T-ALL 的 CR 率为 95%,5 年 CCR 率55%,5 年生存率 48%。48 例 Ph⁺ALL,CR 率 92%,5 年生存率 12%。年龄≥45 岁、白细胞计数≥50×10⁹/L、体能状态评分为 3~4 分、Ph⁺ALL、形态学为L2、需 1 疗程以上达 CR、第一疗程第 14 天骨髓幼稚细胞>5% 等为预后不良因素。根据这些危险因素将患者分为低危组(0~1 个危险因素,占 37%,5

年 CCR 率 52%）、中危组（2~3 个危险因素，占 36%，5 年 CCR 率 37%）、高危组（4 个或以上危险因素，占 27%，5 年 CCR 率 10%）。

如今强化治疗的方案逐渐根据危险度分层和亚型来制定。国内 2008 年科技支撑计划开展进行的成人 ALL 多中心临床试验，缓解后化疗方案也为多药联合的高剂量强化巩固治疗，分为早期强化（A+B+C 方案）和晚期巩固（A+B+C+D 方案），共 7 个疗程，详细见下：

早期巩固强化治疗

A．CAM（T）方案

CTX　750mg/m²，静脉滴注，d1，d8 天（美司钠解救）

阿糖胞苷　100mg/m²/天，静脉滴注，d1~3，d8~10

6-巯基嘌呤（6-MP 或 6-TG）　60mg/（m²·d），口服，d1~7

B．大剂量 MTX+*L*-asp 方案

MTX3g/m²，24 小时持续静脉滴注，d1，（T-ALL 可加量至 5g/m²）

鞘注 MTX10mg 和地塞米松 5mg，d1

L-asp　6000IU/m²，静脉滴注，d3，d4

C．MA 方案

米托蒽醌　8mg/（m²·d），静脉滴注，d1~3

Ara-C　0.75g/（m²·12h），静脉滴注，d1~3

晚期强化

A．VDLP 方案（再诱导治疗）

VCR　2mg，静脉推注，d1，d8，d15，d22

DNR　40mg/m²，静脉滴注，d1~3

L-asp　6000IU/m²，静脉滴注，d11，d14，d17，d20，d23，d26

地塞米松　8mg/（m²·d），d1~7，d15~21（口服或静滴）

B．COATD 方案

CTX　750mg/m²，静脉滴注，d1

VCR　2mg，静脉推注，d1

Ara-C　100mg/（m²·d），静脉滴注，d1~7

VM26　100mg/（m²·d），静脉滴注，d1~4

地塞米松　6mg/（m²·d）×7d（口服或静滴）

（头颅和脊髓照射的患者，AraC 和 VM26 均减一天）

C．大剂量 MTX+*L*-asp 方案

MTX　3g/m²，24 小时持续静脉滴注，d1。（T-ALL 可加量至 5g/m²）

L-asp　10000IU，静脉滴注，d3，d4（MTX 输注结束 24 小时）

MTX　10mg、Dex 5mg，IT，d1（已行放疗的患者不再鞘注）

D．TA 方案

VM26　100mg/（m²·d），静脉滴注，d1~4

Ara-C　100mg/（m²·d），静脉滴注，d1~7

2. 维持治疗到底需要持续多长时间？

ALL 患者常需延长的维持治疗，但机制不清楚。ALL 维持治疗可能起如下作用①持续使用小剂量抗代谢药，可杀灭耐药的和进入细胞周期缓慢分裂的白血病细胞；②通过维持治疗可改变宿主免疫反应，清除残留白血病；③维持治疗可抑制残留白血病细胞的增殖，直至其自然衰老、凋亡，同时恢复淋巴细胞正常生长调节。目前成人 ALL 维持治疗的方法是参考儿童 ALL 的，基本方案是 6-MP 75~100mg/m² 每日一次，和 MTX 20mg/m² 每周一次。6-MP 晚上用药效果更好，每周一次静脉大剂量冲击用药效果不佳。遗传性硫鸟嘌呤-S-甲基转移酶缺乏患者应适当降低 6-MP 用量，MTX 的用量不必调整。MTX 口服用药，还是胃肠外用药更好尚无定论。许多学者建议维持治疗期间白细胞计数应保持在 $3×10^9$/L 以下。

维持治疗应持续多长时间，目前尚无统一标准，主要根据化疗方案的设计而定。一般为 2~3 年。高危病人持续时间可适当延长。有报告 3 年停药与 3 年以上停药的复发率几无差异。

ALL 的维持治疗既可以在完成巩固强化治疗之后单独连续使用，也可与强化巩固方案交替序贯进行。维持治疗的必要性与 ALL 的类型特征有关：普通 B-ALL 增殖速度较慢，维持治疗肯定需要，而且需要在一般维持的基础上再强化（6-MP、MTX 加其他化疗药）。无论成人还是儿童，将维持治疗时间缩短到 12~18 个月或更短均会降低疗效。T-ALL 和成熟 B-ALL 增殖速度快，疗效主要决定于诱导缓解和早期强化治疗。

（四）目前 ALL 治疗中受关注较多的几个问题

1. 青少年 ALL 的治疗　青少年 ALL 多指年龄在 15~18（或 15~20）岁的患者，其多种生物学特点与幼儿不同，更易出现不良预后因素，如高 WBC、T 细胞表型、较高的 BCR/ABL 融合基因发生率、预后良好核型的比例较低等。在许多国家这部分患者一会儿由成人科室收治、一会儿由儿童科室收治，治疗方案更是多种多样。近几年随着对这些患者生物学特点的认识及治疗经验的积累，青少年

ALL 治疗方案的选择倾向和预后已得出了相对一致的结论。

Boissel 等比较了法国采用儿童 ALL（FRALLE-93,77 例）方案和成人 ALL（LALA-94,107 例）方案治疗青少年 ALL（15 ~ 20 岁）的疗效。FRALLE-93、LALA-94 两组的 CR 率为：前 B-ALL 分别为 98%和 81%（$P=0.002$），T-ALL 为 83%和 89%（$P=0.7$）。5 年 EFS 两组分别为 67%、41%（针对 T-ALL 而言，FRALLE-93 方案 EFS 也优于 LALA-94 方案，$P=0.05$）；预计 5 年 DFS 分别为 72%、49%。

Barry 等 2007 年的报道中比较了 Dana-Farber 癌症研究所幼儿（1 ~ 10 岁,685 例）、少儿（10 ~ 15 岁,108 例）、青少年（15 ~ 18 岁 51 例）ALL 的治疗情况。治疗方案采用 DFCI-ALL91-01、95-01 方案：

预治疗为糖皮质激素：Pred　40mg/（m^2·d）×3 天（95-01 方案无预治疗）

诱导治疗（28 天）：VCR　1.5mg/m^2（最大2mg），d3，d10，d17,d24
Pred　40mg/（m^2·d）×28d
ADR　30mg/m^2,d1,d2
MTX　4g/m^2,d3

CNS 预防（28 天）：标危组女孩—鞘注 MTX+Ara-C 4 次（2 周内），此后每 18 周鞘注一次。标危组男孩和所有高危组—鞘注 MTX+Ara-C4 次（2 周内），头颅放疗 18GY。

强化治疗（每 3 周为 1 疗程,共 30 周）：
标危组：VCR　1.5mg/m^2（最大 2mg），每 3 周一次
Pred　40mg/（m^2·d）×5d 或地塞米松 6mg/（m^2·d）×5d
6-MP　50mg/（m^2·d）×14d
MTX　30mg/m^2,IV 或 IM,1 次/周
L-asp　25000IU/m^2/周，连续 20 次
高危组：Pred　120mg/（m^2·d）×5d 或地塞米松 18mg/（m^2·d）×5d
ADR　30mg/m^2,每 3 周一次（累积剂量 300mg/m^2）d1,d2
VCR、6-MP 和 L-asp 同标危组,无 MTX。

维持治疗（每 3 周为 1 疗程,至 CCR2 年）：
标危组：VCR　1.5mg/m^2（最大 2mg），每 3 周一次
Pred　40mg/（m^2·d）×5d 或地塞米松 6mg/（m^2·d）×5d

6-MP　50mg/（m^2·d）×14d
MTX　30mg/m^2,IV 或 IM,1 次/周
高危组：Pred　120mg/（m^2·d）×5d 或 DEX　18mg/（m^2·d）×5d,其余同标危组。

结果显示：三组的 CR 率分别为 99%（1 ~ 10 岁）、96%（10 ~ 15 岁）、94%（15 ~ 18 岁）。中位随访 6.5 年,5 年 EFS 分别为 85%、77%、78%。三组患者 CNSL 的发生率无显著差异（8% ~ 12%,$P=0.78$）。复发的中位时间分别为 2.8 年、1.7 年、2.0 年。

Ribera 等发现以"儿童类型"治疗方案治疗 ALL 患者,在 15 ~ 18 岁和 19 ~ 30 岁年龄段治疗效果没有差异,甚至有研究推荐"儿童类型"方案治疗可适用于≤35 岁甚至≤39 岁年龄的成人 ALL 患者。国外已有成人和儿童的组织协作进行前瞻性研究来说明有关问题,16 ~ 30 岁新诊断的 ALL 患者均被纳入研究。

可以看出,青少年、年轻成人 ALL 采用儿童 ALL 治疗方案可以取得较成人方案更好的疗效。其原因可能是儿童 ALL 方案药物剂量更大,尤其是包括了更大剂量的糖皮质激素、L-asp、VCR、蒽环类药物。这些经验值得我们在今后的临床工作中借鉴。

2. T-ALL 的治疗　T-ALL 占儿童初诊 ALL 的 10% ~ 15%,成人 ALL 的 20% ~ 25%。T-ALL 的临床特点、免疫学、细胞遗传学、分子学和基因特征均与 B-ALL 不同。许多研究报告认为无论儿童还是成人 T-ALL 治疗效果均不理想。20 世纪 90 年代后随着治疗强度的加大,疗效有所改善,但不同亚型之间疗效差别较大。如 2006 年意大利 GIMEMA 研究组报道了 1996 年 ~ 2000 年 90 例初诊 T-ALL 的资料。男/女 = 68/22,pro-T 4 例,pre-T 占 47%,皮质 T 占 39%,成熟 T 占 10%。染色体核型异常的比例为 36.5%,最常见的核型异常是 del（6q）,占 15%。pro-T 和 pre-T ALL 的 CR 率为 56%,皮质 T 和成熟 T-ALL 的 CR 率为 91%。CR 率与 CD13/CD33/CD34 及 $MDR1$ 表达密切相关,无上述标记表达者 CR 率为 96%,表达至少一个标记者 CR 率仅为 57%（CD33、$MDR1$ 意义最大）。另外,也发现 T-ALL 患者的 EFS 与发病时年龄、WBC、CNS 受累、髓外肿块及性别等危险因素无关。因此,在 T-ALL 患者寻找新的预后相关因素,根据这些因素进行针对性的分组治疗、进一步提高 T-ALL 的疗效是今后工作的重点之一。

Dana-Farber 肿瘤所采用高危 B-前体 ALL 的治

疗方案治疗儿童 T-ALL(2003 年 Goldberg 等报道)，基本方案(DFCI-ALL81-01 至 91-01)包括四、五个药的诱导缓解方案，巩固治疗包括阿霉素、长春新碱、糖皮质激素、6-MP 和门冬酰胺酶(1 次/周)。125 例 T-ALL 的 CR 率为 88%，前体 B-ALL 的 CR 率为 98%($P < 0.0001$)。5 年 OS 率 T-ALL 为 78% ±4%、前体 B-ALL 为 86% ±1%($P = 0.10$);5 年 EFS 率 T-ALL 为 75% ±4%、前体 B-ALL 为 79% ±1%($P = 0.56$)。尽管 T-ALL 整体复发率和 B-ALL 比较并未增加，但其 CNSL 的复发危险明显增加(RR,2.7;$P = 0.02$)。因此，有效地 CNSL 预防十分重要;但最合适的预防方案尚无定论。部分报道认为 T-ALL 不采用头颅放疗，明显增加 CNS 复发率、降低 EFS 率(尤其是高白细胞者)。

超大剂量的 MTX 可以明显改善 T-ALL 的疗效。这主要是由于 T-ALL 白血病细胞中 MTX 活性代谢产物—多聚谷氨酸盐的浓度较 B-ALL 明显减低，若要在 T-ALL 中取得和 B-ALL 相似的疗效需要更高的血清 MTX 浓度。伴有 *TEL-AML1* 或 *E2A-PBX1* 融合转录本的原始细胞中 MTX 多聚谷氨酸盐的浓度较其他遗传学异常的细胞也显著降低，应加大 MTX 用量。反复多疗程应用含足量 DNR、*L*-asp、HD-AraC、HD-MTX 的方案，T-ALL 是可以取得和 B-ALL 同样好的疗效的。

3. 干细胞移植的应用 前面已提到儿童 ALL(VHR)行干细胞移植并没有提高疗效。成人高危 ALL 合适的缓解后治疗也存在争议，西班牙多中心随机对照研究 PETHEMA 比较了化疗、异基因干细胞移植和自体干细胞移植的结果。共 222 例患者，183 例达 CR(82%)，5 年 DFS 和 OS 分别为 35%、34%。84 例有 HLA 相合家族成员供者的行异基因干细胞移植，其余病例随机分为自体干细胞移植(50 例)、化疗(48 例)。意向性治疗分析:有或无供体患者的 DFS 分别为 39% 和 33%，OS 分别为 44% 和 35%;自体移植和化疗比较—DFS 分别为 40% 和 51%，OS 分别为 43% 和 52%。结果并未看出成人高危 ALL 患者异基因干细胞移植疗效优于自体干细胞移植或化疗。

法国 LALA 协作组的前瞻性研究中对于 15 ~ 40 岁的患者根据有无供体分配到异基因干细胞移植(Allo-SCT)或随机进行自身干细胞移植(Auto-SCT)、化疗。Allo-SCT 组 DFS46%，Auto-SCT、化疗组为 31%。Allo-SCT 对高危组患者(Ph+、年龄 >35 岁、诊断时白细胞计数 30×10⁹/L 以上或达 CR 时间 >4 周)价值更大(DFS:Allo-SCT 组 44%、Auto-SCT

和化疗组 11%)。干细胞移植也可改善伴 t(4;11)-ALL 的效果，但对于伴同样基因型的婴幼儿患者意义还不清楚。

因此，Allo-SCT 应是化疗失败或有化疗失败可能(高危/极高危组)患者的治疗选择，而且的确起着极其重要的作用，是强化治疗的终极形式。无合适供体的高危组患者(尤其是 MRD 阴性者)、标危组患者可以考虑在充分的巩固强化治疗后进行 Auto-SCT，Auto-SCT 后的患者应继续予一定的维持治疗。无移植条件的患者、持续属于低危组的患者可选择单纯化疗。

4. 庇护所白血病防治 白血病"庇护所"是指常规化疗时药物难以渗入并达到有效杀伤浓度的体内盲区部位。包括中枢神经系统(CNS)、睾丸、卵巢、眼眶等。5% ~ 10% 长期生存的男性患者可发生睾丸浸润，生存愈久发生率愈高，且多累及双侧睾丸，可据临床表现和睾丸穿刺活检确诊。治疗以放疗为主，总剂量应在 2000cGy 以上。中枢神经系统白血病(CNSL)的预防治疗会在专门章节叙述。

5. ALL 按预后分组的缓解后治疗策略

(1) ALL 的预后分组:无论儿童，还是成人 ALL 的治疗效果均受多种因素的影响。这包括:

1) 治疗方案:治疗的改进克服了某些不良的预后因素，如以前预后不良的儿童 T-ALL 或成熟 B-ALL 采用目前的治疗手段治愈率已达 75% ~ 80%。影响预后的诸多因素中，治疗是最重要的因素。

2) 临床特征。

3) 白血病细胞的遗传学。

4) 宿主的药代动力学和药物遗传学:编码药物代谢酶、栽体、受体、药物靶的基因多态性导致不同患者之间药物清除、药效的不同。药物遗传因素个体差异的预后意义也受治疗的影响。

5) 全基因表达谱(基因组研究):全基因表达谱研究有可能揭示 ALL 患者新的病理学特征、确定新的治疗靶。

6) 治疗的早期反应:治疗的早期反应可以反映白血病细胞的遗传特点和药代动力学、药物遗传学，较其他生物学特点、临床特征有更大的预后意义。微小残留白血病(流式细胞仪、聚合酶链反应等技术)的监测是评价治疗早期反应的较可靠、敏感的方法，也是极为重要的预后因素。诱导治疗期间或结束时残留病水平低于 0.01% 的患者预后好;诱导治疗结束时残留病水平 ≥1% 或缓解后 ≥ 0.1% 的患者具有极高的复发危险。6 周的诱导缓解治疗后残留病水平≥0.01%的患者应进行较强的缓解后治疗,以改善长期疗效。

目前临床上较普及的预后因素分析、判断,危险度分组主要是依据上述这些指标。多数研究组将儿童 ALL 分为 3~4 组,如(低危组)、标危组、高危组和极高危组(表2-2-12)。

表 2-2-12　St Jude 研究中儿童 ALL 的危险度分类系统

危险度分层	特　征
标危	年龄 1~9 岁,WBC<50×10⁹/L,前 B 细胞表型,*ETV6-RUNX1* 融合基因,或超二倍体,DNA 指数(白血病细胞的 DNA 含量/正常 G0/G1 期二倍体细胞的 DNA 含量)≥1.16;且无以下不良因素:CNS-3 状态;睾丸浸润;T-ALL,伴 t(9;22)、t(4;11)、t(1;19) 的前体 *B-ALL*;*MLL* 基因重排阳性;近单倍体;诱导缓解 6 周后骨髓内白血病细胞≥0.01%
高危	T 细胞 ALL 及所有前 B 细胞 ALL 不符合标危或极高危标准的
极高危	早期前 T 细胞 ALL,最初诱导失败,或诱导缓解 6 周后骨髓内白血病细胞≥1%

成人 ALL(不含成熟 B-ALL)也多是根据其生物学特点分组治疗。对成人前体 B-ALL(包括早期前 B、前 B)和 T-ALL,目前倾向于按患者年龄、初诊时白细胞数、达 CR 时间和细胞遗传学异常的特征划分为不同的预后组(表 2-2-13),然后按不同预后分组选择不同的缓解后治疗对策。多数学者认为成人 ALL 不存在低危组,部分研究组会将 Ph⁺/BCR-ABL⁺ ALL 单独列为极高危组处理。

表 2-2-13　成人 ALL 的预后分组(不含成熟 B-ALL)

危险因素	标　危	高　危
年龄		>35 岁;>60 岁
细胞遗传学/分子生物学	超二倍体	t(9;22)/*BCR-ABL*
	复杂核型(有争议)	t(4;11)/*ALL1-AF4*
		t(1;19)/*E2A-PBX1*
白细胞计数(WBC)		>30×10⁹/L(B-ALL)
		>100×10⁹/L(T-ALL)
免疫表型		Pro-B;Pro-T
达完全缓解的时间	达 CR 时间<4 周	
微小残留病		
诱导治疗后	<10⁻⁴	>10⁻³
第 1 年	<10⁻⁴或阴性	>10⁻⁴或升高

(2)ALL 按预后分组的缓解后治疗策略

1)标危组:①T-ALL 的诱导和缓解后治疗主张使用常规方案加 CTX 和 Ara-C;②本组患者化疗的 DFS 率高,一般不主张于 CR₁ 期选择 Allo-或 Auto-SCT;③为进一步改善生存,应开展新药、新方案研究,而不是一味增加化疗的剂量强度。

但也应注意:①本组患者的 DFS 呈异质性,其中某些病例选择 SCT 可能有助于提高 DFS;②本组患者可能有特殊的,目前尚未被认知的白血病生物学特征,应进一步探索发现新的预后因素(白血病分子标记、MRD 数量等),以确定有高危复发倾向,需要采用 SCT 治疗的患者亚群。

2)高危组:①有供体的年轻患者应于 CR₁ 期选择 Allo-SCT;②Allo-SCT 是 Ph⁺ ALL 获得长期生存的唯一治疗方法;由于 Ph⁺ ALL 复发快,复发后即使再诱导成功缓解期持续时间也很短,因此一旦获得缓解,应尽早施行 Allo-SCT。正在探索的其他新治疗方法包括非清髓 allo-SCT(non-myeloablative transplantation)和免疫治疗、反义分子、酪氨酸激酶抑制剂(如伊马替尼)、干扰素和 IL-2 等;③t(4;11)(q11;q23)-ALL 的患者有报道采用 Allo-SCT 长期 DFS>60%;而 GMALL 等对缓解患者使用 MTZ+HD-AraC 强烈巩固,CCR 率 47%;④老年患者(>60 岁)合并症多,Ph 染色体(+)发生率高,常伴多种不良预后因素,化疗耐受性差。应该进一步探索适宜的化疗剂量强度,改善支持治疗;探索使用非清髓性 SCT 和探寻新的低毒治疗方法。

6. Ph 染色体(+)ALL 的治疗 有关章节专门叙述。

7. Burkitt 白血病/淋巴瘤的治疗 有关章节专门叙述。

8. 难治复发 ALL 的处理 ALL 患者死亡的主要原因为疾病复发。所谓复发是指 CR 后骨髓原幼淋巴细胞≥5%或出现髓外病变(CNS、睾丸、其他组织);而难治则指①初治 ALL 经 2 个疗程标准诱导方案(VCDP 或相应方案)不能达 CR 或 PR,或初治或复治 ALL 经诱导治疗骨髓达到抑制,而恢复期原、幼淋巴细胞又快速增多;②CR1 后 6 个月内复发者(称为早期复发);③CR1 后 6 个月以后复发(称为晚期复发)但经标准化疗未达缓解者;④复发 2 次或 2 次以上者。

大多数复发发生在治疗过程中或治疗结束后第一个 2 年内,骨髓仍是 ALL 最常见的复发部位。贫血、白细胞升高或减少、血小板减少、肝或脾肿大、骨痛、发热或对化疗耐受性突然下降都是骨髓复发的信号。目前的治疗强度下,CNS 和睾丸的复发率已经明显下降。白血病复发偶尔发生在其他髓外部位,包括眼睛、耳朵、卵巢、子宫、骨骼、肌肉、扁桃体、肾脏、纵隔、胸膜和鼻旁窦。复发 ALL 患者的治疗包括联合化疗、HSCT,局部复发者还包括照射。

(1)联合化疗:联合化疗仍是目前复发及难治性 ALL 的主要治疗手段,化疗方案的选择可以考虑中高剂量 MTX/Ara-C/CTX、加强的原诱导方案、启用既往未曾用过的药物或新药、分子靶向药物等。选择化疗方案时要考虑患者的一般情况、既往治疗、缓解时间、高危因素及是否有条件行 HSCT 等。

1)以中、高剂量阿糖胞苷(Ara-C)为基础的化疗方案中、高剂量 Ara-C 可与不同化疗药物联合,常用的有 L-asp、蒽环类[如 DNR、去甲氧基柔红霉素(IDA)、ADR 等]、非蒽环类嵌入剂[如安吖啶(AMSA)、米托蒽醌(MIT)]、鬼臼类(如依托泊苷或替尼泊苷)、氟达拉滨(Flu)等。总体 CR 率 40%~55%,中位 DFS 为数月;主要不良反应为骨髓抑制。对大剂量 Ara-C 治疗难治、复发性 ALL 的疗效,目前存在一定争议。有学者认为,相对于其严重的毒副反应,大剂量 Ara-C 并不能显著增加疗效;而中剂量 Ara-C 为基础的方案安全有效,毒副反应小,尤其适用于有条件行 HSCT 的患者。再诱

导化疗方案举例:FLAG-IDA 方案:Flu 25mg/(m² · d)、Ara-C 2g/(m² · d)静滴,均 d1~5;IDA 12mg/(m² · d)静滴,d1~3;G-CSF 5mg/(kg · d),d6 开始用至中性粒细胞绝对值>0.5×10⁹/L。Yavuz 等采用该方案治疗复发及难治性 ALL 的 CR 率在 39.1%左右。

2)中或大剂量 MTX 治疗:MTX 剂量从 200mg/m² 开始,数周内渐增至 6g/m²,同时以甲酰四氢叶酸钙挽救,CR 率达 33%~75%。

3)大剂量 CTX 为主的联合化疗:如 hyper-CVAD 方案可用于初治或难治、复发性 ALL 治疗。CTX 300mg/m² 静滴、1 次/12h,d1~3;长春新碱 2mg 静滴,d4、d11;ADR 50mg/m²,d4;地塞米松 40mg/d,d1~11。Koller 等采用 hyper-CVAD 方案(药物组成以及剂量前面已有描述)治疗复发性 ALL 患者 66 例,CR 率 44%,总生存期 42 周;以大剂量 Ara—C 为基础的化疗方案对照组 CR 率 38%,总生存期 20 周。两组比较均有统计学差异。

(2)HSCT:成人难治、复发性 ALL 的预后较差,通过挽救化疗部分患者虽可获得缓解,但缓解率低,缓解期持续短,多在短期内复发,长期生存率<5%。因此,有条件的患者应选择 HSCT。HSCT 是目前治疗成人难治、复发性 ALL 最有效的方法,通过移植不仅重建患者的骨髓造血和免疫功能,而且异基因移植可通过移植物抗白血病效应(GVL)清除白血病细胞。无 HLA 全相合供体的复发 ALL 患者,也可以考虑脐血、亲缘间半相合甚至有 HLA 不全相合的无血缘供者。

1)移植的时机:移植前体内白血病细胞的瘤负荷直接影响 HSCT 的疗效,因此通过挽救治疗可使患者达到 CR,延长 DFS,降低移植后复发的几率。一般认为,成人 ALL 行 HSCT 选择在第 1 次缓解期或第 2 次缓解期进行,可明显提高总生存率和 DFS。但部分患者即使经过挽救治疗也难达到 CR,且反复强化化疗可使药物毒性蓄积,降低移植过程中患者的耐受性。因此,有学者认为对难治、复发性 ALL 应首选挽救治疗,力争获得 CR;如 3~4 个疗程后仍未缓解,应立即行 HSCT 挽救其生命。

2)干细胞选择:多中心研究表明,成人难治、复发性 ALL 患者 auto-HSCT 复发率高,DFS 短,故多主张行 Allo-HSCT。外周血 HSCT 与骨髓 HSCT 比较有以下优点:①采集外周血干细胞不需健康的骨盆骨髓,对供者影响小;②重建造血快,感染轻,出血少;③重建免疫功能强,较骨髓干细胞具有更强的 GVL;④外周血干细胞受肿瘤细胞污染机会较

少。因此,对难治、复发性 ALL 采用外周血 HSCT 可能更具有优越性。

（3）免疫治疗

1）单克隆抗体（单抗）:筛选白血病细胞表面特异性抗原,设计针对性的单抗进行靶向治疗,是血液肿瘤治疗中的重要策略。目前,临床用于 ALL 治疗的单抗主要有:①CD20 单抗:利妥昔单抗;②CD52 单抗:阿仑珠单抗。正在进行临床试验的抗体有:①CD19 单抗体;②CD19 和 CD3 的双特异性抗体,如 blinatumomab;③CD33 单抗;④T 细胞抗体:如针对 CD2、CD7、CD3、CD25 抗原的单克隆抗体。

2）过继免疫:供体淋巴细胞输注（DIL）是过继免疫的代表。DIL 已广泛用于 HSCT 后复发的白血病,其介导的 GVL 在慢性粒细胞白血病患者最明显,总 CR 率达 70% ~ 80%。细胞毒性 T 淋巴细胞（CTL）是 GVL 的主要效应细胞,目前在 ALL 中尚未发现确切的 CTL 特异性肿瘤抗原,因此总体疗效较差。但随着新突变基因或融合基因及其表达产物等的发现,通过这些可能的肿瘤特异性（相关性）抗原筛选特异性 CTL,实现过继性细胞免疫是可行的。此外,目前尚处于试验阶段的细胞因子等免疫调节剂（如 IL-2、IL-12、GM-CSF、酪氨酸激酶-3 配体）、白血病疫苗等均属于白血病免疫治疗范畴,具有广阔的应用前景。

（4）新的治疗药物:分子靶向药物酪氨酸激酶抑制剂,伊马替尼等与化疗药物联合可用于诱导缓解、缓解后治疗的难治、复发性 Ph$^+$ALL 患者,并可于 HSCT 移植前后消除微小残留病、减少复发。其他新药包括核糖核苷酸还原酶抑制剂（如克拉曲滨）、蛋白酶抑制剂（如硼替佐米）、脂质体药物（如脂质体长春新碱、脂质体柔红霉素）、核苷类药物（如氟达拉滨、氯法拉滨、奈拉滨）、血管内皮抑制剂（如沙利度胺、雷那度胺）和去甲化药物（如 5-杂氮胞苷、地西他滨）等。

提示 ALL 预后极差的因素有治疗过程中或最初缓解后短期内复发、T 细胞免疫表型、Ph 染色体阳性及单独的血液学复发。晚期复发的患儿经化疗后约半数可以获得较长的 CR2,但早期复发的患者获得长期缓解的几率很低,仅 10%。在治疗中或治疗结束后不久即发生血液学复发的患者,及诱导缓解后还有很高水平 MRD 的复发患者,Allo-HSCT 是绝对适应证,而诱导后的自体移植与化疗相比无实质性上的优势。对于无全相合供者的患者,也可考虑脐血移植、亲缘供者半相合移植或 1 ~ 2 个位点不合的无关供体移植。Allo-HSCT 后复发的 ALL 患者,二次移植或供者 T 淋巴细胞输注偶可产生持续的缓解。

尽管髓外复发常常是单一的临床表现,CNS 复发与骨髓内 MRD 水平密切相关,而且在有明显髓外复发时通常已有亚显微的骨髓累及,因此髓外复发及骨髓内 MRD 阳性的患者需要强化治疗以避免以后血液学复发。孤立性 CNS 复发的儿童患者将颅脑照射或颅脊椎照射延迟至全身强化治疗后,照射时间 6 ~ 12 个月可使 70% ~ 90% 的患儿获得第二次长期无病生存。但孤立性复发的成人预后要比儿童差得多。睾丸复发的患者经过补救化疗和睾丸照射后可获长期存活。一项研究中,晚期孤立性睾丸复发的患者经含有较大剂量 MTX 的化疗而不加用放疗也取得了成功。罕见部位的髓外复发患者的最佳治疗和预后还不清楚,但用于 CNS 和睾丸复发的处理原则可能也同样适用这些患者。

总之,成人难治、复发性 ALL 总体疗效不佳,但研究空间较大。如何才能减少 ALL 复发难治的发生,要重视以下几方面:

①充分了解 ALL 细胞及其微环境的特性,对初治或复治者应详细检查免疫学、细胞遗传学、抗凋亡基因、多药耐药基因、增殖信号通路、骨髓微血管密度,在诱导缓解期按危险度分层进行多靶向个体治疗。

②无论采取哪种化疗方案不应单达到血液学 CR,应取得微小残留病（MRD）阴性 CR。用 FCM 或 PCR 法评估 MDR,其阳性与否影响复发及 HSCT 后转归。

③人为因素对发生复发难治也很重要。要明确复发 ALL 虽难治但不等于不能再 CR,难治者经稳妥治疗依然可 CR。诸如诱导方案不力、药物剂量偏低、疗程不足、骨髓达不到完全抑制、疗程间隔时间过长、不能坚持缓解后治疗等等均是导致 ALL 复发难治的常见因素。随着医学科学的发展,难治复发 ALL 一定能在个体多靶向的综合治疗下取得良好的转归。

三、Ph 染色体阳性急性淋巴细胞白血病治疗中有待明确的几个问题

Ph(+)/*BCR-ABL*(+)（以下均简称为 Ph$^+$ALL）是 ALL 常见的遗传学异常之一,其发生率随年龄增长逐渐增加,儿童<5%,成人为 15% ~ 30%,老年患者可高达 50% 以上。Ph$^+$ALL 的免疫学表型主要表现为前体 B 系亚型,白血病细胞常表达 CD10、

CD34 和 B 细胞标记,可伴髓系抗原的表达。在此,再次强调在 ALL 初诊时,应尽可能对患者进行全面的核型分析、FISH 和 RT-PCR 等检测,明确是否存在 Ph(+)/*BCR-ABL*(+),这在治疗方案的选择和判断预后中起到至关重要的作用。

Ph(+)/*BCR-ABL*(+)是儿童和成人 ALL 最不良的预后因素之一,一直被认为是治疗的难题。Ph⁺ALL 较 Ph⁻ALL 的 CR 率低至少 10%,且整体预后差,中位生存期仅 8 个月。酪氨酸激酶抑制剂(TKIs)的出现大大提高了此类患者的早期疗效,且近期也有研究证实了 TKIs 也可能达到更好的远期疗效。目前大量研究的证据表明 Allo-HSCT 对 Ph⁺ALL 是"必需的",也是唯一可治愈此类患者的手段。复发和治疗相关死亡是此类患者的主要死亡原因。因此,治疗 Ph⁺ALL 的关键问题在于:①选择合适的移植前治疗;②尽可能降低移植相关毒性;③移植后正确使用 TKIs;④BCR-ABL 监测的合理应用并对结果作出正确处理。

(一)伊马替尼开始用于 Ph⁺ALL 治疗的时机

imatinib(伊马替尼)-glivec/gleevec(格列卫)是一种酪氨酸激酶抑制剂,主要靶基因是 *ABL*、*c-Kit*、*PDGFR* 等,是第一代酪氨酸激酶抑制剂。伊马替尼可以与 *BCR-ABL* 酪氨酸激酶区的 ATP(三磷酸酰苷)结合位点竞争性结合,从而抑制致癌蛋白 BCR-ABL 自身和底物的磷酸化,防止下游信号途径的激活。自 1998 年应用于临床治疗慢性粒细胞白血病(CML)取得了令人瞩目的疗效,并很快用于 Ph⁺ALL 的治疗,在 I、II 期临床试验中发现对于复发、难治 Ph⁺ALL 具有显著疗效。早期 Wassmann 等报道了德国协作组的结果:采用伊马替尼(600mg/d)治疗 68 例难治、复发 Ph⁺ALL(用药应满 4 周),CR 者占 59%,PR 者 11%。分析时 40 例 CR 患者中有 24 例复发,中位复发时间为 104.5(45～441)天。因此,伊马替尼成了 Ph⁺ALL 挽救治疗的重要手段之一。鉴于伊马替尼在 Ph⁺ALL 中的肯定疗效,美国 FDA 已于 2006 年批准 Ph⁺ALL 作为伊马替尼治疗的适应证。目前伊马替尼已经成为 Ph⁺ALL 患者的一线治疗。早期三组研究采用伊马替尼联合不同化疗方案治疗 Ph⁺ALL,均取得了满意的效果,有很大的借鉴意义,分别描述如下:

1. Wassmann 是较早将伊马替尼应用于 Ph⁺ALL 治疗的血液学家,于 2006 年又报道了伊马替尼不同用药方案联合化疗作为一线用药治疗 Ph⁺ALL 的结果:

化疗方案为 GMALL06//99 和 07/03 方案:

前期治疗(预治疗):
DEX　10mg/(m²·d),口服,d1～5
CTX　200mg/(m²·d),d3～5
诱导治疗(INDI):
DEX　10mg/(m²·d),口服,d6,d7,d13～16
VCR　2mg,d6,d13,d20
DNR　45mg/(m²·d),d6,d13,d20
PEG-asp　100U/m²,d20
诱导治疗(IND II):
CTX　1000mg/(m²·d),d26,d46
Ara-C　75mg/(m²·d),d28～31,d35～38,d42～45
6-MP　60mg/(m²·d),口服,d26～46
巩固治疗:
DEX　10mg/(m²·d),口服,d1～5
VDS　3mg/(m²·d),d1
MTX　1.5g/(m²·d),d1
VP16　250mg/(m²·d),d4,d5
AraC　2g/(m²·d),d5

伊马替尼用药有两种方案:

(1)间断用药:第二阶段诱导治疗结束后开始,开始剂量 400mg/d,无反应加至 600mg/d;巩固治疗期间停用,巩固治疗结束后再开始,至干细胞移植时停药。

(2)连续用药:第一阶段诱导治疗结束后开始,剂量 600mg/d,至干细胞移植时停药。

采用上述方案共治疗 92 例初治的 Ph⁺ALL 患者,连续用药方案组第二阶段诱导治疗结束后 CR 率 95%,*BCR-ABL* 融合基因转阴率 52%;间断用药组的融合基因转阴率 19%。间断用药组和连续用药组的 1 年 DFS 率分别为 65%±8%、71%±8.5%,2 年预计 DFS 率 52%±9%、61%±10%(*P*=0.83)。结果表明,在患者能耐受的情况下,伊马替尼若能早期开始、坚持连续用药可以提高 *BCR-ABL* 融合基因转阴率,改善生存。

2. Labarthe 等 2007 年报道的法国成人 ALL 研究组(GRAALL)原发 Ph⁺ALL 治疗方案则不同。尽管也是伊马替尼联合化疗作为一线用药,但用药时机则取决于早期诱导治疗反应。

治疗方案:
前期治疗(预治疗):
泼尼松 60mg/(m²·d),口服,d-7～-1
诱导治疗(第1～2周):
泼尼松 60mg/(m²·d),口服,d1～14
VCR　2mg,d1,d8

DNR 50mg/(m² · d)d1~3

CTX 750mg/(m² · d)d1

L-门冬酰胺酶 6000IU/(m² · d),d8,d10,d12

诱导治疗(第3~4周):

DNR 30mg/(m² · d)d15,d16

CTX 750mg/(m² · d)d15

VCR 2mg,d15,d22

L-门冬酰胺酶 6000IU/(m² · d),d20,d22,d24,d26,d28

巩固治疗:

根据预治疗和诱导治疗第2周的反应分组。早期治疗反应好者继续第二段诱导治疗,达CR后再开始应用伊马替尼,即为HAMI方案;早期治疗反应差者,不再继续第二段诱导治疗,直接进入DIV方案治疗。

(1)DIV联合:

DEX 40mg/d,口服或静脉,d1,d2,d8,d9,d15,d16,d22,d23

VCR 2mg,d1,d8,d15,d22

伊马替尼 800mg/d,第1天至干细胞移植(计划为90天)

三联鞘注:d1,d8,d15,d22

(2)HAMI联合:

MTZ 10mg/(m² · d),d1~3

Ara-C 2000mg/(m² · 12h),d1~4

伊马替尼 600mg/d,第1天至干细胞移植(计划为90天)

三联鞘注:d8,d15

共治疗45例,总的CR率为96%,BCR-ABL融合基因转阴率为29%。早期治疗反应好者14例(占31%),CR率100%,BCR-ABL融合基因转阴率为64%。早期治疗反应差者31例(占69%),CR率94%,BCR-ABL融合基因转阴率为26%。22例(占CR患者的51%)有供体的患者在CR1期行异基因干细胞移植。18个月时预计复发率、DFS、OS分别为30%、51%和65%。

3. Hyper-CVAD方案是MD Anderson肿瘤中心(MDACC)治疗成人ALL的经典方案,取得了良好的治疗效果。

具体方案为:

Hyper-CVAD方案(1、3、5、7疗程):

CTX 300mg/(m² · q12h),d1~3

VCR 2mg,d4

ADM 50mg/(m² · d),d4

Dex 40mg,d1~4,d11~14

HD-MTX+AraC(第2、4、6、8疗程):

MTX 1g/m² d1

AraC 3g/(m² · q12h)(60岁以上 1g/m²),d2,d3

采用 hyper-CVAD 方案联合 imatinib 治疗 Ph⁺ ALL 自第1疗程即开始伊马替尼治疗。

维持治疗:完成上述8疗程治疗后开始为期13个月的维持治疗。维持治疗期间伊马替尼600mg/d 联合 VP 方案化疗。第6、13个月分别用 hyper-CVAD 方案强化一疗程。也取得了较好的疗效。

(二)TKIs时代,Ph⁺ALL诱导缓解期间化疗的强度问题

目前的研究结果一致表明 TKIs 联合传统的诱导方案治疗 Ph⁺ALL 可以使其 CR 率均达 90% 以上,体现了 TKIs 对 Ph⁺ALL 患者显著的短期疗效。仔细核实其中联合的化疗方案发现,诱导期的死亡是许多研究中 CR 未达到 100% 的主要原因,然而在一些减少或不用化疗的研究中 CR 却达 100%。初诊时尽可能早地明确患者是否存在 Ph(+)/BCR-ABL(+)显得十分必要,尤其是对于一些年龄偏大的 Ph⁺ALL 患者,因为这关系到诱导期间化疗强度的选择,进而影响到诱导相关的死亡风险。GIMEMA 小组采用伊马替尼(达沙替尼)联合糖皮质激素治疗 18 岁以上包括老年的 Ph⁺ALL 患者,CR 率达到了 100% 而无诱导相关的死亡。因此,有学者提出在初始的诱导缓解治疗中减量或不用细胞毒性药物是否合理的问题。

无化疗诱导方案的长期疗效目前还难以评价。法国研究小组对成人 Ph⁺ALL 的诱导缓解进行了随机对照研究,比较伊马替尼联合 hyper-CVAD 方案和伊马替尼联合 VP 方案的治疗效果,"低剂量"组患者 CR 率为 100%,而大剂量化疗组的 CR 率为 96%,这可能与药物的毒副作用有关。欧洲 EWALL 合作组研究达沙替尼联合 VP 方案再中位年龄为 69 岁的老年患者中的疗效,在 71 个入选者中,90% 患者达到 CR,中位总生存时间为 27 个月。大多数复发与 BCR-ABL 激酶区域的 T315I 突变有关。联合更强的化疗方案是否可能阻止复发尚不清楚。

近来的大鼠实验表明,达沙替尼联合化疗可能有助于阻止 BCR-ABL 出现达沙替尼的耐药突变。因此,可能存在一个与 TKIs 联合的最佳的化疗强度,既有助于维持对 TKIs 的长期反应性,又不增加治疗相关死亡。但到目前为止,这种最佳的联合治疗还不明确,需要进一步深入研究。

另一个重要的问题是诱导治疗中最佳 TKIs 的选择。理论上讲，达沙替尼可同时抑制酪氨酸激酶和 SRC 激酶，较单纯抑制酪氨酸激酶的伊马替尼可能是患者长期获益。但目前尚无开展随机对照研究。从现有的研究中发现这两种药物单与糖皮质激素联用，CR 率均可达 100%。关于与化疗药物的联用，MD Anderson 研究小组观察了伊马替尼和达沙替尼联合 Hyper-CVAD 方案联用的疗效。发现两组在 CR 率和短期及中期生存率上均无明显差异，但达沙替尼联合治疗组发生出血和胸腔积液的不良事件明显高于伊马替尼联合组。迄今的结果还不能确定达沙替尼联合化疗可用于初发 Ph+ALL 的治疗。

（三）缓解后治疗和造血干细胞移植在 Ph+ALL 治疗中的价值

虽然许多研究显示了 TKIs 治疗的早期疗效，意大利的研究发现与那些不接受伊马替尼治疗的患者相比较，伊马替尼联合化疗而不进行清髓性 HSCT 患者的长期生存并不能得到显著提高。因此，在接受伊马替尼的诱导治疗方案后，若想达到最好的长期疗效，清髓性 Allo-HSCT 是不可或缺的。若把伊马替尼为基础的诱导治疗和清髓性 Allo-HSCT 相结合，3 年 OS 可明显提高。这一结论在 UKALL12/E2993、GMALL 和日本的研究均得到了很好验证，三个研究组中患者 3 年的 OS 分别达到 59%、72% 和 65%。Allo-HSCT 的重要地位在儿童肿瘤学组（COG）受到了质疑，COG 研究组认为尽管无关供体 Allo-HSCT 后复发率下降，但其治疗相关死亡率高，导致最终生存并未获益。对小样本病例临床观察 3 年后有学者提出在儿童 Ph+ALL 中，伊马替尼联合化疗可以取代同胞 Allo-HSCT 的作用，但需要长期随访观察才能明确。

清髓性 Allo-HSCT 用于其治疗相关死亡率高而限制了在年龄大的 Ph+ALL 患者中的应用。目前清髓性 Allo-HSCT 的年龄上限尚未有明显规定，考虑到成人 Ph+ALL 年龄均偏大，因此开展并优化非清髓性即降低剂量的预处理（RIC）Allo-HSCT 治疗 Ph+ALL 显得十分必要。但目前尚无一种特定的预处理方案被认为是最佳方案，如何减少移植后慢性 GVHD 的发生以及正确合理应用 TKIs 的相关课题也亟待开展。

由于 Allo-HSCT 在成人 Ph+ALL 治疗中至关重要的作用，临床实践中可能会给患者使用风险较高的供者。如采用 1～2 个抗原不合的无关供者、半相合和脐带血（UCB）移植。不进行 Allo-HSCT 可

避免移植的高风险，但意味着复发的风险增加。目前尚无最好的联合 TKIs 进行巩固和维持治疗的指南，患者化疗或移植后是否可以停用以及何时停用 TKIs 也不确定。所以对于无合适供者的 Ph+ALL 患者，制定治疗方案时必须考虑到患者的意愿和期望。

虽然自体移植治疗 Ph+ALL 的相关研究很少，但仍然是一个可选择的治疗方案。有学者指出，MRD 清除后进行自体移植也可取得良好疗效，但尚无数据显示此类患者行自体移植后应如何更好的使用 TKIs。

国内专家共识建议对于无供体、无条件或其他原因不能行 Allo-HSCT 的 Ph+ALL 患者，接受同 Ph-ALL 患者类似的强化巩固化疗和伊马替尼的联合治疗。BCR-ABL 阴性的患者可选择自体干细胞移植。维持治疗采用伊马替尼（可以联合 VP 方案化疗）应至 CR 后 2 年，不能坚持伊马替尼治疗者，采用干扰素（可以联合 VP 方案化疗）维持治疗，300 万单位/次，1 次/隔日（可以联合 VP 方案化疗）至 CR 后 2 年以上。

（四）Allo-HSCT 后 TKIs 应用的价值、可行性、开始及持续时间、停药指征

关于 Allo-HSCT 后 TKIs 是否需要使用以及在什么情况下使用的问题目前仍无确切的结论。PETHEMA 研究指出，清髓性 Allo-HSCT 后患者很难耐受伊马替尼治疗，只有 62% 的患者能够在 Allo-HSCT 后中位时间 3.9 个月时开始伊马替尼，许多患者需要停药或减少剂量。GMALL 研究对比了移植后 3 个月尽可能"早期"使用伊马替尼和检测到 BCR-ABL 后再开始使用伊马替尼两组患者，组间的结果没有差异。但也有 Ram 等学者提出移植后给予伊马替尼可以改善预后。而且尚无足够的证据证明对于所有 Allo-HSCT 后的患者均应给予伊马替尼治疗。

与 CML 不同，初诊时 BCR-ABL 转录水平的下降是否与患者长期预后有关仍观点不一；ALL 的最佳治疗反应还未达成共识。Yanada 等观察到 BCR-ABL 的迅速转阴与长期预后之间并无关联。现有文献报道，Ph+ALL 患者在初诊时 BCR-ABL 激酶结构域存在低水平的亚克隆位点突变，初诊时 BCR-ABL 克隆突变的出现并未阻止初始"好"的 BCR-ABL 反应。因为 Ph+ALL 的患者在后期都将尽可能地接受 Allo-HSCT，对于这些患者，在病程早期进行 BCR-ABL 监测不太可能改变其临床治疗。而对于未接受 Allo-HSCT 的患者，治疗过程中 BCR-ABL

的连续监测就显得更加重要,可以提醒临床医生在患者出现血液学复发之前进行及时干预和治疗。

对 *BCR-ABL* 突变的动力学将来会研究得更加透彻,也更清楚不同 *BCR-ABL* 亚克隆和长期预后之间的关系。*BCR-ABL* 监测的最佳频率还不明确。两例接受自体移植的 Ph$^+$ALL 患者在移植后未进行任何抗白血病的治疗,出现持续低水平的 *P190 BCR-ABL* 表达的情况下,获得了一个相当长的缓解(>10 年),因此 *BCR-ABL* 的再现和疾病复发之间的关联问题最近也被提出。然而综合现有的证据,提示患者在 Allo-HSCT 后应对 *BCR-ABL* 进行连续监测,*BCR-ABL* 的重现是进行临床干预的一个合理依据。

(五)TKIs 面临的挑战:酪氨酸激酶耐药和新药的出现

Ph$^+$ALL 患者即使联合 TKIs 治疗,若不进行移植,长期 DFS 也并不乐观,这可能与 *BCR-ABL* 突变及因此产生的对一种或多种 TKIs 的耐药有关。突变最常发生在 *BCR-ABL* 激酶结构域,可以出现在 A 环(激活)、P 环(ATP 结合)或苏氨酸 315 残基上。综合多项研究,超过 1/3 的患者存在 *BCR-ABL* 突变,突变也同样出现在 TKIs 治疗的选择压力下。其中治疗上最为棘手的突变类型为 *T315I* 的突变,对目前已被广泛使用的 TKIs 均耐药。突变的出现意味着血液学复发,出现 *T315I* 突变信号的患者中有一半和临床复发之间间隔 1~3 个月,而另一半患者是相伴发生的,因此在许多患者,很少存在进行临床干预的余地。对抗 *T315I* 突变的新型药物正在积极研究中,Ponatinib(AP24534)是一种强效的泛 *BCR-ABL* 抑制剂,可对抗所有检测到的伊马替尼耐药突变,包括 *T315I*,对难治复发的 Ph$^+$ALL 显示了良好的疗效。另一种正在进行临床试验的 MK-0457 也显示对包括 *T315I* 在内的 *ABL* 突变有效。blinatumomab 是一种与 CD19 和 CD3 相结合的双特异性的 T 细胞抗体,对 T315I 的 Ph$^+$ALL 患者,其活性也很明显。对移植前和移植后 MRD 的清除也有显著疗效,正在临床试验中。*BCR-ABL* 水平的上升或直接的血液学复发时进行突变分析的一个重要时机,从而选择一种患者仍敏感的 TKIs 或寻找其他新的药物。

随着 CML 的研究进展,第二代酪氨酸激酶抑制剂(如达沙替尼、尼罗替尼等)、影响 *BCR-ABL* 信号转导途径的小分子物质也开始试用于伊马替尼耐药的 Ph$^+$ALL,这些新的治疗手段必将进一步改善 Ph$^+$ALL 的预后、给这些患者带来福音。CML 患

者 *BCR-ABL* 激酶区域发生突变时治疗方式选择方面的相关推荐如表 2-2-14,在处理 Ph$^+$ALL 患者时可以借鉴。

表 2-2-14　根据 BCR-ABL 激酶区域突变的状态进行治疗的选择

突　　变	治疗推荐
T315I	HSCT 或临床试验
V299L、*T315A*、*F317L/V/I/C*	尼罗替尼优于达沙替尼
Y253H、*E255K/V*、*F359V/C/I*	达沙替尼优于尼罗替尼
其他突变	大剂量伊马替尼或达沙替尼或尼罗替尼

四、Burkitt 白血病

FAB 分型将 Burkitt 白血病(Burkitt leukemia,BL)归为 ALL-L3 型,2008 年发布的 WHO 分类将 Burkitt 淋巴瘤/白血病(Burkitt lymphoma/leukemia,BL)归入成熟 B 细胞恶性肿瘤。BL 分别约占儿童和成人 ALL 约 2% 和 5%~9%。BL 患者的白血病细胞在生物学特征有别于其他前体 B-ALL 和 T-ALL,临床治疗策略也有差异。下面分部分详述一下 BL 在生物学特征及治疗策略上不同于其他 ALL 的几个方面。

(一)BL 白血病细胞生物学特征

1. 细胞形态学

(1)典型 BL:细胞中等大小,形态均一;核圆形,染色质聚集成块,副染色质清晰;一般含多个位于中央的嗜碱性核仁。胞质强嗜碱性,常含有脂质空泡。

(2)变异型:①浆细胞样 BL:胞质嗜碱、偏位;一个核仁,位于核中央;胞质内含单一类型的免疫球蛋白;核大小、形状呈多形性。见于儿童和免疫缺陷状态。②不典型 Burkitt/Burkitt 样:细胞主要由中等大小的 Burkitt 细胞组成,核及细胞大小多形性明显,核仁更清楚、数量较少,可以有其他 BL 的特征(高凋亡率、高分裂指数)。

2. 免疫表型　细胞表达轻链膜 IgM 和 B 细胞相关抗原 CD19、CD20、CD22,及 CD10、BCL6(说明肿瘤细胞起源于生发中心)。CD5、CD23、TdT 阴性,BCL2 阴性。浆细胞样变异型细胞内可检测到单一的胞质内免疫球蛋白。几乎 100% 的细胞 Ki-67 阳性(提示高的分裂指数)。

3. 遗传学 肿瘤细胞的免疫球蛋白重链和轻链基因为克隆性重排。所有患者均有 *C-myc* 癌基因的染色体重排，如 t(8；14)(q24；q32)-*MYC/IgH* 改变或较少见的 t(2；8)(p12；q24)-*Igκ/MYC* 或 t(8；22)(q24；q11)-*MYC/Igλ*。上述这些重排为 BL 的遗传学标志，它通过改变细胞周期调节、细胞分化、凋亡、细胞黏附和代谢导致发病。

（二）BL 的治疗的特点及方案举例

BL 患者的白血病细胞增殖速度快；髓外浸润显著，易发生 CNSL；发病时肿瘤负荷大，治疗后易发生肿瘤溶解综合征。既往采取与 T-ALL，前体 B-ALL 相同的治疗策略，缓解率不低，但 CR 期及生存期却非常短。2001 年法国 SFOP LMB89 研究报道儿童 BL（<18 岁）的 5 年 EFS 可高达 84%，方案中采用了加大剂量的 MTX 和 Ara-c，同时联合其他多种药物。这一令人鼓舞的成果也在后续多个国际性的随机研究中得到了证实，包括 BFM、MDACC、GMALL 和 CALGB 等。借鉴儿童患者治疗经验，采用短程（3～6 个月）联合用药的强烈化疗，以 HD-MTX（0.5～8g/m²）、HD-CTX（应分次给药，剂量 1.8g/m²，或用异环磷酰胺 0.8～1.2g/m²）或再加 HD-AraC（3～12g/m²），结合 VCR、蒽环类、VM26、地塞米松等作短周期治疗，全部疗程完成后即停药不做维持治疗。据多家报道，成人 BL 患者的 CR 率>70%，长期 LFS≥40%，疗效甚至优于 ALL 其他亚型。对有高度复发可能或连续化疗 2 疗程后仍不缓解的患者，考虑采用 SCT。与 BL 患者预后相关包括初诊时 LDH 水平、对早期治疗的反应、年龄及 CNS 是否累及。目前 BL 较常用的治疗方案有 MDACC 方案（即前面提到的 Hyper-CVAD、HD-MTXC+HD-Ara-C 方案）、GMALL 方案（表 2-2-15）和 SFOP LMB89 方案（表 2-2-16）等。

表 2-2-15 GMALL 方案

方案	剂量	用法	时间
前期治疗			
CTX	200mg/m²	IV	d1～5
Pred	60mg/m²	IV 或 PO	d1～5
方案 A			
MTX、AraC、DEX		I.T.	d1、d5
VCR	2mg	IV	d1
MTX	1.5g/m²	IV	d1
Ifo	800mg/m²	IV	d1～5
VM26	100mg/m²	IV	d4,d5
Ara-C	150mg/(m²·12h)	IV	d4,d5
DEX	10mg/m²	IV	d1～5
方案 B			d1
MTX、AraC、DEX		I.T.	d1
VCR	2mg	IV	d1
MTX	1.5g/m²	IV	d1
CTX	200mg/m²	IV	d1～5
ADR	25mg/m²	IV	d4,d5
DEX	10mg/m²	IV	d1～5
颅照射			
预防	24GY（目前多数省去）		
治疗	30GY		

（方案 A 和 B 交替使用，各 3 个疗程，间歇约 2 周）

表 2-2-16 SFOP LMB89 方案

方案	剂量	用法	时间
前期治疗:COP 方案			
CTX	$300mg/m^2$	IV	d1
VCR	$1mg/m^2$	IV	d1
泼尼松	$60mg/m^2$	IV 或 PO（分两次）	d1～7
诱导治疗:			
COPADM[1] 方案			
VCR	$2mg/m^2$（最大 2mg）	IV	d1
MTX	$3～8g/m^2$	IV（3～4h）	d1
ADR	$60mg/m^2$	IV	d2
CTX	$500mg/m^2$	IV（分两次）	d2～4
泼尼松	$60mg/m^2$	IV 或 PO（分两次）	d1～6
COPADm[2] 方案			
VCR	$2mg/m^2$（最大 2mg）	IV	d6
MTX	$3～8g/m^2$	IV（3～4h）	d1
ADR	$60mg/m^2$	IV	d2
CTX	$1g/m^2$	IV（分两次）	d2～4
泼尼松	$60mg/m^2$	IV 或 PO（分两次）	d1～6
巩固治疗（BM 中白血病细胞超过 70% 或有 CNS 累及者用 CYVE 方案共 2 个疗程,否则用 CYM 方案巩固共 2 个疗程）			
CYM 方案			
MTX	$3g/m^2$	IV（3）	d1
Ara-C	$100mg/m^2$	IV（24h）	d2～6
CYVE 方案			
Ara-C	$50mg/m^2$	IV（12h）	d1～5（8pm-8am）
HD-Ara-C	$3g/m^2$	IV（3h）	d2～5（8～11am）
VP-16	$200mg/m^2$	IV（24h）	d2～5（2-4pm）
维持治疗（BM 中白血病细胞超过 70% 或有 CNS 累及者按序用 m1-4 方案,每月一个疗程;否则仅用 m1 方案）			
m1 方案			
VCR	$2mg/m^2$（最大 2mg）	IV	d1
MTX	$3～8g/m^2$	IV（3～4h）	d1
ADR	$60mg/m^2$	IV	d2
CTX	$500mg/m^2$	IV	d1,d2
泼尼松	$60mg/m^2$	PO	d1～5

续表

方案	剂量	用法	时间
m2 方案			
Ara-C	$100mg/m^2$	SC(分两次)	d1～5
VP-16	$150mg/m^2$	IV	d1～3
m3 方案			
VCR	$2mg/m^2$(最大 2mg)	IV	d1
ADR	$60mg/m^2$	IV	d2
CTX	$500mg/m^2$	IV	d1,d2
泼尼松	$60mg/m^2$	PO	d1～5
m4 方案同 m2			

注:CNSL 预防采用鞘内注射化疗:前期治疗 1 次、诱导期间 4～6 次、巩固期间 2 次、m1 期间一次。BM 中白血病细胞超过 70% 或有 CNS 累及者用 MTX 15mg+Ara-C 30mg 鞘注,否则仅用 MTX 15mg 鞘注。如果有 CNS 累及,在 m1 方案结束后加用 24GY 的颅脑照射。

BL 为成熟 B 细胞疾病,80%～100% 的患者高表达 CD20 抗原,这为 CD20 单克隆抗体(rituximab,利妥昔单抗)的应用奠定了理论基础。另一方面,对成人 BL 通过增加化疗药物的剂量(如 MTX)进一步强化治疗的效果也是有限的。因此近 10 年来相继有多个研究组尝试把利妥昔单抗和化疗相结合来治疗 BL。2003 年 GMALL 研究组最早将利妥昔单抗用在每个化疗周期的前一天,每次剂量为 $375mg/m^2$,以后每个月间隔巩固两次共 8 次。结果显示 BL 的 CR 率和 OS 分别为 91% 和 70%,与之前单用化疗相比疗效明显提高。而且在 HIV+ 的 BL 患者中采用利妥昔单抗联合抗逆转录病毒的方案,其生存率也明显改善,达到 77%。2006 年 Thomas 等比较了 R-Hyper-CVAD(31 例)与 Hyper-CVAD(48 例)方案的疗效。R-Hyper-CVAD 组,利妥昔单抗于 Hyper-CVAD 方案的第 1 和 11 天,MTX+AraC 方案的第 2 和 8 天应用;在前 4 个化疗周期的前后给药,共 8 次。结果显示 31 例加用利妥昔单抗组的 BL 患者 CR 率为 86%,3 年 OS 为 89%、EFS 为 80%、DFS 为 88%。而 Hyper-CVAD 组 CR 率为 85%,3 年 OS 为 53%($P<0.01$)、EFS 为 52%($P=0.02$)、DFS 为 60%($P=0.03$)。说明加用利妥昔单抗后 BL 的复发率大大降低且治疗效果明显改善,尤其是年纪大的 BL 患者。而且与单用化疗相比并没有明显增加额外毒性。CALLGB 的研究也得到了上述类似的结论。但 CODOX-M/IVAC 组在化疗中加入共 4 次剂量的利妥昔单抗去治疗 BL 患者,结论显示两组之间的疗效在统计学无差别,为了达到最佳疗效是否需要增加利妥昔单抗给药的频率仍需进一步研究。

有效的 CNS 治疗是 BL 成功方案的重要组成部分,一般包括全身和鞘内使用 MTX 和 Ara-C。即使是有 CNS 白血病的患者,颅脑照射的必要性也存在争议。BL 很少在一年后复发,故没有必要延长后续治疗。

(苏州大学附属第一医院 吴德沛)

第三节 急性早幼粒细胞白血病的诊治进展

急性早幼粒细胞白血病(APL),是急性髓系白血病(AML)中独具特征的一种亚型,在初发 AML 中占 10%～15%。形态学上,APL 是急性髓系白血病 FAB 分型中所指的 M3;在细胞遗传学上,APL 以 15 号和 17 号染色体平衡易位形成的 *PML-RARa* 融合基因为特征;除了 t(15;17)之外,变异型的染色体易位出现于不到 2% 的患者。

1949 年,法国血液学家发现了一类伴随显著的出血综合征的白血病,但当时并没有将它明确的命名。1957 年,Hillestad 第一次将 3 例临床特征相似的病例总结成"急性早幼粒细胞白血病,"这些患者的临床表现主要包括:病程快速进展,生存期仅为数周;白血病细胞中以早幼粒细胞为主;以及明显的出血倾向。他认为该疾病是急性白血病中恶性程度最高的一种。Bernard 于 1959 年对 APL 进行了更详细的描述,他认为 APL 的出血倾向与 DIC 及纤溶亢进相关。1976 年,Rowley 等人在数例 APL 患者中都发现了 15 号染色体及 17 号染色体的易位,即 t(15;17),之后各地的学者也得到了相同的结论,并进一步定位易位位点,发现了 *PML-RARa* 融合基因,就此对于 APL 分子机制的认识进入了新的阶段。而在治疗方面,1973 年,Bernard 发现 APL 细胞对含有柔红霉素的化疗相对敏感,在此之后,含有蒽环类药物(DNR、IDA 等)和阿糖胞苷的化疗成为了治疗 APL 的一线方案,但化疗会加重 APL 患者出凝血异常,增加早期死亡率。

1985 年,上海血液学研究所王振义院士首次使用全反式维 A 酸(ATRA)成功救治了一名传统治疗失败的患儿,使 ATRA 受到了全世界学者的关注,而上海瑞金医院使用 ATRA 作为 APL 诱导治疗获得的巨大成功不仅掀起了全球研究 ATRA 的热潮,也开启了诱导分化治疗 APL 的新时代。20 世纪 70 年代,哈尔滨医科大学孙鸿德教授首先尝试用含有中国传统药材砷剂(三氧化二砷)的"癌灵 1 号"治疗 APL 并取得了一定的疗效。90 年代上海瑞金医院进一步使用静脉三氧化二砷(ATO)治疗复发 APL,在有效性和安全性上都得到了令人振奋的结果。自此,中国人再次为 APL 治疗翻开了新的篇章,而以瑞金为代表的中国血液学工作者在 APL 的诊疗方面处于世界的领先地位。在近 2 年的基础研究中,上海血研所陈竺院士等成功探索出砷剂治疗 APL 的分子机制,使人们对 ATO 治疗 APL 的特异性和有效性有了更深入的理解。近年来,北京人民医院陆道培院士、黄晓军教授等通过临床随机对照研究证实了口服四硫化四砷的临床疗效和安全性,为 APL 患者的治疗提供了新的选择。目前 ATRA 联合 ATO 已逐渐成为 APL 治疗的一线方案,其长期生存率达到 95%,而 APL 也已从一种高度致命的疾病转变成第一种能够治愈的急性白血病。

一、从临床特点出发探索发病机制

(一) DIC 及原发性纤溶亢进等多种因素共同引起的出凝血异常为 APL 的主要临床特征

1. APL 的出血性事件现状 出血是急性白血病病重和死亡的最常见的原因,在多数情况下,出血是由骨髓衰竭血小板减少引起,并由化疗和反复感染加重,但在 APL 中,出血的原因则更为复杂。

急性早幼粒细胞白血病出血性事件以纤溶亢进和 DIC 为主要临床特征。在维 A 酸运用之前,有 20% 的患者在疾病初期即死于致命性的出血。虽然随着 ATRA+ATO 的运用,APL 的临床疗效和预后有明显改善,但仍有约 10% 的患者在诱导治疗阶段因出凝血问题发生早期死亡,其中以颅内出血和

肺出血比例最高。在 50% 的患者中,致死性的出血性事件多发生于诱导治疗的第一周,积极输注血小板和补充纤维蛋白原等支持治疗并不能完全起到预防出血和挽救生命的作用。现行的治疗已经使 APL 成为预后最好的急性髓系白血病,但其早期出血死亡仍然是 APL 治疗中的一个亟须解决的问题。

2. 急性早幼粒细胞白血病出血的危险因素

(1) 血小板重度减少:几乎所有 APL 患者都有不同程度的血小板减少,回顾性的观察研究表明,血小板计数减少越严重,患者发生出血性事件的可能性越大。

(2) 微颗粒亚型:约有 20% 的 APL 不表现为典型的多颗粒细胞,而是以在电子显微镜下才能够观察到的微小颗粒为特点,称为"微颗粒型",即 M3v。该亚型的白细胞数量往往很高,严重的凝血功能异常也较典型的 APL 更多,临床表现也更明显,属于早期出血性死亡的高危人群,尤其是一部分病例中可以发现嗜酸性颗粒和嗜碱性颗粒,这些病例虽然也存在 t(15;17),对 ATRA 的治疗有一定反应,但临床经验发现嗜碱性变异型往往预后极差。

(3) 白细胞总数升高:初发高白细胞的患者也是出血的高危人群。高白细胞是急性髓系白血病预后不良的独立危险因素。5% 左右的患者因白细胞水平升高而表现出相应的临床症状。中枢神经系统和肺部是对白细胞淤滞最为敏感的器官,血管的阻塞、浸润和破坏引起的颅内出血是 APL 出凝血异常最致命的表现,当合并血小板减少和血管内皮功能障碍时,这种情况的发生率则更高。

除此之外,有研究认为,在 ATRA 时代诱导治疗阶段发生出血性死亡事件的危险因素还包括肌酐水平异常,白细胞>$30×10^9$/L,临床出现凝血功能障碍表现及 Fg<1g/L。

3. 急性早幼粒细胞白血病凝血功能异常的机制

(1) 凝血功能异常:最初,人们认为 APL 的凝血功能异常是由白血病早幼粒细胞内的颗粒释放的促凝物质引起血管内凝血造成的。常规的止凝血试验发现绝大多数 APL 患者外周血中凝血酶原片段 1+2、凝血-抗凝复合物和纤溶肽 A 水平升高,提示凝血产物代谢以及纤维蛋白原向纤维蛋白转化,支持了绝大多数 APL 患者都持续存在血管内凝血功能激活的理论。同时,纤维蛋白原-纤维蛋白降解产物的增加,D-D 二聚体的水平升高以及纤溶酶原激活的证据都提示了纤维蛋白的裂解;而纤溶

酶原水平的下降,白血病细胞中膜联蛋白Ⅱ表达的升高以及部分文献报道 APL 患者的出血性事件对氨甲环酸治疗的有效性都提示纤溶亢进在 APL 凝血功能障碍中发挥一定作用。而肿瘤细胞释放的非特异性的蛋白酶可能进一步促进了纤溶亢进。因此,目前认为 APL 的凝血功能障碍是由三方面因素共同引起的。

APL 的凝血功能障碍是由组织因子(TF)和肿瘤促凝物质(CP)共同引起的弥散性血管内凝血、APL 细胞表面高表达的膜联蛋白Ⅱ以及肿瘤细胞分泌的细胞因子诱发的纤溶亢进共同引起的。而 PC 及 ATⅢ等凝血抑制物水平相对正常能够一定程度上将 APL 相关凝血障碍与经典 DIC 相区别。

1)促凝活性在 APL 凝血功能异常中发挥直接作用:APL 细胞表达两种肿瘤相关促凝物质:组织因子(TF)和肿瘤促凝物质(CP),前者是一种凝血激活物,而针对后者的研究过去主要在实体肿瘤细胞中进行,近年来发现该物质同样存在于白血病细胞中,并且与其他类型的白血病细胞相比,APL 细胞中 CP 的表达水平最高。ATRA 治疗能够纠正白血病细胞中 TF 和 CP 的高表达,而凝血相关检验指标也随之趋于正常,这些现象也提示了这两种物质在 APL 的凝血功能紊乱中直接发挥作用。

2)APL 中纤维蛋白溶解显著亢进:最初认为 APL 中的纤溶亢进是 DIC 引起的继发性纤溶亢进,目前对这一观点存在质疑。一方面,D-D 二聚体升高提供了继发性纤溶亢进的证据;另一方面,u-PA、t-PA 水平升高,纤溶酶原及 α2-抗纤溶酶水平降低提示存在原发性纤溶亢进,同时 APL 高表达的膜联蛋白Ⅱ也能引起原发性纤溶亢进。膜联蛋白Ⅱ是一种位于细胞表面的凝血相关蛋白,其在 APL 细胞中的表达水平显著高于其他白血病细胞。APL 细胞能通过膜联蛋白Ⅱ激活细胞表面 t-PA 依赖的纤溶酶,这种作用在 t(15;17)阳性的细胞中是该染色体易位阴性的细胞中的 2 倍,且能够被抗膜联蛋白Ⅱ抗体抑制;相反,在 t(15;17)阴性的细胞中转染膜联蛋白Ⅱ的互补 DNA 能够诱导出这一促纤溶效应。伴有 *PML-RARa* 融合基因的细胞含有大量膜联蛋白Ⅱ mRNA,这些 mRNA 在 ATRA 治疗后在转录层面被抑制,从而使纤溶亢进的情况得到一定程度的改善。有研究表明,膜联蛋白Ⅱ在脑血管中的表达水平高于其他组织,这也能解释 APL 患者颅内出血的高发性。

3)嗜天青颗粒相关蛋白酶活性在 APL 出血中的作用存在争议:APL 细胞胞质嗜天青颗粒中表达的弹性蛋白酶和糜蛋白酶等能够裂解凝血因子及纤维蛋白原;有人认为这是 APL 出血性事件的另一个机制,但这一说法尚未得到公认,主要由于以下原因:①临床试验中未发现蛋白酶水平与凝血功能指标的相关性;②ATRA 治疗对蛋白酶水平没有明显影响;③更有研究表明 APL 细胞中纤溶活性及蛋白溶解活性较成熟中性粒细胞低。这些具有争议的研究结果提示在这一机制中存在两种可能:①APL 细胞中存在未被明确的蛋白酶对机体的凝血功能产生影响,但这一蛋白并非已被广为研究的弹性蛋白酶;②APL 细胞中的蛋白酶在细胞代谢中发挥蛋白裂解作用,但该过程与出凝血异常不直接相关,而是通过影响血管内皮细胞间接引起病理效应。

4)细胞因子在出凝血异常中也发挥一定作用:APL 细胞能够分泌 IL-1β、TNF-α 等细胞因子,通过改变血管内皮细胞的止凝血平衡功能参与急性早幼粒细胞白血病的凝血功能异常。

(2)APL 患者的血栓性事件风险可能被低估:虽然长年以来都认为 APL 的凝血功能异常以出血性症状为多,但近年来研究发现血栓性事件在 APL 中的发生率超过了预计。在一个临床观察研究中发现 379 位急性白血病患者中,血栓性事件的总发生率占 6.3%,有明显临床表现者占 3.4%,在 APL 患者中比例则高达 9.6%,确诊 6 个月后,APL 患者累计发生血栓性事件的比例为 8.4%;在该项研究中,ATRA 的治疗并不增加血栓性事件的发生率。尽管 ATRA 治疗可以快速纠正 APL 的凝血障碍,缩短早期凝血功能异常的时间,在用药后凝血活性物质的持续轻度升高使部分研究者推测 ATRA 引起的促凝及纤溶活性不平衡会对机体造成促血栓形成的影响,而这种影响可能与产生的细胞因子增多有关。

在既往的病例报道中,虽然血栓性事件偶尔作为 APL 的首发症状出现,但更主要的是出现于 ATRA 治疗开始之后。回顾性病例对照研究指出,APL 患者发生血栓的危险因素包括 WBC>17×10^9/L,bcr3 转录型,FLT3-ITD+,CD2+CD5+。有趣的是,PETHEMA 研究中发现了相反的结果:在该研究中,多因素分析后 M3v 亚型和低 Fg 水平是预测血栓性意外的危险因素,而 FLT3-ITD、CD2、CD5 的表达与血栓形成则没有明显相关性;除此之外,该研究还认为预防性使用氨甲环酸不仅不能减少出血性死亡,反而会增加血栓形成的危险。尽管如此,仍缺乏大样本的随机对照研究,目前 APL 中血栓性事件的发生究竟是由于疾病本身还是由于 ATRA 的药物作用尚无法达成共识；ATRA 时代，APL 患者的寿命明显得到了延长，那么，多项研究对于 ATRA 治疗群体中血栓性事件的发生率描述是否可能单纯由于患者生存期的延长引起？这一假设也需要进一步临床研究证明。

4. ATRA 能够纠正急性早幼粒细胞白血病出凝血异常 在多数病人中，APL 患者开始使用 ATRA 治疗后，其出血倾向能够快速缓解，这主要是由于 ATRA 能够在上调凝血调节蛋白的同时下调组织因子和肿瘤促凝物质产物，以及肿瘤细胞表面的膜联蛋白 Ⅱ 的表达。但仍有不到 10% 的患者，在 ATRA 治疗过程中其出凝血异常无法得到纠正，一部分患者在积极的输血等支持治疗下仍难以挽回生命。

（二）骨髓涂片中多见早幼粒细胞是 APL 的特征性表现，而 *RARα* 基因功能异常导致细胞分化停滞在早幼粒阶段是 APL 的发病基础

1. RARα 的生理功能 RARα 是核激素受体超家族的一员，与配体结合后能发挥转录调控子的作用。RARα 在 RAR 靶基因启动子区域与称为维 A 酸反应元件（RAREs）的 DNA 反应元件结合，调节靶基因的转录。RARα 与 DNA 的有效结合还需要另一个核激素受体家族，即视黄醇类 X 受体（RXR）的参与，两者形成异二聚体后方能发挥生理功能。RARs 和 RXRs 都能传导视黄醇类信号，并且都能被 9-顺式维 A 酸激活；此外，RARs 还能被全反式维 A 酸（ATRA）激活。目前被广泛接受的 RARα 的作用模式是一种配体激发的转录因子。在未结合配体的情况下，RARα 能与 DNA 反应元件发生高亲和力结合，通过在配体结合位点的第一个螺旋结构处连接共抑制分子、RAR 和 TR 沉默调节因子（SMRT）和核受体共抑制因子（N-CoR）抑制分化；这些共抑制因子反过来又能募集 HDAC 复合物，使核组蛋白去乙酰化、染色质浓缩，浓缩的染色质无法与转录激活因子以及基础转录结构结合，从而导致 RARα 靶基因沉默。

2. RARα 对 APL 细胞分化停滞起关键作用 大量研究已经证明，维 A 酸通路，尤其是 RARα 在调节髓系分化过程中发挥重要作用。RARα 蛋白存在很多调节 DNA 结构的功能区域和配体结构，也表达维 A 酸受体，其功能区域能够与激活或抑制分子相互作用，后者在与 DNA 反应元件发生高亲和度结合的过程中发挥重要的作用。另外，在所有的 APL 亚型中，RARα 的断裂位点总是在同一个区域，

使基因的功能区域得以完整地保留，并发挥其与 DNA 结合的功能，这也说明 RARα 的调节异常与疾病发生中白血病细胞的分化停滞密切相关。在生理水平的维 A 酸作用下，野生型的 RARα 与共激活分子有更高的亲和力，使维 A 酸反应元件转录激活，促进正常髓系分化；而相同水平的维 A 酸却无法对融合后的 X-RARα 产生同样的效应，后者通过招募核抑制因子、组蛋白去乙酰化酶（HDAC）复合物和 DNA 甲基转移酶，对下游靶基因的维 A 酸反应元件起到转录抑制作用，导致 APL 特征性的分化阻滞。除此之外，miRNA 在分化阻滞过程中的影响也不容忽视。白血病相关的染色体易位使造血细胞中的 miRNA 表达水平发生变化。其中，*MiR-233* 的表达水平与髓系祖细胞的分化密切相关，其转录后调节很大程度上影响粒细胞分化以及 APL 细胞对 ATRA 的临床疗效。实际上，RA-RARα 途径不只存在于粒细胞分化，多个研究还发现，他也参与多能造血干细胞向粒系发展促进和调节。

（三）PML-RARα 可能不是急性早幼粒细胞白血病发生的唯一决定因素

APL 的患者一般不伴有其他染色体异常，其表观遗传学的改变相较于其他类型的白血病也较少，这使人们认为 X-RARα 融合基因在 APL 的发生中起决定性作用，并且不需要其他机制的参与。然而动物实验发现，在 *PML-RARα* 转基因小鼠中能够出现典型的 APL 细胞，但疾病的发展需要数周时间，并且仅有融合基因不能完全表现出疾病的全部临床特征。在一些动物模型中需要 *FLT3* 基因突变才能使疾病特征充分表现出来（这一基因突变在其他疾病中也常常合并存在）；在 APL 病例中，*FLT3* 突变在 M3v 中出现得更为频繁。这一现象提示了以下几种可能性：①转基因小鼠中的白血病细胞由于种属差异可能与人体内的白血病细胞不完全相同，不排除 PML-RARα 在人体中足够发病但在小鼠中受其他内环境因素影响而自限的可能性；②APL 在 *PML-RARα* 之外仍需要伴随其他的遗传学或表观遗传学改变，也就是所谓的"二次打击"才能进展为有临床症状的疾病形式，而目前的基础实验研究尚未发现这些变化；③一些遗传学或表观遗传学改变对 PML-RARα 肿瘤蛋白的翻译后修饰与其在体内发挥的肿瘤效应密切相关。

二、诊断方法的变迁及思考

（一）如何早期临床诊断 APL？

由于 APL 起病急，早期易出现弥散性血管内凝

血(DIC)及原发性纤溶亢进,病死率很高,曾被认为是最凶险的白血病,而早期予以维A酸治疗可明显降低出血风险。故早期拟诊并及时干预非常重要。临床遇有不明原因的出血、贫血、发热、感染,尤以瘀点瘀斑、鼻衄、齿龈出血、月经过多甚至呼吸道、消化道等出血症状为主要表现时,需高度怀疑APL,应首先检查血常规(包括外周血涂片找异常细胞)和凝血指标。

1. **血常规**　APL患者外周血白细胞(WBC)常为3~15×10⁹/L,大多数低于5×10⁹/L,可伴红细胞和(或)血小板(PLT)降低。WBC>10×10⁹/L称为高白细胞血症。

血常规不仅可以作为初筛的风向标,还可提示预后。高白细胞血症患者易有出凝血异常、白细胞淤滞等风险,早期死亡率高,治疗风险大,预后差。根据WBC和PLT可将APL患者分为低危(WBC≤10×10⁹/L且PLT>40×10⁹/L)、中危(WBC≤10×10⁹/L且PLT≤40×10⁹/L)、高危(WBC>10×10⁹/L)三组。PETHEMA及GIMEMA试验组认为,WBC和PLT是影响预后的独立危险因素,在以ATRA+蒽环类化疗药物为主的治疗下,三组患者的无复发生存率(RFS)存在明显差异,也由此提出了根据危险分层而采用个体化治疗的观点,得到多家临床中心的认可和试行,并证实在低危患者中减少蒽环类化疗药物可减少药物毒副作用,而不改变疗效。

但在当前ATO逐渐加入一线治疗方案的大环境下,上述危险分层是否仍具有同样的预后指导意义?澳大利亚学者证实在ATO加入诱导和巩固治疗的方案下,低、中、高危患者无失败生存率(FFS)存在明显差异。但ATO在维持治疗中的地位尚不明确,可能会进一步提高RFS,故此危险分层在ATO时代对复发的预示作用恐有减弱。然而,不可否认的是,根据血常规区分低、中、高危患者,简单易行,对于个体化治疗理念下化疗方案的选择,以及临床及时开展有效的辅助治疗都有很大参考价值。

2. **凝血指标**　APL常有由APL细胞或化疗所致的细胞溶解释放促凝物质所诱发的凝血机制异常,表现为DIC或原发性纤维蛋白溶解亢进,可经TT、PT、APTT、3P、Fg等指标证实。DIC时3P试验、纤维蛋白降解产物(FDP)和D-二聚体阳性,纤维蛋白原(Fg)因消耗而降低,但纤维蛋白原降解产物(FgDP)为阴性,外周血可见红细胞碎片;原发性纤溶亢进时,3P、FDP、D-二聚体均为阴性,但Fg-DP为阳性,伴随Fg降低,外周血中一般见不到红细胞碎片。

若外周血可见异常早幼粒细胞,结合临床症状、血常规和凝血指标,即可初步诊断为APL。即使外周血未见或不能明确为早幼粒细胞(如与M2难以区分时),如有典型的急性白血病之血象,伴随Fg<1.5g/L或进行性下降,仍需高度怀疑为APL。然而APL的确诊尚需骨髓穿刺检查。

(二) MICM分型如何帮助人们认识和诊断APL?

以往单纯依据FAB骨髓细胞形态学诊断APL,误诊率可达10%,且APL的白血病细胞变异明显,对M3v的确诊往往有困难。近年来,急性髓细胞白血病(AML)的细胞遗传学和分子生物学的研究取得了巨大的进展,并建立了新的诊断、预后和预测指标。在20世纪80年代中期提出的形态学、免疫学、细胞遗传学(MIC)的分型方法基础上,2008 WHO分类根据细胞遗传学和分子生物学的异常以及这些遗传改变的临床-病理-遗传特点对更多的AML患者进行了分类。就APL而言,目前对t(15;17)易位所形成的*PML/RARα*融合基因可以实现较准确核型分析和检出骨髓细胞学未能发现的微量细胞群的变化。因此对APL进行MIC+分子生物学(即MICM)分型,诊断更为科学、有效和客观,极大地提高了APL诊断的准确率,并有助于指导治疗、判断预后、监测微小残留病灶(MRD)。

1. **骨髓细胞学检查可快速确诊近90%的APL**　骨髓涂片是诊断急性白血病必不可少的依据。该检查迅速便捷,可以确诊85%~90%左右的APL,有利于及时给予维A酸干预治疗。由于各型急性白血病的原始、幼稚细胞有时根据形态学尚难以鉴别,因此需同时做细胞化学染色,特别是在无法开展免疫表型或细胞遗传学、分子生物学检测的医院。

APL骨髓中以异常早幼粒细胞为主,占有核细胞的30%~90%。按照细胞形态的不同,FAB分型又将其分为M3和M3v两类(即M3a和M3b)。

M3约占APL的75%~80%左右,此类白血病细胞与正常的早幼粒细胞不同,细胞常呈椭圆形,大小不一,胞质丰富,其中充满大量粗大深染、密集甚至融合的嗜天青颗粒,常可覆盖在细胞核上;胞质中常有Auer小体,有时数量很多,可成捆而呈"柴捆状"。核形不规则,呈分叶状或折叠,染色质粗细不等,核仁常被嗜苯胺蓝颗粒所覆盖而辨识不清。核往往偏于一侧,另一侧胞质中则充满异常颗粒。

M3v 即变异性细颗粒型，此类细胞的胞质中颗粒较为细小密集，有时甚至呈灰尘样或无明显颗粒，胞质有不同程度嗜碱性；核染色质细致，核型不规则或呈肾形，可有扭曲、凹陷、分叶状，故此类细胞在形态上易与幼稚的单核细胞相混淆，但两者的细胞化学染色特点不同。

异常早幼粒细胞过氧化物酶（POX）和苏丹黑（SBB）染色均呈强阳性或阳性反应，其中 M3 型的 POX 阳性积分又高于 M3v 型；非特异性酯酶（NSE）染色为阳性，但不能被氟化钠所抑制；中性粒细胞碱性磷酸酶（NAP）积分明显降低。

2. 免疫表型并非 APL 诊断标准之一，为何还要进行免疫表型分析？免疫表型分析即采用活细胞三色免疫荧光法标记受检者骨髓或外周血细胞，利用流式细胞仪可以对细胞表面抗原进行检测。但它对各 AML 亚型的鉴别仍有局限性，目前只有 M0、M6、M7 可通过表型确诊。对 APL 而言，免疫表型分析虽只能作为辅助确诊手段，但可以帮助我们从造血干细胞克隆进化过程中分化抗原表达的角度来认识异常早幼粒细胞的克隆源性及分化阶段。

目前普遍认为 CD34+ 细胞群代表造血干细胞与祖细胞。在髓系细胞的发育过程中，细胞的免疫表型发生相应的改变，CD34 在由干细胞定向髓系祖细胞以后逐渐减弱，直至消失，期间 HLA-DR 表达逐渐增强，在定向髓系祖细胞的晚期也逐渐消失，并出现各系列特异性抗原，形成粒单核系、红系和巨核系不同的髓细胞免疫表型。MPO、CD33、CD13、CDw65、CD64、CD15、CD11b 都是粒单系细胞的特异性抗原。CD15 主要表达于早幼粒细胞及其以后各期的成熟细胞，与之相反，CD34 与 HLA-DR 在早幼粒细胞消失，因此 CD15 的表达标志着粒系细胞开始成熟。CD11b 是成熟粒单核细胞的标志，表达于中性粒细胞、嗜碱性粒细胞、嗜酸性粒细胞和单核细胞。

APL 细胞具有独特免疫表型，与正常早幼粒细胞相一致，一般不表达 CD34、HLA-DR、CD11b、CD14、CD25，但表达 MPO、CD13、CD33。APL 患者总体预后较好，可能与缺乏 Pgp、CD34、HLA-DR 和 CD7 等早期造血祖细胞相关抗原有关。M3v 和 M3 的免疫学表型基本相同，但是前者常表达 T 系相关抗原 CD2，尤其在儿童 M3v。CD2 表达与初诊高白细胞计数和短型 PML/RARα 转录本存在相关性，提示预后较差，表现为较低的缓解率、生存率及较高的病死率。最近有报道 CD13 的表达与高白细胞血症和维 A 酸综合征有关。

最近研究发现，部分 APL 细胞还表达 CD15s、CD68、CD9，与嗜碱性粒细胞表型（CD34-HLA-DR-CD15s+CD14-CD68+CD9+CD11b+CD25+）相似，故有人认为，该类 APL 可能起源于嗜碱性祖细胞，而不是正常早幼粒细胞相对应的白血病。另有资料表明，一些 APL 患者骨髓中可见较多嗜碱性粒细胞，而 ATRA 诱导治疗后可发生嗜碱性粒细胞增多症，提示白血病细胞向嗜碱性粒细胞分化成熟，但其白血病细胞不表达 CD11b、CD25。

研究还发现一类具有 NK/T 细胞免疫表型的 APL 变异型，该变异型细胞表达 NK/T 细胞相关抗原 CD56 和黏附分子 CD11a，具有 t(15;17) 的改变，但不表达 NK/T 细胞的另一表型 CD16，对 ATRA 治疗的敏感性与其他 APL 不同。CD56 即神经细胞黏附分子（NCAM），常在 NK/T 细胞上表达，也可在 AML 上表达，尤其是 t(8;21)M2 和 APL。研究表明，CD56+ 的 APL 提示预后不良，主要表现为复发率高，尤其髓外复发率高，总体生存率下降。本型需与另一罕见的 AML 类型——髓系或自然杀伤性细胞白血病相鉴别，两者在细胞形态学和免疫表型上均难以区别，后者细胞形态学为细小颗粒，与 M3v 相似，且共表达 CD56 和髓性相关抗原 CD33，HLA-DR 和 CD16 缺乏，但其缺乏 t(15;17)，对 ATRA 治疗无反应，临床进展快，预后差。

在 ATRA 诱导治疗过程中，APL 细胞 CD45RA 的表达逐渐减弱，而 CD45RO 和 CD11b 开始表达并逐渐增强，标志着粒细胞的分化成熟。此外，在 ATRA 治疗过程中存在一种过渡细胞，该细胞缺乏早幼粒细胞的形态特征而 CD33 和 CD16 强阳性。现知，正常 CD16+ 的粒细胞不表达或轻度表达 CD33，因此 CD33+CD16+ 的细胞可能是粒细胞成熟过程中的一种过渡细胞。CD33+CD16+ 细胞再进一步成熟转变为 CD33-CD16+ 的粒细胞，其与正常的粒细胞不同之处在于它还存有奥氏小体和 t(15;17)。

除此之外，利用流式细胞技术进行细胞免疫表型分析在监测 MRD 方面亦有重要作用，详见后文。

3. 细胞遗传学和分子生物学技术的革新为 APL 带来了新视野　自 1976 年 Golomb 等首次描述 APL 的 t(15;17) 非随机易位以来，有关 APL 的细胞遗传学研究取得了长足进展，分子生物学的发展及 PML/RARα 融合基因的发现弥补了染色体检测敏感度低的问题，并在基因层面完善了 APL 的发病机制研究，现二者已成为确诊 APL 必不可少的条件之一，尤其是很多形态学并不完全符合 M3 的 APL，均通过染色体和基因检查得到了确诊，且经治疗证实为 ATRA 敏感。

目前对 APL 细胞的细胞遗传学和分子生物学检查技术主要有染色体核型分析、荧光原位杂交（FISH）、RT-PCR 和 Southern blot 等，各自的优缺点比较详见表 2-3-1。细胞遗传学和分子生物学检查在 APL 的诊断、治疗监测及预后判断方面都有重要作用，常规细胞遗传学检查有助于附加异常的发现，RT-PCR 及 FISH 技术有助于变异型和隐匿型易位的诊断及疗效监测，FISH 对于复杂型易位的确定尤为重要，故临床最好联合应用。

表 2-3-1　APL 细胞遗传学和分子生物学检查技术比较

方法	细胞水平	检测靶点	所需时间（h）	优　点	缺　点
核型分析	染色体	t(15;17)	16～48	特异；可检出其他附加染色体异常	费时、假阴性
FISH	染色体和 DNA	t(15;17) 和融合基因	6～24	敏感，不需有丝分裂相	不能识别融合基因类别
Southern blot	DNA	PML 和 RARα	96～168	特异	费时、费力
RT-PCR	RNA	PML/RARα 转录本	4～6	快速、敏感	假阳性

（1）经典的 t(15;17) 易位和 *PML-RARα* 融合基因为 APL 的特异性染色体畸变：17 号染色体长臂近侧端（在中间部位）明显缺失并伴有 15 号染色体异常，核型为 [46,xx,t(15;17)(q22;q21)] 或 [46,xy,ins(15;17)(q22;q21)]。其染色体畸变是可变异的，17q、11q21 位置是控制早幼粒发育为中幼粒细胞的正常成熟过程所必须的，且与 *RARα* 基因和 *PML* 基因的重排有关。APL 特异性染色体易位 t(15;17)(q22;q21)，APL 发病为位于 15 号染色体上的早幼粒细胞白血病基因（*PML*）和 17 号染色体上的维 A 酸受体基因（*RARα*）发生基因重排，形成 *PML/RARα* 融合基因，从而导致 APL 的发生。

RARα 的断裂点恒定地在 AB 外显子之间的内含子处保留了 DNA 结合区（C 区）和配体结合区（E 区）；PML 的断裂点集中在三个断点密集区（bcr），大多数断裂点位于 bcr1 和 bcr3，极少数位于 bcr2，形成了三种不同的融合转录本，分别为 L 型、S 型和 V 型。L 型、S 型皆对 ATRA 治疗反应好，但有研究发现 S 型的白细胞总数明显高于 L 型，且较易早期发生 DIC 和（或）颅内出血。虽然 CR 率二者差异无统计学意义，但其 DFS 低，预后不良，可作为独立的预后因素。而 V 型对 ATRA 敏感性差，且常伴其他细胞遗传学异常，预后最差。

早幼粒细胞白血病基因（*PML*）是一类具有锌指结构的基因谱，一般由 9 条外显子组成，PML 是一种磷酸化蛋白，氨基端具有一个锌指结构。PML 具有生长抑制作用，是一个启动子特异性的转录抑制因子，可使细胞 G1 期延长进而延长细胞增殖周期，其作用为下调细胞 D 和细胞周期依赖激酶 L，

上调 P53 和 P21 的表达，使 Rb 蛋白磷酸化，Rb 蛋白可启动细胞由 G1 期进入到 S 期，所以 PML 是通过调控几种细胞周期的关键蛋白的表达来控制细胞生长。PML/RARα 在 PML 上呈显性副作用，干扰 PML 蛋白的正常功能。PML/RARα 的细胞内定位与正常的 PML 不同，它以一种小得多颗粒方式分布于细胞核周的胞质中，这种异常定位也许与 M3 的发生有关。

（2）染色体变异易位及相应的融合基因易导致 APL 漏诊：除了标准易位 t(15;17)(q22;21) 外，越来越多的变异易位逐渐被发现，而在以往形态学不能明确诊断，t(15;17) 或 PML/RARα 又为阴性时，这类 APL 常被漏诊。2000 年欧洲工作组对 611 例形态学诊断的 APL 进行了成功的核型分析，发现 t(15;17) 阳性者占 92%，阴性者占 8%。进一步分析发现，t(15;17) 阴性者中，多数 *PML/RARα* 融合基因阳性（占所有 APL 病例的 6%），其重排是通过插入或更加复杂的机制产生的，因而不易被常规染色体检测发现；其他变异易位及其对应的融合基因包括：t(11;17)(q23;q21)/*PLZF-RARα* 融合基因阳性者占 0.8%，是最常见的变异易位，t(5;17)(q35;q21)/*NPM-RARα* 融合基因阳性者占 0.2%，t(11;17)(q13;q21)/*NuMA-RARα* 及 *STAT5b-RARα* 融合基因阳性者均小于 0.1%；另有 1% 无 *RARα* 重排。

尽管各类融合基因相关的 APL 细胞在形态学上都表现为 M3 的特点，他们在其他方面的特征则相去甚远。例如在药物反应方面，典型的 t(15;17)/*PML-RARα* 对全反式维 A 酸（ATRA）治疗的反应良好，*NPM-RARα* 和 *NuMA-RARα* 对 ATRA 治疗也

有部分反应,而 ATRA 对 t(11;17)/*PLZF-RARa* 和 t(17;17)/*STAT5b-RARa* 的作用则很有限,尤其是 *PLZF-RARa* 对 ATRA 和 ATO 都耐药,因而提示预后不良。因此,使用适当的实验手段,在初发白血病患者中及时诊断 APL 并进一步明确融合基因的种类,对患者后续治疗方案的选择和预后的判断起着至关重要的作用。

(3) 附加染色体异常和基因突变对 APL 预后的影响仍有争议:染色体核型分析还可发现除上述经典 t(15;17) 易位和变异易位之外的附加染色体异常,这不但有助于加深人们对白血病发生、发展及恶性克隆演变的认识,而且对于疗效监测及预后的判断也有重要意义。通过大量病例研究发现,除了 t(15;17) 外,APL 克隆性染色体附加异常的发生率可高达 29% ~ 43%,平均 36.9%,三体 8(+8) 是最常见的附加染色体异常,其次为 ider(17q),分别占附加染色体异常的 17% ~ 45% 和 5.2% ~ 39%(中位数分别为 33% 和 18%)。其他附加异常相对少见,如 del(9q)、del(7q)、del(17p) 等。由于 Ph⁺-CML 患者有附加染色体异常可预示急变;t(8;21) 表达 ANLL 病人如出现 del(9q) 染色体异常也提示预后不良,因而附加异常对于 APL 细胞生物学行为、病人的临床特点与预后影响,开始被学者们关注。

但根据现有资料,尚无法得出一个肯定的结论。多数学者认为,附加异常组病人的年龄、性别、诊断时白细胞计数和 FAB 类型(M3 或 M3v)与无此异常组相似,CR 率、早期死亡率、复发率、无病生存期(DFS)和总生存期(OS)等差异也无显著性。而 Hiorn 等则发现复杂核型组复发率高,5 年生存率仅 15%,明显低于简单核型组(57%),且独立于其他危险因素。CALGB 组比较单用化疗的患者,结果则相反,附加异常组与单纯 t(15;17) 易位组相比,尽管 CR 率及 OS 无明显差异,但中位缓解及 EFS 持续时间则显著长于后者,且发现 APL 的附加异常与 PML/RAR-S 型明显相关。但 ECOG+SWOG 组研究表明,加入 ATRA 诱导或维持治疗的患者,附加异常组的 OS 和 DFS 较单纯 t(15;17) 易位者差,而仅用化疗治疗的患者中,OS 和 DFS 无差别,推测附加染色体异常可能影响 APL 患者对 ATRA 的敏感性,至于附加染色体异常是否与诸如 *FLT3* 等基因突变有关,是否由此造成了 APL 患者病理生理和药物敏感性的差异,有待进一步探讨。

FLT3 突变包括内在串联重复(ITD)或活化环 835 位(TKD)突变,在 APL 中亦较常见,发生率约 30% ~ 40%。*FLT3-ITD* 的存在与初治高白细胞,细颗粒型细胞及短型融合基因显著相关。现已证实在非 APL 的 AML 中,*FLT3* 突变提示预后不良,且有 DFS 较短、复发率高的趋势,但其与 APL 的预后相关性也尚未有明确定论。有研究表明,单用 ATO 治疗的患者,FLT3 激活突变与 PML-RARα-S 型和达到分子学缓解时间延长有关,但与临床疗效无明显相关。Schnittger 等发现,有无 *FLT3-ITD* 或 *FLT3-TKD* 突变对预后无显著影响,但 *FLT3-ITD* 突变负荷(*FLT3-ITD* 突变或野生型)<0.5 的患者,其 2 年 OS 和 EFS 优于突变负荷>0.5 的患者。PETHEMA 研究组也认为,*FLT3-ITD* 突变或野生型的比例越高、ITD 越长,其 5 年 RFS 越短。APL93 和 APL2000 组研究则表明,*FLT3* 突变不影响 CR 率、诱导中死亡率、缓解后死亡率以及累计复发率,但 FLT3-ITD 患者因复发后生存率低,故 OS 偏低。由此看来,*FLT3-ITD* 的突变量和 ITD 的长度可能影响 APL 的复发及复发后生存时间。

除 *FLT3* 之外,其他的在非 APL 的 AML 中常见的突变,如 *NPM1*、*KIT*、*CEBPA*、*NRAS/KRAS*、*TET2*、*RUNX2*、*TP53*、*DNMT3A*、*IDH1/IDH2*、*WT1*、*PTPN11*、*JAK1/JAK2* 等,在 APL 中发生率很低,且未提示与预后明显相关。近期有学者利用全基因测序或外显子测序,在 20 例 APL 患者中还检测出除 *FLT3* 等以外的其他酪氨酸酶激活信号系统基因(2 例)、其他髓系转录因子基因(1 例)以及剪切体(2 例)三种突变,但这 3 种突变是否影响 APL 的预后、是否有特殊的形态学、免疫学或遗传学特征,尚无进一步研究。

鉴于上述结果的矛盾,为进一步探讨附加染色体异常和基因突变对 APL 患者预后的影响,需积累更丰富的临床资料,同时不断利用新的检测方法,更多地从分子生物学的角度发现 APL 细胞中的复杂染色体异常、其他基因突变等,探究复发难治 APL 的机制,从而找到不同 APL 相应的治疗靶点,使治疗方案更加个体化、规范化。

(三) 微小残留病灶检测的意义、方法和存在的问题

尽管 APL 已成为目前唯一仅通过药物即可治愈的恶性血液病,但其复发仍是目前 APL 研究的难题之一。近年来研究发现其复发的主要根源是患者体内(包括髓内或髓外)仍存在常规显微镜不能检测或辨别的白血病细胞,即微小残留病灶(minimal residual disease,MRD)。因 MRD 检测技术的应用,APL 的疗效评估也被进一步分为血液学缓解

（HCR）和分子生物学缓解（MCR），前者是用传统的骨髓细胞学检查来评估，而后者则需要监测MRD。如何检出MRD，并加以杀灭，是彻底治愈白血病的关键，也是决定缓解后治疗何时终止的主要依据。

MRD的检测始于20世纪70年代，区分正常造血细胞进而检出混杂其中的残留白血病细胞，是MRD检测的主要目标，这就要求检测的灵敏度较形态学检查大幅提高。MRD阳性与缓解后APL患者的复发有关，可以作为缓解后预测APL患者复发的指标，同时有助于指导临床上采取巩固治疗而防止复发。

MRD的检测方法包括：

（1）免疫荧光技术：*PML-RARα*融合基因检测是目前公认检测MRD最敏感的指标。Dyck等及Weis等学者研究发现，PML蛋白单克隆抗体PG-M3能与PML蛋白的N-端（37位氨基酸到51位氨基酸）结合，用PML抗体做免疫荧光染色后，APL细胞荧光表现明显不同于非APL细胞，正常PML蛋白特征性荧光染色模式为大斑点型，而APL患者由于PML-RARα融合蛋白的PML部分缺少PML蛋白磷酸化位点和C-端，PML蛋白位置和功能受到影响，进而使NBs相关蛋白脱离其正常位置到异常核亚区域，破坏NBs结构和功能，NBs形态由大斑点型变为微小颗粒型，这就是PML-RARα融合蛋白特征性荧光染色微小颗粒模式。经过ATRA作用后，尽管依然存在融合基因，但为降解后的PML-RARα融合蛋白，恢复NBs正常结构，呈现出正常PML染色斑点模型，蛋白表达的荧光变化由小荧光信号变为大荧光信号。APL抗体免疫荧光法具有快速、简便、特异性等特点。

（2）流式细胞技术：白血病是某一类型的造血细胞恶性增殖形成"优势"克隆的结果，白血病细胞往往停滞在某一分化阶段。急性早幼粒细胞白血病作为其中的一种特殊亚型其表面可表达多种分化抗原。LoCoco等认为典型APL的免疫表型为CD13+，CD33+，CD34-，HLA-DR-。流式细胞技术（FCM）通过检测在正常骨髓或外周血细胞上不表达或低表达而在白血病细胞上表达或高表达的白血病相关抗原表（LAIP）来定量研究MRD。采用FCM检测LAIP，可使MRD检测的敏感性提高到1/万，但因LAIP有抗原不同步表达、抗原交叉表达、抗原过表达、抗原缺失、抗原异位表达等特点，临床上易出现假阴性结果，应该同时采用多种不同的免疫表型以使这种影响降至最低。

（3）细胞遗传学方法：常规细胞遗传学分析（GC）就是先进行骨髓培养、染色体制备，而后进行显带核型分析，参照《人类细胞遗传学国际命名体制（ISCN）1985》有关规定，进行分析及描述照相。常规染色体检查MRD存在诸多不足之处：部分APL初发时即为正常染色体核型，无法辨别肿瘤细胞；每次检测仅分析少数细胞，且必须是分裂期细胞，其相对敏感性仅1%；染色体形态短小，常显带不清，使得一些结构复杂或细小的改变难以准确识别，且此法难于发现小于5MB的染色DNA结构和数目的畸变。

另外，荧光原位杂交（FISH）也是细胞遗传学方法中的特殊组成部分。在20世纪80年代初，基于Southern blot原理，单色中期荧光原位杂交（FISH）技术随之出现。它可以检测到CG难以检出的染色体数目和结构异常，反映的是处于增殖期的单个白血病细胞的状况，且可作为衡量白血病负荷的数量指标。通过定期检测可以动态地观察体内白血病细胞负荷的消长，可预测白血病复发，具有直观、准确、且不受染色体质量影响的优点。Temperani等应用WCP17为探针的M-FISH对伴有t（15；17）易位的APL患者CR后MRD进行了检测，结果认为M-FISH是检测MRD的有效方法，但其检测灵敏度较低，且方法复杂，故在MRD检测中应用较少。Rifai等研究认为应用高浓度秋水仙酰胺长时间处理白血病细胞可以获得较高的有丝分裂指数，随着分析细胞数由几十个增加到数百个，M-FISH检测MRD的敏感性也有望提高。

（4）聚合酶链式反应（polymerase chain reation，PCR）：常规RT-PCR的检测是行琼脂糖电泳或聚丙烯酰胺电泳，根据DNA Marker估计产物分子量，用阳性及阴性对照判断产物是否为特异性产物条带。此方法简便易行，价格相对低廉，灵敏度进一步提高，可达1/百万，但易污染需时长且不能定量。巢式PCR虽敏感性高可以用竞争或内源性参比法作基因半定量，但是这种定量法属于终点检测法，不同循环次数和达到平台期的时间不同可致使产量相差很大，很难准确定量，耗时长，重复性差，定量标准不统一。2001年Gader教授报道应用荧光定量PCR检测系统可以对样本进行精确而完善的定量检测，是最近出现的精确基因定量技术，使患者在不同时间不同地点进行检测的结果有可比性。有学者认为此法是检测PML/MRD的首选方法。RQ-PCR综合生物学、酶学和荧光化学于一体，从扩增到结果分析均在PCR反应管封闭状态下进行，解决了 PCR 产物污染而导致假阳性的问题，同时也提高了灵敏度，实现对 PCR 产物的准确定量，便于不同的实验室之间进行比较。

目前应用最广泛的 TaqMan 技术，是依据目的基因设计能与扩增产物特异性杂交。PCR 扩增时，引物与特异探针同时结合到模板上，探针结合的位置位于上下游引物之间。当扩增延伸到探针结合的位置时，TaqDNA 聚合酶利用 5c-3c 外切酶活性，将探针水解，释放荧光基团并发出荧光，利用荧光信号积累实时监测整个 PCR 进程，最后通过标准曲线对未知模板进行定量分析，其显著的优越性已受到很多学者关注。目前，已经开发了 SYBR Green 染料法、双杂交探针（荧光谐振能量传递）技术、分子信标技术等 RQ-PCR 技术。

随着基因手段的不断改进，检测 MRD 相关技术已日趋完善。应用基因的特异性探针，可检测大多数染色体重排、易位、倒位等结构改变，FISH 技术在筛选染色体增加或缺失的遗传不平衡方面具有重要作用，且在非正倍体核型分析和易位的检测中对常规细胞遗传诊断是一有力的辅助。由于多色荧光标记抗原技术的发展，用 FCM 检测 MRD 也有了长足进步，可以一次性检测数万个细胞。实时定量 RT-PCR 不仅能够检测到微小残留病灶的存在，而且通过动态监测 PML-RARa 转录本水平及其变化，可以预测 APL 患者的治疗反应，定量白血病细胞的残余数量与复发的关系。已有研究证实，获得分子生物学缓解时间长的患者中，巩固治疗期间 RT-PCR 持续阳性或由阴转阳者复发率高。但目前对 MRD 的检测方法仍存在许多的缺陷，其中最主要的问题是，开展大规模的检测还缺少国际标准，检测的敏感性、特异性的微小差别可能造成结果的重大偏差。如何保证各研究中心之间方法上的一致性，建立一个一致的参考标准，将是未来几年迫切需要解决的课题。

（四）应如何利用 MICM 检测指导我们评估 APL 的预后？

自 ATRA 成为 APL 一线诱导用药以来，APL 的 CR 率和 OS 得到显著提高，目前以 ATRA+蒽环类药物为基础的治疗可使 APL 患者获得 90% 的 CR 率和 80% 左右的 OS，但仍有约 5%~30% 的患者可复发，预后不佳。

目前较多讨论的预后影响因素包括：①发病年龄：通常以 55 岁或 60 岁为界；②血常规：WBC 和 PLT；③形态学：M3v；④免疫学：CD56，CD34，HLA-DR，CD2 等；⑤细胞遗传学：染色体变异易位，附加

染色体异常；⑥分子生物学：PML/RARα 融合方式，PLZF/RARα 等其他融合基因，FLT3-ITD 等基因突变；⑦MCR 持续时间、PML-RARα 持续阳性或由阴转阳。

以上各种指标作为独立的预后影响因素与 APL 生存率和复发的关系：通过研究各种预后影响因素之间的关系，或可帮助进一步探究 APL 复发难治的分子和遗传学发病机制。研究表明，M3v 与 CD34，CD33，CD13 和 CD2 共表达相关，常并发高白细胞血症及 DIC，早期死亡率高，预后不良，推测此型 APL 可能来源于更原始的祖细胞。分子生物学的发展进一步证实，PML/RARα 融合基因 S 型、FLT3-ITD 突变与 M3v、CD34+ 之间存在显著相关性，虽然并不意味着对 ATRA+化疗的反应、CR 率、OS 等一定较经典 APL 差，但仍有部分临床试验表明上述改变有 DFS 较短、复发率较高的趋势，且与异常基因的负荷量相关。基础研究证明，S 型比 L 型缺少 158 个氨基酸长度的脯氨酸或丝氨酸富集区，可能使肿瘤细胞周期的调控改变，或增殖潜力增加，从而导致遗传相对不稳定性，还可使瘤细胞对化疗药物的细胞毒作用更加敏感，与 S 型预后比 L 型差有关。CD34 多表达于造血干细胞和早期造血祖细胞，目前对 CD34 的认识仅停留在其基因位于 1 号染色体长臂，但功能尚不清楚。而 S 型的细胞周期调控改变，是否与 FLT3-ITD 突变有关，各种基因突变是否以及如何导致 M3v 特定的形态学特征和 CD34+ 等免疫表型，以及如何引起高白细胞血症等临床表现，尚无研究回答。

近期在 APL 患者中又新发现了 3 种基因突变，由于研究样本量有限，还有待进一步大样本临床资料表明是否与预后相关。但这一发现预示着分子生物学研究在 APL 的地位越来越重要。既往由临床现象、细胞形态学和免疫表型等特征出发，追溯相关分子生物学改变的研究模式已经不能满足人们对 APL 认识的深入，未来的研究方向应更加注重从探索 APL（尤其是复发难治 APL）的分子生物学改变出发，解释其相应的生物学特性，从而根本上解释 APL 复发难治的机制，并找到治疗突破口，完善 APL 的个体化治疗方案。

三、治疗手段的演变和存在的问题

（一）单纯化疗是否对 APL 敏感，疗效如何？

1973 年，Bernard 等发现 APL 对蒽环类药物具有独特的敏感性。从那时起，蒽环类药物联合阿糖胞苷（Ara-C）的化疗成为 APL 的一线治疗方案，可

使 75% ~ 80% 的初诊 APL 患者获得完全缓解（CR）。但是化疗药物在杀灭白血病细胞过程中容易诱发和加重 DIC，导致病人严重出血而死亡。且患者平均缓解时间较短，5 年无病生存率（DFS）只有 35% ~ 45%。因此，寻找更为有效的化疗药物，或者其他更好的治疗方法刻不容缓。

（二）全反式维 A 酸（ATRA）的出现对 APL 的治疗带来了革命性改变

化疗药主要通过杀灭白血病细胞、抑制白血病细胞增殖而起作用。然而白血病细胞往往表现为多种多样的生物学行为，大量异常的早幼粒细胞聚集在骨髓中，阻断了粒细胞进一步分化。是否有药物不依靠杀灭细胞，而是通过诱导细胞分化而起到抗白血病的作用呢？

1. ATRA 单药治疗 APL　1978 年 Sachs 发现白血病细胞在某些物质的作用下会发生分化。20 世纪 80 年代初期，Breitman 等发现一种包含丁酸盐、二甲亚砜、维 A 酸的化合物能使早幼粒细胞系 HL-60 细胞发生形态上的改变及功能上的成熟。进一步研究证实起到这一作用的是维 A 酸。Flynn 等和 Nilsson 将这种 13 顺式维 A 酸用于两位 APL 患者，肯定了维 A 酸对 APL 的诱导分化作用。20 世纪 80 年代初，上海血液学研究所幸运地发现用于治疗皮肤疾病如牛皮癣、痤疮等的全反式维 A 酸（ATRA）对于 APL 疗效优于 13-顺式维 A 酸；并且在体外实验中，ARTA 能够诱导 HL-60 及 APL 原代细胞发生分化。1985 年，王振义院士首次将 ATRA 应用于一位用传统方法治疗几经失败、出血严重病情危重的 5 岁 APL 小女孩并取得成功，开启了 ATRA 靶向治疗 APL 的序幕。

ATRA 是维生素 A 的衍生物，通过与 RARα 结合，引起细胞周期蛋白依赖性激酶活化激酶（CAK）与 RARα 的解离，导致 RARα 的低磷酸化，解除 PML-RARα 融合蛋白的抑制作用，使 RARα 信号通路恢复，最终使 APL 细胞分化成熟。

1987 年起上海交通大学医学院附属瑞金医院率先使用 ATRA 诱导分化治疗 APL，并获得了显著疗效。在最初报道的 6 例 APL 患者中使用 ATRA+/-阿糖胞苷诱导治疗，全部 6 名患者都获得了 CR；取这些患者骨髓中的白血病细胞加入 ATRA 进行培养可使其出现向粒系分化的现象，而对照组中则没有观察到这一现象。1988 年，瑞金医院的团队用 ATRA 治疗了 8 例难治复发的 APL 患者和 16 例初治患者，其中 23 例获得完全缓解（CR），另一例加用化疗也得到缓解。ATRA 单药治疗减少了患者

因化疗骨髓抑制而引起的感染，降低了 DIC 和原发性纤溶的发生率，降低了早期死亡率。该研究成果在 Blood 杂志上一经发表，引起国内外的广泛关注，并掀起了全球研究 ATRA 的热潮。随后，世界各地多个血液/肿瘤研究中心证实 ATRA 对 APL 的确有效。更为重要的是，欧洲 APL91 及北美 Intergroup APL Trial 数据显示，ATRA 单药诱导 CR 率达 85% ~ 90%，与化疗诱导缓解率相似，但长期的随访结果提示 ATRA 单药明显优于化疗，改善 DFS。但是 ATRA 单一治疗会产生维 A 酸耐药，不能使 APL 患者获得长期缓解，大部分患者终会复发。此外，在 ATRA 诱导过程中随着白细胞计数的升高，可能会发生致命的维 A 酸综合征（RAS）。在 ATRA 诱导基础上，如何优化治疗，提高 CR 率及长期生存呢？

2. ATRA 联合化疗治疗 APL　20 世纪 90 年代初期，中国 554 例 APL 患者临床研究数据统计分析提示，联合应用 ATRA 和化疗疗效更佳。此后，更多的研究倾向于 ATRA 联合以蒽环类为基础化疗药物治疗 APL。

（1）ATRA 联合蒽环类化疗的诱导方案成为 APL 诱导治疗的基础：欧洲 APL 小组 APL93 临床研究数据发现，ATRA 与 DA 方案同时开始诱导治疗，APL 复发率低，并且早期加入化疗药物能减少 RAS 的发生。对接受该试验的 576 例初诊 APL 患者长达 10 年的随访发现：ATRA 联合化疗可使至少 3/4 的 APL 患者治愈。

西班牙 PETHEMA 研究小组从 1996 年 11 月到 2009 年 4 月先后进行了 3 项 ATRA 联合化疗的序贯临床试验，即 LPA96、LPA99 和 LPA2005，共观察 1100 多例 APL 患者，CR 率相当，分别为 90%、91% 和 92.5%。在诱导治疗过程中，IDA 与 ATRA 联合应用疗效可，且副作用小。意大利 GIMEMA-AIEOP 研究数据同样表明 AIDA 方案副作用小，容易耐受，疗效并不逊于其他方案。此外，GIMEMA 和 PETHEMA 等诱导方案研究表明，增加其他细胞毒性药物如 etoposide 或 thioguanine 对 CR 没有明显优势。

另外，英国 Medical Research Council（MRC）APL 小组、北美 APL 协作组、法国的 Bourgeois、澳大利亚的 Iland 和日本的 Asou 进行的研究均显示，诱导方案中 ATRA 的应用不仅可提高患者的 DFS 率和 OS 率，而且还能改善预后。

因此，目前认为以 ATRA+化疗药物为基础的联合诱导方案成为 APL 诱导治疗的基础，其原因有：①联合治疗可减少单药引起相对高的复发率；②化疗药物的加入能控制 APL 综合征的发生。

（2）ATRA 用于巩固治疗：巩固治疗的最终目的是清除异常白血病克隆，达到分子学缓解。虽然国际上各个研究组对巩固治疗的方案存在争议，但达成的共识是：建议至少给予 2～3 个疗程的以蒽环类为基础的治疗。ATRA 在诱导治疗中发挥了极为重要的作用，那么在巩固治疗中 ATRA 是否仍然占有一席之地呢？

有研究表明巩固治疗中保留 ATRA 可对体内残留的 APL 细胞起到持续促分化作用，从而可以降低疾病复发率。Sanz 等人发现对于中危和高危群体（白细胞计数>10×10⁹/L），含有 ATRA 巩固治疗组（LPA99）较单用蒽环类巩固治疗组（LPA94）有更低复发率和较高的 3 年 DFS。2010 年 Lo-Coco 等人比较 AIDA0493 方案（巩固不含 ATRA）和 AIDA2000 方案（巩固包含 ATRA），与 Sanz 等人的结论一致。

这些临床数据提示，ATRA 与蒽环类药物联合似乎更有好处。美国国家癌症综合网（national comprehensive cancer network，NCCN）于 2008 年推荐中高危患者在巩固治疗中加用 ATRA。

（3）Ara-C 在 APL 治疗中的作用：ATRA 联合蒽环类化疗疗效肯定，但欧洲治疗组发现，在 ATRA+蒽环类化疗为基础的 LPA99 方案，去除 Ara-C 的治疗后，缓解率没有明显差异，但有更高的复发风险（2 年复发率分别为 15.9% 和 4.7%，（P = 0.011），EFS 率和 OS 率分别是 77.2% 和 93.3% 以及 89.6% 和 97.9%（P = 0.0066）。Adès 等研究表明，对于低中危初发患者（WBC<10×10⁹/L），诱导阶段 ATRA+高剂量 IDA（LPA99）方案比 ATRA+DNR+Ara-C（APL2000）方案有更低的复发率、骨髓抑制和 CR 期间死亡率；对于高危初发患者（WBC>10×10⁹/L），APL2000 方案有更高缓解率和 3 年 EFS，更低的远期复发，但是其带来的骨髓抑制严重，会增加发生重度感染的风险。高危人群同样被 LPA2005 方案证实，含与不含 AraC 方案的复发率分别为 11% 和 26%。另外，GEMEMA 在巩固治疗中对高危群体使用中、大剂量 Ara-C 表明，此剂量对穿越血脑屏障有优势，尤其对有潜在髓外造血的病例。最近的比较研究又说明对高危者，高剂量的 Ara-C 比高剂量蒽环类化疗药对巩固治疗效果要好。在巩固治疗的高危群体中使用中、大剂量 AraC 可提高疗效。因此多数作者认为低危患者应不用 Ara-C 以减少不良反应，高危患者仍需应用包含 Ara-C 的化疗方案，可减少复发，尤其是中枢神经系统的复发。

3. ATRA 耐药现象是临床关注的一大问题 虽然 ATRA 联合化疗的疗效达到 90% 以上，但也有极少数患者对 ATRA 的诱导分化耐药，这些现象也成为了临床遗留的主要问题之一。随着对疾病发生分子机制的进一步探索与临床观察的结合，目前已证实了 PLZF-RARα 和 STAT5b-RARα 这两种非经典 APL 对 ATRA 耐药。前者的耐药机制在于融合蛋白的 PLZF 部分与 RARα 部分均能与共抑制复合物结合阻碍靶基因的转录，因此即便在治疗剂量的 ATRA 作用下，与 RARα 解离的共抑制复合物仍能与 PLZF 发生作用，使 RARα 靶基因启动子的转录抑制无法被解除，从而无法达到促进细胞分化的临床作用；对于后者，STAT5b-RARα 位于核内，STAT5b 是 JAK-STAT 信号通路的一个组成成分，JAK 对 STAT5b 的磷酸化使其发生同二聚体化并转移入核内成为一种转录因子，而 STAT5b-RARα 能够与野生型 STAT5b 形成异二聚体，阻碍后者的生理功能，并通过 STAT3 途径干扰细胞的增殖和存活，ATRA 使 RARα 与共抑制复合物解离的作用并不能逆转融合基因对 STAT5b 功能的影响，从而无法完全解除其肿瘤效应。因此，PLZF-RARα 和 STAT5b-RARα 两种融合基因对于 ATRA 都属于原发耐药，这种现象无法通过增加 ATRA 的剂量或延长给药时间纠正。

（三）APL 治疗史上又一举足轻重的药物：三氧化二砷（arsenic trioxide，ATO）

自 ATRA 联合蒽环类药物作为一线治疗方案以来，APL 的 CR 率和总体生存（OS）得到显著提高，但仍有 5%～30% 的患者对 ATRA 耐药或者复发，传统的二线治疗通常为大剂量化疗继以自体或异体骨髓移植，而细胞毒药物的过多使用无疑增加了患者的早期死亡率和移植风险。因此，为了满足救治患者的需要，有必要探索新的治疗方案以提高疗效、降低毒副作用，减少复发，改善患者的预后。

砷化合物是天然存在的化学物质，其作为药物应用已有 2400 多年的历史，中国传统医学和 18 世纪西方医学中有记载用砷化物治疗银屑病、梅毒、慢性粒细胞性白血病（CML）等。1974 年至 1985 年间，哈尔滨医科大学孙鸿德等首先用"癌灵 1 号"注射液（含 1% ATO）治疗初治 APL，32 例患者中 65% 达 CR。之后 1997 年，上海瑞金医院沈志祥等进一步将 ATO 用于治疗复发的 APL 患者，CR 率可达 90%，并且没有观察到明显的骨髓抑制及其他毒副反应。由此，ATO 在复发难治及初治 APL 中的应用逐渐被全球的科学家们所重视。

1. ATO 治疗 APL 的作用机制 在率先发现

ATO 这一 APL 治疗新选择的基础上,以陈竺、陈赛娟和陈国强等为代表的中国科学家在 ATO 的作用机制上的研究也取得了世界领先的成果。目前了解的 ATO 的作用机制可以总结为以下几点:

(1) ATO 诱导 APL 细胞分化和凋亡:ATO 对 APL 细胞存在剂量依赖的双重作用,高浓度(0.5～2.0μmol/L)时引起细胞凋亡,而低浓度(0.1～0.5μmol/L)时诱导细胞分化。针对 ATO 引起肿瘤细胞凋亡,目前研究已发现多条途径。如:ATO 可通过下调抑癌基因 $Bcl-2$、抑制 NF-κB 释放等使细胞进入程序化凋亡;使细胞内的活性氧(ROS)生成增多或清除减少;或与线粒体通透性转运复合物(PTPC)上的巯基结合,开放 PTPC,使线粒体跨膜电位下降,氧化呼吸链脱偶联,细胞色素 C(Cyt-C)等外漏。

(2) ATO 降解 PML-RARα 融合蛋白:上海血液研究所的团队 2010 年已经发现,三氧化二砷直接作用于 PML-RARα 和 PML 中 RBCC(RING-B box-coiled coil)区域锌指结构上的胱氨酸残基,通过使 PML 寡聚化,增加后者与 SUMO 结合酶 UBC9 的相互作用,从而增强肿瘤蛋白的 SUMO 化和裂解。也就是说,不同于 ATRA,PML-RARα 的 PML 部分是 ATO 治疗 APL 的主要靶点。这一研究为人们探索三氧化二砷治疗 APL 的药理机制提供了新的视角,也使人们对 ATO 对 APL 治疗的特异性有了更深入的理解,因此,这一发现一经发表就引起了全球热烈的反响。

(3) ATO 和 ATRA 共同去除白血病启动细胞(LIC):APL 细胞中存在一群白血病启动细胞(LIC),它们可以通过自我更新不断产生成熟障碍的 APL 细胞,故 APL 治疗的关键不仅在于诱导细胞分化成熟,更需要清除 LIC,才能获得根治。APL 小鼠模型和部分临床试验中发现,在 ATRA 和 ATO 的共同作用下,PML-RARα 降解,导致体内的 LIC 迅速被清除,而 LIC 的清除和细胞分化无明显相关性。

(4) ATO 与 ATRA 有协同作用:大量体外和体内实验证明:ATRA 作用于 PML-RARα 的 RARα 部分,主要在转录基因水平发挥诱导 APL 细胞分化成熟的作用,而 ATO 作用于 PML 部分,主要在转录后修饰和蛋白质水平发挥诱导细胞凋亡和降解 PML-RARα 的作用。二者在诱导 APL 细胞的分化、凋亡和降解 PML-RARα 方面都存在一定的协同作用。

2. ATO 治疗复发难治 APL 患者 1998 年 Soignet 等将 ATO 用于 12 例复发的 APL 患者,11 例达 CR,其中 8 例 $PML-RARα$ 融合基因转阴。随后 Soignet 等继续开展了一项较大样本的多中心临床研究,对 52 例一次或多次复发的 APL 患者以 ATO 诱导缓解,部分患者辅以 ATO 巩固或维持治疗,获得了 85% 的 CR 率,预计 18 月 OS 和 RFS 分别为 66% 和 50%。Lengfelder 等将 1997～2011 年的 14 个以 ATO 治疗复发 APL 的临床研究进行汇总,估计 ATO 单药诱导可使 86% 的复发 APL 患者获得二次缓解(CR2),2 年 OS 达 50%～81%。基于以上研究,NCCN 指南自 2006 年起推荐 ATO 用于治疗标准诱导失败的 APL,2007 年起又将其作为不能耐受化疗的 APL 首选用药之一。

3. ATO 在初发 APL 患者中的应用 ATO 在复发难治 APL 患者中的应用已得到广泛认可,而对于初发 APL 患者,ATO 又可带来哪些新的获益?

(1) ATO 用于一线诱导治疗的研究,从单药治疗到联合用药:张鹏、Niu 等早在 20 世纪 90 年代就尝试用 ATO 治疗初发 APL 患者,CR 率分别达 73.3% 和 72.7%,初步证明了 ATO 可以作为初发 APL 患者的诱导用药。随后 Ghavamzadeh 等对 197 例初发 APL 患者以 ATO 单药诱导+ATO×1～4 疗程的巩固治疗证明 ATO 单药诱导治疗初发 APL 疗效显著。

在 ATO 单药诱导获得成功的同时,上海瑞金医院首次提出 ATO 与 ATRA 联合治疗,比较 ATRA、ATO 及 ATRA+ATO 对初治 APL 的疗效,结果发现三组患者 CR 率无显著差异,而联合用药组较任一单药治疗组达 CR 的用时更短、DFS 持续时间更长。据此,上海瑞金医院将 ATRA+ATO 组扩展至 85 例患者,并结合 ATRA 和 ATO 协同作用于 PML-RARα 的分子机制,推荐 ATO 成为 APL 诱导治疗的一线用药。

在此之后,MDACC(M. D. Anderson Cancer Center)研究中心跟踪报道了 85 例初发 APL 单用 ATRA 和 ATO 治疗的结果,低中危组患者仅用 ATRA 和 ATO 治疗的 3 年生存率为 85%。Estey、Ravandi 等采用 ATRA+ATO±GO 联合用药,进行诱导及巩固治疗,亦获得较高的 CR 率和 OS,并提出对于初治 APL 患者(尤其是低危患者),ATO 可替代传统方案中的化疗药物,从而减低细胞毒作用。

(2) ATO 用于巩固治疗的研究:鉴于 ATO 可显著提高复发 APL 患者的 CR2,部分学者设想:ATO 若介入巩固治疗,是否可改善患者 CR 后的质量。

Gore 等对 45 例 ATRA+柔红霉素(DNR)诱导

缓解后的 APL 患者进行 Ara-C+DNR+ATO 1 疗程的巩固治疗,其中 DNR 总量低于标准治疗剂量,而 Ara-C 用量稍增加,3 年 DFS 和 OS 与传统的 ATRA+DNR 巩固治疗的疗效相仿,而 ATO 的使用可减少蒽环类药物的累积剂量及可能产生的心肌毒性。

北美协作组 C9710 试验是目前唯一研究 ATO 在巩固治疗中作用的大型多中心随机对照试验。该临床研究以 ATRA+DNR+Ara-C 为诱导,试验组较对照组在巩固治疗中加入了 2 个疗程的 ATO,结果表明 ATO 组的 EFS、DFS 分别为 80% 和 90%,较非 ATO 组(EFS63%、DFS70%)均明显获益。该试验证明了 ATO 用于巩固治疗可显著降低复发率,同时减轻化疗药物引起的骨髓抑制和心脏毒性等。但对于 ATO 的具体用法用量以及是否可替代 Ara-C 等问题,仍有待进一步探索。

目前欧洲正在进行的 APL2006 临床试验将 APL 患者分为低/中危组和高危组,试图回答在低/中危组中,ATO 或 ATRA 是否可替代 Ara-C 进行巩固治疗;对于高危组,ATO 与 Ara-C 联合巩固治疗是否可以减低后者的用量,从而降低细胞毒作用。

(3)上海方案结果肯定了 ATO 在诱导和维持治疗中的地位:2001 年开始,上海瑞金医院已将 ATO 作为 APL 的一线用药之一,并在原有的治疗方案基础上形成了以 ATRA+ATO+IDA 为诱导、DA(DNR+Ara-C)/中剂量 Ara-C/HA(高三尖杉碱酯 HHT+Ara-C)方案为巩固、ATRA/ATO/6-MP 或 MTX 交替 5 疗程维持的"上海方案",CR 率为 94.1%,5 年 OS、EFS 分别为 91.7% 和 89.2%,CR 患者的 5 年 RFS 高达 94.8%。上海方案的结果令人鼓舞,并进一步肯定了 ATO 在诱导和维持治疗中的地位,提示 ATO+ATRA+化疗的三联诱导方案能使 APL 患者获益。

4. 口服砷剂为 APL 治疗提供了新的选择

(1)口服四硫化四砷:自 1994~2000 年间,陆道培院士首次使用口服四硫化四砷治疗了 129 名 APL 患者(包括 19 名初发患者,7 名首次复发患者及 103 名处于血液学缓解状态的患者),其中初发及首次复发患者在四硫化四砷治疗后全部达到了血液学缓解,并且超过一半的患者达到了分子学缓解;而血液学缓解组中 44 名原本未达到分子学缓解的患者中 35 名患者的 PML-RARα 低于可检测水平,也就是达到了分子学缓解状态。通过进一步的随访研究发现,初发 APL 患者 1 年及 3 年的 DFS 分别为 86.1% 和 76.6%,而血液学缓解组的患者 1 年及 6 年的 DFS 分别为 96.7% 和 87.4%,从而证

实了单独使用口服砷剂在诱导缓解和维持缓解状态方面都有显著作用。另外,陆道培院士对口服砷剂的药物代谢和毒副作用进行了随访研究,除了证明口服砷剂的安全性之外,对于后续进行砷剂毒副作用机制的探索也有很好的启发作用。

在陆道培院士的研究基础上,2007 年至 2011 年间,以北大人民医院黄晓军教授为首,全国的 7 个血液病临床中心对 242 例初发 APL 患者进行了一项随机多中心非劣效性 Ⅲ 期临床试验,比较 60mg/kg 口服四硫化四砷(RIF)和 0.16mg/kg 静脉用 ATO 在联合 ATRA 的诱导及维持治疗中的有效性和安全性。每例患者都以 RIF+ATRA/ATO+ATRA 为诱导方案,在达到 CR 后接受三个疗程的巩固治疗及 2 年的 ATRA+RIF/ATO 序贯维持治疗。经过 39 个月的中位随访时间,两年的 DFS 在 RIF 组和 ATO 组分别为 98.1% 和 95.5%,研究中也证明了 RIF+ATRA 较 ATO+ATRA 作为治疗 APL 一线方案的非劣效性;而在 CR 率、三年 OS 及药物的毒副作用方面,两者无显著差异。这一结果表明 RIF 与 ATRA 联合运用的疗效不逊于目前常用的 ATRA+ATO 组合,从而为 APL 患者的治疗提供了新的选择,尤其对于无法实现院内静脉治疗的地方医疗机构和特殊需求患者,较传统的 ATRA+ATO 可能成为更优方案。

(2)口服砷剂复方黄黛片:复方黄黛片主要由雄黄、青黛、太子参、丹参四味药物组成。雄黄以毒攻毒,青黛能除热解毒,兼可凉血,协助雄黄增强清热解毒效力。临床和实验研究表明青黛配伍雄黄能显著增强其对白血病细胞的杀伤率,减少雄黄用量,降低毒性。丹参和太子参同用可逐瘀,益气,生血。Gong JX 等比较了 ATRA+复方黄黛片与 ATRA+MTX/6-MP 用于维持治疗,5 年 OS 黄黛片组优于口服化疗组。这也是我国传统医学成功运用于临床的鲜活案例,提示我们中医药材只要运用得当一样能够解决临床实际问题。纵观 APL 研究的历史,从全反式维 A 酸到砷剂,我国医务工作者和科学人才在 APL 的认识和治疗中发挥了举足轻重的作用,为新一代医学人才树立了信心和良好的榜样。

(四)何为 APL 的优化治疗?

虽然 APL 的治疗已获得了巨大成功,但目前以 ATRA 为基础的诱导、巩固、维持治疗方案中存在大量争议和亟待解决的问题,尤其是对于 APL 治疗中 ATO 的使用,现国际上没有统一结果。所谓优化治疗,即根据患者本身不同的临床特点给予个体化的治疗,以期用最少最经济却又最为有效的药物取得

最好的治疗效果,在此基础上又将药物的不良反应降到最低。如何实现 APL 的优化治疗,使 APL 患者最大程度受益,有待于进一步研究。

1. 何为最优诱导治疗方案 目前国际上 APL 的标准诱导治疗方案为:ATRA+含蒽环类药物的化疗,对于不能耐受化疗的 APL 患者首选 ATRA+ATO 诱导。"上海方案"则推荐 ATRA+含蒽环类药物的化疗+ATO 进行诱导治疗。三种方案都达到较高的 CR 率,但哪一种更具有优势?

Lo-coco 等新近发表在新英格兰杂志的临床研究(APL0406)比较了 ATRA+ATO 与 ATRA+化疗对于低中危初发患者的疗效。ATO 组与化疗组 CR 率相当,但 2 年 EFS、OS,ATO 组要优于化疗组,提示对于低中危 APL 患者,在治疗过程中仅予以 ATRA 和 ATO,不仅毒副作用小,而且疗效似乎更优于不含 ATO 的方案。

澳大利亚 Iland 等开展的 APML4 临床试验数据表明,ATRA+IDA+ATO 三药诱导治疗的疗效明显优于 ATRA+IDA 的诱导方案(APML3),建议将 ATO 作为 APL 诱导治疗的一线用药。

2. ATO 在巩固治疗中是否具有应用前景 在巩固治疗方面,NCCN 指南推荐中高危患者在巩固治疗中加用 ATRA,高危患者在巩固治疗中还应加入中大剂量 Ara-C。对于 ATO 在巩固治疗中的作用尚未说明。

由于标准治疗对低危和长期缓解的患者可能带来不必要的继发性 MDS 或 AML 以及蒽环类化疗药相关的心肌病,越来越多的学者在巩固治疗中加入 ATO,为将来减少甚至替代化疗提供了基础。

在 2012 年美国血液学年会(ASH)的摘要中摘录了浙江大学附属第一医院的比较在巩固治疗中加与不加 ATO 对患者生存的影响,两组 6 年 RFS 和 OS 具有显著差别,ATO 组与不含 ATO 组分别为(94.4% vs.50.6%,95.7% vs.64.1%),这一结果提示在诱导缓解后的治疗中加入 ATO 可以显著提高患者长期生存。除此之外,APL0406 和 APML4 的研究也同样证实了 ATO 在巩固治疗中的优势。

3. 我们还需要维持治疗吗? 维持治疗对于降低高危患者复发风险的作用已被国内外大量研究证实,但仍有观点认为过早维持治疗对于已经达到 MCR 者可能无益,特别是对于低危的患者。法国 APL93 临床试验长期跟踪研究显示,间断 ATRA+持续 6-MP 和 MTX 的维持治疗方案疗效更佳,效果在高白细胞(白细胞计数>5×10⁹/L)的患者上更显著。但对两组在巩固治疗后分子遗传学缓解的患者,意大利研究组(GIMEMA)的 ATRA+6-MP+MTX 维持方案以及日本研究组(JALSG)的 6 疗程强化维持方案均显示维持治疗没有明显降低复发率,反而降低远期存活,推其原因可能为累积药物毒性的增加和复发后的耐药。来自 AIDA0493 的结果也表明对这类患者维持治疗没有益处。这些不一致的结论提示维持治疗的疗效有赖于先前诱导和巩固方案的不同,因此临床中要综合具体治疗措施并结合病情以期维持治疗最优。

在"上海方案"的基础上结合分层治疗的理念,瑞金医院于 2012 年开展了一项多中心临床研究,试图以 MCR 作为临床治疗效果的评价指标,在 ATRA+ATO±IDA/DNR 诱导方案基础上,对 APL 患者进行危险分组,在提高、保持初诊 APL 患者高细胞遗传学缓解率和无复发生存率的基础上,希望能够解决如下两个问题:

①ATO 是否可替代低危组患者的化疗?

②ATO 是否可降低甚至取代高危组患者 Ara-C 的使用?

(五) APL 治疗中需要注意的一些问题

APL 起病急,病情进展迅速,易发生致死性 DIC,早期死亡率高。在 ATRA±ATO 的诱导治疗过程中,部分患者特别是初诊时高白的患者可能会发生 APL 分化综合征(DS)。随着疾病的缓解与趋于稳定,还需警惕复发,尤其是中枢神经系统的复发。是否需要定期监测 MRD 以期及早发现疾病复发?对于复发难治患者,采取怎样的治疗方案更为合理有效?而化疗药物和砷剂的应用除了近期不良反应,是否会产生远期毒副作用?这些问题贯穿在 APL 的整个治疗过程中,值得思考并引起重视。

1. 早期死亡 ATRA 和 ATO 的相继问世,使 APL 的预后发生了本质的改变。然而,仍有一部分患者在疾病早期死亡,丧失了进一步治疗的机会。文献报道诱导期间的死亡率约为 5%~9%。最近欧美地区的研究提供了详尽的流行病学早期死亡(即治疗开始 30 天内死亡,ED)数据,进入临床研究项目患者 ED 率低(5%~10% 以内),而未纳入临床研究患者 ED 率一般都在 15%~20%,甚至个别地区会更高达到近 30%。最常见的死亡原因包括出血、感染、DS。PETHEME 对行 LPA96 和 LPA99 方案的患者调查诱导期间死亡的原因:出血(5%)最常见,感染(2.3%)和 DS(1.4%)紧随其后。

自进入 ATRA 治疗时代后,DIC 发生减少,即使发生也相对较轻。已证实 ATRA 可下调 APL 细胞组织因子和癌性促凝物抑制纤维蛋白溶解,对DIC 和继发性纤溶有防治作用。鉴于 APL 患者早期出血死亡以及 ATRA 独特的改善凝血障碍特点,当怀疑患者是 APL 时:①应立即开始以 ATRA+蒽环类为基础的化疗,不用等待分子学结果,其中对于起始白细胞计数$<10×10^9/L$并且有明显凝血障碍者,ATRA 可早于化疗药$(1～3)$d 以稳定凝血状况;②APL 发生 DIC 时多不主张用肝素抗凝治疗,应尽量补充血小板和凝血因子。强调输血小板悬液、新鲜冷冻血浆(FFP)、纤维蛋白原或冷沉淀使$PLT>30×10^9/L$,纤维蛋白原$>1g/L$。

2. APL 分化综合征(DS)　APL 分化综合征(DS),过去称为维 A 酸综合征(RAS)。早期治疗中 ATRA 和 ATO 单药或合用均可能导致 DS,DS 合并出血常在诱导期间导致死亡,因而早期发现 DS 证据尤为重要。临床上主要表现为呼吸急促、不明原因发热、体重增加、胸腔积液、心包积液等,多发生于用药 2 周内,常见于发病时白细胞数较高或存在肺部基础疾病的患者。一旦发生应考虑暂停ATRA,密切关注容量负荷及肺功能状态,并尽早使用地塞米松(10mg,每天 2 次,大于 2 周),直至低氧血症解除。对于高白细胞 APL 患者,因为白细胞分离术可能加剧凝血障碍和诱导相关死亡风险,除危及生命的情况下不推荐使用。ATO 与 ATRA 联合应用并不增加 DS 的发生率。

3. APL 治疗中 MRD 监测　用 RT-PCR 等技术定期监测微小残留病灶(MRD)非常重要,这往往是提示复发的第一信号。通过检测 MRD 可以预测病情,监测复发,指导临床治疗,从而使 APL 患者获得长期生存。目前建议 APL 患者获得 CR 后 2年内每 3 个月检测一次 *PML-RARα* 融合基因,之后$2～3$年每 6 个月检测一次。

（六）APL 复发难治患者的治疗

APL 患者的复发率为$5\%～30\%$,多为高危患者(低中危$<3\%$),大多数往往发生在治疗结束的第一个三年内,$3\%～5\%$的患者出现髓外复发,如中枢神经系统复发。通常认为 APL 在初诊后 5 年内易复发,但近期也有意大利学者报道了近10%的5 年后复发病例。

复发分为血液学复发、分子生物学/遗传学复发和髓外复发三类。血液学复发是指骨髓原+早幼粒$>20\%$或虽骨髓原+早幼粒$>5\%$而$≤20\%$,但经有效的抗 APL 治疗一个疗程仍未达骨髓象 CR 标准。分子生物学/遗传学复发是指已达持续完全缓解(CCR)和 MCR 者,骨髓细胞形态学检查无疾病

证据,但又出现细胞遗传学异常和(或)分子水平检测骨髓标本 *PML/RARα* 融合基因连续两次由阴转阳。髓外复发指骨髓外白血病细胞浸润,约占$3\%～5\%$的患者,以中枢神经系统复发为主。髓外复发在 ATRA 时代以前少有报道,有研究认为,髓外复发可能与维 A 酸综合征、高白细胞血症和PML/RARα bcr3 断裂、M3v 有关。髓外复发的病人在进一步检查时,也常可发现血液学或分子复发。

难治 APL 的预后也较差,其定义包括:经标准方案治疗二疗程未达部分缓解的初治 APL;CR 后经巩固强化治疗在 6 个月内复发,或 6 个月后复发但经正规治疗无效;再次或多次复发的 APL。

1. ATO 和造血干细胞移植(HSCT)　ATO 被用于巩固治疗完成后分子遗传学阳性或后来证实分子遗传学阳性患者的一线治疗,单药运用能达到$80\%～90\%$的 CR 率和$70\%～80\%$ mCR 率。美国一项多中心临床研究中,40 位复发患者接受 ATO再诱导治疗,34 位(85%)CR,后续以 ATO 巩固或进行造血干细胞移植(HSCT),18 个月的 OS 和 RFS分别为 66%,56%。Alimoghaddam 等进行了类似研究,31 位既往经 ATRA+化疗治疗后复发的患者予以 ATO 单药再诱导与巩固,平均随访 32 个月,有10 位(41.6%)患者再次复发。上述研究数据表明,尽管 ATO 单药对复发患者再次诱导有效,但CR2 后的二次复发率并不低,可见二次缓解后的治疗与预后相关。

对于 ATO 诱导至 CR2 后的治疗方案尚未统一,主要包括 ATO、包含 ATRA(±ATO)的标准化疗以及 HSCT。Thirugnanam 等对 37 例复发患者的研究表明,第 2 次 CR 后进行自体造血干细胞移植可以取得较好的效果。在 Ferrara 等人的研究中,6 位复发患者在重获血液学缓解(HCR)后进行自体移植,有 5 位长期存活,且始终处于 HCR,只有 1 位再次复发后死亡。2007 年欧洲血液和骨髓移植小组通过比较 625 位 HSCT 患者,发现自体移植和异体移植的疗效无明显差异,自体移植移植相关死亡率略低,再复发率略高。因此对 APL 复发患者,我们推荐,一旦以 ATO 为基础的治疗方案诱导至 HCR,应立即行自体移植;对于那些没有诱导至 HCR 的患者,异体移植可能是更理想的选择。

2. 新的靶向治疗药物　几乎所有 APL 患者均可在细胞表面检测出高密度的 CD33 分化抗原,抗CD33 单抗中应用最为广泛的是吉妥珠单抗 gemtuzumab ozogamicin(俗称 Go,商品名 Mylotarg)。它启动 CD33 抗体与加利车霉素 caliheamicin(烯二炔类

高效抗肿瘤抗生素）连接，选择性结合于 CD33 阳性细胞，其中包括 APL 细胞并予以杀伤。2000 年美国 FDA 批准用于老年复发 APL 患者。Lococo 等用 Go 治疗复发的 APL 患者，效果令人满意。Ravandi 等研究发现，对于初诊的 APL 患者，ATRA+ATO 联合吉妥珠单抗的治疗是有效且安全的，甚至可以作为含化疗方案的替代治疗。吉妥珠单抗可以单独应用于血液学或分子学复发、或者对 ATO 耐药或有进展性疾病不能耐受化疗的老年 APL 患者。

3. 中枢神经系统复发 研究发现，起始白细胞计数$>10\times10^9$/L 和在诱导期间中枢性出血是中枢复发的两个独立危险因素。目前尚未有确切证据证明预防性鞘注化疗能改善中枢复发，有学者认为在巩固治疗中运用高剂量 AraC 能降低复发风险，尤其用于不使用预防性鞘注化疗的患者。2011年 APL 中国诊疗指南建议在诱导缓解后，低中危者应进行 3 次预防性鞘内治疗；高危组或复发患者，因发生 CNSL 的风险增加，应进行 6 次预防性鞘内治疗。2012 年 NCCN 指南提出高危患者在诱导缓解后需考虑鞘注化疗。用药如下：甲氨蝶呤10mg，阿糖胞苷 50mg，地塞米松 5mg。

4. ATO 近期不良反应与远期毒副作用

（1）近期不良反应：ATO 主要近期不良反应包括：肝功能损害，皮疹，心脏毒性。前期研究资料显示，80%患者为 Ⅰ~Ⅱ 级肝功能损害，通过保肝治疗或 ATO 剂量减半，大部分患者肝功能可以恢复正常，只有少数患者需要暂停使用 ATO。心脏毒性主要表现为心电图异常，多为 Q-T 间期延长，其他可有 T 波改变、阵发性室上性心动过速等，亦可发生扭转性室性心动过速等威胁生命的心律失常，但较为少见。低血钾或低血镁可增加心脏事件的发生率。因此治疗过程中需监测心电图及维持电解质平衡。

（2）远期毒副作用：目前对于砷剂蓄积作用和慢性中毒的报道多涉及水资源污染和工业区的空气污染，其中最严重的是其致癌作用。长期慢性接触砷含量超标的饮用水或空气，皮肤癌、肺癌、膀胱癌等恶性肿瘤发生率明显升高。上海瑞金医院胡炯等随访 2001 年至 2008 年经 ATRA+ATO 治疗的 APL 患者，未发现 ATO 致二次肿瘤的病例，其他几项临床试验的长期随访也均未报道致皮肤癌等二次肿瘤。

慢性砷中毒还可引起心血管系统、消化系统、神经系统等多系统病变，如心律失常、血管内皮受损、高血压、恶心呕吐、腹痛腹泻、肝功能异常、肝硬化、手足麻木、肌肉无力、神经传导速度下降等。

以上毒副作用基本涵盖了 ATO 所致的常见近期不良反应，提示临床医生需监测患者体内的砷剂蓄积量，从而合理制定 ATO 的使用剂量和疗程，避免短期不良反应转变为慢性砷中毒甚至二次肿瘤。Hu 等对 33 例 ATO 停药 2 年以上的患者进行血、尿、毛发及指甲的砷含量测定，发现上述指标较正常对照人群仅轻度升高，而血、尿砷浓度较治疗中的患者明显下降，尿砷含量明显低于安全限值，同时心电图、超声心动图、胸片等均无明显异常，亦未发现皮损、肿瘤等，提示治疗剂量的 ATO 安全性较高。但由于慢性砷中毒尤其是其致肿瘤作用常在 10~20 年后方有所表现，故仍需长期随访患者的砷蓄积情况。

四、结语

在过去的 20 年中，基础研究和临床的进步在不断改善 APL 的治疗，RT-PCR，FISH 和抗 PML 单克隆抗体等新的检测技术为 APL 分层治疗和预后评估铺平了道路。国际研究小组之间的合作进一步完善了治疗策略，虽然仍有很多问题等待探讨，治疗 APL 的成功将为其他白血病及恶性肿瘤带来新的启迪。目前减少出血等相关并发症导致的早期死亡，降低疾病复发率，将化疗药物用量最小化，如何优化治疗，寻求最佳治疗方案成为未来发展的目标。

（上海交通大学医学院附属瑞金
医院 李军民）

参 考 文 献

1. Adès L, Guerci A, Raffoux E, et al. Very long-term outcome of acute promyelocytic leukemia after treatment with all-trans retinoic acid and chemotherapy: the European APL Group experience. Blood, 2010, 115: 1690-1696.

2. Barry E, DeAngelo DJ, Neuberg D, et al. Favorable outcome for adolescents with acute lymphoblastic leukemia treated on Dana-Farber Cancer Institute Acute lymphoblastic Leukemia Consortium Protocol. J Clin Oncol,

2007,25:813-819.

3. Burnett A,Wetzler M,Löwenberg B. Therapeutic advances in acute myeloid leukemia,2011,29:487-494.

4. Brüggemann M, Raff T, Kneba M. Has MRD monitoring superseded other prognostic factors in adult AL? Blood, 2012,120:4470-4481.

5. Cancer Genome Atlas Research Network. Genomic and epigenomic landscapes of adult de novo acute myeloid leukemia. N Engl J Med,2013,368:2059-2074.

6. Cheson BD,Bennett JM,Kopecky KJ,et al. Revised recommendations of the International Working Group for Diagnosis, Standardization of Response Criteria, Treatment Outcomes,and Reporting Standards for Therapeutic Trials in Acute Myeloid Leukemia. J Clin Oncol,2003,21:4642-4649.

7. Feldman EJ,Gergis U. Management of Refractory Acute Myeloid Leukemia: Re-induction Therapy or Straight to Transplantation? Curr Hematol Malig Rep, 2012, 7: 74-77.

8. Grimwade D,Walker H,Oliver F,et al. The importance of diagnostic cytogenetics on outcome in AML:analysis of 1, 612 patients entered into the MRC AML 10 trial. The Medical Research Council Adult and Children's Leukaemia Working Parties. Blood,1998,92:2322-2333.

9. Grimwade D, Jovanovic JV, Hills RK, et al. Prospective minimal residual disease monitoring to predict relapse of acute promyelocytic leukemia and to direct pre-emptive arsenic trioxide therapy. J Clin Oncol, 2009, 27: 3650-3658.

10. Iland HJ,Bradstock K,Supple SG,et al. All-trans-retinoic acid,idarubicin,and IV arsenic trioxide as initial therapy in acute promyelocytic leukemia (APML4). Blood, 2012,120:1570-1580.

11. Inaba H,Greaves M,Mullighan CG. Acute lymphoblastic leukaemia. Lancet,2013,381:1943-1955.

12. Jamieson K, Odenike O. Late-phase investigational approaches for the treatment of relapsed/refractory acute myeloid leukemia,2012,13:2171-2187.

13. Kantarjian H, Thomas D, O'Brien S, et al. Long-term follow-up results of hyperfractionated cyclophosphamide vincristine, doxorubicin, and dexamethasone (Hyper-CVAD),a dose-intensive regimen,in acute lymphoblastic leukemia. Cancer,2004,101:2788-2801.

14. Koreth J,Schlenk R,Kopecky KJ,et al. Allogeneic stem cell transplantation for acute myeloid leukemia in first complete remission:a systematic review and meta-analysis of prospective clinical trials. JAMA,2009,301:2349-2361.

15. Lo-Coco F,Avvisati G,Vignetti M,et al. Front-line treatment of acute promyelocytic leukemia with AIDA induc-tion followed by risk-adapted consolidation for adults younger than 61 years:results of the AIDA-2000 trial of the GIMEMA Group. Blood,2010,116:3171-3179.

16. Lo-Coco F, Avvisati G, Vignetti M, et al. Retinoic acid and arsenic trioxide for acute promyelocytic leukemia. N Engl J Med,2013,369:111-121.

17. Lu DP,Qiu JY,Jiang B,et al. Tetra-arsenic tetra-sulfide for the treatment of acute promyelocytic leukemia:a pilot report. Blood,2002,99:3136-3143.

18. Mullighan CG. The molecular genetic makeup of acute lymphoblastic leukemia. Hematology Am Soc Hematol Educ Program,2012,2012:389-396.

19. Nagafuji K,Miyamoto T,Eto T,et al. Monitoring of minimal residual disease (MRD) is useful to predict prognosis of adult patients with Ph-negative ALL:results of a prospective study (ALL MRD2002 Study). J Hematol Oncol,2013,6:14.

20. Nasr R, Guillemin MC, Ferhi O, et al. Eradication of acute promyelocytic leukemia-initiating cells through PML-RARA degradation. Nat Med, 2008, 14: 1333-1342.

21. NCCN clinical practice guidelines in Oncology. Acute myeloid leukemia. Version 2,2013,NCCN. org.

22. Patte C,Auperin A,Michon J,et al. The Société Française d'Oncologie Pédiatrique LMB89 protocol:highly effective multiagent chemotherapy tailored to the tumor burden and initial response in 561 unselected children with B-cell lymphomas and L3 leukemia. Blood, 2001, 97: 3370-3379.

23. Rowe JM,Buck G,Burnett AK,et al. Induction therapy for adults with acute lymphoblastic leukemia:results of more than 1500 patients from the international ALL trial:MRC UKALL XII/ECOG E2993. Blood, 2005, 106: 3760-3767.

24. Sanz MA, Montesinos P, Raybn C, et al. Risk-adapted treatment of acute promyelocytic leukemia based on all-trans retinoie acid and anthracycline with addition of eytarabine in consolidation therapy for high-risk patients: further improvements in treatment outcome. Blood,2010, 115:5137-5146.

25. Soverini S,Hochhaus A,Nicolini FE,et al. *BCR-ABL* kinase domain mutation analysis in chronic myeloid leukemia patients treated with tyrosine kinase inhibitors:recommendations from an expert panel on behalf of European LeukemiaNet. Blood,2011,118:1208-1215.

26. Tallman MS, Kim HT, Montesinos P, et al. Does microgranular variant morphology of acute promyelocytic leukemia independently predict a less favorable outcome compared with classical M3 APL? A joint study of the North American Intergroup and the PETHEMA Group.

Blood,2010,116;5650-5659.

27. Thomas DA,Faderl S,Cortes J,et al. Treatment of Philadelphia chromosome-positive acute lymphocytic leukemia with hyper-CVAD and imatinib mesylate. Blood,2004, 103;4396-4407.

28. The Cancer Genoe Atlas Research Network. Genomic and epigenomic landscapes of adult de Novo acute myeloid leukemia. JEJM,2013,368;2059.

29. Vitale A,Guarini A,Ariola C,et al. Adult T-cell acute lymphoblastic leukemia;biologic profile at presentation and correlation with response to induction treatment in patients enrolled in the GIMEMA LAL 0496protocol.

Blood,2006,107;473-479.

30. Wang,Z. Y. & Chen,Z. Acute promyelocytic leukemia; from highly fatal to highly curable. Blood,2008,111; 2505-2515.

31. Walter RB,Othus M,Borthakur G,et al. Prediction of early death after induction therapy for newly diagnosed acute myeloid leukemia with pretreatment risk scores;a novel paradigm for treatment assignment. J Clin Oncol, 2011,29;4417-4423.

32. Zhang XW,Yan XJ,Zhou ZR,et al. Arsenic trioxide controls the fate of the PML-RARα oncoprotein by directly binding PML. Science,2010,328;240-243.

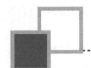

第三章 慢性髓系白血病

第一节 酪氨酸激酶抑制剂为慢性髓系白血病带来了什么

从分子机制的研究看慢性髓系白血病诊断与治疗的演变

慢性髓系白血病（chronic myeloid leukemia, CML）是一种造血干细胞恶性克隆性疾病。典型的细胞遗传学特征是 9 号与 22 号染色体易位产生 Ph 染色体，即 t(9;22)(q34;q11)，该染色体在分子水平上形成 *BCR-ABL* 融合基因，该融合基因编码生成分子量为 210kD 的产物 p210 蛋白具有增强的酪氨酸激酶活性，干扰造血干细胞的细胞增生及凋亡信号通路改变，从而促进细胞分裂增殖、降低细胞对凋亡信号的反应、染色体及基因不稳定，引起 CML 的发生。CML 全球的年发病率为 1/10 万左右，占成人白血病总数的 15%～20% 左右，于 50～60 岁的人群多发，但是它可以发生在各个年龄组中，男女比例约 1.4:1，中位生存期 3～4 年。其病程一般分为三个阶段：慢性期（chronic phase, CP）、加速期（accelerated phase, AP）和急变期（blast phase, BP）。

（一）CML 发病机制的认识过程

CML 是一种起源于多能造血干细胞的血液系统恶性疾病。目前，发病原因尚不明了，也还没有一个完整的理论能解释 CML 的发病机制，但是从肿瘤的克隆性发展过程来看，染色体易位导致的细胞转化仍被看作是引起疾病发生的一个非常重要的途径。

早在 1960 年 Nowell 和 Hungerford 就在 CML 患者的白血病细胞中发现了费城染色体（Ph 染色体）。1973 年，Rowley 等应用染色体分带技术，证明 Ph 染色体是由于 t(9;22)(q34.1;q11.21) 而形成的（图 3-1-1/文末彩图 3-1-1）。t(9;22) 导致位于 9 号染色体 q34(9q34) 的 *ABL* 原癌基因易位至 22 号染色体 q11(22q11) 的 *BCR* 基因 3′端，形成 *BCR-ABL* 融合基因，它可在 95% 的患者中出现。另有 5% 的患者出现涉及额外染色体的复杂易位，如在 9 号与 22 号染色体易位的基础上还有第 3 条或第 4 条染色体异常，但最终都产生相同的结果，即 9 号染色体上的 *ABL* 基因与 22 号染色体上的 *BCR* 基因形成融合。研究发现，在粒系、红系、巨核细胞系

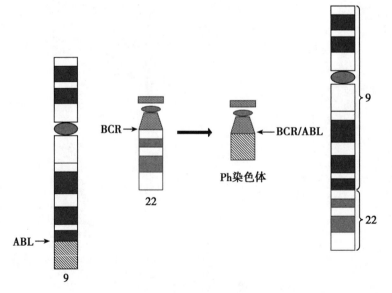

图 3-1-1 Ph 染色体示意图

和 B 淋巴细胞系均可发现 Ph 染色体,表明 CML 是一种干细胞疾病。

随后的研究使 *BCR-ABL* 的结构与功能渐渐清晰,*BCR-ABL* 融合基因的易位中 9 号染色体上断裂点较为恒定,22 号染色体上断裂点绝大多数位于第 14 外显子上下游。由于断裂点(break point)及融合位点的不同,产生不同类型的融合蛋白,迄今为止已在 CML 患者中发现主要有 3 个 *BCR* 断裂点丛集区(M-BCR、m-BCR、μ-BCR)和 6 种 *BCR-ABL* 融合转录方式(图 3-1-2/文末彩图 3-1-2)。大多数 CML 患者 *BCR* 基因断裂点主要位于 M-BCR(major breakpoint cluster region,M-BCR),位于 12~16 外显子区,与 M-BCR 相应融合位点的有 b2a2、b3a2、b2a3,其编码蛋白为 p210,见于多数典型的 CML 和

少部分 Ph⁺急性淋巴细胞白血病。断裂点位于 *BCR* 外显子 1~2 区的 m-BCR(minor breakpoint region,m-BCR),产生相应的融合位点有 ela2,产生分子量较小的融合蛋白(p190),通常在 Ph 染色体阳性的急性淋巴细胞白血病患者中出现,然而在 90% 以上 p210 CML 患者中也可检测出少量的 p190 转录本,这是由于 *BCR* 基因的选择性剪接所致。p190 也可出现于伴有单核细胞增多的极少 CML 患者中,类似于慢性粒-单核细胞白血病。在罕见的情况下,*BCR* 基因断裂点发生在 μ-BCR 区,位于 17~20 外显子区,与 μ-BCR 相应的融合位点有 e19a2,编码分子量更大的融合蛋白 p230。表达此种融合基因的 CML 患者多具有显著的中性粒细胞成熟和(或)血小板增多。

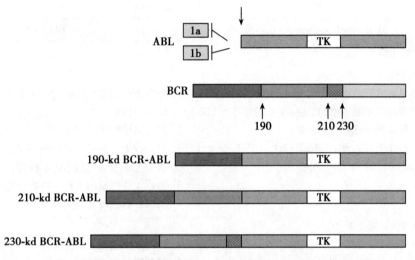

图 3-1-2 *BCR-ABL* 融合基因不同融合位点的示意图

如上所述,*BCR-ABL* 融合基因编码的产物为相对分子质量为 210kD 的 BCR-ABL 融合蛋白(p210)。这种融合蛋白包括 *BCR* 基因的 NH2 末端区域和 *ABL* 基因的 COOH 末端区域。与正常的 ABL 蛋白相比,p210 有更强的酪氨酸蛋白激酶活性,在体外能使造血祖细胞转化,在 CML 的发生中具有重要的作用。有研究者通过逆转录病毒将 *BCR-ABL* 基因转移至正常小鼠的造血干细胞中,再输入接受致死剂量照射的同系小鼠,结果在绝大多数受体小鼠中产生了类似人 CML 的病变,这些研究肯定了 p210 在 CML 发生中所起的直接作用。事实上,融合蛋白的大小不同可能具有不同的激酶活性,因此人们对融合蛋白进行了生物活性的研究。通过转基因方式将 p190 的 BCR-ABL 融合蛋白转导至小鼠中,结果表明,p190 蛋白具有比 p210 蛋白更高的酪氨酸激酶活性,具有更高的癌基因的

潜能,它可导致急性白血病,这表明它在造血细胞中可能是一个潜在的癌基因。这些实验研究结果表明了酪氨酸激酶的活性影响疾病的表现。

p210 如何使细胞从良性状态向恶性状态转变的机制尚未完全明了。融合蛋白可以转化造血细胞使得它们在体外的生长和存活不依赖于细胞因子,使造血细胞在撤除细胞因子保护的情况下不会发生凋亡,或者是免于化疗或放疗造成的 DNA 损伤。p210 可以活化多种的信号转导通路,调控正常造血细胞的激活和分化,促进细胞的增殖,影响细胞的分化,抑制细胞的凋亡。这些信号通路激活的方式目前还不是十分清楚。通过这些机制的基础研究,就可以明确与白血病发生有关的特定的信号转导通路,针对 CML 发病机制中关键靶分子 BCR-ABL 酪氨酸激酶,广泛筛选、研究小分子化合物,设计并合成出新的靶向药物,从而显著提高疗效。

（二）CML 诊断分期标准的应用

CML 的疾病过程分为 3 个不同的阶段：CP、AP、BP。大部分 CML 患者就诊时处于 CP，常隐匿起病，约 20%～40% 的患者没有症状，在常规检查行白细胞计数时才发现异常。发病时的主要表现为疲劳、体重下降、盗汗、脾大与贫血。不典型的表现有显著的血小板增多，不伴有明显的白细胞计数异常。有些病人没有经过确切诊断为 CP 就出现 BP 的表现而就诊。未经治疗的大部分 CP 患者通常在 3～5 年内发展为进展期（AP 和 BP）CML。疾病的进展伴随着临床表现的恶化及严重的贫血、血小板减少与脾大所带来的相关症状。分子生物学检测表明，从 CP 向进展期的转化将会导致许多基因表达上的改变。这里要特别明确指出来的是：任何阶段 CML 的确诊，都必须有 Ph 染色体或 BCR-ABL 融合基因的检出。不存在 Ph 染色体或 BCR-ABL 阴性的 CML，而宜将其归为骨髓增殖性肿瘤。

判断疾病自 CP 进展至 AP 和 BP 对预后评价及治疗有重要意义，分期标准根据临床表现及实验室检查结果。大约 70% BP 患者的急变细胞来自髓系，有中性粒细胞、嗜酸性粒细胞、嗜碱性粒细胞、单核细胞和巨核细胞系的急变或者红系急变，或者是以上若干种混合的情况。约 20%～30% 的病例是急淋变。在急变细胞的形态学改变是明显的，但不能判断急变细胞的成分是单纯的某系或者是混杂的，故需细胞化学与免疫表型的检测来明确诊断。

目前主要有以下两种 CML 的分期标准，见表 3-1-1。

表 3-1-1　CML 的两种分期标准

分期	M. D. Anderson 癌症中心标准	WHO 标准
慢性期	未达加速期及急变期指标	
加速期	符合至少一项下列指标： 1. 外周血或骨髓中原始细胞占 15%～29% 2. 外周血或骨髓中原始细胞+早幼粒细胞≥30% 3. 外周血嗜碱性粒细胞≥20% 4. 与治疗无关的血小板降低<100×10⁹/L 5. 治疗中出现 Ph⁺克隆演变	1. 外周血白细胞和（或）骨髓有核细胞中原始细胞占 10%～19% 2. 外周血嗜碱性粒细胞≥20% 3. 与治疗无关的持续血小板降低（<100×10⁹/L），或治疗无法控制的持续血小板增高（>1000×10⁹/L） 4. 治疗无法控制的进行性脾脏肿大和白细胞增加 5. 出现细胞遗传学克隆演变
急变期	符合至少一项下列指标： 1. 外周血或骨髓中原始细胞≥30% 2. 髓外原始细胞浸润	1. 外周血白细胞或骨髓有核细胞中原始细胞≥20% 2. 髓外原始细胞浸润 3. 骨髓活检中出现大片状或灶状原始细胞

（三）CML 治疗方案的变迁与选择

CML 主要的传统治疗方法包括化疗、α 干扰素治疗和异基因造血干细胞移植（allogeneous hemato-poietic stem cell transplantation，Allo-HSCT）等。对 CML 发病机制的研究不断深入及对其涉及的异常信号通路的理解，使得针对 BCR-ABL 酪氨酸激酶活性的小分子被设计并合成出来，甲磺酸伊马替尼便是首种成功治疗 CML 的靶向药物。

1. 化疗药物　早在 1845 年，人们就开始认识了 CML，当时的治疗方法曾是放疗、砷剂等。随着化疗药物的研发，早期常用化疗药物包括白消安和羟基脲等。白消安是一种烷化剂，起效慢且后作用长，长期用药可出现皮肤色素沉着及肺纤维化等副作用，目前已很少使用。羟基脲是特异性抑制 DNA 合成的药物，为当前比较常用的化疗药物，最大特点是能快速降低白细胞数，但使用羟基脲治疗，患者不能获得细胞遗传学缓解，也不能降低急变的发生率。

2. Allo-HSCT　伊马替尼问世前，Allo-HSCT 是根治 CML 的唯一手段，是 CML 患者治疗的首要选择，在患者病情得到控制后尽早进行。在 CML-CP，最初行自体移植取得一定的疗效。之后的 30 年里，又先后经历了同基因移植、亲缘和非亲缘的异基因移植三个发展阶段。但是，Allo-HSCT 仅适合于一部分有组织配型相合供者的年轻患者。移植相关并发症和疾病复发是移植失败的主要原因，并且存在供者的来源、移植物抗宿主反应以及费用昂贵等因素，限制了 Allo-HSCT 在 CML 中的应用。

3. 干扰素 α　由于大部分 CML 患者不具有 Allo-HSCT 的条件，人们开展临床研究以寻找替代治疗方法,其中一项治疗是干扰素 α。与白消安、羟基脲相比,干扰素 α 的使用,是 CML 治疗历程中的一大进步,可使 CML 患者获得主要细胞遗传学反应(MCyR)和完全细胞遗传学反应(CCyR),且生存期延长,使患者获得更高的临床获益。干扰素治疗的 MCyR,是指 Ph 染色体阳性细胞少于 35%,出现于 20%~30% 的患者中。但干扰素治疗只能使 5%~10% 的患者达 CCyR,这些病人的生存期显著延长。为了提高治疗的反应率,许多临床试验采用联合治疗,如阿糖胞苷与干扰素的联合治疗。因此,干扰素曾经是不能接受移植的 CML 患者的一线治疗方法。但使用干扰素 α 治疗的相当部分患者,不能耐受其长期副作用,且几乎均存在分子水平的残留白血病,很少能获分子学反应。

4. TKI　随着对 CML 发病机制的深入了解,*BCR-ABL* 融合基因成为 CML 治疗的理想靶点。因为人们意识到开发出能抑制 BCR-ABL 酪氨酸激酶的药物,将可能用于治疗 CML。通过筛选大量化合物,确定了一种 TKI-STI571 即甲磺酸伊马替尼,它能相对特异的抑制 BCR-ABL 激酶活性,在体外实验中,杀死 CML 细胞,由此彻底地改变了 CML 的治疗模式,显著地提高了疗效。1998 年,伊马替尼治疗对干扰素 α 治疗失败的 CML 患者的 I 期临床试验取得了令人振奋的结果。2000 年,美国 FDA 批准了伊马替尼用于治疗 CML。随后于 2001 年开始的伊马替尼作为一线药物治疗 CML 的随机对照 III 期临床研究(IRIS 研究)中,证实伊马替尼对新诊断的 CML-CP 患者具有非常好的效果,表现出了卓越的疗效。相对于以往应用干扰素及阿糖胞苷的治疗,伊马替尼使 CML 患者的治疗获得了更高水平且持久的血液学和细胞遗传学反应,并且可以使干扰素和阿糖胞苷治疗失败的患者获得良好的血液学和细胞遗传学反应,因此开启了 CML 靶向治疗的新纪元,给新诊断 CML 患者带来了新的一线治疗选择,使致命的 CML 成为一种容易控制的慢性疾病。目前,国内外 CML 治疗指南或推荐中,伊马替尼均是治疗 CML 的一线选择之一。同时指南也指出,对于新诊断的 CML 儿童和青年患者以及 CP 患者,如果 Sokal 评分高危而移植 EBMT 风险积分 ≤2 分,且有 HLA 相合供者,可以选择 HSCT 作为一线治疗。

但是否所有 CML-CP 患者应用伊马替尼治疗都能取得确切的疗效?让我们来关注这些临床研究的另一方面的数据。在 IRIS 研究中,有 17% 的病人未能获得 CCyR,15% 的病人获得了 CCyR 但最终又丢失,大约有 5% 的病人对伊马替尼不能耐受。患者缓解的丢失或疾病的转化的最大风险是发生在治疗的前 3 年,为 3.3%~7.5%,此后风险将会逐渐降低。因此,总体上有近 1/3 的病人不能获得理想的结果。另一项在英国进行的研究也得到了类似的结果。该研究报道了使用伊马替尼 400mg/d 作为 68 例 CML-CP 患者的一线治疗方案的经验。在治疗的前 12 个月,有 3 例患者进展为 BP,同时,2 例患者由于严重的毒性反应而改用其他的治疗方案,1 例患者丢失了完全血液学反应(CHR)。在治疗的 12、18、24 个月,CCyR 率分别为 41%、49% 和 51%。很显然,在 24 个月,49% 伊马替尼治疗失败的患者是由于疾病进展为 BP,或不能获得 CCyR,或不能耐受。这些结果表明伊马替尼治疗的效果并不像 IRIS 研究中所观察到的那么理想。

因此,随着伊马替尼应用时间的延续,出现了令人关注的重要问题和新的挑战,即如何根据药物的疗效、毒副反应、疾病分期、并发症等来选择治疗方案,如何合理使用其他治疗方案来进一步提高疗效?

(四)如何能进一步提高 TKI 的治疗反应

尽管标准剂量的伊马替尼治疗已取得很好的疗效,维持 CCyR 两年以上的患者可以像普通人那样获得充满希望的生活。然而,伊马替尼也并不是完美的。仍有大约 1/3 的患者并没有达到预期的治疗目标,这就提出了一个问题:如何提高这些病人的疗效?因而需要寻找可以提高疗效的治疗策略。曾经,人们尝试提高伊马替尼的使用剂量、伊马替尼联合 IFN、二代 TKI 尼洛替尼和达沙替尼相继出现,相应的临床研究结果显示这两种 TKI 具有比伊马替尼更好的疗效。因此,先后被美国 FDA 批准用于治疗伊马替尼耐药和不能耐受的 Ph+ CML-CP 和进展期患者的二线用药及初诊的 CML-CP 患者的一线。研究显示,早期发现伊马替尼治疗失败的患者并及时改用二代 TKI 治疗,可以使部分患者获得最佳治疗反应,并得到长期生存,对改善病人的预后具有重要作用。同时,将更具潜能的二代 TKI 作为一线药物有望减少治疗失败的发生率,降低患者疾病发展,更多患者可以获得更快的缓解,因为这是减少疾病进展或者是无病生存的预测标志。

(五)TKI 治疗中的耐药问题

尽管伊马替尼的应用已取得显著疗效,仍有 30%~40% 的患者需要除伊马替尼之外的其他治疗。IRIS 研究 8 年数据显示,部分患者应用伊马替尼的治疗效果欠佳,甚至对伊马替尼耐药。伊马替尼耐药分为原发耐药和继发耐药。原发性耐药是指在限定的时间内没有获得规定的治疗反应,丧失既往得到的治疗反应则称为继发性耐药。每年仅有约 4% CML-CP 的患者发生耐药,但进展期的患者耐药率明显增高,AP 为 40%,BP 为 90%。

化疗耐药是所有类型肿瘤的常见问题,但对于耐药的分子学机制,尤其在 CML 中,人们的认识正以前所未有的速度不断深入。显而易见,CML 治疗取得成功的主要原因是分子靶点的明确以及具有相对选择性的靶向治疗。对伊马替尼耐药机制的深入了解,将有助于新的小分子抑制剂的研发,克服耐药。伊马替尼耐药有多种独特的机制,通常分为 BCR-ABL 依赖和非依赖两类。

BCR-ABL 依赖的耐药机制中,最常见的是 *BCR-ABL* 基因的过表达与 *BCR-ABL* 基因突变。最先报道的耐药机制是 *BCR-ABL* 基因的扩增。Le Coutre 和 Weisberg 从 CML BP 患者的外周血提取白血病细胞,在含有伊马替尼的培养基中连续传代,从而培养出伊马替尼耐药克隆,显示 ABL 激酶活性升高是由 *BCR-ABL* 基因扩增所致。但这是来自体外培养,可能无法说明临床耐药的实际情况。Gorre 等人直接从伊马替尼耐药患者体内获取细胞,通过 FISH 分析发现了 *BCR-ABL* 基因的扩增。但是在大多数患者中,临床尚未能证实 *ABL* 基因扩增是治疗失败的主要原因。更主要的耐药原因可能是 *BCR-ABL* 基因突变。有 50%～80% 的患者在发现伊马替尼耐药时检出了 *BCR-ABL* 基因突变,突变在 AP/BP(尤其是急淋变)中的发生率高于 CP 患者。突变点位于激酶区,它能阻断伊马替尼与 BCR-ABL 的接触,或者通过构象的变化激活激酶,使伊马替尼无法结合。有些突变与伊马替尼的高度耐药有关,包括 P 环突变与 *T315I* 突变。*T315I* 突变对目前绝大多数的 TKIs 均耐药,这一突变阻断了 TKI 与 BCR-ABL 分子的 T315 位点氨基酸形成氢键。*T315I* 突变是 CML 患者(包括 AP 与 BP)治疗中 TKI 耐药的常见机制。为了及时检测疗效和发现突变,目前推荐在以下时间点检测 BCR-ABL 突变:①AP/BP 的患者在诊断时即需检测;②在伊马替尼或其 TKI 治疗中界定为治疗失败或次佳反应的时候。

非 BCR-ABL 依赖的耐药机制是多种多样的,确切机制目前仍未明确。非 BCR-ABL 通路之外的其他信号通路的活化是白血病细胞逃避伊马替尼抑制作用的原因之一。

(1) 药物外排:Mahon 等从一位 CML BP 患者体内提取建立一个细胞系,传代中加入剂量递增的伊马替尼,发现 P 糖蛋白(Pgp)排出泵的表达增加,但同时也发现 *BCR-ABL* 基因产物扩增 6 倍,因此不能区分耐药是由 ABL 扩增还是 Pgp 过表达引起。仅仅是蛋白的表达增加并不能说明其功能增强。Crossman 等比较了伊马替尼治疗 10 个月获得 CCyR 与尚未达到次要细胞遗传学缓解(mCyR)的两组患者,发现无论治疗前后,两组患者的骨髓单个核细胞中 Pgp 水平没有统计学差异,因此推测在群体研究中 Pgp 表达并不是临床耐药的一个相关标记物。

(2) 药物摄入:摄入转运蛋白,尤其是有机阳离子转运蛋白(hOCT1)是研究伊马替尼耐药机制的一个方向。Thomas 等利用多个 CML 细胞系证实了 hOCT1 的表达,然后给予特异性 hOCT1 抑制剂,发现受体介导的伊马替尼摄入减少,但未能说明伊马替尼的细胞内药物水平下降与疗效降低相关。随后,另一项体外研究,发现细胞对伊马替尼的敏感性根据 hOCT1 的表达与功能不同而有所不同。但由于样本量小且缺乏相关的体内试验数据,该研究意义有限。TOPS 研究显示,hOCT1 水平较低的患者如接受标准剂量伊马替尼治疗,其 12 个月时的 MMR 率较高剂量治疗的患者低。但这是否导致原发性伊马替尼耐药或影响 OS 尚未知晓。

(3) 药物结合:小鼠模型显示,血清蛋白 α1-酸糖蛋白(AGP)能够与伊马替尼结合并使其停留在血浆中,这可能是耐药的机制之一。尽管 α1-AGP 的基本功能还不明确,但已有报道显示 α1-AGP 有结合药物的能力。虽然 CML 患者 α1-AGP 水平升高,并且随着疾病进展还会进一步升高,但 Jogensen 等在健康人和 CML 患者的血清中均未能证实 α1-AGP 能够与伊马替尼结合。这一奇怪现象的一个可能解释是分离 α1-AGP 的方法引起化学结构的改变,从而增强了其结合能力。也还没有临床数据显示患者 α1-AGP 水平与疗效之间存在联系。

(4) 药物浓度:有报道指出,伊马替尼的谷浓度与 CCyR 和 MMR 率之间可能存在关联。但在一项单中心研究中发现,虽然伊马替尼谷浓度相似,但获得及未获得 CCyR 和 MMR 的患者比例并没有差异。由于各项研究在伊马替尼谷浓度评估之前的治疗持续时间和治疗前疾病特点方面均有不同,因此难以进行直接比较。而且,由于没有前瞻性数据说明增加伊马替尼剂量能够达到有效血药浓度,因此伊马替尼浓度监测的意义还有待进一步明确。

（5）其他信号途径的活化：BCR-ABL 诱导的细胞转化通过许多促生长的第二信号系统调节信号转导，从而改变了造血祖细胞的细胞信号、细胞周期调节及细胞增殖。在 CML 中，这种由 Ras 激活的特异的有丝分裂原激活蛋白（MAP）激酶已有深入的研究。其他可能途径是激活磷脂酰肌醇 3'激酶（PI3K）及 Erk 通路。BCR-ABL 也可诱导 Src 家族激酶（SFK）的激活，后者促进疾病进展，并改变细胞对 BCR-ABL 特异性治疗的反应性。另外，非 BCR-ABL 依赖的 SFK 的激活也可能参与伊马替尼的非 BCR-ABL 依赖性耐药。尽管在伊马替尼耐药的细胞系或原代 CML 细胞中没有发现 SFK 激活突变，但通过许多其他交互网络可以导致这个途径的细胞激活，从而促使耐药的发生。

（六）CML 病人 TKI 治疗的停药和治愈问题

大量的研究资料显示，长期服用 TKIs 可以使 CML 患者达到完全细胞遗传学反应（CCyR）、完全分子生物学反应（CMR），并可延长生存期与防止疾病进展。TKIs 对 CML 患者的良好疗效是恶性肿瘤靶向治疗中的一个成功模型。然而伴随着长期服药带来的风险，以下问题成为焦点：长期达到 CMR 的 CML 患者能否安全停药；停药后患者能否达到治愈。临床上，长期服用 TKI 伴随着沉重的经济负担与慢性毒副反应的风险。约 40% 的 CML 达 CMR 至少 2 年后可以停用伊马替尼，并且其分子缓解能维持至少 2 年。因而，CML 患者达到稳定 CMR 后能否停用 TKI 以及停药后的复发风险，成为研究 CML 是否能被治愈的新焦点。那么，当治疗达到缓解时是否可以停用 TKI 并实现 CML 的治愈呢？

所谓 CML 的“治愈”，英国学者 Goldman 将其分为“绝对治愈”（absolute cure）和“临床或功能性治愈”（operational cure）。“绝对治愈”指使者体内白血病细胞完全被清除，“临床或功能性治愈”则指白血病的全部临床症状及急变可能性的消失，利用超灵敏的 PCR 技术无法检测到体内 BCR-ABL 转录本。治愈通常意味着疾病或者疾病症状的消失而回归到一个“正常”的健康状态，只有所有的白血病细胞都被清除出身体才能被称作真正意义上的“治愈”。临床上，我们可能可以治愈 CML 病人，但是否所有白血病细胞完全被清除却无从得知。因此，由于 PCR 检测技术限制，即使无法检测出体内 BCR-ABL 转录本的患者仍可能残留少量白血病细胞，这些残留白血病细胞仍存在复发的可能。事实上，即使进行移植后病人体内仍可能存在少量残留白血病细胞，目前只能用技术检测患者是否达到临床治愈，是否达到绝对治愈却不得而知。

目前已有多项临床试验针对 TKI 能否安全停药实现 CML 治愈这一问题进行研究。有研究显示 TKI 停药后的预后情况与 Sokal 评分、性别及伊马替尼治疗持续时间相关。Cox 风险回归模型分析显示，Sokal 评分的高分和女性患者提示了不良预后，而较长伊马替尼治疗时间测预示着较好的预后。一个法国研究小组在 2007 年开展了一项多中心临床试验——伊马替尼停药试验（STIM），该项研究观察了 100 例至少已取得 2 年 CMR 的 CML 患者停药后的情况，在该研究中一旦出现停药后复发立即再度使用伊马替尼。中期研究数据显示：该研究中位随访时间为 17 个月，其中 69 例中位随访时间为 24 个月；这 69 例中有 42 例患者出现复发，多为分子学水平复发，其中 40 例复发发生在停药半年内；在停药 12 个月时，这 69 例患者中持续 CMR 率达 41%（95% CI 29～52）。中位随访时间为 36 个月时，这 69 例患者中持续 CMR 率为 39%（95% CI 29～48）。3 例患者出现迟发性复发，分别在 19 个月、20 个月、22 个月，当再度给予使用伊马替尼，所有复发病例均能对药物产生反应。

该小组同时发表了关于第二代 TKIs 停药研究的新进展。该研究收集 39 例停药前至少已取得 2 年 CMR 的 CML 患者，入组病例至少服用伊马替尼或者达沙替尼或者尼洛替尼治疗 3 年。研究发现，39 例患者中有 16 例在停药后失去 MMR（BCR-ABL 转录本水平升至 0.1% 以上）而必须重新接受治疗，复发多发生在停药后 3 个月内，其中一例发生在停药后 25 个月。由于该研究病例样本数较少，随访时间尚短，关于第二代 TKIs 能否安全停药仍待进一步探索。目前，停药研究数据显示，达到长期 CMR 后进行 TKIs 安全停药在部分特定患者中有望实现，但仍存在停药后疾病复发的风险，复发多在停药后几个月内迅速发生。

然而伊马替尼治疗应持续多久，目前仍未有明确答案。但较明确的观点是，治疗达 MMR 而未达 CMR 时就停药可能增加细胞学复发或血液学复发的风险。何种类型的患者最有可能从停药收益？如何界定达到“深度分子学反应”的停药标准？欧洲白血病网（ELN）就 CMR 的分级达成了一致性意见：CMR 细分为 MR4，MR4.5，MR5，上标数据指经由实验室定量 PCR 技术检测出的 BCR-ABL 水平较治疗前下降的 log 数量级。STIM 研究使用的停药标准是 MR5，CML8 研究使用的停药标准是

MR4.5。在各国关于伊马替尼停药试验的研究中，稳定、持久地至少达到 MR4.0 或者 MR4.5 反应是入组的前提条件。STIM 这样的大样本研究数据显示，持续反应时间，尤其是持续 CMR 时间的长短，成为伊马替尼停药策略中的一项重要因素。Yhim 等人的研究也表明，伊马替尼停药前患者若达到深度分子学反应，即长时间维持至少 MR4.5 水平，患者停药后发生疾病复发的概率将得到改善。以上这些结果显示，伊马替尼治疗维持 CMR 需至少两年，才可以考虑停药，且停药必须在严格的分子学监测下进行。

（福建医科大学附属协和医院　胡建达）

第二节　酪氨酸激酶抑制剂治疗中如何监测慢性髓系白血病

TKI 治疗中，疾病监测已成为治疗中密不可分的组成，它不仅用于评估患者体内白血病负荷的变化和微小残留白血病（MRD）水平，判断治疗反应，更重要的是识别耐药并指导干预的选择。采用何种手段、何时监测、如何解读监测结果和监测的意义将是本章的重点内容。

一、CML 的监测方法

CML 的监测方法包括血液学、细胞遗传学、分子学和突变分析。

血液学监测包括血细胞计数和外周血及骨髓细胞形态学分析，以判断疾病分期并评估血液学反应。

细胞遗传学监测包括传统的显带（G 显带或 R 显带）技术和原位杂交（FISH）。显带技术采用骨髓血为标本，观察 Ph 阳性细胞的比例，至少观察 20 个中期分裂相，以评估细胞遗传学反应，敏感性为 $1\% \sim 5\%$，并且可发现染色体结构和数量异常以评估 Ph 变异异位和 Ph 阳性获阴性克隆演变，识别高危人群和疾病进展。FISH 可采用骨髓或外周血为标本，使带有荧光标记的 DNA 探针可以与间期细胞杂交，双色双融合 FISH 可以明确识别融合信号，观察至少 $200 \sim 300$ 个间期细胞，用于发现 CML 特异性的分子标志 BCR-ABL 的存在与否，有利于 CML 的诊断和评估细胞遗传学反应，敏感性为 $0.1\% \sim 5\%$。目前，采用显带技术进行细胞遗传学监测被认为是 TKI 诊治中的金标准，FISH 仅用于显带技术发现 Ph 阴性而临床高度怀疑 CML 或不

能获取骨髓标本时，因为 FISH 只能辨别 BCR-ABL 基因是否存在，不能发现 Ph+ 或 Ph- 克隆演变，无助于判断是否存在疾病进展。

分子学监测采用实时定量 RT-PCR（qRT-PCR）方法，精确识别体内 BCR-ABL 转录本水平，是最敏感的评估 MRD 的方法，敏感性为 $0.001\% \sim 0.01\%$，特别适用于 CCyR 患者。qRT-PCR 可采用骨髓或外周血为标本，绝大多数专家和国际指南均推荐以外周血为标本，因其具有方便、微痛、便宜、可重复、患者依从性好等优点。江倩等关于骨髓与外周血标本检测 BCR-ABL mRNA 水平的比较性研究通过分析 330 例 CML 患者、同期 712 对外周血和骨髓标本，比较了两者 BCR-ABL mRNA 水平的差异性和相关性。总体而言，所有外周血和骨髓标本的 BCR-ABL mRNA 水平具有很好的可比性（$P = 0.072$）和相关性（$r = 0.839, P < 0.001$）。使用伊马替尼前的 78 份外周血标本 BCR-ABL mRNA 水平低于 BM（$P = 0.007$）。治疗中的 634 份外周血标本总体分子学反应的深度低于骨髓（$P < 0.001$）。当骨髓 BCR-ABL mRNA 水平较基线下降 $< 1\log$ 或 $\geqslant 1 \sim < 2\log$ 时，外周血标本 BCR-ABL mRNA 水平低于骨髓（$P < 0.001$ 和 $P = 0.008$）；当骨髓 BCR-ABL mRNA 水平较基线下降 $\geqslant 2\log$ 时，外周血标本 BCR-ABL mRNA 水平高于骨髓（$P < 0.001$）。只有当骨髓 BCR-ABL mRNA 水平与较基线下降 $< 1\log$ 时，外周血和骨髓的 PCR 值才具有高度相关性（$r = 0.811$，$P < 0.001$）。本研究显示，在 TKI 治疗和监测中，外周血和骨髓标本中 BCR-ABL mRNA 水平的差异性和相关性随着分子学反应的深度而改变。提示，要谨慎解读或转换外周血和骨髓标本来源的 BCR-ABL mRNA 数值，因为两者缺乏一致性，不能直接替代。因此，建议在 TKI 治疗中持续采用同一种标本（如外周血）监测 BCR-ABL。BCR-ABL 水平推荐采用国际标准化（IS）数值表示，以保证不同实验室之间检测结果的可比性。

ABL 激酶区突变分析可以应用骨髓或外周血为标本，目前推荐的方法为直接测序法（Sanger 测序法），以利发现 ABL 激酶区点突变，识别 TKI 耐药，指导二代 TKI 或移植的选择，敏感性为 $10\% \sim 20\%$。各种监测方法的优势和局限见表 3-2-1。

二、重要时间点的监测

（一）诊断 CML 时需做的基线评估

初诊怀疑 CML 患者除了需做常规的体格检查外，还必须做血液学、细胞遗传学和分子学检查，证

实 Ph 染色体和(或)BCR-ABL 的存在,并判断疾病分期,分期标准见表 3-1-1。必要的检查包括:①外周血检查,包括血细胞计数、白细胞分类、qRT-PCR 检测 BCR-ABL 转录本;②骨髓检查,包括形态学和显带法分析细胞核型。

(二)TKI 治疗中的监测频率和方法

TKI 治疗中,血液学、细胞遗传学和分子学反应以及 ABL 突变分析的监测频率见表 3-2-2。

表 3-2-1 CML 的监测方法

方法	靶点	敏感性%	优点	缺点
血液学				
血细胞计数	细胞数量		标准的	敏感性差
形态学	细胞形态学	5	标准的	敏感性差
细胞遗传学				
显带法	染色体结构和数量	1 ~ 5	金标准	敏感性低,仅能用骨髓
FISH	特异的遗传学标志	0.1 ~ 5	快速	无法观察克隆演变等染色体异常
qRT-PCR	特异的核酸序列	0.001 ~ 0.01	敏感性高	实验室技术要求高,需要国际标准化
ABL 突变分析	特异的核酸序列	10 ~ 20	经典的	敏感性低,实验室技术要求高,操作复杂、繁琐

表 3-2-2 初发 CML 慢性期患者 TKI 疗效监测的推荐

	血液学	细胞遗传学	分子学	ABL 突变分析
频率	每 2 周一次直至确认获得 CHR,之后,每 3 个月一次	1. 在治疗 3 个月、6 个月时,之后每 6 个月一次直至确认获得 CCyR 2. 对于稳定的 CCyR 患者,若有 qRT-PCR(IS)监测下 BCR-ABL 持续<1%,可不必再做,若无法进行 qRT-PCR(IS)监测,对于治疗 2 年以上时,可每年一次复查 3. 当 BCR-ABL 水平上升 1log 并丧失 MMR 时 4. 当无法解释的血细胞计数增多或减少、外周血分类异常时 5. 改换另一种治疗前	1. 每 3 个月一次直至获得 MMR,之后每 3 ~ 6 个月一次 2. 当 MMR 患者 BCR-ABL 水平上升 1log 时,1 ~ 3 个月内复查	在治疗 3、6、12 个月等时间点未获得最佳疗效时,丧失曾经获得的疗效时,或疾病进展至加速或急变期时
方法	全血细胞计数和外周血细胞分类	显带法 FISH 仅用于不能获得骨髓标本时,或显带法证实获得 CCyR 后	qRT-PCR	DNA 直接测序

三、TKI 的治疗反应

TKI 治疗中,最早期、最简便的用于评估治疗反应的方法是外周血细胞计数和分类,以判断是否获得 CHR。初发 CML-CP 患者接受 TKI 治疗,在治疗 3 个月内获得 CHR 是最基本的治疗有效的标志。进一步的治疗反应是细胞遗传学反应,达到 CCyR 当前被认为是 TKI 治疗有效的"金标准",因为来自英国、德国和美国的数项大样本长期追踪的结果显示,应用伊马替尼或二代 TKI 治疗 6、12、18

个月时获得 CCyR 预示着更好的 OS 和 PFS。细胞遗传学反应评估标准中,MCyR 包括 CCyR 和部分细胞遗传学反应(PCyR)。更深层的治疗反应是分子学反应,BCR-ABL 转录本水平最为推荐的是按照 IS 评估,即以 BCR-ABL 转录本与 ABL 或其他国际认可的内参基因转录本的比值表示:BCR-ABL%。如 BCR-ABL 数值为 10%、1%、0.1%、0.01%、0.0032% 和 0.001% 分别对应的是 IRIS 研究中与标准化基线值相比降低 1log、2log、3log、4log、4.5log 和 5log。BCR-ABL≤0.1% 被定义为 MMR。深层的分子学反应包括 MR4.0、MR4.5 和 MR5.0。现有的研究显示,患者在 CCyR 的基础上进一步获得 MMR,对延长 OS 和 PFS 没有贡献,但有利于保护 CCyR 的持久性,是获得更深层次分子学反应的前提。以往的"CMR"的概念已经被"分子学不可测得的白血病(MUL)"取代,后者与特定的、实验室所能检测到的内参基因转录本的绝对数量相对应,即与实验室 PCR 技术的敏感性密切相关。获得 MUL 是停药的前提。

(一)血液学、细胞遗传学和分子学反应的定义,见表 3-2-3。

(二)TKI 治疗的评估标准和意义

TKI 用于一线和二线治疗中,在重要时间点根据血液学、细胞遗传学和分子学监测的指标,2013 年 ELN 推荐将患者疗效分为最佳疗效、警告和治疗失败,见表 3-2-4 和表 3-2-5。

表 3-2-3 血液学、细胞遗传学和分子学反应的定义

	反　应	定　义
血液学	完全血液学反应(CHR)	白细胞$<10×10^9$/L
		血小板$<450×10^9$/L
		外周血无髓系不成熟细胞
		外周血嗜碱性粒细胞$<5\%$
		无髓外浸润的症状或体征,脾脏不可触及
细胞遗传学	完全细胞遗传学反应(CCyR)	Ph^+ 0
	部分细胞遗传学反应(PCyR)	Ph^+ 1%～35%
	次要细胞遗传学反应(MinorCyR)	Ph^+ 36%～65%
	微小细胞遗传学反应(MiniCyR)	Ph^+ 66%～95%
	无反应(NoCyR)	$Ph^+>95\%$
	主要细胞遗传学反应(MCyR)	$Ph^+\leqslant35\%$
分子学	主要分子学反应(MMR)或 MR3.0	$BCR\text{-}ABL\leqslant0.1\%$ (IS)
	MR4.0	$BCR\text{-}ABL\leqslant0.01\%$(IS);或 ABL 转录本$>10\,000$ 时 $BCR\text{-}ABL$ 不可测得
	MR4.5	$BCR\text{-}ABL\leqslant0.0032\%$(IS);或 ABL 转录本$>32\,000$ 时 $BCR\text{-}ABL$ 不可测得
	MR5.0	$BCR\text{-}ABL\leqslant0.001\%$(IS);或 ABL 转录本$>100\,000$ 时 $BCR\text{-}ABL$ 不可测得

表 3-2-4 2013 年 ELN TKI 一线治疗反应评估标准

	最佳疗效	警　告	治疗失败
基线	NA	高危,或 CCA/Ph^+,主要途径	NA
3 个月	BCR-ABL$\leqslant$10% 和(或)$Ph^+\leqslant$35%	BCR-ABL$>$10%,和(或)Ph^+ 36%～95%	无 CHR,和(或)$Ph^+>$95%
6 个月	BCR-ABL$<$1% 和(或)Ph^+0	BCR-ABL 1%～10%,和(或)Ph^+ 1%～35%	BCR-ABL $>$10%,和(或)$Ph^+>$35%
12 个月	BCR-ABL $\leqslant$0.1%	BCR-ABL $>$0.1%～1%	BCR-ABL $>$1%,和(或)$Ph^+>$0
之后任何时间	BCR-ABL$\leqslant$0.1%	CCA/Ph^-(−7 或 7q−)	丧失 CHR 丧失 CCyR 确认丧失 MMR[*] 突变 CCA/Ph^+

NA＝不适用;[*]:在连续两次检测中,其中一次的 BCR-ABL 转录水平$\geqslant$1%,MMR＝BCR-ABL$\leqslant$0.1%＝MR3.0 或更好。

CCA/Ph^+＝Ph^+细胞克隆性染色体异常。CCA/Ph^-＝Ph^-细胞克隆性染色体异常

表 3-2-5 2013 年 ELN 伊马替尼失败患者 TKI 二线治疗反应评价标准

	最佳疗效	警 告	治疗失败
基线	NA	无 CHR 或伊马替尼治疗中丧失 CHR，或一线 TKI 缺乏 CyR，或高危	NA
3 个月	BCR-ABL≤10% 和（或）Ph+<65%	BCR-ABL>10%，和（或）Ph+ 65%～95%	无 CHR，或 Ph+>95% 或新突变
6 个月	BCR-ABL≤10% 和（或）Ph+<35%	Ph+35%～65%	BCR-ABL>10%，和（或）Ph+>65%，和/或新突变
12 个月	BCR-ABL<1% 和/或 Ph+0	BCR-ABL 1%～10% 和/或 Ph+ 1%～35%	BCR-ABL >10%，和（或）Ph+>35%，和/或新突变
之后任何时间	BCR-ABL ≤0.1%	CCA/Ph-（-7 或 7q-）和/或 BCR-ABL1 >0.1%	丧失 CHR 丧失 CCyR 或 PCyR 新突变 确认丧失 MMR* CCA/Ph+

NA=不适用；*：在连续两次检测中，其中一次的 BCR-ABL 转录水平≥1%，MMR=BCR-ABL≤0.1%=MR3.0 或更好。

CCA/Ph+=Ph+细胞克隆性染色体异常。CCA/Ph-=Ph-细胞克隆性染色体异常

达到"最佳疗效"的患者预示持久获得良好的治疗结果，可维持原 TKI 药物治疗；"治疗失败"的患者疾病进展和死亡的风险显著增加，需要及时转换治疗；"警告"则是处于二者之间的灰色地带，患者需要密切监测，一旦达到"失败"标准，尽快转换治疗。

目前，治疗早期的细胞遗传学和（或）分子学反应作为疗效评估和指导干预存在争议，特别是在治疗 3 个月时 BCR-ABL>10%。在以伊马替尼为一线治疗的研究中，Hochhaus A 等发现，3 个月时 BCR-ABL≤10% 与>10% 的患者相比，3 年的 PFS 率为 95% vs 83%（$P<0.0001$）。在英国 Hammersmith 医院的回顾性分析中，282 例伊马替尼一线治疗 3 个月时 BCR-ABL<10% 的 CML 患者 8 年 OS 率（93.3%）和 PFS 率（92.8%）与 BCR-ABL>10% 的患者相比都有显著提高（P 值均<0.001）。二代 TKI 用于一线治疗时 3 个月 BCR-ABL<10% 也可以预测长期较好的生存结果。

尽管治疗 3 个月时 BCR-ABL>10% 已被这些研究证实预后不佳，但尚无证据支持这足以定义为"治疗失败"并必须转换治疗或者从早期转换治疗中获益。ELN 推荐联合两个时间点的评估，如 3 个月和 6 个月或其间增加一次检测，可以提供更多依据判断疗效并决定下一步治疗。

四、治疗反应的深度与预后

（一）CCyR 的基础上进一步获得 MMR 的意义

多项伊马替尼治疗 CML-CP 的研究显示，伊马替尼治疗 12 个月时达到 CCyR 预示持久的 PFS 和延长 OS。在 CCyR 的基础上进一步获得 MMR 具有积极的临床意义，如与持久获得 CCyR 相关，改善 EFS 甚至 PFS，减少疾病进展等，但并不改善 OS。如 Hughes TP 等对伊马替尼 III 期临床研究 IRIS 的数据进行标志性分析发现，伊马替尼治疗 18 个月时达到 MMR 和分子学反应介于 0.1% 与 1.0% 之间的患者相比，在随访 84 个月时分别有 97% vs. 74% 的患者维持 CCyR（$P<0.001$），EFS 率为 95% vs. 86%（$P=0.01$），PFS 率为 99% vs. 90%（$P<0.001$），而 OS 率未表现出统计学差异。此外，分析也表明了 12 个月时达到 MMR 与未达 MMR 的患者的 EFS 和 PFS 率有差异，且差异具有统计学意义。因此，获得 MMR 被称为进入了"安全港"。

对于伊马替尼治疗失败者，特别是 CP 患者，因为半数以上可通过二代 TKI 成功挽救，获得或再获 CCyR 甚至 MMR，减少疾病进展，所以伊马替尼治疗中未获 MMR 的 CCyR 患者与获得 MMR 者相比，即使在丧失 CCyR 后也很大可能受益于后续二代 TKI 的挽救治疗，OS 的差异有可能并不明显。

（二）获得 MMR 与更深层次的分子学反应关系如何

Branford S 等研究了 181 例接受伊马替尼初始治疗的 CML-CP 患者，结果显示，伊马替尼治疗 12 个月内获得 MMR 患者在随访 60 个月时累计获得 CMR 的比例约为 75%，而未获得 MMR 者仅为不足 10%，其中治疗 18 个月仍未获得 MMR 的患者在 5

年时无一例获得 CMR。目前,尽管尚无证据证实 CMR 有助于改善长期生存,但它似乎已经成为一个特殊的、对医生和患者有很强吸引力的治疗目标。因为,停药试验显示,约39%的伊马替尼治疗中持续 CMR 达 2 年以上的患者在终止治疗后追踪 1~4 年,仍可保持 CMR。因此,早期获得 MMR 对于期望停药的患者是最基本的追求目标。

第三节 酪氨酸激酶抑制剂时代,慢性髓系白血病的治疗选择

一、CML 的治疗目标

如同所有的恶性肿瘤一样,CML 的治疗目标是减少疾病进展、延长生存期和提高生活质量。由于大多数 CML 患者在很多有效的治疗手段下能够长期生存,改善 PFS 和 OS 不能在相对较短的时间内体现出来,因此,早期替代指标包括 CHR、CCyR 和深层的分子学反应成为了近期追求的目标。

曾经在很长的时间里,IFN-α 是 CML 的标准治疗用药,它能使一部分患者获得遗传学反应,获得 CCyR 患者的生存期明显延长,10 年 OS 率为78%。因此,获得 CCyR 成为了 CML 治疗的目标。伊马替尼不仅能够使更多患者获得 CCyR,而且也推动了 CML 的疾病监测技术的发展。对于接受 IFN-α 治疗的患者,获得更好的分子学反应被认为具有临床价值。获得 CCyR 的患者中,PCR 检测到较少的疾病存在的患者可能获得持续的疾病稳定。

TKI 时代,获得 MMR 的患者与获得 CCyR 而无 MMR 者相比,长期疗效是否获得改善是需要考虑的重要问题。由于>80%患者在伊马替尼治疗后能够获得 CCyR,而对伊马替尼治疗失败的患者仍有高效挽救治疗方法,并且伊马替尼治疗后的随访时长相对较短,所以暂无证据表明获得 MMR 或 CMR 对于患者的长期生存有改善。IRIS 研究的早期报告显示,在获得 CCyR 的患者中,12 个月时获得 MMR 者有更高的 EFS。但其他研究发现,依据第 12 月时是否获得 MMR 分组,EFS 在两组间并无差异,但是依据第 18 个月时的分子学反应分组,获得 MMR 者 72 个月 EFS 率(95%)显著高于获得 CCyR 而无 MMR 的患者(86%)。尽管 PFS 有一定的统计学差异,但这种差异很小。获得 CMR 的意义在于可考虑停用伊马替尼。停用伊马替尼(STIM)研究的初步结果认为,获得 CMR 持续 2 年以上患者

停用伊马替尼后,有59%的患者出现复发,停药后 6 个月内复发者均为分子学复发,再次应用伊马替尼对这些患者仍然有效。因此,鉴于延长缓解期,尤其是能增加停药且无复发的机会,获得 MMR 甚至 CMR 也非常有意义。然而,对于一个不能获得 MMR 甚至 CCyR、具有持续可检出疾病的患者并非治疗失败,ELN 的推荐并未将不能获得 MMR 或是丧失 MMR 作为治疗失败,也并无研究表明对于这类患者采用其他干预措施(如增加剂量或换成新的 TKI)能改善长期生存。

二、改善一线治疗 CML-CP 的结果

(一)标准剂量伊马替尼

十几年前,一系列临床试验证实了伊马替尼有效性和安全性,它已成为 CMLCP 患者的标准一线治疗用药。在 IRIS 试验中,1106 例初诊 CML-CP 患者被随机的分为两组,一组患者使用 α 干扰素和低剂量的阿糖胞苷(IFN-α/Ara-C)进行联合治疗,另一组患者使用伊马替尼 400mg/d 口服。中位随访期为 19 个月的结果显示,在 18 个月时伊马替尼组的 CCyR 率为 76.2%,IFN-α/Ara-C 组为 14.5%。18 个月时,PFS 率分别为 96.7% 和 91.5%。伊马替尼更易耐受,只有 14.3% 的患者终止治疗或改方案交叉到另一组,而 IFN-α/Ara-C 组交叉到伊马替尼组的患者占 89.2%。随访 6 年时。伊马替尼治疗组累计 CCyR 率为 82%,仍在使用伊马替尼的患者中,有 63% 为 CCyR,估计无事件生存(EFS)率为 83%,总生存(OS)率为 88%,93%的患者未进展至 AP 或 BP。随访 8 年的结果更令人振奋,继续使用伊马替尼的患者获得更好的疗效,83% 获得 CCyR,8 年 EFS 率为 81%,OS 率为 85%,92%的患者未进展到 AP 或 BP。IRIS 研究确立了伊马替尼在 CML-CP 的一线治疗地位。此后的一系列的临床试验的结果进一步证实了这种治疗推荐的正确。

(二)高剂量伊马替尼

尽管常规剂量的伊马替尼对于 CML-CP 患者取得很好的疗效,但仍有至少三分之一的患者不能获得理想的效果。为了改善伊马替尼的疗效,早期的策略是增加伊马替尼剂量。一些单臂 Ⅱ 期临床试验显示,伊马替尼用量为 600~800mg/d 时,快速获得 CCyR 和 MMR 的患者比例明显高于用药剂量为 400mg/d 的患者。但是另一项随机对照研究发现,高剂量组较标准剂量伊马替尼组在 12 个月内获得的更高 EFS 和 PFS 率的差异随着时间的增加而逐渐消失,最终,EFS 和 PFS 的改善无明显获

益。即便对于 Sokal 评分为高危的患者,这一结论也是肯定的。高剂量用药尚不能改善 OS,部分原因是由于开始高剂量治疗后患者因出现毒副作用而减量用药和中断用药频繁而影响了治疗结果。分析能保持高剂量用药并且治疗间断较少的患者数据显示,MMR 率显著增高。一项 CML 随机试验比较了伊马替尼 400mg、伊马替尼 800mg 和伊马替尼联合 IFN-α 三种用药方案,高剂量组和常规剂量伊马替尼组的 5 年 PFS 率分别为 94% 和 87%,前者显著高于后者;而高剂量组的实际每日伊马替尼剂量中位数为 646mg,这可能是导致其疗效较好的原因所在。

药物的剂量效应可能是由 OCT-1 转运体的效率决定的,低活性 OCT-1 的患者从较高伊马替尼初始剂量受益更明显,而相对高活性 OCT-1 的患者对不同剂量的反应相同。目前,除了用于临床试验外,不推荐高剂量伊马替尼作为 CML-CP 患者的初始治疗。

(三) 伊马替尼联合用药

由于 IFN-α 的临床疗效的确切性,伊马替尼联合 IFN-α 的方案似乎很有前景。四项随机试验比较了伊马替尼和伊马替尼联合 IFN-α 治疗 CML-CP 患者的疗效,其中两项研究显示联合治疗提高了分子学反应程度,另外两项未发现任何联合治疗的益处,包括未提高细胞遗传学和分子学反应以及 EFS、PFS 和 OS,但却增加了患者的经济花费和治疗毒性。尽管伊马替尼联合 IFN-α 对改善长期预后并无帮助,但上述研究仍不足以完全否定联合 IFN-α 的作用,可能由于伊马替尼的早期疗效好,导致 IFN-α 的效应在几年内不能体现出来,或者 IFN-α 的作用在于维持治疗反应的持久性上,特别是在伊马替尼停药后。但在目前,专家不推荐 TKI 联合干扰素作为首选治疗,除非是临床试验。

(四) 二代 TKI 作为一线治疗

基于作为伊马替尼失败后二线治疗的高度有效性和良好安全性,二代 TKI 成为很有前景的一线治疗候选用药。尼洛替尼是一种新型高亲和力的以氨基嘧啶为基础的 ATP 竞争性抑制剂,其结构与伊马替尼相似,作用位点相同,但其抑制野生型 *BCR-ABL* 细胞株的能力为伊马替尼的 25 ~ 30 倍。达沙替尼是具有全新分子结构的第二代 TKI,对野生型 *BCR-ABL* 细胞株的抑制作用比伊马替尼强 325 倍。曾经有三项 II 期单臂临床试验研究尼洛替尼和达沙替尼作为初始用药的结果,表明这两种药物能获得快速的细胞遗传学和分子学反应,6 个月

CCyR 高于 90%。达沙替尼和尼洛替尼的 12 个月 MMR 比例分别为 71% 和 81% ~ 85%。为了进一步验证这一结果,研究者进行了随机对照研究,分别将尼洛替尼和达沙替尼与伊马替尼进行了比较。ENESTnd 研究中,受试者分别接受常规剂量的伊马替尼或尼洛替尼(剂量可选择 400mg 每日 2 次或 300mg 每日 2 次),12 个月时 MMR 率在尼洛替尼 400mg 每日 2 次组、尼洛替尼 300mg 每日 2 次和伊马替尼组分别为 43%、44% 和 22% ($P<0.001$);3 年时,尼洛替尼 300mg 每日 2 次和伊马替尼组 MMR 率分别为 73% 和 53%。另一项关于达沙替尼 100mg/d 与标准剂量伊马替尼随机对照的 DASI-SION 研究也显示了相似结果,达沙替尼组患者比伊马替尼组的 12 个月 CCyR 率更高,分别为 83% 和 72%,3 年 MMR 率改善,分别为 68% 和 55%。更重要的是,随访 3 年内,尼洛替尼和达沙替尼治疗组患者疾病进展率较低,但 OS 尚无差异。当然,二代 TKI 作为一线治疗相对于伊马替尼的益处尚需进行更长期的随访,但已有的数据提示,二代 TKI 可能会降低伊马替尼疗效不佳的患者比例,至少在治疗早期有所减少。鉴于此,目前达沙替尼和尼洛替尼已在许多发达国家被批准为 CML-CP 的一线治疗药物。

三、伊马替尼失败 CML-CP 患者的二线或三线治疗

尽管伊马替尼作为一线治疗,绝大部分 CML-CP 患者长期受益,但仍有一些患者治疗失败:17% 的患者从未获得遗传学反应,约 15% 的患者丧失遗传学反应,另有 5% 患者不耐受伊马替尼,即至少有三分之一的患者治疗效果不令人满意。

伊马替尼的疗效和副作用的局限,促使二代 TKI 很快诞生并首先用于伊马替尼治疗失败的患者。目前问世的有三种二代 TKI,其中达沙替尼和尼洛替尼是二代 TKI 中研究最多的两种药物,在世界范围内获得了批准其作为伊马替尼耐药或不能耐受时的二线治疗或挽救治疗用药。

1. 如何选择二代 TKI　一旦确定有改变治疗的指征,就需要决定选用何种药物。ABL 突变的类型能帮助选择药物,因为有些突变类型对特定药物的敏感性较高,见表 3-3-1。但伊马替尼耐药患者中只有约 50% 存在 ABL 突变,而绝大多数突变对两种二代 TKI 用药的敏感性并无差异或者并不清楚有无差异。在这种情况下,需要根据患者的疾病分期和有无并发疾病及药物毒性来决定。对于 CP

和 AP 患者,达沙替尼和尼洛替尼均可选择,而对于 BP 患者,达沙替尼更有优势。如有肺部疾病、出血病史以及正在接受非甾体抗炎药治疗的患者,尼洛替尼可能更为合适。相反,达沙替尼更适合有胰腺炎、糖尿病的患者。但对于大多数患者,没有明确的可以指导选择用药的依据时,可参考医生对药物的熟悉程度、价格、患者的生活习惯、教育背景和个人偏好等做出选择。

表 3-3-1　根据 ABL 突变状态选择治疗

突　　变	治 疗 选 择
T315I	博纳替尼,omacetaxine,造血干细胞移植,临床试验
V299L	博纳替尼,尼洛替尼,omacetaxine
T315A	博纳替尼,尼洛替尼,伊马替尼*,博苏替尼,omacetaxine
F317L/V/I/C	博纳替尼,尼洛替尼,博苏替尼,omacetaxine
Y253H,E255K/V,F359C/V/I	博纳替尼,达沙替尼,博苏替尼,omacetaxine
任意其他突变	博纳替尼,达沙替尼,尼洛替尼,博苏替尼,omacetaxine

*如果是在达沙替尼治疗中出现的

2. 二代 TKI 作为二线治疗的疗效　三种二代 TKI 均有显著的临床疗效,并且治疗剂量的毒性作用较小。对于伊马替尼失败的 CP 患者,达沙替尼的 CCyR 率可达 51%,24 个月 PFS 为 81%,得出这一结果的研究中,给药剂量是常规剂量 70mg,每日 2 次(达沙替尼的半衰期较短,约为 5 小时)。随后,另一项随机研究发现,达沙替尼 100mg,每日 1 次与前一研究用药剂量的疗效相当,但该方案的耐受性更好,减少了以胸腔积液和骨髓抑制等不良事件的发生率。尼洛替尼的 CCyR 为 44%,24 个月 PFS 为 64%。有意思的是,尽管尼洛替尼的中位半衰期更长(约为 15 小时),常规剂量为 400mg,每日 2 次。最新报道,二代 TKI 用于伊马替尼失败的 CP 患者二线治疗,达沙替尼 5 年 PFS 为 56%,尼洛替尼 4 年 PFS 为 57%。另一种二代 TKI 博舒替尼也有显著的临床活性,用于伊马替尼耐药的 CP 患者二线治疗时 CCyR 为 48%。总体而言,二代 TKI 均有良好的安全性,多数患者可以很好地耐受。

3. 早期转换二代 TKI 的治疗　满足 ELN 定义的治疗失败标准的患者需要尽早改变治疗策略。有研究显示,伊马替尼耐药后,与出现血液学复发时改变治疗相比,当出现遗传学复发后使用达沙替尼的预后较好。一项伊马替尼耐药或不耐受的 CML 患者换用尼洛替尼的 Ⅱ 期临床研究表明,随访 48 个月时,与入组时基线无 CHR 的患者相比,基线 CHR 的患者 PFS 率显著更高(71% vs. 49%,$P = 0.001$)。

4. 二代或三代 TKI 等作为三线治疗　已用过两种 TKI 治疗失败的 CML 患者,可选择另一种未曾应用过的 TKI 治疗。经过两种或以上 TKI 治疗失败的患者,进一步的治疗选择非常有限、疗效也不会乐观。如果治疗失败是由于不能耐受,二线用药的效果较好。虽然对两种 TKI 耐药的患者中约有 25% 经第三种 TKI 治疗能获得 CCyR,但不能持久维持反应,CP 期患者的中位反应持续时间为 20 个月,而进展期患者时间更短。建议这些患者考虑进行 Allo-HSCT 或参与临床试验。

尽管 T315I 突变的患者的预期生存时间报道不一,但总体预后很差,主要是因为缺乏有效的治疗。一项研究显示,CP 期患者的 2 年 OS 率为 87%,另一些包括进展期在内的 CML 的报道显示,中位 OS 仅为 22.4 个月。对于这类具有 T315I 突变的患者,推荐进行 Allo-HSCT。尽管移植相关的数据很有限,但 CP 患者移植后有望获得持久生存。一些具有抗 T315I 耐药的新药已被开发出来,包括第三代 TKI(如博纳替尼)和其他作用机制的药物(如 omacetaxine,属高三尖杉酯碱类)。尽管如此,移植或新药的临床试验仍是推荐考虑的治疗。

四、最佳的治疗策略

伊马替尼作为初始治疗取得的卓越成效以及有效挽救治疗的应用,改写了 CML 的治疗策略。几乎所有患者在确诊为 CML 后均进行伊马替尼治疗,治疗失败者将被建议使用二代 TKI 或三代 TKI 等治疗。在这样的治疗策略下,CML-CP 患者的中位 OS 可能超过 20 年。

二代 TKI 作为初始治疗的疗效更好,这使我们面临一个重要的问题,即如何将这些研究成果应用于初诊 CML 患者的治疗策略的优化?一方面,伊马替尼疗效良好,8 年的随访证实,长期使用伊马替尼能使大多数患者达到持久反应，并且具有良好耐受性。另一方面，仍有三分之一的患者使用伊马替尼后疗效不能令人满意。而且，将二代 TKI 用作初始治疗的研究已经得出了令人鼓舞的早期结果。因此，即有研究对初发 CML 的患者拟定了两种治疗策略，第一种是所有患者均选用伊马替尼作为初始用药，发生耐药、反应不佳或是不能耐受时换用其他 TKI 等药物，再次失败后接受 Allo-HSCT 或参与临床试验；第二种是所有患者均以二代 TKI 中的一种作为初始用药，治疗失败后以其他 TKI 或 Allo-HSCT 作为补救，或参与临床试验。迄今，已有数据仅反映了第一种策略，即伊马替尼作为一线治疗，伊马替尼治疗失败后采用二代 TKI 挽救的结果。二代 TKI 作为初始用药的长期疗效是否优于上述后续补救用药方案，尚待进行更多研究和长期随访来证实。

ELN2013 关于 CML-CP 患者的治疗推荐见表 3-3-2。

表 3-3-2 ELN2013 关于 CML-CP 患者的治疗推荐

一线治疗	伊马替尼，或尼洛替尼，或达沙替尼
	同胞行 HLA 配型仅用于基线警告患者（高危，主要途径 CCA/Ph$^+$）
二线治疗，TKI 一线治疗不耐受	任何其他被批准的 TKI（伊马替尼，或尼洛替尼，或达沙替尼）
二线治疗，TKI 一线治疗失败	伊马替尼转换为尼洛替尼，或达沙替尼，或博舒替尼，或博纳替尼
	尼洛替尼、达沙替尼互换，或转换为博舒替尼，或博纳替尼
	同胞行 HLA 配型，寻找无关供者，考虑异基因移植
三线治疗，两种 TKI 治疗失败或不耐受	其他任何 TKI，所有适合者，推荐异基因移植
任意线，*T315I* 突变	博纳替尼
	同胞行 HLA 配型，寻找无关供者，考虑异基因移植

五、停止治疗和疾病治愈

CML 患者最终能否停止治疗和疾病得以治愈是最被关注的临床问题之一。目前的推荐是无限期持续 TKI 治疗。有一些关于停止治疗的尝试，获得 CMR 的患者中断治疗后大多数复发，但仍有部分患者可维持无治疗缓解状态。如 Mahon F 等人参与的一项多中心临床研究 STIM（伊马替尼停药研究），100 名接受伊马替尼治疗达 CMR（BCR-ABL^{IS}下降 5 个 log）至少 2 年的患者入组，最新的随访结果表明，停止伊马替尼治疗 36 个月后，仍有 39% 的患者维持 CMR。而出现分子学复发的患者中，约 95% 发生在最初 6 个月内，且伊马替尼再治疗有效。尽管需要更长时间的随访进一步证实，但有近 40% 患者尚未复发是令人鼓舞的结果。值得研究的是那些未复发者，是什么让他们停药后依然维持 CMR 的。

若要实现所有患者能停止治疗和治愈，需要满足两个条件：

1. 所有患者都可以停止治疗 STIM 试验的入选标准要求患者维持 CMR 至少两年，伊马替尼用药多久才能实现这一标准不得而知。最近的一项分析显示，中位随访期为 79 个月，仅有 32% 伊马替尼用药患者能获得持续 CMR，但其他研究认为近三分之二的患者可实现前述标准。增加获得 CMR 比例的一种方法是用肽类或细胞触发抗 CML 免疫反应，包括应用 BCR-ABL 融合肽、蛋白酶-3 衍生肽、热休克蛋白以及粒细胞-巨噬细胞菌落刺激因子转染的 K562 细胞。尽管所有这些方法均能导致免疫反应，但临床应用结果不一。BCR-ABL 融合肽的研究显示，接种后有 41% 患者获得 CMR。

2. 寻找减少停止治疗后复发的方法 在一项研究中，患者停止伊马替尼治疗后使用 IFN-α，有 3 名患者在停用伊马替尼后获得 CMR，最短随访时间大于 2 年，75% 患者维持 CMR。虽然这只是一些初步研究，但也提示 INF-α 可能有助于维持疾病不复发。目前，除了参与停药的临床试验，所有患者均应无限期持续治疗。

六、进展期 CML 患者的治疗

针对进展期 CML 患者，伊马替尼的推荐初始剂量为 600mg/d 或 800mg/d，尼洛替尼为 400mg 2 次/日，达沙替尼为 70mg 2 次/日或 140mg 1 次/日。

关于进展期患者的治疗，分为未曾使用过 TKI 的和在 TKI 治疗中由 CP 疾病进展至 AP 或 BP 的两种。所有 BP 患者和未获得最佳治疗反应的 AP

患者均应在 TKI 短期治疗获得反应后接受移植。

（一）以往未曾应用 TKI 的 CML 进展期患者

（1）AP：伊马替尼的血液学有效率、MCyR 和 CCyR 分别为 40%～82%、24%～49% 和 17%～45%。GIMEMA 研究显示，7 年 PFS 和 OS 分别为 37% 和 43%。江倩等报道，接受伊马替尼治疗的 AP 患者，CHR、MCyR 和 CCyR 比例分别为 85.1%、49.4% 和 47.1%，6 年 PFS 和 OS 率为 48.3% 和 51.4%。

（2）BP：伊马替尼的血液学有效率和细胞遗传学反应分别为 50%～70% 和 12%～17%。1 年 OS 率 22%～36%，中位缓解期为 6.5～10 个月。患者也可采用达沙替尼或 TKI 联合化疗。

（二）伊马替尼治疗中由 CP 疾病进展至 AP 的患者，应根据 ABL 突变选择二代 TKI（表 3-3-1）或其他治疗。

（1）AP：尼洛替尼治疗伊马替尼失败的 CML AP 的血液学总有效率和 CHR 分别为 47% 和 26%，MCyR 和 CCyR 为 29% 和 16%。1 年 OS 率 79%，中位反应持续时间为 15.4 个月。达沙替尼治疗伊马替尼失败的 CML AP 的血液学总有效率和 CHR 分别为 64%～81% 和 39%～45%，细胞遗传学率为 30%～40%。

（2）BP：达沙替尼治疗伊马替尼失败的 CML BP 的血液学总有效率和 CHR 分别为 33%～61%，MCyR 为 35%～56%。1 年 OS 率 42%～50%，2 年 OS 为 20%～30%。中位 OS 为 8～11 个月。达沙替尼联合传统的化疗也是 BP 患者的选择。

ELN2013 关于 CML 进展期患者的治疗推荐见表 3-3-3。

表 3-3-3　ELN2013 关于 CML 进展期患者的治疗推荐

新诊断、未使用过 TKI 的加速期或急变期患者
伊马替尼 400mg，2 次/日
达沙替尼 70mg，2 次/日，或 140mg，1 次/日
寻找供者，之后推荐异基因移植，用于所有急变期患者，或未达最佳治疗反应的加速期患者
化疗可用于移植前控制疾病
任何其他被批准的 TKI（伊马替尼，或尼洛替尼，或达沙替尼）
TKI 治疗中由慢性期进展至加速期或急变期患者
疾病进展前任何其他未曾使用的 TKI（如有 T315I，则博纳替尼），继而所有病人行异基因移植
化疗常用于移植前准备

（北京大学血液病研究所　江倩）

第四节　酪氨酸激酶抑制剂时代造血干细胞移植在 CML 治疗中的地位

HSCT 用于治疗 CML 已有 30 多年的历史，目前仍然被认为是治愈 CML 的最有效的方法。然而近 10 年来，由于 TKI（如伊马替尼、尼洛替尼、达沙替尼等）的临床应用及其卓越疗效，HSCT 移植的数量明显下降，在 CML 治疗中的地位也被推荐为二或三线的治疗方法。

但是，对多数 CML 患者而言，TKI 仍然很难清除体内的 MRD，停药后多数患者很快复发。因此，TKI 能否治愈 CML 仍然不清楚。此外，少数患者治疗期间发生难以耐受的药物不良反应或对药物产生耐药性，极少数患者发病时或治疗中发生病情进展，因此，HSCT 在 CML 治疗中仍然有不可替代的作用。另一方面，由于 TKI 的广泛应用，几乎所有 CML 患者初诊时均接受了 TKI 治疗。那么移植前 TKI 的应用对 HSCT 是否有影响，TKI 时代移植适应证的改变及 TKI 在移植后复发的预防和治疗中的作用等问题值得深入探讨。

本节系统回顾了 HSCT 在 CML 治疗中的历史演变，HSCT 治疗 CML 技术的进展及 TKI 时代 HSCT 在治疗 CML 的地位等问题，以提高对 HSCT 在 CML 治疗中作用的认识。

一、HSCT 治疗 CML 的历史

早在 30 年前，Fefer 等首次报告了 4 例 CML 患者，采用 Bu/Cy+TBI 的化放疗治疗后，输注同卵双胞胎供者的骨髓细胞，移植后患者造血功能恢复了正常，Ph 染色体消失。此项研究开创了 HSCT 治疗 CML 的先河。此后由于 HLA 配型技术的发展，HLA 配型完全相合的同胞供者（MSD）的移植也获得了令人鼓舞的结果。1984 年 Speck 等总结了 IBMTR 的 138 例 Allo-HSCT 治疗 CML 的资料：在 CML-CP、AP 和 BP 进行移植的患者，3 年 OS 分别为 63%、56% 和 16%。因此，在 20 世纪 90 年代初，同胞全相合的 Allo-HSCT 在世界范围内已成为 CML 治疗的首选方法。

由于同胞间 HLA 配型完全相合的几率只有 25%，因此多数 CML 患者仍不能从 HSCT 中获益。人们开始探讨配型相合非血缘无关供者（UMD）的 HSCT 在 CML 治疗中的应用。20 世纪 70 年代中期，Foroozanfar 等首先报告了一例 CML 患儿接受

UMD 的骨髓移植，并存活 3 年。1986 年 Hows 等报告了 14 例患者进行了 UMD 的 HSCT，其中 3 例为成人 CML。此后，随着无关供者登记组的建立及 HLA 配型高分辨技术的进步，越来越多的文献报告 CML 患者进行 UMD HSCT 的结果，与 MSD 的移植结果相近，UMD 的 HSCT 也成为 CML 治疗的一种选择。

无关供者移植成功，大大增加了 CML 患者获得合适配型供者的机会。但仍有不少患者，如少数民族，或因病情进展较快不能及时获得干细胞来源的患者无法进行 HSCT。因此，脐血及单倍型供者的 HSCT 为这部分患者进行移植带来了新的希望。

1996 年，法国 Antoine 医院的 Laporte 等首次报告了一例 26 岁晚期 CML 患者进行无关供者脐血移植获得了成功。Sanz 等人报告了 27 例 CML 患者进行了脐血移植，8 年无病生存达 41%。日本脐血移植协作组报告了 86 例 CML 患者，脐血移植后 OS 和无白血病生存（LFS）分别为 53% 和 38%。尽管目前有关脐血移植治疗 CML 研究还较少，但在缺乏合适的 HLA 相合的供者的情况下，UCBT 仍不失为一种选择，特别是儿童患者。

1997 年欧洲骨髓移植登记组（EBMT）CML 协作组报告了 103 例 CML 患者接受单倍型 HSCT 的结果，5 年 OS 和 LFS 分别为 32% 和 25%。但高的移植失败率和 TRM 限制了单倍型 HSCT 的临床应用。黄晓军等对单倍型造血干细胞移植技术进行了改良，建立了新的移植体系。治疗 93 例 CML 患者，4 年总生存率在 CP_1、CP_2/CR_2、AP 和 BP 期分别为 76.5%、85.7%、73.3% 和 61.5%。因此，单倍型 HSCT 技术的进步成功解决了造血干细胞来源问题，是近年来 HSCT 技术的一大进步。

无论是同胞相合的移植，还是无关供者移植，无论是脐血移植，还是单倍型移植，移植相关并发症和移植后复发仍然是影响患者进行 HSCT 的最大障碍。为了减少 HSCT 技术本身引起的不良反应，移植工作者经过不懈努力，建立了一系列适合 CML 患者移植方法，值得移植工作者在未来的临床实践中借鉴。

二、CML HSCT 治疗技术的进展

CML 的 HSCT 治疗经过了长期发展，已形成较为成熟和完整的体系。对 CML 患者而言，是否进行 HSCT，如何选择合适的供者和干细胞来源（外周血干细胞还是骨髓），采用何种预处理方案和如何进行 GVHD 预防，移植后复发如何防治等问题，移植前均应进行系统评估，制订合理的移植方案。

（一）如何进行移植前风险的评估

HSCT 能使很多"不治之症"的恶性血液病获得治愈，但同时技术本身引起相关的并发症及死亡给患者带来很大风险，因此，如何在移植前对移植风险进行评估显得非常重要。最初建立的 Sokal 风险评估系统，是根据患者年龄、脾脏体积、血小板计数和周围血中原始细胞比例对患者的预后进行评估。后来 Hasford 等对其进行了改良，增加了周围血中的嗜碱和嗜酸性粒细胞计数，建立了 Hasford 风险评估系统。此后，EBMT 和 Gratwohl 等分析了大量 CML 患者进行 HSCT 的资料，建立了 EBMT 风险评估系统。该系统包含了 5 个因素：供者类型，疾病分期，患者年龄，供受者性别及诊断到移植的时间，是目前临床最常用的移植前风险评价系统（表 3-4-1）。

表 3-4-1　EBMT 风险评估系统

风 险 因 素	积分
患者年龄	
<20 岁	0
20~40 岁	1
>40 岁	2
疾病阶段	
早期	0
中期	1
晚期	2
诊断到移植的时间	
<12 个月	0
>12 个月	1
供者类型	
HLA 同胞相合供者	0
HLA 非血缘无关供者	1
供受者性别	
所有性别（除下述情况外）	0
女性供者　男性受者	1

早期的结果表明：积分越高，移植相关死亡率（TRM）、复发率越高，OS 率越低。EBMT 积分为零分的患者 5 年 OS 率可达 76%，而积分高达 6 分的患者 5 年 OS 率仅为 19%。因此，无关供者，晚期疾病及高龄患者是移植的高危因素。

随着 CML 治疗模式的改变,进行 HSCT 移植的患者的临床特征也发生了变化。CML-CP 移植数量在减少,晚期及 TKI 耐药的患者移植数量在增加。因此,风险评估的结果也在变化。最近,Gratwohl 等采用 EBMT 风险评估系统回顾分析了 56 505 例恶性血液病及再生障碍性贫血患者:EBMT 积分为零的患者 5 年 OS 率为71%,TRM 为15%;积分为6~7 分的患者 5 年 OS 率为 24%,TRM 为 47%。其中 CML 患者为 8541 例,平均 OS 率较早期报告的结果增加了 5%~10%。证明 EBMT 风险评估系统仍然是一项很有帮助的方法。

在 TKI 时代,CML-CP₁患者是否进行移植是一个困难的选择,评估移植风险尤为重要。最近 Pavlu 等联合了 HSCT 前并存疾病(HCT-CI)指数与移植前 C-反应蛋白水平预测 271 例 CML-CP 患者的移植风险,证明了 C-反应蛋白大于 9mg/L 和 HSCT-CI>0 时,进行清髓性移植的非复发死亡率明显增高、OS 率明显降低。提出了 HCT-CI 可做 CML 患者是否进行 HSCT 的参考。但是,由于不同研究者对 HCT-CI 评分标准的判断的差别,进行评价前应掌握不同脏器并存疾病的判别标准。最近 Yeung 等根据一组与晚期 CML 疗效不良相关的基因表达谱结果,建立预测早期 CML 移植后复发可能的方法,值得临床进一步验证。

因此,在 TKI 时代,CML 患者是否进行移植应根据 TKI 治疗结果,EBMT 风险评估系统,及 HSCT-CI、C-反应蛋白水平等因素做出合理的抉择。

（二）如何选择合适供者

如前所述,可供 CML 患者进行移植的供者从 MSD 到 UMD,由脐血到单倍型相合的供者,不同来源供者的造血干细胞移植,其移植结果不同。对 CML 患者而言,临床最常用的是 HLA 全相合的同胞供者,其次是非血缘无关供者。Arora 等总结了 CIBMTR 登记组的 4566 例 CP₁ CML 的骨髓移植结果,MSD 组明显优于 URD 组,5 年 OS 率分别为 63% 和 55%。NMDP 组报告了 MSD 与 URD 移植治疗 CML 进展期(AP 或 BP)的结果,5 年 OS 率 MSD 明显高于 URD(31% 与 20%)。近年来,随着配型技术的进步,URD 移植的结果也有了明显进步。Hansen 等报告 Seattle 组采用 URD 对 50 岁以下的 CP₁ CML 患者进行移植的结果,5 年 OS 达到了 74%。虽然 URD 移植的结果有了很大改善,但 URD 移植的并发症及 TRM 仍较 MSD 供者为多,因此目前仍然将 MSD 供者作为 CML 移植的优先选择。

在缺乏 MSD 和 URD 的情况下,很多中心推荐了脐血移植和单倍型移植。近年来由于单倍型移植技术得到了很大的改进,移植成功率及 OS 率已与 URD 移植结果接近。因此,对急需进行 HSCT 的患者单倍型 HSCT 是一种很好的选择,特别是晚期 CML 患者或疾病进展较快,无足够时间进行供者选择的 CML 患者。

（三）造血干细胞来源:外周血(PB)还是骨髓(BM)

在过去 20 年,动员外周血造血干细胞已成为造血干细胞移植的主要来源。其优点是细胞收集简单方便,HSCT 后造血重建迅速、移植后复发率较低,所以逐渐取代了骨髓。但不足之处是急性和慢性 GVHD,特别是慢性 GVHD 发生率相对较高。对于 CML 移植而言,选择 PB 还是 BM,还是 PB+BM,主要依据患者的年龄、疾病分期、HLA 配型及供者等因素综合考虑。既要考虑到移植的疗效,又要兼顾移植的相关并发症。

Elmaagacli 等最早采用 HLA 相合的同胞和(或)HLA 部分相合的家庭成员供者,比较了 BM 和 PB 来源的 HSCT 治疗 CML-CP₁患者的结果。证明 BM 来源的 HSCT,移植后分子生物学和细胞遗传学复发率明显高于 PB 来源的 HSCT。一项 Meta 分析的资料比较了配型全相合同胞的外周血干细胞移植(PBSCT)与骨髓移植(BMT)治疗 CML-CP₁结果。PBSCT 移植后复发率明显低,而 GVHD 发生率增高,但两组总生存率并无显著差别。Schmitz 等报告配型全相合同胞的 PBSCT 和 BMT 的结果,在 CML-CP₁期,PBSCT TRM 明显增高,无病生存(DFS)率和 OS 率降低。在 CML 进展期患者(CP₂、AP 或 BP),PBSCT 的复发率低,OS 率、DFS 率得到改善。因此,对 CML-CP 患者选择 BMT 可能更加安全,而对进展期 CML 患者,PBSCT 可能更加有效。

对于非血缘的 HSCT 无关供者,选择 PB 还是 BM 进行移植仍有争论。Elmaagacli 等回顾分析了 91 例 CML-CP₁进行 URD 移植的结果,比较了 PBSCT 与 BMT 的影响。PBSCT 的 3 年的 OS 明显好于 BMT(94% 与 66%),且造血重建,免疫重建明显优于 BMT,TRM 低于 BMT(5% 与 30%)。但这一结果并未得到其他研究者证实,仍需进一步临床研究。

国内黄晓军等采用 G-CSF 动员的 PB 联合 BM 的单倍型 HSCT 治疗 CML,其疗效明显优于既往报告的单独应用 PBSCT 或 BMT 的单倍型 HSCT 的结果。这一新的发现改变了既往对单倍型移植疗效不佳、移植风险高的观点,其原理值得进一步探讨。

尽管不同造血干细胞来源对 CML 的 HSCT 治疗结果的影响并不完全一致,但多数学者认为,对 CML-CP 患者,BMT 仍然是优先的选择。可以避免或减少 cGVHD、移植相关并发症及 TRM,使患者长期生存的质量得到了改善。而 PBSCT 主要用于 CML 进展期患者,对单倍型 HSCT 移植,PB 联合 BM 可能是一种更好的选择。

(四) HLA 配型对结果的影响

临床研究证明 CML 患者进行 Allo-HSCT 首选 HLA 配型全相合的 MSD 进行移植,而部分相合、半相合及 URD 的移植常伴有较高的 GVHD 和 TRM 的风险,被用于晚期 CML 治疗。

在 HLA 不相合供受者间进行的 HSCT 中,HLA 特异性位点不合对移植结果的影响也同样受到关注。CIBMTR 登记组发表的两个研究结果表明,在 HLA-A、-B、-C 和-DRB$_1$ 位点不合对移植结果影响较大、DP 或 DQ 位点不合并不影响移植结果。最近一项 CIBMTR 研究比较了 HLA 位点不相合对 CML-CP 患者移植结果的影响,包括 3514 例 MRD 和 1052 例 URD 的移植患者。其中 URD 移植受者中 531 例为 HLA-A、HLA-B、HLA-C 和 HLA-DRB$_1$ 全相合(8/8),252 例为 HLA 1 个位点不相合,269 例为 2 个或 2 个以上位点不相合。5 年 OS 率 MRD 明显优于 8/8 URD 移植患者(63% 与 55%),且 HLA 不相合的程度越大,TRM 越高,OS 和无白血病生存(LFS)越低。与 MRD 相比,尽管 8/8 HLA 配型的 URD 移植常伴有更多的 Ⅱ~Ⅳ 级的 GVHD,但移植后复发率并未降低。MRD,配型相合 URD 和配型不合的 URD 的 HSCT 三组复发率相似,说明 URD 或 HLA 配型不合的供者的移植并未显示出更强的 GVL 效应。

(五) 预处理方案:清髓性与减低剂量强度的预处理方案

传统的清髓性预处理方案的目的是清除体内的白血病细胞,腾空骨髓和抑制受者的免疫反应。在 CML 患者的移植中,含有全身照射的 TBI/Cy 方案和不含放射治疗的 Bu/Cy 方案则作为清髓性预处理方案的标准方案,两种方案除了不良反应有所不同外,移植结果相似。在清髓性预处理方案中由于大剂量放化疗引起的造血系统以外的器官毒副作用较重,TRM 及并发症发生率高,不适合年龄较大或有其他重要脏器功能障碍的患者。为了减轻预处理方案的毒副作用,Radich 等最早对 Bu/Cy 方案进行了改良,将口服 Bu 改为静脉注射,维持了

Bu 的血药稳态浓度(≥900ng/ml)。结果患者 3 年的 OS 和 DFS 分别为 86% 和 78%,而复发率和 TRM 分别为 8% 和 14%,疗效明显优于以往报告的结果。因此,目前很多单位采用了静脉注射用的 Bu/Cy 方案作为 CML 移植的标准方案。

由于对供者淋巴细胞输注(DLI)治疗 CML 移植后复发疗效机制的认识,移植物抗白血病作用(GVL 效应)可能在 CML 移植中发挥着重要作用。因此,在 20 世纪 90 年代,研究者根据动物实验的结果,发展了减低剂量或非清髓预处理方案。西雅图 Kerbauy 等采用非清髓预处理[LD-TBI(2Gy)单用或联合 fludarabine(90mg/m^2)]治疗了 24 例不适合进行清髓性移植的 CML 患者(CP$_1$ 14 例,CML 进展期患者 CP$_2$ 或 AP 10 例),移植后 2 年 OS 在 CML-CP$_1$ 和晚期 CML 分别为 70% 和 56%。Crawley 等报告了 186 例 CML 患者接受 RIC-HSCT 的结果,预处理方案主要由 Bu(累积剂量 ≤8mg/kg),TBI(≤6Gy),3 年 OS 和 LFS 分别为 58% 和 37%,NRM 为 23%,40% 的患者获得 CMR,62% 的患者获得了 CCyR。疾病的分期是影响结果的重要因素。CML-CP$_1$ 患者 OS 可达 90%,CML AP 和 BP 期分别为 67% 和 22%,复发率在 CML AP 或 BP 期明显高于 CML-CP$_1$ 期(分别为 >65% 和 35%)。由于非清髓移植或减低剂量移植患者多为不适合进行清髓性移植的患者,各家报告患者临床特征差别较大,结果也相差较大,但仍不失为此类 CML 患者的一种治疗选择。

非清髓或减低剂量的预处理方案的 HSCT 虽然降低了 TRM,移植后复发是影响移植结果的主要因素,因此,研究 RIC-HSCT 后复发的预防和治疗对改善疗效有重要意义。近年随着 CML 移植后 MRD 检测技术的进步,DLI 和 TKI 在 CML 移植后的合理应用,RIC-HSCT 的结果可能会有进一步改善。

(六) GVHD 的预防与去 T 移植

Allo-HSCT 早期的主要并发症是感染与 GVHD,预防 GVHD 的主要方法是移植后免疫抑制剂的应用,常用方案是 MTX 和 Cyclosporine。在 CML 患者移植后应用 MTX 与 Cyclosporine 已成为大多数移植中心的标准方案,它既可较好的预防 GVHD,同时也未明显增加移植后复发。

用单克隆抗体或免疫磁珠体外去除移植物中的 T 淋巴细胞(去 T 移植)可明显降低了 GVHD 的发生率和严重程度,但常导致植入失败,后来通过增加预处理方案中免疫抑制剂的强度或移植前应用单克隆抗体进行体内去 T,解决了植入率不足和

GVHD 增高的问题,但却明显增加了移植后复发概率。因此,目前并不主张在同胞相合的 Allo-HSCT 中采用去 T 的方法治疗 CML。但也有作者采用了不同的策略,移植时采用体外去 T 移植,当造血重建恢复后再进行 DLI 也取得了较好的疗效。

对非血缘无关供者的 Allo-HSCT,体内去 T 是一种常用的方法,可明显降低 Ⅲ~Ⅳ 级的 aGVHD,但却延迟了免疫重建,增加了感染机会,增加了移植费用。目前,并未证明这种技术在 CML 患者进行 UMD 移植中获益。

（七）HSCT 移植后的监测

CML 患者 Allo-HSCT 移植后复发是临床工作的一个棘手的问题。移植后复发大多数发生在移植后的数月至数年之内,但也有少数患者发生在移植后 10~15 年。随着遗传学、分子生物学技术的发展,移植后复发的早期发现和防治的方法也有了很大的进步。移植后复发通常分为血液学复发、遗传学复发和分子学复发。对于移植后复发的监测最早采用细胞遗传学方法检测 Ph⁻ 是否消失。近年来由于定性和定量 PCR 技术的发展,检测移植后患者体内 BCR-ABI 转录本水平已成为临床常用的方法。其中,qRT-PCR 已被做为 CML 移植后或对 TKI 治疗反应的标准方法。英国的 Hammersmith 医院推荐的分子水平复发的定义为:Allo-HSCT 后 4 个月,如果 qRT-PCR 符合下述标准即可诊断为分子水平复发:①BCR-ABL/ABL 比值>0.02%（连续 3 次,间隔 4 周）;②BCR-ABL/ABL 比值明显上升（连续 3 次,间隔 4 周,且最后 2 次>0.02%）;或③BCR-ABL/ABL 比例>0.05%（连续 2 次,间隔 4 周）。

很多文献报告了 BCR-ABL 转录水平定量或定性监测对移植后复发预测的意义。Kaeda 等报告了 243 例 CML 患者进行传统清髓性 Allo-HSCT 后复发的检测资料,根据 RT-PCR 检测结果,将患者复发的风险分为:①持续阴性（36 例,偶尔一次低水平 PCR 阳性）;②反复低水平阳性-阴性波动（51 例,>1 次阴性结果,但从不连续 2 次以上阳性结果）;③持续阳性低水平（27 例,持续低水平 PCR 阳性,但从不连续 3 次以上阳性）;④复发（129 例）。结果发现复发风险与 BCR-ABL 动态监测水平相关,持续阴性,复发率为 2.7%;反复阳性-阴性波动,复发率为 20.8%;持续阳性,复发率为 30.0%。Allo-HSCT 后患者 BCR-ABL 水平的定量动态监测对于预测复发可能更为重要,对于移植后 RT-PCR 持续阴性,低水平阳性和高水平阳性的患者,3 年复发率

分别为 16.7%,42.9% 和 86.4%。在进行 RIC-HSCT 时,移植后早期（3~6 个月）BCR-ABL 水平的动态变化与预后密切相关。Lange 等动态观察了 RIC-HSCT 移植后 +28 天和 +56 天 19 例 CML 患者的 BCR-ABL 的表达水平,其中 5 例复发的患者中 4 例 BCR-ABL 表达水平呈进行性增加,提出移植后早期 BCR-ABL 表达水平增加,预示着复发风险的增加。Asnafi 等评价了 38 例 CML 移植后 BCR-ABL 表达水平的变化,结果 BCR-ABL 水平增高组（≥10⁻⁴）,移植后 100 天的复发率明显高于 BCR-ABL 水平<10⁻⁴组（79% 与 29%）。说明移植后 BCR-ABL 水平的动态观察对于移植复发的预测和早期干预非常重要。尽管 qRT-PCR 已在临床工作中得到广泛应用,但对于该方法的标准化,不同水平 MRD 对临床复发防治的意义仍需要研究,另外,随着新技术的出现,新的移植后复发的监测方法[如:进展期 CML 特征基因的分类（gene signatures of advanced phase CML）分析]也在研究中。

（八）DLI

1956 年英国学者在动物实验中证明了移植前预处理方案中的放化疗作用不能完全解释骨髓移植后的 GVL。此后,Graw 和 Odom 等相继报告了 Allo-HSCT 后白血病复发,当发生 GVHD 时,疾病又再次缓解的病例。Seattle 的研究证明移植后发生 Ⅱ~Ⅳ 级的 GVHD 的患者,复发率的明显下降。而采用去 T 细胞移植的 CML 患者,移植后白血病复发率增加。动物实验和临床观察均证实了 Allo-HSCT 移植后移植物中的免疫细胞,特别是 T 淋巴细胞在 GVL 中的作用。

Kolb 等人首先证明了 Allo-HSCT 移植后复发的 CML 患者,输注供者淋巴细胞可再次诱导获得缓解,这一发现被认为是 Allo-HSCT 存在 GVL 效应的直接证据,目前已成为 CML 患者移植后复发治疗的标准方法。

CML 患者移植后复发的 DLI 疗效与复发的类型密切有关。Kolb 等报告采用 DLI 治疗的移植后复发 84 例 CML 患者,细胞遗传学复发再次获得 CCyR 的比例为 82%,血液学复发的患者再次获得 CHR 的比例为 78%,复发时处于进展期的患者再次获得 CHR 的比例仅为 12.5%。Dazzi 等总结了 13 篇 DLI 治疗 Allo-HSCT 移植后复发的 CML 的疗效:早期复发的患者（分子学、遗传学或血液学复发 CP 期）,DLI 治疗后 CR 为 58%~91%;晚期复发（处于 AP 或 BP 期）患者,DLI 治疗后 CR 率为 27%~36%。如将复发分为分子学复发、细胞遗传学复

发、CP 期复发、AP 或 BP 期复发和治疗后耐药 5 组，DLI 疗效的比例分别为 100%，90%，75%，36% 和 0%。说明移植后复发越早，患者体内负荷越小，DLI 治疗效果越好。

尽管 DLI 输注在治疗 CML 移植后复发中发挥了重要作用，但该方法同时也带来了很多不良反应，特别是 DLI 相关的 GVHD 和骨髓衰竭，严重者可造成 DLI 相关性死亡。一项欧洲的研究报告了 328 例移植后复发的 CML 患者接受 DLI 治疗，结果 5 年生存率为 69%，疾病相关的死亡率为 20%，DLI 相关的死亡率为 11%；38% 的患者发生 GVHD，其中 aGVHD 34%，cGVHD 25%。不同研究报告的 DLI 后 GVHD 发生率不同，通常无关供者 DLI 输注后 GVHD 发生率高于同胞供者。

因此，GVHD 成为 DLI 治疗后的主要并发症。DLI 后的 aGVHD 通常发生在 45 天（11～599 天），cGVHD 通常发生在 DLI 后的 207 天（25～1176 天）。GVHD 的发生与初次 DLI 的剂量、供者的类型也有关。单次大剂量与剂量渐进的多次 DLI 相比，后者的 GVHD 发生率明显降低，且疗效增加。在临床实践中，接受 GVHD 预防或有 aGVHD 临床表现的患者应避免用 DLI 治疗。目前推荐的 DLI 输注根据供者类型不同，采用不同初次剂量及剂量渐进的 DLI 方案（表 3-4-2），DLI 输注间隔通常为 5 个月（3～8 个月）。

表 3-4-2 剂量渐进的多次 DLI 治疗
移植后复发 CML 方案

剂量	供者淋巴细胞（CD3+细胞/kg）	
	同胞供者	无关供者
首次	$5×10^6$	10^6
第二次	10^7	$5×10^6$
第三次	$5×10^7$	10^7
第四次	10^8	$5×10^7$
第五次	$>10^8$	10^8

骨髓衰竭是 DLI 输注后另一个严重的并发症，通常发生在血液学复发的患者，遗传学或分子生物学复发的 DLI 治疗很少发生骨髓衰竭。DLI 相关的死亡率因供者类型不同，全相合同胞供者为 9%；无关供者可达 44%。

目前还无资料证明同基因双胞胎移植后复发的 CML 患者采用 DLI 治疗有效的报告，而 CML 移植后髓外复发的 DLI 治疗仅见个案报告。

三、TKI 时代 Allo-HSCT 在 CML 治疗中的作用

（一）TKI 时代 CML 治疗的模式的改变

伊马替尼之前，Allo-HSCT 是治愈 CML 的唯一方法。自从伊马替尼上市以后，伊马替尼就很快成为 CML 一线治疗。近年来由于二代 TKI 的显著疗效，尼洛替尼、达沙替尼也成为 CML 治疗的一线选择，Allo-HSCT 的数量急剧下降，CML 的治疗模式发生了巨大的变化。Gratwohl 报告了 EBMT 1980—2004 年期间 CML 移植患者的数量变化：在欧洲，1999 年 CML 移植数量达到了高峰，为 1396 例，2004 年统计下降到了 802 例；2007 年又下降到 434 例，下降了 69%。法国登记组报告 1998 年 CML 患者进行 Allo-HSCT 为 357 例，而 2004 年仅为 98 例，下降了 72%；CIBMTR 报告了 CML 移植数量从 1998 年的 617 例下降到 2003 年的 223 例。在各家报告的数据中，移植数量的下降主要是 CML-CP$_1$ 的患者，而 CML 进展期患者 Allo-HSCT 数量仍维持在一个相对稳定的数量。

在伊马替尼时代之前，很多 CML 进展期患者由于疾病进展失去了进行 Allo-HSCT 的机会，TKI 的应用使更多患者获得了疾病稳定，提供了进行 Allo-HSCT 移植的机会。特别是 TKI 在进展期患者的应用，减轻了体内白血病细胞负荷，改善了移植前状态，大大增加了其进行移植的数量。Giralt 等报告了 CML 进展期进行 Allo-HSCT 的比例每年由 32% 增加到 53%；同样 Giralt 等在 CIBMTR 的资料中显示 CML-CP$_2$/AP 患者移植由 24% 增加到 41%。这也解释了为什么 TKI 的应用使 CML-CP$_1$ 进入 AP 和 BP 的患者明显减少，而每年 CML 进展期患者进行 Allo-HSCT 的数量相对稳定的原因。

CML Allo-HSCT 的结果随着技术的进步也在不断改善。20 世纪 80～90 年代 CML-CP 患者 Allo-HSCT 后 3～5 年的 OS 率在 40%～57% 之间，2000 年之后，3～5 年的 OS 率达到 70%～90%，进展期患者 OS 率也有明显改善。英国 Hammersmith 医院报告 2000～2010 年移植的 173 例 CML-CP$_1$ 患者，3 年 OS 为 74%，6 年 OS 为 72%，低危组（EBMT 积分为 0～1）为 89%，明显高于该中心过去 10 年的结果，但 CML 进展期患者 3 年 OS 率为 40%。早期德国 CML Ⅲ 研究结果表明 CML 移植后低危组、中危组和高危组 5 年 OS 分别为 72%，62% 和 40%。最近，德国 CML Ⅳ 的研究报告了 84 例 CML 患者的 Allo-HSCT 结果，CML-CP$_1$ 患者 3 年 OS 达到了

91%,进展期 CML 为 59%。CML 患者 TRM 由原来的 41% 降至 8%。因此,随着 CML Allo-HSCT 技术改进和各中心经验的积累,CML 移植结果越来越好。

（二）Allo-HSCT 适应证的改变

1. CML-CP$_1$ 治疗 TKI 还是 Allo-HSCT? 尽管近年来 Allo-HSCT 治疗 CML 结果已有了很大的改善,但对 CML-CP$_1$ 患者的治疗,TKI 仍然首选治疗。

德国的一项研究是根据是否有配型相合的供者进行随机分组（genetic randomization）,将患者分为 Allo-HSCT 组和药物组。药物组初始主要为干扰素联合羟基脲,后来 2/3 患者转服伊马替尼,中位随访 8.9 年,药物组总生存明显优于 Allo-HSCT 组。此后 Bittencourt 等回顾性的分析了干扰素治疗失败或不能耐受的 264 例 CML-CP$_1$ 患者,根据有无供者及 Sokal 积分把患者分为 TKI 治疗组（174 例）和 Allo-HSCT 组（90 例）,5 年 OS 分别为 93% 与 62%,LFS 分别为 59% 与 52%。国内江倩等人比较伊马替尼与同胞全相合移植治疗 CML-CP$_1$ 远期疗效,移植后 6 年的 OS、PFS 和 EFS 分别为 99% 与 79%、96% 与 78% 和 91% 与 74%,伊马替尼组均明显优于同胞全相合 HSCT 组。因此,目前 Allo-HSCT 已不推荐为 CML-CP$_1$ 患者的一线治疗。

虽然 TKI 已被公认为成人 CML-CP$_1$ 的一线治疗,但是否作为儿童 CML-CP$_1$ 的首选治疗仍不清楚。Cwynarski 等报告了 EBMT 1985—2001 年 314 例儿童 CML 进行 Allo-HSCT 的结果,CML-CP$_1$ 患者 3 年 OS、TRM 和复发率在同胞供者移植中分别为 75%、20% 和 17%;而无关供者分别为 65%、31% 和 13%。Suttorp 等报告 1995—2004 年进行 Allo-HSCT 的 176 例儿童 CML,无关供者与同胞供者 10 年 OS 分别为 52% 与 87%。儿童 CML 患者进行 Allo-HSCT 的结果明显好于成人。但是由于儿童 CML 患者接受 TKI 治疗的数据有限,也缺乏 TKI 和 Allo-HSCT 两种方法治疗儿童 CML 患者的对比研究,目前仍然无法获得两种方法的优劣循证医学证据。

考虑了发展中国家或经济不发达地区的家庭收入及 TKI 仍然不能根除白血病干细胞,治疗有效的患者需要长期或终生用药,停药后多数患者常短期内复发。因此,对于儿童或青少年 CML-CP 患者,如有同胞相合的供者,多数学者建议尽早进行 Allo-HSCT 移植。无同胞相合供者应在 TKI 治疗的基础上,尝试一些新的治疗方法。中国 CML 指南中推荐新诊断的 CML 儿童和青年患者以及 CP 患者,如果 Sokal 评分高危而移植 EBMT 风险积分≤2 分,且有 HLA 相合供者,可以选择 HSCT 作为一线治疗。

2. 伊马替尼治疗失败 根据 ELN 推荐和 NCCN 指南,治疗失败的患者应做好 HLA 配型和供者选择。一旦对二代 TKI 治疗失败,可及时进行 Allo-HSCT。

伊马替尼治疗失败后,能否预测患者对二代 TKI 治疗的疗效是一个需要回答的问题。Parlu 等根据诊断时 Sokal 积分、伊马替尼治疗期间最佳 CCyR 和伊马替尼治疗期间反复出现的粒细胞减少三项指标将伊马替尼治疗失败的患者分为 3 组:低危组:<1.5 分;中危组:1.5~2.5 分;高危组≥2.5 分。三项指标的积分标准:即对伊马替尼治疗的反应:获得 CCyR 为 0 分,Ph 阳性率 1%~94% 积 1 分,≥95% 积 3 分;Sokal 风险分组（诊断时）:低危为 0 分,中高危积 0.5 分;伊马替尼治疗期反复中性粒细胞减少:无粒细胞少为 0 分,反复Ⅲ~Ⅳ级积 1 分。三组患者对二代 TKI 治疗结果（CCyR）分别为 100%,52.2% 和 13.8%。二代 TKI 治疗失败最佳方案是选择 Allo-HSCT,换用其他 TKI 疗效并不理想。因此,对伊马替尼治疗失败的 CML-CP 患者,一旦二代 TKI 无效应及时进行 Allo-HSCT。

3. TKI 耐药突变 *BCR-ABL* 激酶域突变是 TKI 耐药的主要原因,百余种的突变类型中 *T315I* 突变最受关注,主要是因为其对所有一代、二代 TKI 均产生耐药。临床一旦发现 *T315I* 突变,Allo-HSCT 移植就成为最佳选择。Velev 等报告 8 例 *T315I* 突变的患者,Allo-HSCT 后 3 例获得 CMR,4 例获得 CCyR,1 例获得 CHR。Nicolini 等报告了 64 例不同疾病状态的 *T315I* 突变患者 Allo-HSCT 结果,2 年 OS 在 CP、AP、BP 和 Ph$^+$All 分别为 59%、67%、30% 和 25%。因此,*T315I* 突变患者的最佳治疗选择是 Allo-HSCT。但 Allo-HSCT 治疗 TKI 耐药的非突变 CML 患者的报告很少。Jabbour 等报告了 47 例 Allo-HSCT 移植结果,2 年 OS 和 EFS 在突变和非突变组分别为 58% 与 76% 和 36% 与 44%。非突变耐药患者 Allo-HSCT 结果明显优于突变耐药患者。

4. 进展期 CML（AP 或 BP） 进展期 CML 单用伊马替尼治疗疗效并不满意,即使二代 TKI,多数病人疗效也不能持久。因此,Allo-HSCT 是唯一可能治愈进展期 CML 的方法。但在 TKI 时代之前,Allo-HSCT 治疗进展期 CML 的疗效也不理想,2 年 OS 为 16%~47%。在 TKI 时代,由于移植前 TKI

的应用使很多进展期 CML 患者获得了二次缓解或使患者体内的白血病负荷得到了进一步的下降,全身状况得到了改善,移植后的总生存得到了进一步的提高。江倩等证实未曾应用 TKI 治疗的 CMLAP 患者,总体而言,Allo-HSCT 优于伊马替尼。但根据多因素分析筛选出的影响 PFS 和 OS 的不良预后因素(CML 病程≥12 个月、Hb<100g/L 和 PB 原始细胞≥5%)分组:低危组(无不良预后因素)Allo-HSCT 和伊马替尼两种治疗方法的 6 年 PFS 和 OS 率相似,均大于 80%;中危组(具有 1 个因素)Allo-HSCT 较伊马替尼显著改善了 6 年 PFS 率,为 92.9% vs. 55.7%(P=0.047);高危组(至少具有 2 个因素)Allo-HSCT 具有显著的生存优势,5 年 PFS 和 OS 率分别为 100% vs. 17.7%(P=0.008)和 66.7% vs. 9.3%(P=0.034)。黄晓军等发现 CML AP 和 BP 患者接受 HSCT 后 4 年的 LFS 率分别为 73.3% 和 61.5%。Deininger 等回顾分析了 70 例 Allo-HSCT 前接受伊马替尼治疗的 CML 患者,经过伊马替尼治疗后,移植前 AP 或 BP 期的 CML 患者由 84% 降至 44%。最近,Sauselle 等报告 28 例进展期 CML 患者移植的结果,移植前均采用了 TKI 治疗,3 年 OS 达到 59%,明显高于历史对照。说明 TKI 时代 Allo-HSCT 仍然是 CML 进展期患者的最好选择。

因此,CML 进展期患者应尽可能进行 Allo-HSCT,移植前患者能否获得 CP_2 关系到移植成功几率及患者长期生存。ELN 推荐对所有 AP 或 BP 期 CML,在进行 Allo-HSCT 之前,应进行 TKI 治疗,并强调移植前采用大剂量伊马替尼或二代 TKI 治疗对移植结果影响的重要性。

(三)Allo-HSCT 前 TKI 治疗对移植的影响

一代或二代 TKI 已成为新诊断的 CML 病人的标准治疗,几乎所有选择 Allo-HSCT 的 CML 患者,移植前均接受了 TKI 治疗,那么移植前的 TKI 治疗是否会影响移植的结果呢?

关于移植前 TKI 治疗对移植结果的影响已有不少文献报告。最早几项研究报告了移植前伊马替尼治疗对移植的影响,移植前伊马替尼剂量为 400~600mg/d,中位用药时间 8 个月,最长 24 个月,结果移植前伊马替尼的应用并不影响植入,也未增加预处理方案的毒性,中性粒细胞、血小板恢复时间并未受到影响。Deininger 等回顾分析了 70 例 Allo-HSCT 前接受伊马替尼治疗的 CML 患者的移植结果,移植前伊马替尼治疗对移植后患者的 OS、PFS 及非复发死亡无明显影响。而另一项研究

分析了 CIBMTR 的 1309 例进行 Allo-HSCT 移植的 CML 患者,其中 409 例移植前接受了伊马替尼治疗,900 例未接受伊马替尼治疗,多因素分析显示移植前应用伊马替尼治疗的患者有更好的 OS,移植前用伊马替尼和不用伊马替尼组 3 年 OS 率分别为 72% 和 65%。Oehler 等报告了 69 例移植前接受伊马替尼治疗的 CML 患者,移植前获得 MCyR 的患者比未获得 MCyR 的患者有更好的结果。

移植前二代 TKI 治疗对 Allo-HSCT 的影响很少报告。Breccia 等人报告 12 例伊马替尼耐药后接受达沙替尼和尼洛替尼治疗后进行 Allo-HSCT 的结果:移植前二代 TKI 用药 1~17 个月,所有患者均成功植入,11 例获得完全供者植入;随访 16.5 个月,9 例仍为 CMR,1 例 MMR,2 例死于疾病进展。因此,移植前二代 TKI 应用并不影响移植结果,说明二代 TKI 移植前应用是安全有效的。

一项有趣的现象是伊马替尼在 Allo-HSCT 中的免疫抑制作用。Oehler 等观察了移植前接受伊马替尼治疗的 145 例患者,并与未接受伊马替尼治疗的 231 例患者进行了比较。作者发现移植后伊马替尼治疗组出现广泛性 cGVHD 的比率明显低于非伊马替尼治疗组,但 aGVHD 没有差别。尽管实验研究也证明伊马替尼是有抑制 T 细胞增殖和活化作用,但很难解释移植前伊马替尼治疗有如此长的免疫抑制作用。

(四)TKI 时代,Allo-HSCT 后复发的防治

CML 患者 Allo-HSCT 后复发是一种常见的临床现象,文献报告在 8%~50% 不等。移植时疾病分期、预处理方案差别、供者类型对移植后复发有明显影响(如前述)。复发后治疗的方案很多,不同方案疗效不同,通常在 60%~70%。伊马替尼应用之前,DLI 是治疗 CML 患者 Allo-HSCT 复发的主要方法。TKI 的应用增加了移植后复发的治疗手段,提高了治疗的效果。因此,目前 CML 患者 Allo-HSCT 后复发的治疗包括:①减停免疫抑制剂;②TKI 治疗;③DLI;④TKI 联合 DLI 等方法。不同方法的疗效取决于移植后患者体内残留病变的水平、复发的类型、移植前药物治疗等因素的影响。治疗方法的选择主要决定于移植后复发的时间,GVHD 的有无和分级,复发的类型及供受体嵌合状态。Allo-HSCT 移植后的监测通常是决定是否开始移植后复发防治的重要依据。

减停免疫抑制剂通常是移植后复发治疗的最基础的治疗,如果患者获得了完全植入且无 GVHD 发生的情况下,首先减停免疫抑制。Elmaagacli 等

报告了24例移植后复发的CML患者通过减停环孢菌素A,24例患者中13例有效,9例遗传学复发的患者均再次获得CCyR,其中8例获得MR;5例CP期血液学复发的患者,3例再次获得CHR,其中2例获得CCyR;10例BP期复发者仅1例获得CHR。环孢菌素A的减停通常伴发不同程度的GVHD。本组24例均发生了GVHD,以皮疹为主,3例出现胃肠道反应,7例出现肝脏损害,2例出现3~4级的全血细胞减少。GVHD发生通常在停药的2周之内。

CML移植后复发同时合并有GVHD时,即不适合减停免疫抑制剂和DLI应用,因为两种方法均有诱发和加重GVHD的风险,此时TKI治疗就成为最佳选择。Kantarjian等报告了28例移植后复发接受伊马替尼治疗的患者,74%的患者获得CHR,35%获得CCyR,其中13例曾接受过DLI治疗的患者大多数对伊马替尼治疗反应良好。Olavarria等总结128例移植后复发患者的资料,其中50%的患者为DLI治疗失败,伊马替尼治疗总的CHR为84%,CCyR在CP期为58%,BP期为22%。10%的患者原有GVHD加重,无新发的GVHD发生。Hess等报告44例CML-CP$_1$期患者移植后复发,采用伊马替尼治疗后9个月,97%的患者获得了分子学反应(MMR和CMR),仅2.3%发生了1~2级的GVHD的复发。对移植后分子学或遗传学复发的患者,伊马替尼治疗在短期内获得如此高的分子学反应率已明显超过了伊马替尼作为一线药物治疗CML-CP的结果。这可能与移植后患者体内存在着GVL效应与伊马替尼作用联合有关,提示DLI与伊马替尼联合治疗CML移植后复发的可能性。

Savani等最近报告了DLI与伊马替尼联合治疗CML移植后复发的结果:33例患者中单用DLI13例,单用伊马替尼9例,DLI联合伊马替尼的11例,获得分子学反应的比例分别为53.8%、44.3%和100%;达到的中位时间分别为189天、234天和88天,OS率分别为53.8%、88.9%和100%;证明了联合治疗组获得分子学反应的比例、所需时间、OS均明显高于其他两组。停用伊马替尼治疗后联合治疗组大多数患者仍然维持着CMR状态,而伊马替尼组停药后大多数患者复发。

到目前为止,二代TKI在CML移植后复发的治疗报告很少,但仍然取得了很好的结果。因二代TKI对大多数伊马替尼耐药的CML患者有效,且达沙替尼有很好的透过血脑屏障作用,因此,二代TKI用于伊马替尼耐药的患者的移植后复发及髓外复发的治疗更为合理。

此外,由于移植前TKI的广泛应用,很多患者移植前已对各种TKI产生了耐药性,因此,对移植后复发患者选用哪种TKI应根据突变检测结果结合药物体外敏感性数据更为合理。

对存在复发高危因素CML患者移植后通常需要进行预防性治疗,DLI由于其存在诱发GVHD和骨髓抑制的风险,通常不作为首选。而TKI由于它的有效性和安全性,已成为移植后预防复发的一线选择。Carpenter等报告了22例Ph$^+$的高危患者;7例为进展期CML,15例为Ph$^+$ALL,移植后+29天开始接受伊马替尼400mg/d,随访3年,17例仍处在CMR状态,用药期未发生血细胞减少,不影响环孢菌素A的水平。Olavarria等报告了22例进行HLA同胞相合的RIC-HSCT的CML患者,从移植后1个月开始用伊马替尼直至移植后1年,所有患者均获得了CMR,无一例在用药期间复发。但停药后,15例(71%)患者复发。上述复发患者接受了DLI治疗,大多数患者(68%)再次获得了CMR,3年OS为87%。上述研究证明了伊马替尼在预防移植后复发是有效的、安全的,但移植后维持治疗的时间及目标(如MMR或CMR)仍需研究。

移植后TKI治疗的不良反应主要为全血细胞减少、肝功异常、水潴留、恶心等症状,通常可以耐受。在患有心脏疾病的患者,伊马替尼可能增加心脏毒性的风险。有个案报道移植后伊马替尼应用引起严重的心功能障碍应引起重视。达沙替尼有增加消化道出血及液体潴留的风险,特别在清髓性Allo-HSCT移植后的早期,应尽量避免应用。相比之下,尼洛替尼液体潴留的副作用轻微,但易发生高胆红素血症和QTC延长。

总之,TKI作为移植后复发预防和治疗有很好的疗效,TRM并无明显增加。但TKI有关药物剂量、开始治疗时机、疗程长短及长期副作用仍需进一步研究。TKI和DLI单独用或序贯应用及应用的指征及策略也需要进一步探讨。

结论:在伊马替尼之前,Allo-HSCT是唯一治愈CML的方法,也是年轻患者的首选治疗。通过30多年的临床应用,CML Allo-HSCT治疗技术得到了不断完善,从供者选择、HLA配型预处理方案、GVHD预防到复发防治,建立了一系列成熟技术。特别是DLI在CML移植后复发的防治,不仅从临床结果肯定了T淋巴细胞在GVL中的作用,也为未来发展细胞治疗替代移植奠定了可靠的依据。但随着伊马替尼的临床应用,CML治疗的模式发生了重大变化,TKI 由于其有效性和安全性成为了 CML 治疗的一线方案。Allo-HSCT 数量逐年下降,目前已作为二线或三线治疗的选择。尽管有专家主张对年轻患者,Sokal 或 Hasford 评分为高危、EBMT 评分或 HSC-CI 评分为低危的 CML,Allo-HSCT 仍可作为首选治疗,但临床实际中出于对患者安全性考虑很少应用这种策略。而在发展中国家或经济不发达地区,这一策略仍有它的实际意义。根据 ELN 推荐,Allo-HSCT 主要用于①进展期 CML;②二代 TKI 耐药;③TKI 耐药性突变(如 T315I)。TKI 移植前的应用并未对移植结果有不良影响,未增加 TRM,反而能明显降低患者移植前体内白血病细胞负荷,改善患者移植前状况,增加了移植成功率和 OS 率(不仅进展期患者,CP$_1$ 患者也同样受益)。对移植后有复发危险的患者的预防及复发后的治疗,

TKI 和 DLI 均发挥了重要的作用,两种方法各有所长,合理选择适应证、治疗时机和方法就显得更为重要。然而,两种方法的标准化及合理应用仍需要进一步研究。

Allo-HSCT 与 TKI 治疗 CML 有完全不同的机制,前者主要是通过免疫介导清除白血病细胞,是一根治 CML 的方法,而后者主要是抑制 BCR-ABL 激酶活性,不能清除 CML 的白血病干细胞。临床上无论将 TKI 作为一线治疗还是移植后复发治疗,停用 TKI,大多数患者出现疾病反复。因此,在 CML 治疗中,Allo-HSCT 仍然有不可替代的地位,如何更好地发挥 Allo-HSCT 的免疫治疗作用,减少不良反应,发展新的更加特异的移植方案或方法可能是未来移植发展的一个方向。

(第四军医大学唐都医院 梁英民)

参 考 文 献

1. 中国慢性髓性白血病(CML)诊疗指南 2013 版. 中华血液学杂志,2013,34(5):464-471.

2. Baccarani M,Cortes J,Pane F,et al. Chronic myeloid leukemia:an update of concepts and management recommendations of European LeukemiaNet. J Clin Oncol,2009,27:6041-6051.

3. Baccarani M,Deininger MW,Rosti G,eta al. European LeukemiaNet recommendations for the management of chronic myeloid leukemia:2013. Blood,2013,122:872-884.

4. Deininger M,O'Brien S G,Guilhot F,et al. International Randomized Study of Interferon vs STI571(IRIS)8-tear follow up:sustained survival and low risk for progression or events in patients with newly diagnosed chronic myeloid leukemia in chronic phase(CML-CP)treated with imatinib. Blood,2009,114:Abstract #1126.

5. Druker BJ,Talpaz M,Resta DJ,et al. Efficacy and safety of a specific inhibitor of the BCR-ABL tyrosine kinase in chronic myeloid leukemia. N Engl J Med,2001,344:1031-1037.

6. Hochhaus A,Kantarjian HM,Baccarani M,et al. Dasatinib induces notable hematologic and cytogenetic responses in chronic-phase chronic myeloid leukemia after failure of imatinib therapy. Blood,2007,109:2303-2309.

7. Huang XJ,Xu LP,Liu KY,et al. Individualized intervention guided by BCR-ABL transcript levels after HLA-identical sibling donor transplantation improves HSCT outcomes for patients with chronic myeloid leukemia. Biol Blood Marrow Transplant,2011,17:649-656.

8. Jiang Q,Xu LP,Liu DH,et al. Imatinib results in better outcomes than HLA-identical sibling transplants in young persons with newly diagnosed chronic-phase chronic myelogenous leukemia. Leukemia,2013 May 23. doi:10.1038/leu,2013,159.

9. Jiang Q,Xu LP,Liu DH,et al. Imatinib mesylate versus allogeneic hematopoietic stem cell transplantation for patients with chronic myelogenous leukemia in the accelerated phase. Blood,2011,117:3032-3040.

10. Jiang Q,Zhao XY,Qin YZ,et al. The differences and correlations of BCR-ABL transcripts between peripheral blood and bone marrow assays are associated with the molecular responses in the bone marrow for chronic myelogenous leukemia. Am J Hematol,2012,87:1065-1069.

11. Kantarjian HM,Giles FJ,Bhalla KN,et al. Nilotinib is effective in subjects with chronic myeloid leukemia in chronic phase after imatinib resistance or intolerance:24-month follow-up results. Blood,2011,117:1141-1145.

12. Kantarjian H,Shah NP,Hochhaus A,et al. Dasatinib versus imatinib in newly diagnosed chronic-phase chronic myeloid leukemia. N Engl J Med,2010,362:2260-2270.

13. Mahon FX,Réa D,Guilhot J,et al. Discontinuation of imatinib in patients with chronic myeloid leukaemia who have maintained complete molecular remission for at least 2 years:the prospective,multicentre Stop imatinib(ST imatinib)trial. Lancet Oncol,2010,11:1029-1035.

14. National Comprehensive Cancer Network clinical practice guidelines in oncology: chronic myelogenous leukemia version 4, 2014. http://www. nccn. org/NCCN Guidelines™ & Clinical Resources/.

15. Pavlu J, Szydlo RM, Goldman JM, et al. Three decades of transplantation for chronic myeloid leukemia: what have we learned? Blood, 2011, 117: 755-763.

16. Saglio G, Kim DW, Issaragrisil S, et al. Nilotinib versus imatinib for newly diagnosed chronic myeloid leukemia. N Engl J Med, 2010, 362: 2251-2259.

17. Vardiman JW, Harris NL, Brunning RD. The World Health Organization (WHO) classification of the myeloid neoplasms. Blood, 2002, 100: 2292-2302.

第四章 骨髓增生异常综合征

第一节 骨髓增生异常综合征的诊断

骨髓增生异常综合征(myelodysplastic syndromes,MDS)是一类髓系肿瘤性疾病,特点是髓系细胞分化及发育异常,表现为病态造血及无效造血、难治性血细胞减少、造血功能衰竭,高风险向急性髓系白血病(acute myeloid leukemia,AML)转化。

MDS的诊断一直是国内外血液学家关注的热点,亦是世界性难题。近几十年来,MDS的诊断分型和诊断理念经历了重大的变革。1982年FAB(French-American-British)分型完全依靠形态学标准诊断MDS,2001年世界卫生组织(world health organization,WHO)在分型标准中纳入染色体的指标,2007年维也纳会议首次提出多指标诊断MDS的思想,2008年WHO对既往分型做出修订,在此过程中,MDS的诊断理念发生了由单一指标向多指标综合诊断的质的改变,分型亦更加合理。

一、以形态学指标诊断MDS

人们对于MDS最早的认识是不明原因的难治性血细胞减少,易向急性白血病转化,MDS曾先后被Paterson及Rheingold等学者称为白前期贫血、冒烟型白血病、白前期综合征等。当时人们对这类疾病的本质尚不了解,但发现这类患者的共同特点是大多有骨髓及外周血细胞形态学异常,并伴原始细胞比例增高。于是,FAB小组于1982年给MDS正式命名,依据形态学标准及原始细胞比例将MDS分为难治性贫血(refractory anemia,RA)、伴有环形铁粒幼细胞的难治性贫血(refractory anemia with ringed sideroblasts,RAS)、难治性血细胞减少伴原始细胞增多(refractory anemia with excess blasts,RAEB)、转变中的伴原始细胞增多的难治性贫血(refractory anemia with excess blasts in transformation,RAEB-T)、慢性粒单细胞白血病(chronic myelomonocytic leukemia,CMML)五型,即经典的FAB分型(表4-1-1)。

表4-1-1 MDS的FAB分型

FAB类型	外周血	骨髓
RA	原始细胞<1%	原始细胞<5%
RAS	原始细胞<1%	原始细胞<5%,环形铁幼粒细胞>15%
RAEB	原始细胞<5%	原始细胞5%~20%
RAEB-t	原始细胞≥5%	20%<原始细胞<30%,或出现Auer小体
CMML	原始细胞<5%,单核细胞绝对值>1×10⁹/L	原始细胞5%~20%

FAB分型标准具有较好的可重复性和实用性,被临床工作者们广泛应用,但存在诸多不足之处,如RA及RAEB的预后差异过大;单纯粒细胞或血小板减少者没有相应的亚型;CMML多表现出骨髓增殖性疾病的特点等。

二、以形态学及染色体指标诊断MDS

为研究MDS预后相关因素并提出更准确的分型,Greenberg等对816例MDS患者进行大宗病例分析,结果证实了染色体核型异常与MDS预后的相关性,于1997年提出国际预后积分系统(international prognostic scoring system,IPSS),依据原始细胞比例、减少的血细胞系数目及染色体核型将MDS患者分为低危、中危-1、中危-2及高危四组。IPSS将染色体核型纳入预后指标,首次提出了染色体与预后的相关性。

2001年,WHO小组对FAB分型进行修正并提出了WHO分型:在FAB分型的基础上,增设难治性血细胞减少伴多系病态造血(refractory cytopenia with multilineage dysplasia,RCMD)、5q-综合征及

MDS-U(MDS-unclassified)亚型,将 RAEB 分为两型,取消 RAEB-T 亚型(归入 AML),并将 CMML 纳入 MDS 或骨髓增殖性疾病(myeloproliferative disease,MPD)(表 4-1-2)。该分型明确了染色体核型在 MDS 诊断中的重要意义,并完善了 FAB 分型的不足之处,亚型的划分更为合理。

表 4-1-2 MDS 的 WHO 分型(2001 年)

分　型	外　周　血	骨　髓
难治性贫血(RA)	贫血 原始细胞无或少见	仅红系病态造血 原始细胞<5% 环形铁粒幼细胞<15%
难治性贫血伴环形铁粒幼细胞(RARS)	贫血 无原始细胞	仅红系病态造血 环形铁粒幼细胞≥15% 原始细胞<5%
难治性血细胞减少伴多系病态造血(RCMD)	血细胞减少(两系或三系) 原始细胞无或少见 无 Auer 小体 单核细胞<1×10⁹/L	≥两系病态造血的细胞≥10% 原始细胞<5% 无 Auer 小体 环形铁粒幼细胞<15%
难治性血细胞减少伴多系病态造血及环形铁粒幼细胞(RCMD-RS)	血细胞减少(两系或三系) 原始细胞无或少见 无 Auer 小体 单核细胞<1×10⁹/L	≥两系病态造血的细胞≥10% 环形铁粒幼细胞≥15% 原始细胞<5% 无 Auer 小体
难治性贫血伴原始细胞增多-1(RAEB-1)	血细胞减少 原始细胞<5% 无 Auer 小体 单核细胞<1×10⁹/L	一系或多系病态造血 原始细胞 5%~9% 无 Auer 小体
难治性贫血伴原始细胞增多-2(RAEB-2)	血细胞减少 原始细胞 5%~19% 有或无 Auer 小体 单核细胞<1×10⁹/L	一系或多系病态造血 原始细胞 10%~19% 有或无 Auer 小体
MDS-未分类(MDS-U)	血细胞减少 原始细胞无或少见 无 Auer 小体	粒系或巨核系单系病态造血 原始细胞<5% 无 Auer 小体
MDS 伴单纯 5q-	贫血 原始细胞<5% 血小板正常或升高	分叶减少的巨核细胞正常或增多 原始细胞<5% 无 Auer 小体 细胞遗传学异常仅见 5q-

WHO 分型的出现使 IPSS 彰显出局限性,随后的一系列研究致力于建立较 IPSS 更为优化的预后评分系统。Malcovati 等于 2007 年提出了基于 WHO 分型的预后积分系统(WHO-based prognostic scoring system,WPSS),依据 WHO 分型、染色体核型及输血依赖等因素将 MDS 患者分为极低危、低危、中危、高危、极高危等五个危险组,该评分系统的科学性和实用性已在多项研究中得到证实。IPSS 主要是根据患者初诊时的情况进行预后评估,而 WPSS 能够根据 MDS 病情的变化提供动态的预后评分,且是基于 WHO 分型提出,较 IPSS 更进一步。

WHO 分型的出现是 MDS 诊断历程中的一个里程碑,明确了染色体核型在 MDS 诊断分型中的意义,分型亦更加合理。随后的多项大系列回顾性研究验证了 WHO 分型作为 MDS 新诊断标准的实用性及较 FAB 分型的优越性。一项 1600 例的回顾性研究发现,5q-综合征亚型的预后明显好于其他亚型,RA 及难治性贫血伴环形铁粒幼细胞(refractory anemia with ringed sideroblasts,RARS)患者的平均生存时间和累积生存时间均显著长于 RCMD 及 RCMD-RS 患者,RAEB-1 患者的平均生存时间和累积生存时间显著长于 RAEB-2 患者,验证了将 RCMD 与 RA/RARS 分开和将 RAEB 分为 1、2 两型的合理性。

WHO 分型亦存有争议。如取消 RAEB-T,将其归入伴有三系发育异常的 AML,这一点始终存在争议。WHO 专家认为两者具有共同的生物学和临床特征,对相同的治疗表现出类似的反应。但有学者证明,骨髓及外周血原始细胞比例在 20% ~ 30% 的 MDS 患者,其疾病本质及生物学特点尚存有异质性,一部分与 AML 相同,一部分则与 AML 有显著差异,取消这一亚型是否合理仍有待进一步研究。

WHO 诊断标准对于 RA、RCMD、MDS-U 等亚型的最低原始细胞比例并无规定,由此引发人们思索:MDS 的最低诊断标准为何? 2003 年,英国学者提出 MDS 诊断和治疗指南,指出 MDS 的最低形态学诊断标准尚不存在,凡疑似 MDS 者均须行细胞遗传学检查。也就是说,单凭形态学指标不足以识别 MDS 恶性克隆,还须联合染色体以及其他可能的指标来协助诊断 MDS。

三、多指标综合诊断 MDS

低危 MDS 的诊断仍颇具挑战性。如一部分患者呈现典型的大细胞性贫血、具有输血依赖,但没有分子遗传学异常,仅有轻度的病态造血,尚不足以诊断为 MDS;亦有一部分血细胞减少者具有染色体核型异常而仅有轻微的病态造血或缺乏病态造血表现,既不完全符合 MDS 的诊断又不能完全排除 MDS,此类患者的诊断是临床上较为棘手的难题。在这一点上,免疫表型的检测起到了一定的辅助作用。

Ogata 等根据 MDS 患者 CD34$^+$细胞在流式细胞术检测中表现出的多种异常(如 CD34$^+$B 系组细胞数量减低等),建立了一套诊断低危 MDS 的评分系统。发现在 27 例低危 MDS 患者中,16 例表现出高分数,而对照组 90 例无一例出现高分。该评分系统诊断 MDS 的敏感性达 59%,特异性 100%,可有效地鉴别病态造血的性质。美国学者 Cherian 等则根据 MDS 患者外周血中性粒细胞的侧向角及免疫表型等数据制定出一套评分系统,整合了 MDS 患者出现的各种异常免疫表型,用于诊断 MDS,其敏感性可达 73%,特异性达 90%。除此之外,多项研究均证实了流式细胞术在 MDS 诊断中的重要作用。但尽管如此,具有 MDS 特异性的免疫表型异

常或其组合尚未发现。

无论细胞形态学、染色体、免疫表型,还是病理学、免疫组化、集落培养,任何一项指标中都未发现诊断 MDS 的金标准,单凭任一项指标都很难独立地诊断 MDS。由此,研究者们逐渐走向多指标综合诊断 MDS 的道路,2007 年的维也纳诊断标准是这一思想的充分体现。

MDS 国际工作组组织专家于 2007 年在维也纳召开会议并达成共识,进一步明确 MDS 为髓系肿瘤性疾病,并提出 MDS 最低诊断标准(维也纳标准)。

维也纳标准首先明确定义 MDS 为髓系肿瘤性疾病,是一类以外周血细胞减少、骨髓一系或多系病态造血为特征的骨髓衰竭症。该标准包括 2 个必备条件:①持续性一系或多系血细胞减少(血红蛋白<110g/L,中性粒细胞<1.5×10^9/L,血小板<100×10^9/L);②除外其他可引起血细胞减少及病态造血的克隆性或非克隆性造血系统及非造血系统疾病。3 个确诊条件:①一系或多系病态造血≥10%或环形铁粒幼细胞>15%;②典型的染色体核型异常;③骨髓原始细胞比例达到 5% ~ 19%。3 个辅助条件:①流式细胞仪检测发现异常免疫表型提示单克隆造血;②分子遗传学检测如基因表达谱、点突变分析等提示单克隆造血;③骨髓干/祖细胞培养提示显著的集落形成减少。同时满足 2 个必备条件和 1 个以上确诊条件者可诊断为 MDS;若仅满足必备条件而不具备确诊条件,如病态造血细胞<10%,具有非典型染色体异常或骨髓原始细胞比例≤4%,而临床表现疑似 MDS 如表现为输血依赖的大细胞性贫血,此时参照辅助条件,满足的辅助条件越多,则诊断为 MDS 的可能性越大。

维也纳诊断标准为低危 MDS 的诊断制定了较为详细的标准,较 WHO 分型更进一步。该标准相对于以往 MDS 诊断标准的最大不同在于其制定了必备条件、确诊条件、辅助条件等多项指标,不单凭形态学等单一指标而是依据多项指标的组合来诊断 MDS,体现了多指标综合诊断 MDS 的理念,具有划时代的意义。这些指标涵盖了细胞形态学、组织化学、分子生物学、免疫表型等几大方面,这几方面的检查对于寻找单克隆造血的证据、确立 MDS 诊断均有重要意义。

首先,维也纳标准指出,骨髓及外周血的细胞形态学检查始终是疑似 MDS 者最为重要的一项检查。若骨髓红系、粒系或巨核系病态造血细胞超过 10%,同时满足 2 个必备条件,则可确立 MDS 诊

断。其中,环形铁粒幼细胞>15%亦是红系病态造血的诊断指标。除骨髓涂片之外,外周血涂片及分类对于 MDS 的诊断也是至关重要的,如可发现 Pelger-Huet 样畸形等特征性病态造血。

其次,所有疑似 MDS 的患者均须进行骨髓活检及免疫组化的检查。骨髓活检及免疫组化可发现重要的诊断信息,如骨髓纤维化、不成熟前体细胞聚集、血管生成增加及骨髓低增生等。尤其当骨髓涂片质量不佳或混有外周血时,免疫组化提供的 CD34$^+$ 细胞比例更具有重要参考价值。此外,免疫组化通过巨核细胞标志(如 CD31、CD42、CD62 等)可发现多数 MDS 患者均具有的巨核系发育异常及分布异常。

第三,染色体核型分析是疑似 MDS 者必不可少的检查。一般认为,常规核型检查须检测 20～25 个骨髓细胞的中期分裂象。有时克隆性异常较为显著,20 个甚至 10 个分裂象亦足够。对于部分患者,如常规核型检查所见分裂象数目较少或须进行低危 MDS 鉴别时,可进一步行荧光原位杂交(fluorescent in situ hybridization, FISH)检测,FISH 探针须涵盖以下区域:5q31、CEP7、7q31、CEP8、20q、CEPY 及 p53。典型的染色体核型异常包括反复出现于 MDS 的异常核型,如+8、−7、5q−、20q−等。在 MDS 患者的随访中,也应定期(半年至 1 年)进行染色体核型检查,尤其是对于疑似出现疾病进展的患者。无论是初诊时的核型异常还是病程出现的核型进展对于预后均有极其重要的意义。

第四,近年来,大量研究证实了免疫表型在 MDS 诊断及预后中的重要意义。CD34$^+$ 细胞、成熟粒细胞及单核细胞的定量和定性检测在 MDS 的诊断中具有重要价值。其中,定量检测在骨髓涂片质量不佳时尤其具有特殊意义;定性检测则有助于发现髓系单克隆造血的证据。目前已发现的 MDS 常见异常免疫表型包括:CD34$^+$ 细胞数量的相对和绝对性增多、表达 CD11b 和(或)CD15、缺乏 CD13、CD33 及 HLA-DR,成熟粒细胞髓系抗原表达模式异常、CD45 表达减低、CD38 表达减低、表达淋系抗原、缺乏 CD13 及 CD33 表达,单核细胞 HLA-DR、CD11b、CD13、CD14、CD33 表达模式异常及红系前体细胞异常表达 CD45 等。目前虽未发现 MDS 特异性的免疫表型异常,但以上改变对于鉴别骨髓反应性改变和克隆性改变仍是有重要辅助价值的。具有的异常免疫表型数量越多,则越提示是髓系克隆性病变。

此外,关于基因表达谱对于 MDS 诊断及预后

的提示意义,维也纳诊断标准指出,对于一部分患者,基因微阵列分析能够提供髓系单克隆造血的证据,可联合其他辅助条件共同诊断 MDS。基因表达谱分析可能是将来诊断 MDS 的一个重要工具。

维也纳最低诊断标准将形态学、染色体、免疫表型、分子生物学、集落培养等指标联合起来,旨在从多角度捕捉 MDS 单克隆造血的证据,以识别低危 MDS。对于早期进展缓慢的 MDS,恶性克隆表达的特征不甚明显,仅凭单一指标不足以诊断 MDS,故联合多项指标综合诊断 MDS 是较为科学的理念。

关于多指标综合诊断 MDS,国内亦有相关研究。施均等于 2002 年对 21 例回顾性诊断的白血病前期患者进行病例对照研究,得出 8 个约登指数≥0.6 的辅助诊断 MDS 的指标,包括:①骨髓涂片可见或经微巨核酶标证实有淋巴样微巨核;②外周血出现幼稚粒细胞;③骨髓原始粒细胞或原幼单核细胞≥0.02;④骨髓有核红细胞糖原染色阳性;⑤髓系细胞分化指数≥1.8;⑥有典型染色体核型异常;⑦姐妹染色单体互换阴性;⑧骨髓造血祖细胞体外培养粒-单核细胞系集簇与集落的比值≥4.0。曹燕然等于 2003 年以前瞻性研究验证该 8 项指标,发现根据该 8 项指标诊断的 MDS 较既往依据 WHO 分型诊断的 MDS 转白率高、转白时间短、生存时间短,即更能全面地反映 MDS 恶性造血克隆的生物学本质,更准确地诊断 MDS。该研究本着多指标诊断 MDS 的思路,提出 8 项诊断指标,涵盖了细胞形态学、免疫学、细胞遗传学、细胞生物学四个方面及细胞、蛋白质两个层面,较维也纳标准更为具体和量化。

值得一提的是,对于持续性血细胞减少而不满足维也纳最低诊断标准的患者,排除其他原因所致,则可诊断为意义未明的特发性血细胞减少症(idiopathic cytopenia of undetermined significance, ICUS)。这一概念由英国学者 Mufti 于 2007 年提出。对于这部分患者须进行严密的随访,定期行外周血及骨髓检查,以确立或排除 MDS 的诊断。一部分 ICUS 患者可能逐渐发展为 MDS,一部分患者则属于其他原因所导致的血细胞减少,如 B 细胞功能亢进所导致的免疫相关性全血细胞减少症(immuno-related pancytopenia, IRP)等。

在多指标综合诊断 MDS 的同时,除外诊断亦十分重要。从 FAB 分型到维也纳诊断标准,除外诊断的思想始终贯穿其中。低增生性 MDS 须注意除外再障,细胞遗传学检测有助于两者的鉴别;除

外阵发性睡眠性血红蛋白尿症（paroxysmal noctur-nal hemoglobinuria，PNH）则须进行外周血 CD55、CD59 及荧光标记的嗜水气单胞菌溶素变异体（flu-orescent aerolysin，FLAER）检测；此外，还应考虑到 Mufti 提出的 ICUS，及前面提到的 IRP 等。

四、WHO 分型标准的修订

多指标诊断 MDS 的思路使 2001WHO 诊断分型彰显出局限性。于是在 2008 年，由来自世界各国的血液学及肿瘤学专家组成的临床顾问委员会联合病理委员会对 2001WHO 分型进行修订，提出了 MDS 的 2008WHO 诊断分型（表 4-1-3）。该分型较 2001 版具有诸多变化，如增设难治性血细胞减少伴单系发育异常（refractory cytopenia with unilin-eage dysplasia，RCUD）亚型、将 RCMD-RS 归入 RCMD 亚型、增设儿童 MDS（refractory cytopenia of children，RCC）亚型等，这些改变意义重大，现分述如下。

表 4-1-3　WHO 修订的 MDS 分型（2008 年）

分　　型	外周血	骨　　髓
难治性血细胞减少伴单系病态造血（RCUD） 难治性贫血（RA） 难治性中性粒细胞减少（RN） 难治性血小板减少（RT）	一系或两系血细胞减少[a] 原始细胞无或少见（<1%）[b]	一系病态造血：病态造血的细胞占该系细胞 10% 或以上 原始细胞<5% 环状铁粒幼细胞<15%
难治性贫血伴环状铁粒幼细胞（RARS）	贫血 无原始细胞	环状铁粒幼细胞≥15% 仅红系病态造血 原始细胞<5%
难治性血细胞减少伴多系病态造血（RCMD）	血细胞减少 原始细胞无或少见（<1%）[b] 无 Auer 小体 单核细胞<1×10⁹/L	≥两系病态造血的细胞≥10% 原始细胞<5% 无 Auer 小体 ±环状铁粒幼细胞≥15%
难治性贫血伴原始细胞增多-1（RAEB-1）	血细胞减少 原始细胞<5%[b] 无 Auer 小体 单核细胞<1×10⁹/L	一系或多系病态造血 原始细胞 5%～9%[b] 无 Auer 小体
难治性贫血伴原始细胞增多-2（RAEB-2）	血细胞减少 原始细胞 5%～19% 有或无 Auer 小体[c] 单核细胞<1×10⁹/L	一系或多系病态造血 原始细胞 10%～19% 有或无 Auer 小体[c]
MDS-未分类（MDS-U）	血细胞减少 原始细胞≤1%[b]	一系或多系病态细胞<10%同时伴细胞遗传学异常 原始细胞<5%
MDS 伴单纯 5q-	贫血 血小板正常或升高 原始细胞无或少见（<1%）	分叶减少的巨核细胞正常或增多 原始细胞<5% 细胞遗传学异常仅见 5q- 无 Auer 小体

a. 两系血细胞减少偶见，全血细胞减少应诊断为 MDS-U；b. 如果骨髓中原始细胞<5%，外周血原始细胞 2%～4%，则诊断为 RAEB-1。如 RCUD 和 RCMD 患者外周血原始细胞为 1%，应诊断为 MDS-U；c. 伴有 Auer 小体，外周血原始细胞<5%，骨髓原始细胞<10%，应诊断为 RAEB-2

首先一大重要改变即是增设 RCUD 亚型。具有单系病态造血的患者，虽多数表现为贫血伴红系发育异常，但一小部分患者表现为持续的中性粒细胞减少伴粒系发育异常，或单纯血小板减少伴巨核系发育异常，该部分患者在过去并无相应亚型。2008WHO 分型将原来的 RA 扩展为 RCUD（难治性血细胞减少伴单系发育异常），包括 RA、难治性中性粒细胞减少（refractory neutropenia，RN）、难治性血小板减少（refractory thrombocytopenia，RT），无疑使单系发育异常的 MDS 分类进一步细化。该亚型同时包括骨髓单系病态造血伴外周两系血细胞减少患者；外周全血细胞减少伴骨髓单系发育异常者，则归于 MDS-U。临床中对于 RN 及 RT 的诊断还须谨慎，因为中性粒细胞减少及血小板减少的患者，由药物、免疫抑制剂等因素导致的继发性改变较克隆性改变或许更为多见。

关于 RCMD 及 RAEB 的修订。2001 WHO 分型依据环形铁粒幼细胞>15% 将 RCMD-RS 单列为一个亚型。然而，正如 RAEB 患者有无环铁预后均较差，环铁>15% 对于 RCMD 患者的预后亦没有改善作用，故而 2008 WHO 分型合理地将 RCMD-RS 与 RCMD 合并为一个亚型。此外，许多学者指出 2001 WHO 分型中没有强调外周血原始细胞增多对于预后的重要意义。由此，2008 WHO 分型对 RAEB 的诊断进行补充：若骨髓原始细胞<5%，但外周血原始细胞达到 2%～4%，同样可诊断为 RAEB-1；外周血原始细胞达到 5%～19%、骨髓原始细胞达到 10%～19% 或见到 Auer 小体，满足三者之一即可诊断为 RAEB-2。

2008 WHO 分型正式增设儿童 MDS 亚型，将外周血原始细胞<2%、骨髓原始细胞<5%、两系及以上病态造血的儿童 MDS 列为 RCC。对于外周血原始细胞在 2%～19% 和（或）骨髓原始细胞在 5%～19% 的患儿则可依据成人 MDS 分型进行诊断。儿童 MDS 与成人不同之处在于儿童 RA 较少见，而多表现为粒细胞减及或血小板减少，且骨髓多为低增生。由此，儿童 MDS 须注意与再障及先天性骨髓衰竭症相鉴别。关于 RCC 与成人的 RCMD 是否有区别、区别在哪目前尚不清楚，仍须进一步研究以明确，因此 RCC 仍是一个临时亚型。

至于低增生 MDS 及伴骨髓纤维化的 MDS（myelo-dysplastic syndromes with fibrosis，MDS-F），2008 WHO 分型仍未将其单独增设亚型，可能由于具体亚型的定义或其必要性尚未达成共识。因此，这类患者仍按照 WHO 分型进行诊断，如"RAEB-2 伴骨髓纤维化"、"低增生 RCMD"等。该问题引发人们思索，一个疾病实体须具备哪些特点才足以将其单独列为一种疾病或一种亚型。一般认为，需有足够的证据证明该疾病具有独特的临床表现及特异的治疗方法。

值得一提的是，在 2008 WHO 分型中，难治性血细胞减少伴有 MDS 相关的克隆性分子遗传学异常患者被考虑"推测为 MDS"，即便他们不具有形态学的异常。常见的与 MDS 相关的异常染色体核型包括：-7/7q-、-5/5q-、-13/13q-、-11q-、-12p-/t（12p）及平衡性易位如 t（11；16）、t（3；21）、t（1；3）、t（2；11）等。2008 WHO 分型进一步强调了分子遗传学在 MDS 诊断及预后中的重要性，预示着分子遗传学将成为继传统形态学方法诊断 MDS 之后的一个新的重要工具。须注意的是，+8、20q-和-Y 三种核型异常对于 MDS 的特异性尚不足，因此当该三种异常之一作为唯一的分子遗传学异常，而又不满足形态学诊断标准时，尚不足以推测患者为 MDS。分子遗传学异常对于 MDS 及 AML 的诊断均较重要，但在 AML 中多见平衡性染色体易位，可通过 FISH 及其他方法检测，而在 MDS 则常有大片段缺失、多位点破坏及染色体数量的异常，且多数异常尚不清楚是由何种特异性基因改变所导致。目前在 MDS 患者已发现众多分子遗传学异常，包括多种基因突变、染色体缺失及易位等，但尚未发现与 MDS 相关的特异性改变。MDS 患者是否具有特异性的基因异常，正如骨髓增殖性疾病中的 JAK2 突变，抑或 MDS 的分子遗传学异常也像其形态学改变一样多样化，仍有待进一步研究。

此外，对于免疫表型异常在 MDS 诊断中的意义，2008 版 WHO 分型的态度是随访观察，仅有免疫表型异常，而缺乏特异性形态学或分子遗传学异常的患者是不足以诊断为 MDS 的，须严密随访监测其变化。

对于维也纳标准中提到的 ICUS，2008 WHO 标准给予进一步肯定，确有此类患者的存在，并指出 ICUS 并不属于 MDS 分类中的某个亚型，而是尚不符合 MDS 最低诊断标准的一类患者。该类患者须严密随访，以及时发现具有 MDS 特征性的形态学或分子遗传学改变。

2008 版 WHO 分型较 2001 版分型更加完善、细化，且仍体现出以细胞形态学、组织化学、分子遗传学、免疫表型等多指标综合诊断 MDS 的思想。

五、MDS 诊断专家共识

2012 年，国内血液学专家们制定了 MDS 诊断治疗专家共识，其中指出，MDS 诊断标准参照维也纳标准，分型则依据 2008 年 WHO 分型。在诊断流程上，首先须详细采集病史，包括三系减少相应症状、化学毒物及放射线接触史、MDS/AML 家族史等；其次在体格检查中应仔细检查有无贫血、出血、感染、肝脾肿大等体征；第三，实验室检查应完善血常规及涂片、网织红细胞计数、血清铁蛋白水平、叶酸及维生素 B$_{12}$水平、骨髓涂片及活检、骨髓流式细胞术检查、细胞遗传学分析、基因检测等全面检查，贯彻多指标综合诊断的思想。

在采取骨髓涂片的同时应行骨髓活检，应在髂后上棘取骨髓组织长度不少于 1.5cm。病理活检及免疫组化检测是骨髓涂片的必要补充，所有疑似 MDS 的患者均应进行该项检查，有助于明确有无骨髓纤维化、髓外肿瘤转移及与再生障碍性贫血、低增生性 AML 鉴别。

共识指出，所有怀疑 MDS 的患者均应进行染色体核型检测，需检测 20～25 个骨髓细胞的中期分裂相（表 4-1-4）。当染色体核型正常或检测失败时，进行 FISH 检测。对怀疑 MDS 疾病进展者，在随访中应检测染色体核型，一般 6～12 个月检查一次。

表 4-1-4　MDS 的染色体异常及其比例
（WHO,2008 年）

异常	MDS	t-MDS
非平衡性		
+8^a	10%	
-7/7q-	10%	50%
-5/5q-	10%	40%
20q- *	5%～8%	
-Y *	5%	
i(17q)/t(17p)	3%～5%	
-13/13q-	3%	
11q-	3%	
12p-/t(12p)	3%	
9q-	1%～2%	
idic(X)(q13)	1%～2%	
平衡性		
t(11;16)(q23;p13.3)		3%
t(3;21)(q26.2;q22.1)		2%
t(1;3)(p36.3;q21.2)	1%	
t(2;11)(p21;q23)	1%	
inv(3)(q21;q26.2)	1%	
t(6;9)(p23;q34)	1%	

a. 形态学未达到标准，仅有该细胞遗传学异常不能作为诊断 MDS 的确切证据，如果同时伴有持续性血细胞减少，可以考虑拟诊 MDS。

在基因表达谱和点突变检测中，基于 CD34$^+$细胞或 CD133$^+$细胞的基因表达谱（gene expression profiling,GEP）的检测，能发现特异的、有预后意义的、并与 FAB、WHO 或 IPSS 分型存在一定相关性的基因标记。但是在高危 MDS 与继发性 AML、低危 MDS 与正常人之间，这些 GEP 异常存在重叠。对于怀疑有肥大细胞增多症或伴有血小板增多症的患者，检测 *KIT* 基因 *D816V* 突变或 *JAK2* 基因 *V617F* 突变有助于鉴别诊断。

流式细胞术检测骨髓细胞表型对于 MDS 诊断必不可少。目前尚未发现 MDS 患者特异性的抗原标志或标志组合，但流式细胞术在克隆性病态造血与反应性骨髓改变患者的鉴别诊断中有意义（表 4-1-5）。

表 4-1-5　流式细胞术检测的 MDS 表型异常

CD34$^+$髓系祖细胞
在 CD34$^+$细胞群中绝对和相对增加
表达 CD11b 和（或）CD15
CD13、CD33 或 HLA-DR 表达缺失
表达淋系抗原:CD5、CD7、CD19 或 CD56
CD45 表达下降
CD34 密度异常增高或下降
CD38 表达下降
CD34$^+$B 系祖细胞（CD34$^+$/CD10$^+$）
CD34$^+$/CD10$^+$细胞在 CD34$^+$细胞群中绝对和相对下降
成熟髓系细胞（中性粒细胞）
无颗粒中性粒细胞（中性粒细胞散射角降低）
髓系抗原间表达关系模式异常
成熟不同步
表达 CD34
表达淋系抗原
CD45 表达下降
单核细胞
HLA-DR、CD11b、CD13、CD14、CD33 抗原间表达关系模式异常
CD13、CD14、CD64 或 CD33 表达缺失
表达 CD34
表达淋系抗原（不包括 CD4）
红系前体细胞
CD45 表达异常
表达 CD34
CD71、CD117、CD235a 表达异常

诊断 MDS 的一个重要问题在于确定骨髓细胞发育异常是由克隆性疾病导致还是由其他因素引起。病态造血本身并不是克隆性疾病的确切证据，

下列几种情况亦可引起骨髓病态造血：

（1）营养性因素：包括维生素 B_{12} 和叶酸缺乏，人体必需元素的缺乏。

（2）药物因素：复方新诺明可以导致中性粒细胞核分叶减少，易与 MDS 患者的病态造血相混淆；粒细胞集落刺激因子亦可导致中性粒细胞形态学的改变，如胞质颗粒显著增多、核分叶减少，外周血中可见原始细胞，但很少超过 10%，骨髓中原始细胞比例一般正常；化疗可引起显著的髓系细胞病态造血。

（3）感染因素：如微小病毒 B_{19} 感染可引起幼稚红细胞减少，并伴有巨大巨幼样的幼稚红细胞。

（4）其他血液系统疾病：再生障碍性贫血有时可见红系病态造血，须与 MDS-RA 相鉴别；PNH 也可表现为全血细胞减少和骨髓病态造血，如前所述，鉴别要点在于 PNH 患者行流式细胞术检测可发现 $CD55^+$、$CD59^+$ 细胞减少、FLAER 检测可发现粒细胞和单核细胞糖基磷脂酰肌醇（glyco-sylphosphatidylinositol，GPI）锚链蛋白缺失、Ham 试验阳性及具有血管内溶血的改变；IRP 患者骨髓中亦可见到病态造血，鉴别要点在于 IRP 患者骨髓抗人球蛋白（Coombs）试验阳性，流式细胞术能检测到骨髓细胞膜自身抗体，并且应用糖皮质激素、免疫抑制剂治疗可获较好的反应。

（5）非血液系统疾病：甲状腺疾病可出现全血细胞减少和病态造血，可通过甲状腺功能检查进行鉴别；一些实体肿瘤也可导致骨髓病态造血和血细胞减少，可行相关检查进行排除。

该共识以维也纳诊断标准和 2008 年 WHO 分型为基础，依然将多指标综合诊断作为诊断 MDS 的基本思路。

事实上，目前的多指标诊断仍然不够完善，仔细阅读维也纳诊断标准会发现，其中的指标还不够确切，例如究竟哪种染色体异常符合确诊条件，何种异常免疫表型是单克隆造血的指征，尚不明确。人们试图从多方面去寻找并发现了 MDS 恶性克隆的一些特点，但还没有完全认识它，或者说没有认识到 MDS 克隆特异、独有的特征，还有待未来的研究中逐步完善。

至于 MDS 分型，从最早的 FAB 分型到如今的 WHO 分型，逐渐的细化、完善。我们可以归纳出，一个好的疾病分型应具备如下特点：首先应综合、全面，每个病例都能归入相应的亚型；各亚型之间应相互独立，一个病例不会同时属于两种亚型；可修订，也有一定的稳定性，可更新，又不至于更新太

频繁；适用于临床，能准确地提示预后、指导治疗；可重复性强，较少受到主观因素的影响；所需的实验方法能广泛应用，易于普及。FAB 分型和 2001 版 WHO 分型具有方法简单、易于普及的特点，在世界范围内长期广泛应用，但这两种分型均不够全面，未能涵盖 MDS 的各类亚型。2008 版 WHO 分型纳入 RN、RT 亚型，更为综合、全面，亚型分布亦更为合理，但在后续研究中也发现一些问题。例如，有研究对 2008 WHO 分型的可重复性进行分析，结果显示它对于骨髓原始细胞比例、环形铁粒幼细胞数量的定义均较合理，但红系病态造血 10% 的阈值可重复性相对较差，有待修订及完善。

实际上，相对于疾病本身的自然状态来讲，任何一种疾病的分型和命名均为人为之举，其本质决定了它不可能是完美的。对疾病进行分型和命名也是认识和学习疾病的过程，随着认识的深入，疾病的诊断分型也逐渐接近于疾病的本质，两者相辅相成。MDS 诊断分型的演变即是这样一个过程。在今后的研究中，随着知识和理念的更新，MDS 的诊断分型将日臻完善。

（天津医科大学总医院　邵宗鸿）

第二节　骨髓增生异常综合征的去甲基化治疗

MDS 的传统治疗主要有支持治疗（包括成分输血和抗生素的应用）、化疗和造血干细胞移植（hematopoietic stem cell transplantation，HSCT）等，但疗效多不令人满意。近年来，数种新药应用于临床，包括雷利度胺、DNA 甲基化转移酶（DNA methyltransferase，DNMT）抑制剂及组蛋白去乙酰化酶（histone deacetylase，HDAC）抑制剂等，MDS 患者的生存质量有了一定提高。其中，DNMT 抑制剂的出现，是 MDS 治疗史上的一个里程碑。目前，关于 MDS 去甲基化治疗的研究是国内外血液学家关注的热点。现对 MDS 去甲基化治疗的现状及存在的问题作一介绍。

一、MDS 去甲基化治疗的机制

越来越多的研究发现，在 MDS 发病过程中某些启动子异常甲基化而导致其调控基因沉默。所谓 DNA 甲基化是指在 DNMT 的作用下，以 S-腺苷甲硫氨酸为甲基供体，将甲基集团转移到胞嘧啶鸟嘌呤二核苷酸（CpG）的胞嘧啶 5 位碳原子上。多种基因的启动子区富含 CpG，其相对集中区域称

CpG 岛。由 DNMT 催化 CpG 岛过度甲基化可导致染色体结构关闭并使转录停止,常引起某些抑癌基因失活。

参与控制细胞周期和凋亡相关基因的甲基化水平异常增高是最常见的。约 50% MDS 患者存在细胞周期调控基因 p15(INK4b)的异常甲基化;11%~30% 的 MDS 患者存在细胞因子信号转导抑制因子 SOCS1 基因的异常甲基化;FHIT 基因具有抑制肿瘤细胞增殖和诱导凋亡的抗肿瘤作用,约47.2% MDS 患者存在该基因的异常甲基化。高危组 MDS 的基因甲基化率明显高于低危组,且与不良预后相关。有研究发现,MDS 高甲基化水平是短生存期及无进展生存期的独立预后因素。

去甲基化药物通过抑制 DNMT 而减低甲基化水平,使因甲基化而沉默的抑癌基因重新表达,发挥促分化、诱导损伤 DNA 凋亡等抗肿瘤效应。此外,去甲基化药物也有直接的细胞毒性,可致 DNA 损伤及凋亡。目前用于治疗 MDS 的去甲基化药物包括阿扎胞苷和地西他滨。

二、去甲基化药物的出现及初始给药方案

(一) 阿扎胞苷(5-氮杂胞苷)

阿扎胞苷于 2004 年获美国食品和药物管理局(food and drug administration,FDA)批准用于治疗 MDS。该药合成于 1963 年,最早用于 AML 的化疗,完全缓解(complete remission,CR)率达 17%~36%。阿扎胞苷获批准用于 MDS 是基于 CAL-GB9221 III 期随机对照试验的结果。该试验将 191 例 MDS 患者随机分为两组,一组应用阿扎胞苷,75mg/m² 皮下注射,持续 7 天,4 周一个疗程;另一组接受支持治疗,其中一部分患者 4 月后出现疾病进展而改用阿扎胞苷。结果显示,阿扎胞苷组较支持治疗组在改善生活质量、降低输血需求、延长转白时间等方面均表现出优越性,两组的中位转白时间分别为 21 个月和 12 个月(P=0.007)。阿扎胞苷组患者仅 3% 出现早期(6 个月内)转白,而支持治疗组 24% 患者早期转白。该试验显示,阿扎胞苷治疗 MDS 的 CR 率为 10%,总反应率(overall response,OR),即 CR+部分缓解率(partial remission,PR)+血液学改善率(hematopoietic improvement,HI),达 47%。然而,该试验未能证明阿扎胞苷可延长生存期,这可能与试验设计中病例存在交叉有关。但尽管如此,该临床试验以足够数据证实了阿扎胞苷治疗 MDS 的有效性,因此,阿扎胞苷正式获

FDA 批准用于治疗国际预后积分系统(international prognostic scoring system,IPSS)中危-2 和高危 MDS 患者,以及出现血细胞减少并发症的中危-1 患者。

随后的 AZA-001 III 期多中心、平行、开放试验进一步对阿扎胞苷进行研究。该试验将 358 例高危 MDS 患者随机分为两组,分别接受阿扎胞苷治疗(75mg/(m²·d)×7 天,28 天一疗程)或传统治疗(支持治疗、低剂量阿糖胞苷或化疗)。阿扎胞苷组较传统治疗组在总生存期上表现出明显的优势,两组中位生存期分别为 24 个月和 15 个月(P=0.0001)。随访达 2 年时,阿扎胞苷组患者 51% 仍存活,而传统治疗组仅 26% 患者存活。该试验中,阿扎胞苷治疗 MDS 的 CR 率达 17%,OR 率达49%,与 CALGB 试验相似。

以上两项临床试验证实,阿扎胞苷能够改善MDS 患者的生存质量、减低输血需求、并延长生存期,为阿扎胞苷治疗 MDS 奠定了基础。

(二) 地西他滨(5-氮杂-2'-脱氧胞苷)

地西他滨是 5-氮杂胞苷的核苷类似物,于 1964 年合成,最初同样用于 AML 化疗,之后被"借"用于治疗 MDS。该药于 2006 年被美国 FDA 批准应用于治疗 IPSS 中危-1 及高危 MDS,基于一项 III 期临床随机试验。该试验分析了地西他滨治疗 MDS 的疗效,并与支持治疗组进行对比。地西他滨组给药方案如下,15mg/m² 静脉注射 3 小时,每 8 小时一次,持续 3 天,6 周一个疗程。结果显示,地西他滨治疗 MDS 的 CR 率为 9%,OR 率达 30%,可改善患者生活质量、降低输血需求,疗效优于支持治疗组。地西他滨组转白时间较支持治疗组延长(12 个月vs. 6.8 个月,P=0.03),但生存期的获益未能证实。

后来的另一项 III 期临床随机试验(EORTC06011)将 233 例高危 MDS 患者随机分为两组,分别接受上述地西他滨给药方案及支持治疗。233 例患者中,46% 患者具有预后不良核型。结果显示,地西他滨组的总反应率为 34%,无病生存时间较支持治疗组显著改善。在中位生存时间上,地西他滨组虽优于支持治疗组(10.1 个月 vs. 8.5 个月,P=0.38),但两组无显著性差异。

从上述研究的结果来看,地西他滨治疗 MDS的效果似乎不如阿扎胞苷。这可能与地西他滨临床试验设计上的局限性有关,如给药持续时间较短、用药方案患者不易坚持。患者接受地西他滨治疗的中位疗程数为 4,40% 患者仅完成了 2 个甚至更少的疗程。而 AZA-001 试验中阿扎胞苷的中位疗程数为 9。提示地西他滨给药方案有待进一步优

化。

三、给药方案的探索及优化

两种去甲基化药物的给药方案均存在进一步优化的空间,如何调整用药剂量及方式,既能发挥药物最佳疗效又使患者易于依从,是研究者们面临的挑战。

FDA批准的阿扎胞苷用药方案为75mg/(m² · d)×7天,皮下注射,28天一个疗程。因多数患者为门诊用药,故周末用药是他们最大的问题。一项随机临床研究对3种新的给药方式进行了探索:①75mg/(m² · d),用药7次,周一至周五、及下一周的周一、周二;②75mg/(m² · d),用药5天,周一至周五;③50mg/(m² · d),前两周的周一至周五用药,共给药10次。该研究主要对比3种方案的血液学反应。结果显示,3种方案效果大致相似,但血小板减少患者应用第三种方案更易达到脱离输血的效果。事实上,第三种方案曾有临床Ⅰ期试验证实其为一种临床耐受性好、且能够有效逆转启动子甲基化的方案。一项Ⅲ期临床随机试验将此种方案与FDA批准方案(即CALGB9221方案)进行对比研究,发现其血液学反应率更佳,外周血三系正常率达30%,为CALGB9221试验中三系正常率(15%)的二倍。由此可见,对于去甲基化药物,延长给药时间、同时减低用药剂量可获得更佳疗效。其机制在于,此种方式可通过减少对细胞周期的抑制而增加去甲基化药物的有效性,并使核苷更多的整合入DNA、增加细胞复制,保证逆转甲基化过程顺利进行。

由于地西他滨3天方案患者须住院治疗,费用较为昂贵,且6周疗程不容易坚持,多数患者完成的总疗程数较少。有研究探索了地西他滨较低剂量、适于门诊给药的其他方案。Kantarjian等通过对115例高危MDS患者的研究提出三种地西他滨低剂量的新给药方式,包括:20mg/m²静脉给药,每日一次,共5天;10mg/m²皮下注射,每日两次,共5天;10mg/m²静脉给药,每日一次,共10天。3种方案每疗程总量均为100mg/m²(3天方案为135mg/m²)。结果显示,总CR率为35%,总PR率35%,总体反应率达70%,平均缓解持续时间为20月,平均生存期22个月,疗效显著好于3天给药方案。以上三种方案的CR率依次为39%、21%及24%,提示第一种即5天静脉给药方案显著优于另外两种,是较为合理且优化的标准方案,也是目前临床应用最为广泛的方案。

地西他滨口服给药的方案(用药7天,28天一个疗程)正在研究中。虽然地西他滨口服生物利用度仅为静脉用药的13%,口服用药逆转的甲基化位点稍有减少,但研究发现,两者逆转甲基化的总体效果基本相似。73%患者口服地西他滨可获临床反应。目前,14天或21天连续口服用药的方案正在研究中,依然体现了延长给药时间同时减少用药剂量的理念。

四、不良反应及处理

一般来说,去甲基化药物的安全性较好,主要不良反应包括血液系统毒性及胃肠道反应,一般情况下,患者能够较好的耐受。

(一) 阿扎胞苷

阿扎胞苷的副作用主要包括血液系统不良反应(中性粒细胞减少、血小板减少和贫血)、胃肠道反应(恶心、呕吐、腹泻及便秘)、注射部位反应(红斑、瘀斑等)、乏力及发热。多数不良反应为一过性,多发生于前两个疗程中,两疗程后发生率减低。及时处理或预防不良反应的发生可延长治疗持续时间,保证患者接受治疗所需的药物剂量。如处理得当,大多数不良反应不会影响治疗,无需减药或停药。在AZA-001临床试验中,阿扎胞苷治疗组86%的患者能够完成规定药物剂量而无需减药,对于接受6个及以上疗程的32名患者,62.5%无需调整剂量。

在阿扎胞苷治疗期间,须密切监测不良事件的发生,尤其在前2~3个疗程。前2个疗程中,应每周监测血常规,两疗程后,每两周监测一次。同时应告知患者,如有发热或出血等症状须及时通知医生。

当发生严重血液学不良反应时,应酌情减低剂量或停药。无论减药或停药均可能在一定程度上影响疗效。对于高危或预后不良的MDS患者(如原始细胞比例较高或具有复杂染色体核型者),在治疗早期(前3疗程)不建议调整药物的剂量。由此,密切监测并早期处理不良事件、防止其进展尤为重要。

对于治疗中出现发热者,建议应用静脉抗生素治疗。一项回顾性研究显示,在MDS患者接受阿扎胞苷治疗期间,预防性应用口服抗生素可减少发热事件的发生率。因此,对于具有感染高危因素的患者,包括既往有过严重感染患者的二级预防、高龄患者、合并症较多的患者及预计会出现严重中性粒细胞减少(>7天)的患者,可预防性给予口服抗细菌药物。预防性应用抗病毒或抗真菌药物的证据尚不充足。对于粒细胞集落刺激因子，同样不建议预防性应用，但推荐用于阿扎胞苷治疗中出现粒细胞减少性发热的患者，以及既往反复感染或感染耐药菌的患者出现粒细胞减少。

对于胃肠道反应，可根据情况给予止呕、通便或止泻等治疗。可在每次应用阿扎胞苷之前预防性应用止吐药物。注射部位不良反应相对少见，但也有严重报道发生严重皮疹者，可酌情予以糖皮质激素或抗组胺药物对症治疗。

（二）地西他滨

治疗剂量的地西他滨一般是比较安全的，患者耐受性较好，这也是地西他滨能用于治疗老年 MDS 的原因之一。地西他滨常见的 1～2 级不良反应包括出血、乏力、恶心等，3～4 级不良反应中最多见的是中性粒细胞减少和血小板减少。心血管系统和消化系统不良反应并不常见。不易耐受的毒性反应如黏膜炎、脱发、肾功能衰竭等较为少见。

在 Kantarjian 的研究中，地西他滨治疗组 69% 的患者出现中性粒细胞减少、血小板减少、粒细胞减少性发热、肺炎等不良反应。仅 5% 患者出现胃肠道副反应，较为少见。总计 35% 的患者因不良反应需减少地西他滨用量。在 ADOPT 临床试验中，血细胞减少也是 3 级不良反应中最为常见的，中性粒细胞减少、血小板减少、粒细胞减少性发热及贫血的发生率依次为 31%、18%、14% 和 12%。粒细胞减少性发热大多出现于第一疗程，因骨髓抑制须延缓用药者停药的中位时间为用药后第 8 天。

为获得最佳治疗效果，不建议推迟用药，除非出现疾病进展、粒细胞减少性发热或经骨髓涂片证实出现严重的骨髓抑制，否则应按计划进行下一疗程。从目前资料来看，地西他滨的不良反应是一过性、非致命的，且及时干预易于恢复。对于接受地西他滨治疗的患者，推荐预防性应用抗细菌药物和抗真菌药物治疗。预防或及时处理地西他滨治疗过程中的不良反应，尤其是骨髓抑制，可避免减药或推迟用药，从而保证地西他滨的疗效。

五、去甲基化治疗疗效相关因素

去甲基化药物治疗 MDS 患者的总反应率大致在 40%～60%。而我们如何判定哪些患者更易于从去甲基化治疗中获益呢？

（一）治疗方案的选择

根据美国国立综合癌症网络（national comprehensive cancer network，NCCN）指南，对于 IPSS 低危及中危-1 患者，如具有难治性贫血、促红细胞生成素（erythropoietin，EPO）治疗无效、不能脱离输血，则应考虑去甲基化药物治疗，以中性粒细胞减少或血小板减少为主的患者亦可予去甲基化治疗；对于 IPSS 中危-2 及高危患者，若为高龄患者或不能耐受移植及大剂量化疗者，可考虑去甲基化治疗。

（二）分子遗传学因素

有研究显示 TET2 突变和 EZH2 突变可能是预示去甲基化治疗疗效良好的分子遗传学参数。有研究报道了 TET2 突变与阿扎胞苷疗效之间的相关性，但对于 TET2 突变是否能延长去甲基化治疗患者的生存期，目前尚无定论。而对于 EZH2 突变的初步研究显示，它不仅预示着阿扎胞苷治疗可获疗效，同时预示着患者的生存期将延长。

具有 IPSS 预后不良核型的 MDS 患者，对去甲基化治疗可有反应，并获得血液学或骨髓的改善，但疗效持续时间较短，并且对于含 7 号及 5 号染色体异常的复杂核型患者，去甲基化治疗并不能延长其生存期，预后不佳。

至于抑癌基因甲基化程度与去甲基化治疗疗效的相关性，目前尚无定论。早期的小系列研究并未发现 MDS 的基础甲基化程度或治疗中的甲基化逆转情况与去甲基化治疗疗效之间的相关性，在一些接受去甲基化治疗的 MDS 患者中检测到一过性的低甲基化状态，但与治疗反应并无相关性。而在后续稍大系列的研究中发现，治疗前基础甲基化程度虽与疗效无相关性，但治疗中出现的甲基化水平的改变则与去甲基化治疗疗效相关。获得 CR 或 PR 的 MDS 患者甲基化水平明显降低（降低幅度 40.6%±15.7%），显著高于仅获得血液学改善的患者（9.8%±13.2%）。相反，疗效稳定的患者检测到甲基化水平的增高（15.4%），而疾病进展的患者甲基化水平增高达 27.2%，故检测甲基化水平可用于监测疗效及指导后续治疗方案。

可以确定的是，去甲基化治疗疗效与用药疗程有明确的相关性。并且，甲基化程度高的患者疗效可能出现在较晚的疗程，因此对于这类患者应本着量体裁衣的方针适当调整给药方案，如增加给药剂量，或合用 HDAC 抑制剂等其他药物，争取获得最佳疗效。

（三）临床因素

与去甲基化疗效相关的临床指标包括年龄、临床合并症和 IPSS 积分。

实际上，年龄并不是我们选择阿扎胞苷或地西他滨治疗时的主要影响因素，尤其对于阿扎胞苷来说,有临床试验证实它治疗年龄大于75岁患者仍可获得较好的血液学改善和生存期的延长,并有研究显示阿扎胞苷治疗年龄大于80岁患者的疗效及毒性反应与治疗年轻患者相似。年龄影响去甲基化治疗效果的原因可能在于,高龄患者脏器功能较差,常有多种临床合并症。合并症的存在可严重影响 MDS 的生存。如患者合并有一种严重的并发症,则无论其 IPSS 积分如何,总生存期均下降50%。研究显示,对于不伴有合并症及伴轻、中、重度合并症的 MDS 患者,中位生存期由31.8月降至9.7月(P<0.001)。IPSS 中间及预后不良核型、外周血出现幼稚细胞及输血依赖均预示疗效不佳。

此外,影响去甲基化治疗效果的因素还包括患者是否为初治及疗程数是否足够。初治患者的疗效显著好于既往接受过治疗(如小剂量阿糖胞苷)的患者,中位生存时间亦长于曾接受过治疗的患者。去甲基化治疗的 CR 率和平均生存时间与患者接受的平均疗程数呈显著正相关,因此足够的疗程数对于疗效十分重要,中断治疗几乎在所有患者均会导致复发。复发者再次应用既往药物治疗,疗效不佳。

六、去甲基化药物治疗低危 MDS 患者

如前所述,去甲基化药物治疗低危 MDS 一般限于中性粒细胞减少或血小板减少为主的患者,以及难治性贫血、EPO 治疗无效、不能脱离输血者。然而,低危 MDS 的预后差异较大,生存时间短至数月,长则多年。预后不良的患者多在未转化为 AML 之前死于严重的感染或出血。因此,对于预后不良的低危 MDS 患者,不管其当前输血需求如何,早期采取相对积极的治疗干预,如给予去甲基化治疗可能有助于改善预后。

然而,如何筛选出低危 MDS 中预后不良的患者是一个难题。IPSS 预后积分在评估低危 MDS 的预后上不够准确,涵盖的参数不够全面,不能体现一些特异的细胞遗传学异常在预后中的意义。基于 WHO 分型的预后积分系统(WHO-based prognostic scoring system, WPSS)将"输血需求"纳入评估参数,与 IPSS 相比,能筛选出一部分预后不良的低危 MDS 患者,但也存在局限性。新近提出的 IPSS 改进版(revised-IPSS, IPSS-R)将 MDS 患者划分为5个危险度,并对骨髓原始细胞比例、外周血细胞计数的阈值进行重新界定,增加了新的参数,较既往评分系统更为全面,但 IPSS-R 在评估低危 MDS 预

后中的准确性和有效性还有待于大样本量的长期观察。

现阶段对于去甲基化药物治疗低危 MDS 疗效的数据尚有限,多数研究为小样本量、非对照性研究,多侧重于评价治疗反应。关于阿扎胞苷的研究结果显示,高龄、具有输血依赖、严重血小板减少或中性粒细胞减少、常规方案治疗无效的低危 MDS 患者,可考虑应用阿扎胞苷,不良反应相对较轻,主要为骨髓抑制和胃肠道症状,患者多能耐受。在两项探索阿扎胞苷短期方案治疗低危 MDS 的前瞻性研究中,结果显示阿扎胞苷5天方案可获得50%的血液学改善率,与7天方案相似(49%),但在高龄低危 MDS 组的治疗反应率不如7天方案。相关研究仍在进行中。

低危 MDS 患者应用阿扎胞苷治疗时,应全面评估治疗的风险和获益,尤其对于高龄、严重血细胞减少、生活质量差、并发症较多的患者。有研究认为,对于中性粒细胞减少伴反复发热、血小板减少伴反复发血事件的患者,应早期应用阿扎胞苷,在5天方案的疗效未得到确切认可之前,仍推荐7天方案。

七、去甲基化药物治疗老年 MDS 患者

尽管 MDS 可发生于任一年龄,高龄 MDS 仍居多,80%以上的 MDS 患者发病年龄在60岁以上。高龄 MDS 患者的治疗选择极其有限,由于一般状况差、合并症较多等因素,相当一部分患者仅接受对症支持治疗。去甲基化药物的出现为老年 MDS 患者带来了新的治疗选择。

阿扎胞苷 AZA-001 临床试验中,患者的中位年龄为69岁。有研究选择该试验中年龄≥75岁的患者分析阿扎胞苷的安全性和有效性,年龄≥75岁的患者共87例,其中38例接受阿扎胞苷治疗,其余患者接受传统治疗(33例接受对症支持治疗,14例予以小剂量阿糖胞苷化疗,2例接受大剂量化疗)。结果显示,阿扎胞苷能够显著改善总生存期[风险比(hazard ratio, HR)0.48, P=0.019],阿扎胞苷组44%患者脱离输血,而传统治疗组脱离输血率仅为22%。贫血、粒细胞减少、血小板减少等3~4级不良反应在阿扎胞苷组和传统治疗组分别为13% vs. 4%、61% vs. 17%、50% vs. 30%。阿扎胞苷组不良反应发生率高于传统治疗组,但患者耐受性较好。

另有研究对该试验中阿扎胞苷与小剂量阿糖胞

苷的疗效进行了对比,接受阿扎胞苷治疗者45例,小剂量阿糖胞苷治疗者49例,结果显示,阿扎胞苷组的2年生存率为小剂量阿糖胞苷组的2倍,且阿扎胞苷组血液学改善率较高,平均住院时间较短。综合改善生存期、获得脱离输血及耐受性等因素,可见,阿扎胞苷治疗高龄MDS患者是安全有效的。

八、阿扎胞苷与地西他滨疗效比较

关于阿扎胞苷与地西他滨在疗效上有何区别,目前尚缺乏直接对比两药效果的随机对照试验。有学者对已有的阿扎胞苷和地西他滨临床试验进行系统性回顾和meta分析,结果显示阿扎胞苷治疗MDS疗效优于地西他滨。该研究汇总了4项比较去甲基化治疗与传统治疗有效性的随机临床试验,总计952例MDS患者。结果显示,去甲基化治疗组的总生存期显著长于传统治疗组[HR 0.66,95%可信区间(confidence interval, CI)0.55～0.80],阿扎胞苷组优势尤为明显(HR 0.56,95% CI 0.44～0.73),而地西他滨治疗组较传统治疗组未显示出生存期的优势(HR 0.88,95% CI 0.66～1.77)。在延长转白时间上,阿扎胞苷较地西他滨同样具有优势。但地西他滨的数据或许不能充分证明其有效性,因为上述临床试验中,地西他滨的中位疗程数较少,而既往研究认为地西他滨应至少应用满6个疗程才能显示出有效性。目前,关于直接对比两药疗效的多中心开放随机临床试验正在进行中。

九、去甲基化治疗无效或复发后的挽救治疗

尽管阿扎胞苷和地西他滨在一定程度上改善了MDS患者的生存期,但仍有约一半的患者对去甲基化治疗无反应,或在治疗中出现进展,或于缓解后再度复发。对于这类患者,目前尚无公认的挽救治疗措施,各项后续治疗方法正在研究中。一项研究显示,阿扎胞苷治疗失败患者的中位生存期为5.6个月,年轻、失败后行HSCT患者的生存期最佳(19.5个月),接受临床研究用药组的中位生存期为13.2个月,接受大剂量化疗组未显示出生存期的改善。以上几种挽救治疗组的生存期均优于仅接受支持治疗组(4.1个月)。当去甲基药物治疗失败后,须根据患者的个体化情况(如IPSS评分等)选择有效的挽救治疗。去甲基化治疗失败者若选择HSCT,应尽量在转白前进行。转白前和转白后行HSCT的2年生存率分别为78.6%和33.3%。

对于去甲基化治疗失败后已经转化为AML的患者,可于大剂量化疗后行HSCT,总生存期为15个月,优于单独进行大剂量化疗(6.3个月)或HSCT(3.8个月),仅接受支持治疗的生存期则更短,仅为1.4个月。

应用一种去甲基化药物治疗失败后能否改用另一种去甲基化药物,有研究对这一问题进行了探索。在一项临床Ⅱ期试验中,14例MDS患者在阿扎胞苷治疗失败后(无反应或耐药),序贯应用地西他滨。结果显示,3例患者获得CR,1例患者达到骨髓CR伴血液学改善,总反应率为28%。两药序贯应用的有效性仍须扩大样本量深入研究。

十、移植前后的去甲基化治疗

根据NCCN指南,拟行HSCT的MDS患者,如需通过治疗以降低移植后复发风险,或在等待合适供体期间,推荐应用去甲基化药物治疗。至于去甲基化药物预处理对于移植后效果的影响,已有一些回顾性研究证实其可行性,并发现去甲基化药物预处理与传统预处理方案相比,并未增加移植后药物毒性的发生率。并且,若对去甲基化治疗反应好,预示着移植后转归亦较好。还有研究显示,移植前予以去甲基化治疗可改善总生存期、降低移植后复发率,但还需前瞻性研究进一步证实。

对于移植后复发的MDS患者,一般可选择进行第二次移植,或接受挽救化疗及供者淋巴细胞输注,但预后仍较差。鉴于阿扎胞苷治疗高危MDS的有效性和良好的耐受性,已有研究开始探索将其作为移植后维持治疗或挽救治疗的可行性。初步结果显示,移植后接受阿扎胞苷维持治疗可延长无病生存时间及总生存期,疗程长者,效果更佳。在一项研究中,6例髓系肿瘤患者于移植后出现分子遗传学复发,给予该6例患者小剂量阿扎胞苷进行挽救治疗,$25mg/(m^2 \cdot d)$,用药5天。5例患者于1疗程后获得分子遗传学缓解,其中1例于停药后4月仍维持CR,其余患者于停药30天后复发,该结果显示,阿扎胞苷作为移植后复发的挽救治疗是有效的,但疗效不持久。

十一、联合用药

去甲基化药物与其他药物(如HDAC抑制剂、来那度胺等)联合应用治疗MDS,能否提高疗效并改善预后,也是一个探索方向。

(一)去甲基化药物与HDAC抑制剂合用

HDAC抑制剂与去甲基化药物同为表观遗传

学调节物,两者均能激活沉默基因使其重获表达。有研究发现两者合用对于唤醒沉默基因具有协同效应,由此引发了临床上对于两药联合应用治疗MDS的研究。

一项临床Ⅰ期研究显示,阿扎胞苷与苯丁酸钠合用治疗MDS及AML,在可分析的29例患者中,5例获得主要反应,其中4例患者获得CR,1例获得PR。治疗前后检测p15基因启动子的甲基化水平,在获得PR、CR、HI的患者中检测到p15启动子甲基化水平的显著减低,并同时发现73.9%的患者出现组蛋白乙酰化水平的增高。

丙戊酸是一个单独应用时作用相对温和的HDAC抑制剂,当与去甲基化药物联合应用时,活性增强。在一项临床Ⅰ-Ⅱ期研究中,地西他滨与丙戊酸联合应用治疗老年MDS和AML,地西他滨15mg/($m^2 \cdot d$),静脉应用10天,丙戊酸尝试3种给药剂量[20mg/(kg·d)、35mg/(kg·d)、50mg/(kg·d),口服10天]。结果显示,总CR率达22%,中位反应时间为2个月,中位疗效持续时间为7.2个月。在10例初治患者中,50%患者获得CR或CRp(CR伴不完全血小板恢复)。丙戊酸剂量越大,出现非血液系统毒性的几率越高,但尚未发现丙戊酸剂量与反应率之间的相关性。两药联合的临床疗效还有待大样本量的长期观察。

(二)去甲基化药物与沙利度胺/来那度胺合用

沙利度胺或来那度胺是一类具有抗血管生成活性的免疫调节物,来那度胺被FDA批准用于治疗具有5q-核型异常、出现输血依赖性贫血的MDS患者。有研究发现,此类药物与去甲基化药物合用的疗效优于单药治疗。临床Ⅰ期研究结果显示,沙利度胺与阿扎胞苷联合应用治疗MDS,CR率达15%,HI率达42%;来那度胺与阿扎胞苷联合治疗具有5q-异常的MDS患者,总反应率达71%,CR率达41%,且患者耐受性较好。

(三)与其他药物合用

由于肿瘤坏死因子α_2受体参与MDS发病,一项临床Ⅱ期试验将阿扎胞苷与肿瘤坏死因子α拮抗剂依那西普联用治疗MDS。阿扎胞苷采用标准7天方案,依那西普皮下注射25mg/次,每周两次,应用两周,28天一个疗程。结果显示,23例患者中,14例患者获得治疗反应,CR率28%,PR率44%。

CD33单克隆抗体(吉妥单抗)治疗血液系统肿瘤可获较好的反应,有研究将阿扎胞苷与吉妥单抗

联合应用治疗难治复发的MDS及AML患者。结果显示,中位生存期为21周,CR率达27%。值得一提的是,26%的难治患者获得了CR,且中位生存时间达40周。

从上述研究可见,去甲基化药物与HDAC抑制剂、抗血管生成药物等联合应用治疗MDS具有理论上和实验室证据的支持,但其临床疗效如何或如何达到最佳疗效仍处于探索阶段,研究优化的给药剂量及联用方案可能会为该领域带来新的突破。

总而言之,去甲基化药物的出现使MDS的治疗进入新的纪元,MDS患者疗效得到改善,生活质量有了一定的提高。然而,去甲基化治疗仍然无法治愈MDS,且仍有相当一部分患者表现出对药物无反应或缓解后复发。今后的研究中,探索更为优化的给药方案、寻找更加合理的联合用药方式以及研制新型有效的靶向治疗药物,是血液学工作者未来的研究方向。

(天津医科大学总医院 邵宗鸿)

第三节 骨髓增生异常综合征的造血干细胞移植

一、概述

MDS本质上是一组恶性克隆性疾病,起源于造血干细胞。其传统治疗方式以输血等支持为主,近年来,祛铁、沙利度胺、去甲基化药物(hypomethylating agent,HMA)治疗与输血一并成为标准治疗的一部分,对减轻造血功能衰竭、改善患者生存质量起到了一定作用。随着对MDS发病机制中"甲基化通路异常"的认识,HMA得以问世并进入临床应用,MDS的治疗策略开始向"靶向治疗"的轨道迈进。尽管如此,HMA远不足以治愈该病,异基因造血干细胞移植(allogeneic hematopoietic stem cell transplantation,Allo-HSCT)仍然是迄今可能根治MDS的唯一方法。

移植技术体系的持续进步使越来越多的患者获得了接受移植的机会。减低剂量预处理(reduced intensity conditioning,RIC)移植的应用使发病以高龄群体为主的MDS患者可以更加安全地接受移植。近年已有70岁以上患者及具有其他大脏器基础疾病(共患病)的患者RIC移植后成功的报道。HLA高分辨相合的非血缘供者移植已经取得了与同胞全合移植相当的疗效,人类脐带血(umbilical cord blood,UCB)造血干细胞移植、亲属单倍体移植

屡有成功治愈 MDS 的报告,意味着几乎所有需要移植的患者均可以获得造血干细胞供体来源。尽管接受移植的 MDS 疾病亚群不同、影响预后的患者各项因素不同、供者来源不同,总体上讲,移植后约有 25% ~75% 的患者被治愈,长期存活者中约 70% 的患者生活质量接近健康人。以下就 Allo-HSCT 治疗 MDS 的热点及尚存争议的问题论述如下。

二、移植适应证的依据是否一成不变

(一)诊断评分系统的变迁

尽管 Allo-HSCT 是迄今可能根治 MDS 的唯一方法,但是并非所有的 MDS 患者均需要接受移植,目前国际公认的移植指征是以 MDS 的 FAB 分型、IPSS、WPSS 为基础的。1982 年颁布的 FAB 分型对未经治疗的 MDS 患者以骨髓形态学及骨髓幼稚细胞百分比为基准对 MDS 进行亚型划分,并以此建立了诊断分型与临床转归的相关性,即可以根据 MDS 患者的 FAB 诊断分型大致估计患者的存活时间及向急性白血病转化的风险。尽管细胞遗传学监测在确立 FAB 分型的时代尚未开展,该分型毕竟为描述 MDS 这一高度异质性的疾病建立起了一个公共语言平台,使该病的临床特征及动态进展的病程得以初步呈现。FAB 诊断分型对于 MDS 患者预后的意义同样适用于接受异基因移植的患者,显著影响移植后的无病生存率与复发率。国际骨髓移植登记组(international bone marrow transplant registry, IBMTR)的数据分析显示 RA/RAS、RAEB、RAEB-T、CMML 移植后 1 年无病存活率(disease free survival, DFS)分别为 49% ~73%、31% ~40%、19% ~ 25% 以及 28% ~ 31%,复发率分别是 0 ~ 13%、45%、1% ~25% 以及 58%。随后制订的 IPSS 评分系统在 FAB 分型形态学观念上重视了染色体异常对患者生存期及向急性白血病转化危险的影响,并开始考虑到一系或多系血细胞减少对上述预后的作用。被用于 IPSS 评分的染色体核型被分为好(正常核型,-Y,5q-,20q-)、差(复合染色体核型异常即≥3 种异常或 7 号染色体异常)及中等(上述之外的其他异常)三类危险度,并被分别赋予 0 分、1.0 分及 0.5 分。IPSS 以骨髓中幼稚细胞百分比、染色体异常以及一系或多系血细胞减少为基础参数将 MDS 患者分成低危、中危-1、中危-2 及高危四类危险度,该评分系统比 FAB 分型能够更准确地预测 60 岁以下 MDS 患者的生存期与向急性白血病转化风险,对于移植后转归也具有一定的预测

价值。染色体核型好、中等、差的 MDS 患者同胞 HLA 全合移植后 7 年 DFS 分别为 51%、40% 和 6%,而复发率为 19%、12% 和 82%。IPSS 评分中危-1 以下、中危-2 及高危患者移植后 5 年 DFS 分别为 60%、36% 和 28%。自 2002 年之后,IPSS 评分系统被正式作为 MDS 患者接受 Allo-HSCT 选择适应证的基础,IPSS 评分为中危-2 及高危的患者被建议尽可能在诊断评分被确认的早期即接受移植。但是,该评分系统仍具有局限性,它低估了严重粒缺及血小板减少在选择移植时机的重要性,未考虑每个被评分的因素对临床的影响而仅仅以评分的总分数决定治疗策略,同时,它并未覆盖各参数发生临界变化时对疾病进展的影响。

2001 年颁布的以 WHO 诊断分型标准为基础的 WPSS 评分系统强调了输血依赖对 MDS 患者生存的影响,将患者的危险度分为极低危、低危、中危、高危与极高危。2009 年欧洲血液学会年会建议以 WPSS 作为 MDS 患者选择治疗策略的依据,建议对低危和中危患者进行治疗的目的是刺激残存的正常造血干细胞和(或)祖细胞的造血能力改善异常克隆的造血效率,以改善患者的生活质量;对于高危患者则要采取根除异常造血克隆、改变疾病演变进程的治疗方式。

IPSS 低危患者约占全部 MDS 患者的三分之二,近年来新的治疗措施不断被应用于临床,有可能使那些依据传统治疗观念仅仅接受输血支持治疗的低危患者获益。不可否认的是,临床上有一些 IPSS 评分在中危-1 及以下的患者生存期并不比高危患者们更长,他们虽然骨髓中幼稚细胞百分比不高(多数<5%),却可能伴有预后差的细胞遗传学改变、严重的中性粒细胞缺乏、输血依赖或血小板减少,也可能同时具有上述两个或多个因素。这些因素如何个体或综合性地对低危患者的存活或向白血病进展的危险度产生着影响,每个因素的权重如何尚不明了。IPSS 与 WPSS 评分系统都不能将上述将疾病危险度进一步精细划分。为此,美国 MD Anderson 肿瘤中心分析了 856 例低危 MDS 患者的疾病特点,研究制定了一个新的 MDS 预后预测模型,将低危患者进一步分为 3 类,为未来的临床研究及可能针对低危患者的干预治疗措施提供了一个新的更具实用性的平台。这项研究中位随访期 19.6 个月(1~262 个月)。其中 87 例(10%)患者转化为 AML,429 例(50%)患者死亡。多因素分析中,低血小板计数、贫血、高龄、骨髓幼稚细胞百分比高、预后不良的染色体核型均是使存活率降

低的危险因素。高铁蛋白及高β_2-微球蛋白水平者预后亦差。新评估系统将这些IPSS评分中的中危-1、低危病人进一步分为3组,发现各组的中位生存期差异明显,组1(n=182,21%)80.3个月,组2(n=408,48%)26.6个月,组3(n=265,31%)14.2个月。新的分层方法从旧分层方法的中、低危患者中进一步精细分出近三分之一的预后不良人群,使之可能成为早期接受Allo-HSCT的对象。为解决上述IPSS评分系统的局限,国际多个血液病中心将其统计数据进行合作分析,试图通过多因素分析制定更精细的MDS危险度分层系统。2012年,这一临床大型研究的结果被公开报道,对MDS的诊断分层的精准化起到推进作用。这项分析中囊括了7012例患者,按FAB分型诊断7000例,符合WHO诊断标准的5504例,均为初诊、未经治疗(指未应用去甲基化药物、强化疗、造血干细胞移植)的患者。研究中纳入的患者骨髓形态学中幼稚细胞百分比<30%,外周血幼稚细胞百分比<19%。所有患者血象异常史均超过2个月,外周血白细胞计数<12×10^9/L,中性粒细胞绝对计数(absolute neutrophil count,ANC)<8×10^9/L。患者年龄均≥16岁,中位年龄71岁,77%的患者年龄>60岁。男女比例1.5:1,中位随访3.9年。这一最新评分系统仍以骨髓细胞遗传学改变、骨髓幼稚细胞百分比、血细胞减少作为基础,并将血细胞减少的深度与骨髓低幼稚细胞组进一步划分,进而将MDS总体危险度分为五层,而非原来的四层,即极低危、低危、中危、高危、极高危。此研究以迄今该领域研究中的最大样本量确立了新的诊断分型系统与患者生存期及向白血病转化风险的预测关系。这一评分系统中使用的参数界值与IPSS系统的不同之处在于:①将骨髓幼稚细胞百分比<5%细分为0%~2%与2%~5%;②细化了血细胞减少的程度,血红蛋白数值以<8g/dl、8~10g/dl及≥10g/dl为界,血小板计数以<50×10^9/L、50~100×10^9/L及≥100×10^9/L为界,ANC数值以<0.8×10^9/L及≥0.8×10^9/L为界;③重新将骨髓幼稚细胞百分比≥5%的患者群划分为5%~10%与10%~30%;④染色体异常亚型囊括了更多的新近发现的异常核型,细化为五类危险分层,即非常好、好、中等、差、极差。与IPSS评分系统比较后发现,IPSS-R中的极低危、低危亚型99%的患者处于IPSS系统的低危与中危-1亚型中,IPSS-R中的高危、极高危亚型81%的患者处于IPSS系统的中危-2与高危亚型中,即新旧评分系统中的大多数患者的危险度分层是一致的。

IPSS-R中的中危亚型(占全部患者的20%)的73%由IPSS的中危-1、19%由IPSS中危-2、7%由IPSS低危、1%由IPSS高危构成。IPSS评分系统中的低危与中危-1亚型27%进入了IPSS-R的中危组,中危-2与高危亚型中的18%经IPSS-R评分后分期下降至中危组。这一模型中还关注了近年不同研究中发现的一些其他因素对MDS预后的影响,其分析结果显示病人的年龄、一般状态评分、血清铁蛋白水平及乳酸脱氢酶水平对患者生存有着显著的附加影响,而并未对AML转化风险构成影响。IPSS-R评分系统将更多、更精细的临床特征参数整合进入预后分层系统,较原有的IPSS系统更精确地预测MDS患者生存期及向白血病转化的风险,更有利于预测未治疗患者的临床转归,也为临床研究项目的开展实施提供了一个更加准确、精细、规范化的平台。这一新的评分系统自问世以来已陆续在MDS患者中得到有效的验证。

(二) 确立移植适应证及移植最佳时机

依据IPSS及WPSS分型,Allo-HSCT的适应证可以归纳为:①IPSS评分为中危-2及高危的患者;②IPSS评分为中危-1及低危患者骨髓原始细胞<5%但伴有高危染色体核型、严重ANC减少、血小板减少或严重输血依赖;③依据IPSS-R分型系统,中危、高危、极高危组患者均具有尽早接受Allo-HSCT的适应证。

目前仍有较多MDS患者以FAB分型及IPSS评分进行诊断。以往的数据显示,RAEB期移植的患者接受同胞全合供者移植后1年DFS在31%~40%之间,远好于RAEB-T期移植的患者(19%~25%)。IPSS评分中危-2的患者移植预后(移植后5年DFS为36%)远好于高危患者(28%)。以FAB标准及WHO标准诊断为AML的患者多数会进入诱导化疗程序,这部分患者经过化疗获得缓解的机会不足60%。因此,临床上通过密切的(最初3~6个月评估一次病情)随访尽早确认具有移植适应证的患者以便适时移植对提高患者移植后生存率至关重要。IPSS中危-1及低危患者一旦具备血小板极低(内脏出血风险)、中性粒细胞缺乏(反复感染史或风险)、输血依赖重等危及生命或严重影响生活质量的情况,即应尽早移植。由于危险度分级较低的患者移植后效果明显好于危险度分级较高者,因此应像对待中高危患者一样积极为具备移植指征的中低危MDS患者进行移植前准备。尽管各种临床报告中的结论不尽一致,但是移植前数年的长病程将使患者一般状况与脏器功能变差,给移植带来了低植入率以及移植相关死亡率(transplantation related mortality, TRM)升高等负面影响,这一影响主要见于那些病程长达数年以上的中低危患者。诊断 MDS 之后一年之内即接受移植的患者 TRM 显著低于诊断一年以上移植的患者,移植后无病存活率亦显著高于后者。

由于 MDS 临床特点的异质性及其病程持续进展的特点,动态随诊病情变化,及时调整诊断分型及危险度分层,尽早确认移植适应证以便适时移植对获得更好的移植后疗效至关重要。尽管 MDS 的诊断分层系统在不断细化、完善,但是,它仍然缺乏特异性强并可以广泛应用的实验室检测标记物。骨髓形态学检查中幼稚细胞所占比例仍是上述各类诊断分期与危险度分层的重要依据。鉴于单次骨髓形态学结果往往存在一定程度的偏差,加之这一疾病持续进展的特质,临床上动态监测疾病进展、及时调整治疗策略就显得尤为重要。多参数评估是临床医生决定治疗策略的另一重要基本原则,骨髓形态学中幼稚细胞百分比固然重要,血细胞减少的程度持续、大幅度加重也可以成为选择移植、尽早移植的依据。一旦移植适应证已被确立,对于那些亟需移植的 MDS 患者来说,移植前准备程序常常需要在医疗团队的积极指导与协作下在最短时间内完成。

在 MDS 进展到高危阶段之前进行移植似乎是公认的移植时机,但是以往的临床研究数据提供的仅仅是 MDS 各个危险度分层、疾病的各个特征以及患者相关的单个因素对某一治疗策略结果的影响。即使进行多因素分析,仍难以精确地反映出 MDS 病程的连续性变化以及多个疾病、患者相关因素的综合影响。意大利移植协作组采用一种时间连续性、多态 Markov 统计学模型,向解决这一问题迈进了重要的一步。该统计学模型可以描述 MDS 的自然病程,并以此为基础评价各个因素随着不同危险分期接受相应的治疗策略之后对 MDS 移植后生存的综合影响。

上述各个评分系统均未涵盖儿童 MDS 及治疗相关性 MDS(t-MDS)。儿童的 MDS 以幼年型粒单细胞白血病最多见,其次为 RAEB 及 RAEB-T。儿童的 RARS 罕见,发生率低于 1%。儿童 MDS 多一经诊断即选择 Allo-HSCT 以求尽早治愈。欧洲儿童 MDS 工作组 2005 年报告了 100 例 Allo-HSCT 治疗儿童 MDS 的结果,其中同胞全合移植 48 例,非血缘移植 52 例,移植后 5 年 DFS 分别为 55% 和 49%,TRM 13%,复发率 35%,存活者中位随访期为 40 个月(6 ~ 144 个月)。大剂量化疗及自体 HCT 后 t-MDS 的自然病程中存活期短,即使通过 Allo-HSCT,移植后 3 年总生存率亦仅为 24% ~ 30%。因此,t-MDS 一经诊断即可作为 Allo-HSCT 适应证。

三、供者来源必须是 HLA 全合同胞供者吗

过去的三十余年来,当考虑 Allo-HSCT 治疗 MDS 该采用哪一类供者时,同胞 HLA 全合供者似乎无可争议地被认为是供者来源的首选。一般情况下,只有在患者不具备同胞全合供者的情况下,非血缘供者才会成为备选。上述供者选择原则的依据来源于陆续见诸报道的回顾性临床数据分析,然而,随着移植技术体系的进步,这一原则正在不断地受到挑战。非血缘移植的疗效正在不断上升,逐渐接近、甚至在特定患者群体中超过了同胞全合供者移植的疗效。IBMTR 曾对 1998 ~ 2004 年间移植的病例进行回顾性统计分析,结果显示年龄<20 岁的处于 MDS-IPSS 低危、中危期的患者接受同胞全合供者或非血缘供者移植后 3 年总存活率分别为 63% 和 57%,而处于高危期的患者总存活率则分别为 62% 和 38%。这提示了在年轻、高危患者中非血缘移植后的总存活率低于同胞全合移植。但是,同一篇研究里≥20 岁的高危患者中两类供者来源的移植后总生存率之间的差别并不显著,同胞全合与非血缘移植后 3 年总存活率分别为 40% 和 30%。来自美国西雅图移植中心的结果则显示两类供者来源的移植疗效相近,同胞全合与非血缘移植组 3 年 DFS 分别为 56% 和 59%,TRM 分别为 28% 和 30%,复发率分别为 16% 和 11%。欧洲最新发表的一项临床研究为上述问题补充了新的信息。高龄 MDS 患者接受异基因移植时究竟首选同胞全合供者(年龄多数与患者接近)还是年轻的非血缘供者?欧洲骨髓移植组织(European group for blood and marrow transplantation, EBMT)分析了 1999 至 2008 年间≥50 岁的 MDS 患者资料。这些患者的中位年龄为 58 岁(50 ~ 73 岁)。555 例接受同胞全合供者移植,其供者中位年龄是 56 岁(35 ~ 78 岁);164 例接受非血缘供者移植,其供者中位年龄是 34 岁(19 ~ 64 岁)。移植后 5 年总生存率在年轻非血缘供者组(<30 岁)中(40%)显著高于同胞全合供者组(33%)与大龄非血缘供者组(≥3 岁)(24%)(P = 0.04)。多因素分析的结果确认了非血缘供者年龄<30 岁是使移植后生存率提高的独

立因素。何为最佳供者来源? 尽管迄今为止还没有前瞻、对照性临床研究为回答这一问题提供更加客观的依据,这一临床研究的数据再次证实了非血缘供者移植技术的成熟与进步,并首次提示在特定的患者群体中,年轻非血缘供者可以比一直以来被作为首选的同胞全合供者带来更多的移植后生存优势。

亲属 HLA 单倍体移植的成功使几乎任何一个需要 Allo-HSCT 的患者都可能即刻找到供体。EB-MT 报告了亲属 HLA 单倍体移植治疗 MDS 患者 79 例,移植后 3 年 DFS 为 31%,TRM 为 62%,复发率 16%。北京大学血液病研究所的数据显示,亲属 HLA 单倍体移植体系中的急/慢性移植物抗宿主病(graft-versus-host disease,GVHD)发生率、总存活率及 DFS 均与同胞全合移植者无统计学差异。1997~2004 年间同胞全合 HCT 治疗 MDS 34 例,中位随访 1762 天(785~3728 天),无病存活 20 例,5 年 DFS 61.4%。2003~2007 年以亲属 HLA 单倍体相合 HCT 治疗 MDS 29 例,中位随访 541 天(522~2171 天),存活 18 例,其中无病存活 16 例。由此显示亲属 HLA 单倍体相合供者也可以作为异基因 HCT 治疗 MDS 的可靠干细胞来源。

虽然脐带血中造血干细胞数量有限,UCB 移植在成人 MDS 的应用受到限制,但临床仍有其成功治疗 MDS 的报告。RIC 脐血移植 43 例 55 岁以上 MDS 患者(88% 为双份脐血移植),与同期的同胞全合供者移植(47 例)相比,两组 3 年的无复发存活率和总存活率分别为 30% 比 34%、43% 比 34%,CBT 组的慢性移植物抗宿主病(GVHD)发生率低(17% 比 40%)。欧洲报告 108 例 AML/MDS 的资料(中位年龄为 43 岁,71% 的患者接受单份脐血移植,53% 为清髓性移植)显示 2 年的无复发存活率和总存活率分别为 30% 和 34%,DFS 和复发率为 49% 和 21%。这些资料都支持脐血移植可以作为非血缘供者移植的一个重要补充。

四、RIC 移植得到广泛应用

异基因 HCT 的第一个步骤是应用大剂量的联合化疗对患者进行预处理,其目的一方面在于尽可能地降低患者体内恶性细胞负荷量,另一方面,抑制患者免疫系统以促进异基因造血干细胞植入并减少移植后早期致死性的 GVHD 发生。最常用的标准预处理方案为白消安/环磷酰胺(Bu/Cy)方案或环磷酰胺/全身放疗(Cy/TBI)方案,因其剂量足以造成患者在不接受造血干细胞输注的情况下死

于骨髓衰竭而被称为清髓性方案。为了能更大限度地降低 MDS 患者造血干细胞中的恶性细胞负荷以达到降低移植后复发率的目的,曾有研究期望通过增加预处理剂量达到改善移植总体预后的目的。美国西雅图移植中心曾报告采用 Bu/Cy/TBI 以及 Bu/TBI 等强化预处理方案进行移植治疗 RAEB 和 MDS-AML 的患者。这一尝试的结果表明,强化预处理移植后的复发率较标准预处理后的确有所降低,但强化预处理带来了更高的移植相关死亡率,因此,无病存活率并未获得提高(25% 左右)。因此,通过强化预处理来提高移植后疗效的努力最终被舍弃。由于相当一部分 MDS 患者年龄偏大、伴有血细胞减少、一般状态和脏器功能差,所以,他们接受清髓性的标准预处理方案移植后移植相关死亡率极高,即相当一部分患者因此无法获得异基因移植的机会。RIC 的移植模式使得更多年龄上不适宜、脏器功能及一般情况不足以接受常规清髓剂量预处理的患者获得了异基因移植的可能。IB-MTR 对 RIC 的界定为:预处理中 TBI 的剂量 ≤5Gy,Bu ≤9mg/kg,马法兰 ≤140mg/kg,噻替哌 ≤10mg/kg,还常包括氟达拉滨等嘌呤类似物药物。近年来在预处理中加入如 CD52 单抗或人类抗胸腺球蛋白等加强对患者的免疫抑制、促进异基因造血干细胞植入,并因此适当减少细胞毒药物的使用,使 RIC 移植总体治疗相关毒性进一步降低。在 RIC 移植没有广泛应用的年代里,年龄<50 岁的患者中接受移植的约有 42%,而>50 岁的患者中接受移植者仅 8%。据 EBMT 的资料显示,RIC 移植出现之后 MDS 移植患者的年龄分布从 2001 年>50 岁,>60 岁和>65 岁患者所占的比例 47%、10% 和 2%,到 2010 年提高到 64%,33% 和 14%。2009 年发表的 Allo-HSCT 治疗 MDS 的数十项临床研究 Meta 分析显示,RIC 移植治疗 MDS 已取得了与传统清髓移植相近的疗效,并且移植相关死亡率明显低于清髓移植。其中 30 项关于 RIC 移植的研究结果显示,总存活率及无病存活率均为 79%,100 天和 5 年移植相关死亡率为 0% 和 34%;24 项清髓移植研究中,移植后总存活率及 DFS 为 52% 和 50%,100 天和 5 年 TRM 为 19% 和 61%。尽管临床 Meta 分析中的移植疗效来自多项研究,两类预处理移植模式的临床结果无法进行直接的比较,但上述结果至少从研究中心数量多及研究模式较为接近的角度上说明了 RIC 移植的可行性与有效性。

随着 RIC 移植技术的日渐成熟,其良好的长期疗效、较低的移植相关毒性被临床不断证实。英国

伦敦移植研究报道,采用同胞全合供者以 RIC 移植治疗高龄 MDS 患者,中位随访 5 年后移植相关死亡率仅为 9%,全体移植患者中实际无病存活率 45%。RIC 移植较传统清髓移植所具有的明显优势是由于预处理毒性的减低带来的移植相关死亡率下降。但是,其潜在的威胁则是由于恶性细胞负荷未被最大限度清除而造成的移植后复发。EBMT 2006 年报告,RIC 移植的 215 例 MDS 患者移植后 DFS(33%)与标准预处理剂量移植 621 例(41%)相近,而复发率高于标准预处理剂量移植(45% 与 27%)。如何在降低预处理相关毒性与移植后复发之间找到平衡点,即建立最佳强度的预处理方案,使移植相关毒性及移植后复发率均最大程度地降低,一直是移植界的关注热点。基于 RIC 方案的用药组合不同,各类 RIC 方案的预处理强度存在着差异。EBMT 进一步按不同预处理强度将 RIC 方案分为中等剂量 RIC 与非清髓预处理,将清髓方案分为传统清髓方案与强化清髓方案。其分析研究纳入了来自 EBMT 组织多中心 1998 年至 2004 年间接受同胞全合移植的 878 例 MDS 患者,为避免疾病分期对移植预后的影响,入组患者移植前骨髓幼稚细胞百分比均在 10% 以下。结果显示,中等剂量 RIC 方案、非清髓、传统清髓方案、强化清髓方案四类预处理强度移植后 7 年总存活率分别为 53%、29%、56% 及 51%,提示中等剂量 RIC 可能会达到与清髓移植相近的疗效。由于 RIC 移植治疗恶型血液病存在移植后潜在的高复发风险,所以需要强调的是,RIC 移植应适用于那些年龄上不适宜、脏器功能及一般情况不足以接受标准清髓剂量预处理的患者,对于年龄低于(50~55 岁)、一般状态及脏器功能良好的患者仍应该尽量选用常标准强度的预处理方案。

近十余年来,采用非血缘供者的 RIC 移植疗效已经接近甚至好于采用同胞全合供者 RIC 的移植。IBMTR 的数据显示,疾病早期患者接受 RIC 移植后 3 年总生存率在同胞全合供者组为 40%,非血缘供者组为 38%;而疾病进展期的 MDS 患者 RIC 移植后非血缘供者组这一优势更加明显,同胞全合组与非血缘组 3 年总生存率分别为 39% 和 31%。最近,法国巴黎报道了 2000 年 1 月~2010 年 12 月之间在该中心连续接受移植 MDS 患者 45 例,并比较同胞全合与非血缘供者外周血 RIC 移植的疗效。两组患者的植入率、GVHD、TRM、复发率及 3 年总存活率均接近。

五、中、高危 MDS 移植前是否需要化疗

RAEB 期的患者移植前化疗是否有益目前仍存在着争议,人们更容易倾向于对 MDS-AML 者进行积极的诱导化疗以求达到完全缓解(complete remission,CR)或部分缓解。相当一部分回顾性研究结果提示,移植前接受化疗并能达到完全缓解会获得较好的预后;但如果化疗无效,在未缓解状态下移植将比未接受化疗即移植的患者预后更差。意大利移植组分析了 49 例 MDS 患者中化疗对同胞全合移植后存活的影响。患者的 WHO 诊断分别为 5q-1 例,RCMD 7 例,RAS 1 例,RAEB-1 12 例,RAEB-2 25 例,CMML 3 例。13 例患者未接受化疗,移植后存活 2 例;接受化疗并获得完全缓解的 26 例,移植后存活 13 例;接受化疗但无效的患者 10 例,随访 36 个月无存活者。三组患者移植后 3 年的总存活概率分别为 31%、54%、0%($P = 0.004$);无病存活概率分别为 15%、50%、0%($P = 0.008$)。日本研究者报告了类似的结果,清髓预处理移植前,诱导化疗之后疾病是否获得完全缓解对 RAEB 患者移植后存活率并无影响。58 例患者移植前接受化疗者与未接受化疗者各占 29 例,经化疗达到完全缓解的移植后生存率为 58.2%,化疗后未缓解的为 50.0%($P = 0.01$)。最近发表的一篇关于细胞遗传学风险分层与 MDS 患者移植预后的研究中分析了 1007 例患者,结果显示那些移植前除支持治疗外未行化疗的患者移植后复发率较在移植前接受诱导化疗($HR = 2.09$)或去甲基化药物治疗($HR = 2.53$)的患者增高。这项研究中显示了移植前化疗对移植转归的负面影响。这反映出一方面化疗过程中疾病依然在进展,另一方面化疗难以取得预期降低肿瘤负荷的效果。该研究确认了高危细胞遗传学异常对移植后复发率及死亡率影响最大,同时指出即使在具有高危遗传学异常的患者中间,移植前化疗也未对预后形成有利影响。

WHO 诊断标准将 RAEB-T 划入白血病阶段,这部分患者似乎应像其他的原发的急性白血病一样,在移植前应用化疗尽可能获得缓解。但是,既往的回顾性研究提示,RAEB-T 和 MDS-AML 的患者未化疗组与化疗达 CR 组移植后 5 年生存率无差异(57% vs. 54%,$P = 0.81$)。另外,最近的关于确立 IPSS-R 评分系统的研究中发现,骨髓中幼稚细胞的百分比为 10%~20% 与 20%~30% 两组患者的存活率及向急性白血病转化风险无差别。迄今

还没有前瞻、对照性临床研究为这一争议提供证据,尽管回顾性研究的结果之间也存在矛盾,但是,从目前的临床数据看来,MDS-RAEB 移植前采取化疗未必能达到降低恶性细胞负荷、乃至降低移植后复发率的目的,相反,增加了患者移植前死于化疗相关毒性的风险。此外,即使对于 MDS-AML,患者经过化疗获得缓解的机会不足 50% ~60%,临床决策中亦应权衡化疗益处与其可能带来的致死性脏器毒性、感染、出血等合并症的风险。意大利医生曾对 MDS 患者实施积极化疗策略,即诱导缓解后进行巩固化疗以最大限度地在移植前降低 MDS 患者体内恶性细胞负荷量,之后跟进清髓性异基因移植。结果显示,184 例 MDS 患者接受诱导化疗后获完全缓解的 100 例。其中有 7 例迅速复发而失去移植时机,3 例直接接受了异基因移植,90 例患者接受巩固化疗。巩固化疗后仍为完全缓解状态而接受移植的仅有 61 例,占初始患者总数的 33.1%,另外有 19 例在巩固化疗后复发而失去治疗机会,有 10 例因化疗毒性而死亡或退出临床观察。84 例首次诱导化疗未缓解的患者中 29 例短期内死于化疗相关合并症或疾病进展,55 例化疗因未缓解或骨髓重度抑制而不适于接受后续化疗。至少临床决策时需要视患者的一般状况、脏器功能、输血依赖情况以及化疗对个体患者的利弊进行综合评价。如果移植前的准备已经充分,RAEB 患者直接进入移植程序的话,从目前各移植中心的疗效来看,约有 40% ~60% 的患者将会被治愈。即使对于那些一两个疗程未达到缓解的 MDS-AML 患者来说,移植可能也会比接下来的挽救性化疗带来更大的治愈机会。

RIC 移植之后因顾及 MDS 复发问题,所以建议尽可能使高危 MDS 在 RIC 移植前通过诱导化疗达到完全缓解。欧洲共识认为,达到 CR 者在移植前应用过多疗程的强化或巩固化疗无益,建议一个疗程巩固化疗后尽快移植。

六、去甲基化药物对移植的影响

随着对 MDS 发病机制中"甲基化通路异常"的认识,HMA 得以问世并进入临床应用,MDS 的治疗策略开始向"靶向治疗"的轨道迈进。尽管如此,去甲基化药物尚不能达到阻止 MDS 进展或治愈的目的,异基因移植仍是治愈 MDS 的唯一可能手段。但是,去甲基化药物对于异基因造血干细胞移植治疗 MDS 将带来哪些影响,是否可以起到优化移植时机、提高移植疗效的作用还值得研究。

鉴于越来越多的 MDS 患者应用去甲基化药物作为初始治疗,最近的一篇回顾性配对研究比较了作为初始治疗,移植与去甲基化药物的疗效。其结果显示,在两组患者的基本条件(诊断年份、患者年龄、骨髓中幼稚细胞比例、IPSS 评分及诊断到移植的时间间隔)均匹配的情况下,两组患者的中位生存时间没有差异,分别为 26 个月与 25 个月($P =$ 0.89),但 2000 年之后的移植患者中位生存时间较长,为 41 个月。这一研究提示有必要开展前瞻性研究,探讨在去甲基化药物时代如何更好地划定移植时机及最大程度地发挥移植疗效。去甲基化药物在移植前的临床应用见于诱导化疗后获得缓解的中、高危 MDS 患者中,有数据显示化疗后序贯应用地西他滨(Decitabine)、阿扎胞苷(Azacitidine)等可以提高移植后的生存率。De Padua SilvaL 等 2009 年报告的应用地西他滨之后序贯 Allo-HSCT 17 例,患者中位年龄 55.5 岁(36 ~66 岁),其中同胞全合移植 12 例,非血缘移植 5 例,中位随访 12 个月(3 ~35 个月)后 11 例存活(47.1%),其中 8 例为无病存活。尽管病例数量少,尚不足以说明移植前应用去甲基化药物会改善移植效果,但至少可以提示移植前应用地西他滨并未增加移植相关毒性,而此种联合策略是否可以确切改善移植预后尚需进一步前瞻性的临床对照研究评估。另一项移植前应用去甲基化的研究中提示,移植前旨在降低疾病危险度分期的治疗方式中,去甲基化药物与诱导化疗的效果相近。高危 MDS 患者中单用阿扎胞苷者 48 例,单用诱导化疗者 98 例,移植后中位随访 38.7 个月,两组疗效相近,总生存率分别为 55% 与 48%,DFS 分别为 42% 与 44%,复发率分别为 40% 与 37%,TRM 分别为 19% 与 20%。另一项回顾分析显示,移植前对去甲基药物持续有效或病情无进展的患者,比那些失去疗效或用药后疾病进展的患者移植后无病存活率显著增高,复发率降低。这一趋势在高危 MDS 患者中尤其显著。这部分数据说明移植前 HMA 的疗效反应可能对移植后疗效具有预测意义,未来研究应探索在失去疗效或用药后疾病进展之前如何把握最佳移植时机。迄今还没有临床证据提示患者应该在去甲基药物获得最大疗效时还是在确认药物无效后进行移植。考虑到对去甲基药物无反应的患者中位生存期仅为 4 个月左右,预后极差,选择在疾病进展前尽快移植,有可能为患者争取到更大的生存几率。

同时由于去甲基药物的安全性,人们现尝试将其应用于移植后复发的预防或抢先治疗。在 MD Anderson 肿瘤中心进行的 I 期临床研究中，共治疗了 45 例高危 MDS/AML 患者。该研究确定了阿扎胞苷在移植后 6～7 周之间 32mg/m² ×5d 的可耐受剂量，应用阿扎胞苷预防复发的高危患者移植后 1 年的无复发存活率为 58%。研究中观察到的另一个有趣现象是接受阿扎胞苷疗程多的患者，慢性 GVHD 的发生率有所下降。随后的 II 期研究纳入了 17 例急性白血病患者，其中 9 例为挽救治疗，5 例有效，1 年的无复发存活率和总存活率分别为 55% 和 90%。由于目前的相关报道多为单臂试验且病例数少，因此还无法准确评价去甲基化药物在提高移植疗效方面的作用。

值得注意的是近期的 Blood 杂志上刊登了英国 Goodyear 等的一篇文章。他们基于动物实验证实阿扎胞苷可以提高白血病细胞肿瘤抗原的表达，并扩增调节性 T 细胞（Treg）的数量的现象。研究中对 27 例 AML 的患者在 RIC 移植后每月给予阿扎胞苷，以期获得移植物抗白血病作用与 GVHD 的分离。结果显示耐受性好，GVHD 的发生率低，移植后早期的三个月内 Treg 细胞水平高于对照组，同时可诱导出针对多种肿瘤抗原的 CD8⁺ 的细胞毒 T 细胞的反应。揭示了阿扎胞苷在作为化疗药物之外应用于移植的另一种可能性即免疫调节作用。移植后已经复发的患者采用阿扎胞苷单药或者与供者淋巴细胞输注（donor lymphocyte infusion，DLI）联合可能成为挽救治疗的选择。

七、未来研究领域

尽管目前尚没有前瞻性研究比较异基因移植和其他治疗方案治疗 MDS 的疗效，Allo-HSCT 仍是目前治疗乃至治愈 MDS 的有效方法。移植技术的进步从根本上解决了供体来源问题，减低预处理剂量的移植使得更多的患者获得移植机会，总体移植相关死亡率与复发率也在不断降低；新药的开发和应用有可能更大程度地改善 MDS 的治疗效果。改善患者移植前的状态、对移植后的微小残留病变急性早期干预以预防复发、提高 GVHD 的预防质量都是未来临床研究重点。探索移植联合去甲基化药物及免疫干预治疗的时机和方式、开展随机临床试验评估新药在 MDS 治疗领域的价值都是有待探索的领域。在没有同胞全合供者或非血缘全合供者时，选用亲属 HLA 部分相合或单倍体相合做为供体可能带来的益处需要有经验的移植中心更多临床研究数据的支持。尚需前瞻、对照性临床研究明确评估不同治疗方案对 MDS 患者尤其是低危患者生活质量的影响。

（北京大学血液病研究所　刘代红）

参 考 文 献

1. 曹燕然，邵宗鸿，施均，等. 骨髓增生异常综合征多指标综合诊断的前瞻性研究. 中国实用内科杂志，2006，26（15）：1145-1147.

2. 邵宗鸿. 骨髓增生异常综合征恶性克隆的早期识别与根治. 中华内科杂志，2008，47（6）：441-443.

3. Alessandrino EP, Porta MG, Malcovati L, et al. Optimal timing of allogeneic hematopoietic stem cell transplantation in patients with myelodysplastic syndrome. Am J Hematol,2013 Apr 20.

4. Bennett JM, Catovsky D, Daniel MT, et al. Proposals for the classification of the myelodysplastic syndromes. Br J Haematol,1982,51:189-199.

5. Chen Y, Liu K, Xu L, et al. HLA-mismatched hematopoietic SCT without in vitro T-cell depletion for myelodysplastic syndrome. Bone Marrow Transplant, 2010, 45:1333-1339.

6. Cutler CS, Lee SJ, Greenberg P, et al. A decision analysis of allogeneic bone marrow transplantation foe the myelodysplastic syndromes:delayed transplantation for low risk myelodysplasia is associated with improved outcome. Blood,2004,104:579-585.

7. Deeg HJ, Scott BL, Fang M, et al. Five-group cytogenetic risk classification, monosomal karyotype, and outcome after hematopoietic cell transplantation for MDS or acute leukemia evolving from MDS. Blood, 2012, 120:1398-1408.

8. Deeg HJ, Shulman HM, Anderson JE, et al. Allogeneic and syngeneic marrow transplantation for myelodysplastic syndrome in patients 55 to 66 years of age. Blood,2000,95:1188-1194.

9. Fandy TE, Herman JG, Kerns P, et al. Early epigenetic changes and DNA damage do not predict clinical response in an overlapping schedule of 5-azacytidine and entinostat in patients with myeloid malignancies. Blood,2009,114:2764-2773.

10. Fenaux P, Mufti GJ, Hellstrom-Lindberg E, et al. Efficacy of azacitidine compared with that of conventional care regimens in the treatment of higher-risk myelodysplastic

syndromes: a randomised, open-label, phase Ⅲ study. Lancet Oncol,2009,10:223-232.

11. Garcia-Manero G, Gore SD, Cogle C, et al. Phase I study of oral azacitidine in myelodysplastic syndromes, chronic myelomonocytic leukemia, and acute myeloid leukemia. J Clin Oncol,2011,29:2521-2527.

12. Gondek LP, Tiu R, O'Keefe CL, et al. Chromosomal lesions and uniparental disomy detected by SNP arrays in MDS, MDS/MPD, and MDS-derived AML. Blood,2008, 111:1534-1542.

13. Goodyear OC, Dennis M, Jilani NY, et al. Azacitidine augments expansion of regulatory T cells after allogeneic stem cell transplantation in patients with acute myeloid leukemia(AML). Blood,2012,119:3361-3369.

14. Greenberg P, Cox C, LeBaeu MM, et al, International scoring system for evaluating prognosis in myelodysplasitic syndromes. Blood,1997,89:2079-2088.

15. Greenberg PL, Tuechler H, Schanz J, et al. Revised international prognostic scoring system for myelodysplastic syndromes. Blood,2012,120:2454-2465.

16. Jabbour E, Mathisen MS, Garcia-Manero G, et al. Allogeneic hematopoietic stem cell transplantation versus hypomethylating agents in patients with myelodysplastic syndrome: a retrospective case-control study. Am J Hematol,2013,88:198-200.

17. Kantarjian H, Issa JP, Rosenfeld CS, et al. Decitabine improves patient outcomes in myelodysplastic syndromes: results of a phase Ⅲ randomized study. Cancer, 2006,106:1794-1803.

18. Kantarjian H, Oki Y, Garcia-Manero G, et al. Results of a randomized study of 3 schedules of low-dose decitabine in higher-risk myelodysplastic syndrome and chronic myelomonocytic leukemia. Blood,2007,109:52-57.

19. Kantarjian HM, O'Brien S, Shan J, et al. Update of the decitabine experience in higher risk myelodysplastic syndrome and analysis of prognostic factors associated with outcome. Cancer,2007,109:265-273.

20. Kim YJ, Jang JH, Kwak JY, et al. Use of azacitidine for myelodysplastic syndromes: controversial issues and practical recommendations. Blood Res,2013,48:87-98.

21. Kröger N, Zabelina T, de Wreede L, et al. Allogeneic stem cell transplantation for older advanced MDS patients: improved survival with young unrelated donor in comparison with HLA-identical siblings. Leukemia, 2013,27:604-609.

22. Nevill TJ, Fung HC, Shepherd JD, et al. Cytogenetics abnormalities in primary myelodysplastic syndrome are highly predictive of outcome after allogeneic bone marrow transplantation. Blood,1998,92:1910-1917.

23. Ravandi F, Issa JP, Garcia-Manero G, et al. Superior outcome with hypomethylating therapy in patients with acute myeloid leukemia and high-risk myelodysplastic syndrome and chromosome 5 and 7 abnormalities. Cancer, 2009,115:5746-5751.

24. Robin M, Sanz GF, Ionescu I, et al. Unrelated cord blood transplantation in adults with MDS or secondary acute myeloblastic leukemia: a survey on behalf of Eurocord and CLWP of EBMT. Leukemia,2011,25:75-81.

25. Santini V. Novel therapeutic strategies: hypomethylating agents and beyond. Hematology Am Soc Hematol Educ Program,2012,2012:65-73.

26. Shi J, Shao ZH, Chen GB, et al. Clinical and laboratory features of preleukemia patients. Chin Med J,2002,115: 3-7.

27. Silverman LR, Demakos EP, Peterson BL, et al. Randomized controlled trial of azacitidine in patients with the myelodysplastic syndrome: a study of the cancer and leukemia group B. J Clin Oncol,2002,20:2429-2440.

28. Steensma DP. The changing classification of myelodysplastic syndromes: what's in a name? Hematology Am Soc Hematol Educ Program,2009:645-655.

29. Valent P, Horny HP, Bennett JM, et al. Definitions and standards in the diagnosis and treatment of the myelodysplastic syndromes: Consensus statements and report from a working conference. Leuk Res,2007,31:727-736.

30. Vardiman JW, Harris NL, Brunning RD. The World Health Organization(WHO) classification of the myeloid neoplasms. Blood,2002,100:2292-2302.

31. Vardiman JW, Thiele J, Arber DA, et al. The 2008 revision of the World Health Organization(WHO) classification of myeloid neoplasms and acute leukemia: rationale and important changes. Blood,2009,114:937-951.

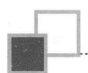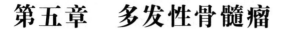

第五章 多发性骨髓瘤

第一节 多发性骨髓瘤的诊断及预后评价

一、概述

多发性骨髓瘤（multiple myeloma，MM）是恶性浆细胞疾病，年发病率约（1.3～5）/10万，在许多国家是发病率位居第二的血液恶性肿瘤。男性多于女性，中位发病年龄57～63岁，随着我国老龄化社会的进程，可以预期中国发病率将会进一步上升。

多发性骨髓瘤是由于骨髓中克隆性浆细胞异常增生，分泌单克隆免疫球蛋白或其片段（M蛋白），导致相关器官或组织损伤。常见临床表现为骨痛、贫血、肾功能不全、感染以及高钙血症和继发淀粉样变性引起的相应症状。依照增多的异常免疫球蛋白类型可分为以下8型：IgG型、IgA型、IgD型、IgM型、IgE型、轻链型、双克隆型以及不分泌型，最多见的为IgG型，最少见的为IgE型，根据轻链类型前6种类型又可再分为κ、λ型。不同M蛋白类型的MM临床表现上会有差别，如IgA型骨质破坏较轻，而器官损害较重，较易累及呼吸系统以及胃肠道，而IgD型以lamda亚型占绝对优势，易有高钙血症以及肾功能损害。MM可合并出现髓外浆细胞瘤、浆细胞白血病、POEMS综合征以及继发淀粉样变性。

随着对MM生物学特性的不断深入研究，新的药物不断出现，MM的缓解率以及长期生存率均得到不断提高。随着疗效以及生存的不断提高，这一疾病的预后分层体系以及疗效评判体系也在不断改变，预后分层体系从最早的单纯依赖Durie-Salmon分期，浆细胞标记指数进行分层，进展到依赖常规细胞遗传学、荧光原位杂交技术结果进行分层、到现在的二代测序，甚至加入某些标志性基因来进行分层。由于90%的MM均会有细胞遗传学异常，细胞遗传学的异常成为现行预后分层的主要依据。其中，尽管常规细胞遗传学阳性率约20%，但可反映肿瘤增殖状况以及细胞遗传学全貌，故仍有其临床价值；原位荧光杂交技术可提高细胞遗传学异常的检出率，可采用CD138+磁珠分选骨髓瘤细胞或同时行胞质免疫球蛋白染色以区别浆细胞和其他细胞，常用的检测位点包括：*IgH*重排、*17p-*（p53缺失）、*13q14*缺失、*1q21*扩增；若FISH检测*IgH*重排阳性，则进一步检测t（4;14）、t（11;14）、t（14;16）、t（14;20）等。

实际上，随着治疗的变迁，多发性骨髓瘤的预后分层也在不断变化，分层体系在不同的治疗下不同，例如t（4;14）在既往的研究中发现其为高危，但硼替佐米可改善或部分改善其不良预后，因而在使用硼替佐米的患者中，该因素可能就不再是一个高危因素，而是次高危，但是在没有使用硼替佐米的患者中可能仍应分在高危中，所以，分层应该在特定的治疗体系下的分层。

在多发性骨髓瘤这一异质性疾病中，预后分层是一始终在变迁且永远充满争议的话题，动态分析至关重要。

二、MM的诊断标准以及争议

（一）有症状MM以及无症状MM诊断标准

根据2003IMWG、2008WHO、2013NCCN及对MM的最新定义，2013年的诊断有症状骨髓瘤和无症状骨髓瘤（冒烟型骨髓瘤）标准如下。

1. 有症状骨髓瘤诊断标准（满足全部三条标准）①骨髓单克隆浆细胞比例≥10%[a]和（或）组织活检证明有浆细胞瘤；②血清和（或）尿出现单克隆M蛋白[b]；③骨髓瘤相关靶器官损害（至少一项或者多项）[cde]

注释：a. 在少数情况下，骨髓单克隆浆细胞比例<10%，但能证实CRAB症状由克隆浆细胞引起，也可诊断。b. 无血、尿M蛋白量的限制；如未检测出M蛋白（诊断不分泌型MM），则需骨髓瘤单克隆浆细胞≥30%或活检为浆细胞瘤并需要行免疫组化等证实κ或λ轻链限制性表达。c. 靶器官的损害包括：校正血清钙>2.65mmol/L，肾功能损害（肌酐>177μmol/L），贫血（血红蛋白低于正常下限20g/L或<100g/L），溶骨性破坏，严重的骨质疏松或病理性骨折。其他类型的终末器官损害也偶有发生，且需要治疗，若证实这些脏器的损害与骨髓瘤相关可进一步支持诊断和分类。d. 校正血清钙（mg/dl）=血清钙测定值（mg/dl）+[4-血清白蛋白（g/dl）]×0.8；或校正血清钙（mmol/L）=血清钙测定值（mmol/L）+[4-血清白蛋白（g/dl）]×0.02。e. 若孤立的浆细胞瘤（活检证实）或者单纯弥漫的骨质疏松（无骨折）作为单独的诊断标准，则需要骨髓瘤单克隆浆细胞比例≥30%。

2. 无症状骨髓瘤(冒烟型骨髓瘤)的诊断标准

血清单克隆 M 蛋白≥30g/L 和(或)骨髓单克隆浆细胞比例≥10% 无相关器官及组织的损害(无终末器官损害,包括溶骨改变)

(二) MGUS(意义未明单克隆免疫球蛋白增多症)诊断标准

同时满足以下三条:①血清单克隆 M 蛋白<30g/L;②骨髓单克隆浆细胞比例<10%;③无相关器官及组织的损害(无终末器官损害,包括溶骨改变)。

(三) MM 诊断的变迁、争议与思考

中国在骨髓瘤的诊断中经历了很大的变迁,从最早的强调数值、到 2011 年的强调症状、现在又再次强调数值经历了三个阶段,在这个过程中所强调的数值也在不断发生着变化。

最早的诊断浆细胞的数目要求在 30% 以上,1975 年国内的学者制定的标准是 15%,血清单克隆免疫球蛋白(M 蛋白)IgG>35g/L;IgA>20g/L;IgM>15g/L;IgD>2g/L;IgE>2g/L;尿中单克隆免疫球蛋白(本周蛋白)>1g/24h。2 条同时符合可诊断 MM。北京大学血液病研究所的结果显示 1975 年的国内诊断标准敏感性低(79.1%)且存在分型的问题。第一由于定量的标准高,很多病例够不上诊断标准,例如在轻链型中轻链的值由于重度肾功能衰竭造成排泌轻链减少,故 24h 尿轻链可能达不到标准,此时患者如没有明显的骨质破坏将难以得到诊断。再如 IgD 型,由于分泌量较小,血和(或)尿中免疫球蛋白可能达不到标准(2g/L),而此型易有病理性骨折等骨病的表现,如果骨髓中浆细胞多将被诊断为不分泌型,而如果骨髓中浆细胞由于分布不均出现<15%的现象(骨髓形态学检查浆细胞数变化幅度较大,两次骨髓穿刺间可相差 50% 以上,这与骨髓瘤细胞高黏滞的特性有关,这种特性会造成骨髓瘤细胞的灶性分布,造成骨髓穿刺结果的假阴性),这种结果下患者将难以得到诊断。第二存在分型问题,例如对于骨髓中浆细胞在 65%,伴有病理性骨折而免疫球蛋白的数值没有达到上述标准的患者如按照 1975 年的诊断标准可诊断不分泌型 MM,而这样的患者诊断为寡分泌型 MM 更恰当(寡分泌是指 M 蛋白的含量低于 30g/L),现在已有研究证实寡分泌型的 MM 预后较差,这些寡分泌型患者可有明显的骨质破坏甚至病理性骨折,有明显的髓外病变,如可有多发髓外浆细胞瘤。

2001 年 WHO 的诊断标准中引入主要标准以及次要标准,主要标准:①骨髓浆细胞增多(>30%)或活检有浆细胞瘤;②M 蛋白增多:血清 IgG>35g/L 或 IgA>20g/L;尿:除外淀粉样变性的本周蛋白 >1g/24h。次要标准:①骨髓浆细胞增多(10%~30%);②M 成分存在但水平低于上述水平;③溶骨性病变和(或)广泛骨质疏松;④正常免疫球蛋白降低(低于正常值的 50%):IgG<6g/L,IgA<1g/L,IgM<0.5g/L。诊断需要符合 2 个主要标准或 1 个主要标准+1 个次要标准或次要标准中的第 1、2 条+第 3 条或第 4 条。

2008 年中国 MM 诊治指南中在 2001 年 WHO 的标准上引入了最低诊断标准,即:①骨髓恶性浆细胞≥10% 或虽<10% 但证实为克隆性和(或)活检为浆细胞瘤且血清和(或)尿中出现单克隆 M 蛋白;如未检测出 M 蛋白,则需骨髓恶性浆细胞≥30% 和(或)活检为浆细胞瘤;②骨髓瘤相关的器官功能损害。北京大学血液病研究所的结果显示 2001 年 WHO 的诊断标准相比于 2008 年中国 MM 诊治指南的最低诊断标准的敏感率为 97.3%,有 2.7% 患者不能应用其中的主要标准、次要标准进行诊断,而通过 2008 年的最低诊断标准得以诊断,最低诊断标准之所以能够提出,是因为在浆细胞的克隆性界定上较前有了很大进步,可以通过流式细胞术或是免疫组化来确定其克隆性,因而对浆细胞数目的要求进一步下降,也就是说只要能证明是克隆性的浆细胞,有 M 蛋白、有 CRAB(是指骨髓瘤相关的器官功能损害,包括高钙血症、肾功能不全、贫血、骨病、反复发作的细菌感染、淀粉样变性以及高黏滞综合征)就能诊断。但 2008 版的诊断标准相对较为复杂,既有主要标准、次要标准也有最低诊断标准。

为了进一步简化明晰诊断标准,2011 年中国多发性骨髓瘤诊治指南对 MM 的诊断标准制定如下:①血/尿 M 蛋白(无血尿 M 蛋白量的限制。大多数病例 IgG>30g/L 或 IgA>25g/L 或 24 小时尿轻链>1g,但是有些有症状 MM 患者低于此水平);②骨髓单克隆浆细胞或者浆细胞瘤(单克隆浆细胞通常>10%,但未设定最低阈值,因为约 5% 有症状 MM 患者骨髓浆细胞<10%。但诊断不分泌型骨髓瘤时需要浆细胞≥10%。单克隆浆细胞需要行免疫组织化学染色证实 κ 或 λ 轻链限制性表达);③出现骨髓瘤相关器官或者组织损害(CRAB:高钙血症、肾功能不全、贫血、溶骨损害、高黏血症、淀粉样变性或者反复感染)。2011 年修订版的诊断标准中更加重视 MM 相关器官功能的损害(包括高钙血症、

贫血、肾功能损害、骨病、淀粉样变性以及反复发作的感染、高黏滞综合征），在此基础上出现单克隆浆细胞（流式细胞术检测细胞表面轻链限制性表达、常伴有 CD38 及 CD138 的表达），单克隆的免疫球蛋白即可诊断，而不再要求浆细胞的数值以及免疫球蛋白的数值。对于没有骨髓瘤相关器官功能损害的患者再根据骨髓中浆细胞的数值以及 M 蛋白的数值将其分为意义未明的单克隆免疫球蛋白增多症以及冒烟型 MM。2011 年新的诊断标准与 2008 年最低诊断标准相比具有 100% 的符合率，但会不会存在过度诊断的可能性？例如原发系统性淀粉样变性的患者在 2011 版的诊断标准中难以和多发性骨髓瘤继发淀粉样变性相鉴别，2 种疾病按 2011 版的诊断标准均可以诊断为 MM，因为都有 CRAB 即其中的淀粉样变性，都有 M 蛋白，都有克隆性的浆细胞。

因而在 2013 版中国多发性骨髓瘤诊治指南中再次强调了 10% 的界值，而弱化了 10% 以下的概念，把 10% 以下的状况放在了注释里，同时强调要证实这种情况是由 CRAB 引起的。

最近 Rajkumar SV 等研究者提出，SMM 诊断标准中骨髓单克隆浆细胞比例应强调上限值 60%，因为浆细胞比例大于 60% 的患者，临床上多在 2 年内进展为 MM，所以这样的患者应该直接诊断为多发性骨髓瘤开始治疗，而不是诊断为无症状的多发性骨髓瘤等待症状的出现，意即 MM 的诊断中 CRAB 也不是唯一的关键点，如果骨髓中浆细胞数目 60% 以上也可以直接诊断为 MM。对于这一点尚未得到所有专家的认同，也无研究结果显示对这些患者早期干预后是否获益。建议在此类患者中密切随访，一旦出现器官功能的损害即开始治疗。

类似的问题即 SMM 开始治疗的时机问题，例如患者出现一些高危细胞遗传学指征，17p-或是在 G 显带中发现 13 号染色体的缺失，这些患者应该立即开始治疗吗？还是等到出现骨髓瘤相关的器官功能损害再开始治疗？既往的研究结果显示马法兰联合泼尼松在出现症状再治以及无症状即开始治疗两组中患者的治疗反应、生存期及疾病进展时间无明显差别。尽管近年有一些小样本的研究提示在 SMM 中区分出高危患者随即开始治疗能带来生存的获益，研究结果在一定程度上反映了早期治疗的有效性，但受样本量少等诸多因素的限制，结果仍需要通过多中心、大样本、随机对照的临床试验进一步证实。

三、为什么要进行预后分层

骨髓瘤是一异质性疾病，患者的生存从几个月到十余年不等，在传统长春新碱-阿霉素-地塞米松（vincristine-adriamycin-dexmethasone VAD）以及马法兰-醋酸泼尼松（melphalan-prednisone MP）等的化疗体系下，中位生存仅 3～4 年，加入自体造血干细胞移植后，中位生存可延长至 5～9 年，再加入硼替佐米、来那度胺以及更新的药物例如二代的蛋白酶体抑制剂和三代的免疫调节剂等后患者长期生存有望得到进一步提高。因而在现有骨髓瘤的治疗中有两种观点，一种认为应该把所有的药物全部加在一起早期应用，使得患者有治愈的潜在可能，当然，前提是所使用的药物是有效的，同时可使高危的患者获益，但伴随的是经济负担的加重以及副作用的增加；另一种观点是在每一次复发中使用新的治疗方法，把骨髓瘤变成一种慢性病，这一观点基于的假设是每次使用的药物都能对骨髓瘤敏感，而实际上有一些高危的患者可能在初始阶段使用弱的治疗方案可能反而会选择出耐药克隆，缩短患者的生存期，例如沙利度胺在高危患者维持治疗的结果就是一个例子。预后分层概念的提出正是基于这样的假设：分层之后能使高危的患者得到更积极或强烈的治疗，例如异基因造血干细胞移植或者类似于 TT3 的治疗（TT3 的治疗模式是强烈诱导化疗，双次自体移植，原诱导方案巩固治疗，来那度胺-地塞米松-硼替佐米巩固一年，沙利度胺-地塞米松维持治疗 2年），但对低危的患者要避免过度治疗，避免浪费资源的同时增加了副作用。

关于如何分层目前尚处于讨论的阶段，有一些初步的分层治疗体系提出但尚未得到大家的公认。在预后分层体系的设立中，也有两种观点，一种努力将所有可能的变量纳入，另一种是尽量用最简单的变量诠释不同的预后，例如 ISS 分期。哪一种方法更好现在尚无法证实，前一种虽然方法中总有新的变量出现，临床重现性差，不同的中心可能得出不同的结果，后一种虽然简单易行，临床的可操作性强，但不一定适用于所有的治疗体系。

四、DS 分期以及 ISS 分期在预后分层中的作用

（一）Durie-Salmon 分期体系以及国际分期体系（ISS）见表 5-1-1

表 5-1-1　DS 分期体系和 ISS 分期体系

分期	Durie Salmon(DS)分期体系	国际分期体系(ISS)
Ⅰ	满足所有条件： ● 血红蛋白>100g/L ● 血清钙水平≤2.65mmol/L[11.5mg/dl] ● 骨骼 X 线：骨骼结构正常或孤立性骨浆细胞瘤 ● 血清骨髓瘤蛋白产生率低 ➤ IgG<50g/L ➤ IgA<30g/L ➤ 本周氏蛋白<4g/24h	β_2-MG<3.5mg/L, 白蛋白≥35g/L
Ⅱ	不符合Ⅰ和Ⅲ期的所有患者	不符合Ⅰ和Ⅲ期的所有患者
Ⅲ	满足其中一个条件或多个条件： ● 血红蛋白<85g/L ● 血清钙>2.65mmol/L[11.5mg/dl] ● 骨骼检查中溶骨病变大于3处 ● 血清或尿骨髓瘤蛋白产生率高 ➤ IgG>70g/L ➤ IgA>50g/L ➤ 本周氏蛋白>12g/24h	β_2-MG≥5.5mg/L

亚型：
A. 肾功能正常[血清肌酐水平<177μmol/L(2.0mg/dl)]
B. 肾功能不全[血清肌酐水平≥177μmol/L(2.0mg/dl)]

（二）Durie-Salmon 分期在预后分层中的作用

Durie-salmon 分期于 1975 年提出，主要根据患者的临床指标如血红蛋白、免疫球蛋白定量、骨质破坏程度、血钙水平以及肾功能得出，很长一段时间内在临床广泛使用，其缺陷在于骨质破坏数目往往取决于观察者，因为在骨髓瘤中常规应用的骨质破坏评估手段是平片检查，而仅在松质骨丢失 30% 以上时，才会在平片中出现明显改变，此外，骨质破坏难以和伪影鉴别，尤其在骨盆平片检查中，有肠道气体干扰时很难确定是否为溶骨病变。随后的研究结果发现，在自体干细胞移植以及使用硼替佐米或沙利度胺等的新药治疗后，其与生存的相关性较差，这是因为 Durie-Salmon 分期的着眼点是评估肿瘤的负荷而未反映肿瘤的细胞生物学特性。为了解决 Durie-salmon 分期中的缺陷，Durie 等提出了 Durie-salmon plus 分期，纳入磁共振成像来精确评估骨质破坏程度，但着眼点与上一致，仍旧着力于评估肿瘤负荷，故在新药治疗时代依旧没有显示出更强的预后分层能力。

在评估肿瘤负荷中 Durie-Salmon 分期仍有其临床意义。对于 Durie-salmon 分期在Ⅰ期的患者不需要进行治疗。在现有诊断标准下已经诊断有症状的多发性骨髓瘤者，Durie-salmon 分期可以不再作为临床常规进行，但所有临床试验中仍应记录 Durie-Salmon 分期。

（三）ISS 分期在预后分层中的作用

ISS 分期即国际分期系统，因困惑于 Durie-salmon 分期的预后评估能力而提出，2005 年 Greipp 等基于 1 万多骨髓瘤临床试验的患者中总结而得，该分期依赖于 β_2 微球蛋白以及白蛋白两个数据，可将患者分为三期，Ⅰ~Ⅲ期患者的生存时间依次为 62 个月、44 个月和 29 个月；在自体造血干细胞移植患者中也能很好地预测生存，相对于临床医生而言该分期简便易行。但是同样的问题是，在新药治疗时代 ISS 分期也可以很好地预测生存吗？因为在 ISS 分期中最主要的指标之一即为 β_2 微球蛋白，在有肾功能损害的患者中 β_2 微球蛋白会明显升高，而硼替佐米以及新一代的蛋白酶体抑制剂在克服肾功能损害上显示其独特优势，故在硼替佐米以及蛋白酶体抑制剂为主的治疗方案中，ISS 分期的预后分层作用会减弱，例如希腊的多中心研究结果显示在新药治疗下，ISS 分期仍能显示其预后判断能力，但是主要是在Ⅰ期的患者，在 ISS 分期为Ⅱ期以及Ⅲ期的之间并没有显示生存的统计学差异，而在新药联合自体移植的 73 例患者中，ISS 分期不再显示任何的统计学差异,提示在新药联合自体移植的治疗模式下需要纳入其他的指标来判断预后。故如何在 ISS 的基础上加入更好的指标进行分层是现在的热点。

乳酸脱氢酶(lactate dehydrogenase,LDH)也是较为热点的预后评估指标,在 Maltezas 等的结果显示在传统化疗治疗模式下,LDH 升高显示预后不良,但如果将新药用于初次治疗,LDH 不再成为预后不良因素,在所有接受自体移植的患者,无论之前是传统化疗进行诱导还是新药方案进行诱导,LDH 都不再显示其对预后的影响。

血清游离轻链(serum free light chain,sFLC)是针对轻链隐藏表位而设计的轻链检测,可以更加准确且实时反映体内免疫球蛋白水平,一般以受累轻链以及非受累轻链的比值(sFLCR)来表示。血清游离轻链的定量检测及其比值在其他浆细胞疾病中例如原发系统性淀粉样变性中以及 MGUS 进展为 MM 中都显示了预后作用,例如在 MGUS 中,如受累轻链与非受累轻链之间的差值>100,2 年之内 MGUS 进展为 MM 的可能性为 80%。且已作为骨髓瘤疗效评判标准之一列入是否达到严格意义完全缓解的疗效评判中。Snozek 等的结果显示在 ISS 的基础上加入血清游离轻链可以很好地对预后进行再分层,对于血清游离轻链比值小于 0.03 或大于 32 的患者具有较差的预后,将异常血清游离轻链比值、β_2 微球蛋白 ≥ 3.5mg/dl 以及白蛋白<35g/L 作为 3 个危险因素将疾病分为Ⅳ期,Ⅰ~Ⅳ期的患者的生存分别为 51 个月,39 个月,30 个月和 22 个月($P<0.001$),建议在所有初诊患者中均加入血清游离轻链来进行进一步的分层。但这些结论的得出均基于类似于 VAD 等化疗之后进行自体造血干细胞移植的患者,在新药治疗时代下是否也如此? 在 Maltezas 等的结果显示在传统化疗治疗模式下,sFLCR 升高显示预后不良,但如果将新药用于治疗(无论是初治诱导使用还是用于其他阶段),sFLCR 不再成为预后不良因素,在所有接受自体移植的患者,无论之前是传统化疗进行诱导还是新药方案进行诱导,sFLCR 也都不再显示其对预后的影响,相比于上面的 LDH 而言,似乎在新药时代,其预后影响能力低于 LDH。当然,也有不同的结论,例如在 Qiu 等的研究显示,在硼替佐米治疗下,血清游离轻链仍有较强的预后分层作用,但是硼替佐米治疗下血清游离轻链联合 ISS 分期由于病例数的限制并没有结论。推测在这方面有可能会有不同的结论出现,由于在硼替佐米为主的治疗

方案中,ISS 分期的预后分层作用减弱,而联合血清游离轻链可能会显示和 Snozek 等不同的结论,是否如此有待于未来进一步的研究结果。

由于免疫球蛋白定量,包括 M 蛋白的定量与预后相关性均较差,Binding Site 公司开发的新的试剂盒 heavyLite(HLC)针对重链上的独特表位而设计,用受累重链与非受累重链的比值例如 Ig'Kappa/Ig'Lamda 来进行预后判断,与总的免疫球蛋白定量结果不同,HLC 的比值可以预测预后,<0.01 或>200 者预后较差,将此比值联合 β_2 微球蛋白亦可很好预测生存,β_2 微球蛋白<3.5mg/dl 以及 HLC 比值在 0.01 ~ 200 之间为 Ⅰ 期,β_2 微球蛋白 ≥ 3.5mg/dl 或 HLC 比值极端异常出现其中任何一个(<0.01 或>200)为 Ⅱ 期,而同时出现二个均异常的为 Ⅲ 期,$P=0.000002$,相比于 ISS 能更好地预测生存,但具体的生存的数据未给出,仅显示生存曲线有更大差异。该研究纳入人群是 IFM0501 临床研究中的人群,该研究的治疗体系是比较硼替佐米-地塞米松(bortezomib-dexmethason BD)与 VAD 的疗效以及长期生存,但没有具体分析不同的治疗方案,如硼替佐米联合地塞米松与 VAD 对比,重链比值测定的预后有无不同。

在 Waheed 等的研究中显示,在 ISS 基础上加入基因表达谱来进行进一步分层,结果显示在基因表达谱为低危的患者中,ISS Ⅰ 期以及 Ⅱ 期的患者没有显示明显的生存或是缓解时间的差异,但是 ISS Ⅲ 期的患者仍能显示较差的预后;对于基因表达谱为高危的患者,生存以及缓解持续时间在 ISS 各期患者中没有显示差别,提示尽管在基因表达谱做预后分层中,ISS 分期仍有其临床价值,在多变量分析中也显示 ISS Ⅲ 期是一独立预后因素。这里采用的治疗模式是 TT2 以及 TT3 的治疗模式,即新药联合双次自体移植,新药巩固维持的治疗模式。

在 ISS 的基础上纳入患者的一般状况评估指标(FCI 积分),可以使得患者的生存得到更好的预测,将 FCI 积分为 0 及 ISS 为 Ⅰ ~ Ⅱ 期分为低危组,5 年的生存为 85%;而 FCI 积分 1~3 以及 ISS Ⅲ 期分为高危组,5 年的生存为 42%;其余均在中危,5 年的生存为 74%。

从上述纷杂的研究中可以看出,就现阶段而言,ISS 分期应该是预后分层中的最低标准,所有患者都应进行,尽管有各种新的指标加入 ISS 分期之中进行进一步分层,但是这些指标之间的重现性较差。如小石城团队在 ISS 基础上加入间期细胞遗

传学显示在 TT2 以及 TT3 的治疗模式下,在 ISS 中显示的高危患者,仅有一半的患者在细胞遗传学检查中也显示是高危,而细胞遗传学检查为高危的患者仅半数在 ISS 分期中显示为高危,如果再加入基因表达谱的信息,仅有 11% 的患者会在三个预后分层系统中显示均为高危。显示了目前分层系统的复杂性。要想用一个系统解释所有的患者效率很低,同时也提示单一某一个系统,可能会使高危的患者被错误分入低危,需要纳入更多的分层信息来完善患者的预后分层体系,新药的出现,使得 ISS 的预后评估能力减弱。

五、细胞遗传学在预后分层中的作用

细胞遗传学是另外一个很重要的预后评估指标。细胞遗传学目前主要用于分层的有常规细胞遗传学检查(G 显带或 R 显带技术)、间期荧光原位杂交技术。

（一）常规细胞遗传学

仅有 20%～30% 的阳性结果,优点在于反映了所有异常染色体的全貌,其中出现 13 号染色体缺失、亚二倍体在 mSMART 分层体系中被列为中危组(表 5-1-2),超二倍体在 mSMART 中被列为标危组,正常核型以及出现高度复杂染色体易位并没有体现应该分在哪一层。缺点在于阳性率较低,因而 Hose D 认为完全可以用其他的方法来代替常规细胞遗传学检查。

（二）间期荧光原位杂交技术

是利用已知的探针进行定向检测,优点在于阳性率较常规细胞遗传学检查明显提高,缺点在于仅能知道已知探针在患者中的阳性率,不能反映全貌。

目前已经显示有强烈预后意义的间期荧光原位杂交结果包括 t(4;14) 和 17p13 缺失。例如 IFM99 结果显示 Del17p,t(4;14) 以及高 β_2 微球蛋白是影响生存的独立预后因素。β_2 微球蛋白 < 4mg/L 且无上述 2 个异常的染色体为预后较好组,约占 35%,其中 85% 的患者生存时间超过 4 年;高 β_2 微球蛋白并有以上 1 个或 2 个异常的染色体为预后较差组,约占患者总数的 15%,中位生存时间为 19 个月;其他剩余的 50% 患者为中危,其中位生存期 4 年,在这部分患者中有 t(4;14) 但是低 β_2 微球蛋白的患者通过 HDT 可以延长生存。Barlogie 等的结果显示在 TT2 中 t(4;14) 和 17p13 缺失是一不良预后因素,但是在 TT3 中 GEP 显示低危组中,17p- 不再成为预后不良因素,TT2 与 TT3 最大的差别在于加入了硼替佐米,因而不同的治疗体系下,预后分层可能会发生改变。关于这一点,在 VISTA 实验的进一步分析中也得到了证实,高危的细胞遗传学患者(包括 t(4;14)、t(14;16) 和 17p13 缺失)在含硼替佐米的方案显示和没出现此类异常相同的预后,但是病例数偏少,仅 26 例的高危患者使用硼替佐米。Avet-Loiseau 的结果显示在 17p13 缺失中,硼替佐米不能克服其不良预后,仍为一不良预后因素。对于来那度胺而言,RD(来那度胺联合地塞米松)以及 RAD(来那度胺联合地塞米松、阿霉素)方案中均显示 17p13 缺失仍为一不良预后因素。而 t(4;14) 在含来那度胺的治疗中未显示其不良预后,显示来那度胺亦可克服 t(4;14) 带来的不良预后。

间期荧光原位杂交技术发现单独 13q14 尽管在单因素分析中可能显示为一预后不良因素,但多因素并未显示这一点,目前已经不把独立的 13q14 缺失作为预后不良因素,但如果常规显带技术发现 13 号染色体的缺失为一不良预后因素。

间期荧光原位杂交技术中检测到 t(14;16) 的概率约为 8%,在传统化疗中显示为一预后不良因素,但在新药治疗中仍存在争议。在 6 例出现该异常使用来那度胺患者中,显示来那度胺似乎并不能使这些患者获益,但由于出现这类异常的患者例数非常少,未来更多经验的累积才能有望回答这个问题。此外,出现 1q21 扩增的结论也是矛盾的。

从上面的结果可以看出,在 VAD 联合自体造血干细胞移植治疗模式下,t(4;14),17p13 缺失是独立于 ISS 的预后不良因素,1q21 扩增可能为一预后不良因素,而 t(14;16) 尚无定论。硼替佐米、来那度胺可使 t(4;14) 缺失患者获益,但 17p13 目前可能获益的治疗模式是新药联合自体造血干细胞移植并且长期使用硼替佐米进行维持治疗,也就是 TT3 的治疗模式。

（三）基于细胞遗传学的预后分层体系

不同的协作组目前关于细胞遗传学的预后分层标准不尽相同,表 5-1-2、表 5-1-3 列出了目前现行的几个协作组的预后分层标准,MM 的预后分层是一个不断进展以及更新的概念,例如既往认为 t(4;14) 为高危预后组,但随着硼替佐米对这组患者不良预后的克服,t(4;14) 患者仅应列在中等危险组,故在 mSMART 分层中出现这一异常被放在了中危,与国际骨髓瘤工作组、英国血液学工作组以及德国协作组的分层不同。

表 5-1-2　IMWG、MRC 及德国的预后分层系统

治疗	IMWG	MRC	德国
例数	2637	629	315
低危指标	ISS Ⅰ/Ⅱ期且无不良 FISH[a]	ISS Ⅰ/Ⅱ 无不良 FISH 或 ISS Ⅰ 伴有 1 个不良 FISH[b] 38%	ISS Ⅰ 且无不良 FISH[a] 42%
患者百分比	51%	中位 67.8 个月	72%（5 年）
OS	76%（4 年）		
中危指标	ISS Ⅲ期且无不良 FISH 或 ISS Ⅰ 期伴 t(4,14)/17p13 缺失	ISS Ⅰ 期伴 1 个以上不良 FISH ISS Ⅱ/Ⅲ 期伴 1 个不良 FISH ISS Ⅲ 期无不良 FISH 48% 中位 41.3 个月	ISS Ⅱ/Ⅲ 期且 FISH 阴性 或 ISS Ⅰ 期伴 t(4,14)/17p13 缺失 44%
患者百分比	29%		62%（5 年）
OS	45%（4 年）		
高危指标	ISS Ⅱ/Ⅲ期伴 t(4,14)/17p13 del	ISS Ⅱ/Ⅲ 期伴 1 个以上 FISH 异常	ISS Ⅱ/Ⅲ 期 t(4,14)/17p13del
患者百分比	20%	14%	14%
OS	33%（4 年）	中位 19.4 个月	41%（5 年）

　a. 不良 FISH 阳性为 t(4,14)和（或）17p13 del；b. 不良 FISH 为 IgH 重排阳性（t(4,14)或 t(14,16)或 t(14,20)），17p13del 和（或）1q21 扩增

表 5-1-3　mSMART 分层

遗传学异常	高危	中危	标危
	FISH Del 17p t(14,16) t(14,20) GEP 有高危信号	FISH t(4,14) 常规显带技术 13 号染色体缺失或亚二倍体 浆细胞标记指数≥3%	其他全部包括 超二倍体 t(11,14) t(6,14)
中位 OS	3 年	4~5 年	8~10 年
患者百分率	20%	20%	60%

　　mSMART 分层：是 mayo clinic 采用的预后分层系统，与前面几个协作组不同，将 MM 分为 3 层，见表 5-1-3。

　　从上面可以看出，不同的协作组采取的标准不尽相同，例如不良的细胞遗传学指标有的纳入常规细胞遗传学的结果，而有的没有纳入。有的在 FISH 中包括 t(4；14)、17p-，而有的除此之外还包括 1q21 以及 t(14；16)和 t(14；20)。

　　（四）几点思考

　　1. 常规细胞遗传学还有意义吗？　由于常规细胞遗传学仅 20%~30% 的阳性率，且非常耗费人工，因此在出现间期 FISH 之后很多中心都舍弃了这一检查，但实际上，常规细胞遗传学仍然有其独立的预后判断意义，只要阳性，而不论出现的何种异常往往反映的是高增殖活性，因而在 IMWG 的分析中将其作为一个浆细胞标记指数对待，只要阳性就显示了较正常核型更差的预后，是独立于 ISS 之外的强烈预后因素。此外，骨髓瘤是一个基质细胞也有异常的疾病，常规细胞遗传学检查不仅提供了肿瘤细胞的信息，还反映了基质细胞的问题，例如

在 10% 左右的患者会合并骨髓增生异常综合征,此类患者预后差,因而如果出现 -7 或 +8 等染色体异常对诊断以及预后判断有帮助。遗憾的是目前所有常规细胞遗传学的结果最多限于是否出现 13 号染色体的缺失、高二倍体以及低二倍体,未再有详细的分型提示何种染色体的异常与预后的关联性。但在无法兼顾常规细胞遗传学检查以及 FISH 检查的患者中,首选 FISH。

2. 间期 FISH 需要常规分选浆细胞吗? 由于浆细胞的数量差异以及局灶分布,会造成 FISH 的阳性率偏低,间期 FISH 可以部分解决这一问题,但仍阳性率偏低;故建议使用磁珠分选浆细胞之后再进行 FISH 检查,浆细胞比例在 20% 以上分选与不分选的结果相差不大,同时出现的缺陷即分选后得到的信息仅是浆细胞的信息,而在分选剩余的细胞中可能仍存在大量与预后分层有关的信息,建议在分选的病例中勿丢弃剩余的细胞,冻存或对其再行骨髓增生异常综合征的 FISH 检查。

六、基因表达谱对预后的影响

基因表达谱(gene expression profiling, GEP)是在进行 CD138+ 分选之后进行 mRNA 组的分析。优点在于可以反映浆细胞的全貌,有望发现新的治疗靶点,例如 Aurora 激酶 A 的表达。缺点:无法反映浆细胞以外的信息,昂贵,目前还无标准化的检测手段以及结果判定。目前的推荐是用于研究,但由于越来越多的研究证实了其在骨髓瘤预后判断中的作用,未来 GEP 可能会在骨髓瘤的预后评估中占有重要的地位。

Hose D 等乐观地提出为所有骨髓瘤患者进行 GEP 检测的时代已经到来,但实际上,目前在基因表达谱上尚无一个肯定的结论显示哪一些基因的表达与预后有明确的关联,甚至不同的中心得出的结果不相同,如在法国骨髓瘤工作组提出 15 个基因的模式,而小石城提出 70 个基因的模式;即便是在二代测序的模式下,目前检测 1 例患者的费用仍在万元以上,目前这项检查至少在中国还不具有现实意义。

TT3 分为两种治疗模式,在 2003-33 中为 VDT-PACE(硼替佐米-地塞米松-沙利度胺-顺铂-阿霉素-环磷酰胺-足叶乙苷)序贯自体移植、减量 VDT-PACE 巩固,硼替佐米-地塞米松-沙利度胺(bortezomib-dexmethasone-thalidomide, VDT)维持治疗 1 年,沙利度胺-地塞米松(thalidomide-dexmthesone TD)维持 2 年,而在 2006-66 的治疗模式中,诱导治

疗以及序贯双次自体移植、巩固治疗均与 2003-33 相同,不同的是加强了维持治疗,使用来那度胺-硼替佐米-地塞米松进行 3 年的维持治疗,经过这种强有力同时长时间的治疗之后,17p-但是在 GEP 显示低危的患者,不再显示 17p-对生存的影响。说明 GEP 同样需要在不同的治疗模式下谈论。在不同的治疗模式下,GEP 显示的危险度并不相同。在公认的 17p-这种高危类型的 MM,可以通过 GEP 再次分层。

七、其他的预后影响因素

其他的一些预后因素包括是否为 IgA 型,浆细胞的形态等。在 IMWG 2011 年的共识中将以上因素列入了预后因素,但各个研究得出的结果不尽相同。如浆细胞形态为浆母细胞型预后差。浆细胞的数目,无论是流式细胞术中的异常浆细胞的数值还是形态学涂片中的数值均预后意义,例如在流式中如果浆细胞数值在 20% 以上常与高危细胞遗传学并存。

在一些研究中,试图使用浆细胞的表型来进行预后分层。例如 CD56 涉及浆细胞在基质的锚定,而 CD27 涉及成熟 B 细胞向浆细胞的分化,在以传统 VAD、MP 方案化疗方案中 CD56 显示为一预后不良因素,而在 ASCT 中,CD56 的表达不再是一预后不良因素。CD56-CD27+ 患者预后好于 CD56+CD27- 的患者。另有研究显示在治疗过程中会出现骨髓瘤细胞表面抗原的漂移,例如 CD20 的丢失,如果 CD20 在治疗过程中丢失(比例为 4/75)预后较差。

磁共振发现广泛病变也是预后不良因素之一。磁共振发现广泛病变、ISS Ⅲ 期、同时伴有高危 FISH 结果的患者生存仅为 21 个月,3 年预计生存为 21%,可以据此将患者分为超高危、中高危以及标危。广泛病变的患者超过 50% 伴有高危细胞遗传学特征。

miRNA 是大约 22 个核苷酸肽的非编码 RNA,可与靶基因的 3'非翻译端相结合,对转录后产物起负调控作用。60% 以上的蛋白编码基因都有 miRNA 的调控。Wu 等利用两个小 RNA(MIR17 和 MIR886-5p)的表达将 163 个 MM(为 MRCIX 试验的部分患者)患者进行进一步的预后分层,MIR17 位于 13q31.1,MIR886-5p 位于 5q31.1,两者均高表达为预后良好组,其中之一表达为预后中等组,均不表达为预后不良组,不仅在初治患者中,在复发后的患者中具有更强的预后判断能力,通过小 RNA

的表达提高 ISS 的预后评估能力,是独立于分子分层以及 GEP 之外的预后评估因素。

分子分层是利用 MM 常见的几个累及基因进行分层,可分为 8 层,有 CCND1 的表达且 CD20 阴性的为 CD-1 组,有 CCND1 且 CD20 阳性为 CD-2 组,高二倍体为 HY 组,骨质破坏较少的为 LB 组,伴有 MMSET/FGFR3 的为 MS 组,伴有 MAF/MAFB 的为 MF 组,伴有髓性表达的为 MY 组,高增殖活性的为 HY 组。在 TT3 的治疗模式下,其中总体生存率由高到低依次为 MS、CD-2、LB、HY、CD-1、MY、MF、PR。累积完全缓解率依次为:CD-1、MF、MS、MY、PR、LB、HY、CD-2。而完全缓解持续时间不一样,2 年的 CR 维持率依次为:CD-2、MS = MY = LB、HY、PR、CD-1、MF。从这里可以看出 CD-2 的特点是获得 CR 要慢,但是 CR 持续时间要长,CD-1 获得 CR 快,但很快失去 CR,总体生存反而更短于 CD-1。此外,经过硼替佐米的持续治疗,MS 这种伴有 t(4;14)易位的高危类型已经变成了预后最好的一组。但如 MF 和高增殖活性始终都是最差的,尽管在 TT3 这种治疗模式下,依然是最差的类型。

八、治疗后的疗效对预后的影响

目前在 IMWG 的标准中推荐利用免疫球蛋白下降的幅度以及骨髓中浆细胞的下降幅度来作为缓解的标准,在一些研究中也显示是否获得 CR 是预后的因素,但也在一些研究中得出不同的结论。这是由于免疫球蛋白本身的检测受到很多因素的影响,包括血浆是否有浓缩,血浆容量以及血细胞比容的改变可最多导致免疫球蛋白的浓度改变 50%,此外,免疫球蛋白的清除为浓度依赖,使得免疫球蛋白的半衰期达到 21 天,在高浓度时,FcR 已经饱和,血液中的免疫球蛋白会很快被清除,这时免疫球蛋白的定量基本可以反映肿瘤细胞负荷,而在低浓度时,由于这种循环,导致免疫球蛋白不能很好地反映肿瘤负荷,而不同的时间监测点会导致不同的结果。同时骨髓的检测受到局灶分布的问题也会导致评估结果的偏差。

游离轻链的半衰期短于整蛋白,可以更加实时反映疗效,因而可以更好预测预后,例如在免疫固定电泳阳性(达到接近完全缓解 nCR)患者中有 1/3 患者可以出现血清游离轻链的比值正常,除了这种接近完全缓解患者出现血清游离轻链比值的正常,甚至在 VGPR 或 PR 的患者中也可以出现血清游离轻链比值的正常,而这样的患者预后好于血清游离轻链比值异常的患者。

在达到严格意义完全缓解(注:严格意义完全缓解是指达到完全缓解的同时血清游离轻链比值正常)的患者中进一步分析多参数流式细胞术检测的微小残留病与血清游离轻链的结果显示,微小残留病阴性的患者显示更好的预后。但在微小残留病阴性的患者可出现血清游离轻链比值的正常与异常的患者,意即微小残留病阴性不一定血清游离轻链的比值会完全正常,血清游离轻链正常患者的预后好于异常患者。流式细胞术直接反映的是骨髓瘤细胞的多少,但由于收到样本量的限制可能会有一些偏差,可以和血清游离轻链相互补充共同作为评效以及预后判断指标。

九、结语及展望

总之,MM 的诊断与预后判断是一个充满争议的话题,尤其是预后判断。现有的预后判断以 ISS 为主要标准,ISS 的标准仍应是现阶段下预后判断的基石,但是,ISS 标准有待于进一步提高,在此基础上不断有新的预后判断指标加入,包括细胞遗传学指标、流式免疫表型指标、LDH、血清游离轻链、重链亚型、重链比值测定、影像学结果、基因表达谱、小 RNA、治疗后的疗效评估等。Durie-Salmon 分期主要用于评估肿瘤的负荷,需要结合其他的因素才能进行较好的预后判断。未来,GEP 将在 MM 的预后评判中有更重要的作用,目前暂推荐用于科研。所有的预后评判都会根据不同的治疗模式而显示不同的预后评判能力,预后判断应该是根据某一治疗而言。

随着对疾病生物学特性的不断了解,有望出现类似于白血病的结合细胞遗传学、分子生物学、流式细胞表型的综合分层体系,并据此选择不同的治疗,最终达到个性化治疗的终极目标。

(北京大学血液病研究所　路瑾)

第二节　新药时代多发性骨髓瘤患者治疗的选择

多发性骨髓瘤(multiple myeloma,MM)是浆细胞的恶性肿瘤,其发病率在欧美国家位居血液肿瘤的第二位,在我国的发病率有上升趋势。既往多发性骨髓瘤治疗的疗效差,有效的治疗手段非常有限,治疗目标仅以疾病控制为主。近 10 年是多发性骨髓瘤临床和基础研究快速发展的 10 年,骨髓瘤治疗进入了"新药"时代。新的抗骨髓瘤靶向药物不断涌现,而且这些药物的抗肿瘤效应越来越强,骨髓瘤患者的治疗疗效以及存活时间不断得到改善,骨髓瘤的治疗目标由控制疾病转向追求治愈。目前,可供骨髓瘤患者选择的有效治疗方案众多,选择最合适患者的治疗方案以达到个体化治疗的最佳疗效成为骨髓瘤治疗的新策略。本部分将从骨髓瘤治疗的历史、现状以及未来的展望等阐述新药时代 MM 患者治疗的选择。

一、MM 治疗的发展历程

MM 治疗发展可分成三个阶段,分别是 20 世纪 60 年代的传统方案治疗年代、20 世纪 80 年代的造血干细胞移植年代和 21 世纪以来的新药年代。

(一) 传统方案治疗

在 1960 年以前,骨髓瘤的治疗无特效药物,一种叫尿烷的药物被广泛使用,但疗效不确切,只有个案报道有效的病例,而骨髓瘤患者的中位生存时间只有 9 个月左右。1953 年 Bergel 和 Stock 新合成代号为 NSC-8806 的烷化剂,也就是现在我们熟知的马法兰。在 20 世纪 60 年代开始用于治疗骨髓瘤患者并取得了确切的疗效,马法兰的应用是骨髓瘤治疗史上的第一次突破。马法兰与泼尼松联合组成了著名的、经典的传统治疗方案——MP 方案。该方案两药均为口服药,可以门诊治疗,对于年龄大者及一般情况较差的患者仍可使用,因此应用较方便。该方案总体有效率(overall response rate,ORR)为 50% ~55% ,但该方案起效较慢,4 疗程才开始效果明显,且完全缓解率(complete remission,CR)<3% 。由于马法兰对造血干细胞有剂量累积的特性,因此,拟行自体干细胞移植的患者不适应用。对马法兰有效患者生存期可延长至 30 个月。1986 年 Alexanian R 提出大剂量地塞米松单药(DEX)也是一个不错的方案,有效率可达 41% 。上述方案的有效率虽然有所提高,但完全缓解率一直低于 5% ,因此从 20 世纪 60 年代至 90 年代末期,研究者尝试通过多药联合化疗(combine chemotherapy therapy,CCT)来提高疗效。比较有代表性的是 20 世纪 80 年代初发展出的 VAD 方案(VCR+ADR+DMX),其 ORR 达 55% ~67% ,CR 率 5% ~10% ,一般在 2 个疗程内起效,而且该方案不受肾功能影响,无造血干细胞毒性。这些优点使得 VAD 方案在传统治疗时代成为移植前标准诱导方案。其他常用的 CCT 还包括 VMCP、BVAP、VAMP、BCAM、VBMCP 等方案。这些 CCT 方案与 MP 方案相比确实可以提高 ORR,但是 Meta 分析显示 CCT 治疗骨髓瘤患者的中位生存期仍然只有 33 个月左

右,与 MP 方案相比并不能改善骨髓瘤患者的预后。传统方案治疗已难有进一步进展。

(二) 大剂量马法兰+自体造血干细胞移植(HDM-ASCT)

1983 年英国的 Mcelwain 和 Powles 首次在 Lancet 上报道应用大剂量马法兰(100 ~140mg/m^2)治疗 9 例多发性骨髓瘤(5 例为初治病例,1 例为浆细胞白血病),3 例初治患者获得了完全缓解,总有效率达到 78% ,中位缓解持续时间为 19 个月,该研究首次论证了马法兰的剂量与治疗骨髓瘤的疗效相关。但是在最初报道的 50 例 HDM 治疗患者中,治疗相关死亡率高达 20% ,主要原因为严重的骨髓抑制。1986 年美国 Barlogie 等人在 23 例难治 MM 患者中应用中-大剂量马法兰,并首次采用序贯自体骨髓移植来挽救大剂量马法兰所导致的骨髓抑制。结果显示采用 ASCT 挽救的 7 例患者只有 1 例死于骨髓抑制,而 16 例未采用 ASCT 挽救的患者 6 例死于骨髓抑制。基于该研究结果,HDM 序贯 ASCT 逐渐发展成为新的 MM 治疗方案并在 90 年代开始得到广泛应用。随着 G-CSF、抗生素等药物的应用以及自体造血干细胞移植技术水平的提高,HDM-ASCT 治疗相关的死亡率显著下降至 2% 以下。在造血干细胞支持下,预处理中马法兰的剂量进一步提高至 200mg/m^2 。用 VAD 作诱导治疗的单次 HDM-ASCT 可获得 30% ~40% 的 CR 率,中位无进展生存(progression free survival,PFS)2. 5 ~4 年,更重要的是 HDM-ASCT 可使患者生存期平均延长约 12 个月,中位 OS 达到 4 ~5 年。这是自 MP 方案以来骨髓瘤治疗取得的第二次飞跃。因此,从 1996 年起,自体造血干细胞移植成为年龄小于 65 岁 MM 患者的首选,同时认为 G-CSF 联合 CTX (3 ~5g/m^2)是最佳的动员方案,马法兰 200mg/m^2 是最佳的预处理方案。CD34 阳性细胞最低要求 >2× 10^6/kg。

(三) 新药治疗

虽然 HDM-ASCT 显著改善了 MM 治疗的疗效,但移植仅使 MM 患者的 CR 提高到 30% ~40% ,仍需探索提高 CR 的方法;且该方案只是加大了马法兰的剂量,骨髓瘤仍会对马法兰耐药而复发。复发后 MM 治疗的有效药物仍相当有限。20 世纪末骨髓瘤基础研究表明骨髓瘤细胞的生存和进展与骨髓微环境息息相关,骨髓微环境及骨髓瘤细胞相互作用成为新的抗骨髓瘤治疗靶点。1999 年首个靶向治疗药物沙利度胺(thalidomide)应用于难治复发多发性骨髓瘤(relapsed/refractory multiple myeloma,

RRMM)取得突破性的疗效,从而拉开了骨髓瘤治疗第三次飞跃的序幕。随后蛋白酶体抑制剂(proteasome inhibitor,PI)硼替佐米(bortezomib)以及新一代免疫调节剂(immunomodulatory drugs,IMIDs)来那度胺(lenalidomide)相继问世。这3个第一代的靶向药物已使初治骨髓瘤患者在诱导治疗阶段就能获得以往HDM-ASCT才能获得的CR率,单用靶向药物治疗的PFS可以与HDM-ASCT媲美。新药联合移植治疗MM的OS已超过7年,较以往延长了一倍以上。骨髓瘤患者OS的改善在年轻的患者中更为显著,<50岁以及50~60岁患者在2002~2004年的10年OS率就分别高达40%和30%。

随着对骨髓瘤生物学研究的进一步加深,新的治疗靶点被不断发掘,除了更新一代的蛋白酶体抑制剂(carfilzamib,lxazomib,marizomib,opromazib)、免疫调节剂(pomalidomide)外,现在研发的新药还包括CS1单抗elotuzumab、CD38单抗daratumumab、组蛋白去乙酰化酶抑制剂(HDAC)、KSB抑制剂等新靶向药物。骨髓瘤治疗的发展日新月异,新的靶向药物将不断涌现,治疗缓解率及CR率不断在提高。Mayo中心的数据表明,2000—2005年与2005~2010年相比,后期新诊断MM患者的生存比前期的MM患者显著提高:<65岁和>65岁患者的5年生存率分别为73% vs. 63%,56% vs. 31%(P=0.001)。Kumar等人将此归功于2005年以来新的靶向药物的应用。由此,我们可以预测随着新药的不断问世应用,骨髓瘤患者的生存将进一步得到改善。

新药时代,骨髓瘤患者的生存虽然得到了很大的改善,但至今为止MM仍然是不可治愈的疾病,新药同时也给临床治疗带来了新的问题,目前争议较多的问题包括:

1)移植前疗效是否影响移植后疗效?如果是,应该如何选择诱导方案?在众多新药方案中,含新药的方案是新药联合传统药物还是新药间联合方案?是2药联合、3药联合还是4药联合?

2)移植后疗效是否与PFS、OS等长生存相关?移植后获得VGPR与获得VGPR以上疗效的长生存相同吗?

3)移植后是否所有的患者均应该接受巩固治疗和维持治疗?巩固治疗的方案和疗程?维持治疗应该维持多长时间?不移植患者是否也应该进行维持治疗?

4)新药的疗效几乎可与HDM-ASCT媲美,那么对于新诊断的MM患者是进行早期移植还是将移植推迟到疾病复发后作为挽救治疗(即晚期移植)?

5)为实现个体化治疗,是否应该或目前就能够根据危险分层进行治疗方案的选择?

6)其他。

二、新药时代初治多发性骨髓瘤患者的治疗选择

新诊断多发性骨髓瘤(newly diagnosed multiple myeloma,NDMM)患者根据是否适合移植分为适合移植者和不适合移植者。一般认为ASCT适用于年龄不超过65岁、体能评分0~2分、无严重合并症的患者。那么65岁是否是患者适合移植的绝对界限呢?

过去认为移植对老年患者预后改善作用不大。在IFM90临床试验中,超过60岁患者接受HDM与传统化疗比较OS并无差异。导致老年患者HDM预后较年轻患者差的主要原因是老年患者(60~65岁)只有58%可以完成移植,而年轻患者完成移植率达到82%。因此在Intention to treat分析时得出老年患者的OS低于年轻患者的结论。然而,随着G-CSF、GM-CSF的应用以及外周造血干细胞移植技术的广泛应用,老年患者对HDM-ASCT的耐受性显著提高。1999年美国Barlogie等人比较了49例65~76岁老年患者与501例<65岁年轻患者的HDT的治疗疗效,结果显示虽然年轻患者的CR率高于老年患者(43% vs. 20%,P=0.02)以及死亡率低于老年患者(2% vs. 8%),但两者的EFS以及OS相当。因此,Barlogie等人认为65岁不应该作为移植的禁忌证,如果患者体能状态良好以及无严重合并症,患者的年龄上限可以放宽至75岁。

但在新药时代,移植在老年患者中的意义再次受到挑战。在IFM99-06试验中,两次HDM(100mg/m²)的缓解率虽然高于MP组(41% vs. 7% VGPR),但两组的EFS以及OS并无差异(EFS 19 vs. 17个月,OS 38 vs. 30个月),而MPT组的缓解率(49% VGPR)、EFS(30个月)以及OS(随访56个月时仍未达到中位OS)均优于HDM或MP组。年龄>65岁骨髓瘤患者是否早期移植尚无定论。

因此,目前仍然使用65岁作为衡量患者否适合移植的主要指标,而且患者的生理年龄比实际年龄更为重要。以下将按适合移植与不适合移植两种情况分别论述NDMM的治疗。

（一）新药时代<65岁适合移植的初治多发性骨髓瘤患者的治疗策略

对于这些年轻骨髓瘤患者,现提倡的最新治疗模式是3~6个疗程含新药方案(不含马法兰等烷化剂)的诱导治疗,然后予以大剂量马法兰联合自体造血干细胞移植,移植后视MRD以及危险分层情况,再考虑是否予以巩固治疗加深缓解深度以及维持治疗延长CR持续状态以达到长生存的目的。以这种策略整体治疗患者5年生存率可达到80%,而且在一些低危患者中可能达到治愈的目标。

1. 诱导治疗

（1）诱导治疗的疗效是否影响移植后疗效?移植前诱导治疗的CR率与移植后疗效密切相关:移植前低的CR率其移植后的CR也低,移植前诱导高CR率则可显著提高移植后的CR率。新药在MM应用之前,VAD方案曾经是年轻骨髓瘤患者移植前的标准诱导方案,其CR率<10%,VAD诱导序贯ASCT后的CR/nCR率仅有18%~28%。1999年新药应用以来,含新药的方案诱导治疗的CR率均显著优于VAD方案,而且移植前的疗效优势持续到移植后。IFM2005-01试验显示含硼替佐米的方案(VD)作为诱导治疗的疗效显著优于VAD方案,两者的CR/nCR率分别为14.8% vs. 6.4%。两组移植后的CR/nCR率分别为35% vs. 18.4%。HOVON-65/GEMMG-HD4试验比较PAD与VAD诱导治疗显示PAD可获得更优质的缓解(CR/nCR 18% vs. 7%,≥VGPR 42% vs. 14%),移植后PAD组的缓解率也显著优于VAD组(CR/nCR 31% vs. 15%,≥VGPR 62% vs. 36%)。可见为了改善移植后的疗效,需进一步提高诱导治疗的缓解率。因此,从2008年起,NCCN指南就提出VAD方案作为移植前的诱导方案已过时,而应该采用含新药的方案应用于移植前的诱导治疗。那么含新药诱导方案有哪些?应该如何选择?

（2）含新药诱导方案的选择:目前含新药的方案应用于移植前的诱导治疗选择众多,有以免疫调节剂沙利度胺或来那度胺为基础的联合方案,或以蛋白酶体抑制剂——硼替佐米为基础的联合方案;在药物联合上,有2药、3药甚至4药的联合方案;在药物作用机制上,有新药之间或新药与传统细胞毒药物的联合。如何在众多方案中选择合适患者的诱导方案?

治疗方案评价一般包括近期疗效、毒副作用和远期疗效。近期疗效的评价指标包括ORR,CR/nCR,VGPR,起效时间等;毒副作用评价指标包括各种毒副反应的发生率、因副反应导致用药中断率、甚至副作用导致的早期死亡率等;远期疗效评价指标包括PFS和OS等。对移植患者而言,还涉及诱导方案是否影响后续自体造血干细胞采集等问题。对有肝和或肾功能不全的患者,要考虑药物的代谢特点等。除此之外,医师还需要考虑药物使用的方便程度、价格以及患者的偏好等社会因素。下面将从上述评价指标分析目前常用的诱导方案。

1）沙利度胺为基础的方案:沙利度胺单药(T)治疗NDMM的有效率只有30%左右,而沙利度胺联合地塞米松(TD)方案的总体有效率以及≥VGPR率均高于VAD方案(76% vs. 52%,35% vs. 17%)。但是TD方案的诱导治疗的CR率仍较低;而且发生DVT的风险在白人中高达8%~23%,需要低分子肝素或阿司匹林预防;外周神经炎的发生率为12%~17%,是导致沙利度胺停药的主要原因之一,更重要的是,TD诱导的患者在移植后的缓解率与VAD方案相比并无显著差异,提示TD方案诱导疗效的提高并不能转化为移植后疗效的提高,分析其中原因主要是TD方案提高的是移植前VGPR水平的疗效,并非CR以上疗效,因此不能认为TD方案优于VAD方案。在TD的基础上进一步联合阿霉素或环磷酰胺的3药联合方案其疗效可进一步提高,无论在移植前还是移植后,TAD/CTD方案的CR/VGPR率都高于VAD方案。但总体而言,以沙利度胺为基础的方案诱导CR偏低(4%~20%),与硼替佐米、来那度胺为基础的方案比较疗效逊色;而且外周神经毒性发生率比来那度胺高;还有部分临床医生注意到诱导阶段就使用含沙利度胺方案的患者,病情一旦复发,其OS会显著缩短,可能是沙利度胺筛选出耐药骨髓瘤克隆。因此,以沙利度胺为基础的方案未被认为是适合移植患者的最佳方案。但该药的优点在于价格比较便宜,对于经济条件不佳的患者,以沙利度胺为基础的方案可作为一种选择。

2）来那度胺为基础的方案:多个2期和3期临床试验显示来那度胺联合地塞米松(RD/Rd)方案的ORR、≥VGPR率、CR率为68%~91%,24%~63%,4%~22%。ECOG试验比较了来那度胺联合大剂量地塞米松(RD)或小剂量地塞米松(Rd)的疗效,结果显示RD的缓解率优于Rd,但由于大剂量DXM毒副作用大,导致OS却比Rd方案差。该试验同时允许患者在接受4个疗程的RD/Rd后中断试验序贯ASCT治疗,90例患者实际接受了4疗程RD/Rd方案诱导序贯ASCT治疗,该组患者 3 年 OS 高达 92%，提示 RD/Rd 也可以作为移植前的诱导方案。来那度胺常见 3/4 级毒副作用包括骨髓抑制（21%）、DVT（19%），而 PN 的发生率较沙利度胺显著减轻（2%），因毒副作用而中途停药率为 19%～27%，患者对该方案的耐受性较好。

Rd 联合 CTX 组成的 CRd 方案 sCR 率为 13.2%，≥VGPR 47%，ORR 85%。RD 联合阿克拉霉素组成的 BiRD 方案 CR 率高达 38.9%，其中 sCR 率为 30.6%，≥VGPR 为 73.6%，ORR 为 90.3%。中位随访 6.6 年，PFS 为 49 个月，5 年 OS 为 5.2%。而且用该方案诱导治疗后是否序贯移植的 PFS、OS 并无差异。

来那度胺为基础的方案缓解率高，缓解质量好，耐受性好，口服剂型方便使用，患者不需住院治疗。但来那度胺价格比较昂贵，而且来那度胺对造血干细胞有累积毒性，影响造血干细胞采集，因此，如使用含来那度胺的方案进行诱导治疗，一般推荐 3～4 疗程即需进行自体造血干细胞采集。

3）硼替佐米为基础的方案：2001 年，Orlowski 首次应用硼替佐米治疗一例 RRMM 患者并取得 CR，之后 2 期临床试验 SUMMIT（2003 年）、CREST（2004 年）以及 3 期临床试验 APEX（2005）年都证实了硼替佐米治疗 RRMM 的疗效，硼替佐米早在 2003 年即被 FDA 批准应用于 RRMM 的治疗。随后硼替佐米被推广应用于 NDMM。具有划时代意义的是 IFM2005-01 试验，该试验比较了 VD 方案与 VAD 方案诱导治疗序贯 ASCT 的疗效，结果显示 VD 方案的 ORR，≥VGPR，CR/nCR 均高于 VAD 方案（78.5% vs.62.8%，37.7% vs.15.1%，14.8% vs.6.4%）。VD 方案诱导疗效的优势可持续至移植后，移植后 VD 组≥VGPR，CR/nCR 分别提高至 54.3% 和 35%，均优于 VAD 组。VD 方案 3/4 级毒副作用发生率为 46.9%，与 VAD 方案无差别。VD 方案突出的毒副作用是外周神经炎（peripheral neuropathy，PN），其发生率高达 45.6%，但主要以 1～2 级为主，3～4 级只占 7.1%。相对而言，VD 方案骨髓移植副作用较轻，VD 组 PFS 优于 VAD 组（36 个月 vs.29.7 个月），OS 尚未见优势。

在 VD 基础上分别联合 CTX、蒽环类药物 ADM 或脂质体阿霉素组成的 VCD、PAD、VDD 等 3 药方案的移植前后的 CR/nCR 率可分别提高至 32%～46%，54%～70%；≥VGPR 率提高至 62%～74%。

硼替佐米为基础的方案起效快，能快速缓解骨髓瘤相关症状，突出的是能逆转骨髓瘤引起的肾功能不全；缓解程度高，≥VGPR 率达到 60% 左右；对

造血干细胞无毒性。还有硼替佐米能克服遗传学 t(4;14) 的不良预后。2012 年 ASH 会议上 Cavo 报道了欧洲 4 个随机对照临床试验（IFM 2005-01，HOVON-65/GMMG-HD4，GIMEMA MM-BO2005，PETHEMA/GEM05-MENOS65）的汇聚分析，结果显示：含硼替佐米方案诱导与含沙利度胺方案或传统诱导方案相比，显著提高了 CR 率，延长了 PFS 以及 OS；高危患者经硼替佐米诱导治疗的获益更明显；硼替佐米可以部分克服不良遗传学异常的不良预后。硼替佐米的缺点主要是价格比较昂贵，PN 的发生率高，以及需静脉注射使用等。为克服硼替佐米的高 PN 发生率，目前推荐每周 1 次的硼替佐米或静脉推注改为皮下注射。据报道，两种使用方法不降低其疗效，但 PN 的发生率大大下降。含硼替佐米的方案从 2006 年起就被 NCCN 推荐含硼替佐米的方案是适合移植患者的诱导首选方案，笔者认为含硼替佐米为基础的方案作为诱导治疗的优点突出，因此推荐含硼替佐米的联合方案为诱导治疗的首选。

4）硼替佐米 vs. 来那度胺诱导：目前并没有头对头的 RCT 试验论证在诱导治疗中是硼替佐米为主的方案好还是以来那度胺为主的方案好。根据Ⅱ期临床试验结果的对比，硼替佐米和来那度胺方案的疗效旗鼓相当，只是来那度胺与 CTX 联合的疗效似乎稍弱于硼替佐米联合 CTX。最近的研究表明，Cereblon 基因是 IMiDs 抗骨髓瘤的作用靶点，Cereblon 表达水平决定了 MM 患者对 IMiDs 的疗效。Cereblon 低表达的患者对 IMiDs 容易产生原发耐药。GPE 研究已发现对硼替佐米敏感与耐药的不同特征。因此，随着 MM 生物学研究进展，将来临床上有可能根据 MM 的不同分子特性选择靶向治疗药物。而目前两者间的选择更多取决于患者的合并症、特殊染色体异常表型、医生和病人的偏好、药物的价格、供应和毒副作用等因素。

5）2 药 vs. 3 药 vs. 4 药联合方案：是否越多药物联合疗效越好？目前的临床研究表明 3 药基本上均优于 2 药联合。但 4 药联合方案则不一定优于 3 药联合。VTCD 与 VTD 方案比较缓解率无优势（CR/nCR 51% vs.44%，≥VGPR 69% vs.69%，ORR 100% vs.96%）。EVOLUTION 试验中 VRCD 与 VRD、VCD-mod 方案比较也未显示出优势（CR/sCR 8% vs.9% vs.24%，≥VGPR 33% vs.32% vs.41%，ORR 80% vs.73% vs.82%）。综上分析，平衡疗效和毒副作用，在危险分层治疗未广泛应用之前，目前移植前诱导治疗主张选择 3 药联合方案，

如 VCD、VTD、PAD、VRD 等方案。

6）两种新药联合 vs. 单种新药联合传统药物方案：VRD，VTD，VTMP5 个 RCT 试验比较了含单种新药 vs. 含 2 种新药联合方案的近期疗效。这 5 个试验的 Meta-Analysis 结果显示：两种新药联合方案获得的 CR 率显著高于单种新药联合传统药物的方案（HR 1.81，$P=0.005$），而毒副反应包括 3/4 级的外周神经炎（HR 1.76，$P=0.32$）、DVT（0.92，$P=0.76$）、感染（1.05，$P=0.82$）的发生率却没有显著增加。但两种新药联合方案治疗还需要长期疗效来评估。目前，对高危患者一般选择多个新药联合方案，对低危患者选择单个新药联合传统药物的方案。

2. 移植预处理方案 自体造血干细胞在 NDMM 应用以来，马法兰 200mg/m² 是标准的预处理方案。新药年代，IFM 首次试验在 Mel200 基础上联合硼替佐米（$1mg/m^2$ d_{-6}，d_{-3}，d_{+1}，d_{+4}），移植后 70% 患者可获得 ≥VGPR 疗效，其中 34% 患者获得 CR。Kaufman 等人在 Mel200 基础上联合硼替佐米（$1mg/m^2$ d_{-3}，d_{+1}），移植后 ≥VGPR 率 53%。对于一些高危的骨髓瘤患者，有些中心建议在马法兰的基础上联合硼替佐米（BorHDM SCT）可进一步提高移植后完全缓解率，与历史对照病例比较，可延长 OS。但这些均是小样本病例报道，硼替佐米在预处理中的作用仍需进一步探讨。

3. 移植后巩固治疗 移植后巩固治疗是近年来提出的新理念。首先必须明确巩固治疗的概念，将巩固治疗和以往的维持治疗区分开来。巩固治疗是指在移植后为了加深缓解程度，在短时间内采用较强烈的方案治疗。而维持治疗是指在移植后为了维持缓解状态，在长时间内使用小剂量药物进行治疗。

为何近年来会提出移植后巩固治疗？这是因为人们认识到缓解的深度与长期生存的影响密切相关。

Meta 分析 4990 例行 ASCT 治疗骨髓瘤患者（其中 2991 例来自前瞻性 RCT）发现：获得 CR/nCR/VGPR 患者的 EFS 和 OS 显著优于 PR 的患者：中位 PFS 分别为 31～49.4 个月 vs. 16.3～36 个月（$P<0.001$），中位 OS 分别为 59～88.6 个月 vs. 39～68 个月（$P<0.001$）。同样，对于使用含新药诱导治疗序贯 ASCT 治疗的 MM 患者，获得 VGPR 以上疗效也与长 PFS、长 OS 相关。

更进一步细分，移植后获得 VGPR 或 nCR 与获得 CR 对长生存的影响是否有差别？根据 PETHE-MA/GEM2000 试验的结果，移植后获得 CR 的患者，其 EFS 和 OS 均优于仅获得 nCR 者（EFS 61 个月 vs. 40 个月，$P<10^{-5}$；OS 两组均未到达中位生存期，$P=0.01$）。因此，移植后患者的程度与长生存密切相关，获得免疫固定电泳阴性的 CR 患者将获益更大。

随着骨髓瘤治疗疗效不断改善，CR 已不能满足临床上对缓解程度的评价。随之发展出 iCR、mCR 和 PET-CR。免疫表型 CR（immunophenotypie CR，iCR）是指多参数流式细胞术（至少四色）检测每 10^4 个骨髓单个核细胞中<1 个恶性浆细胞。分子学缓解（molecular CR，mCR）是指等位基因特异性寡核苷酸杂交 PCR（ASO-PCR）方法检测每 10^5 个骨髓单个核细胞<1 个肿瘤细胞。iCR、mCR 在检测微小残留病灶（MDR）方面有较高的敏感性（10^{-5}～10^{-4}）。iCR 与 mCR 显示更深层次的缓解带来更长的生存。对比 CR 与 iCR 的预后预测价值发现：取得免疫固定电泳 CR 的患者 3 年 PFS 为 50%，而取得 iCR 的患者 3 年 PFS 高达 95%（$P=0.02$）。PET-CR 是指 PET-CT 检测中原高的 SUV 经治疗后转阴。骨髓瘤疾病本身为不均一性分布，单部位骨髓穿刺样本的 iCR/mCR 评估有时不能反映其他部位的肿瘤缓解状况；另外髓外病变无法通过 iCR/mCR 的方法来评估，PET-CT 能克服上述的缺点，能对全身髓内及髓外的骨髓瘤病变进行综合评估，对 iCR/mCR 是很好的补充。由于 PET-CT 是判断功能性病变，因此认为它的敏感度要优于形态病变。目前认为，治疗前有较高的 SUV 值（>4.2）和（或）髓外病变、ASCT 后持续 PET-CT 阳性是预后不好的独立因素。

50% 的患者在 ASCT 后并不能获得 CR，巩固治疗在移植后可进一步加深缓解程度，甚至达 iCR 和（或）mCR 和（或）PET-CT 转阴。现应用于巩固治疗的方案有 TD、VTD、VRD、单药 bortezomib 以及 Carf-TD 等方案。无论是单药还是联合方案巩固治疗均可使移植后 CR 率增加 10%～35%。在 GIM-MEMA 研究中，VTD 巩固治疗使得 mCR 率高达 60%，肿瘤负荷下降 5 个 log。在多个临床研究中，巩固治疗还可以进一步延长 PFS。但巩固治疗还处于起步阶段，很多问题仍有待解答，如巩固治疗的时机和患者的耐受性如何？什么是巩固治疗的最佳方案？单药还是联合用药？最佳应使用多少个疗程？是否需要根据患者移植后的 iCR、mCR、PET-CT 状态来决定是否进行巩固治疗？这些问题将有待于在未来的临床试验中得到解答。

4. 移植后维持治疗 如果移植后 NDMM 患者获得 CR,是否需要进行维持治疗? 大部分患者在 ASCT 后均会复发,因此笔者认为需要通过维持治疗来维持 CR。与获得 CR 比起来,维持 CR 更为重要。美国 Little Rock 中心综合分析了 TT1 方案治疗的 231 例患者,TT2 方案治疗的 668 例患者以及 TT3 方案治疗的 303 例患者,根据 CR 获得以及持续状态将患者分为 sus-CR(CR 维持时间≥3 年)、non-CR(从未获得 CR)以及 los-CR(CR 维持时间<3 年)三种情况。结果显示无论采用何种方案治疗,在长生存方面 sus-CR 患者>non-CR 患者>los-CR 患者:5 年 OS 率分别为 54% vs. 35% vs. 17%,P = 0.002(TT1),82% vs. 59% vs. 24%,$P < 0.001$(TT2),100% vs. 85% vs. 50%,$P < 0.001$(TT3)。这些结果提示抗骨髓瘤治疗不仅需要获得高质量的缓解,还需要维持治疗延长深度缓解的时间。

泼尼松、干扰素曾经是移植后常用的维持治疗药物,但 Meta 分析表明这两个药物并不能理想改善患者的 PFS 及 OS,由于新药的问世,目前包括沙利度胺、来那度胺以及硼替佐米在内的新药的维持治疗正在临床研究之中,部分已有初步结论。

(1) 沙利度胺的维持治疗 目前已有 5 个 RCT 证实了移植后应用沙利度胺维持治疗对长期疗效的影响:5 个试验均显示沙利度胺维持治疗可延长 PFS,但只有 2 个试验显示沙利度胺维持组的中位 OS 显著延长。2012 年一个包含非移植患者在内的 6 个 RCT 的 Meta 分析显示:沙利度胺维持组有延长 OS 的趋势($P = 0.07$,HR 0.83,CI 0.67 ~ 1.02),而且这种趋势在移植患者中更明显(HR 0.82,CI 0.64 ~ 1.04)。但长期使用沙利度胺需考虑外周神经炎、便秘、嗜睡等毒副作用,在上述的 5 个试验中,中位沙利度胺维持时间为 7 ~ 30 个月,中途断药率为 13% ~ 52%,在国外还提示 DVT 发生增加。有多个报道警示:一旦沙利度胺维持治疗后复发,将筛选出耐药性较强 MM 患者,导致生存期缩短。

(2) 来那度胺维持治疗 最近有 2 个临床试验(IMF2005-02,CALGB100104)应用来那度胺在移植后作维持治疗,结果显示来那度胺维持组的 PFS 显著优于不维持组(41 ~ 46 个月 vs. 23 ~ 27 个月 P <0.001),移植后来那度胺维持治疗使 PFS 延长了 50% 左右。更令人欣喜的是,CALGB100104 试验中来那度胺维持组显示出 OS 延长的优势。长期应用来那度胺作为维持治疗也存在诸多问题,例如价格贵,有骨髓抑制、DVT 以及第二肿瘤(SPM)发生增

加的风险。来那度胺维持治疗的中断用药率为 10% ~ 30%。

2010 年 IFM 首次提出来那度胺可能与第二肿瘤发生有关。三个来那度胺维持治疗 RCT (IFM2005-02,CALGB100104,MM-015)均表明来那度胺维持治疗 SPM 发生率较不维持组升高 3 倍左右(5.5% vs. 1.0%,6.5% vs. 2.6%,3.1% vs. 1.3%)。Rajkumar 等人认为并不是所有 RCT 均显示来那度胺治疗可延长 OS,而 SPM 发生率却都显著升高,因此目前尚不能推荐来那度胺作为常规维持治疗方案,即使应用也尽量不要持续超过 2 年以减少发生 SPM 的风险。但也有专家认为与来那度胺减低的骨髓瘤复发率以及相关死亡率相比,SPM 率并不算高。而且目前尚不能证实来那度胺与 SPM 的发生直接相关。MGUS 患者虽然没有接受任何抗骨髓瘤治疗,但他们的血液学 SPM 发生风险是正常人的 8 倍,提示 MGUS/MM 疾病本身就容易合并 SPM。早在来那度胺等新药应用之前,骨髓瘤患者就有高发 SPM 的趋势,当时考虑与马法兰、蒽环类等细胞毒性药物使用相关,因此,来那度胺是否适合长期使用仍有待 RCT 长期随访的结果。

(3) 硼替佐米维持治疗 HOVON-65/GMMG-HD4 试验比较了移植后应用硼替佐米与沙利度胺维持治疗的疗效。移植后沙利度胺维持组每日服用沙利度胺 50mg,硼替佐米维持组每 2 周予以 1 次硼替佐米 $1.3mg/m^2$ IV,两组维持治疗的时间均为 2 年。结果显示硼替佐米维持组的 PFS 优于沙利度胺(35 vs. 28 个月,HR 0.75,CI 0.62 ~ 0.90,P = 0.002)。经多因素分析,硼替佐米维持组的 OS 更长(HR 0.75,CI 0.77 ~ 1.00,P = 0.049),尤其是对于高危患者,硼替佐米带来的 OS 获益更明显。但该试验移植前的诱导方案在两维持治疗组并不相同,硼替佐米维持组的诱导方案为 PAD 而沙利度胺维持组的诱导方案为 VAD,因此,很难区分两组长期生存的差异究竟是因为诱导治疗的不同还是维持治疗的效应。因此,硼替佐米在移植后维持治疗的作用有待于设计更优的临床试验来验证。

(4) 目前关于维持治疗的争议非常多,也是目前的热点议题

1) 是否所有的患者都需进行维持治疗:虽然维持治疗均可延长 PFS,但目前并没有证据表明对所有移植患者在移植后维持治疗可带来明确的 OS 获益。M 蛋白上升超过 25% 被定义为疾病进展指标之一,但疾病进展初期部分患者仍可以没有任何

症状并不需要治疗。因此,对患者而言,单纯延长 PFS 还是不够的,他们更关心的还是是否能延长 OS。另外,移植后的患者本希望有一段不需任何治疗的休息时间,这也是早期移植的一个优势,而维持治疗必然会有药物相关的毒副作用,降低患者的生活质量。CALGB100104 试验显示获得 CR 后继续予以来那度胺维持并不能延长 OS,而对于未获得 CR 的患者予以来那度胺维持治疗能延长 OS。因此,有专家建议对移植后未能获得 CR 的患者维持治疗是必须的。

2)高危患者是否能从维持治疗中获益:在 MRC IX 试验中,维持方案为沙利度胺 100mg,对照组为无维持治疗,不良遗传学[t(4;14),t(14;20),t(14;16),1q+]阳性患者的比例为 44%,这组患者中,维持治疗的 OS 甚至比不维持组还要短! 但在 HOVON65 试验中,却是 del(17p)阳性的患者更获益于硼替佐米维持治疗。因此,对于是高危患者还是低危患者更适合维持治疗,目前也无法达成共识,可能与高危患者对不同的维持治疗方案的疗效反应并不一致有关。

3)维持治疗使用和诱导治疗同类药物或不同药物:有专家认为维持治疗与诱导治疗使用不同的药物可以达到使用多种药物序贯杀灭 MM 细胞的作用,应该优于使用同一类药物治疗。但目前大多数的 RCT 研究表明:无论诱导治疗与维持治疗是否使用同类药物均可延长 PFS。提示同一药物在不同的治疗阶段可发挥不同的作用:诱导阶段主要发挥抑制肿瘤增殖及杀灭肿瘤细胞,维持阶段则抑制恶性克隆进化。

5. 有关移植在 NDMM 患者中的应用,尚存在有以下较大争议议题

(1)早期移植 vs. 晚期移植:新药出现之前,于疾病早期行自体移植在年轻骨髓瘤患者中的地位是不容置疑的。随着新药的出现,诱导治疗的缓解率显著提高可以与传统治疗时代的移植治疗缓解率相媲美。由于新药治疗的缓解率如此之高,不少专家开始质疑早期进行移植的必要性。2 个美国的临床试验显示 Rd 以及 VRD 方案诱导治疗后,是否进行早期移植的 2 年 OS 并无显著差异。因此,美国 Mayo 中心主张只对中危、高危分层的患者进行早期移植,对于低危险分层的患者是否早期移植取决于患者自身的选择。新药年代早期移植还是晚期移植成为一个目前争议性很大的议题。

为了解决这个争议,目前有 3 个随机对照试验正在比较新药时代是否还需要进行早期移植。其中 1 个试验初步结果(Palumbo, EHA 2012)已在 2012 年公布,显示早期移植组 PFS 显著延长,但 OS 在两组间无差异。其余两个试验 IFM/DFCI2009 以及 EMN2008-02 分别计划入组 1000 例以及 1500 例患者,试验正在进行中,目前尚无结果公布。

但可以肯定的是,从来没有一个临床试验表明晚期移植的 OS 会优于早期移植,且晚期移植与早期移植比较有诸多的缺点,首先,推迟移植时机而一直予以新药维持治疗的花费非常昂贵,以来那度胺为例,1 年 Rd 方案维持治疗的费用就约等同或超过我国单次自体移植的医疗费用;其次,新药长时间持续治疗的毒副作用不亚于自体移植,自体移植的治疗相关死亡率已从既往的 6% 下降至 2%,治疗风险甚至低于新药持续治疗;再者,推迟移植时机可能因耐药因素、体能下降以及合并症等因素丧失移植时机。以往的数据已表明,患者进行早期移植的可行率为 95%,而到晚期移植时,可行率下降至 75%。早期移植的平均 TwiSTT 时间(无症状,无治疗,无治疗毒性时间)显著延长,提示早期移植患者的生存质量要优于晚期移植。综合上述的考虑,欧洲的多位专家以及笔者均认为,即使在新药年代,早期移植仍然是年轻骨髓瘤患者的标准治疗方案。晚期移植只适合那些病情发展缓慢、细胞遗传学提示低危的患者尝试。

(2)移植方式的选择及思考

1)单次移植 vs. 双次移植:多个 RCT 显示 ASCT 优于传统化疗。传统药物诱导后序贯单次移植的 CR 率在 20% ~ 30%,5 年 EFS 28% ~ 55%,5 年 OS 27% ~ 55%。为了进一步提高 ASCT 疗效,Barlogie 等人采用双次移植的方法进一步提高马法兰的治疗剂量。结果显示 123 例患者中 76% 的患者能完成双次移植,双次移植后 CR 率可提高至 40%,EFS 达 49 个月。之后 5 个临床试验比较单次移植与双次移植,Meta-Analysis 表明双次移植能提高 CR 率(HR 0.79,$P=0.004$),但 PFS(HR 0.86,$P=0.14$)以及 OS(HR 0.94,$P=0.533$)无显著延长,而双次移植的治疗相关死亡风险显著高于单次移植(HR 1.71,$P=0.03$)。亚组分析显示只有单次自体移植后不能获得 ≥VGPR 疗效的患者可以从双次移植中获益。因此,大多数专家认为对于单次自体移植后不能获得 ≥VGPR 疗效的较年轻患者 6 个月内考虑进行二次移植。

上述 RCT 均以传统方案作为诱导治疗,而新药诱导后双次移植是否优于单次移植目前受到挑战。最新进行的 STAMINA 临床试验将可能回答这

个问题。该研究方案在 VRD 诱导序贯第一次 ASCT 后将随机分为 3 组,分别继续接受第二次 ASCT vs. VRD 巩固 vs. 无巩固,3 组均予以 3 年来那度胺维持治疗。

2)异基因移植 vs. 自体移植:双次自体移植 vs. 自体移植序贯非清髓性异基因造血干细胞移植 由于移植物抗骨髓瘤效应(Graft versus myeloma effect,GVM),异基因骨髓移植(Allo-SCT)曾经被认为是唯一可能根治骨髓瘤的方法。但是早期清髓性 Allo-SCT 的治疗相关死亡率高达 50%,与自体移植(Auto-SCT)相比,Allo-SCT 治疗 MM 患者的 PFS 以及 OS 更差。为了降低治疗相关死亡率(treatment related mortality,TRM),Seattle 移植组尝试减剂量的 Allo-SCT,结果 TRM 显著下降但移植后复发率升高。目前折中的方案是自体-非清髓异基因造血干细胞移植(Auto/RIC Allo-SCT)方案,一方面减少肿瘤负荷、保留移植物抗瘤细胞作用,另外一方面降低 TRM。多个前瞻 RCT 比较 Auto/RIC Allo 与双次自体移植显示两者 PFS、OS 并无差异。因此,自体-非清髓异基因造血干细胞移植并不优于双次自体造血干细胞移植,而 Allo-SCT 在 MM 中的应用目前还限于 50 岁以下、有 HLA 全相合的同胞供者,或自体移植后复发者,还有对高危的 MM 患者也可考虑 Allo-SCT。

6. 危险分层治疗　骨髓瘤是一个异质性很强的疾病。对"multiple myeloma"中 multiple 的理解除了骨髓瘤为"多发性"外,更新的理念是"多种不同类型"的骨髓瘤。临床实践中,不同的患者对治疗的反应不一,预后也相差甚远。有些病人可长期存活 10～15 年,而有些在 2 年内疾病难治死亡。因此非常有必要在诊断骨髓瘤的同时予以危险分层,一方面是对患者预后作出初步估计,更重要的是按危险分层对患者的进行个体化治疗,避免治疗不足或治疗过度两个极端。

影响骨髓瘤预后的危险因素主要分为 2 大类,一是患者因素、二是骨髓瘤细胞生物学特性(髓外浸润、浆细胞白血病、浆细胞标记指数、细胞遗传学异常、基因表达谱 GEP 等)。

美国 Mayo 中心结合遗传学异常、增殖指数以及 GEP 将患者分为标[多倍体,t(11;14),t(6;14)]、中危[t(4;14)]以及高危[t(14;16),t(14;20),del(17p)]三类。对于不同遗传学危险分层的患者,Mayo 中心提出应予以不同的治疗方案:适合移植的高危患者应予以 VRD 等含多种新药的联合方案,中危者予以含硼替佐米的 3 药联合方案,低

危者可予以含硼替佐米或来那度胺的方案。Mayo 中心的经验体现了遗传学异常在指导分层治疗中的重要性。因此,在临床实际工作中,应针对这些预后不良的遗传学异常进行检测。EMN 已明确提出至少要检测 t(4;14),t(14;16)以及 del(17p)。而 2012 骨髓瘤 NCCN 指南要求初诊时需要检测 t(4;14),t(14;16),t(11;14),del(13q),+1q21 以及 del(17p)。

美国 Little Rock 中心采用基因表达谱的方法来对患者进行危险分层。他们发展出 Arkansas70、Arkansas17 等 GEP 分型将患者分为高危和低危组,GEP 高危标志的患者约占 15%。在 TT3 中,GEP 高危组和低危组的 2 年 OS,EFS 以及持续 CR 率分别为 91% vs.70%,90% vs.60%,94% vs.15%。在多因素分析中,GEP 高危标志是 OS、EFS 以及持续 CR 的独立危险因素。他们认为对于低危患者,TT3 方案已足够强;而对高危患者,CR 维持时间短,TT3 方案仍不足以克服不良预后。基于 TT3 的结果,他们目前进一步进行 TT4 临床试验,即在低危患者中比较 TT3 方案以及减量的 TT3(TT3-lite)方案。同时在高危患者中进行 TT5 临床试验以期改善这部分患者的预后。

从 Mayo 以及 Little Rock 的经验我们可以看出,按危险分层进行个体化治疗可避免治疗不足以及治疗过度,但我们同时也该认识到目前的危险分层仍不完善,包括各个中心进行危险分层的方法并不一致;GEP、浆细胞增殖指数等技术难以普遍开展;目前的危险分层仍无法精确预测患者的预后,仍有患者看似低危却高度耐药。与危险分层治疗相对的是"one size fits all"模式,即无论危险分层情况,统一给予患者疗效确切的方案治疗。尚没有Ⅲ期临床试验结果支持按危险分层治疗的长期疗效优于"one size fits all"模式,Little Rock 中心的 TT4 实验将会提供这方面的初步数据。因此有些专家提出,如目前无法准确危险分层,以"one size fits all"模式治疗仍不失为一个比较保险的做法。但危险分层治疗仍然是骨髓瘤治疗的发展方向,这有赖于骨髓瘤细胞生物学研究的进一步深化和检测方法的统一、可靠。

(二)新药年代>65 岁及不适合移植的初治多发性骨髓瘤患者的治疗

1. 诱导治疗　在新药出现之前,对于年龄>65 岁或因其他合并症不能耐受移植治疗的初治骨髓瘤患者,MP 方案是标准的治疗方案。但 MP 方案的疗效差,这部分患者的中位生存期 3 年左右。随

着新药沙利度胺、硼替佐米以及来那度胺的出现，含新药的方案如 MPT（马法兰＋泼尼松＋沙利度胺），CTDa（环磷酰胺＋沙利度胺＋减量地塞米松），VMP（硼替佐米＋马法兰＋泼尼松），VD（硼替佐米＋地塞米松），VCD（硼替佐米＋环磷酰胺＋地塞米松），Rd（来那度胺＋小剂量地塞米松），VRD（硼替佐米＋来那度胺＋地塞米松）等已成为欧美国家首选的治疗方案。诱导阶段一般予以 8～9 个月的有效治疗以达到最大程度的缓解。

（1）沙利度胺为基础的方案

1）TD：TD 方案与 MP 方案比较，前者缓解率高（VGPR 26% vs. 13%，PR 68% vs. 50%），但 OS 却较 MP 方案缩短（41.5 个月 vs. 49.4 个月，$P=0.024$）。主要的原因是 TD 方案的毒性（DVT、外周神经炎、便秘、精神异常）对老年人太大，TD 治疗最初 12 个月内死于非骨髓瘤相关原因的患者是接受 MP 方案患者的 2 倍，死亡原因按发生频次高低排列分别是感染、心血管事件、不明原因、第二肿瘤、肠梗阻。因此，沙利度胺与大剂量地塞米松联合不适合老年骨髓瘤治疗。

2）CTDa：MRC Ⅸ 试验中 CTD 方案地塞米松减量至 20mg/d（d1～4，d15～18）。CTDa 方案的总有效率、CR、VGPR 率均高于 MP 方案（63.8% vs. 32.6%；13.1% vs. 2.4%；16.9% vs. 1.7%）。CTDa 方案 PFS 略优于 MP 方案（13 vs. 12.4 个月，$P=0.01$），但两组 OS 无差别（33.2 vs. 30.6 个月，$P=0.24$）。分层分析发现：低危遗传学标志患者比高危患者可以从 CTDa 方案中获得长生存方面的益处。

3）MPT：6 个随机临床试验比较 MPT 与 MP 在老年人中的疗效。所有的 RCT 均显示 MPT 缓解率高于 MP：PR 率 42%～76% vs. 28.5%～48%，≥VGPR 率 15%～47% vs. 6%～8%。MPT 组的 PFS 更长（15～27.5 个月 vs. 10～19 个月），但只有最初的 2 个 RCT 显示 MPT 方案 OS 优于 MP 方案（45.3～51.6 个月 vs. 27.7～32.2 个月）。导致其他 4 个 RCT 中 MPT 方案不能延长 OS 的原因可能是接受 MP 治疗的患者后续应用含新药的方案挽救治疗混杂了一线方案对 OS 的影响。MPT 方案的 3/4 级非血液学毒副作用风险值得注意，包括感染（10%～14%）、外周神经炎（8%～9%）、DVT（6%～20%）。为了降低 DVT 的风险，GIMEMA 工作组比较了在使用沙利度胺老年患者中应用低分子肝素 vs. 小剂量华法令 vs. 小剂量阿司匹林的作用。结果显示三种方法预防后 DVT 的发生率下降

至 3.9% vs. 4.5% vs. 5.5%。因此，三者均可用于接受沙利度胺治疗患者 DVT 的预防。

在沙利度胺为基础的方案中，MPT 方案总的疗效最佳、相对耐受性较好，使用方便，价格便宜，该方案非常适合老年人使用，因此 MPT 方案目前被公认为是老年 MM 的一线方案。

（2）硼替佐米为基础的方案

MPV：VISTA 试验显示 MPV 方案 ORR 及 CR 均优于 MP 方案（ORR 71% vs. 35%，$P<0.001$；CR 30% vs. 4%，$P<0.001$），PFS 显著延长（24 vs. 16.6 个月，$P<0.001$）。中位随访 36.7 个月后，MPV 与 MP 方案相比死亡风险减少 35%（HR 0.65，$P<0.001$）；MPV 组的中位 OS 尚未到达，而 MP 组 OS 为 43 个月；两组 3 年 OS 分别为 68.5% vs 54%。之后多个 MPV 与 MP 的 RCT 研究均支持 VISTA 的结论，MPV 方案的中位 PFS 长达 21.7 个月～27.4 个月，中位 OS 长达 56.4 个月，几乎是 MP 传统方案的一倍。

VISTA 试验中，3 级不良反应发生率 MPV 组高于 MP 组（46% vs. 36%，$P<0.01$），但 4 级不良反应率相近（28% vs. 27%）。硼替佐米突出的毒副作用包括外周神经炎、胃肠道症状以及带状疱疹。1 级、2 级、3 级、4 级 PN 发生率分别为 14%，17%，13%，<1%。但大部分 PN 均为可逆性，在治疗停止 2 个月后，56% 的患者 PN 缓解以及 18% 患者 PN 下降 1 个等级。为减少 PN 的发生率，目前有二种行之有效的方法，即改为皮下注射或每周一次用药，既大大减少了 PN 的发生，又不降低其疗效。带状疱疹发生率 MPV 组高于 MP 组（13% vs. 4%），予以抗病毒预防治疗后 MPV 方案带状疱疹发生率下降至 3%。两组血液学毒性、DVT、肺炎的发生率相近。治疗中断率（15% vs. 14%）、治疗相关死亡率（2% vs. 1%）也无差别。

MPV 的早期应用是否会引起 MM 在复发后难治？VISTA 后期试验显示：接受 MPV 与 MP 方案治疗的患者在复发后对沙利度胺或来那度胺的反应相近（41% vs. 53%，59% vs. 52%）。对含硼替佐米的二线治疗方案反应分别为 47%，59%。当无治疗间期（treatment free interval，TFI）≤12 个月时，硼替佐米再治疗的缓解率为 25%，CR 率 6%；当 TFI>12 个月，硼替佐米再治疗的缓解率为 71%，CR 率 14%。从挽救治疗开始计算的中位生存期在两组间并无差异，分别为 30.2 个月和 21.9 个月；接受硼替佐米、沙利度胺、来那度胺挽救治疗的 OS 也无差别。这些结果表明早期应用硼替佐米并不影响

MM 患者对后续挽救治疗的疗效。VISTA 试验中 MP 组后期交叉至 MPV 组的患者的生存不如一开始就使用 MPV 的患者。上述结果共同提示早期联合应用 MPV 的策略优于先应用 MP 待复发后再应用硼替佐米或其他新药挽救治疗的策略。

对于肾功能不全的老年 MM 患者不适宜使用含马法兰的方案，VD 方案更适合这一特殊类型的患者。

尚未有头对头 RCT 比较 MPT 与 MPV 在老年 MM 中的疗效，但由于 MPT 和 MPV 的 RCT 绝大多数均以 MP 方案作为对照组，因此可以通过间接比较法来评估 MPT 和 MPV 方案的疗效。Meta-Analysis 显示：MPV 和 MPT 的 PFS、OS 相当，但 MPV 方案的缓解率更高，毒副作用更少。

（3）来那度胺为基础的方案

1）RD/Rd：这两个方案已在适合移植患者的诱导治疗部分已予以详细论述，由于应用含来那度胺为基础的方案的患者大部分并没有进行移植，因此之前的论述也适用于非移植患者。在此需要特别提出的是虽然 RD 方案的缓解率高于 Rd 方案，但 Rd 方案的 OS 优于 RD。主要的原因是因为大剂量地塞米松的毒性大，导致中途断药率以及治疗死亡率增高。因此，在老年人尤其要注意毒副作用对预后的影响，目前欧美的专家以达成共识，在老年人中应避免使用大剂量地塞米松。Rd/RD 基础上联合蒽环类的 BiRD 方案应用于老年人患者的缓解率高而毒副作用可耐受。但目前只有 II 期临床试验结果，该方案仍需 III 期 RCT 与 MP 方案或大剂量地塞米松方案比较后才能明确是否适用于老年 MM。

2）MPR：在 MM-015 试验中，MPR 组缓解率、VGPR 率均显著高于 MP 组（68% vs.50%，29.4% vs.9.1%），但两组 CR 率无差别（3.3% vs.3.2%）。MPR 组主要的毒副作用是血液学毒性，包括 3/4 级粒细胞缺乏症（64%/32% vs.29%/8%）、血小板减少（38%/12% vs.12%/4%）、贫血（26%/3% vs.14%/1%）；MPR 方案最常见的 3/4 级非血液学毒性是感染（15% vs.7%）。两组因毒副作用导致的用药中断率分别为 14% vs.5%。MPR 组并不延长 PFS（14 vs.13 个月），两组 3 年 OS 率分别为 62% vs.66%。MPR 组 PFS 并不延长的主要原因是由于 MPR 组的毒副作用导致减量以及停药。在 65~75 岁以及 ≥75 岁接受 MPR 治疗的患者中，39% vs.53% 需进行来那度胺减量，34% vs.44% 需进行马法兰减量，COX 回归模型显示 PFS 与马法兰

以及来那度胺的累积剂量相关（$P=0.02$）。4 例接受 MPR 治疗的患者发生治疗相关死亡，其中肺炎 2 例，感染性休克 1 例以及心源性休克 1 例。由于马法兰和来那度胺均有血液学毒性，因此两药联合后血液学毒性更为严重，该毒性严重影响了 MPR 方案的应用以及长期疗效。相比之下，MPV 方案中马法兰和硼替佐米的毒副作用无叠加，耐受性更好，因此长期疗效也更好。目前 MPT 和 MPV 已成为老年 MM 的一线推荐方案，但 MPR 方案还有待进一步评价。MPR 方案序贯 R 维持治疗（MPR-R）的长期疗效显著优于 MP 以及 MPR 组，提示缩短 MPR 诱导时间而延长来那度胺维持时间可能对患者有益。

（4）含马法兰 vs 不含马法兰方案：美国专家 Rajkumar 等人建议在老年 MM 治疗中不再应用马法兰，他们认为马法兰与 SPM 发生风险增加相关，而欧洲专家不赞同完全不使用马法兰。研究表明含 MP 的方案可以延长 PFS，而大剂量地塞米松单药则没有这个效果。这个结果提示在联合新药时应包含马法兰。为了解决这个争议，IMF2007-01/MM-20 研究比较 Ld 方案与 MPT 方案，该研究仍在进行中，结果尚未发布。目前使用含 MP 的方案，周期应限制在 6~9 个周期，长时间使用容易继发血小板减少，导致后继挽救治疗应用困难。

2. 维持治疗 由于新药的应用使得老年骨髓瘤患者的诱导治疗疗效显著提高以及生存期显著延长，在这些病人中进行维持治疗也被提到日程上来。

（1）沙利度胺维持治疗：3 个随机临床试验比较了应用沙利度胺维持以及无维持治疗对老年骨髓瘤病人长期疗效的影响，3 个临床试验均显示沙利度胺维持治疗可延长无事件生存期（event free survival，EFS），但只有 1 个临床试验显示沙利度胺维持治疗可带来 OS 获益。其他 2 个试验中无 OS 获益的原因分析有两点：①在这些临床试验中，沙利度胺维持治疗的维持时间较短（7~13.2 个月），主要是由于沙利度胺的毒副作用难以被老年患者长期耐受所导致；②2 个临床研究均显示沙利度胺维持的老年骨髓瘤患者在复发后的生存期缩短，提示沙利度胺维持治疗使得复发后骨髓瘤治疗难度加大。

（2）来那度胺维持治疗：目前只有 MM015 试验研究了来那度胺维持治疗在老年骨髓瘤患者中的疗效。MPR-R 维持治疗组的中位 PFS 显著延长至 31 个月，而 MPR 不维持组的中位 PFS 只有 14 个

月,与 MP 不维持组 PFS 13 个月相比无显著差异。MPR-R 组 PFS 延长效应的 60% 归功于来那度胺维持治疗,但三组患者的 4 年 OS 率并无差别。

(3)硼替佐米维持治疗:最新的 GIMEMA 试验比较在老年骨髓瘤患者中 VMPT 诱导+VT 维持治疗至复发 vs. VMP 诱导+不维持治疗的疗效。结果显示无论是 PFS,至再治疗时间(time to next treatment,TTNT)还是 OS,维持治疗组均显著优于不维持组。VMPT-VT 组 5 年生存率为 61%,而 VMP 组为 51%(P=0.01)。该试验首次显示在老年骨髓瘤患者中维持治疗可带来长生存获益。

基于上述的临床试验新进展,大部分专家认为对于体质好,耐受性好的患者,含新药的 2 药或 3 药方案诱导治疗 6~9 个疗程后予以维持治疗将会成为新诊断的老年骨髓瘤患者的治疗模式。

3. 老年患者的治疗难点

(1)目前的治疗方案未能克服不良遗传学异常给老年骨髓瘤患者所带来的不良预后:2013 年最新 IFM 数据表明遗传学异常也是老年初治骨髓瘤患者的主要预后因素。该分析包含了 1890 例老年初治骨髓瘤病例,结果显示无论是否应用含新药的方案治疗,t(4:14)以及 del(17p)均与 PFS 以及 OS 显著缩短相关。其他相关的临床试验如 MRC Myeloma IX,E4A03,VISTA,GEM-05 的数据也表明第一代的新药包括沙利度胺、硼替佐米也不能克服老年骨髓瘤患者不良遗传学异常的不良预后。因此,对高危遗传学异常的老年 MM 患者,仍需要开发新的有效药物以及联合方案来改善预后。

(2)老年骨髓瘤患者体质弱,治疗耐受性差,用药中断率高:回顾性汇聚分析 4 个欧洲 3 期临床试验共 1435 例患者的结果显示,年龄≥75 岁是老年骨髓瘤患者预后不良的危险因素。<75 岁患者的 3 年 OS 为 68%,≥75 岁患者的 3 年 OS 为 57%(P<0.001)。该研究显示影响 OS 的其他因素还包括肾功能不全(肌酐≥2mg/dl)(P=0.003)、心脏毒副作用(P=0.001)、感染(P<0.001)以及用药中断(P=0.03)。

2010 年 GEMEMA 以及 PETHEMA/GEM 报道将 MPV 方案中硼替佐米的使用频次由 VISTA 试验方案的 1 周 2 次下调至 1 周 1 次,并不缩短中位 PFS(27~34 个月 vs.21.7 个月)以及 3 年 OS(74%~84% vs.68.5%),而用药中断率以及 3/4 级外周神经炎发生率显著下降。2011 年 Moreau 等人报道皮下应用硼替佐米疗效与静脉应用无区别。基于上述临床试验的结果,目前已达成专家共识,硼替佐米应用于老年骨髓瘤治疗时,应由 1 周 2 次方案下调为 1 周 1 次方案,而且皮下注射会大大降低外周神经炎的发生率。

(3)控制疾病还是争取治愈:CR 在老年人中意义在传统治疗时代并不明确,因为传统治疗时代非常少的老年患者可获得 CR,既往老年骨髓瘤患者的治疗目标为控制疾病。应用沙利度胺或硼替佐米等新药后,老年人的治疗疗效包括 CR 率显著提高,也有专家认为治愈也可能成为老年骨髓瘤治疗目标,老年患者也应该争取 CR 状态。Gey 等人在 2011 年回顾性汇聚分析了 3 个欧洲临床试验的 1175 例患者资料,结果显示在新药治疗的老年骨髓瘤患者中,CR 与长 PFS 以及长 OS 相关,获得 CR 的老年患者的长期生存显著优于未能获得 CR 者。老年人无论 ISS 分期、治疗方案如何,只要获得 CR 的患者,其 3 年 OS 率为 91%,而 PR 患者的 3 年 OS 率仅有 67%(P<0.001)。而且即便在≥75 岁的超老年患者中 CR 仍然带来长生存的获益。因此,欧洲的专家多倾向于在毒副作用可接受的前提下,在老年骨髓瘤患者中也应尽可能争取获得持续的 CR。老年骨髓瘤的治疗关键是平衡疗效和毒副作用,做到个体化治疗。正在进行的临床研究如 carfilzimab-MP vs. MPV;MLN9708-Rd vs. RD 均使用更强效以及毒副作用更小的药物治疗老年 MM,希望能在耐受的毒副作用下进一步提高老年 MM 患者的疗效。

三、新的靶向药物——未来的更多选择

硼替佐米、沙利度胺、来那度胺的应用显著改善了 MM 患者的预后,但上述药物仅是 MM 生物学研究开发的一部分,还有很多的作用机制药物尚在开发或前期临床研究之中,而且,一旦患者对上述药物耐药将变得无药可治,预后极差,EFS 以及 OS 分别只有 5 个月和 9 个月。因此,需要开发更多的新药以提高 MM 疗效或克服 MM 耐药。

(一)第二代针对泛素-蛋白酶体通路的抑制剂

泛素-蛋白酶体通路对骨髓瘤细胞的生存非常重要,该通路上存在多个抗骨髓瘤的靶点。现有多个临床前期试验正在试验抑制这些靶点的抗骨髓瘤效应。蛋白酶体的上游去泛素化酶 USP-7 抑制剂 P5091 在临床前期试验中证实有抗骨髓瘤效应。更强的抗蛋白酶体 β_5 亚基的抑制剂如 carfilzomib,ONYX0912,MLN9708 也被临床试验证实能克服硼

替佐米耐药。carfilzomib 在多个 Ⅱ 期临床试验中被证实对耐硼替佐米的 RRMM 有效而没有显著的外周神经毒性。ONYX0912 和 MLN9708 均是口服剂型的蛋白酶体抑制剂,在 Ⅰ/Ⅱ 期临床试验中也表现出较好的疗效。NPI-0052 可以同时抑制蛋白酶体的 3 个亚基的活性,在临床前试验中也能克服硼替佐米的耐药。最后针对 LMP-7 免疫蛋白酶体亚基的抑制剂 PR-924 也在体内和体外试验中表现出抗骨髓瘤效应。由于 LMP-7 只在恶性肿瘤中表达而正常造血细胞无表达,因此 PR-924 可更有针对性的抗肿瘤而减少毒副作用。

在上述泛素-蛋白酶体通路的新靶向药物治疗中,carfilzomib 现已被 FDA 批准应用于 RRMM。Ⅱ 期临床试验 PX 171-003 显示 carfilzomib 单药(20/27mg/m²)应用于 266 例 RRMM(82% 患者使用超过 4 线方案,80% 对硼替佐米以及来那度胺耐药)患者有效率 23.7%,缓解持续时间为 7.8 个月,OS 15.6 个月。而且疗效不受到不良遗传学、肾功能不全、疾病分期或 ECOG 体能状态的影响。在 299 例患者中,5 例患者死亡考虑与使用 carfilzomib 有关,其中两例死于心搏骤停。3/4 级血液学毒性包括贫血(24%)、血小板减少(29%)、淋巴细胞缺乏(20%)以及粒细胞缺乏(11%)。3/4 级非血液学毒性包括肺炎(9%)、低钠血症(8.3%)、疲乏(7.5%)、低磷血症(6.0%)。与 carfilzomib 相关的 PN 发生率只有 8.3%,而且均为 1/2 级。

之前未使用过硼替佐米的 RRMM 患者使用 carfilzomib 的缓解率高达 52%,缓解持续时间(Duration of Response,DOR)延长至 13.1 个月。肾功能不全患者的疗效与肾功能正常者无差别,与硼替佐米一样,carfilzomib 无需因肾功能不全调整剂量。鉴于 carfilzomib 在 RRMM 中的确切疗效,2012 年 FDA 已批准 carfilzomib 应用于接受过硼替佐米以及 IMIDs 的 RRMM 患者。目前正在进行 3 期临床试验比较 carfilzomib 治疗与单纯支持治疗对 RRMM 患者的疗效。carfilzomib 与 Rd 联合(CRd 方案)Ⅰb 期临床试验显示在 RRMM 以及 NDMM 患者中的缓解率分别可提高至 78% 和 98%,其中在 NDMM 患者中的 sCR 率可高达 42%。carfilzomib + RD vs. RD 应用于 RRMM 的 Ⅲ 期临床试验正在进行中。carfilzomib 联合 MP(CMP)方案应用于老年 NDMM 患者可取得 92% 的缓解率,而 carfilzomib 联合 CTD 方案组成 CYCLONE 方案被称为是目前最强的 NDMM 方案,缓解率 100%。

综上所述,carfilzomib 疗效比硼替佐米更强而毒副作用尤其是 PN 明显减轻。carfilzomib 可与现有的多种抗骨髓瘤药物联合,进一步提高疗效。在不久的将来 carfilzomib 也将广泛应用于临床,进一步提高骨髓瘤治疗疗效。

（二）第三代免疫调节剂

继第一代 IMIDs 沙利度胺、第二代 IMIDs 来那度胺之后,第三代的免疫调节剂 pomalidomide 显现出更强的抗骨髓瘤效应,对耐硼替佐米以及耐来那度胺的 RRMM,pomalidomide 仍能诱导较高的缓解率并较持续的缓解。

pomalidomide 的合适剂量目前仍在探索当中。Mayo 中心的经验是 2mg 持续应用的缓解率并不比 4mg 持续应用差多少(≥ PR 26% vs.29%,≥ MR 49% vs.43%),而副作用比 4mg 持续应用减轻(3/4 级血液学毒性 71% vs.74%,3/4 级非血液学毒性 26% vs.26%)。与沙利度胺以及来那度胺比较,pomalidomide 的外周神经毒性较轻,而骨髓抑制程度不如来那度胺。2mg 组与 4mg 组的 PFS 分别为 6.5 个月 vs.3.2 个月,6 个月 OS 率分别为 78% vs.67%。最近发表在 Blood 的两篇文章显示 pomalidomide 的最大耐受剂量为 4mg/d 持续使用,而 4mg 21/28 天的方案与 4mg 持续使用的缓解率差异不大(35% vs.34%)。目前的数据表明无论是 2mg 持续应用还是 4mg 21/28 间断使用都是有效并可耐受的方案,pomalidomide 的疗效并没有显示出很强的剂量依赖性。

相对而言,pomalidomide 的疗效受到患者之前接受的方案数影响更大。在首个报道的 2 期临床试验中,60 例患者中缓解率高达 63%(CR 5%,VG-PR28%,PR 18%),在耐来那度胺、沙利度胺、硼替佐米患者中的缓解率分别为 40%,37%,60%。主要的毒副作用为骨髓抑制,包括 3/4 级贫血 5%,血小板减少 3%,粒细胞缺乏 32%。中位 PFS 11.6 个月。74% 患者高危遗传学异常阳性,其缓解率以及 PFS 与标危遗传学异常患者相近。在后续的 Ⅰ/Ⅱ 期临床研究中,pomalidomide 的缓解率则在 30% 左右。后期 pomalidomide 的缓解率下降主要是因为之后的研究中入选患者都接受过更多方案数的治疗。

Pd 基础上联合 clarithromycin 可增强 pomalidomide 的效应,缓解率可提高至 53%。将会有更多的临床试验验证 pomalidomide 在 RRMM 中的作用,pomalidomide 被批准应用于 RRMM 指日可待。

（三）针对新靶点的新药

上述二代新药虽然能部分克服 RRMM 对来那

度胺以及硼替佐米耐药,但不可避免的同类药物之间存在交叉耐药性。为了更好地克服耐药,需要针对完全不同的新靶点来研发新药。

一直以来,骨髓瘤专家致力于研发出 CD20 单抗治疗 B 细胞淋巴瘤那样特异的抗骨髓瘤单抗。CS-1 抗原是 NK 细胞抗原,在所有 MM 细胞中均有表达。针对该抗原的抗体 elotuzumab 在临床前 MM 模型中有抗骨髓瘤作用,然而在临床研究中,elotuzumab 并没有诱导缓解而只是维持疾病稳定。临床前试验表明来那度胺能增强 elotuzumab 的抗体依赖细胞毒效应(ADCC),因此现正在进行来那度胺与 elotuzumab 联合的临床研究。针对其他抗原如 CD38,CD138 的抗体以及疫苗也在开发中。

硼替佐米耐药的 MM 细胞中热休克蛋白 27(HSP27)表达上调,p38MAPK 抑制剂下调 HSP27 的表达并能克服骨髓瘤细胞株以及原代骨髓瘤细胞对硼替佐米的耐药。p38MAPK 联合硼替佐米正在临床试验中。

硼替佐米激活 Akt,而 Akt 抗体 perifosine 可以阻断这种激活。在 I/II 期临床试验中 perifosine 与硼替佐米联合的抗骨髓瘤效应持续,能克服骨髓瘤对硼替佐米耐药。目前该联合方案的 III 期临床试验正在进行中以期获得 FDA 批准。

由于 MM 细胞大量合成单克隆免疫球蛋白,维持蛋白合成以及降解稳态对 MM 细胞非常重要,蛋白稳态因此也成为抗骨髓瘤的靶点。抑制蛋白酶体将上调细胞聚集体(aggresome)降解蛋白通路,相反抑制聚集体降解蛋白通路上调蛋白酶体降解蛋白通路。临床前试验显示组蛋白去乙酰化酶抑制剂(HDAC)联合蛋白酶体抑制剂抑制来同时抑制聚集体通路和蛋白酶体通路显示出协调抗骨髓瘤效应。联合 HDAC(vorinostat/panobinostat)与硼替佐米的 I/II 期临床试验显示该联合确实能够克服 MM 对硼替佐米耐药,相关的 III 期临床试验正在进行当中。

随着功能基因学在骨髓瘤基础研究中的进展,越来越多的骨髓瘤新靶点将被开发。这些研发将进一步增加抗骨髓瘤药物种类,将来骨髓瘤患者治疗的选择会越来越多,无药可治的可能性会极大降低,患者的生存期将不断延长,甚至达到治愈的目标。

四、结语

骨髓瘤治疗史上有两次飞跃,第一次是造血干细胞移植的应用,第二次则是新药的广泛使用。现在骨髓瘤的生存期已较 2000 年前延长 1 倍,获得

10 年长期生存的患者比例显著增加。骨髓瘤预后的显著提高一方面归功于新药如蛋白酶体抑制剂硼替佐米以及免疫调节剂如沙利度胺、来那度胺的研发及应用,另外一方面归功于骨髓瘤生物学行为研究的进展。骨髓瘤的治疗目标已经由控制疾病逐渐向治愈疾病方向发展。现有的目标是经上述方法积极治疗后将 MM 变成一种慢性病,恰如老年人常有的高血压病和糖尿病等常见慢性病的一样,患者在心理上更容易接受,依从性也提高。而对于年龄>65 岁的患者,预计生存时间达到大部分国家的平均年龄,是否可以认为这些患者已得到治愈?但是我们需要清醒的认识到,我们离治愈多发性骨髓瘤还有相当大的距离。将来的骨髓瘤治疗不仅需要疗效更好、毒性更小的药物及方案;而且还需要针对骨髓瘤生物学的深入理解,对骨髓瘤做到准确的分型、危险分层,对骨髓瘤进行个体化治疗,最终达到治愈多发性骨髓瘤的终极目标。

(中山大学附属第一医院　李娟)

第三节　难治复发的多发性骨髓瘤的治疗选择

一、概述

多发性骨髓瘤(multiple myeloma,MM)是一种不可治愈的恶性浆细胞疾病。尽管近十余年随着靶向治疗和干细胞移植的广泛应用,骨髓瘤治疗取得了革命性的进步,患者生存期明显延长,部分患者甚至可以获得长期生存。但目前骨髓瘤治疗的疗效仍难以长期维持,几乎所有的患者最终都会出现疾病复发及耐药,即便是那些获得完全缓解(complete response,CR)的患者也同样如此。随着疾病的发展,MM 耐药克隆选择性增殖,疾病侵袭性增高,治疗难度不断增加。在疾病复发进展时如何为患者选择合理的治疗方案仍然是一个挑战,疾病和患者双方特点都需要加以考虑。

二、什么是复发、难治性骨髓瘤

为建立统一规范的名称标准,便于临床研究间的相互比较,2011 年国际骨髓瘤工作组(IMWG)提出了关于复发难治性骨髓瘤(refractory and relapsed multiple myeloma,RRMM)诊断标准及分类,具体如下:

(一)复发性骨髓瘤

接受一次或一次以上治疗后出现疾病进展,需

要进行挽救性治疗,并且不符合难治性 MM 标准者。

(二) 难治性骨髓瘤

对初始治疗或者挽救治疗无反应,或在接受末次治疗 60 天内出现疾病进展。无反应定义为未达到微小缓解(minimal response,MR)疗效或者在治疗中疾病进展。分为复发且难治性 MM 和原发难治性 MM。

1. 复发且难治性骨髓瘤(relapsed and refractory myeloma) 对挽救性治疗无反应;或在接受末次治疗有效(至少获得 MR)后 60 天内疾病又进展者。

2. 原发难治性骨髓瘤(primary refractory myeloma) 对起始治疗反应差,没有达到 MR 或更好的疗效。

一般而言,对原发耐药的患者治疗难度较大,应采取多药联合化疗,可能取得一定疗效,而对现有治疗方案均无反应的患者,可尝试异基因造血干细胞移植治疗。如果患者治疗后,长期处于疾病稳定(stable disease,SD)状态,提示疾病侵袭性不高,有学者认为这部分患者可能预后良好,是否应立即强烈化疗值得商榷。

三、探究多发性骨髓瘤复发进展的根源

(一) MM 复发的根源的探索-为什么会"死灰复燃"

寻找疾病复发根源的探索之路:随着基础研究的发展及各种新型监测方法的问世,对于 MM 复发的根源认知也经历了不断深化的过程。从微小残留病(minimal residual disease,MRD)、骨髓瘤干细胞到克隆演变,人类对骨髓瘤复发根源的探索正不断臻于完善。

1. 微小残留病 微小残留病指经治疗获得完全缓解后体内残留少量肿瘤细胞的状态。过去认为微小残留病的存在及增殖是 MM 复发根源。目前可通过荧光原位杂交(fluorescence in situ hybridization,FISH)、流式细胞术(flow cytometry,FCM)和聚合酶链反应(polymerase chain reaction,PCR)等方法对 MM 患者骨髓细胞进行微小残留病监测。连续动态观察 MRD 对早期提示复发、预测预后及指导个体化治疗有重要意义。

2. 骨髓瘤干细胞 研究者进一步发现骨髓瘤细胞存在明显的遗传异质性,只有小部分骨髓瘤细胞具有致瘤性和成瘤能力,这部分细胞被称

为骨髓瘤干细胞。目前认为骨髓瘤干细胞是 MM 复发的根源,其生物学改变以及耐药克隆的增加可能是 MM 耐药的主要原因,但骨髓瘤干细胞特异的表面标志仍不明确。Matsui 等认为 CD138⁻浆细胞具有更强的克隆性生长能力,而表达 CD138⁺的 MM 浆细胞却不具有克隆源性,通过分选鉴定骨髓瘤干细胞的免疫表型为 CD19⁺/CD27⁺/CD138⁻。但对此也有学者持不同意见,Svachova 等发现 MM 患者骨髓中的 CD138⁺浆细胞表达干细胞特征性蛋白 Nestin,认为 CD138⁺细胞中可能包含骨髓瘤干细胞。

Matsui 课题组经 Hoechst 33342 染色后鉴定骨髓瘤侧群细胞(side population,SP)具有克隆形成能力细胞,可以在某种程度上代表骨髓瘤干细胞。SP 细胞是一群可将 DNA 结合染料如 Hoechst 33342 荧光染料快速泵出细胞,表现为细胞核不着色或者低着色,利用流式细胞仪可以将这些不着色细胞加以分离,在流式二维分析点阵图上,这一小群细胞呈彗星状分布在细胞主群的一侧,称其为侧群细胞。SP 细胞已在实体瘤成功分离和鉴定。在骨髓瘤干细胞免疫表型不同报道存在较大差异的情况下,SP 细胞被认为是具有干细胞特性的肿瘤起始细胞,成为目前骨髓瘤干细胞研究的主体。SP 细胞具有很多干细胞特性,如低剂量可体外成瘤、多处于静止期、细胞膜表达药物转运体蛋白。SP 细胞对化疗药物(包括目前广泛应用的沙利度胺、硼替佐米等靶向药物)不敏感,常规治疗很难将其清除。在干细胞的自我更新过程中涉及的主要信号转导通路包括:Hedgehog(Hh)、Wnt/β-catenin 和 Notch 等。其中 Hh 通路是与细胞生长分化密切相关的信号转导通路,其信号途径的紊乱及其信号相关成分的突变与肿瘤发生、发展有密切关系。在 CD138⁻骨髓瘤干细胞中 Hedgehog 信号处于高度活化状态,诱导 MM 干细胞增殖,用 Hedgehog 配体抑制剂可显著抑制 MM 细胞克隆性生长。Wnt/β-catenin 信号通路与 MM 干细胞关系密切,wnt 信号的激活可促进 MM 干细胞的增殖。

当前 MM 干细胞研究的热点集中在寻找特异性表面标志、异常的信号通路及探索治疗的新靶点上。对骨髓瘤干细胞的治疗策略还有赖于基础研究对肿瘤干细胞生物学特征的彻底阐明。杀死肿瘤干细胞是所有肿瘤医师的理想。未来在应用化疗药物杀伤 MM 浆细胞降低肿瘤负荷的同时,可联合针对骨髓瘤干细胞的药物,清除残留的骨髓瘤干

细胞,以期达到根治 MM 的目的。

3.骨髓瘤的克隆演变　恶性肿瘤在发生、发展过程中常常会变得越来越富有侵袭性,包括生长加速、浸润周围组织和远处转移等。演变是指疾病发生发展过程中出现附加遗传性改变,使得不同瘤细胞亚克隆获得不同的生物学特性。骨髓瘤的发生发展过程中同样存在克隆演变现象,这种演变是以分枝状的演变为主,而不是线性演变。所谓线性演变是指所有子代细胞具有亲代细胞共同的特征,同时子代细胞间具有同一性。而分支状演变是指子代细胞既具有原有亲代细胞相同的特征,同时子代细胞间具有异质性,产生不同亚克隆子代细胞。

从达尔文的自然选择的角度来看,基于亚克隆的异质性,克隆演化可能是疾病复发进展的基础。如图 5-3-1/文末彩图 5-3-1 所示:从起病到浆细胞白血病是多步骤演化的一个过程。首先是产生 MGUS 克隆,这些克隆在随后经历足够的遗传学打击后获得进一步生长优势并扩增、演变。类似于达尔文对物种起源的解释,克隆的演变通过分支状途径实现。病情进展过程中疾病的遗传异常复杂性逐步增加,如果有足够灵敏的测试方法,之前各阶段的亚克隆也可能被检测出。到浆细胞白血病阶段,增殖的克隆迅速扩增,并不再仅局限于骨髓,出现髓外浸润及浆细胞白血病,最终不治。

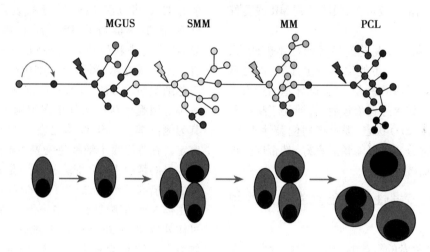

图 5-3-1　多发性骨髓瘤的分支状克隆演变过程

靶向治疗中耐药是一种越来越常见的现象。识别耐药机制的分子机制可对疾病的治疗有所帮助。目前认为可能的耐药机制主要分为以下 3 种:①治疗靶点缺失或发生突变;②治疗靶点的静息性和抗药性;③克隆内异质性及克隆演变。过去更多关注治疗于靶点改变,对于克隆演变的认识非常有限。虽然 MM 遗传基础具有显著的异质性已成为共识,但既往研究中所反映的是优势克隆群体,并没有考虑到亚克隆异质性的存在。近来研究显示这种 MM 亚克隆异质性也是 MM 的一种普遍现象。肿瘤内不同克隆对药物反应不同,治疗可能导致耐药亚克隆的选择和扩增,使靶向治疗耐药的情况更棘手。不同的用药顺序也可以影响亚克隆的选择,从而改变患者骨髓瘤细胞的生物学特性,改变患者的预后。这提示我们对骨髓瘤进行靶向治疗中,需要根据患者对治疗的反应,调整靶向药物的种类,并且在治疗策略制定时针对疾病中的早期事件,最大程度地清除肿瘤克隆。

（二）常用的检测方法

使用简单的生化指标,如血清 β_2-微球蛋白和白蛋白水平,可以在诊断时对患者进行预后分层。但这个 2005 年提出的国际分期系统存在重要的缺陷,它仅反映初诊时患者的肿瘤负荷和一般状态,不能反映 MM 克隆内异质性及克隆演变的过程。随着染色体显带分析、荧光原位杂交（FISH）、基因芯片等技术的发展,骨髓瘤在发生过程中基因组层面的遗传学改变得以展现,而运用常规生化指标与遗传学异常相结合可以更好地识别 MM 患者病情进展中具有的生物学特征。

如果一名患者在初诊时已存在一个高危因素,那么在复发时无需检测同样的指标。例如一名患者初诊时存在 t(4,14),则在复发时无需重复检测 t(4,14)。对于初诊时为低危的患者,在复发时应用细胞遗传学和 FISH 等方法,寻找患者是否出现新发的不良预后因素意义则更大。因为随着疾病进展,MM 某些亚克隆选择性扩增,其生物学和临床意义会更大。

1. 染色体显带分析　传统的细胞遗传学研究方法中通过获得有丝分裂中期分裂相来进行显带分析(G带)。具体的高危因素为:细胞遗传学检测出13号染色体或13q缺失、t(4;14)和17p缺失。由于骨髓瘤细胞为终末分化细胞,增殖率低,难以获得足够的分裂相,且多发性骨髓瘤浆细胞中复杂核型多见,染色体形态差,仅靠显带技术难以判断,成功率低(约为15%～30%)。此项技术依赖人工操作,检测周期长,价格昂贵,不是普遍适用的检测方法。

2. 荧光原位杂交技术(fluorescent in situ hybridization, FISH)　荧光原位杂交技术(FISH)是对常规核型分析的重要补充。FISH采用特定探针检测已知的细胞染色体异常,具有直观、灵敏和特异的优点。FISH结合磁珠分选CD138+细胞,进一步提高了检测的敏感性和特异性。常见的异常为:涉及免疫球蛋白重链(IgH)异位,包括t(11,14),t(4;14),t(14;16),del(13),1q21扩增,1p21缺失、del(17p)等。

但FISH探针只能检测已知的细胞染色体异常,而不能探索MM患者具有的全部染色体异常,且价格较昂贵,需要应用众多探针检测可能存在的病变。除此以外,国内外缺乏统一的操作标准,各实验室间数据难以直接比较。但目前而言,FISH具有高敏感性及特异性,仍有广阔的应用潜力,各种基于FISH的联合分层体系正在不断探索中,FISH技术可能在未来进一步得以推广。

3. 基因表达谱和基因组测序(genome sequencing)　MM细胞遗传学的复杂性反映了其分子生物学复杂性。基因表达谱可以从整体水平上研究基因与基因之间相互作用的网络。新一代测序技术有望能检测MM中所有相关的基因突变、拷贝数异常、特有的异位和缺失等。

Shaughnessy最初在532例初诊患者中进行基因组测序,发现70种基因与不良预后相关,多因素分析显示17种基因的模型与70种基因模型具有相同的预后价值。其后Decaux在182名初诊患者中寻找到15种与不良预后最相关的基因,并在一组853名患者的人群中加以证实。值得注意的是,尽管两个临床研究的试验对象均为接受大剂量化疗的MM患者,这15种与17种基因模型体系基因完全不同。这更加提示了肿瘤行为的复杂性。对于复发难治性患者中基因组测序与疾病预后的关系,目前没有相关数据的相关报道。目前已有多个

研究机构用基因芯片技术在转录水平综合分析MM分子调控网络,以期进一步阐述MM发病机制的分子机制。未来在初诊及复发难治性患者中使用这种分析网络还需要很多工作要做。希望能利用这些基因学数据,针对患者的疾病分子亚型进行治疗,改变骨髓瘤"千人一面"的治疗状况。

4. 高分辨微阵列比较基因组杂交技术(Array CGH)　过去30年中,G显带核型分析是国内外诊断染色体异常的主要方法,但该方法对于细微的染色体结构异常(5Mb以下)无法识别。虽然荧光定量PCR和荧光原位杂交的分辨率大大提高了,但需要预先知道拷贝数变化的位置和类型,且只能检测少数位点。微阵列比较基因组杂交具有高分辨率、高灵敏度、高通量、自动化和快速等优点,能准确地检测微缺失、微复制和扩增等基因组不平衡,检测全部有意义的突变、易位、拷贝数改变,且价格合理,是临床及研究中具有重要意义的检测方法。

四、影响治疗选择的相关因素

(一)　治疗的目标:追求完全缓解还是维持疾病稳定?

在新诊断的多发性骨髓瘤患者中,完全缓解(CR)是一个MM患者长期生存的良好的预测指标。随着新药广泛应用,患者可再次获得CR。那么在复发难治性骨髓瘤中获得CR也仍然是一个关键的终点吗?这直接影响对后续治疗方案的选择,是一个值得探讨的问题。

一项纳入300余例RRMM患者的回顾性研究显示,治疗后缓解的深度与预后相关。在该项研究中,获得CR和非常好的部分缓解(very good partial response, VGPR)的患者,无进展生存期(progression-free survival, PFS)显著优于仅获得部分缓解(partial response, PR)及疾病稳定(stable disease, SD)的患者,显示高质量的缓解可以延长患者的PFS。Ⅲ期APEX试验结果同样证实了这一结论。而在另一项回顾性研究中观察到高质量的缓解可延长患者总生存期。该研究中RRMM患者行长春新碱/低剂量地塞米松/沙利度胺的联合治疗,其中获得高质量缓解(CR及VGPR)的患者的预后显著优于获得PR及SD的患者,前者PFS和OS均明显延长。在一项四药联合化疗(沙利度胺、多柔比星、地塞米松、硼替佐米,ThaDD-V)研究中得到类似结论,且获得严格的CR的患者预后更好。这进一步显示高质量缓解对于RRMM患者的重要性。以上研究提

示在挽救治疗时获得深度缓解可改善患者预后。但我们也应谨慎对待这些临床数据，因为他们均来自回顾性研究，未来需要在设计良好的前瞻性研究中进一步加以探究 RRMM 患者缓解程度与预后之间的联系。

对于不适合移植的患者，特别是老年 MM 患者，治疗的主要目的在于提高缓解质量这一观点应加以谨慎对待。老年患者，特别是那些合并高血清 β_2-微球蛋白水平或较高的肿瘤负荷的患者（ISS 分期为 Ⅱ 或 Ⅲ 期），很可能因不能耐受长期及高强度的化疗而难以获得 PR。因此治疗的目标应根据患者个体情况而制定。目前认为 CR 是 MM 患者良好预后的预测因子。生活质量（quality of life）是决定治疗强度及目标的关键因素。对于一般状态好、能耐受强烈治疗的患者，推荐通过大剂量化疗及干细胞移植等，达到最大程度的缓解，以获得长期生存。而对于一般情况差、不能耐受强烈治疗的患者，通过姑息治疗控制疾病进展、改善生活质量、延长生存期是主要的治疗目标，而不应一味追求高质量的缓解。

（二）开始治疗的时机

对于复发开始治疗的时机，目前指南多推荐应在临床复发，而不是生化复发时开始，如表 5-3-1 所示。但如果患者 M 蛋白包括血尿 M 蛋白或 FLC，倍增时间小于 2 月，提示疾病侵袭性高，即使没有出现临床症状，也需要开始治疗。

（三）合并症对选择治疗方案的影响

MM 好发于老年患者，其基础疾病可能影响药代动力学，增加不良反应发生率。因此在 MM 个体化治疗中应充分考虑合并症对治疗的影响。硼替佐米具有不经过肾脏代谢且起效快的特点，适于肾功能不全的患者。而选用来那度胺为主的方案时，需要根据肌酐清除率进行药物剂量调整。以硼替佐米为主的方案并不增加血栓事件的发生率，是近期出现血栓事件患者的首选。而沙利度胺和来那度胺治疗中容易出现血管栓塞症，一般不推荐高凝患者使用，但当治疗选择较少或证明药物敏感时，可以在抗凝治疗的前提下谨慎使用。MM 治疗过程中近 80% 的患者出现不同程度神经病变。来那度胺引起神经病变发生率较沙利度胺和硼替佐米低，推荐合并神经病变患者选用。在已存在前期外周神经病变的患者中，使用有潜在神经毒性的药物如硼替佐米时，推荐临床调整药物剂量、给药时间间隔及给药途径。

表 5-3-1　国际骨髓瘤工作组统一疗效标准

复发或进展分类	复发或进展标准
疾病进展	疾病进展至少符合以下一项： 与基线值相比升高≥25%： ● 血清 M 蛋白或（升高绝对值须达到 5g/L）； ● 尿 M 蛋白（升高绝对值须 ≥200mg/24h）； ● 如果血清和尿 M 蛋白无法检出，血清受累游离轻链（FLC）与非受累 FLC 之间的差值（增加绝对值须>100mg/L）； ● 骨髓浆细胞比例（增加绝对值至少 ≥10%）； ● 出现新的溶骨病变或软组织浆细胞瘤，或者现存骨病变或软组织浆细胞瘤增大； ● 出现仅与浆细胞异常增殖相关的高钙血症（校正后血钙 > 2.8mmol/L 或 11.5mg/dl）。
临床复发	临床复发至少符合以下一项： 疾病进展和（或）终末器官功能障碍（CRAB 特征）的直接征象，不用于计算 TTP 或 PFS，用于临床或有选择性的进行检查 ● 出现新的骨病变或者软组织浆细胞瘤 ● 明确的骨病变或者软组织浆细胞瘤增大（明确增大定义为病灶两垂径乘积较前增大 50% 以上并至少增大 1cm） ● 高钙血症（≥11.5mg/dl） ● 血红蛋白下降≥20g/L ● 血肌酐上升≥176.8μmol/L（2mg/dl）
CR 后复发	至少符合以下一项： ● 免疫固定电泳或常规电泳检查血或尿 M 蛋白再次出现 ● 骨髓浆细胞比例≥5% ● 出现 PD 的任何其他指征（如新出现的浆细胞瘤、溶骨性病变或高钙血症）

五、RRMM 治疗的原则

（一）联合用药

1. 为何需要联合用药　在复发难治性 MM 中，联合治疗的原理主要有 2 个方面。首先毫无疑问的是在大多数肿瘤性疾病，特别是血液系统肿瘤中，诱导治疗阶段联合治疗比单药治疗更加有效，如果患者可以耐受，联合治疗可能实现持久的疾病缓解。其次当肿瘤细胞暴露于单药治疗时，常导致其他生存相关的信号通路交替激活,而通过合理的联合用药可有效抑制耐药机制。在联合治疗时,以某种特定靶向药物为基础的治疗方案中,应利用其多种作用机制,与其他药物联合实验,并同时避免增加同类不良反应。如图5-3-2/文末彩图5-3-2所示:硼替佐米、地塞米松通过capase-9介导MM细胞的凋亡。硼替佐米及免疫调节剂均可通过capase-8介导凋亡。硼替佐米和Hsp90抑制剂、HDAC抑制剂、烷化剂等可抑制NF-κB途径的活性。硼替佐米通过IκB的聚集抑制NF-κB的活性,免疫调节剂则过作用于上游调控因子。以上不同种类的药物具有不同的作用机制,联合用药可能具有协同抗骨髓瘤效果。这为临床上联合用药提供了理论依据。目前多种药物联合方案治疗MM疗效在各期验证中,总体上联合的药物越多疗效越好。

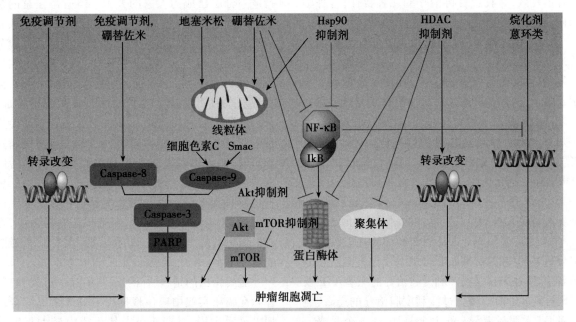

图5-3-2　多发性骨髓瘤药物治疗靶点

2. RRMM联合用药中需要多少种药物　在新诊断的多发性骨髓瘤中,三药或四药的联合治疗方案可以显著提高疗效。那么在RRMM中是否也是如此?在RRMM中已获批准的单药或两药联合治疗,如硼替佐米,来那度胺,硼替佐米联合多柔比星,来那度胺及地塞米松等治疗方案,CR率为2%～15%,至疾病进展时间(time to progression,TTP)为5～11个月。现有很多关于三或四种药物联合治疗RRMM的临床研究。数据显示使用强度更高的联合治疗方案疗效较好(CR率更高),可进一步改善预后。三药或四药的联合治疗方案中,如含沙利度胺+硼替佐米+地塞米松+蒽环类药物联合方案在RRMM中的治疗的结果最好,其与单药及两药治疗方案相比,CR率提高近1倍,PFS明显延长。

治疗方案的毒性并不是与药物的数量严格相关。在三种或四种药物联合治疗方案中,中性粒细胞减少症、感染和下肢深静脉血栓形成的比例与两种药物联合的治疗方案中报告的类似。在使用含硼替佐米的三药或四药联合治疗中,血小板减少和周围神经病变较为常见。如果患者能够耐受这些联合化疗相关的不良反应,推荐采用多种药物的联合治疗方案。此外,药物选择中可考虑通过将沙利度胺更换为来那度胺,降低硼替佐米的剂量及给药频率等,可能减少治疗相关不良事件。

(二)是否可以选用原来方案再治疗

随着靶向药物在多发性骨髓瘤中的成功应用,越来越多的患者开始采用至少含一种靶向药物的方案进行诱导治疗,以期获得快速及高质量的缓解,从而延长生存期。目前含有靶向药物的初治治疗,联合自体造血干细胞移植已成为初治MM标准治疗方案。随之带来的问题则是,这部分使用靶向药物的患者复发时,是否能继续重复使用同种靶向药物,还是需要更换另一种不同作用机制的靶向药物治疗?再治疗后安全性如何,疗效有无影响?治疗的最佳顺序是什么?这些都值得我们思考。

尽管在今天随着基础研究的进展,相关机构已研制出20余种针对不同通路的MM靶向药物并正处于不同阶段的临床试验中,但新药研发周期较长,而经批准上市的新药数量有限。如何合理及充分地利于有限的药物资源,是临床关注的重点。美国国家综合癌症网络(national comprehensive cancer network,NCCN)指南中对于再治疗的建议是:患者如果患者前次化疗算起,缓解时间大于6个月,提示对前期治疗敏感,复发时可重复原方案治疗。当然,这只是一个初步的治疗建议。为进一步明确再治疗的疗效,寻找适合再治疗的患者特征,各种临床研究逐步开展。

1. 硼替佐米 APEX研究亚组分析证实硼替佐米治疗前接受治疗的线数越少缓解率越高。首次复发后早期使用硼替佐米可提高总生存率。德国及瑞士进行的多中心、回顾性调查研究显示硼替佐米再治疗是一种耐受性好且有效的治疗方案,特别是对于无治疗间隔时间(TFI)超过6个月的患者。长征医院回顾性分析76例硼替佐米再治疗MM的疗效及安全性,显示硼替佐米再治疗总反应率为58%,且不良反应的发生率并没有明显增加,证实硼替佐米再治疗具有良好的耐受性及可行性。

2. 免疫调节剂 MM-009和MM-010试验亚组分析显示,在来那度胺联合地塞米松方案治疗的患者中,既往未接受过沙利度胺治疗的患者TTP及PFS明显优于前期接受过沙利度胺治疗的患者,但两者OS无明显差异(36.1个月比33.3个月,$P = 0.2$)。进一步分析显示既往接受沙利度胺治疗的患者,可在RD治疗中获益。MM-009和MM-010试验的结果还表明,复发时早期应用来那度胺可使患者获益,首次复发时使用来那度胺疗效好,患者反应率更高,TTP、PFS和OS均延长。而来自梅奥中心的一项关于免疫调节剂的研究更清楚的阐述了免疫调节药物的合理使用顺序。结果显示复发时选用与前期治疗不同的免疫调节药物缓解率较高,其中既往行沙利度胺或来那度胺的患者,接受pomalidomide治疗缓解率最高。而既往前期行来那度胺治疗的患者复发时采用沙利度胺治疗缓解率最低。提示我们免疫调节剂的合理使用顺序为依次使用沙利度胺、来那度胺、pomalidomide。

(三)分层治疗的重要性

MM一直以来被认为是不可治愈的疾病,且具有较强的异质性,不同危险因素分析对于患者预后的判断以及临床治疗选择具有很大的指导意义。同样为避免过度治疗或治疗强度不足,对不同危险分层的患者实现分层治疗甚至个体化治疗是当今血液肿瘤治疗的重要的发展趋势之一。

近年来几个国际著名的MM中心开始了基于细胞遗传学的危险分层治疗策略的研究。梅奥中心于2007年发表首次了基于细胞分子遗传mSMART预后分层标准,目前该分层体系已更新至第2版。美国小石城研究组基于基因表达谱芯片(gene expression profiling,GEP)检测将初诊MM分为高危和标危两组。以上分层体系均主张对于高危型MM患者早期采用更为积极的治疗。对于初诊MM患者应进行危险分层已成为大家的共识。但值得注意的是多发性骨髓瘤是一种难以治愈的疾病,病程中疾病多次复发,在疾病复发阶段如何对患者进行危险分层仍没有定论。研究发现在MM复发时,不良预后因素较初诊时会发生改变。如果患者密切随访,会发现复发时不良预后因素较诊断时多有所增加。目前逐渐达成的共识是,在复发时检测出的遗传异常与初诊时一样具有相同的预后意义。在疾病复发阶段,如果患者获得新出现的高危不良预后因素,则患者应重新分类为高危组。例如一名MM患者初诊时没有17p-,而在复发时60%的浆细胞中检测出17p-,则这个患者应重新分类至为高危组,推荐根据患者的一般情况,选用其可耐受的积极强烈的治疗方案。

需要指出的是,联合治疗、再治疗、分层治疗等理念在临床实践中应该根据患者具体情况综合地加以灵活运用,以期使患者从治疗中最大程度获益。

六、目前可供选择的治疗方案

(一)常规化疗

由于大多数骨髓瘤细胞处于静止期,因此细胞周期特异性细胞毒药物疗效有限。20世纪复发难治性MM的挽救治疗通常是以大剂量和(或)多药联合的方案为主。目前国内外常用挽救方案包括长春新碱+阿霉素+大剂量地塞米松(VAD)方案;长春新碱+马法兰+环磷酰胺+甲基泼尼松龙(VMPC)方案;阿霉素+长春新碱+地塞米松+依托泊苷+环磷酰胺(CEVAD)方案;地塞米松+环磷酰胺+依托泊苷+顺铂(DCEP)方案。随着MM基础研究的不断深入,已明确复发难治性MM多合并高危的细胞遗传学因素。传统药物疗效总体较差,总缓解率低,难以获得高质量缓解,患者中位生存期仅为6~9个月,因此建议复发时常规加用新药联合治疗。

(二)造血干细胞移植

近10余年国内外造血干细胞移植发展迅猛。

2012 年欧洲骨髓移植登记处手册数据显示：接受自体造血干细胞移植（autologous hematopoietic stem cell transplantation, auto-HSCT）和同种异体造血干细胞移植（allogeneic haematopoietic cell transplantation, allo-HSCT）的 MM 患者年度总数均呈逐年上升趋势，分别自 1996 年的 241 例和 65 例增至 2006 年的 5938 例和 489 例。其中接受 auto-HSCT 的年度总数远远超过接受 Allo-HSCT 的年度总数，两者比例达 12.2∶1。我国尽管在骨髓瘤移植方面起步较晚，但也呈快速发展的态势。中国骨髓移植登记组资料显示 2008 年全国骨髓瘤自体造血干细胞移植仅 15 例，2011 年增至 278 例。造血干细胞移植在 RRMM 治疗中占据越来越重要的位置。

1. 自体造血干细胞移植　在常规药物化疗时代，单纯进行化疗的患者，即使进行多药联合及调整药物剂量等方法治疗，患者的生存期仍不足 3 年。大量文献报道证实自体干细胞移植较常规化疗有明显优势，能提高 MM 完全缓解率、无事件生存率。因此推荐有条件的患者在化疗基础上联合自体造血干细胞移植治疗。

自体造血干细胞最大的缺点是移植物中存在瘤细胞污染以及预处理后患者体内存在微小残留病灶，导致疾病复发率高。即便如此，目前新药的疗效无法完全替代自体干细胞移植的作用。在新药诱导的基础上，联合自体干细胞移植，可以获得更好的疗效。二次自体造血干细胞移植的总缓解率在 55%～69% 之间，100 天内死亡率约小于 10%。早期移植和晚期移植的中位生存期差异无统计学意义，5 年总生存率均达 80%。接受早期移植患者可以获得更长的无症状生存时间。鉴于以上原因，建议诱导治疗后可直接进行大剂量化疗及 auto-HSCT，而不是把 auto-HSCT 留待挽救性治疗阶段。

NCCN 指南中对于诱导治疗后疾病复发、进展的患者，以 1 类推荐建议适合移植的患者行自体干细胞移植。对于移植后复发的 MM 患者，如果前期移植缓解持续时间大于 2 年，脏器功能允许，提倡再次行 auto-HSCT。

2. 异基因造血干细胞移植　尽管新药联合自体造血干细胞移植的应用大大提高 MM 的 CR 率，延长患者 OS，但仍不能治愈 MM。自体造血干细胞患者中位 EFS 为 3～5 年，5 年后绝大多数患者疾病复发或进展。异基因造血干细胞移植物中不含残留的骨髓瘤细胞，同时具有移植物抗骨髓瘤效应，减少疾病复发进展的风险，从而使患者有机会获得长期生存。

异基因造血干细胞移植最初是用于复发难治性骨髓瘤患者的临床试验中。高强度的清髓预处理方案由于移植相关死亡率高（移植相关死亡率在 25%～50% 之间），在 20 世纪末临床上已渐渐减少应用。1999 年 Storb 等率先开始尝试减低剂量预处理方案。其后逐渐开始研究比较常规化疗与减低强度预处理（RIC），结果显示 RIC 可使大多数患者获益。迄今绝大多数骨髓瘤异基因造血干细胞移植的研究是在复发或难治性患者中进行。Badros 等比较了 31 例接受减低剂量预处理及 93 例接受清髓预处理的异基因造血干细胞移植的骨髓瘤患者的疗效，结果显示 RIC 组患者移植相关死亡率明显低于清髓组（分别为 10% 和 29%），1 年 OS 率显著高于清髓组（分别为 71% 和 45%）。

为在行异基因造血干细胞移植前显著的降低肿瘤负荷，几个研究组提出自体或异体造血干细胞序贯移植策略，即在异基因造血干细胞移植前先进行自体造血干细胞移植。Rotta 等在 2009 年报道了 102 例接受自体移植后进行非清髓异基因造血干细胞移植 MM 患者的长期结果。5 年非复发相关死亡率为 18%，其中 95% 为移植物抗宿主病，完全缓解率为 59%，5 年 OS 率及 PFS 率分别为 64% 和 36%。多因素分析中显示独立不良预后因素主要为初诊时 β_2 微球蛋白大于 3.5mg/L 及行自体或异体移植时间距初始治疗的时间大于 10 个月。该组患者中 42% 有急性 GVHD，74% 有慢性 GVHD。采用减低剂量预处理后，移植相关死亡率及不良事件发生率明显降低，从而使 55 岁以上（最高年龄达 75 岁）的患者也有机会进行异基因造血干细胞移植。目前报道的 RIC 异基因移植相关死亡率为 18%～24%，慢性 GVHD 发生率为 7%～60%，2 年生存率为 58%～74%，CR 率为 28%～73%，部分报道中显示慢性 GVHD 与减少疾病复发有关。

临床研究显示长期的疾病控制和 GVHD 是限制未来异体移植应用关键因素。迄今为止异体移植应在临床试验或特定患者中应用，如低 β_2 微球蛋白，初始治疗 10 个月内以及前期治疗小于 2 线的患者。非清髓异基因造血干细胞移植显著降低移植相关死亡率但复发率稍高一些。移植后增加供体淋巴细胞输注，免疫调节剂、蛋白酶体抑制剂等联合使用可以进一步延长患者无进展生存期和总体生存期。

目前影响异基因造血干细胞移植在 MM 中广泛应用的关键问题在于多发性骨髓瘤患者年龄多

偏大,不能承受大剂量化疗,移植相关死亡率高。多数专家共识中认为异基因造血干细胞移植适于年轻且具有合适供者的复发性骨髓瘤患者。NCCN及 IMWG 仅推荐高危患者在临床试验中进行异基因造血干细胞移植。随着支持治疗的进步及非清髓移植的应用,异基因造血干细胞移植相关死亡率不断降低。而我国 MM 中位发病年龄低于西方国家,且人口基数庞大,年轻的 MM 患者数量多,该组患者亟需解决长期生存的问题。目前通过含新药的治疗可使患者获得完全缓解,消除疾病对 Allo-HSCT 的影响。年轻 MM 患者疾病复发时,本身即存在高危因素,在有合适配型的情况下,年轻 RRMM 患者可尝试 Allo-HSCT。

(三)新药治疗

1. 沙利度胺 沙利度胺是一种免疫调节药物(immunomodulatory drugs,IMiD),可直接影响 MM 肿瘤细胞,并通过骨髓微环境环境刺激机体抗骨髓瘤免疫反应。此外研究证实 MM 细胞的发生、生长、代谢以及浸润转移都依赖新生的肿瘤血管网,应用抑制血管生成的沙利度胺治疗可明显抑制新生血管形成,克服传统药物的耐药,改善 MM 患者的预后。

沙利度胺是首个在 RRMM 骨髓瘤患者中进行评估的新药。研究显示 RRMM 患者中沙利度胺单药治疗有效。一篇纳入 42 项临床试验的 Meta 分析 1629 名接受沙利度胺单药治疗的 RRMM 患者,结果显示 29% 的患者获得部分缓解及以上疗效,中位生存期达 14 个月。这一结果在一项 Meta 分析中进一步得到验证。对于治疗 RRMM 的最佳剂量并没有明确的标准,需要根据患者治疗的疗效及耐受性进行调整。一项比较不同剂量沙利度胺疗效的Ⅲ期临床试验显示,100mg 组与 400mg 组疗效相当,但副作用更少,因此多发性骨髓瘤治疗中推荐使用小剂量沙利度胺(100mg/d)。

沙利度胺与多种药物联合化疗方案已成功用于复发、难治性 MM 治疗。与沙利度胺单药治疗相比,联合地塞米松可将缓解率提高 50%,Ⅱ期临床试验中总缓解率(overall response rate,ORR)达 41%~56%。当沙利度胺联合用药增加至 3~4 种时,反应率进一步提高(ORR 63%~90%)。如沙利度胺联合马法兰(PR 59%)、马法兰/地塞米松(PR 42%)、脂质体阿霉素/地塞米松(PR 70%)、脂质体阿霉素/长春新碱/地塞米松(PR 76%)、DT-PACE(PR 75%),或环磷酰胺/依托泊苷/地塞米松(PR 32%),如表 5-3-2 所示。在 NCCN 指南中以 2A 类证据推荐 TD,TD-PACE 方案作为 RRMM 的挽救治疗方案。与之类似,ESMO 指南中也推荐沙利度胺联合地塞米松和(或)其他化疗联用于 RRMM 治疗。

表 5-3-2 以沙利度胺为基础的治疗方案

作者	方案	剂量及用法	N	>PR,%	CR,%
Lee	DT-PACE	地塞米松:40mg/d PO d1~4; 沙利度胺:400mg/d PO d1~28; 顺铂:10mg/m² IV d1~4; 多柔比星:10mg/m² IV d1~4; 环磷酰胺:400mg/m² IV d1~4; 依托泊苷:40mg/m² IV d1~4	229	32	7
Garcia-Sanz	CTD	环磷酰胺:50mg/d PO d1~28; 沙利度胺:200~800mg/d PO d1~28; 地塞米松:40mg/d PO d1~4,15~18	71	57	2
Kyriakou	CTD	环磷酰胺:300mg/m² PO d1,8,15,22; 沙利度胺:50~300mg/d PO d1~28; 地塞米松:40mg/d PO d1~4	52	78	17
Roussou	CTD	环磷酰胺:150mg/m² BID PO d1~5; 沙利度胺:400mg/d PO d1~5,14~18; 地塞米松:20mg/m² PO d1~5,14~18	43	67	0
Morris	CTD	环磷酰胺:250mg BID PO d1~28; 沙利度胺:50mg/d PO d1~28; 地塞米松:10mg/d PO d1~4,15~18	28	89	18

续表

作者	方案	剂量及用法	N	>PR,%	CR,%
Anagnostopoulos	TD	沙利度胺:200~600mg/d PO d1~28; 地塞米松:20mg/m² PO d1~4,15~18	47	47	13
Palumbo	MPT	美法仑:20mg/m² IV d1~4 泼尼松:12.5mg/d~50mg/d PO qod; 沙利度胺:50~100mg/d PO d1~28	24	42	0

注:PO 口服,IV静注,BID 2/d,qod 隔天1次

2. 来那度胺　来那度胺是沙利度胺的衍生物,体外实验证实来那度胺刺激肿瘤坏死因子(TNF-α)分泌的能力为沙利度胺的50 000倍,其单药的疗效在 RRMM 患者中已得到验证。在前期接受3种治疗方案的 RRMM 患者中,来那度胺单药反应率为29%~39%,最大口服剂量为25mg/d。

在两项Ⅲ期随机对照试验(MM-009 和 MM-010)中,地塞米松联合来那度胺疗效显著优于地塞米松联合安慰剂组。多因素分析进一步显示试验组与安慰剂组相比,ORR 明显增高(60.6%对21.9%,P=0.001),TTP 及 OS 显著延长,分别为(13.4个月对4.6个月,P=0.001)与(38.0个月比31.6个月,P=0.045)。尽管有42%的地塞米松组患者后期交叉到来那度胺组,来那度胺组仍有显著的生存优势。此外值得注意的是,研究还发现来那度胺/地塞米松联合方案对高龄老人(75岁以上)复发难治性 MM 患者疗效确切,总缓解率高达62%,中位 PFS 达14个月。基于这些Ⅲ期临床试验的数据,NCCN 中一线推荐 RRMM 患者来那度胺联合地塞米松的挽救治疗,在 ESMO 指南中也同样推荐 RD 方案。

来那度胺与多种药物联合方案用于 RRMM 患者也同样显示出良好疗效,如联合多柔比星/地塞米松(PR 73%),环磷酰胺/地塞米松(MR 64.3%),多柔比星/长春新碱/地塞米松(PR 75%),如表5-3-3所示。在一项开放标签的Ⅱ期临床试验中,RRMM 患者接受四药联合方案(RMPT)治疗6疗程,后续来那度胺维持治疗,取得了可喜的疗效,75%的患者达 PR 及以上疗效,其中32% VGPR,2% CR,1年 PFS 和 OS 率分别为51%和72%。

来那度胺治疗耐受性良好,主要的不良事件为骨髓抑制,多数患者可通过调整用药剂量得以改善。目前对于来那度胺维持治疗是否能使患者获益存在争论。虽然 MM-015 研究证实接受来那度胺维持治疗可改善 PFS,但因研究入选人群为老年患者,故此结论在年轻患者中尚有赖于未来的更多临床试验数据加证实。

表5-3-3　以来那度胺为基础的治疗方案

作者	方案	剂量及用法	N	>PR,%	CR,%
MM-009	LD	来那度胺:25mg d1~21(每28d 重复); 地塞米松:40mg d1~4,9~12,17~20;	177	61	14.1
	D	地塞米松:40mg d1~4,9~12,17~20;			
MM-010	LD	来那度胺:25mg d1~21(每28d 重复); 地塞米松:40mg d1~4,9~12,17~20;	176	19.9	0.6
	D	地塞米松:40mg d1~4,9~12,17~20;			
Baz	LPLDVD	来那度胺:10mg d1~21(每28d 重复) 脂质体阿霉素:40mg/m² on day 1; 长春新碱:2mg d1; 地塞米松:40mg d1~4	176	60.2	15.9
Knop	RAD	来那度胺:25mg d1~21(每28d 重复); 多柔比星:9mg/m² d1~4; 地塞米松:40mg d1~4,17~20	69	73	15

3. 硼替佐米 硼替佐米是第一代蛋白酶体抑制剂,可逆性抑制蛋白酶体 26S 亚基活性,影响了一系列参与细胞周期和细胞凋亡的蛋白,如核因子κB(NF-κB),半胱天冬酶-9。MM 肿瘤细胞的增殖高度依赖过度激活的 NF-κB 信号通路,因此针对此信号通路的蛋白酶体抑制剂硼替佐米疗效确切,迅速从基础研究转化为临床药物。

在 Ⅰ 期 Ⅱ 期临床试验中硼替佐米单药治疗在 RRMM 患者中缓解率为 25% ~ 35%。Ⅲ 期 APEX 试验纳入 669 例在前期接受 2 种方案治疗的患者,结果显示硼替佐米联合大剂量地塞米松的疗效显著优于地塞米松单药治疗(≥ PR 43% vs.18%)。尽管地塞米松组有 62% 的患者最终交叉至硼替佐米组,硼替佐米联合地塞米松组患者生存期仍较地塞米松单药组患者延长 6 个月(30 个月 vs. 24 个月)。

目前已有多项研究显示硼替佐米联合的化疗方案在骨髓瘤患者中取得了很高的缓解率。如硼替佐米联合蒽环类及烷化剂联合治疗反应率可达 50% ~ 80%。硼替佐米和脂质体阿霉素(PLD)联合疗法的在复发难治性 MM 患者治疗中的协同作用已引起研究人员关注。在一项临床 Ⅲ 期硼替佐米初治患者的研究中,硼替佐米和 PLD 联合疗法相对于硼替佐米单药疗法,缓解质量显著提高(CR+VGPR:27% vs. 19%;P = 0.0157),15 个月的存活率明显增高(76% vs. 65%;P = 0.03),证实在复发难治性 MM 患者中 PLD 联合硼替佐米治疗优于硼替佐米单药治疗。此外更重要的是硼替佐米和脂质体阿霉素(PLD)联合疗法安全有效,老年患者也适用,不会增加 3 级以上不良事件的发生率。

蛋白酶体抑制剂联合免疫调节剂的方案同样疗效显著。如:硼替佐米/沙利度胺/地塞米松(PR 63%),地塞米松/多柔比星(PR 74%),地塞米松/环磷酰胺(PR 67%),马法兰/地塞米松/沙利度胺(PR 66%),如表 5-3-4 所示。多个研究证明来那度胺/硼替佐米/地塞米松方案治疗 RRMM,可以克服对沙利度胺、来那度胺和硼替佐米的耐药,使患者获得缓解。NCCN 中 1 类推荐硼替佐米联合多柔比星或地塞米松,2A 类推荐那度胺/硼替佐米/地塞米松方案(RBD)作为 RRMM 的挽救治疗方案,ESMO 中也推荐硼替佐米联合地塞米松或其他化疗药物治疗 RRMM。

表 5-3-4 以硼替佐米为基础的治疗方案

作者	方案	剂量及用法	N	>PR,%	CR,%
Orlowski	B-PLD	硼替佐米:1.3mg/m² d1,4,8,11(每21d重复);	324	44	4
	B	脂质体阿霉素:30mg/m² d4			
		硼替佐米:1.3mg/m² d1,4,8,11(每21d重复)	322	41	2
Kropff	VCD	硼替佐米:1.3mg/m² d1,4,8,11(每21d重复)	54	82	16
		环磷酰胺:50mg PO d1~21			
		地塞米松:20mg 硼替佐米给药当日/次日			
Palumbo	VDD	硼替佐米:1.3mg/m² d1,4,8,11(每28d重复);	64	67	9
		脂质体阿霉素:20mg/m² on days 1,4 或脂质体阿霉素 30mg/m² d1			
		地塞米松:40mg d1~4;			
Jakubowiak	VDD	硼替佐米:1.3mg/m² d1,4,8,11;	40	85.0	37.5
		脂质体阿霉素:30mg/m² IV d4;			
		地塞米松:20mg to 40mg daily			
Berenson	BM	硼替佐米:1.0mg/m² d1,4,8,11(每28d重复);	35	47	6
		美法仑:0.10mg/kg PO d1~4			
Popat	BMD	硼替佐米:1.3mg/m² d1,4,8,11(每28d重复);	53	68	19
		美法仑:7.5mg/m² IV d2;			
		地塞米松:20mg d1,2,4,5,8,9,11,12			

目前以新药为基础的多药联合治疗是复发难治性 MM 治疗的主流趋势。RRMM 治疗过程中应强调移植与新药的位置。如图 5-3-3 所示,对于首次复发 MM 治疗方案选择主要基于以下 2 点。

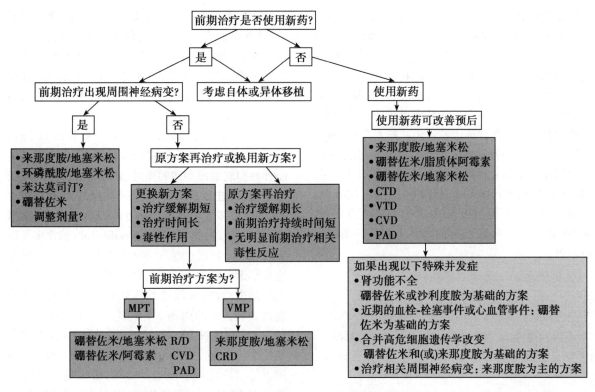

图 5-3-3　复发难治性骨髓瘤的治疗流程

（1）是否适合进行移植：对于初次移植后缓解期大于 2 年的患者，可考虑再次移植。而对于存在高危因素者，异基因移植也是一种有益的选择。

（2）前期治疗是否包含新药及疗效如何：挽救治疗时推荐使用包含新型药物的方案。如果一线治疗中包含新型药物，且缓解期长者，可重复前次治疗；如果缓解期短，则考虑更换治疗方案。如果一线治疗中不包含新型药物，建议复发时选用包含新药的治疗方案。

根据新药的种类主要分为 3 类：①基于免疫调节剂的治疗方案，如 TD、RD、CTD；②基于硼替佐米的治疗方案，如 V+/-D、硼替佐米联合 PLD、VTD；③基于硼替佐米联合免疫调节剂的治疗方案，如 VMPT。

七、RRMM 治疗的挑战及未来

（一）目前 RRMM 靶向治疗的挑战

靶向药物的应用大大提高了骨髓瘤治疗的 ORR，延长了 OS，但 MM 仍然不能治愈。靶向治疗时代，新药层出不穷，但侵袭性病例似乎越来越多，如出现骨髓瘤中枢浸润、髓外复发乃至继发性浆细胞白血病等。Fassas 等报道 25 例中枢浸润的 MM，对靶向药物为基础的联合化疗、大剂量化疗联合自体干细胞移植支持、放疗、鞘内化疗及手术均无明显反应，预后极差，从 CNS 受累至死亡仅为 3 个月（4 天～25 个月）。

目前研究已发现 MM 疾病进展过程中涉及染色体易位、染色体扩增与缺失、基因突变与表达异常、信号转导通路异常（NF-kB、ERK、PI3K/AKT、mTOR、P53/MDM2 通路）、表观遗传学（甲基化、乙酰化、泛素化）改变、基因表达谱改变和 miRNA 表达异常。但 MM 生物学特性的复杂性和异质性，使得人们对其关键问题仍是一头雾水，如同"盲人摸象"，都只接触到其中一部分，对整体尚缺乏清楚的认识。同时值得注意的是，MM 不仅存在克隆内异质性，在疾病发展过程中还会发生克隆演变。相同的基因异常在疾病的不同阶段，如 MGUS 和 MM 中也具有不同的预后意义。目前有关预后分层治疗策略的研究刚刚起步。以细胞分子遗传学为基础，结合一些临床或生化预后指标建立 MM 的预后评估体系，通过大系列前瞻性研究进行验证和修正，是 MM 预后分层体系的发展趋势。我们需要充分综合利用最新的遗传学研究结果，以此为基础，将患者进行临床危险分层，并制定适合不同亚群的治疗方案。

（二）RRMM 个体化治疗的探索之路

在分层治疗的基础上，基于每个患者特异的分子异常进行预后判断，最终实现对 MM 患者最佳的个体化治疗是我们希望达到的理想方式。例如，对于具有 t(4;14) 的 MM 患者，应用蛋白酶体抑制剂治疗可以克服 t(4;14) 的不良影响从而改善预后。这种以患者为基础的临床研究的新发现，帮助我们更深入地了解发病机制，并指引我们针对 MM 特异分子异常中寻找并开发更具精密有效的治疗靶点，从而实现从实验室到临床的转化。如表 5-3-5 所示不同 MM 存在的特异性分子异常的靶向治疗可能是今后实现个体化治疗的重要手段。如针对 t(4;14) 亚型 MM，FGFR3 和 MMSET 抑制剂可能有效，针对 t(14;16) 亚群 MM，MEK 抑制剂可能有效；针对 BRAF V600E 突变亚群的 MM，BRAF 抑制剂可能有效。

表 5-3-5　多发性骨髓瘤分子水平异常及
未来潜在的治疗靶点

分子水平异常	潜在靶向治疗
t(4;14) 导致过度表达 FGFR3 和 MMSET	蛋白酶体抑制剂，MMSET 抑制剂、FGFR3 抑制剂、MEK 抑制剂
t(14;16)、t(14;20) 导致 MAF 或 MAFB 过度表达	MEK 抑制剂
ISS/FISH 高危因素 [包括 t(4;14) 或 t(14;16)/t(14;20)，del(17p) 和（或）+1q]	强化治疗、新药
BRAF V600E 突变	BRAF 抑制剂
基因表达谱提示预后不良	针对过度表达基因的新的抑制剂，如 AURKA 抑制剂
无特征性分子水平异常	现有药物联合治疗，尝试维持治疗

（三）新型靶向药物的研究

新药的出现为 MM 治疗提供了更多的选择。目前正根据两种不同思路开展 MM 的临床研究：一是联合用药，如新药联合常规方案及新药与新药的联合，使现有的治疗效果最大化。二是尝试开发针对 MM 细胞信号分子的各种新型靶向药物，如开发具有靶向骨髓瘤细胞及其微环境的药物。目前 20 余种新药正逐步进入临床试验，具有很好的应用前景。

1. 新型免疫调节剂　泊马度胺（pomalidomide）是免疫调节剂沙利度胺、来那度胺的新型类似物。在体外表现出较沙利度胺更高的活性。研究显示泊马度胺与低剂量地塞米松的联合治疗具有较好的疗效，总体 ORR 为 35% ~ 63%，主要不良反应为骨髓抑制。在一项 II 期临床试验（221 例患者）入组的患者大多对硼替佐米及来那度胺两者均耐药，泊马度胺/地塞米松治疗使 34% 患者获得 PR。这些数据表明，泊马度胺与地塞米松联用能改善 RRMM 的临床预后，泊马度胺与来那度胺之间没有交叉耐药。

2. 新型蛋白酶体抑制剂　卡菲佐米（caifilzomib）是一种新型蛋白酶体抑制剂，能不可逆地特异性抑制蛋白酶体的糜蛋白酶活性，抑制 MM 细胞增殖、促进其凋亡。caifilzomib 通过活化 JNK 途径，使线粒体膜去极化，活化 caspase 途径，从而诱导 MM 细胞凋亡。目前关于 carfilzomib 治疗多发性骨髓瘤的研究已产生了令人鼓舞的结果。多项研究显示卡菲佐米在复发、难治 MM 患者中具有持久的抗瘤活性，可以逆转 MM 细胞对传统化疗药物及硼替佐米的耐药。2 项多中心 II 期临床试验（PX-171-003 和 PX-171-004）结果显示，入组均为复发性骨髓瘤患者，总缓解率为 36% ~ 63%，细胞遗传学特征并不影响其疗效，最常见不良反应是血细胞减少，与硼替佐米相比不良反应现象减少，尤其是神经毒性。近日美国食品与药物管理局（FDA）已批准了卡菲佐米用于治疗之前接受至少 2 种药物（包括硼替佐米和免疫调节剂治疗）的 MM 患者。

3. 抗 CS1 单克隆抗体　CS1 是 CD2 家族的细胞表面糖蛋白。MM 患者体内普遍高表达 CS-1 的 mRNA 及 CS-1 蛋白，其对 MM 细胞生存具有重要作用。抗 CS1 单克隆抗体 elotuzumab 单药可维持患者疾病稳定，但未能延长改善患者的生存期。抗 CS-1 单抗联合来那度胺可以通过诱导 MM 细胞的 ADCC 靶向特异性溶解而被杀死，对常规化疗耐药患者也有效。I/II 期临床试验显示 90% 的复发难治性 MM 对该方案有反应，无进展生存期为 16 个月，前期治疗线数并不影响疗效。这些结果尚有待进一步临床研究证实。

4. 靶向 AKT 的新型药物　目前已知 MM 的发病与 PI3K-AKT 通路有密切联系。perifosine 是靶向 AKT 的新型药物，能通过抑制 AKT 蛋白磷酸化从而诱导骨髓瘤细胞凋亡。I/II 期临床试验表明该药联合硼替佐米可增强 MM 患者对硼替佐米的敏感性并克服耐药的发生，在对硼替佐米耐药或复发 MM 患者治疗中的临床应用价值。

5. 组蛋白去乙酰化酶抑制剂　组蛋白去乙酰化酶抑制剂（SAHA）是近年治疗多发性骨髓瘤的一种新型药物，通过上调细胞内核小体组蛋白的乙酰化,调节细胞分化和(或)凋亡相关的基因表达,影响骨髓瘤细胞分化和生存。目前多种组蛋白去乙酰化酶抑制剂(如 panibinostat、vorinostat 等)联合硼替佐米化疗已在部分对硼替佐米耐药的复发难治性 MM 患者中取得良好疗效。在 panibinostat 联合硼替佐米治疗 62 例复发难治性 MM 的 Ⅱ 期临床试验中,不同 panibinostat 给药时间及给药剂量的总体反应率为 66% ~ 76%。

6. 苯达莫司汀　该药在欧洲已使用 30 年之久,研究者最近发现它在治疗一系列血液系统肿瘤方面大有可为。Gaul 等应用苯达莫司汀对骨髓瘤细胞株进行处理后,经流式细胞仪对细胞周期检测和蛋白印迹实验对 ATM 激酶及其下游底物的检测,证实了苯达莫司汀对 G2 期阻滞与 ATM 激酶的磷酸化激活有关。苯达莫司汀为基础的方案针对肾功能不全和复发、难治的骨髓瘤患者具有的疗效。

八、展望

目前复发难治性骨髓瘤的治疗仍然是一个挑战。在制定治疗策略中主要考虑疾病及患者两方面的相关因素。目前复发难治性骨髓瘤的治疗策略包括联合用药、分层治疗与个体化治疗、选用新药与新的治疗策略如异基因干细胞移植等。未来复发或难治性 MM 治疗的进展,有赖于分子生物学、基因组学等基础研究的发展,以及对肿瘤干细胞、克隆演变研究的不断深入。同时临床工作者也应不断探索,改进现有的治疗方法和疗效,降低其毒副反应。

（第二军医大学长征医院　侯健）

参 考 文 献

1. Avet-Loiseau H, Leleu X, Roussel M, et al. Bortezomib plus dexamethasone induction improves outcome of patients with t(4;14) myeloma but not outcome of patients with del(17p). J Clin Oncol, 2010, 28:4630-4634.

2. Avet-Loiseau H, Attal M, Moreau P, et al. Genetic abnormalities and survival in multiple myeloma: the experience of the Intergroupe Francophone du Myelome. Blood, 2007, 109:3489-3495.

3. Bradwell A, Harding S, Fourrier N, et al. Prognostic utility of intact immunoglobulin Ig'kappa/Ig'lambda ratios in multiple myeloma patients. Leukemi, 2013, 27:202-207.

4. Fayers PM, Palumbo A, Hulin C, et al. Thalidomide for previously untreated elderly patients with multiple myeloma: meta-analysis of 1685 individual patient data from 6 randomized clinical trials. Blood, 2011, 118:1239-1247.

5. Ghosh N, Matsui W. Cancer stem cells in multiple myeloma. Cancer Lett, 2009, 277:1-7.

6. Gonsalves WI, Gertz MA, Lacy MQ, et al. Second auto-SCT for treatment of relapsed multiple myeloma. Bone Marrow Transplant, 2013, 48:568-573.

7. Greipp PR, San Miguel J, Durie BG, et al. International staging system for multiple myeloma. J Clin Oncol, 2005, 23:3412-20.

8. Harousseau JL, Avet-Loiseau H, Attal M, et al. Achievement of at least very good partial response is a simple and robust prognostic factor in patients with multiple myeloma treated with high-dose therapy: long-term analysis of the IFM 99-02 and 99-04 Trials. J Clin Oncol, 2009, 27:5720-5726.

9. Harousseau JL, Attal M, Avet-Loiseau H, et al. Bortezomib plus dexamethasone is superior to vincristine plus doxorubicin plus dexamethasone as induction treatment prior to autologous stem-cell transplantation in newly diagnosed multiple myeloma: results of the IFM 2005-01 phase Ⅲ trial. J Clin Oncol, 2010, 28:4621-4629.

10. Hrusovsky I, Emmerich B, von Rohr A, et al. Bortezomib retreatment in relapsed multiple myeloma--results from a retrospective multicentre survey in Germany and Switzerland. Oncology, 2010, 79:247-254.

11. Kagoya Y, Nannya Y and Kurokawa M. Thalidomide maintenance therapy for patients with multiple myeloma: Meta-analysis. Leukemia Research, 2012, 36:1016-1021.

12. Keats JJ, Reiman T, Maxwell CA, et al. In multiple myeloma, t(4;14)(p16;q32) is an adverse prognostic factor irrespective of FGFR3 expression. Blood, 2003, 101:1520-1529.

13. Kumar A, Kharfan-Dabaja MA, Glasmacher A, et al. Tandem Versus Single Autologous Hematopoietic Cell Transplantation for the Treatment of Multiple Myeloma: A Systematic Review and Meta-analysis. J Natl Cancer Inst, 2009, 101:100-106.

14. Kumar SK, Lee JH, Lahuerta JJ, et al. Risk of progression and survival in multiple myeloma relapsing after therapy with IMiDs and bortezomib: a multicenter international myeloma working group study. Leukemia, 2012, 26:149-157.

15. Kumar S, Flinn I, Richardson PG, et al. Randomized,

multicenter, phase 2 study (EVOLUTION) of combinations of bortezomib, dexamethasone, cyclophosphamide, and lenalidomide in previously untreated multiple myeloma. Blood, 2012, 119:4375-4382.

16. Ludwig H, Avet-Loiseau H, Bladé J, et al. European perspective on multiple myeloma treatment strategies: update following recent congresses. Oncologist, 2012, 17: 592-606.

17. Mateos MV, Oriol A, Martínez-López J, et al. Bortezomib, melphalan, and prednisone versus bortezomib, thalidomide, and prednisone as induction therapy followed by maintenance treatment with bortezomib and thalidomide versus bortezomib and prednisone in elderly patients with untreated multiple myeloma: a randomised trial. Lancet Oncol, 2010, 11:934-941.

18. Mikhael JR, Dingli D, Roy V, et al. Management of newly diagnosed symptomatic multiple myeloma: updated Mayo Stratification of Myeloma and Risk-Adapted Therapy (mSMART) consensus guidelines 2013. Mayo Clin Proc, 2013, 88:360-376.

19. Morgan GJ, Kaiser MF. How to use new biology to guide therapy in multiple myeloma. Hematology Am Soc Hematol Educ Program, 2012, 2012:342-349.

20. Paiva B, Martinez-Lopez J, Vidriales MB, et al. Comparison of immunofixation, serum free light chain, and immunophenotyping for response evaluation and prognostication in multiple myeloma. J Clin Oncol, 2011, 29:1627-1633.

21. Palumbo A, Anderson K. Multiple myeloma. N Engl J Med, 2011, 364:1046-60.

22. Rajkumar SV, Harousseau JL, Durie B, et al. Consensus recommendations for the uniform reporting of clinical trials: report of the International Myeloma Workshop Consensus Panel 1. Blood, 2011, 117:4691-4695.

23. Rajkumar SV. Doublets, triplets, or quadruplets of novel agents in newly diagnosed myeloma? Hematology Am Soc Hematol Educ Program, 2012, 2012:354-361.

24. Richardson PG, Wolf J, Jakubowiak A, et al. Perifosine plus bortezomib and dexamethasone in patients with relapsed/refractory multiple myeloma previously treated with bortezomib: results of a multicenter phase I / II trial. J Clin Oncol, 2011, 29:4243-4249.

25. San Miguel JF, Schlag R, Khuageva NK, et al. Bortezomib plus melphalan and prednisone for initial treatment of multiple myeloma. NEJM, 2008, 359:906-917.

26. Singhal S, Mehta J, Desikan R, et al. Antitumor activity of thalidomide in refractory multiple myeloma. N Engl J Med, 1999, 341:1565-1571.

27. Touzeau C, Blin N, Clavert A, et al. Efficacy of lenalidomide plus dexamethasone in patients older than 75 years with relapsed multiple myeloma. Leuk Lymphoma, 2012, 53:1318-1320.

28. Wang A, Duan Q, Liu X, et al. (Bortezomib plus lenalidomide/thalidomide) vs. (bortezomib or lenalidomide/thalidomide)-containing regimens as induction therapy in newly diagnosed multiple myeloma: a meta-analysis of randomized controlled trials. Ann Hematol, 2012, 91:1779-1784.

第六章　骨髓衰竭性疾病

第一节　再生障碍性贫血的治疗

一、概述

再生障碍性贫血(aplastic anemia,AA)是由多种病因和复杂的发病机制引起的一种骨髓造血功能衰竭性疾病,主要表现为骨髓有核细胞增生低下、全血细胞减少以及由其导致的贫血、出血和感染。AA 已经由"骨髓衰竭综合征"逐步被认为导致了骨髓衰竭的一种"自身免疫病"。根据患者的病情、血象、骨髓及预后,可分为重症(severe AA,SAA)和非重症(non SAA,NSAA)。SAA 定义为骨髓造血容量少于 25%,并有以下至少两条:外周血中中性粒细胞绝对值低于 $0.5 \times 10^9/L$、血小板计数低于 $20 \times 10^9/L$、网织红细胞的绝对计数值低于 $20 \sim 40 \times 10^9/L$。极重型 AA(very SAA,vSAA)定义为外周血中的中性粒细胞绝对值低于 $0.2 \times 10^9/L$,至少另有一个外周血指标符合 SAA 标准和骨髓指标符合 SAA 标准。

AA 的治疗策略主要依据分型诊断予以制定。SAA 患者如果只进行支持治疗,2 年的存活率只有 28%,半数以上 SAA 患者在诊断后 6 个月内死亡。SAA 有效的治疗包括采用抗淋巴细胞球蛋白(anti-lymphocyte globulin,ALG)或抗胸腺细胞球蛋白(anti-thymocyte globulin,ATG)的免疫抑制剂治疗和造血干细胞移植(hematopoietic stem cell transplantation,HSCT)。输血依赖的 NSAA 可采用 CsA 加促造血(雄激素等)治疗,如治疗 6 个月无效则按 SAA 治疗,不依赖输血的 NSAA 可应用 CsA 和(或)促造血治疗。

二、再生障碍性贫血的药物治疗

(一)支持治疗是所有 AA 患者的基础治疗

1. 血制品输注　输注红细胞和血小板以维持 AA 患者适宜血细胞计数水平,有助于改善由于血细胞减少导致的乏力、出血等临床症状和生活质量。目前尚无红细胞输注指征共识标准,主要依据患者的年龄、有无心肺等重要脏器合并疾病、临床贫血症状,结合血红蛋白值来加以确定。国内推荐红细胞输注指征为 Hb<60g/L,但老年(≥60 岁)、代偿反应能力低(如伴有心、肺疾患)、需氧量增加(如感染、发热、疼痛等)、氧气供应缺乏加重(如失血、肺炎等)时可放宽输血阈值至 Hb≤80g/L。推荐血小板输注指征为血小板计数<10×10⁹/L(发热时<20×10⁹/L)预防性输注血小板。

拟接受造血干细胞移植(SCT)或 ATG/ALG 治疗期间的患者是否应输注辐照的红细胞及血小板,迄今尚无确切定论。支持输注辐照血制品主要基于以下两点:①动物实验证明移植前输注辐照的红细胞和血小板可以降低次要组织相容性抗原(HLA)的敏感性,从而降低同种异基因移植后的排斥反应;②ATG/ALG 治疗期间及治疗后输注辐照血制品可能有助于预防输血相关性移植物抗宿主病,但仅有欧洲的某一中心报道 1 例 ATG 治疗后发生了疑似输血相关性移植物抗宿主病(GVHD),但该病例输注的血制品未去除白细胞。尽管缺乏循证医学证据,现在临床上常规输注辐照的血制品。此外,若拟行 SCT,应尽量避免家庭成员直接献血,且患者巨细胞病毒(CMV)检测结果回报前,如患者拟行骨髓移植,应仅输注 CMV 阴性血制品;如供者及受者的 CMV 检测均为阴性,则应继续予以患者输注 CMV 阴性的血液制品。

2. 感染的预防与治疗　NSAA 患者外周血中性粒细胞减少较轻,发生感染的机会较少。SAA(特别是 VSAA 患者)由于持续的严重中性粒细胞和单核细胞减少,发生细菌和真菌感染风险极高,入院后应行保护性隔离,预防应用抗生素和抗真菌药,常规口腔护理和低菌饮食。最好入住有空气层流设备的病室。

SAA 患者出现发热时,应以内科急诊患者对待,立即收入院治疗,有条件时应予逆向隔离,将患者置于层流病房或相对无菌的病区内。病区的空调不宜与其他病区相通以避免交叉感染。病房最好阳光充足,空气清新。病房每日紫外线照射30分钟或空气清洁气雾剂以达到空气消毒。墙壁地板每日用1:200洗必泰或用来苏液擦洗,用TD消毒液擦床头柜及湿性扫床。患者一般常规每日3次用1:2000洗必泰溶液漱口,每日2次用高锰酸钾溶液坐浴,头发、指甲要剪短,食物需连同器皿一同加热蒸透或用微波炉加热消毒后食用,水果食用前必须经洗必泰溶液浸泡并去皮。医护人员须具备相当的临床经验并具有严格的无菌观念,进行静脉穿刺时,除常规消毒外,为了保证充分的局部消毒时间,宜用浸过乙醇的无菌纱布覆盖局部皮肤5分钟再行穿刺。实施皮肤、咽喉、血、尿、大便等部位的病菌培养检查后,立即给予经验性广谱抗生素治疗。经验性抗生素治疗的原则是选用抗生素必须为杀菌剂、抗菌谱广、能减少耐药菌的发生、以及毒副反应小具有安全性。经验性治疗常用方案:①为单药治疗方案,可选用马斯平、头孢他啶或碳青霉烯类抗生素如泰能/美平;②为双药联用方案,可采用氨基糖苷类+抗假单孢菌青霉素(如特治星)/马斯平/头孢他啶/碳青霉烯类抗生素;③如高度提示患者为G+菌感染,则选用万古霉素+马斯平/头孢他啶/碳青霉烯类抗生素±氨基糖苷类。病源菌明确患者,应根据药敏试验改用针对性窄谱抗生素。若未发现病源菌,但经治疗后病情得以控制者于病情治愈后仍应继续给予口服抗生素7~14天。若未发现病源菌,且经前述处理3~5天后病情无好转,对病情较轻者可停用经验性抗生素治疗,再次进行病源菌培养,若病情较重者应在原有治疗基础上加用抗真菌药,如二性霉素B,卡泊芬静、伏立康唑等。在下列三种情况同时存在时可以考虑粒细胞输注:①粒细胞缺乏症(<0.5×10⁹/L);②伴有严重感染;③高级抗生素治疗48小时无效。粒细胞输注的注意事项有:①ABO血型相同,输前作交叉配血试验;②最好于制备后6小时内输注,最多不超过24小时;③输注前须经15~30Gy照射,以预防GVHD;④每次输注量应>10¹⁰/m²,每天一次,一般连用4~6天;⑤输注速度不宜过快(一般控制在10×10⁹/小时),输注过程中应密切观察,如出现呼吸困难、肺水肿、休克等严重不良反应,应立即停止输注;⑥输注效果评判为感染控制情况(而非白细胞数增加)。粒细胞输注的主要不良反应有:①肺浸润和呼吸衰竭为其最严重的不良反应;②最常见的反应是发热;③由于同种抗体产生,可导致粒细胞和血小板无效输注;④如果粒细胞悬液未

经照射灭活,免疫活性的T淋巴细胞则可引发GVHD;⑤输后导致CMV感染等其他输血反应。静脉丙种球蛋白(推荐剂量为5~10g,每周一次)和重组人粒细胞集落刺激因子(rhG-CSF,2~5μg/(kg·d),皮下注射)等辅助治疗亦有利于感染的控制。

3. 去铁治疗 AA患者药物治疗起效相对较慢,在药物治疗起效前,或治疗无效的依赖红细胞输注的患者,输血导致的铁过载危害及去铁治疗以越来越引起关注。100ml悬浮红细胞约含铁100~125mg铁,而正常生理情况下人体每天排铁量约1~2mg铁,因此,大量输血(约40U红细胞)会致患者发生输血继发性铁过载,过量的铁沉积于心脏、肝脏等重要脏器细胞中会引起严重后果,如心脏衰竭、肝硬化、肝癌、糖尿病等,并由此而增加患者的死亡风险,去铁治疗是红细胞输注依赖患者支持治疗的一个组成部分。那么,什么时候应进行去铁治疗?尽管缺乏确切依据,一般认为红细胞输注依赖患者应定期检测血清铁蛋白水平,当血清铁蛋白>1000μg/L时应开始去铁治疗。常用方法是皮下注射去铁胺,但在使用该药时要考虑皮下注射去铁胺给患者带来局部出血及感染的危险,如果患者不能耐受皮下注射去铁胺则可以考虑静脉注射。接受去铁胺治疗的患者应该警惕耶尔森菌感染的风险。已上市的口服铁螯合剂有去铁酮和地拉罗司,去铁酮的剂量限制性不良反应包括严重的粒细胞缺乏症,因此再障患者不常规推荐使用。关于地拉罗司去铁治疗116例AA的多中心临床实验(EPIC)证明,起始剂量20mg/(kg·d)治疗1年后,血清铁蛋白可较治疗前基础水平降低约56%,绝对数值可以降低1000~1500μg/L。主要不良反应有胃肠道不适(恶心、腹泻或腹痛等),皮疹及血清肌酐水平可逆性、非进行增高。72例AA去铁后的EPIC实验数据表明,地拉罗司单药治疗NSAA患者可以获得50%的血液学疗效反应;约40%的SAA患者接受地拉罗司联合IST治疗获得了进一步的血液学疗效。目前,国内AA患者接受地拉罗司治疗的去铁疗效和血液学反应尚未见系统报道。但笔者认为应重视长期输血依赖AA患者的铁过载状况,及时给予恰当的去铁治疗,以改善患者生存质量。尤其对于准备行异基因SCT的AA患者更应强调去铁治疗,以减轻肝脏、心脏及内分泌腺体的铁负荷,有助于降低移植相关病死率。对于ATG/ALG或成功SCT患者出现的铁过载,静脉放血是去除铁的标准疗法。

4. 疫苗的预防接种 无对照研究报道显示接

种疫苗会导致骨髓衰竭或 AA 复发,因此只有当非常必须时,才考虑疫苗接种(包括流感疫苗)。

(二)非重型再生障碍性贫血的目标治疗

1. 雄激素或(和)CsA NSAA 的理想治疗方案尚未能确定,国外一般仅予以密切观察,只有疾病进展患者需要血制品输注支持或进展为 SAA 才开始予以免疫抑制治疗或 SCT。国内多采用雄性激素或(和)CsA 早期干预治疗。临床上常用雄性激素包括睾丸酮类的丙酸睾丸酮,50~100mg/d,肌肉注射;十一烷酸睾酮,120~240mg/d 口服;和蛋白质同化激素司坦唑,6~12mg/d,分次口服。CsA,3~7mg/(kg·d),分两次口服,或根据血药浓度调节 CsA 用量,使其维持谷值血药浓度 150~250ng/ml,疗程至少 4~6 个月。CsA 的主要不良反应为消化道症状、齿龈增生、色素沉着、肌肉震颤、肝肾功能损害,极少数出现头痛和血压变化,多数患者症状轻微或对症处理后减轻,必要时减量甚至停药。CsA 减量过快会增加复发风险,一般推荐疗效达平台期后持续服药至少 12 个月。服用 CsA 期间应定期检测血压、肝肾功能。

郑以州课题组最近在国际上首次报道采用 CsA 与左旋咪唑(LMS)交替口服这一新型 IST 方案(CsA-LMS)治疗 118 例 NSAA,病史超过 6 个月与初诊 NSAA 患者的总有效率分别高达 87% 和 100%,2 年无事件生存率分别为 57% 和 87%,仅有约 5%~7% 的患者疾病进展为 SAA。随访期内有 11 例患者复发,未见 1 例进展为骨髓增生异常综合征(MDS)或典型阵发性睡眠性血红蛋白尿症(PNH)。作者认为这一新型 IST 方案不仅极大地减低了患者的治疗经费,且有效降低了 CsA 相关的不良反应。此方案对传统的采用 CsA 血药浓度检测调整 CsA 用药剂量提出了严重挑战,但值得注意的是该研究为单中心回顾性分析结果,尚待下一步多中心前瞻性研究来加以确认。

2. 中医中药 在我国,临床上还常采用中医中药治疗 NSAA,尽管所采用的方剂和成药品种繁多,但多尚需经过严格临床试验以证实其疗效。中国医学科学院血液学研究所于 20 世纪 60 年代初提出再障属肾虚,并以补肾中药为主进行治疗并获得满意效果。治疗过程中观察到:凉润滋阴药能缓解症状,温热补阳药可改善造血功能,从而总结出"补肾为主,补气为辅"、"补阳为主,滋阴为辅"、"先减症,后生血"和"凉、温、热"等一系列治疗规律,这些规律适用于多数病例。NSAA 初期常有出血、感染症状,需用清热、凉血、止血药。待上述症状好转后应改用苁蓉、巴戟等温肾药。治疗后期可加附子、肉桂等药,以加速造血功能恢复。筛选出的有效药味有:人参、黄芪、当归、熟地、首乌、苁蓉、巴戟、补骨脂、菟丝子、仙茅、鹿茸、附子、肉桂等。补肾中药的疗程应半年以上。本疗法的优点为疗效持久,无明显副作用。中国中医研究院西苑医院采用大菟丝子饮单用或与康力龙合用共治疗 NSAA 189 例,有效率高达 83.4%。上海中医学院曙光医院观察到黄芪+白术;苁蓉+菟丝子;仙灵脾+丹参均可明显提高 CFU-E 及 BFU-E 的产率。天津中医学院附属医院发现人参、巴戟、补骨脂、鹿茸可增加 CFU-GM 的产率。以上结果不仅证明补肾中药对 NSAA 有较好的疗效,并初步阐述了其作用机制。

3. NSAA 治疗的经验教训 杨崇礼教授在我国 NSAA 研究领域曾做出过非常重要的贡献,她在 1991 年对中国医学科学院血液学研究所治疗 NSAA 的经验总结迄今仍对我们大有裨益,值得借鉴。

杨崇礼教授提出了 NSAA 治疗的以下五条经验教训。

(1)早期诊断、早期治疗:这点对 NSAA 尤为重要,多次总结都发现 NSAA 的疗效与治疗前的病程有密切关系。20 世纪 60 年代我所分析补肾中药对 NSAA 的疗效时,发现有效组 18 例,平均病程 14 个月;无效组 24 例,平均病程 44 个月,有效组的病程明显短于无效组($P<0.05$)。70 年代又分析了多种方法治疗的 207 例 NSAA 的疗效,发现 131 例治疗前病程<2 年,97 例有效,有效率 74%;76 例治疗前病程>2 年,44 例有效,有效率 57.9%,前者有效率显著高于后者($P<0.05$)。1990 年又分析接受多种方法治疗的 NSAA 的疗效,病史<半年的患者 57 例,有效 53 例,有效率 93%。AA 为以造血组织脂肪化为基本病理改变的疾病,一般说来病程愈久,脂肪化愈严重,造血组织萎缩亦愈严重,已大部脂肪化的造血组织的恢复自然要比少部分脂肪化的造血组织的更难恢复。

如何做到早期诊断? 依据 AA 的根本病理变化,找到了一些观察方法:首先肉眼观察骨髓穿刺时吸出的骨髓液油滴增多,涂片时骨髓液膜的尾部油滴增多;低倍镜下观察片尾巨核细胞减少(正常人每片 30 个左右),骨髓小粒的脂肪细胞增多(正常人小粒细胞造血组织的面积多在 50% 左右),同时小粒中易发现组织嗜碱性粒细胞;油镜下红系中的晚幼红细胞增多。其中低倍镜下观察骨髓小粒造血组织的面积尤为重要,常常当涂片显示增生活跃或增生明显活跃难以诊断为 AA 时,小粒的造血组织面积已<50%,片尾部散在着较多的脂肪细胞,均对 AA 的诊断有重要意义。此外,外周血的网织红细胞计数也不能忽略,以百分比来表达时,多数病例<1%;但有相当部分病例网织红细胞高达 2%(甚至 5.7%),这显然高于正常值,但由于 AA 其红细胞总数减少,网织红细胞的绝对值均低于正常值(100×10^9/L),根据这些指标即使骨髓增生活跃也可诊断为 NSAA。

(2)坚持治疗:一旦开始某种药物治疗,如无明显副作用,均应坚持半年以上疗程,因为 NSAA 的治疗不可能短期有效。我所曾对 20 例外院门诊长期治疗无效的患者继续应用补肾中药、丙酸睾丸酮联合支持疗法,治疗 5~10 年,其中 12 例获缓解,8 例明显进步;再维持治疗 5 年,全部患者基本治愈,且恢复了正常工作;但同样的患者或由于经济原因不得已停止治疗,或由于家属或医务人员对 NSAA 治疗的长期性不尽理解,治治停停,终至每况愈下,最后死于严重造血功能衰竭所致各种合并症(如脑出血、严重感染等)。

(3)维持治疗:坚持治疗指血红蛋白低于正常值时,千方百计决不灰心,而不中途停顿,力图使血红蛋白达到正常。维持治疗指各项血象达正常值后不应即刻停止治疗,还须继续治疗至少 2 年,以防复发,由于多数患者缓解后骨髓的巨核细胞及外周血中血小板恢复迟缓,骨髓中粒-巨噬细胞形成单位(CFU-GM)长期低于正常水平,如不进行维持治疗,很易复发。我所初期应用雄激素治疗的病例未进行维持治疗,复发率 20%;1979 年以后,对康力龙治疗缓解的 24 例进行 2 年的维持治疗,至 1984 年仅 1 例复发,大大降低了复发率。

(4)联合治疗:总结我所 30 年治疗 NSAA 的经验,中西医结合治疗比单用补肾中药、氯化钴、丙酸睾丸酮或脾切除效果均为好;并用一叶萩碱和康力龙比单用二者中的任意一个疗效为好,这可能源于一叶萩碱兴奋自主神经与骨髓神经,致小血管扩张及毛细动脉增加,骨髓血流加速,从而改善造血微环境;且康力龙具有造血干细胞(HSC)直接刺激效应。

(5)合并症治疗:AA 常合并感染,如扁桃腺炎、龋齿、副鼻窦炎及中耳炎等。如不及时处理这些病灶,血红蛋白难以上升。我所曾对 21 例 NSAA 合并慢性扁桃体炎的患者做了扁桃腺切除术,结果不同程度地改善了患者的病情。又如患者的出血趋势(如牙龈出血、鼻衄及月经过多等),必须给予

各种止血药,甚至输注血小板,使之止血;此后,网织红细胞、血红蛋白方能上升。

(三)重型再生障碍性贫血的目标治疗

1. ATG 和 ALG 是 SAA 的标准首选药物治疗

意外的发现有时可以成就一个故事。1976 年 Thomas 和 Jeannet 研究发现,接受 ALG 单药预处理的 HLA 全相合同胞供者异基因 SCT 的 SAA 患者,移植物被排斥而其自身骨髓造血恢复。此现象提示 SAA 患者残存有正常 HSC,经 ALG 免疫抑制后可恢复自身骨髓造血功能,并据此推测异常免疫反应介导的骨髓造血功能衰竭可能为 SAA 主要病理机制。

1977 年 Speck 首次报道对 ALG 单药治疗的 15 例 SAA 患者与 ALG 预处理后半相合异基因 SCT 治疗的 14 例 SAA 患者的非随机对照研究,结果显示两组患者的有效率(约 40%)及 1 年生存率(约 55%)近似。20 世纪 80 年代初多个临床研究报道证实,单一 ALG/ATG 治疗 SAA 疗效(6 个月有效率 40%~60%)优于传统的支持治疗(6 个月有效率仅 15%~30%)。80 年代末欧洲骨髓移植协作组(EBMT)大系列临床研究证明:约 60% 的 SAA 患者单用 ALG/ATG 可获长期生存,略优于 ALG/ATG 预处理的半相合异基因 BMT(50%),与同胞相合异基因 BMT(63%)相当。该研究结果还显示:年轻(<20 岁)、超重型 SAA(vSAA)患者更适合异基因 BMT;20 岁以上的 SAA 患者适合 ALG/ATG。至此,奠定了 ALG/ATG 作为 SAA 标准疗法的地位。

兔源 ATG/ALG(法国、德国产)剂量为 3~5mg/(kg·d),猪源 ALG(中国产)剂量为 20~30mg/(kg·d)。ATG/ALG 需连用 5 天,每日静脉输注 12~18 小时。先将单支 ATG/ALG 的 1/10 量(法国产兔源 ATG 2.5mg,德国产兔源 ALG 10mg,中国产猪源 ALG 25mg)加到 100ml 生理盐水中静脉滴注 1 小时行静脉试验,观察是否发生严重全身反应或过敏反应,若发生则停止 ATG/ALG 输注并及时抗过敏治疗,同时判定 ATG/ALG 静脉试验阳性,禁用 ATG/ALG;若静脉试验阴性则行正规 ATG/ALG 治疗。每日用 ATG/ALG 时同步应用肾上腺糖皮质激素防止过敏反应。每日糖皮质激素总量以泼尼松 1mg/(kg·d)换算为甲泼尼龙或地塞米松或氢化可的松,经另一静脉通道与 ATG/ALG 同步输注。急性期不良反应包括超敏反应、发热、僵直、皮疹、高血压或低血压及液体潴留。患者床旁应备气管切开包、肾上腺素。治疗期间维持血小板(PLT)计数>20×10^9/L,因 ATG/ALG 具有抗血

小板活性的作用，故不能于输注 ATG/ALG 的同时输注血小板悬液。血清病反应（关节痛、肌痛、皮疹、轻度蛋白尿和血小板减少）一般出现于 ATG/ALG 治疗后 1 周左右，因此糖皮质激素应足量用至 15 天，随后减量，一般 2 周后减完（总疗程 4 周）。出现血清病反应者则静脉应用肾上腺糖皮质激素冲击治疗，每日总量以泼尼松 1mg/(kg·d) 换算为氢化可的松或甲泼尼龙，根据患者情况调整用量和疗程。第 1 次 ATG/ALG 治疗无效或复发患者推荐第 2 次 ATG/ALG 治疗，两次间隔 6 个月（因为多数患者 6 个月左右方才显示疗效）。第 2 疗程的 ATG/ALG 应选择另一动物种属来源的 ATG/ALG，以减少过敏反应的发生和严重血清病的风险。

老年患者是否应用 ATG 是一件难以决策的事情，需要仔细评估和讨论患者可能遇到的风险。ATG 治疗老年患者的有效率和生存率均低于年轻患者。患者年龄>60 岁、50～60 岁及<50 岁的有效率分别为 37%、49% 和 57%，5 年生存率分别为 50%、57% 和 72%。年龄>70 岁的患者 10 年生存率仅为 33%，而年龄 50～70 岁之间的患者生存率可达 60% 左右。虽然 ATG 治疗没有年龄方面的限制，但是治疗前需要对患者进行医学评估排除严重合并症；同时行骨髓检查，包括骨髓活检和细胞遗传学检查（和（或）FISH）排除低增生性 MDS。告知患者使用 ATG 治疗增加出血、感染和心血管事件的风险。对于不适宜 ATG 治疗的老年患者应给予最佳的支持治疗。可以应用 CsA 治疗，但其在老年患者中有明显的肾毒性和引起血压升高的不良反应，建议其血药浓度维持于 100～150mg/L 间为宜。男性患者应用康力龙可能有效，由于其有导致男性化的不良反应而使女性患者不易接受。循环衰竭、肝脏毒性、高血脂、不可逆行糖耐量受损和前列腺损害亦均为老年患者应用 ATG 治疗时需要考虑的事宜。

应密切随访接受 ATG/ALG 和 CsA 治疗的 SAA 患者，定期检查以便及时评价疗效和不良反应，包括演变为克隆性疾病，如 PNH、MDS 和急性髓系白血病（AML）等，建议随访观察点为 ATG/ALG 用药后 3 个月、6 个月、9 个月、1 年、1.5 年、2 年、2.5 年、3 年、3.5 年、4 年、5 年及 10 年。

2. 环磷酰胺是否可以替代 ATG/ALG 成为 SAA 患者的首选治疗？　环磷酰胺（CTX）本身并无烷化作用和细胞毒作用，机体吸收后在肝中被细胞色素 P450 氧化酶氧化生成 4-羟基环磷酰胺，后者自发开环生成醛磷酰胺，两者可维持动态平衡。

4-羟基环磷酰胺经乙醛脱氢酶（ALDH）作用生成无毒性的羧基环磷酰胺通过尿排出体外，缺乏 ALDH 的细胞则降解生成活性产物丙烯醛和磷酰胺氮芥并产生毒性。HSC 富含 ALDH，而成熟血细胞及淋巴细胞则缺乏 ALDH，因而 CTX 具有强大淋巴细胞杀伤作用，但对 HSC 影响很小。CTX 对免疫系统的影响呈剂量相关性，大剂量 CTX 发挥免疫抑制作用，可诱导淋巴细胞核损伤，抑制 T、B 淋巴细胞增殖，现广泛应用于系统性红斑狼疮等各类自身免疫性疾病。

CTX 用于 SAA 的治疗同 ATG 相似，同样源于 SCT，1976～1977 年有三篇文献报道了应用 CTX 预处理行 SCT，虽然供者 HSC 未能植入，患者却恢复了自身造血。1980 年美国血液学会以邮件的形式咨询了二千多名成员，以征集 CTX 治疗 SAA 的经验。共 401 个成员回复咨询，其中 50 个成员治疗了 73 例患者，完全符合 SAA 诊断且治疗有效的患者仅 3 例。无治疗反应的患者中，88% 符合 SAA 的诊断，25% 患者 CTX 用量基本相当于 BMT 的剂量。据此认为 CTX 可能并非 SAA 的理想治疗手段。1996 年 Brodsky 报告 SAA 患者接受 45mg/(kg·d) 连续四天大剂量 CTX（HD-CTX）且不用 BMT 支持治疗，10 例 SAA 患者中 7 例获得治疗反应，除 1 例 44 个月时死于免疫缺陷综合征，6 例中位随访 10.8 年，血象完全正常，且无复发及克隆性血液学异常发生，该学者认为 CTX 治疗 SAA 有效，且可能消除恶性克隆，减少晚期克隆性血液学异常的发生。NIH 随后开始随机对照的临床试验，比较 ATG 与 CTX 治疗 SAA。总共入组了 31 例患者，15 例患者接受了 CTX 50mg/(kg·d)，连续 4 天，16 例进行了马 ATG 40mg/(kg·d) 连续 5 天，并且两组患者均同时给予 CsA 12mg/kg。CTX 组发生 4 例侵袭性真菌感染，且早期死亡 3 例，而 ATG 组无早期死亡，尽管 6 个月时两组的疗效反应无明显差异（46% vs.75%），因 CTX 组出现了过多死亡而提前终止了临床试验，该报道认为 CTX 用于 SAA 的治疗风险过大。2002 年 NIH 发表了上述随机对照的长期随访结果，中位随访至 38 个月时，ATG 组 6/13（46%）患者复发，CTX 组 2/8（25%）复发，复发率无统计学差异。ATG 组 2 例、CTX 组 1 例出现克隆性血液学异常。因此英国血液学标准委员会指出，鉴于 HD-CTX 的毒性和较高的致死率，没有 HSC 支持前提下，不能推荐用于初治或复治 SAA 患者。随后 Brodsky 发表了个人意见，认为 NIH 的随机试验没达终止的标准，两组的死亡率亦没有显著性差异,并且指出了上述试验的缺陷,认为此试验是在无移植经验的单一中心进行,且方案中除 CTX 外尚联合使用 CsA,CsA 同 CTX 的联用可以增加毒性反应。Brodsky 陆续报道了包括难治性 SAA 及肝炎相关性 SAA 的 CTX 治疗疗效。5 例肝炎相关性 SAA 患者,中位年龄 14 岁,静脉给予 HD-CTX 50mg/(kg·d)连续 4 天,至少随访到 1 年,4 例患者得到治疗反应,中位中性粒细胞大于 0.5×10^9/L 的时间为 51 天,中位脱离红细胞和血小板输注的时间分别为 109 天和 160 天。Audino 等报道 5 例 IST 无效的儿童患者,给予 CTX 45mg/d,12 个月后 2 例获得完全治疗反应。2009 年 Brodsky 报道了 CTX 治疗 SAA 的长期随访结果,1996 ~ 2008 年间共计 44 例初诊 SAA 和 23 例难治/复发 SAA 接受了 HD-CTX 的治疗,初治组共死亡 5 例,只有 1 例死于 2 个月,其余均死于 CTX 后 5 个月;难治组 8 例死亡,4 例死于 3 个月内。初治组 19 例完全缓解(CR),12 例部分缓解(PR),13 例无效(NR);难治组 5 例 CR,6 例 PR,12 例 NR。初治组随访 58 个月,10 年的总体反应率 71%,总生存率 88%,无事件生存 58%;而难治组 10 年的反应率、生存与无事件生存分别为 48%、62%、27%。初治组 2 例 PR 复发,2 例 NR 转变为 MDS;难治组 2 例复发,1 例转变为 MDS,1 例转变为 PNH。

由于 ATG/ALG 药品价格昂贵,为了探索一条适合我国国情之路,中国医学科学院血液病医院贫血治疗中心从 2002 年起开始了 CTX 治疗 SAA 的临床研究。鉴于 CTX 用于 SAA/VSAA 治疗源于 Allo-HSCT 治疗供者细胞未植活而患者恢复自身骨髓造血,故而 Brodsky 及 NIH 的研究沿用了预处理剂量,即 45 ~ 50mg/kg,连续 4 天,缺乏对于 CTX 合理剂量的摸索。通过对此方案进行改良,首先将 CTX 减量至 30mg/(kg·d),其次联合 CsA 作为后续维持 IST 以弥补 CTX 减量后免疫抑制强度的不足,但避免 CTX 前后一周使用 CsA 以防止叠加毒性。具体用法为 CTX 20 ~ 30mg/(kg·d),静脉滴注 2 小时,连续应用 4 天。CTX 应用前 30 分钟和用后 3,6,8 小时应用美斯那 10mg/kg 静脉滴注预防出血性膀胱炎。以此改良 CTX 方案治疗 48 例 SAA 患者,并且与同期 ATG 治疗的患者进行比较。CTX 组 48 例患者,ATG 组 74 例,两组患者在性别、年龄、治疗前时间等均无统计学差异。治疗前 CTX 组血红蛋白(HB)低于 ATG 组,有统计学差异。治疗后 3、6、12 个月 CTX 组与 ATG 组的总反应率分别为 54% vs.58%,67% vs.70%,73% vs.78%(无

统计学差异)。CTX 组 48 例患者中 2 例(4.2%)早期死亡,ATG 组早期死亡 6 例(8.1%),早期死亡率无统计学差异。CTX 组 2 例患者复发,复发率 6%,一例复发后死于肺出血,一例复发后应用二次 CTX 获得 GPR;ATG 组共计 4 例复发,复发率 7%。CTX 组于 6 月时出现-7,12 月复查时-7 消失,并且持续 CR。ATG 组中 2 例 CR 患者分别于治疗后 9 个月和 12 个月出现 92xxyy 核型,并于 18 个月和 24 个月时消失,目前仍处于 CR。治疗后 CTX 组中 2 例发生 PNH 克隆,ATG 组 1 例,均为小 PNH 克隆,至今均无溶血发作。CTX 组患者中位随访 1203 天,ATG 组中位随访 975 天,预期 5 年生存率分别为 83% 与 85%(无统计学差异)。多数患者住院时间为 3 ~ 4 个月,对比其住院期间治疗费用,CTX 组平均费用 136 669 元,ATG 组平均 236 175 元(二者有统计学差异,$P = 0.000$)。据此认为这种改良的 CTX 方案与 ATG 方案疗效相当,亦与国际上多数医疗中心使用 ATG 联合 CsA 或 HD-CTX 治疗 SAA 疗效相当,副作用并未明显增加。与 Brodsky 报告 HD-CTX 治疗 SAA 患者复发及晚期克隆性血液学异常较少不同,本结果提示 HD-CTX 治疗 SAA/VSAA 并不能免除强烈 IST 固有的缺陷,其发生率可与标准的 ATG 联合 CsA 方案可能并无差异性。该方案有望成为那些由于经济原因不能使用 ATG/ALG 治疗的 SAA 患者的一替代治疗。

3. 环孢霉素 A 在 SAA 治疗中的地位 CsA 很少单独用于治疗 SAA,常与 ATG/ALG 联合用于 SAA。CsA 每日口服剂量为 3 ~ 5mg/kg,可与 ATG/ALG 同时应用,或停用糖皮质激素后,即 ATG/ALG 开始后 4 周始用。中国医学科学院血液病医院应用 CsA-LMS 方案治疗 16 例难治、复发 SAA,5 例获得完全治疗反应,3 例达到部分治疗反应,总有效率 50%,仅有 2 例患者病死于感染。因此,对于不能负担二次 ATG/ALG 或异基因 BMT 的难治性 SAA 患者,CsA-LMS 方案是值得推荐的三线治疗选择。

4. 其他免疫抑制剂 近年来,国内外学者一直致力于开发和试验新型 AA 免疫调节或抑制剂。令人遗憾的是,以霉酚酸酯、西罗莫司和他克莫司为代表的免疫抑制剂并不能取代 ALG/ATG 和 CsA 的地位,相互间亦无协同效应。抗 CD52 单克隆抗体仅对于难治性及复发 SAA 患者有一定临床使用价值,但不能作为初诊 SAA 患者的治疗选择。

5. 康复龙依然可以作为 SAA 治疗的基础用药 ATG/ALG 和 CsA 应用之前的数十年里,康复龙广泛用于 AA 的治疗。康复龙特异性刺激部分患者

红系生长,但大多数患者表现为三系增生。对雄激素敏感,尤其无 PNH 克隆的患者,其增加了原发性骨髓衰竭的风险。其与 ATG 联用优于 ATG 单用。康复龙有肝脏毒性,可以引起肝功能损害、黄疸、肝癌和紫癜样肝病。因此应慎重使用,并要定期检测肝功能和肝脏超声。由于可以引起女性男性化,因此常不被女性患者所接受。该药可以作为基础用药,可用于多疗程 ATG 和 CsA 治疗无效的患者或无条件接受标准 IST 的患者。

6. 免疫抑制治疗疗效标准 国际再障专家委员会于 2000 年制订了 SAA 和 NSAA 疗效标准(表 6-1-1)。疗效评价应依据 2 次或 2 次以上至少间隔 4 周的外周血细胞计数检查,并且最好在患者停用造血细胞生长因子治疗时进行。

表 6-1-1 再障免疫抑制治疗疗效标准

重型再障疗效标准
　完全治疗反应(CR):
　　血红蛋白达相应年龄正常值
　　中性粒细胞计数>1.5×10⁹/L
　　血小板计数>150×10⁹/L
　部分治疗反应(PR):
　　脱离血制品输注
　　不再符合重型再障标准
　无治疗反应(NR):
　　仍符合重型再障标准
非重型再障疗效标准
　完全治疗反应(CR):标准与重型者相同
　部分治疗反应(PR):脱离输血依赖(若先期依赖),
　　　　　　　　　或至少一系血细胞计数正常或增加 1 倍以上,
　　　　　　　　　或血红蛋白增加至少 30g/L(若先期<60g/L),
　　　　　　　　　或中性粒细胞计数增加至少 0.5×10⁹/L(若先期<0.5×10⁹/L),
　　　　　　　　　或血小板计数增加至少 20×10⁹/L(若先期<20×10⁹/L)
　无治疗反应(NR):未达部分治疗反应标准,或疾病更为严重

我国现行再障疗效标准如下:

(1) 基本治愈:贫血、出血症状消失,血红蛋白达到男 120g/L、女 100g/L 以上,白细胞达到 4×10⁹/L 以上,血小板达到 80×10⁹/L 以上,随访 1 年以上无复发。

(2) 缓解:贫血、出血症状消失,血红蛋白达到

男 120g/L、女 100g/L,白细胞 3.5×10⁹/L 左右,血小板也有一定程度恢复,随访 3 个月病情稳定或继续进步者。

(3) 明显进步:贫血、出血症状明显好转,不输血,血红蛋白较治疗前 1 个月内常见值增长 30g/L 以上,并维持 3 个月不降。

(4) 无效:经充分治疗后症状、血象不能达到明显进步者。

(中国医学科学院血液学研究所　肖志坚)

三、重症再生障碍性贫血的造血干细胞移植

(一) 重症再生障碍性贫血是异基因造血干细胞移植治疗的适应证

理论上,HSCT 可以治愈 SAA,临床实践中也证明了 HSCT 在治疗 SAA 中的重要作用。

1. 从 SAA 的发病原因和机制理解 HSCT 治疗 SAA 的理论基础 AA 是具有异质性的疾病,分为获得性及先天性。

(1) 获得性 AA 病因及发病机制:获得性 AA 病因不明确,可能与药物、放射线、病毒感染、或自身免疫性疾病等有关,绝大部分在全血下降之前找不到任何诱因,也找不到激活异常免疫反应的抗原。获得性 SAA 中 70% ～ 80% 的病例为原发性(或特发性),约 5% ～ 10% 的患者具有血清型阴性的肝炎。

传统观点认为原发性 AA 可能的发病机制三种:造血干/祖细胞(hematopoietic stem cell;HSC)缺陷(种子缺陷)、造血微环境(土壤学说)和免疫异常(虫子学说):①造血干/祖细胞缺陷,包括 HSCs 数量和质量的异常,SAA 患者骨髓中 CD34+细胞较正常人减少,造血干细胞祖细胞集落生成能力显著降低,对造血因子反应降低,以干/祖细胞缺陷为主要发病机制的患者单用免疫抑制剂治疗后造血不恢复或恢复不全;②造血微环境异常:SAA 典型的病变为骨髓腔充满脂肪,骨髓中主要是淋巴细胞、浆细胞和纤维母细胞等非造血细胞。骨髓微环境受损,骨髓"脂肪化"、支撑造血的细胞间静脉窦水肿出血、毛细血管坏死,体外培养显示基质细胞生长情况差,分泌的造血调控因子也与正常人不同;③免疫异常:患者骨髓及外周血中淋巴细胞比例升高,T 细胞亚群异常,T 辅助细胞 I(ThI)、CD8+T 抑制细胞、CD25+T 细胞、TCR T 细胞比例升高,由 T 细胞分泌的负调控因子增多,髓系细胞凋亡。细胞毒 T 细胞可以通过 T 细胞分泌的穿孔素杀伤造血

干细胞而使髓系造血功能衰竭。

近来更加强调免疫异常,认为 Th1 淋巴细胞异常活化、功能亢进,CTL 直接杀伤和细胞因子介导的造血细胞过度凋亡导致骨髓损伤或骨髓衰竭,在原发性获得性 AA 发病机制中占主要地位。而造血微环境和造血干细胞数量的改变也是免疫损伤的结果。遗传学影响了免疫反应及其造血功能。某些组织相容性基因与 SAA 发病有关,因为激动区的多形性,调节功能不同,使有些细胞因子的活性更强。负责端粒酶延伸的基因复合体突变,导致端粒体不能修复不能保持骨髓的再生能力。

对于原发性 SAA 具体患者,很难鉴别其病因是免疫因素破坏了微环境,还是损伤了造血干细胞或两者均有受损。单独采用 IST 资料,部分患者有效,说明免疫机制仅是发病机制之一。IST 和 HSCT 主要的区别是单用 IST 不能纠正造血干细胞本身的缺陷。HSCT 用健康的干细胞替代了可能有缺陷的造血干细胞、应用免疫抑制剂纠正了免疫功能的异常,通过造血和免疫重建同时克服和纠正了骨髓干细胞本身的缺陷和免疫功能的异常。

(2)先天性 SAA:先天性 SAA 罕见,主要为范可尼贫血(Fanconi anemia;FA)、先天性角化不良(DKC)、Diamond-Blackfan 贫血(DBA)、Shwachmann-Diamond 综合征(SDS)等。一些 AA 与遗传性有关,呈家族性,常伴发机体一个或多个异常,占 SAA 的 15% ~ 20%。HSCT 是治愈 FA 等先天性 SAA 的唯一途径。

由此得出启示:治疗方案的设计建立在对疾病本质的认识基础之上。

2. 从临床实践看 HSCT 治疗 SAA 的地位 SAA 有效的治疗方式为免疫抑制剂治疗(immunosuppressive therapy;IST)和 HSCT,与 IST 比较,年轻 SAA 患者明显地得益于 HLA 相合的 HSCT,表现在下列三个方面:

(1)HSCT 后长期存活率高:西雅图的研究报告,比较 1978 ~ 1991 年期间接受 HSCT 的 SAA 患者 168 例,IST 患者 227 例。在移植组患者中包括 IST 失败后进入 HSCT 进行挽救治疗的情况下,移植组患者的预后仍明显好于 IST 组,15 年 OS 分别为 69% 和 38%。来自西雅图的后续多中心随访资料显示,完全基于初始治疗方案分组的 SAA 连续患者 2479 例,1567 例患者接受了 HSCT,912 例患者接受了 IST,10 年实际存活率前者高于后者,分别为 73% 和 68%。IST 治疗后约 30% 患者会复发,相当比例的患者产生克隆演变和 MDS/白血病,一

项研究报告了 860 例 IST 的患者,其中发生恶性肿瘤 42 例,而 748 例 HSCT 患者中发生恶性肿瘤仅 9 例,恶性肿瘤累计发生率 IST 组明显高于 HSCT 组,分别为 28.8% 和 3.1%,MDS 和急性白血病在 IST 组多发,治疗后 8 年的 PNH、MDS、AL 的累计发生率高达 57%,所以 IST 后的生存曲线持续下降,而 HSCT 的生存曲线在移植 3 年后相对平坦。

(2)接受 HSCT 患者在生活质量上也显示出优势:一项研究回顾性比较了 1976 ~ 1999 年期间接受 HCT 的患者 52 例和 IST 患者 155 例的资料。尽管两组的 OS 和 EFS 相似,HSCT 患者脱离药物治疗并完全康复的时间更长,无症状的持续时间更长,而 IST 治疗患者的药物毒性、输血依赖、部分缓解和继发克隆异常的持续时间更长。HSCT 对生育能力的影响并不构成妨碍治疗选择的因素。HSCT 后生育能力多数可以恢复,只采用 Cy+ATG 方案的患者卵巢功能通常可以恢复,年龄大为卵巢功能衰竭的高危因素。如研究显示在 65 例 13 ~ 25 岁期间接受 Cy 的患者,全部恢复了卵巢功能;26 ~ 38 岁期间移植的患者,原发卵巢功能衰竭发生为 37%。14 ~ 41 岁期间接受 Cy+ATG 的患者大部分可以恢复睾丸功能。接受 Cy+ATG 方案的很多患者成功妊娠,移植后 20 年内,女性怀孕的机会为 47%,而男性做父亲的机会 50%。

(3)HSCT 的疗效还在逐渐改进,移植相关的风险呈下降趋势:同样来自同西雅图后续的随访资料显示,完全基于初始治疗方案分组的 SAA 连续患者 2479 例,1567 例患者接受了 HSCT,912 例患者接受了 IST,10 年实际存活率前者高于后者,分别为 73% 和 68%。如果根据移植年限将移植病例分为 1997 ~ 2002 年和 1991 ~ 1996 年两个时间段,随着年代临近,移植疗效改善,全组患者 OS 分别为 77% 和 69%;在不同造血干细胞来源患者组也有类似趋势,同胞相合供者移植后 OS 分别为 80% 和 74%,替代供者移植的存活率分别为 65% 和 38%。尽管随着应用经验的增加,IST 的效果也有一些改善,但远不如移植的改善那么显著。

由此可见,对于患者最佳的治疗措施是现有各种措施所能达到的疗效比较后得出的结果,随着各种治疗措施的进展速度不同,疗效比较的结果也会有变化,依据不同的证据级别制定的指南对临床具有一定的指导意义。

(二)造血干细胞移植治疗重症再生障碍性贫血的诊疗指南比较

SAA 进行 HSCT 的适应证在各个指南或共识

中的描述略有不同,分别介绍如下:

1. 2009 年英国血液学会议制定的"再生障碍性贫血的诊断和治疗指南"　本指南应用最为广泛,简述如下:对于明确诊断的 SAA 患者,当年龄患者<40 岁时,如果有 HLA 配型完全相合的同胞供者,首选 HSCT;年龄>40 岁的所有患者或虽然<40 岁但没有 HLA 相合同胞供者的患者,首选 IST;当 IST 治疗后观察 4 个月无效的患者,<50 岁或 50~60 岁一般情况良好的患者,首选配型相合的同胞供者或非亲缘供者进行 HSCT,如果没有合适的供者,再次应用 IST;对于第二次 IST 无效的患者,可以有多种选择,如对于既往 ATG 有效的患者考虑应用第三次 ATG、其他患者用新药进行 IST 治疗或进行配型不合的亲缘供者移植、或脐带血移植。

2. 2010 年由中华医学会血液学分会红细胞疾病学组制定的"再生障碍性贫血诊断治疗专家共识"移植指征为:

(1) HLA 相合的同胞供者骨髓移植:患者年龄<40 岁,SAA 或 vSAA、有 HLA 相合同胞供者时首选 HSCT;对于年龄>40 岁的 SAA 患者,如果经过一个疗程 ATG/ALG 联合环胞菌素(cyclosporine;CsA)治疗失败,可采用 HLA 同胞相合的骨髓移植。

(2) HLA 相合无血缘关系供者骨髓移植:患者年龄<50 岁(如 50~60 岁,须一般状况良好),诊断为 SAA 或 vSAA,无 HLA 相合同胞供者,经至少一次 ATG/ALG 和 CsA 治疗失败,患者具有 DNA 水平 I 类抗原和 II 类抗原完全相合的供者时,可用选择非血缘供者的 HSCT。共识中没有提到脐带血移植或配型不合的非亲缘供者移植或单倍体相合造血干细胞移植。

3. 2012 年发表的美国的临床实践　年龄<40 岁的患者,如果有 HLA 配型相合的同胞供者,首选 HSCT;年龄>40 岁或虽然<40 岁但没有配型相合的同胞供者,首选来源于马的 ATG IST;如 IST 后观察 6 个月无效,儿童或年轻患者如果有配型相合的非血缘供者,进行 HSCT;>40 岁具有相合同胞供者也应该进行 HSCT;如果没有合适的同胞供者和配型相合的非血缘供者,应用兔抗体 ATG 再次 IST 观察 6 个月;对于第二次 IST 无效的患者,考虑应用配型不合的非血缘供者、配型不合的亲缘供者移植、脐带血移植;当不适合上述移植的患者进入临床试验或新药。

4. 2012 年 APHCON 制定的亚太地区指南新诊断 SAA 患者,年龄<50 岁,如果有配型相合的同胞供者首选 HSCT;年龄>50 岁或虽然<50 岁但没有 HLA 相合同胞供者时,首选 IST;IST 后观察 4 个月无效的患者,对于 60 岁以下的患者考虑首选配型相合的非亲缘供者移植、单倍体相合移植、或脐带血移植。如果没有上述可用的供者,考虑应用第二次 ATG 进行 IST,4 个月后无效的患者,可以应用第三次 ATG 或进入临床试验。

这四个指南或共识的异同:相同之处在于年轻患者如果具有相合的同胞供者,HSCT 是治疗首选。主要的不同点表现在两方面:①对一线选择药物或移植的年龄界限不同;②另一位替代供者的移植在指南中的位置不同。在英国指南中,配型相合的同胞供者移植为小于 40 岁患者的一线首选治疗,配型相合的非亲缘移植放在二线首选的位置,单倍体相合移植和非血缘脐带血移植处于三线诸多选择(包括非移植选择)之一的位置;在美国的临床实践中,配型相合的同胞供者移植为小于 40 岁患者的一线首选治疗,配型相合的非亲缘移植放在二线首选的位置,单倍体相合移植和非血缘脐带血移植处于三线首选的位置;在 2012 年亚太指南中,配型相合的同胞供者移植为小于 50 岁患者的一线首选治疗,配型相合的非亲缘移植、单倍体相合移植和非血缘脐带血移植处于二线首选的位置。

指南的产生并非均来自随机对照研究的结果,如英国 AA 诊断治疗指南(2009),主要由英国循证医学专家、地区性综合医院富有经验的血液学家及患者代表共同完成。根据 MEDLINE 及 EMBASE 数据库的英文文献(2004~2008 年),撰写指南草稿后,经英国血液学标准委员会(British committee for standards haematology,BCSH)血液病小组成员进行修订,之后再由 59 名 BCSH 执业的血液学家修订和审阅。我国 AA 诊断治疗专家共识是由中华医学会血液学分会红细胞疾病(贫血)学组在广泛征求国内有关专家意见的基础上,参考《英国血液病学标准委员会(BCSH)AA 诊断治疗指南》制定的。亚太的指南在移植适应证上的改动部分基于亚太地区 SAA 患者 HSCT 的循证资料。

从上述可以得出启示:在某时期为患者选择的最佳治疗是基于当时的循证资料,随着新的临床证据出现,指南会不断更新,所以在执行时要知道指南的时限性和局限性。

(三) 治疗 SAA 的移植中值得探讨的问题

在 HSCT 治疗 SAA 的各个环节,都有和治疗恶性血液病不同的考虑,移植各个环节的优化使疗效不断改善,HSCT 治疗 SAA 中值得探讨的问题如下：

1. 移植前再次明确 SAA 的诊断，很重要也是必须的　SAA 的诊断非常复杂，需要详细询问病史及临床检查，必须除外遗传性疾病，详细了解药物接触史和职业暴露史，并进行详细的检查。按照 2010 年中国的 AA 诊疗指南，必需做的检查项目为：①血常规：包括白细胞计数及分类、红细胞计数及形态、血红蛋白水平、网织红细胞百分比和绝对值、血小板计数（BPC）和形态；②骨髓穿刺：多部位，至少包括髂骨和胸骨，骨髓涂片检查造血细胞增生程度、巨核细胞数目和形态、是否有异常细胞、及粒、红、淋巴系细胞形态和阶段百分比等；③骨髓活检：评估骨髓增生程度、各系细胞比例、造血组织分布情况，以及是否存在骨髓浸润、骨髓纤维化等，标本标本需要至少 2cm 骨髓组织（髂骨）；④流式细胞术检测骨髓免疫表型及 CD34 + 细胞数量；⑤肝、肾、甲状腺功能，血生化及病毒学检查（包括肝炎病毒、EBV、CMV 等）；⑥血清铁蛋白和血清叶酸和维生素 B_{12} 水平；⑦流式细胞术检测 PNH 克隆；⑧自身抗体和风湿抗体；⑨细胞遗传学：常规核型分析、荧光原位杂交（FISH）以及遗传性疾病筛查（儿童或有家族史者推荐做染色体断裂试验）；⑩影像学检查和心电图。有条件的医院可选择性检测项目；①髓造血细胞膜自身抗体；②淋巴细胞亚群，如 T 细胞亚群、CD4 + 细胞亚群等；③造血调控因子，如 IFN、TNF、IL-2 等。进行严重程度分级，确保患者符合 SAA 或 vSAA 的标准。

完成鉴别诊断：排除其他导致骨髓增生低下的全血细胞减少性疾病，需要与此鉴别诊断的疾病为 MDS、克隆性 T 细胞异常和 AA 合并阵发性睡眠性血红蛋白尿（paroxysmal nocturnal hemoglobinuria，PNH）。细胞遗传学和免疫分型在鉴别诊断中有意义，应注意无溶血的 AA 中具有少量 PNH 克隆的高患者达 50%，无骨髓增生异常综合征（myelodysplastic syndrome，MDS）的 AA 患者中高达 12% 可出现细胞遗传学异常。所以鉴别对于 HSCT 的患者非常重要，因为同样细胞供者来源的 HSCT，针对不同疾病采用的预处理方案不同，移植后免疫抑制剂的疗程也不同，如 MDS 的预处理方案中通常包含 Bu 或 TBI 的清髓性方案，而 SAA 首选非清髓而且加强了免疫抑制的预处理方案。达到 SAA 标准的 PNH 具有造血干细胞移植的指征，尚无统一的预处理方案，Cy、BuCy、BuCyATG、TBICyATG 均有报道，需要的预处理强度似乎比 SAA 预处理方案强。减低强度的预处理方案（reduced intensity conditionning；

RIC）氟达拉滨（fludarabine；FLU）90mg/m² 2Gy 全身照射（total body iradiation；TBI）也成功用于 PNH。SAA 与低增生性 MDS 的鉴别最为困难。

对于儿童患者，注意除外先天性贫血如范可尼贫血（Fanconi anemia；FA）。FA 为常染色体 X 连锁隐性遗传性疾病，以多发性先天畸形、进行性骨髓衰竭和明显易患恶性疾病为特征，除早期发生的血细胞减少往往合并其他表现，如发育异常、四肢畸形、皮肤色素沉着（咖啡牛奶斑）。因为发病年龄不一，儿童患者都应该作彗星试验，鉴于有迟发病的患者，50 岁以下的 SAA 患者尤其有发育异常和畸形或皮肤色素沉着患者，也建议做彗星试验。所谓彗星试验是应用外周血淋巴细胞检测自发性和双环氧丁烷或丝裂霉素 C 诱导的染色体断裂。对所有准备进行 BMT 的患者及其同胞都应该进行此项检查，以确诊或排除 FA。FA 以进行性全血细胞减少，染色体脆性增加、对 DNA 交联剂具有高敏性易于进展为急性白血病。FA 的早期确定诊断非常关键，因为这种疾病对 IST 无效，对于烷化剂非常敏感，骨髓移植是唯一治愈的手段，而预处理方案中的烷化剂需要减低剂量以免产生严重的预处理相关毒性，移植后需要严密监测非造血系统的恶性肿瘤。对新发 AA，建议多学科小组进行评估。

2. 为患者选择最适合的初始治疗方案，依据是什么？　目前的指南对于一线治疗选择主要根据患者年龄、有无配型相合的同胞供者和患者身体状况，确定有无移植指征，不具备移植条件的患者进入 IST 治疗。多个指南一致的推荐是：如果有同胞相合的供者，年轻患者应该首选 HSCT；但对于移植的年龄界限有所不同。英国指南定为 40 岁，亚太指南定为 50 岁，有的单位根据自己的经验定为 65 岁。指南的区别可能与指南的推出年限有一定关系，重要的依据还是临床试验的结果。

对于年轻 SAA 患者，推荐 HLA 配型相合的移植为一线首选的治疗方案。Frank Peinemann 于 2011 年根据 26 个非随机的临床试验所做的 Meta 分析的结果支持年轻患者首选配型相合的骨髓移植具有更好的生存优势。来自西雅图的研究报告，完全基于初始治疗选择的连续 SAA 患者 2479 例，1567 例患者接受了 BMT，912 例患者接受了 IST，在多因素分析中，提示移植效果好的因素为年龄、移植年代、配型相合的同胞供者、移植前病程短、预处理中不包括 TBI，儿童患者优于成年人，分别为 81% 和 70%。

而对于年龄大的患者，一般认为年龄大的患者能从 IST 中获益。一线治疗是否 BMT 优于 IST,尚不清楚。年龄对于 IST 和移植结果的影响同样重要,尤其在>40 岁的患者中,具有较高的治疗失败率和治疗相关死亡率。根据 1999 年报告,ATG/CsA IST 反应率在>60 岁,50～59 岁和<50 岁患者中分别为 37%、49% 和 57%;5 年存活率分别为 50%、57% 和 72%。Dario Sangiolo 报告在 1988～2008 年期间接受配型相合骨髓移植中,连续>40 岁(40～68)的 SAA 患者 23 例,中位随访 9.1 年,OS 为 65%。停免疫抑制剂的时间为中位 6 个月(5.9～92 个月)。资料支持>40 岁患者应用骨髓移植,对于身体状况良好的患者甚至可放宽至 65 岁或 68 岁。移植治疗 SAA 的主要风险是植入不良和移植相关死亡,而 IST 治疗 SAA 的主要风险是无效和治疗相关死亡。医学的进步不同程度改善了 IST 和 BMT 后的存活,对移植的影响更明显。对于 IST 已经失败的患者,可能获益于降低 GVHD 的移植方式。

如果通过生物学指标预测 IST 的血液学疗效,而不仅仅根据患者年龄和有无配型相合的同胞供者选择是否移植,可以更加清晰和主动地选择一线治疗方式,使预期 IST 无效者早进入替代供者移植程序,使预计 IST 效果好的患者能够首选 IST,不必冒险进行 HSCT。目前尚无明确可靠的预测指标。以下指标可能与血液学反应有关:①年龄是最重要的预后指标,通常儿童比年龄大的患者预后好,对 IST 的反应率,儿童患者中 70%～80%,年轻人 60%～70%,40～50 岁的患者中 50%～60%,所以在儿童和青年人如果没有合适的供者,IST 也是很好的选择;②诊断时网织红细胞较高的患者对 IST 有效率高,网红细胞计数可能是骨髓容量的间接指标,需要进行定量评估,IST 后 3 个月网织红细胞快速上升也预示着疗效好;③伴有 PNH 克隆是 IST 疗效好的预测指标;④能够反映 SAA 病生理的指标,如:活性 T 细胞比例升高、骨髓和外周血 T 细胞中干扰素的表达增强、少数非整倍体骨髓细胞出现等可能与 IST 疗效相关,但是这些方法的并未通用,其预测意义需要进一步验证。文献报告,在联合应用 ATG 和环孢素治疗的患者中,有效率为 60%～80%,5 年生存率为 75%～80%;多因素分析发现年轻、网织红细胞绝对值和淋巴细胞绝对值与 ATG 的反应率相关;当网织红细胞≥25×10^9/L 和淋巴细胞≥10×10^9/L 有效率为 83%,低于此值为 41%。端粒长度可能与血液学复发和克隆演变成负相关,可能预测血液学复发和克隆演变。但目前尚没有

一个可靠的生物学标记来预测 SAA 患者对 IST 的疗效,所以在治疗策略选择上,仍然首先根据年龄和有无供者评估移植风险的大小,移植风险小的患者采用 HSCT 作为一线治疗,不宜把 HSCT 作为一线疗法的患者采用 ATG 做一线治疗,采用 HSCT 做挽救性治疗。如何把这些指标量化和综合运用于患者危险度分层,以指导一线方案选择,还需要临床和实验室结合进行进一步的前瞻性研究。

3. 不同类型的移植在治疗 SAA 中的作用及存在的问题? HSCT 治疗 SAA 已经有 30 余年的历史。针对 HSCT 治疗 SAA 的主要问题是植入失败和 GVHD。移植前的预处理和移植后免疫抑制剂的应用对宿主对移植物(host versus graft;HVG)方向和移植物对宿主(graft versus host;GVH)方向的免疫抑制作用都有效,恰当应用可用在保证植入的前提下降低 GVHD 发生率。HSCT 供者包括同基因供者、配型完全相合的同胞供者、非血缘关系骨髓供者、脐带血供者和单倍体相合的亲缘供者。HLA 不合的程度不同,跨越 HLA 障碍所需免疫抑制的强度也不同。

(1)同基因供者移植前是否需要预处理? 移植后是否需要免疫抑制? 同基因供者为 SAA 患者移植的首选供者,同基因移植治疗 SAA 时直接输注也有部分患者有效。直接输注有效的患者发病的主要原因可能为造血干细胞本身的缺陷,通过输注同基因骨髓纠正造血干细胞本身的缺陷;有些患者单输注同基因骨髓却不能植入或不能持久植入,这部分患者的发病原因可能更复杂,需要应用 CTX 和进行第二次移植。

采用同基因供者首次移植是否需要预处理? Seattle 和 CIBMTR 的资料显示,如果不进行预处理而直接输注同基因造血干细胞,约 8/23 和 6/12 得到完全和持久的骨髓造血恢复,其他患者需要在 CTX 预处理后进行第二次同基因 HSCT。同基因骨髓输注未能成功植入的患者,再在预处理后进行第二次同基因移植并不影响患者存活。在首次移植进行预处理后再输注造血干细胞的患者,完全和持久植入的比例升至 12/17,但这部分患者有 4/17 例移植后早期死亡,所以尽管首次移植后早期植入率高,10 年的存活率反而低于直接输注的患者组,这是早期的资料。同基因 HSCH 治疗 SAA 的报道极少,随着移植技术进步,移植相关死亡率降低,目前一般直接进行 HSCT 而不是输注。

移植后是否需要免疫抑制? 在应用同基因 HSCT 治疗恶性血液病时,采用清髓预处理方案,植

入不成问题,也不会出现 GVHD,所以不必采用免疫抑制剂预防;而在治疗 SAA 时,采用的非清髓预处理方案,为了有助于持久和完全的供者植入,应该采用 CSA 进行免疫抑制剂治疗。

(2) HLA 相合的供者 HSCT 治疗 SAA 的预处理方案和移植后免疫抑制剂应用:目前认为 HLA 相合供者的标准移植方案为 CTX 50mg/(kg·d) 4 天,或加用 ATG,采用短程甲氨蝶呤(methotraxate; MTX)联合环孢菌素 A(cyclosporone; CSA)进行 GVHD 预防。英国指南(2009 年发布)推荐的标准预处理方案为:对移植时年龄<30 岁的患者,高剂量环磷酰胺(cyclophosphamid; CTX)50mg/(kg·d) 4 天(第-5～-2 天),ATG(如健赞公司 genzyme 的 ATG 用量为 1.5 瓶/10kg 3 天,第-5～-3 天),甲基泼尼松龙(methylprednisolone; MP)2mg/(kg·d) 3 天(第-5～-3 天);对 30～50 岁之间有可能移植的患者,最佳的预处理方案还不清楚;>40 岁的患者应该采用 RIC 方案,CTX 1200mg/m^2,FLU 120mg/m^2 联合 ATG 或阿仑单抗(alemtuzumab; CAMPATH1);年龄在 30～40 岁的患者可以考虑应用类似方案。

1)同胞相合移植治疗 SAA 预处理方案的筛选和进展:同胞相合移植治疗 SAA 预处理方案的筛选和进展经历了很长时间。早期的预处理方案 CTX 60mg/(kg·d) 2 天,联合局部照射如淋巴结照射或胸腹部照射,结果临床效果较差。文献报道的 1978～1992 年期间 HSCT 的 100 例 SAA 患者,移植前接受 CTX 联合胸腹部照射方案预处理,15 年存活率仅为 58%。将预处理方案加强,如 CTX 联合 TBI 可以有效降低移植排斥率,但放疗为基础的方案移植相关死亡率(transplant related motality; TRM)和第二肿瘤发生率较高,对生长发育和生育能力的影响也比较大,所以也被弃用。

CTX+ATG 组合基于动物试验的资料,动物实验中,对首次移植未植入或排斥患者的二次移植采用 CTX+ATG 做挽救性治疗,获得了成功。之后,FHCRC 癌症研究中心报告了在患者采用 CTX+ATG 进行二次移植的结果,二次 HSCT 后存活达到 83%,与首次移植单用 CTX 移植的效果相似。历史对照比较的资料显示,CTX+ATG 方案明显好于既往单用 CTX 的骨髓移植加白膜输注的治疗效果。从 1988 年开始,CTX+ATG 用于同胞相合的移植治疗 SAA 的一线预处理方案。

也有研究对 CTX+ATG 方案提出挑战,认为应该将患者分层,在特定人群中应用可以单用 CTX。

一项来自 GITMO 和 EBMT 的前瞻随机多中心研究,主要目的是分析单用 CSP 和 MTX 预防 GVHD 治疗 71 例 SAA 患者的资料,预处理方案单用 CTX,总的排斥率只有 8%,优于同样是单用 CTX 的西雅图 20 世纪 80 年代的资料。推测原因可能为:近期移植的患者在移植前血制品辐照和去除白细胞更加受到重视,研究中纳入的患者大多数为年轻,很多患者在移植前没有应用 ATG 治疗等。研究者认为,对于没有接受过 IST 的输血少(或血制品经辐照并去除白细胞)的 20 岁以内的年轻患者,在接受配型相合的骨髓移植时,原本排斥率较低,可以不必加用 ATG。一项历时 7 年的前瞻性多中心研究,也没有得到 CTX+ATG 优于 CTX 的结果。研究将 134 例 SAA 患者随机分入 CTX 或 CTX+ATG 组,大部分患者之前没有应用 IST。患者接受 HLA 相合的非去 T 骨髓移植,植入失败率相似,分别为 18% 和 16%,5 年存活率(overall survival; OS)分别为 74% 和 80%,这个研究在 OS 上没有达到统计学的检测效力。所以,有些移植中心进行配型相合的骨髓移植治疗年轻患者的 SAA 时仍然采用 CTX 而没有加用 ATG 做预处理。而对于年龄大、输血多和 IST 失败的患者,仍首选 CTX+ATG 方案。研究显示 ATG 加用具有重要作用。在输入的骨髓细胞数量较多或应用 PBSC 时可以加快植入,同时也明显增加 cGVHD,ATG 可以降低 cGVHD,在输入的骨髓细胞数量有限时,加用 ATG 可以避免移植排斥。

另一个降低移植排斥的尝试是将 FLU 加到减量的 CTX+ATG 中。研究中,FLU 180mg/m^2+CTX 120mg/kg,输入 PBSC,结果显示排斥率很低,但严重 aGVHD 发生率增高,总体疗效并不优于公认的标准 CTX+ATG。EBMT 分析了>30 岁患者接受配型相合的同胞 HSCT,FLU+CTX+ATG 预处理与传统 CTX+ATG 相比,5 年 OS 增高,分别为 77% 和 60%;30～40 岁患者 HSCT 后的存活超过 80%。所以对于年龄较大的患者,尤其输血较多具有排斥和 GVHD 高危因素的患者,应用 FLU+CTX+ATG 是可行的。

Campath-1 被认为可以清除耐放射线和耐 CTX 的受者 T 淋巴细胞,Judith C. Marsh 等报告多中心回顾性研究的结果,50 例患者接受了基于 Campath-1 的预处理方案,其中同胞相合移植 21 例,非血缘供者移植 29 例,预处理方案为 FLU 30mg/m^2 4 天,CTX 300mg/m^2 4 天,Campath-1 中位剂量 60mg(范围:40～100mg)。患者年龄中位为 35 岁(8～62

岁）。在配型相合同胞供者移植组和非亲缘移植组都获得了很好的疗效，移植后 2 年 OS 分别为 95% 和 83%，植入失败率分别为 9.5% 和 14.5%，Ⅰ-Ⅱ aGVHD 发生率 13.5%，无 Ⅲ-Ⅳ 度 GVHD 发生，cGVHD 4%。影响存活的因素为 HSCT 合并症指数和年龄，合并症指数为 0-1 的患者 OS 达 92%，合并症指数大于 2 的患者 OS 为 42%，年龄<50 岁的患者 OS 为 92%，>50 岁的患者 OS 为 71%。

在恶性血液病中常规应用的 BuCy 方案，不推荐用于 SAA 患者中。L. V. M. Ommati 曾将 BuCy 方案用于配型相合的同胞移植，接受 BuCy 治疗的 24 例患者中与 17 例 CTX+ATG 的患者比较，获得了同样的植活率、GVHD 发生率和 TRM，尽管晚期的排斥率低于 CTX+ATG，但具有明显黏膜炎，在随访期明显短于 CTX+ATG 的情况下，OS 已经没有优势，分别为 58% 和 67%。

采用非标准方案，尤其是 CTX 减量时，预处理毒性有所减少带来的微弱优势很可能会被排斥、GVHD 增加带来的风险抵消，所以要非常仔细地权衡，除非患者身体状况确实不耐受标准剂量时，一般建议采用标准剂量预处理方案。

启示：临床上预处理方案的形成经历了很长时间，基于动物试验、回顾性历史对照、前瞻性临床试验，并不断尝试进一步优化。

2）移植后免疫抑制剂应用方案的筛选和进展：尽管 HLA 全相合的同胞移植取得了 75% ~ 90% 的治愈率，但移植物抗宿主病（graft versus host disease；GVHD）仍是一个问题，文献报道 Ⅲ ~ Ⅳ 度 aGVHD 的发生率 12% ~ 30%，cGVHD 仍占 30% ~ 40%。MTX+CSA 被认为是 SAA 患者 HSCT 后最佳的预防 aGVHD 方案，方案的筛选也经历了很长时间。

基于动物实验的结果，MTX（15mg/m² +1 天和 10mg/m² +3，+6，+11 天）预防 GVHD 方案于 1981 年最先用于临床。北京大学人民医院早期预防 GVHD 方案为：MTX 15mg/m² +1 天、10mg/m² +3、+6、+11 天，以后每周应用直到+102 天。CSA 作为单药预防 aGVHD 方案于 1985 年开始应用，与单用 MTX 患者作历史对照，结果显示 CSA 更有利于存活。为更好地控制 GVHD，将 CSA 联合泼尼松，但在恶性血液病移植患者中进行的随机前瞻性研究，发现 CSA+PSE 只在预防 aGVHD 方面略好于单用 CSA。GITMO/EBMT 开展的前瞻随机研究证实了 MTX+CSA 预防 GVHD 具有生存优势，在配型相合同胞骨髓移植治疗的 SAA 患者中，MTX+CSP 的 5

年存活明显好于单用 CSA，分别为 94% 和 78%，aGVHD 发生率在 MTX+CSA 组 30%，单用 CSA 组 38%。在 IBMTR 的大规模回顾性研究中，来自 595 例 SAA 的配型相合的同胞骨髓移植，用 CSA 或 CSA+MTX 与单用 MTX 比较，生存率分别为 69% 和 56%，前者生存优势显著，而且联合用药组中无Ⅳ度 aGVHD。西雅图癌症研究中心的一项随机研究，比较了在 SAA 患者移植后应用 CSP+MTX 方案预防 GVHD22 例，对照组为单药 MTX 24 例，aGVHD 的发生率和严重程度均明显降低，存活提高。

因为 cGVHD 不会给 SAA 患者带来任何益处，在 HSCT 治疗 SAA 时，cGVHD 仍然是重要的问题。cGVHD 的高发因素为 aGVHD、患者年龄大和高剂量骨髓细胞。多种方法尝试降低 cGVHD 的发生率，如①控制输入的供者骨髓细胞数量，在配型相合的 HSCT 中，既往认为 2.5×10⁸/kg 是最佳的骨髓细胞数量；②采用骨髓作为移植物：G-PBHCs 增加 cGVHD 发生率，治疗 SAA 时不建议应用 PBSCT，而建议骨髓移植；③延长 CSA 预防时间：在随机前瞻研究中，在 cGVHD 高危患者中比较了 CSA 有效浓度维持 24 个月和维持 6 个月，结果显示两组存活无差异，延长用药时间并没有降低 cGVHD 的发生。

（3）关于非血缘供者移植治疗 SAA：非血缘供者移植治疗 SAA 主要问题是供受者 HLA 的差异导致植入失败率（graft failure，GF）升高和移植相关死亡率（transplant related morbidity，TRM）增加。随着移植疗效的改进，非血缘 HSCT 治疗 SAA 的作用更加明确。EBMT 建议应用在具备下列条件的患者：①有完全相合的非亲缘供者（DNA 水平检测Ⅰ类和Ⅱ类 HLA 抗原）；②病人年龄小于 50 岁（50 ~ 60 岁之间的患者如果体力状态好也可以考虑）；③经过至少 1 个疗程 ATG 或环孢素治疗失败（成人和儿童）；④诊断为重型或极重型 AA；⑤移植时没有活动性感染或急性出血；⑥没有全相合同胞供者。

提高非血缘供者移植疗效的主要措施为高分辨配型的应用和恰当预处理方案。

HSCT 首选高分辨配型完全相合的供者。据 IBMTR 统计的非血缘移植治疗 SAA 资料，1988 ~ 1998 年 181 例低分辨和中分辨相合移植，5 年存活率只有 39%，现代分子生物学高分辨改善了移植疗效，HLA 高分辨相合的移植可以达到和同胞相合移植相似的效果。

非血缘 HSCT 治疗 SAA 的最佳预处理方案不确定。通常在 CTX+ATG 基础上中加入 FLU 或

TBI。欧洲血液和骨髓移植组（EBMT）推荐 CTX+ATG+FLU，具体为 FLU 30mg/m² 4 天、CTX 300mg/m²、ATG 1.5 小瓶/（10kg·d）4 天。Deeg 报告美国国家供者计划（national marrow donor program，NMDP）资料，证明了应用 CTX+ATG+2Gy TBI 方案进行非血缘关系 HSCT 治疗 SAA 可以获得可靠的植入和较低的脏器毒性。为了寻找 TBI 最低有效剂量，NMDP 设计了前瞻多中心协作研究。在 CTX 50mg/（kg·d）4 天+ATG 30mg/（kg·d）3 天后给予 TBI，TBI 起始剂量为 6Gy（3 次×2Gy），如果患者没有出现严重的毒性但植入失败，TBI 以 2Gy 为单位递增剂量，如果出现毒性，以 2Gy 为单位递减剂量。1994~2004 年期间按入组 87 例非血缘关系移植患者，其中 HLA-A，B，C，DR，DQ 高分辨相合 62 例，1~2 个位点不合 25 例。患者中位年龄 18.6 岁（1.3~53.5 岁）。既往接受 IST 的中位疗程为 3 个。TBI 4~6Gy 剂量组 20 例全部植活，存活率 50%；TBI2 Gy 剂量组 35 例，1 例排斥，23 例（66%）存活。由此可见，高剂量组的植入率高，但存活并没有改善。在 2GyTBI 剂量组中，5 年存活率在年龄 <20 岁的相合的非血缘移植患者组为 78%，年龄>20 岁的患者组只有 50%。考虑对生长发育的影响，儿童和年轻患者适宜加用氟达拉滨，老年患者可以考虑将剂量 ATG 减半，加用 TBI 200cGy。

非血缘 HSCT 在年轻 SAA 患者中获得了与同胞相合供者移植相同的疗效。H Yagasaki 比较了 61 例儿童和青少年 SAA 患者，其中配型相合的同胞 HSCT 30 例，植入失败 1 例，非血缘 HSCT 31 例，植入失败率 3 例，Ⅱ-Ⅳ aGVHD 分别为 0% 和 37%，cGVHD 发生率分别为 3% 和 27%，10 年 OS 分别为 100% 和 93.8%，10 年无失败存活率分别为 96.7% 和 84.7%，均没有统计学差异。

移植前病程为影响非血缘移植效果的因素。SAA WP-EBMT 报告非血缘 HSCT 治疗 SAA100 例，采用 Flu/Cy+ATG 与 Flu/Cy±ATG±2CyTBI，植入失败率均为 17%，Ⅲ-Ⅳ度 aGVHD 发生率分别为 18% 和 7%，诊断后 2 年内移植与 2 年后移植的患者 5 年 OS 分别为 87% 和 55%，前者明显好于后者。

（4）脐带血移植治疗 SAA 的现状：脐带血移植治疗 SAA，效果并不理想，移植排斥和免疫重建不良限制了 CBT 在治疗 SAA 中的应用。EBMT 回顾性分析 71 例脐带血移植治疗 SAA 的资料，57 例为单份脐带血移植，14 例为双份脐带血移植，60 天的累积植入率仅 51%，TNC 高于 3.9×10⁷/kg 的患者植入率高，180 天的血小板植入率仅 37%，Ⅱ-Ⅳ度

aGVHD 20%，3 年 cGVHD 18%，3 年 OS 38%。

改变预处理方案或改良输入物能否提高植入率，尚无资料证实。CBT 的细胞数量有限，通过双份脐带血提高细胞数量进行移植的临床实验在进行中，但是否适用于 SAA 患者尚待观察。

在脐带血移植中，移植排斥率很高，有报道脐带血未持久植入的情况下获得了造血恢复，其机制有待进一步研究，患者长期的预后也期待进一步观察近来，孙自敏报告采用 RIC UCBT 治疗新诊断的 SAA 18 例，年龄 17 岁（5~61 岁），预处理方案为 FLU（120mg/m²）+CTX（1200mg/m²）+ATG（30mg/kg）；GVHD 预防采用 CsA+MMF，除了早期死亡 2 例，其余 16 例均植活，16 例患者中 15 例发生造血排斥，但排斥后的患者均自体造血恢复，3 个月和 6 个月反应率分别为 56% 和 81%，2 年 OS 达到 88.9%。推测可能是脐带血输注和免疫抑制剂通过免疫调节作用促进了自体造血恢复。

（5）配型不合的亲缘供者 HSCT 治疗 SAA 的探索：对于配型不合的亲缘 HSCT，仅采用 CTX±ATG 预处理不足以预防排斥，早期采用 CTX+ATG 方案治疗的患者预后极差。西雅图移植中心采用 CTX±ATG 进行亲缘不合的 HSCT 治疗 15 例 SAA 患者，不植入率 71%，Ⅱ-Ⅳ aGVHD 发生率 16%，cGVHD 发生率 100%，1 年 OS 0%。近年来，尤其是单倍体相合的移植成功用于治疗恶性血液病后，配型不合的亲缘移植治疗 SAA 有所进展，但总体进展缓慢。针对配型不合 HSCT 治疗 SAA 的植入失败率高和无病生存率低的特点，在移植的技术细节上进行的探索包括：预处理改进、免疫抑制剂加强、植入物的选择和修饰，包括去除 T 淋巴细胞。

1）预处理方案：有许多关于预处理方案的探索，旨在降低移植排斥率和提高生存，但报告均来自小样本的资料，尤其 2~3 个位点不合的亲缘 HSCT 资料更少：a. CTX+ATG 基础上加用福达拉滨：EBMT 报告了在 CTX+ATG 基础上加用福达拉滨，只有 3~5 例的病人而且都是 1 个抗原不合。b. CTX±ATG 基础上加 TBI：Wagner 报告 16 例 1~3 个位点不合的亲缘 HSCT，预处理 CTX+TBI（200cGy/d 6 天），植入失败率 14%，但 Ⅱ-Ⅳ aGVHD 达 78%。西雅图报告了 31 例 SAA 患者的亲缘配型不合的移植，预处理采用了以足量 TBI 为基础的方案，患者获得了持久植入，但移植相关毒性和 GVHD 导致的 TRM 仍然是主要问题。台湾学者 Tzeng 报告 6 例 SAA 患者采用 CTX 200mg/kg+TBI 800cGy 进行预处理，所有患者植活，4 例患者存

活(66.7%),移植后无病存活 8 ~ 48 个月,但 6 例患者中 4 例为 A、B 和 DR 位点中只有一个位点不合。c. 其他:一项儿科患者预防处理方案为:CTX+低剂量 TBI+Campath-1G 或-1H,供者为单倍体相合的同胞,骨髓移植取得了成功,但病人数量有限。

2)移植物体外处理:为了降低 GVHD,尝试进行移植物体外处理,主要应用 ClinMax 免疫磁珠或其他方法把移植物中需要的细胞和不需要的细胞分开,根据移植物中选择的细胞分为:CD34+细胞纯化(阳性选择),Passweg et al. 报告登记组的资料,1 个位点不合的亲缘供者 HSCT 66 例,>1 位点不合的亲缘 HSCT 20 例,100 天不植入率分别为 21% 和 25%,1 年植入失败率分别为 26% 和 25%,aGVHD 发生率分别为 35% 和 15%,cGVHD 发生率分别为 18% ~ 19% 和 23%,1 年和 3 年 OS 分别为 49% 和 35%。资料显示的临床结果并不理想。

3)去除 T 细胞和保留非 CD34+细胞(阴性选择):Kyung-Nam Koh 报告了一项前瞻性研究的结果,采用 CD3+或 CD3+/CD19+细胞去除的移植物取代 CD34+纯化,选择性去除 T 细胞和保留非 CD34+细胞(阴性选择)降低严重 GVHD 并促进植入。FLU + 减量 CTX + ATG 方案用于 4 例患者。CD34+细胞 3 ~ 5×10^6/kg,CD3+细胞 T 细胞减少了 1 ~ 3log。所有患者获得快速的粒细胞和血小板植活。两例获得完全供者的持久植入,两例继发植入失败或植入不良,没有 aGVHD 和 cGVHD 发生。这种方法植入失败率高达 50%。去除 T 淋巴细胞和 B 淋巴细胞:韩国 Ho Joon Im 报告 12 例儿童和青少年 SAA 患者,体外去 T 细胞并去除 B 细胞的 2 ~ 3 个位点不合的亲缘 PBSCT。12 例患者接受了 CTX ±ATG±FlU 或 CTX+ATG+TBI 预处理方案,供者的 PBSC 经体外去除 T 淋巴细胞和 B 淋巴细胞,应用 CSA/MMF 或 FK/MMF 作为移植后免疫抑制剂。12 例患者中 11 例粒细胞植活,中位时间 10 天(9 ~ 13 天)。未植入 1 例,移植排斥 2 例,这三例患者接受了二次移植均获成功。本组 12 例患者最终的植活率均为 100%。9 例可评估的患者,三例发生 aGVHD。随访中位 14.3 个月(4.1 ~ 40.7 个月),12 例均存活。这个方案虽然获得了很好的存活率,但植入失败率较高,去 T 细胞和去 B 细胞需要特殊仪器和较高的试验室条件。

4)新的免疫抑制剂的应用:Baltimore 和 Seattle 进行了移植后早期应用 CTX 的临床试验,CTX 清除活化的供者或受者同种反应性 T 淋巴细胞克隆,可能降低 GVHD 发生率。Peccatori 等应用了基于雷帕霉素、MMF、ATG 的预防 GVHD 方案,Rapamycin 能更快促进天然调解 T 细胞的产生,试图通过促进调节 T 细胞优先聚集达到免疫快速重建。

5)与间充质细胞(MSCs)共移植促进植入的研究在去 T 单倍体移植进行中。

6)新的移植方案探索:黄晓军等通过针对 HSCT 的多个环节进行综合改进,成功建立起非去 T 的单倍体相合移植治疗血液病的平台。大宗系列的病历资料证明,通过输入 G-CSF 预激骨髓和外周血造血干细胞,预处理方案中加用 ATG,移植后 CSA+MMF+MTX 强力预防 GVHD,使体外非去 T 的单倍体相合 HSCT 治疗恶性血液病获得了很好的临床疗效,达到了与非血缘供者移植、配型相合的同胞移植的相似疗效。受此启发,黄晓军探索出单倍体移植治疗 SAA 的方案,取得了初步成功,2012 年报告 19 例 SAA 患者,其中 2 ~ 3 位点不合 95%(18/19)。采用的预处理方案为 6.4mg/kg [Bu 0.8mg/(kg·q6h)2 天]+CTX 200mg/kg(50mg/kg 4 天)+ATG10mg/kg(2.5mg/kg 4 天),移植物为 G-CSF 动员的骨髓联合 GPBS。移植后免疫抑制剂为 MTX 4 次、MMF 2 个月、CSA 有效浓度维持一年。所有患者 100% 供者髓系植入,粒细胞和血小板的中位植入时间为 12 天和 18 天,晚期植入不良 2 例。aGVHD 发生率 42%,cGVHD 发生率 56%。1 年 OS 64%,存活患者的中位观察时间 746 天。资料显示单倍体移植治疗 SAA 是可行的,下一步研究的方向为如何在保持高植入率的情况下进一步降低 GVHD 发生率。

总之,近年以来,单倍体相合 HSCT 治疗 SAA 的进展较快,可以应用在 ATG 治疗失败、无相合供者或非血缘供者的患者中。目前尚无足够证据证明哪一种移植方式或预处理方案进行单倍体相合 HSCT 更好,而随机对照研究是很难做到的。目前单倍体相合的移植仅在经验丰富的移植单位或在临床实验的框架内进行。

4. HSCT 治疗继发性或先天性 SAA 的特点应该得到重视 一些继发性肝炎后 SAA 或先天性 SAA 也可以通过 HSCT 治愈。肝炎后 SAA 的移植后存活率达 80%。对于肝炎相关性 SAA,应该考虑到肝炎导致的肝脏损伤可能增加 CTX 的预处理相关毒性,或者受损的肝脏不能活化 CTX,其实这些担心并没有根据。

FA 导致的 SAA,也只有通过 HSCT 能够治愈。与特发性 AA 不同,FA 因为对烷化剂敏感,只能耐受小剂量的 CTX。文献报道 19 例配型相合的骨髓移植患者，预处理方案为 CTX 100mg/kg，预防 GVHD 方案为 MTX 加 CSA，患者持续稳定植入，10 年生存率为 79%。近来，进一步减少 CTX 的剂量到 15mg/（kg·d）4 天（总量 60mg/kg）也能获得持久植入，经 7.9 年的中位随访，长期存活达到 93%。因此，CTX 最佳剂量 60mg/kg，这是获得持久植活的最小毒性剂量。类似的结果也见于 CTX 60mg/kg+ATG 的报道。

先天性角化不良也是一种少见病，其中一半患者具有 AA。常规预处理方案效果差，晚期肺部和血管合并症病尤其多发，在移植前病情评估和病情交代时对 HSCT 的预后要有充分的认识。

5. HSCT 治疗 SAA，移植物真的是骨髓最好吗？在不同类型的供者，干细胞来源是否不同吗？PBSC 因为具有细胞数高和采集方便等优点而广泛应用于 HSCT，近年来，在恶性血液病的 HSCT 中，PBSCT 有取代 BMT 的趋势。PBSCT 用于 SAA，可能降低移植排斥，却提高了 cGVHD 的发生率，最终可能降低生存率。文献报告的不同供者来源移植，获取的结果并不完全相同：

（1）同胞 HLA 相合移植：回顾性研究显示，在同胞相合的 HSCT 中，在 <20 岁的患者中，cGVHD 发生率在 PBSCT 中为 27%，在 BMT 中只有 12%；在不分年龄段的资料分析中，也得出同样的结论。因为 SAA 不需要移植物抗白血病（graft versus leukemia；GVL）效应，所以没有通过从 cGVHD 中获益弥补 cGVHD 对存活的负面影响。所以在 SAA 的 HSCT 中，一般不建议采用 PBSCT。Roland Chu 分析 IBMTR 1997～2003 年期间移植的 SAA 患者资料，比较配型相合同胞移植患者，移植物为 G-CSF 动员的骨髓（granulocyte colony stimulating factor primed Bone marrow；G-BM）78 例，骨髓（Bone Marrow；BM）547 例，PBSC 134 例。G-BM 组与 BM 组相比，中性粒细胞和血小板植活率没有区别，Ⅱ-Ⅳ 度 aGVHD、Ⅲ-Ⅳ 度 aGVHD 和 cGVHD 均相似。PBSC 组与 G-BM 组相比，Ⅱ-Ⅳ 度 aGVHD 高，但 Ⅲ-Ⅳ 度 aGVHD 相似，c GVHD 发生率高。PBSC 组与 BM 组相比，前者 Ⅱ-Ⅳ 度 aGVHD、Ⅲ-Ⅳ 度 aGVHD、cGVHD 发生率均高，TRM 高。BM 与 G-BM 组相比，TRM 低。总之，上述资料显示 BM 是配型相合同胞移植治疗 SAA 的最佳选择。

尽管一般推荐在配型相合通报移植中建议应用骨髓，也有一些新的尝试。BS Cho 等报告在配型相合同胞 HSCT 治疗高危成年 SAA 患者时，采用骨髓联合 CD34＋纯化的 PBSC，结果显示在不增加 GVHD 的情况下，促进了植入。研究共纳入患者 32 例，所有患者移植前有大量输血史，中位病程 67 个月，预处理为 CTX＋ATG＋Flu/procarbazine（PCB）。100% 患者长期植入，8 年 OS 达 87.5%。

孙自敏报告同胞相合 HSCT 治疗 SAA15 例，采用骨髓联合 PBSC 作为移植物，预处理方案为 CTX/ATG 加 Flu，预防 GVHD 方案为 CSA 和 MMF，结果显示无 aGVHD 发生，cGVHD 发生率 6.67%，3 年 OS 为 79.8%。

（2）非血缘供者移植：随着 PBSCT 的广泛应用，尤其在非血缘 HSCT 中，PBSCT 比 BMT 更容易被供者接受。用于 SAA 患者，在非血缘 HSCT 中，PBSCT 也不如 BM 吗？Mary Eapen 2011 年分析报告 296 例非血缘 HSCT 治疗 SAA 的资料，供受者 A、B、C、DRB1 HLA 位点相合，BMT 225 例，PBSCT 71 例，结果显示两组患者造血恢复相似、Ⅱ-Ⅳ 度 aGVHD 在 PBST 组高于 BMT 组（分别为 48% vs 31%）、cGVHD 经年龄校正后没有出现统计学差异，移植相关死亡在 PBSCT 组高于 BMT 组，资料支持在非血缘供者移植中，骨髓也是最好的细胞来源。

（3）单倍体供者移植：在单倍体相合移植治疗 SAA，最佳的细胞来源肯定不是静态的骨髓，因为早期按照常规方案进行的移植不植入率和 GVHD 发生率高，预后极差。为此，多种移植物曾被尝试应用，关于移植物修饰的报道限于小样本资料，主要有以下几种：①大剂量 CD34＋细胞输注：Woodard 报告大剂量 CD34＋细胞输注治疗 SAA 患者 3 例，1 例移植排斥，接受第二次移植后植入，但这例患者淋巴细胞未重建，4 个月后死亡，2 例患者移植后出现混合嵌合，经供者淋巴细胞输注（donor lymphocyte infusion；DLI）治疗，最后达到完全植入和淋巴细胞重建，2 例患者存活，无 cGVHD 发生；②体外去 CD3＋T 细胞和 CD19＋B 细胞：2013 年 Hoo Joon IM 等报告 12 例 2-3 个位点不合的单倍体相合 HSCT 治疗 SAA，1 例原发性植入失败，2 例迟发型植入失败，可评估的 9 例患者 3 例发生 Ⅱ-Ⅲ 度 aGVHD，12 例患者均植活；③G-BM＋G-PB 联合应用：作者单位报告 19 例 BuCy＋ATG 预处理后单倍体相合的 HSCT，19 例均完全植入，2 例迟发型植入不良，Ⅱ-Ⅳ 度 aGVHD42.1%，cGVHD56.2±12.4%，OS 64.6%，后续的扩大患者规模的结果同样显示出良好的骨髓植入和患者存活；④单用 G-BM 或 G-PB 也有个别报道，尚无在 SAA 患者中应用的比较研究报告。

6. 如何预防和处理移植物排斥或移植后出现的嵌合体 所谓植活指移植后中性粒细胞连续三天大于 $0.5×10^9/L$，在不输注血小板的情况下连续 7 天大于 $20×10^9/L$。移植后植活还应该包括遗传学证实血细胞为供者来源。移植排斥指外周血没有达到植活的标准，分为原发性植入失败和晚期排斥两种形式：原发性植入失败指移植后从来没有恢复造血功能；晚期排斥指移植后已经达到植活标准又失去造血功能的情况。移植排斥指供者细胞成分丢失，出现患者自身的造血细胞或淋巴细胞，移植排斥很可能由于持续存在的宿主细胞介导了骨髓的衰竭。移植排斥是 HSCT 治疗 SAA 失败的主要原因之一，在 20 世纪 70 年代，移植排斥在单用 CTX 预处理的患者中达 32% ~ 35%，随着移植技术的进步排斥风险下降，采用 CTX+ATG 预处理方案进行的同胞相合骨髓移植，只有个别患者发生排斥。针对排斥或混合嵌合体，防治措施如下：

（1）血制品辐照和去除白细胞降低排斥：供受者之间的遗传学差异是导致移植排斥的主要原因，血液输注过多是导致 HLA 抗原致敏也是移植排斥的危险因素。动物试验研究显示血制品中的树突状细胞对致敏次要组织相容性抗原起了主要作用。采用 20Gy 的射线辐照血液制品，或采用少白细胞的成分输血可以消除这种影响。所以，SAA 患者从诊断后需要输血时，都应该输注经过辐照和去除了白细胞的成分血。

（2）通过增加输注的细胞数量减少移植排斥：20 世纪 70 年代，在 CTX 做预处理的骨髓移植中曾发现细胞数与植入排斥成负相关，输入的骨髓细胞数 $>3×10^8/kg$ 的患者植入排斥率低。早期曾经通过输入未曾照射的白膜细胞来提高细胞数，但在降低排斥改善生存的同时增加了 cGVHD，而被停用。PBSCT 可以增加输入的细胞数量，同样出现 cGVHD 增加的情况，在配型相合的移植中也不建议应用。

（3）加强移植后免疫抑制剂应用可以克服移植排斥：移植后的免疫抑制剂不但预防 GVHD，也控制 HVG 方向的植入排斥。EBMT 的回顾性资料显示，进行 GVHD 预防时采用 CSA 与单用 MTX 相比，前者移植排斥率降低。但是，西雅图前瞻随机的研究并未发现长程 MTX 和短程 MTX+CSA 对移植排斥的区别。在动物实验中，在控制 GVHD 和抑制 HVG 方向的免疫从而促进植入方面，MTX 联合

CSA 均优于单用 CSA 或 MTX。来自西雅图的更新数据表，CTX+ATG 预处理、移植后采用 MTX+CSA 预防 GVHD 已经克服了移植排斥问题。一项 81 例 SAA 患者的研究中，76 例具有多次输血史，44 例患者在移植前有 IST 失败史，患者年龄 2 ~ 63 岁，1 ~ 7 个月的排斥率只有 3.7%，通过中位 9.2 年的随访，OS 达到 88%。更近期资料显示，MMF+CSA 在 HVG 方向优于 MTX+CSA。因此，在评估一个新方案时，不能孤立地评价预处理方案对降低排斥的作用时，还要考虑到用来预防 GVHD 的移植后免疫抑制剂对减低排斥也有作用。

（4）保持移植后 CSA 的有效浓度和持续时间减少排斥：AA 患者 Allo-BMT 后晚期植入失败的主要因素是环孢素停药过早或血药浓度过低。与恶性血液病不同，SAA 患者移植后环孢素至少应用达 9 个月以上，在随后 3 个月以上的时间里环孢素减量至停用。成年人环孢素谷浓度应维持在 250 ~ 350ng/ml，儿童维持在 150 ~ 200ng/ml。

（5）采用嵌合体分析预测即将发生的移植物排斥并及时处理：嵌合体分析是监测移植动力学和移植物结局的重要手段。Hill RS 报告 SAA 患者造血混合嵌合与移植后高排斥和低 GVHD 相关。在 SAA 移植后的患者中，移植后早期短暂的供受者混合嵌合的情况比较常见，几乎 60% 的患者在移植后为混合嵌合，其中 2/3 最终转为完全供者嵌合，其他患者发生了排斥。Huss R 报道在 116 例性别不合同胞配型相合的移植中，54% 患者在外周血或骨髓中发现了混合嵌合，排斥发生率在嵌合组略高于完全嵌合组，分别为 14% 和 9%，但两组没有出现显著统计学差异。另一项研究报告 45 例接受同胞相合骨髓移植 SAA 患者中，采用 STRP 连续监测，72% 为完全供者，11% 为混合嵌合，17% 在移植后嵌合逐渐增加，移植后嵌合增加的患者中，移植失败的发生率为 50%，存活率 38%；完全和稳定植入的患者预后好，稳定性的混合嵌合体存活率高、GVHD 风险低。多数单位能够监测造血嵌合体，T 细胞嵌合体检测也逐渐推广开来。

（6）当移植排斥出现时需要二次移植来挽救：当出现混合嵌合而且受者比例增加的情况，通过调整免疫抑制剂用量，很难逆转，往往需要在加强免疫抑制的同时，补充供者造血干细胞或供者淋巴细胞。

7. 什么是应用替代供者造血干细胞移植的合适时机？ 替代供者移植疗效的改善是否意味着可

以把干预点提前？替代供者移植治疗 SAA，主要指非血缘供者和单倍体相合的亲缘供者。

非血缘供者的 HSCT 介入的时机观点不一致。虽然仍有移植相关死亡发生，但移植的疗效已经逐渐改善。早期来自大宗资料的报告，非血缘移植治疗 SAA 的效果仍然没有达到和配型相合的同胞供者移植疗效相同的程度。但评估 URD 疗效的主要困难是大多数报告为回顾性资料，缺乏随机比较或大宗病例前瞻性研究，病例的异质性大，预处理方案各不相同，很难做一个统一的推荐。试图进行 Meta 分析，研究之间的差异也是太多。高分辨配型、预处理方案的改进等使配型不合的移植疗效持续改进。近年 Kennedy-Nasser 比较了 36 例患者，15 例为同胞相合移植，21 例为非血缘移植，尽管 GVHD 发生率在非血缘组高于同胞移植组，两组的 4 年 OS 是相似的，分别为 93% 和 89%。2013 年陈静报告亚太骨髓移植登记组多中心回顾性的资料显示，在儿童 SAA 患者中，替代供者移植 74 例，同胞相合移植 53 例，前者 Ⅱ-Ⅳ 度 GVHD 发生率高，Ⅲ-Ⅳ 度 aGVHD 没有区别，植入失败率相当，5 年存活率没有区别，分别为 83.7% 和 90.6%。

在上述所有诊疗指南中，非血缘 HSCT 并未作为一线推荐，即便是儿童患者，推荐非血缘 HSCT 也在至少一个 IST 治疗无效后，原因可能为：①在儿童患者中，IST 的疗效也很好；②尚未确定非血缘移植的最佳的预处理方案；③植入失败和 GVHD 仍然是个问题；④控制 GVHD 的免疫抑制剂应用增加了长期的移植相关死亡；⑤大宗病例长期随访的结果 OS 在 50%~60%；⑥查询到供者并应用于患者需要数个月时间。

IST 治疗失败后，二线治疗如何选择？是替代供者的移植还是继续下一次 IST？Yoshiyuki Kosaka 报告了前瞻随机多中心研究比较 IST 或 HSCT 作为二线治疗的效果，共入组 18 岁以下的儿童 SAA 患者 201 例，首次 IST 治疗失败 60 例，其中 52 例进入比较研究，31 例进入替代供者 HSCT 组，21 例进入 ATG 组。HSCT 组中 26 例首次植入成功，5 例未植入的患者 3 例死亡，1 例二次移植后造血恢复，1 例自体造血恢复。进入第二疗程 ATG 组患者 21 例，3 例过敏终止应用，18 例应用了第二疗程 ATG，ATG 治疗后 6 个月后仅 2 例造血恢复，16 例无效。ATG 无效患者中的 8 例接受了 HSCT 治疗，4 例患者经长时间等待晚期造血恢复。HSCT 组和二次 ATG 组患者存活分别为 28/23 和 20/21 例，OS 没有统计学差异，但无造血恢复失败的存活率有明显差别，

分别为 89.3% 和 11%，显示出二线治疗采用 HSCT 比应用 IST 具有明显优势。文中的替代治疗包括了 HLA 血清抗原相合的非血缘供者，一个位点不合的亲缘供者和 HLA 相合或一个位点不合的脐带血。实际上，很多移植的患者移植之前经历了很长的病程和多次 IST，而 IST 失效以后进行的替代供者造血干细胞移植效果，受到病程、输血量和患者感染状况的影响，HSCT 作为挽救性治疗措施应用越晚效果可能越差。当一次 IST 失败后，应该不失时机地进行 HSCT。

因为查询非血缘供者需要 3~6 个月的时间，所以查询应该从诊断明确后即应该开始。一旦具备移植条件，配型相合或基本相合的非血缘供者被推荐为年轻患者首次 IST 失败后的首选，而不必再等待。病程的早期接受 HSCT 有很多优点，如既往感染少、铁负荷不会太高、肾功能不会受长期 CSA 的影响、输血导致的异体免疫少、血小板输注依赖少。即便如此，将非血缘供者移植作为一线治疗或二线治疗的首选仍有一定局限性，因为毕竟只有少数患者可以找到配型相合非血缘供者。单倍体相合的供者可以在短时间内查得，在时限性和可再得性上明显优于非血缘供者，移植技术也在逐渐成熟，目前成为研究的热点。移植时机的推荐有待于临床试验的结果，在有经验的单位可以用于至少一次 IST 失败后。

如果能找到可以预测 IST 疗效的生物标志，可用于指导对于 IST 预期效果差的患者早期选择 HSCT。

（四）结语和展望

HSCT 技术的不断优化使移植的适用人群扩大，使移植患者的植入失败率减低、移植相关死亡率下降，因为 HSCT 具有治疗周期短、血象恢复完全和迅速、后期生活质量较好等优势，必将成为治疗 SAA 的重要措施。近期登记组资料显示替代供者移植获得了和配型相合移植相似的临床疗效，而前者一般患者的移植时机会延迟，由此推测，如果同样应用于一线治疗，替代供者的 HSCT 疗效理论上不应差于同胞相合 HSCT。

IST 失败高危的生物学标记能否决定 URD 的时机？寻找与疗效、复发和克隆演变相关的生物标记，基于这些标志，将患者在初治阶段进行危险度分层，指导选择治疗方案，如：年轻患者、预计 IST 反应率低、复发和克隆演变发生率患者，有可能从替代供者 HSCT 作一线治疗中获益，相似危险度，年纪大的患者仍然获益于配型完全相合的同胞

HSCT。

总之,当我们评估移植方案的疗效时,应将移植的预处理方案、细胞来源和移植后免疫抑制剂应用作为一个整体来对待。至于现有的移植方案是否已经足够理想?如何平衡植入和GVHD,如何优化HSCT方案?通过HSCT除了挽救生命,是否也改善了生活质量?诸多问题需要设计良好的临床试验来回答。

(北京大学血液病研究所 许兰平)

第二节 免疫相关性血细胞减少

一、概述

血细胞消长受许多因素影响,免疫因素是其中之一。生理情况下,机体的细胞和体液免疫参与造血调控,亏促盈抑,维持血细胞在正常水平。病理情况下,免疫功能失调,特别是对造血系统的负调控亢进,抑制血细胞生成或破坏不同阶段的血细胞,临床上表现为不同类型的广义的免疫相关性血细胞减少症,如成熟红细胞自身抗体导致的自身免疫性溶血性贫血(AIHA)、成熟粒细胞自身抗体导致的免疫性粒细胞减少或缺乏症、血小板自身抗体导致的免疫性血小板减少性紫癜(ITP)、血小板生成素(TPO)自身抗体导致的低巨核性血小板减少、抗vWF裂解酶(vWFcp)自身抗体导致的血栓性血小板减少性紫癜(TTP)、成熟红细胞和血小板自身抗体共同导致的伊文综合征(Evans)、促红细胞生成素(Epo)自身抗体导致的纯红细胞再生障碍性贫血(PRCA)、同种抗体导致的ABO血型不合输血性溶血性贫血(PRCA)、T细胞功能亢进通过细胞毒(穿孔素)杀伤或凋亡导致的移植物抗宿主病(GVHD)和再生障碍性贫血(AA)等。近年我们在鉴别骨髓造血功能衰竭"综合征"时,发现了一类抗骨髓造血细胞(未成熟血细胞)自身抗体导致的一系、两系或三系血细胞减少,暂称之为狭义的"免疫相关性血细胞减少(IRH)或全血细胞减少(IRP)症"。该症因两系或三系血细胞减少且不完全符合AA诊断标准,以往常被误诊为"不典型AA"、"增生性AA"、"AA早期",因按AA治疗迁延不愈,又冠之"慢性AA"。20世纪80年代以后,多归之于骨髓增生异常综合征(MDS)、"难治性贫血"。正确认识并诊治此类血细胞减少,不仅有益于患者,而且有益于丰富造血调控学说、纯化并修正对AA和MDS本质的认识,即有巨大临床价值和重要学术意义。

二、一类与自身抗体相关的造血功能衰竭症

通过近十余年的深入研究,已证实IRH/IRP的本质为体液免疫亢进的自身免疫性疾病,虽然与目前已知的多种自身免疫性血液系统疾病有相似之处,但其自身抗体针对的靶点仅为骨髓未成熟的造血细胞,且有特异性的诊断方法,对糖皮质激素和静脉丙种球蛋白等免疫抑制治疗效果明显,因此独立于其他已知的血液系统疾病。

(一)发病频度及危险因素

总结近十余年诊治的三系和两系血细胞减少症,主要包括AA、不发作性阵发性睡眠性血红蛋白尿症(PNH)、MDS、急性造血功能停滞(AHA)、Evans综合征和IRH/IRP,少部分是范可尼贫血、骨髓纤维化(MF)、严重叶酸/维生素B_{12}(MA)或铁(IDA)缺乏症、脾功能亢进、TTP、急性早幼粒细胞白血病(AML-M3)及其他肿瘤、肝病、肾病、内分泌系统疾病、恶病质等;IRH/IRP较AA、MDS、PNH均多见,与AA之比约为2~3:1。亚洲(中国、日本、韩国、泰国、以色列)20世纪80年代AA年发病率约为1/10万,以此估算IRH/IRP年发病率约2~3/10万,相当于是白血病年发病率(3/10万左右)。当然,由于环境因素的变化,近年AA、白血病年发病率可能不同于以往,甚至有可能增加。因此,当今精确的IRP/IRH年发病率有待在充足的人群中行经严格设计的流行病学调查后得之。

哪些因素可能影响IRH/IRP发病?从预防及根治该病角度出发,这是必须考虑的问题。分析IRH/IRP病例,初步印象是此类疾病与红斑狼疮、风湿类疾病的危险因素相同。性别上,男女均患,但女性相对多见;年龄上,老少皆有,中青年稍多。可能有一定的遗传背景,能见到有血缘关系的亲属同患此病或其他自身免疫性疾病;环境中的危险因素首推各种病原微生物感染(特别是病毒和细菌),其次是某些化学物质(如药物、农药、化肥、油漆、黏合剂等有机化合物)、过敏原(特殊食品、某些疫苗接种)接触等。妊娠可诱发IRH/IRP(常诊断妊娠相关AA)。患其他自身免疫性疾病(特别是自身抗体介导的组织损伤)者高风险并发IRH/IRP(以往多误诊为红斑狼疮或风湿继/并发AA或MDS)。某些B淋巴细胞或浆细胞肿瘤性疾病也可并发IRP/IRH机制的血细胞减少。

（二）发病机制

1. **血细胞减少源自骨髓造血功能低下或无效** 骨髓细胞涂片及病理活检显示，IRH/IRP 患者骨髓或增生减低（甚至重度减低）或增生活跃（甚至明显活跃），且均不见造血系统肿瘤性疾病及髓外肿瘤骨髓转移的任何异常形态学表现。骨髓增生减低者，髓系细胞总容量减少（百分数可不低），非造血细胞相对增多，提示外周成熟血细胞减少源自骨髓造血功能低下。骨髓增生活跃者，髓系细胞总容量不少（甚至增多），与外周成熟血细胞减少形成明显"反差"，说明此类患者存在骨髓无效造血。当然，诸推论均基于除外了这些患者的成熟血细胞减少源于丢失（出血）、破坏（包括自身抗体破坏成熟血细胞等机制导致的各类溶血）、分布异常（脾脏扣留）的可能性。

2. **骨髓造血功能低下或无效源自自身抗体破坏或抑制造血细胞** 为了探索 IRH/IRP 患者骨髓造血功能低下或无效的成因，我们采用两种方法检测其骨髓造血细胞自身抗体：①骨髓单个核细胞库姆试验（BMMNC-Coombs）（凝集法）：将 IRH/IRP 患者骨髓单个核细胞（BMMNC）作被检靶细胞，取代传统 Coombs 试验中的成熟红细胞做 Coombs 试验，结果发现 IRH/IRP 患者的 BMMNC 发生特异性（非 IRH/IRP 患者及正常对照阴性）凝集，尤其是骨髓呈无效造血（增生活跃或明显活跃）者阳性率更高，这说明此类患者骨髓（数量）优势细胞（晚阶段细胞）有膜结合自身抗体；②流式细胞术（FCM）检测骨髓细胞膜结合自身抗体（荧光法）：采用带荧光的抗人免疫球蛋白（Ig）单克隆抗体及抗人红细胞 GlyCoA、粒细胞 CD15、造血干/祖细胞 CD34 单克隆抗体对 IRH/IRP 患者骨髓细胞行双标 FCM 检测，结果发现绝大多数患者骨髓粒系、红系及造血干/祖细胞膜结合自身抗体阳性（对照阴性），造血功能低下（增生减低或重度减低）者多有 CD34[+] 细胞自身抗体，自身抗体阳性率与血细胞减少程度明显相关。

3. **自身抗体作用机制研究** 进一步研究发现：有些自身抗体（完全型温抗体，多为 IgM）可以直接激活补体（可见补体水平下降），原位溶解骨髓细胞［溶解晚幼红细胞者可见结合珠蛋白水平降低和（或）游离血红蛋白水平升高］；有些自身抗体（不完全型温抗体，IgG 或 IgA）通过 Fc-FcR 介导巨噬细胞吞噬（骨髓涂片易见"红系造血岛"及"噬血现象"）破坏造血细胞，吞噬晚幼红细胞者可见间接胆红素增多，吞噬血小板者可见巨核细胞代偿增

生；有些自身抗体可封闭造血细胞膜功能蛋白，使这些蛋白"失能"，进而抑制造血细胞的增殖、分化、自我保护等，比如：抗 Epo 受体的自身抗体可阻断 Epo 对红系祖细胞的刺激作用，抗其他各种造血调控因子受体的自身抗体亦然，抗 CD59、CD55 的自身抗体可"制造""类 PNH 细胞（锚蛋白被覆盖而非脱落）"，发生临床上罕见的"IRH/IRP 与 PNH 共存"现象。

4. **造血细胞自身抗体产生与骨髓 B 淋巴细胞数量、亚群及功能异常有关** 首先，FCM 检测发现 IRH/IRP 患者骨髓中 B 淋巴细胞（CD19[+]）百分含量明显增多；其次，骨髓 B 淋巴细胞亚群—CD5[+]B 淋巴细胞（CD19[+]CD5[+]）［已知在其他自身免疫性疾病（如风湿类疾病）CD5[+]B 淋巴细胞主司自身抗体产生］比例增高；继之，骨髓 B 淋巴细胞功能亢进，IRH/IRP 患者骨髓 B 淋巴细胞胞质内 Ig 含量及含 Ig 的 B 淋巴细胞数量明显增多；且上述指标增高程度与病情呈显著正相关，采用非细胞毒免疫抑制剂治疗后可逐渐恢复正常，骨髓造血细胞自身抗体转阴，骨髓及外周血各类血细胞计数也恢复正常。

临床及细胞形态学检查提示，IRH/IRP 患者外周淋巴组织及血象和骨髓中的淋巴细胞无任何肿瘤性增生的表现。血清蛋白电泳不见单克隆免疫球蛋白峰，免疫球蛋白定量及 κ、λ 链电泳未见异常，骨髓造血细胞自身抗体谱呈多克隆性（多数患者可同时测及 IgG、IgA、IgM 型自身抗体或其中不同型之间的组合；同一患者可有针对骨髓不同系造血细胞的自身抗体，甚至有针对造血系统以外组织的自身抗体）。PCR 检测免疫球蛋白重链基因重排阴性。这些均提示 IRH/IRP 患者 B 淋巴细胞尽管数量、亚群及功能异常，但不是单克隆的恶性细胞。至此，IRH/IRP 患者骨髓造血细胞自身抗体产生的直接机制已基本明了，即与抗体产生细胞和良性的 B 淋巴细胞数量、亚群异常及功能亢进有关。

5. **骨髓 B 淋巴细胞数量及功能异常与其所受调控异常有关** 深究 IRH/IRP 患者骨髓 B 淋巴细胞异常的机制，发现其所受正、负调控明显失衡。多种 T 淋巴细胞亚群，如 T 辅助细胞（Th）、调节性 T 细胞（Treg）、Th17 细胞及滤泡辅助性 T 细胞（Tfh 细胞）等，在疾病发病中发挥作用。Th1 途径的抑制性负调控减低，介导 B 淋巴细胞凋亡的 Th1 型细胞因子［肿瘤坏死因子（TNF）、白细胞介素（IL）-2、干扰素（IFN）］较正常人、特别是 AA 患者明显减低；而 Th2 途径的刺激性正调控增强，B 淋巴细胞正调控因子（即 Th2 型细胞因子）IL-4、IL-10 蛋白

及 mRNA 水平的表达均明显高过正常对照及其他非 IRH/IRP 型的全血细胞减少症患者；Treg 在 IRH/IRP 患者数量减少，功能减低，这可能导致对自身反应性 B 淋巴细胞的抑制作用减弱，导致这些 B 细胞大量增殖，从而造成包括骨髓在内的自身组织损伤；Th17 细胞比例明显增高，其分泌的细胞因子 IL-6、IL-23 和 IL-17 水平亦增高，进而检测了 Th17 细胞内信号转导通路维 A 酸相关核孤儿受体 γt（RORγt）mRNA、信号转导和转录激活因子 3（STAT3）mRNA 表达水平均明显高于恢复组和正常对照组，提示 Th17 在 IRH 患者 B 淋巴细胞异常的调控中发挥重要作用；Tfh 细胞数量增多，细胞表面功能相关分子 ICOS、CD40L 的表达增强，细胞内 IL-21 水平和转录因子 Bcl-6 mRNA 表达水平均显著高于正常对照组，表明 IRH 患者中 Tfh 细胞数量明显增多，功能亢进，进一步导致 B 细胞过度增殖并产生大量自身抗体。

6. T 淋巴细胞亚群及调控异常的研究 已证实在 IRH/IRP 中多种 T 淋巴细胞亚群失衡，但什么因素导致其失衡？其上游调控因素是否亦异常？研究发现树突状细胞（dendriticcell，DC）在疾病发病中发挥一定作用。初治 IRH/IRP 患者淋巴样 DC（pDC）明显高于疾病恢复组和正常对照组，pDC/mDC 比值明显增高，提示发病期的患者 pDC 增多导致 pDC/mDC 比例失衡，而 pDC 允许 Th0 向 Th2 细胞分化，使得 IRH/IRP 患者 Th1 与 Th2 平衡向 Th2 增高漂移。当然，DC 仅是调控 T 细胞亚群的其中一环，是否还有其他因素参与并影响 T 细胞亚群的失衡仍有待进一步深入研究。

（三）临床表现

IRH/IRP 患者的主要临床表现是贫血、出血、感染；部分患者有造血系统以外组织受损（主要是自身免疫性疾病所致）的表现。

1. 贫血 贫血是该病最常见表现，90% 以上患者发病时就有贫血。通常贫血为正细胞性。有时贫血为大细胞性，主要见于三种情况：并发内因子抗体和（或）肠黏膜细胞抗体，影响维生素 B 和（或）叶酸吸收；温抗体附着在红细胞膜上改变红细胞形态（有时凭 Coombs 试验不一定能测及这些抗体）；用过细胞毒免疫抑制剂，影响造血细胞 DNA 代谢。罕见贫血为小细胞性，这或与血小板少导致长期多量失血有关（痔疮或月经失血），或与自身免疫性疾病同时损伤肾脏致 Epo 生成不足有关，或与自身抗体干扰 Epo 利用进而抑制红细胞铁代谢（慢性病贫血机制）有关。贫血程度轻重不一，针对骨

髓红系细胞的自身抗体愈多贫血愈重，抗体破坏或抑制的造血细胞阶段愈早贫血愈重、愈易发生全血细胞减少。贫血进展可慢可快：慢者数年数十年迁延不愈，常合并贫血性心脏病或因多次输血导致铁负荷过多（血色病）；快者似急性 AA。

2. 出血 出血是该病的另一常见表现，约 2/3 患者发病时即有出血，甚至有些患者单以出血为首发表现。出血的主要原因是血小板减少。出血部位多为浅表皮肤、黏膜（齿龈、鼻腔、睑结膜），少数严重者有深部脏器（消化道、泌尿道、颅内、肌肉等）出血。合并免疫性肝病者易因肝源性凝血因子产生不足而发生深部组织出血，合并免疫性糖尿病者易发生眼底出血，合并感染者易发生凝血和纤溶异常进而出现致命性颅内或消化道出血。出血程度轻重不一，轻者可仅有下肢或躯干部位针尖样出血点、碰撞或针刺部位瘀斑、或间断少量齿龈出血/鼻出血，重者则发生皮肤大片瘀斑或血窦样出血点、齿龈出血/鼻出血不止、眼底出血、便血、尿血、甚至脑出血。脑出血是 IRH/IRP 患者主要死因之一。

3. 感染 感染常发生于中性粒细胞减少甚至缺乏者或用免疫抑制剂过程中。感染的主要部位是呼吸道（特别是上呼吸道）、体表皮肤黏膜，其次是消化道、泌尿生殖道及中枢神经系统。败血症不少见。初发病时为社区感染，球菌、杆菌、病毒感染多见。病程中多为院内感染，耐药杆菌、球菌感染多见，其次是真菌及病毒感染。感染发生在不同脏器有不同脏器受累的表现，但多有发热，热型随感染原类型不同而异。严重感染往往伴有循环衰竭的表现，并可加重出血，这是 IRH/IRP 患者主要死因。

4. 其他脏器受损表现 IRH/IRP 患者功能亢进的 B 淋巴细胞除可产生针对骨髓细胞的自身抗体外，尚可同时产生针对造血系统以外不同组织的自身抗体。因此，部分患者可在疾病的不同阶段（时期）并发不同组织受累的表现。如：胰腺受累并发糖尿病、肾脏受累并发肾功能不全、甲状腺受累并发甲状腺功能低下、胃黏膜细胞受累并发胃炎/维生素 B 缺乏、结肠受累并发溃疡性结肠炎、关节受累并发风湿或类风湿关节炎/股骨头坏死/骨病、肝脏受累并发免疫性肝病/胆管炎/胆结石、血管内皮细胞受累并发静/动脉炎、皮肤黏膜/肌肉及结缔组织受累并发皮肌炎/红斑狼疮、肺组织受累并发免疫性气管/支气管炎、肌肉/神经组织受累并发重症肌无力/格林巴利综合征、生殖细胞受累并发不孕症等。

（四）实验室特征

1. 血象　多为全血细胞减少，少数患者可两系、一系血细胞减少。网织红细胞百分数多正常或超过 1.5%；部分患者外周血涂片可见有核红细胞；成熟红细胞可大、可小或大小不均，可有点彩及多嗜性红细胞。中性粒细胞百分数可正常或减低；偶见不成熟粒细胞；成熟粒细胞胞质内可有颗粒增多现象。血小板多减少，部分患者可正常。

2. 骨髓象　多为增生活跃或明显活跃，少数患者可减低或明显减低。红系比例多增高，可见红系增生的表现，如多核红、点彩红、核分裂象、豪焦小体等；合并内因子抗体或用过细胞毒免疫抑制剂者可见红系巨幼改变；合并 Epo-R 自身抗体或 Epo 自身抗体者可见红系缺如；部分患者可见"红系造血岛"和"嗜血现象"。粒系比例可正常、增高或减低，可见"核左移"，可见核浆发育不平衡和颗粒增多现象。巨核细胞多正常或增多，也有人减少；巨核细胞增多者可见血小板形成不良、甚至小巨核细胞。骨髓活检可见红系和（或）粒系、巨核系增生表现或髓系减低表现（髓系增生不均匀）。

3. 骨髓细胞自身抗体检测　约半数患者 BMMNC—Coombs 阳性。90% 以上患者凭 FCM 及双标单克隆抗体可测及不同系、阶段骨髓造血细胞膜结合自身抗体。此类自身抗体以 IgG 最多见，其次是 IgM，IgA 较少见。

4. 其他　约 1/3 患者可见其他自身免疫性指标异常（如抗核抗体、类风湿因子、血沉、补体等）；少部分患者可有其他脏器（胰岛、肾脏、肝脏、胆道、甲状腺等）受累的实验室表现；成熟红细胞溶血的实验室指标多阴性；血小板抗体皆阴性；铁代谢指标、叶酸/维生素 B 水平多数患者正常；染色体核型、骨髓细胞组织化学染色正常；造血干/祖细胞体外培养多数正常；T 细胞亚群多数患者不倒置；无肿瘤性疾病及其他血液病的实验室证据。

（五）诊断及鉴别诊断

1. 诊断标准

（1）拟诊标准：血象三系或两系、一系血细胞减少，但网织红细胞和（或）中性粒细胞百分比不低；骨髓红系和（或）粒系百分比不低，或巨核细胞不少，易见红系造血岛或嗜血现象；除外了其他原、继发血细胞减少症。符合以上条件者可拟诊 IRP（三系血细胞少）或 IRH（一系或两系血细胞少）。

（2）确诊标准：符合拟诊标准者，或测及骨髓造血细胞膜结合自身抗体后确诊（治疗前确诊），或未测及该类自身抗体但经足量肾上腺皮质激素和（或）大剂量人静脉丙种球蛋白治疗有效（脱离成分输血且一、两系或三系血细胞有不同程度恢复）后确诊（治疗后确诊）。

2. 鉴别诊断

该病主要需与下列疾病鉴别：

（1）AA：现已纯化为一类 T 淋巴细胞功能亢进，通过 CTL 直接杀伤或凋亡骨髓导致的造血功能衰竭症。该症具有以下特征：血象呈网织红细胞及中性粒细胞百分数明显降低、淋巴细胞百分数明显增高的全血细胞减少；骨髓减低或重度减低，红系、粒系、巨核系细胞均减少，淋巴细胞比例增高；T 细胞亚群倒置，Th1 细胞比例增高，Ih1 型细胞因子明显增多，激活的 T 细胞（CD25+ 或 HIA-DR+）增多；Th2 细胞及其分泌的因子水平不高；无造血细胞膜结合自身抗体；对肾上腺皮质激素或静脉丙种球蛋白治疗反应不好，对以 ATG 为代表的抑制 T 细胞的治疗反应好。

（2）不发作性 PNH：血象、骨髓象与 IRH/IRP 很相似，且都对肾上腺皮质激素治疗有反应，极易混淆。但该病有下列特点与 IRH/IRP 不同：可测及骨髓造血细胞中的 PNH 克隆（CD59、CD55 表达减少或缺失的细胞）；血浆中游离 CD59、CD55 及其他 GPI 锚蛋白较正常人增高（IRH/IRP 自身抗体封闭 CD59、CD55 导致的"类 PNH 患者"血浆中游离 GPI 锚蛋白不增高）；可测及 PIG-A 基因突变（"类 PNH 患者"无此基因突变）；对静脉丙种球蛋白治疗反应不好（"类 PNH 患者"反应好）。

（3）MDS：既往单纯按细胞形态学指标"病态造血"诊断（未做充分排除检查）的 MDS 病例中包含有部分 IRH/IRP，也即对免疫抑制剂治疗有良好反应的所谓"非单克隆造血"的"免疫性 MDS"（Mufti，2003 年美国血液学年会教育项目）。WHO 专家组关于《造血系统和淋巴细胞肿瘤性疾病分类》已明确了 MDS 的疾病性质——造血系统肿瘤，故鉴别 MDS 与其他良性血细胞减少症（包括 IRH/IRP）主要凭反映 MDS 恶性造血克隆的指标，如染色体核型异常、某些癌基因（抑癌基因）突变、同功蛋白单态现象表达、造血干（祖）细胞体外"白血病样生长方式"、造血细胞膜分化抗原表达异常等。另外，MDS 像其他恶性病一样，免疫抑制治疗只会助长其恶性克隆扩增进而加重病情，只有非恶性的自身免疫性疾病才能从免疫抑制治疗中获益。

（4）Fanconi 贫血：是一类先天性干细胞质异常性疾病（出现 Fanconi 基因），主要表现为各种体细胞的染色体对氧化剂、丝裂霉素等超敏而断裂，临床上出现不同器官发育异常、血细胞减少、骨髓衰竭及高风险进展为不同肿瘤性疾病等。该病多见于小儿,也可见于成人,可问及阳性家族史,对免疫抑制治疗反应不好。

(5) AHA:乃机体受致病因子作用后发生的自限性骨髓衰竭症,藉以下特征与 IRH/IRP 鉴别:多能问及发病前诱因(如感染、毒物接触等);发病急;血象类似 SAA;骨髓涂片尾部可见巨大红细胞或巨大粒细胞;脱离危险因素接触并经充分支持治疗后,血象和骨髓可在 2~6 周完全恢复正常。

(6) Evans 综合征:与 IRH/IRP 本质上属同类疾病,唯一不同的是该病有外周成熟血细胞(成熟红细胞和血小板)自身抗体,而 IRH/IRP 没有(仅有骨髓未成熟血细胞自身抗体)。少数 Evans 综合征患者外周血 Coombs 试验呈阴性,临床上易与未检测到骨髓造血细胞自身抗体、治疗后确诊的 IRH 混淆。两者区别在于 Evans 综合征患者有明确溶血证据,如间接胆红素明显升高、游离血红蛋白明显增高/结合珠蛋白消失等,而 IRH 患者则无明显溶血证据。

(7) 其他:反应性嗜血细胞综合征也可出现全血细胞减少及骨髓嗜血现象,但其多有感染诱因、高热、肝脾大,甚至黄疸、腹水,骨髓中成熟组织细胞明显增生且可见大量嗜血现象,临床及实验室表现类似恶性组织细胞增生症,给予充足支持治疗后多呈自限性。AML-M$_3$、MF、希恩综合征、脾功能亢进、髓外肿瘤骨髓转移等均可出现两系或三系血细胞减少,但各自有相应的细胞形态学及临床特征,不难与 IRH/IRP 鉴别。

(六)治疗

IRH/IRP 的治疗分两类:去症和治本。

1. 去症治疗 去症治疗旨在保命,即维护患者重要脏器功能、进而为实施治本治疗创造条件(前于治本治疗)或为治本治疗起效赢得时间(同行或后续于治本治疗)。其具体包括:纠正贫血、控制出血和感染、维护重要脏器功能。

(1) 纠正贫血:极重度(血红蛋白浓度低于 30g/L)、重度贫血(血红蛋白浓度低于 60g/L)患者极易并发心肺损伤和中枢神经系统症状,必须及时替代治疗——输注红细胞。每次红细胞输注量应根据患者年龄及心肺功能确定:成人、心肺功能正常患者,每次可输红细胞 400ml;儿童或心肺功能不全者应酌减;肺功能不全者可输体外加氧红细胞。过敏体质者,应输过滤后的红细胞,并在输注前予适量抗过敏药预防过敏反应。中度(血红蛋白浓度

60~90g/L)贫血患者应视患者对贫血的耐受程度确定是否输红细胞,老年人、心功能不全者或贫血症状较重者(不耐受贫血)可适量输注红细胞,拟行细胞毒免疫抑制剂治疗者可酌情输注,否则一般不输。轻度贫血患者不输红细胞。

(2) 控制出血:此类患者的出血多由血小板减少所致,故可通过输注血小板予以纠正。输注血小板的目的是预防或控制严重、危及生命的出血,因此应严格掌握适应证:以出血征象为主,血小板计数为辅,结合患者具体出血特点及本地血小板供应情况,决定是否输注血小板及输注量。血小板输注后,最好佐以酚磺乙胺(止血敏,肾上腺素类衍生物),不仅收缩小血管,尚可体内动员血小板功能,更好地发挥止血效用。血小板无效输注者,可输配型血小板,或佐输适量静脉丙种球蛋白。部分患者可能同时合并抗磷脂抗体、抗凝血因子抗体等,控制此类患者的出血,除加大免疫抑制治疗力度外,应辅以血浆置换。也有患者并发免疫性肝病,应注意补充肝源性凝血因子。

(3) 预防、控制感染:IRH/IRP 患者是感染的高风险人群。感染本身可危及患者生命,还可刺激患者免疫系统、抵消治本治疗、导致 IRH/IRP 病情加重或复发。因此,预防并及时控制感染(切勿待其自愈!)对 IRH/IRP 患者至关重要。预防感染主要包括无菌性环境护理、躯体护理和饮食护理。初发患者的感染多为社区感染,应结合社区流行病学资料及患者的感染部位,判定可能致病微生物,并据此选择敏感抗生素。住院患者的感染多为院内感染,无病原微生物培养及药敏结果者应凭经验选择抗生素,其原则是"广谱、高效、足量、足疗程"及"降阶梯治疗"(按粒细胞缺乏患者的院内感染治疗原则行之);有病原微生物培养及药敏结果者,应按药敏结果选药。合理选择抗生素控制感染的同时,应注意适当的辅助抗感染治疗,如静脉丙种球蛋白输注、巨噬细胞或粒细胞集落刺激因子应用、合理热量和维生素补充、维持内环境稳定等。

(4) 维护重要脏器功能:肝功损伤者应予肝细胞营养剂(脂类、氨基酸类等)、降酶剂、祛黄利胆剂,并根据白蛋白水平酌情补充之。肾功能不全者应适当利尿、排除代谢产物,必要时可行血浆透析或置换,同时酌减可能对肾功有不良影响的免疫抑制剂。胰岛功能不全者,应控制肾上腺皮质激素用量,合理择用降糖药,控制饮食。合并贫血性心脏病或其他心脏病者,注意心功能保护和纠正异常心律。甲状腺功能减低者,补充甲状腺素。注意保护

胃肠黏膜、补充造血原料、防止骨骼脱钙、营养神经等。

2. 治本治疗 有去症治疗"保驾",则可畅行并坚持治本治疗,以达疾病久愈或根治目的(血象、骨髓、骨髓外脏器、免疫功能均恢复正常)。治本治疗主要包括免疫抑制和促造血治疗。

(1) 免疫抑制治疗:免疫抑制治疗是直接针对异常免疫的,是 IRH/IRP 患者的"扛鼎"治疗。包括非细胞毒免疫抑制剂治疗、细胞毒免疫抑制剂治疗和造血干细胞移植等。

非细胞毒免疫抑制剂治疗:初发患者,多行此类治疗。主要有肾上腺皮质激素、静脉丙种球蛋白、环孢菌素、CD20 单克隆抗体等。肾上腺皮质激素可溶解 B 淋巴细胞、抑制抗体产生,同时保护造血细胞,多起效快,用于急性期、病情严重时,一般每日每公斤体重 0.5 ~ 1.0mg(泼尼松),血象恢复正常后可逐渐减量,有禁忌证勿用或出现严重不良反应时停用。部分患者对皮质激素反应慢或需长期维持巩固治疗,勿过早减药或停药,以免失去有效机会或复发。静脉丙种球蛋白可封闭巨噬细胞膜上的 FcR,同时抑制 B 淋巴细胞产生抗体,适用于肾上腺皮质激素效果不佳、合并病毒性肝炎或其他感染、或血细胞重度减少者,冲击治疗可 0.4g/(kg·d),连续 5 日,维持治疗可 0.1 ~ 0.2 克/(次·周),连续数周。环孢菌素通过阻断 IL-2 产生而抑制 Th 细胞,进一步抑制 B 淋巴细胞的正调控,故主要用于协助其他免疫抑制剂和巩固维持治疗,原则为"小剂量[0.5 ~ 3.0mg/(kg·d)]长疗程(待 Th 细胞及其产生的因子持续恢复正常后停药)"。环孢菌素治疗自身免疫性疾病的有效血药浓度尚无人报道,临床病例观察提示它是极个体化的。CD20 单克隆抗体(美罗华)仅适用于 CD20+淋巴细胞增多者,每次每平方米体表面积 375mg,每月 1 次,酌情用 1 ~ 3 次。由于 CD20 单克隆抗体价格昂贵,一般不作常规用药。

细胞毒免疫抑制剂治疗:非细胞毒免疫抑制剂治疗效果不好、有肾上腺皮质激素禁忌证或无法耐受之,且骨髓增生明显活跃者,可用细胞毒免疫抑制剂治疗。常用药物包括长春新碱(VCR)、环磷酰胺(CTX)、硫唑嘌呤(Aza)、氟达拉宾(F)等。VCR可与 CTX、泼尼松组成 COP 方案[VCR1 ~ 2mg/d,1次;CTX600 ~ 1000mg/d,1 次;泼尼松 1mg/(kg·d),1 周,之后剂量减半 3 周;每月 1 疗程]。行COP 方案时,需碱化利尿数日,并予保肝补钙等支持治疗。Aza 每日每公斤体重 1 ~ 2mg,检测血象,酌情调整剂量及疗程。F 在成人每次每日 50mg,连用 2 日,每月可用 1 次(据血象及骨髓情况调整用药)。

造血干细胞移植及其他:严格讲,就当今人们对造血干细胞移植术的认知水平而言,仅自体移植适于治疗抗体介导的自身免疫性疾病;异基因造血干细胞移植引起移植物抗宿主病(GVHD),限制了其在自身免疫性疾病中的应用。自体造血干细胞移植相当于超大剂量细胞毒免疫抑制剂加自体造血干细胞支持治疗,最好回输动员的自体 CD34+细胞(去除淋巴细胞)。造血干细胞移植的最大问题是预处理方法不能特异、敏感地净化体内功能异常的淋巴细胞(若能解决此问题,造血干细胞移植也就不需要了!)。脾脏切除可降低 B 淋巴细胞负荷,对少部分 IRH/IRP 患者可能有效,但因其也不能做到体内 B 细胞净化,仍有复发风险,故非必须不用之。另外,某些常用于器官移植的免疫抑制剂、某些从中草药提取的免疫抑制剂也可能对 IRH/IRP 患者有一定疗效。

(2) 促造血治疗:促造血治疗对 IRH/IRP 患者可能至少有三点益处:①继免疫抑制治疗解除造血负调控后,促造血治疗可有效地作用于造血干/祖细胞,刺激、加速骨髓造血功能恢复;②动员骨髓中成熟粒细胞向外周血释放并增强中性粒细胞功能,减少患者感染的机会或缩短其感染时间,进而避免感染诱发的造血负调控"抬头";③通过作用于干/祖细胞及单核/巨噬细胞,进而影响树突状细胞(DC)及其对细胞的抗原呈递作用,间接调节 Th1:Th2 平衡,使亢进的异常免疫恢复"常态"。促造血治疗目前包括三类:补充造血生长因子、雄激素和造血原料。造血生长因子有巨噬细胞集落刺激因子(GM-CSF)、粒细胞集落刺激因子(G-CSF)、EPO、IL-11 等;对骨髓低增生、细胞毒免疫抑制剂应用后、造血干细胞移植患者,或继发感染者,均可用 GM-CSF 或 G-CSF(每次 75 ~ 300mg);对网织红细胞比例及骨髓红系比例偏低者,应注意自身抗体封闭 EPO 受体或中和 EPO 可能,EPO 治疗(3000 ~ 6000 单位/次),对疑有慢性病贫血机制者也应用EPO;对骨髓巨核细胞减少者可试用 IL-11(每次1.5rag);造血因子的疗程应根据患者血象和骨髓反应而定,一般不宜过短,常用每周 3 次 1 月、每周2 次 1 月、每周 1 次 1 月。雄激素可作为促造血的"本底"治疗,尤其适用于内生雄激素不足者(如老年人等)。造血原料补充以叶酸、维生素 B12 为主,特别是对大细胞性贫血者;伴失血性缺铁,应补充铁剂;伴肾病综合征或慢性肝病,适量补充白蛋白。

(七)预后

经上述治疗,绝大多数 IRH/IRP 患者预后良好,快则半年内显效,慢则半年以上或 1 年后显效。部分患者可逐步恢复正常生活和工作。少数患者依从性差,不能坚持正规治疗,过早停药或频繁换药,或不注意自我保护并发感染,或再次接触其他危险因素,导致疾病迁延不愈、复发甚至加重或死亡。少部分患者在病程中并发其他脏器损伤(自身免疫性)。极少数患者病程中或后查及肿瘤性疾病。IRH/IRP 并发(继发)肿瘤性疾病的机制尚不明了。深究之,有如下可能:IRH/IRP 是隐匿性肿瘤本身的一种表现(如淋巴系统肿瘤性疾病);IRH/IRP 为免疫系统针对隐匿性肿瘤的一种误伤造血细胞的反应;淋巴细胞功能亢进转化为恶性增殖等。

三、有待进一步研究的问题

(一)如何寻找免疫性疾病的始动因素——自身抗原

已在 IRH 中检测到针对多种骨髓造血细胞的自身抗体,但自身抗体作用的靶点(即自身抗原)是什么? 这些自身抗原无疑是 IRH 发病中的重要环节,也成为关注的重点。目前,已开展了一些分离自身抗原的初步研究,得到几种可能的靶抗原,但仍需进一步深入研究鉴定其抗原性。

临床工作中可以发现部分骨髓红系造血细胞膜上存在自身抗体的初治患者在相同免疫抑制治疗情况下对常规剂量红细胞生成素(EPO)[10~20U/(kg·d)]治疗无效,但血清 EPO 水平却明显增高;同时,体外造血祖细胞培养显示红系细胞存在自身抗体者红系集落产率(CFU-E)与 EPO 呈明显剂量依赖性或无反应。这些现象提示自身抗体的存在可能影响了 EPO 与 EPO 受体(EPOR)的结合从而导致 EPO 不能正常发挥作用,影响了红系的增殖和分化。为证实这一假设,利用 FCM 检测了 IRH/IRP 患者骨髓红系造血细胞膜上的 EPOR 与自身抗体的数量,发现 EPOR 表达量因自身抗体存在而明显减低,两者呈显著负相关;EPOR 在细胞膜上表达数量减少可能是多种原因所致,如本身产生不足、从膜上脱落等。因此,利用 RT-PCR 检测 EPOR mRNA 产生,发现其产生正常;进一步采用蛋白质印迹(Western blot)检测下游 EPO/EPOR 信号转导通路,结果显示信号转导蛋白 Stat 5 数量明显高于正常,但其磷酸化水平却明显受抑制,提示下游信号通路被抑制;最后利用甘氨酸缓冲液(pH 2.5)洗脱自身抗体后发现有核红细胞膜 EPOR 表达水平可有所恢复,从而验证 EPOR 为自身抗体作用的靶抗原之一。

大多数自身免疫性疾病(AID)中自身抗体可作用多个靶点,如自身免疫性溶血性贫血(AIHA)、特发性血小板减少性紫癜(ITP)及原发性胆汁性肝硬化等均发现多种自身抗原成分,因此在 IRH 中自身抗体也可能同时针对多种靶抗原成分。临床患者对 EPO 的治疗反应不一以及在同一患者体内可检测到不同造血细胞上存在多种自身抗体也提示了这一点。为积极寻找存在于造血细胞膜上的其他靶抗原成分,利用蛋白质组学的方法试图分离和鉴定其他靶抗原成分。采用流式细胞术(FACS)分选带有自身抗体的骨髓造血细胞,提取细胞膜蛋白,聚丙烯酰胺凝胶电泳(SDS-PAGE)及 Western blot 法分离膜抗原,并通过质谱技术鉴定成分。结果显示,75% 的初治 IRH 患者骨髓上清液中可检测到自身抗体 IgG,,明显高于正常者(0)和病例对照组(0)($P<0.01$)。IgG 可结合多种抗原成分,25~30kDa、47.5kDa、60~65kDa、73kDa 及 83kDa,通过质谱技术最终发现 G 蛋白偶联受体 156 变异体及人红细胞带 3 蛋白胞内区域结晶体可能为靶抗原成分。

以上几种可能的靶抗原成分是否能够真正刺激患者的自身免疫反应,最终导致产生针对骨髓造血细胞的自身抗体呢? 尚需进一步的体外实验验证之。如能鉴定出真正在疾病发病中起决定作用的自身靶抗原成分(一种或多种),对于疾病的发病机制研究、诊断方法及靶向治疗策略将会起到重要指导意义。

(二)如何提高诊断的准确率

以往研究显示,BMMNC-Coombs 试验阳性率约为 67%,其灵敏性为 60.3%,特异性为 100%;FCM 检测自身抗体阳性率约为 90%,其中干/祖细胞自身抗体阳性率约 94.1%;有核红细胞自身抗体阳性率约 43.1%;粒细胞自身抗体阳性率为 66.7%。结合患者临床表现、其他实验室检查及疗效观察,发现上述两种实验仍存在一定缺陷:BMMNC-Coombs 试验灵敏性偏低,FCM 检测法易出现假阳性(尤其是在 CD34+ 干/祖细胞上),仍有少部分患者临床特征极似 IRH,但两种方法均未检测出自身抗体等。

针对上述问题,我们经过不断的摸索,对 FCM 检测方法进行了改进:

1. 骨髓造血细胞的洗涤：提取肝素抗凝的新鲜骨髓后应先用 PBS 洗涤 3 次，去除细胞表面非特异性吸附的免疫球蛋白等可能干扰检测的物质，减少假阳性率，提高特异性；

2. 以往数据显示干/祖细胞自身抗体阳性率偏高，经过长期的临床观察，我们发现此部分实验特异性明显低于其他细胞系。究其原因，主要是由于 CD34[+] 干/祖细胞数量极少，以往检测过程中只在前向角（FSC）和侧向角（SSC）的散点图中利用单一设门选取骨髓单个核细胞团的方法易出现假阳性。因此，我们选取骨髓单个核细胞后再次应用 CD34 和 SSC 设门，纯化这部分细胞，之后再检测其细胞膜上自身抗体的阳性率；同时，建议上机检测时至少收集 10 万细胞，确保足够数量的 CD34[+] 干/祖细胞可明显降低假阳性。

3. 在每次检测前，注意利用单阳管（CD15[+]，GlyCoA[+]，CD34[+]）调整 FITC 和 PE 两种荧光素之间的补偿以保证实验的准确性。

4. 建议取材时注意骨髓的增生程度，如部分患者髂骨增生重度减低，实验过程中无法得到足够数量的造血细胞，可能出现假阴性或假阳性，导致实验误差。这种情况下可考虑抽取胸骨骨髓标本，有利于提高实验准确率。

此外，小部分患者在临床特征上与 IRH 极其相似，但 BMMNC-Coombs 试验及 FCM 检测自身抗体均为阴性，提示这两种实验仍存在假阴性。为进一步提高该病的检出率，我们尝试骨髓间接库姆试验，应用待测患者的骨髓上清液与缺铁性贫血（IDA）对照者的骨髓有核细胞孵育 45min，FCM 检测骨髓造血细胞膜抗体。结果显示其阳性率约为 50%，其中骨髓直接 Coombs 试验阴性者中阳性率为 50%。提示部分 IRH 患者骨髓上清液中存在自身抗体。该实验可一定程度上弥补骨髓直接 Coombs 试验的不足，降低临床漏诊率，但目前试验样本量尚小，仍需进一步改善方法，增加样本量。

总之，IRH/IRP 有自身免疫性疾病的共性、骨髓造血组织损伤的特点及待揭示的问题。有学者认为 IRP 是"现象"，实际上当今的"血液病"多为"现象"，当一类"现象"有共同的机制，又有相似的疗法，即可将其"独立"成"症"，白血病、淋巴瘤概莫能外。将其从血细胞减少综合征中鉴别出来，有利于对患者因症施治并加深对不同血细胞减少症病理机制的认识，是科学发展的必然。要了解一种新认知疾病的全貌、真貌，还需做很多工作。

（天津医科大学总医院　邵宗鸿）

参 考 文 献

1. 陈瑾，付蓉，李丽娟，等. 骨髓单个核细胞 Coomb's 试验阳性的血细胞减少患者骨髓液补体水平变化及其意义. 中华血液学杂志，2009，30（7）：544-547.

2. 付蓉，王一浩，董舒文，等. 骨髓单个核细胞 Coombs 试验阳性血细胞减少患者骨髓"红系造血岛"初步研究. 中华血液学杂志，2010，31（11）：763-766.

3. 付蓉，王红蕾，陈瑾，等. 骨髓单个核细胞 Coombs 试验（+）血细胞减少症患者 Th17 细胞数量及功能研究. 中华血液学杂志，2010，31（10）：684-687.

4. 付蓉，刘惠，王玥，等. 骨髓单个核细胞 Coombs 试验（+）血细胞减少症患者骨髓红系造血细胞膜靶抗原初步研究. 中华医学杂志，2012，92（38）：2689-2693.

5. 付蓉，孙秉中，刘代红，等. 再生障碍性贫血诊断治疗专家共识. 中华血液学杂志，2010，31（11）：790-792.

6. 刘惠，付蓉，李丽娟，等. 骨髓单个核细胞 Coombs 试验阳性血细胞减少症患者骨髓红系造血细胞膜 EPO 受体与自身抗体关系的初步研究. 中华血液学杂志，2010，31（6）：421-423.

7. 王一浩，付蓉，邵宗鸿，等. 骨髓单个核细胞 Coombs 实验+血细胞减少患者骨髓巨噬细胞数量及功能的研究. 中华血液学杂志，2009，30（8）：538-542.

8. 杨崇礼. 慢性再生障碍性贫血治疗的经验教训. 实用内科杂志，1991，11（3）：119-120.

9. 张凤奎. 规范治疗方法，提高再生障碍性贫血患者疗效. 中华血液学杂志，2008，29（11）：721-722.

10. 郑以州，程涛. 骨髓衰竭免疫抑制治疗策略的回顾与展望. 中华血液学杂志，2012，33（10）：793-794.

11. Aplastic Anemia treatment Guidelines, Treatmnet Guidelines -Asia Pacific Hematology Consortium. mht.

12. Andrea Bacigalupo, Gerard Socie', Edoardo Lanino, et al. Fludarabine, cyclophosphamide, antithymocyte globulin, with or without low dose total body irradiation, for alternative donor transplants, in acquired severe aplastic anemia: a retrospective study from the EBMT-SAA working party, Haematologica, 2010, 95: 976-982.

13. Chen J, Lee V, Luo CJ, Chiang AK, et al. Allogeneic stem cell transplantation for children with acquired severe aplastic anaemia: a retrospective study by the Viva-Asia Blood and Marrow Transplantation Group. Br J Haematol, 2013 Aug; 162(3): 383-391.

14. Ciceri F, Lupo-Stanghellini MT and Korthof ET, Haploidentical transplantation in patients with acquired aplastic anemia, Bone Marrow Transplantation, 2013, 48, 183-185.

15. Frank Peinemann, Ulrich Grouven, Nicolaus Kröger, First-Line Matched Related Donor Hematopoietic Stem Cell Transplantation Compared to Immunosuppressive Therapy in Acquired Severe Aplastic Anemia, PLoS ONE 6(4): e18572. doi:10.1371/journal. pone. 0018572.

16. Guilpain P, Servettaz A, Tamby MC, et al. a combined SDS-PAGE and proteomics approach to identify target autoantigens in healthy individuals and patients with autoimmune diseases. Ann N Y Acad Sci, 2007, 1109:538-549.

17. George E. Georges & Rainer Storb, Hematopoietic Cell Transplantation for Aplastic Anemia Thomas' Hematopoietic Cell Transplantation Stem Cell Transplantation Fourth Edition, WILEY-BLACKWELL, 2008, 707-726.

18. Liu H, Fu R, Wang Y, et al. Detection and analysis of autoantigens targeted by autoantibodies in immunorelated pancytopenia, HYPERLINK "http://www. ncbi. nlm. nih. gov/pubmed/? term=Detection+and+analysis+of+autoantigens+targeted+by+autoantibodies+in+Immuno-related+Pancytopenia. " \\o "Clinical & developmental immunology. "Clin Dev Immunol. 2013; 2013: 297678.

19. Kennedy-Nasser AA, Leung KS, Mahajan A, et al. Comparable outcomes of matchedrelated and alternative donor stem cell transplantation for pediatric severe aplastic anemia. Biol Blood Marrow Transplan,. 2006; 12: 1277-1284.

20. Li Y, Li X, Ge M, et al. Long-term follow-up of clonal evolutions in 802 aplastic anemia patients: a single-center experience. Ann Hematol, 2011, 90(5):529-537.

21. Li X, Shi J, Ge M, et al. Outcomes of optimized over standard protocol of rabbit antithymocyte globulin for severe aplastic anemia: a single-center experience. PLoS One, 2013, 8(3): e56648. doi: 10. 1371/journal. pone. 0056648.

22. Li X, Shao Y, Ge M, et al. A promising immunosuppressive strategy of cyclosporine alternately combined with levamisole is highly effective for moderate aplastic anemia. Ann Hematol, 2013; 92(9):1239-1247.

23. Maki Goto, Kageaki Kuribayashi, Yusuke Takahashi, et al. Identification of autoantibodies expressed in acquired aplastic anaemia. British Journal of Haematology, 2013, 160:359-362.

24. Marsh JC, Ball SE, Cavenagh J, et al. Guidelines for the diagnosis and management of aplastic anaemia. Br J Haematol, 2009, 147(1):43-70.

25. Michael A. Pulsipher, Neal S. Young, Jakub Tolar, et al. Optimization of Therapy for Severe Aplastic Anemia Based on Clinical, Biological and Treatment Response Parameters: Conclusions of an International Working Group on Severe Aplastic Anemia Convened by the Biol Blood Marrow Transplant, 2011, 17(3): 291-299.

26. Oliver W, Robert J, Joshua R, et al. Identifying autoantigens as theranostic targets: antigen arrays and immunoproteomics approaches. Molecular Therapeutics. 2008, 10:107-115.

27. Phillip Scheinberg and Neal S. Young, How I treat acquired aplastic anemia, Blood. 2012; 120 (6): 1185-1196.

28. Shao Y, Li X, Shi J, et al. Cyclosporin combined with levamisole for refractory or relapsed severe aplastic anaemia. Br J Haematol. 2013; 162(4): 552-555

29. Shi J, Ge M, Lu S, et al. Intrinsic impairment of CD4(+) CD25(+) regulatory T cells in acquired aplastic anemia. Blood, 2012, 120(8):1624-1632

30. Xu LP, Liu KY, Liu DH, et al. A novel protocol for haploidentical hematopoietic SCT without in vitro T-cell depletion in the treatment of severe acquired aplastic anemia. Bone Marrow Transplant, 2012, 47:1507-1512.

31. Zhang F, Zhang L, Jing L, et al. High-dose cyclophosphamide compared with antithymocyte globulin for treatment of acquired severe aplastic anemia. Exp Hematol, 2013, 41(4):328-334.

32. Zheng Y, Liu Y, Chu Y. Immunosuppressive therapy for acquired severe aplastic anemia (SAA): a prospective comparison of four different regimens. Exp Hematol, 2006, 34(7):826-831.

第七章 慢性淋巴细胞白血病诊治的新热点

慢性淋巴细胞白血病(chronic lymphocytic leukemia,CLL)属 B 细胞慢性淋巴增殖性疾病(chronic lymphoproliferative disorder,CLPD),是一种成熟 B 细胞肿瘤,以单克隆、成熟的 CD5⁺B 淋巴细胞在外周血、骨髓和肝脾进行性积聚为特征,临床上表现为外周血淋巴细胞增多、肝脾及淋巴结肿大,晚期可表现为骨髓衰竭。小淋巴细胞淋巴瘤(small lymphocytic lymphoma,SLL)与 CLL 是同一种疾病,为 CLL 的非白血病表现,二者统称为 CLL/SLL。

自 1903 年 Turk 提出 CLL 至今已有 110 年,是西方国家成人最常见的白血病,年发生率 5.1/10 万,在恶性血液病发病率中居恶性淋巴瘤、多发性骨髓瘤之后的第 3 位。SLL 占非霍其金淋巴瘤(non-Hodgkin's lymphoma,NHL)的 6%、CLL/SLL 的 15%。CLL 主要发生于老年人群,中位发病年龄 60~72 岁,男女比例为 1.5~2∶1。我国目前无精确数据,但与日本等亚洲国家一样,较西方国家 CLL 相对少见,同时出生在美国的亚裔与出生在本土发病率相似,提示遗传因素在 CLL 发病中可能发挥最重要的作用。随着免疫学、流式细胞学(flow cytometry,FCM)、细胞遗传学、分子遗传学、分子生物学技术,特别是全基因组测序等高通量技术不断开发与应用,许多新的诊断与预后标志不断被发现,发病机制相关分子及通路不断得到阐明,基于发病机制相关的靶向药物不断得到开发并应用于临床,本文就 CLL 诊断与治疗的新热点进行讨论。

第一节 慢性淋巴细胞白血病的临床表现、诊断及其思考

一、临床表现

由于血细胞计数仪的广泛使用,以及人们健康意识的提高,越来越多的 CLL 患者因体检、其他疾病等检查血常规而被发现,因血常规异常而得到诊断的患者比例由 20 世纪 50 年代的 10% 上升至 90 年代晚期的 80%,诊断时患者常处于无症状的疾病早期。Molica 等报道 1970~1979 年、1980~1989 年及 1991~1998 年诊断时处于 Binet A 患者的比例逐渐上升,分别为 26.3%、50.3% 及 72%。重视血常规,特别是注意白细胞计数及淋巴细胞比例,诊断明确后应追溯既往血象至正常(包括白细胞总数正常,但淋巴细胞比例增高)为止(临床上经常发现患者诊断前几年血象就存在异常),了解血象变化对于判断疾病进展、评估预后及决定治疗时机具有重要价值。

由于越来越多的患者在疾病早期得到诊断,贫血、血小板减少等血细胞减少以及头晕、乏力、瘀点、瘀斑等症状在诊断时越来越少见,但随着疾病进展,特别是治疗无效时,患者可能逐渐出现相关表现,由于不同原因所致的血细胞减少症的治疗及预后不同,因此首先应进行骨髓穿刺/活检、免疫相关检查等明确血细胞减少病因。

诊断时少数患者出现发热、盗汗、体重下降等 B 症状,严重感染也少见;随着疾病进展,特别是治疗无效或氟达拉滨为基础的治疗(导致严重的免疫抑制及骨髓抑制)时,常见软弱、发热、盗汗、体重下降及反复细菌、真菌或病毒感染。约 50% 的 CLL 患者出现皮肤瘙痒、色素沉着、红斑、丘疹、结节等出现皮肤损害,可能为对蚊虫叮咬等过敏或白血病细胞浸润所致,可进行皮肤活检确诊。

随疾病进展,患者可出现淋巴结肿大,以颈部、锁骨上淋巴结肿大最常见,腋窝、腹股沟等处亦多见,扁桃体肿大及腹腔淋巴结肿大相对少见。如单个部位淋巴结短期内明显肿大、发热、乳酸脱氢酶(lactate dehydrogenase,LDH)明显增高,应考虑大细胞淋巴瘤转化(Richter 综合征)。50% 的患者有轻至中度脾肿大,多出现于淋巴结肿大之后。疾病后期可出现腹水、胸腔积液,提示预后差。

CLL 患者免疫功能异常,病程中自身免疫性疾病(autoimmune disease,AID)的发生率 10%~25%,特别多见于疾病晚期和接受治疗的患者。自身免疫性血细胞减少症(autoimmune cytopenia,AC)是

CLL 最常见的 AID。没有统一的诊断标准（也是造成报道各种 AC 发生率、甚至预后意义不一致的重要原因之一），可以参考 2013 年 D'Arena 等提出的诊断标准：

1. 自身免疫性溶血性贫血（autoimmune hemolytic anemia，AIHA）：①直接抗人球蛋白试验（Coombs 试验）（direct antiglobulin test，DAT）阳性；②网织红细胞增多；③血清 LDH 增高；④血清间接胆红素增高；⑤血清结合珠蛋白降低；⑥骨髓红系增生。

2. 自身免疫性纯红细胞再生障碍性贫血（pure red cell aplasia，PRCA）：①严重正细胞正色素贫血；②网织红细胞减少；③有核红细胞≤1% 骨髓有核细胞；④PCR 检测细小病毒 B19 感染阴性；⑤DAT 阴性；⑥不存在溶血证据（血清结合珠蛋白、间接胆红素及 LDH 正常）；⑦与最后 1 次化疗间隔 >4~8 周。

3. 免疫性血小板减少症（immune thrombocytopenia，ITP）：①血小板数快速、"不能解释"的下降；②骨髓巨核细胞数最多；③与最后 1 次化疗间隔 >4~8 周。

4. 自身免疫性粒细胞减少症（autoimmune granulocytopenia，AIG）：①持续的"不能解释"的中性粒细胞减少；②粒细胞前体细胞减少或缺乏；③存在抗中性粒细胞抗体；④与最后 1 次化疗间隔 >4~8 周。

但是由于骨髓 CLL 细胞浸润、脾肿大、疾病进展或化疗等均可能干扰诊断，如 CLL 细胞浸润时可能网织红细胞增高不明显或不增高、甚至低于正常，疾病快速进展 LDH 明显增高等均可能影响 AIHA 的诊断，ITP、PRCA 及 AIG 的诊断也同样受到 CLL 疾病的影响。CLL 患者 DAT 阳性率 7%~14%（但不一定发生溶血），AIHA 发生率为 4.5%~11%，且可发生治疗相关性 AIHA，留可然 12%、留可然+泼尼松 1.8%，氟达拉滨 11%~21%、氟达拉滨+泼尼松 2.5%，氟达拉滨+环磷酰胺（FC）5%，氟达拉滨+环磷酰胺+利妥昔单抗（FCR）5.8%，FC 方案 AIHA 发生率低的可能原因为：①快速有效控制病情；②FC 方案中氟达拉滨的总剂量较单用氟达拉滨的剂量低；③与氟达拉滨联用的免疫抑制剂环磷酰胺可能具有保护作用。ITP 发生率分别为 2%~5%，而 PRCA、AIG 则罕见，发生率均 <1%。CLL 患者还可出现其他少见的非血液系统的 AID 如副肿瘤性天疱疮、血管性水肿、肾小球肾炎、溃疡性结肠炎等。意大利 GIMEMA 报道 41% 的 CLL 患者血清中至少有一种免疫标志阳性，如抗核抗体或类风湿因子等。

二、诊断与鉴别诊断

（一）诊断

2008 年世界卫生组织（WHO）分型关于 CLL 的定义采用国际 CLL 工作组（international workshop on chronic lymphocytic leukemia，IWCLL）的标准，规定诊断 CLL 时外周血 B 淋巴细胞≥5×10⁹/L，且至少持续 3 个月；但如具有 CLL 细胞骨髓浸润引起的血细胞减少及典型的免疫表型特征，即使 B 细胞 <5×10⁹/L，也诊断为 CLL（不应该诊断为 SLL 或单克隆 B 淋巴细胞增多症）。B 细胞的克隆性需要经 FCM 确认。外周血涂片成熟小淋巴细胞及特征性的涂抹细胞，可能混有大或不典型细胞、裂细胞或最多不超过 55% 的幼淋细胞，外周血幼淋细胞在淋巴细胞（而不是所有的白细胞）的比例≥55% 则诊断为 B 幼淋细胞白血病（B prolymphocytic leukemia，B-PLL），10%~54% 则诊断为 CLL 伴幼淋细胞增多（CLL/PL）（CLL 的一种变异型）。以前的 T 细胞 CLL（T-CLL），尽管某些患者的临床表现及病程与典型的 CLL 类似，但自 2001 年 WHO 分型始已取消 T-CLL，归为 T 幼淋细胞白血病（T-PLL），为 T-PLL 的小细胞变异性。

SLL 指非白血病患者，具有 CLL 的组织形态与免疫表型特征，IWCLL 定义：淋巴结和（或）脾肿大和（或）骨髓浸润、无骨髓浸润所致的血细胞减少、B 细胞 <5×10⁹/L。

单克隆 B 淋巴细胞增多症（monoclonal B cell Lymphocytosis，MBL）是指健康个体外周血存在低水平的单克隆 B 淋巴细胞，并排除 CLL 与其他 B-CLPD。免疫分型显示 B 细胞克隆性异常（大多免疫表型同 CLL 细胞），外周血 B 淋巴细胞 <5×10⁹/L，无肝脾淋巴结肿大（所有淋巴结 <1.5cm）（通过体格检查或 CT），无贫血及血小板减少，无自身免疫性疾病、感染性疾病及 CLPD 的其他临床症状。

在上述诊断标准中，需要思考和注意的一些问题。

（1）为什么选择 B 细胞数而不是既往的淋巴细胞数作为诊断标准：一个很重要的原因是 2005 年提出了 MBL 的诊断标准，要求外周血 B 淋巴细胞数 <5×10⁹/L，而外周血淋巴细胞包括 B、T 及 NK 细胞，正常以 T 细胞为主，所以如仍以淋巴细胞数作为标准，相当部分的早期 CLL 与 MBL 重叠了；事

实上 Shanafelt 等统计 2000～2002 年间 Mayo Clinic 诊断的 112 例 Rai 0 期患者,其中 47 例(42%)按新标准应诊断为 MBL。

(2) 关于外周血淋巴细胞绝对数(absolute lymphocyte count,ALC):诊断时大多 CLL 患者的 ALC>20×10^9/L,中位数为 30×10^9/L,大多随病程持续增高。1988 年、1996 年 CLL 美国国立癌症研究所工作组(national cancer institute working group,NCI-WG)要求诊断 CLL 的形态学成熟 ALC 阈值为 >5×10^9/L,而 1989 年 IWCLL 的阈值为 $\geq10\times10^9$/L。CLL 确诊要求淋巴细胞增高至少持续 4 周、3 个月,但是由于典型的临床表现、形态学及免疫表型特征足以确诊 CLL,绝大多数患者无需进一步观察随访即可诊断。B 细胞数 5×10^9/L 区分 CLL 与 MBL 是一个主观数据,没有太多的循证医学证据,尚存在一定的争议,从无治疗生存(treatment-free survival,TFS)及生存的角度,Shanafelt 等认为 B 细胞数 11×10^9/L 较 5×10^9/L 更合适。

(3) 关于外周血 B 细胞数:$\geq5\times10^9$/L 则肯定是 CLL;<5×10^9/L 则 CLL、SLL、MBL 均有可能,如伴有骨髓浸润所致的血细胞减少也应该诊断为 CLL;SLL 与 MBL 鉴别时需要注意的是除体格检查外,还应考虑 CT 等影像学检查。2008 年 Mittal 等报道 AIHA、ITP 患者分别有 27.3% 及 16.7% 的患者伴有 MBL,所以必需血细胞减少的原因,其中骨髓穿刺及活检至关重要。

(4) B 细胞数中的 B 细胞是指所有的 B 细胞(CD19$^+$细胞),而不是 CD5$^+$CD19$^+$细胞或限制性表达轻链的 B 细胞。另外,临床实践中一个重要问题是 CD19 定量检测的方法尚未标准化,如标本制备、单抗和荧光素选择、设门方法、分析细胞数及分析策略等。所以即使同一很有经验的实验室,同一患者同时采血的不同试管检测的结果也可能存在差异。

(5) 关于观察细胞形态学:采用外周血涂片优于骨髓涂片,CLL 的诊断无需骨髓穿刺或活检(仅在鉴别血细胞减少及评估疗效时需要),淋巴细胞的"成熟"不能仅凭形态,因部分急性淋巴细胞白血病(acute lymphoblastic leukemia,ALL)形态学也可表现为"成熟"淋巴细胞,所以应结合免疫表型综合诊断,如 CD34 或 TdT 阳性则应诊断为 ALL 或淋巴母细胞淋巴瘤。另外细胞表达表面免疫球蛋白(surface immunoglobulin,sIg)也是成熟 B 细胞的标志。

(6) 关于"克隆性":FCM 检测细胞 sIg 的轻链[kappa(κ)或 Lambda(λ)]限制性表达。当 κ/λ>3:1或<0.3:1时提示轻链限制性性表达,即为克隆性异常;少数患者不表达 κ 和 λ,如 sIg$^-$CD19$^+$细胞 >25% 也提示克隆性,但需强调的是,必需采用 2 种单抗或 1 种单抗及 1 种抗血清均阴性才是真正的 sIg 表达阴性。免疫球蛋白重链或轻链基因(immunoglobulin heavy/light chain gene,IgH/L 基因)重排、染色体异常也是克隆性的证据。

(7) 早期文献报道的所谓"CLL"不仅是 CLL,相当于现在的 CLPD(英文也称为 chronic lymphoid leukemia,不同于 CLL 的 chronic lymphocytic leukemia),包括几乎所有的成熟 B、T、NK 细胞白血病及相应淋巴瘤白血病期,随着各种特异性单抗的不断产生及流式细胞免疫分型技术的不断发展及完善,逐渐将 T-CLPD、NK-CLPD、其他 B-CLPD 从 CLL 中剥离,诊断不断完善。FCM 免疫分型是 CLL 诊断与鉴别诊断最重要的技术。CLL 的典型免疫表型:sIg^{dim} CD5$^+$ CD19$^+$ CD20^{dim} CD23$^+$ FMC7$^-$ CD22$^{-/dim}$ CD79β$^{-/dim}$(dim:弱表达),Ig 常为 IgM 或 IgM+IgD,不表达 CCND1 与 CD10。根据免疫分型诊断时应注意几个问题:除注意阳性或阴性外,表达强度或几种抗原的表达模式(pattern)可能更重要(因无 CLL 诊断特异性单抗);CD5$^+$B-CLPD 主要与套细胞淋巴瘤(mantle cell lymphoma,MCL)鉴别,对不典型表型(包括阴阳性、强度、模式),最好进行荧光原位杂交(fluorescence in situ hybridization,FISH)技术检测 t(11;14)(q13;q32)/CCND1-IgH[FISH 是检测此异常的理想技术(敏感性为 80%～100%),常规细胞遗传学检测 t(11;14)敏感性为 50%～75%,PCR 的敏感性仅为 30%～50%]或免疫组化检测 CCND1 排除 MCL,对少数 CCND1 阴性又高度怀疑 MCL 的患者应考虑检测 CCND2、CCND3 是否有重排及细胞核 SOX11 表达(已有针对 SOX11 C 端的单抗,特异性明显提高)。另外,诊断 CD5$^-$CLL 应特别慎重,首先应排除技术原因导致的假阳性(因 CLL 细胞表达 CD5 相对较弱),这在临床上不少见,同时应排除其他 B-CLPD,特别是脾边缘区淋巴瘤(spleen marginal zone lymphoma,SMZL)(既往有文献将其诊断为脾型 CLL)。可根据免疫标志积分与其他 B-CLPD 鉴别(表7-1-1),CLL 4～5 分,其他 B-CLPD 0～2 分。最近研究发现 CD200 在 CLL 和毛细胞白血病(hairy cell leukemia,HCL)细胞中高表达,而在其他 B-CLPD[包括 MCL、滤泡淋巴瘤(follicular lymphoma,FL)和 SMZL]中表达阴性。

表 7-1-1 CLL 的免疫标志积分系统

免疫标志	积分	
	1	0
CD5	阳性	阴性
CD23	阳性	阴性
FMC7	阴性	阳性
sIg	弱表达	中等/强表达
CD22/CD79β	弱表达/阴性	中等/强表达

CLL 与 SLL 是同一种疾病的不同表现形式,SLL 与 CLL 是否差异?相关研究报道较少。约 20% 的 SLL 进展为 CLL。二者的发病年龄、性别、细胞形态学及免疫表型特征相似。趋化因子受体(SLL 细胞低表达 CCR1、CCR3)、整合素(CLL 细胞低表达整合素 αLβ2)表达不同,这可部分解释二者临床表现的差异。同时,与 CLL 相比,SLL 细胞 12 号染色体三体(+12)发生率低(28% vs. 15%)、del(13q)发生率低(12% vs. 40%)。*p53*、*BIRC3*、*SF3B1*、*NOTCH1*、*MYD88* 等 CLL 常见的基因突变在 SLL 中未见报道,基因表达特征、microRNA 表达及表观遗传学异常等是否存在差异也有待系统研究。

关于 MBL 的几个问题:①MBL 发生率的高低取决于检测方法的敏感性、分析的样本量及患者的年龄等。Nieto 等采用 8 色 FCM 分析 $5×10^6$ 以上外周血白血病细胞,检测 40 岁以上健康人群 608 例,12% 检测到 CLL 样细胞,而常用的 4 或 5 色 FCM 仅 3.5%~7%。8 色 FCM 检测 0.9~1.2ml 外周血,CLL 样细胞检出率:40~49 岁 5.4%,60~69 岁 15.5%,≥70 岁 19.2%,≥90 岁 45%~75%,检测 1μl~1.2ml 检出率从 0% 升至 15.8%,推测 ≥70 岁的正常人,如分析 50ml 外周血,则几乎所有患者均能检测到 CLL 样细胞。②根据免疫表型特征可将 MBL 分为三类:即 CLL 样 MBL(CLL-like MBL):占 75% 以上,免疫表型同 CLL;不典型 CLL 样 MBL(atypical-CLL-like MBL):同不典型 CLL 表型,CD5+CD23+/-,中等度表达 CD20 及 CD79β;CD5−MBL:免疫表型特征同非 CLL 的其他 B-CLPD。根据外周血淋巴细胞数,MBL 分为二类:普通人群 MBL,即 Low-count MBL,患者外周血淋巴细胞比例不高,CLL 样 B 细胞常很低,中位克隆性 B 细胞数 0.001 $×10^9$/L,常多年保持稳定,无病理意义,可能系"免疫老化"(immunosenescence)所致;临床型 MBL:患者外周血淋巴细胞最多,中位克隆性 B 细胞数 2.9 $×10^9$/L,与 Rai 0 期 CLL 患者接近,每年 1%~2% 的患者进展为需要治疗的 CLL。③对于没有临床症状或体征的仅淋巴结发现 CLL/SLL 样细胞的患者,称为"意义未明的 CLL/SLL 样细胞组织受累"(tissue involvement by CLL/SLL-like cells of uncertain significance)或"淋巴结 MBL"(nodal MBL)。

（二）鉴别诊断

根据典型的外周血淋巴细胞形态及免疫表型特征,大多 CLL 患者容易诊断,但尚需与其他疾病鉴别诊断,特别是与其他 B-CLPD 的鉴别(图 7-1-1)。

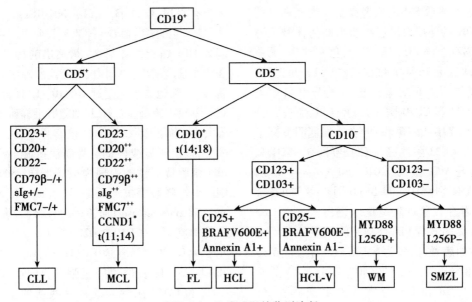

图 7-1-1 B-CLPD 的鉴别诊断

1. 套细胞淋巴瘤(MCL):2/3 MCL有骨髓浸润,1/3表现为白血病期。MCL的淋巴细胞较CLL稍大、胞质丰富,核形不规则或有切迹,少数形态学如幼淋细胞,但部分形态学如典型的CLL细胞,且MCL患者CD5$^+$CD19$^+$,故白血病期易与CLL相混。但与CLL不同,MCL患者sIg、CD20及CCND1(免疫组织化学)强阳性,FMC7$^+$CD23$^-$、CD200、CD148对二者的鉴别也有这样价值,特别是MCL具有特征性的染色体异常t(11;14)(q13;q32),即使CD23$^+$,如存在t(11;14)也诊断为MCL。美国盐湖城的Ho等报道25例具有典型MCL免疫表型的小淋巴细胞淋巴瘤,仅16例(64%)具有t(11;14),诊断为MCL,而另外9例(36%)具有+12、13q-等CLL相关异常,诊断为不典型CLL。因此,拟诊MCL的患者应该常规检测t(11;14)或CCND1。细胞核SOX11表达是MCL的特征性标志,特别是针对SOX11 C端的单抗特异性强,对CCND1/t(11;14)阴性或阳性患者的诊断均具有重要价值。由于MCL预后差、与CLL治疗不同,所以二者鉴别具有重要价值。Salaverria等报道40例CCND1/t(11;14)(q13;q32)阴性的55%的患者CCND2易位,所以对CCND1阴性又高度怀疑MCL的患者应检测CCND2或CCND3重排。

惰性MCL:常有轻度淋巴细胞增多(白血病表现)且脾大,Ki-67低于30%,PET-CT的SUVmax<6,70%~90% IGVH有突变,无p53突变,无或低表达SOX11。

2. 脾边缘区淋巴瘤(SMZL):最显著的特征为脾肿大,脾门淋巴结常受累,浅表淋巴结和结外组织常不累及,大多数SMZL患者存在外周血和骨髓受累。约10%的外周血淋巴细胞增高为伴绒毛淋巴细胞的SMZL。SMZL细胞小、染色质致密、无核仁、具有极性绒毛。SMZL细胞sIg^{bright}(bright:强阳性),表达成熟的全B细胞标记,无特异性抗原表达。CD5、CD23和CD10阴性,采用CLL免疫积分标准<2分,CD79β、FMC7和sIg表达强度明显高于CLL。CD5和CD23阴性可与CLL鉴别;CCND1和CD5阴性可与MCL鉴别;CD103和Annexin A1阴性可与HCL鉴别;CD10和BCL6阴性可与FL鉴别。1/3患者存在单克隆免疫球蛋白。对于CD5阴性难以分类的B-CLPD,特别是脾明显肿大而无淋巴结肿大的患者,大多为SMZL。无特征性遗传学异常,较常见7q21-32缺失(40%以上)、+3异常(17%),涉及7q和17p异常常提示预后不良。25%的患者存在NOTCH2基因突变、结合IGVH片段使用等有助于SMZL的诊断。

SMZL的最低诊断标准:①脾组织学+CLL免疫表型积分≤2分;②如不能获得脾组织学时,典型血液和骨髓形态学+免疫表型+窦内CD20阳性细胞浸润。因此,脾肿大患者,如不能获得脾组织学时,典型的血液和骨髓表现足以诊断。骨髓活检结节浸润可排除HCL,但SMZL的骨髓检查的形态学特征难与其他类型小淋巴细胞淋巴瘤鉴别。

3. 淋巴浆细胞淋巴瘤(lymphoplasmacytic leukemia,LPL):为浆细胞样细胞的增殖,胞质丰富、嗜碱。淋巴细胞数中等度增高,常低于CLL。细胞表面和胞质IgM阳性,PAC1$^+$(CLL细胞阴性)。许多患者存在典型的单克隆IgM(无论浓度高低),称为华氏巨球蛋白血症(Waldenström macroglobulinemia,WM)。表达B细胞相关抗原CD19、CD20和CD22。肿瘤细胞表面和一些细胞胞质中有免疫球蛋白,通常是IgM型,有时是IgG型,不表达IgD。此外FMC7、CD138和CD38阳性。无特异性的染色体异常,6q-是最常见的结构异常(30%~50%),其他遗传学异常包括13q-(10%~13%)、+18(11%~17%)、+4(10%~20%)、17p-(7%~10%)。MYD88 L265P突变在LPL/WM患者中发生率高,可用于LPL/WM的诊断。

4. 滤泡淋巴瘤(FL):小至中等大小核有裂缝的淋巴细胞。来源于淋巴结的生发中心,主要侵犯淋巴结、脾、骨髓和外周血。表达全B细胞相关标记CD19、CD20和CD22,生发中心抗原CD10、BCL2、BCL6,限制性表达Ig轻链,CD20荧光强度强于正常淋巴细胞,部分患者FMC7和CD23阳性。多伴有t(14;18)(q32;q21)/IgH-BCL2。

5. 毛细胞白血病(HCL):1/4病例可无症状,多数HCL淋巴结不肿大,最突出的特点是脾肿大和全血细胞减少,外周血、骨髓或肝脾中可见"毛细胞"。白细胞数很少超过10×10^9/L,且特征性的表现为单核细胞减少。HCL细胞有毛样胞质突起,中等大小(直径10~25 μm),核卵圆形、偏心,染色质疏松,核仁明显或模糊。骨髓活检显示弥漫浸润,单个细胞特征性的表现为煎鸡蛋样。95%的HCL细胞酸性磷酸酶抗酒石酸试验(tartaric acid-resistant acid phosphatase test,TRAP)阳性。表达成熟B淋巴细胞标记CD19、CD20^{bright}、CD22^{bright}和FMC7,几乎所有HCL都表达CD11c^{bright}、CD25^{bright}、CD103和CD123,sIg表达中等至强阳性,而CD5、CD10、CD23和CD43阴性。近来一些新的抗体应用于HCL的诊断如:TIA-1和Annexin A1,TIA-1几乎表达在所有的 HCL 上，在其他 B-CLPD 很少阳性，通过免疫组织化学染色也进一步证明了 Annexin A1 蛋白在 HCL 中的特异性表达。多数 HCL 患者存在 BRAF V600E 突变（也可用单克隆抗体检测），可用于与其他 B-CLPD 鉴别。

6. B-幼淋细胞白血病（B-PLL）：外周血淋巴细胞中幼淋细胞≥55%。胞体较大，浆鲜蓝色，少数有颗粒，核染质略粗，且排列较紧密，有一个明显的核仁。注意与 CLL/PL、CLL 的幼淋细胞转化、MCL 母细胞变异型相鉴别。发热、体重下降及腹部不适常见，后者系巨脾所致，淋巴结肿大不明显，对化疗耐药。白细胞常 >150 ×10⁹/L，几乎均为幼淋细胞，贫血及血小板减少常见。表达 B 系相关标记，sIg 阳性，FMC7 阳性且阳性率可达 100%，CD5 和 CD23 大多阴性，极少数 B-PLL 的 CD5 阳性，但抗原表达弱，可与 CLL 和 MCL 进行鉴别，CD11c、CD25 和 CD103 均为阴性。复杂核型异常常见，涉及 p53 基因异常占 50%，13q-占 27%，+12 较少见，其他遗传学异常包括：6q-、t(6;12)、1p 和 1q 结构异常。

7. 脾 B 细胞淋巴瘤/白血病，不能分类：毛细胞白血病-变异型（HCL-V）：HCL-V 颇为罕见，有独特的临床病理学特点，兼具有淋巴细胞白血病和 HCL 的特点，外周血淋巴细胞数较高，2008WHO 分型将其暂定为脾 B 细胞淋巴瘤/白血病，不能分类。HCL-V 形态上与典型的 HCL 相比，核浆比例高，染色质致密，TRAP 及 Annexin A1 阴性。表达成熟 B 淋巴细胞标记 CD19、CD20、CD22、CD11c 和 CD103，但通常不表达 CD25 和 CD123。BRAF 突变阴性。

第二节　慢性淋巴细胞白血病 B 细胞受体与微环境

一、B 细胞受体

1999 年同一期《Blood》报道了免疫球蛋白重链基因可变区（immunoglobulin heavy chain variable，IGHV）突变状态是 CLL 重要的预后因素，在 CLL 预后因素、发病机制研究中具有里程碑意义，吸引了广大血液学基础与临床工作者对 B 细胞受体（B cell receptor，BCR）的浓厚兴趣。BCR 是由免疫球蛋白（immunoglobulin，Ig）及其共受体（co-receptor）CD79α、CD79β 组成的复合体，在特异抗原识别中发挥关键作用，而 BCR 识别不同的抗原主要依靠其抗原识别区 sIg，特别是 VH CDR3（complementari-ty determining region 3，互补决定区 3）。B 淋巴细胞肿瘤的发生与 BCR 介导的抗原识别和（或）抗原选择有关。

依据 IGHV 基因是否发生体细胞突变将 CLL 划分为两种亚型：IGHV 无突变型（与胚系基因相似性≥98%，unmutated IGHV，U-IGHV）和 IGHV 突变型（与胚系基因相似性 <98%，mutated IGHV，M-IGHV）。两种亚型患者在疾病进展、治疗需求、生存等均有差异。U-IGHV 患者病情进展快，生存期短；M-IGHV 患者病程进展缓慢，生存期较长。同时 IGHV 基因突变状态在从 CLL 初发至进展的整个病程中保持稳定，是患者初诊时判断预后的可靠标志。2002 年，Rosenquist 等发现，即使 M-IGHV，如使用 IGHV3-21 基因片段，患者的生存期明显短于使用其他基因的患者。进一步研究表明，使用 IGHV3-21 的 CLL 患者大部分具有相同的 VH CDR3 序列。而事实上，在 B 细胞发育过程中，两个患者的 VH CDR3 完全相同的统计学概率仅为 10⁻¹²。因此，研究者们依据 VH 基因片段的使用、HCDR3 氨基酸序列的长度及同源性，将 CLL 患者中发现的此类具有高度同源性的 BCR 定义为典型模式 BCR（stereotyped BCR）。这种同源性提示肿瘤细胞可能曾面临同样的抗原选择过程。2012 年，Agathangelidis 等对 7424 例 CLL 欧洲患者的 IGHV 序列进行分析，发现其中 30% 的 IGHV 序列分别属于 202 个典型模式 BCR 亚型。其中亚型 1（subset #1）、亚型 2、亚型 8 患者的预后显著差于其他患者，且亚型 8 的患者 Richter 综合征的 5 年转化率高达 68.7%。此外，Strefford 等的进一步研究揭示各个亚型之间的分子异常亦存在显著差异：亚型 2 SF3B1 的突变率（44%）显著高于亚型 1 和 8（4.6% 和 0%），而亚型 2 中 NOTCH1 的突变率（8%）却低于亚型 1 和 8（19% 及 14%），提示不同亚型间疾病的发生及进展机制存在差异，为进一步分子分型、预后评估及其个体化治疗提供新的分子依据。

我国等亚洲国家 CLL 患者 Ig 片段的使用与欧美人群存在很大差异，如 IGHV 片段，欧美以 VH1、VH3 表达为主，而 VH4 的表达相对较低，15%～20%。而我国以 VH3、VH4 的表达为主，分别各占 50% 和 36%，VH1 的表达仅为 7%。西方国家提出的具有独立不良预后价值的 IGHV3-21 在我们的研究中比例却很低，仅占 4%，而西方国家都在 10% 以上。所以，进一步深入研究我国 CLL 患者 BCR 特征，有可能揭示我国甚至亚洲 CLL 的发病机制、亚洲国家与西方发病率差异的原因。

BCR 信号通路参与 B 细胞的增殖、分化、凋亡、迁徙、发育、生存等过程,在 CLL 发病机制中发挥关键作用。针对 BCR 信号通路上游关键酪氨酸激酶 LYN(属于 SRC 激酶家族)、脾酪氨酸激酶(spleen tyrosine kinase,SYK)、布鲁顿酪氨酸激酶(Bruton's tyrosine kinase, BTK)、磷酸肌醇 3 激酶(phosphoinositide 3-kinase,PI3K)等激酶靶向药物不断得到开发并投入临床试验;针对上述 4 种激酶的药物分别有达沙替尼(dasatinib)、fostamatinib、ibrutinib(PCI-32765、AVL-292)及 idelalisib(GS1101)等,这些药物不仅作用与 CLL 细胞,也影响 CLL 细胞与微环境的相互作用,在 CLL 中初步显示明显疗效,特别是 ibrutinib,有的血液学家将其称为"CLL 中的伊马替尼(imatinib)"。

二、微环境

肿瘤微环境描述了一个混合状态,即肿瘤细胞与宿主免疫细胞、基质细胞及血管细胞形成的壁龛,其中信号能通过抗原呈递、细胞-细胞相互作用和旁分泌信号转导而传递。CLL 微环境主要由骨髓和外周淋巴器官的微环境组成。与其他肿瘤微环境类似,新生血管和各类生长因子为 CLL 微环境提供营养,并帮助其免于被机体自身免疫系统清除。尽管参与形成 CLL 微环境的细胞尚未被精确定义,但目前认为 CLL 微环境中起主要辅助作用的有间充质干细胞(mesenchymal stromal cell,MSC)、护士样细胞(nurse-like cell,NLC)和 T 细胞。其中 MSC 主要存在于骨髓,而 NLC 则位于外周淋巴器官中。MSC 和 NLC 可释放趋化因子(CXCL12、CXCL13 等)和黏附因子配体(VCAM-1 等),从而吸引 CLL 细胞通过其上表达的相应的趋化因子受体(CXCR4、CXCR5 等)和黏附因子(VLA-4 等),归巢至骨髓或外周淋巴器官。同时,MSC 和 NLC 又通过分泌肿瘤坏死因子(tumor necrosis factor,TNF)家族成员,如 B 细胞激活因子(B cell-activating factor,BAFF)、增殖诱导配体(a proliferation-inducing ligand,APRIL)等,进一步激活微环境中的 CLL 细胞,使肿瘤细胞在淋巴结假滤泡增殖中心(pseudofollicular proliferation centers,PC)增殖能力最强,引起 CLL 细胞每天 1% ~2% 的速度更新(即 CLL 细胞除了我们认为的凋亡抑制、寿命延长外,也有相当的增殖能力),促进 CLL 疾病的进展,同时保护 CLL 细胞免受化疗药物的杀伤作用。

除此之外,CLL 细胞本身亦是微环境的一个重要组成部分。微环境中,CLL 细胞与外来抗原(细菌、真菌)或来自凋亡细胞的自体抗原接触,通过激活 BCR 分泌 CCL3、CCL4 等趋化因子,从而吸引 T 细胞和单核细胞等多种辅助细胞至 PC。尽管具体机制尚属未知,但 BCR 信号通路的激活是公认的 CLL 微环境中最重要的过程之一。体外实验表明,阻断 BCR 信号通路下游的关键激酶 SYK、BTK 和 PI3Kδ 可直接抑制微环境中 CLL 细胞的增殖和生存,并部分阻断基质细胞释放的趋化因子引起的 CLL 细胞的迁徙。相应地,临床实验中,此类 BCR 抑制剂均可引起肿大淋巴结的快速缩小和外周血淋巴细胞的短暂增高,这很可能是此类药物将 CLL 细胞从组织微环境动员到外周血的结果。

除 BCR 通路抑制剂通过影响微环境发挥作用外,另一个重要药物是免疫调节剂来那度胺(lenalidomide),通过抗血管新生、抑制促进肿瘤细胞因子、抑制 MSC 与 CLL 细胞相互作用以及增加辅助 T 细胞、细胞毒 T 细胞功能等发挥作用。在复发、难治及高危 CLL 患者均能取得较好疗效,与利妥昔单抗有明显协同作用,且不增加毒性。

第三节 慢性淋巴细胞白血病的治疗及思考

一、治疗时机

CLL 的诊断确定后,首要问题不是选择治疗方案,而是考虑是否需要治疗。一般来说,1/3 患者终生无需治疗,1/3 需要即刻治疗,1/3 患者诊断时无需治疗、随之病情进展需要治疗。

Rai Ⅲ 和Ⅳ期或 Binet B 和 C 期的患者治疗能够改善预后,早期治疗是否能改善 CLL 患者的预后? 20 世纪 80 年代,法国 CLL 协作组的 CLL-80、CLL-85 研究先后对 609 例和 926 例 Binet A 期 CLL 患者随机分为治疗组和对照组,治疗组分别采用小剂量苯丁酸氮芥(留可然,chlorambucil,CLB)联合泼尼松持续或间断给药,而对照组不予治疗直到病情发展为 B/C 期,发现早期治疗虽然可以延缓病情的进展,但对总生存(overall survival,OS)并无影响。1999 年,CLL 试验协作组(CLL trialists' collaborative group)对 6 组随机对照试验共 2048 例早期 CLL 患者进行 Meta 分析,CLB 加或不加泼尼松不仅不能延长 OS,延期治疗(观察和等待,watching and waiting)和早期治疗(采用 CLB、环磷酰胺、多柔比星等方案)患者的 10 年 OS 分别为 47% 和 44%,且早期治疗可能促使上皮肿瘤、急性白血病等第二肿瘤发生。所以，在烷化剂、蒽环类药物为主治疗时代，对于早期患者(Rai 0 期或 Binet A 期)，主张观察和等待。

对观察和等待的患者，建议每 2 ~ 6 个月随访 1 次，进行血常规及体格检查，一般无需反复骨髓检查。

CLL 开始治疗的标准应该至少满足以下一个条件：

(1) 进行性骨髓衰竭的证据，表现为贫血和(或)血小板减少进展或恶化。

(2) 巨脾(如左肋缘下>6cm)或进行性或有症状的脾肿大。

(3) 巨块型淋巴结肿大(如最长直径>10cm)或进行性或有症状的淋巴结肿大。

(4) 进行性淋巴细胞增多，如 2 个月内增多>50%，或淋巴细胞倍增时间(lymphocyte doubling time, LDT)<6 个月；当初始淋巴细胞<30 ×10⁹/L，不能单凭 LDT 作为治疗指征。

(5) 外周血淋巴细胞数>(200 ~ 300)×10⁹/L，或存在白细胞淤滞症状。

(6) AIHA 和(或)ITP 对皮质类固醇或其他标准治疗反应不佳。

(7) 至少存在下列一种疾病相关症状：

1) 在以前 6 月内无明显原因的体重下降 ≥ 10%。

2) 严重疲乏[如 ECOG 体能状态(PS)≥2；不能工作或不能进行常规活动]。

3) 无其他感染证据，发热>38.0℃，≥2 周。

4) 无感染证据，夜间盗汗(专指比较严重的出汗，英文为 drenching night sweat)>1 个月。

(8) 患者意愿。

(9) 临床试验。

关于治疗指征的一些思考及建议：①目前对于早期无症状的患者无需治疗，但这是基于既往治疗强度较弱的化疗，现在，以化学免疫治疗为代表的现代治疗已显著改善了患者的治疗反应甚至总的生存时间，所以对早期高危患者应积极开展联合最新有效药物在内的临床试验，以进一步探讨改善此类患者预后的治疗策略；②应更重视疾病是否进行性恶化，如患者仅有轻度贫血或轻度血小板减少而没有其他治疗指征，不要急于治疗，应密切随访观察；③如无其他治疗指征，一般不要将淋巴细胞绝对数作为治疗指征，CLL 患者即使高白细胞也很少有白细胞淤滞症状，以 LDT 作为治疗指征时，应以 ALC>30 ×10⁹/L 开始计算。

一旦决定开始治疗，即应对患者全面评估。特别要注意患者是否"适合(fit)"、体能状态及伴随疾病。治疗原则是根据患者的临床生物学特征采取分层治疗，主要根据以下方面：

1. 患者的总体健康状况，如根据患者的疾病累积评分(CIRS)及肾功能分成三种情况包括：①积极治疗：CIRS<6 分及肌酐清除率 ≥70ml/min[称为"适合(fit)"]，患者能完全自理、无合并症，特别是年轻患者接受标准治疗如标准免疫化学治疗，尽可能使患者达到完全缓解(complete remission, CR)、甚至微小残留病灶(minimal residual disease, MRD)阴性，延长患者生存；②缓和治疗：患者有某种并发症、器官功能损害、体能状态下降，接受低强度治疗如减低化疗强度或联合利妥昔单抗；③姑息治疗：有严重器官功能损害、严重并发症，接受最佳支持治疗、单用 CLB 或单用利妥昔单抗等；对于年老及"不适合(unfit)"的患者，生活质量及减轻症状仍是治疗的主要目的。

2. 根据患者的染色体特征，如存在 p53 基因缺失或突变，系超高危 CLL，中位生存仅 2 年左右，故最好采用不通过 p53 途径发挥作用的药物，如阿仑单抗或含大剂量激素为基础的方案，也可采用化学免疫治疗，达到缓解后尽快进行非清髓异基因造血干细胞移植。其他患者的最佳治疗为利妥昔单抗联合不同强度的化疗的化学免疫治疗。

初始治疗达 CR 或部分缓解(partial remission, PR)的患者随访观察，除非进行临床试验，否则无需进一步治疗。观察过程中疾病进展的治疗原则同起始治疗。二线治疗需考虑缓解持续时间、首次用药及治疗前的细胞遗传学特征。一线药物(可联合单抗)均可用于二线治疗，阿仑单抗单药可用于复发/难治 CLL。异基因造血干细胞移植可用于再诱导有效的患者。

二、疗效标准

评估疗效应该包括仔细体检和外周血(PB)、骨髓(BM)检查(包括骨髓活检)。显像研究，特别是 CT 扫描，除了临床试验监测治疗反应外，常不要求。

1. 完全缓解(CR)　要求完成治疗至少 2 个月后进行评估，达到以下所有标准：

(1) ALC<4 ×10⁹/L。

(2) 体检无显著淋巴结肿大(如淋巴结直径不应大于 1.5cm)：在临床试验时，如果治疗前异常，应该进行腹部、盆腔、胸部 CT 扫描，淋巴结直径不应大于 1.5cm。

（3）体检无肝或脾肿大：临床试验时，如治疗前异常或体检不肯定，疗效评估时应进行腹部 CT 扫描。

（4）无全身症状。

（5）外周血血细胞计数正常：中性粒细胞（ANC）≥1.5×10⁹/L（未用 G-CSF 等升白细胞药物），PLT>100×10⁹/L（未用 TPO 等升血小板药物），Hb>100g/L（未输血及未用 EPO）。

（6）对（1）～（5）符合 CR 的患者，再进行骨髓穿刺和活检。CR 患者骨髓增生正常、淋巴细胞比例<30%、无淋巴小结（lymphoid nodule）。如存在淋巴小结（提示残存病灶），则诊断为结节性 PR（nPR）。

有些患者达到 CR 标准，但存在明显与 CLL 无关而与药物毒性相关的持续贫血或血小板减少或中性粒细胞减少，定义为骨髓不完全恢复的 CR（CRi）。

2. 部分缓解（PR）　至少持续 2 个月。

（1）ALC 较治疗前减少≥50%。

（2）淋巴结缩小（临床试验时 CT 扫描，一般临床实践时触摸）根据以下定义：淋巴结缩小≥50% 或任何淋巴结无增大及无新出现的淋巴结肿大。对于小淋巴结（<2cm），增大<25%者意义不大。

（3）肝和（或）脾缩小≥50%：临床试验时 CT 扫描，一般临床实践时触摸或超声确定。

（4）血细胞计数应显示以下一个结果：ANC≥1.5×10⁹/L 或在不用 G-CSF 的情况下较基础值≥50%的改善，PLT≥100×10⁹/L 或较基础值≥50%的改善，Hb≥110g/L 或在输红细胞或不用 EPO 的情况下较基础值≥50%的改善。

3. 疾病进展（progression disease，PD）　特征为至少以下一条：

（1）淋巴结肿大：以下三者之一。出现任何新的病变，如淋巴结肿大（>1.5cm）、脾肿大、肝肿大或其他器官浸润。任何原有肿大的淋巴结，可检测的直径≥50%的增加；1～1.5cm 的淋巴结必须增大≥50%至其长轴>1.5cm；>1.5cm 的淋巴结必须增大至长轴>2.0cm。或多个淋巴结直径乘积之和≥50%。

（2）肝或脾增大≥50% 或新出现的肝或脾肿大。

（3）ALC 增加≥50%，且 B 淋巴细胞至少 5×10⁹/L。

（4）转化为侵袭性更高的组织类型（如 Richter 综合征）。如果可能，应通过淋巴结活检诊断。

（5）出现 CLL 所致的血细胞减少（中性粒细胞减少、贫血或血小板减少）。

4. 疾病稳定（stable disease，SD）　患者未取得 CR、PR 或也不显示 PD，为疾病稳定[等同于无反应（NR）]。

5. 反应持续时间和 PFS　反应持续时间应该从最后治疗结束计算至 PD。PFS 定义为首次治疗的第一天至 PD 的时间。EFS 定义为治疗开始的第一天至 PD 或复发治疗或死亡（任何原因所致）。生存时间定义为治疗的第一天至死亡。

6. 复发　复发定义为既往按上述标准获得 CR 或 PR 的患者，但≥6 个月后，出现 PD。

7. 难治疾病（refractory disease，RD）　RD 定义为治疗失败或最后一次抗白血病治疗 6 个月内 PD。为定义"高危 CLL"以证明异基因造血干细胞移植的合理性，患者应该对嘌呤类似物为基础的治疗或自体造血干细胞移植无反应。

8. 微小残留病灶（MRD）　现有研究发现达到 MRD 阴性患者的总生存得到改善。多色 FCM 或等位基因特异性寡核苷酸（allele-specific oligonucleotide，ASO）PCR 非常敏感，在 10 000 个白细胞可检测到 1 个 CLL 细胞。这样，当血液或骨髓中 10 000 个白细胞中的 CLL 细胞小于 1 个时，定义为 MRD 阴性的临床缓解。结合 MRD 结果，缓解患者可以分为 4 种类型：CR+MRD-、CR+MRD+、PR+MRD-、PR+MRD+。外周血常可以用作此种评估，但是，完成治疗 3 个月内，特别是阿仑单抗、利妥昔单抗和其他靶向治疗的 CLL 患者不适合采用外周血进行评估。这些病例，必需使用骨髓检测 MRD。所以，希望取得长期 CR 的临床试验应检测 MRD，因为采用这些敏感方法检测白血病持续阴性可能具有较强的、正性预后影响。

三、预后评估

CLL 预后相关研究可追溯到 20 世纪 60 年代，1966 年 Galton 观察到外周血淋巴细胞增加快的患者预后差，1967 年 Dameshek 建议根据疾病相关症状、淋巴结肿大、是否存在脾肿大和/肝肿大及血象对患者进行分层，尽管大家意识到临床表现在预测预后的重要性，但直到 1975 年 Rai 等才建立了简单、重复性好和临床易应用的分期系统，初始分为 5 期（0～Ⅳ），1987 年，进一步分为低危、中危、高危 3

个预后组（表 7-3-1）。1981 年法国的 Binet 等将 CLL 分为三期，Binet A（低危）、Binet B（中危）及 Binet C（高危）（表 7-3-2）。自 1975 年至现在，Rai 与 Binet 分期系统（二种分期系统基本相同）一直在世界范围内被广泛接受，用于初诊 CLL 的预后评估。这二种分期系统最大的优点是经济、简单、方便，仅根据体格检查[不需要超声、CT 或 MR 等影像学检查。尽管影像学发现的淋巴结肿大等病变具有预后意义，但不作为分期依据]及常规实验室检查（血常规）。晚期患者预后差，但是其局限性在于对早期患者不能预测谁呈侵袭性病程，几年内需要治疗，谁可能呈惰性病程，长期（如 20 年）无需治疗。

表 7-3-1　CLL 的 Rai 临床分期系统

分期	改良分期	临床特点	中位生存期（年）
0	低危	淋巴细胞增多[a]	>10
I	中危	淋巴细胞增多+淋巴结肿大	7~9
II	中危	淋巴细胞增多+脾肿大	7~9
III	高危	淋巴细胞增多+Hb<110g/L	1.5~5
IV	高危	淋巴细胞增多+PLT<100×10⁹/L	1.5~5

注：a. 外周血淋巴细胞>15×10^9/L（持续 4 周）和骨髓淋巴细胞≥40%

表 7-3-2　CLL 的 Binet 临床分期系统

分期	临床特点	中位生存期（年）
A	淋巴细胞增多[a]+<3 个区域的淋巴组织肿大[b]	>10
B	淋巴细胞增多+≥3 个区域的淋巴巴组织肿大[c]	7
C	Hb<100g/L 和（或）PLT<100×10⁹/L	5

注：a. 外周血淋巴细胞>4×10^9/L 和骨髓淋巴细胞≥40%；b. 5 个淋巴组织区域包括：头颈（包括韦氏咽环）、腋下、腹股沟（单侧或双侧均计为 1 个区域）、肝和脾；c. 淋巴结肿大：淋巴结直径>1cm

由于同一期患者的预后也存在很大的异质性，人们不断寻找新的预后指标。20 世纪 80 年代发现淋巴细胞倍增时间≤12 个月及骨髓弥漫型预后差，90 年代发现可溶性 CD23、血清 β_2-微球蛋白（β_2-microglobulin，β_2-MG）具有预后意义。能预测早期

患者预后大的指标有 β_2-MG、IGHV 突变状态、CD38、ZAP70 及 FISH 检测的染色体异常，其中最重要一个预后指标是 1999 年的 *IGHV* 突变，突变与无突变患者的中位 OS 分别为 20 年与 8 年，另一个是 Döhner 等 2000 年提出根据 FISH 检测的染色体异常[异常检出率约 80%]的预后分层：单纯 13q-预后最好，其次为正常核型及+12、11q-（*ATM* 基因缺乏）预后较差、17p-（*p53* 基因缺乏）预后最差（超高危 CLL，*p53* 基因突变的意义同缺失），中位 OS 分别为 133、111、114、79 及 32 个月。其他预后指标还包括：端粒长度、CD49d、脂蛋白酯酶（lipoprotein lipase，LPL）、CLLU1、血清胸苷激酶（thymidine kinase，TK）、miR29c、miR223、miR29a 及 miR-181a 等。

最近二代测序（如全基因组测序、全外显子测序）的广泛开展，不断发现新的预后相关的突变（*NOTCH1*、*BIRC3*、*SF3B1* 及 *MYD88*），2013 年 Rossi 等结合细胞遗传学及分子突变将 1274 例患者分为 4 个预后组：①高危组：*p53* 和（或）*BIRC3* 基因异常（缺失或突变），10 年 OS 29%；②*NOTCH1* 和（或）*SF3B1* 基因突变和（或）11q-，10 年 OS 37%；③低危组：+12 或正常，10 年 OS 57%；极低危组：单纯 13q-，10 年 OS 69.3%，与匹配的正常人群无差异。基因突变联合 FISH 较单纯 FISH 能更精确的预后分层。

对 CLL 患者预后的一些思考：①Rai 及 Binet 分期是基于最早 20 世纪 40 年代的病例，诊断技术很不完善，包括很多非 CLL 的 CLPD，因而不够精确，有必要在现代精确诊断的基础上重新分期；②临床分期的贫血、血小板减少标准是按照欧美国家患者制定的，而中国人群的正常参考值较欧美低，中国患者是否有自己的更好的阈值有待进一步研究，有必要开展全国多中心研究，探讨是否有更适合我国 CLL 患者的临床分期系统？③贫血、血小板减少的原因不同，患者的预后不同，二个分期系统均未考虑导致贫血的原因，骨髓浸润所致的血细胞减少出现在疾病晚期，而且一般先出现贫血，后血小板减少，而 AC 可出现于整个疾病过程。Zent 等统计 1995 年 1 月至 2004 年 12 月的 1750 例 CLL 患者，24.2% 出现血细胞减少，其中 13% 为骨髓浸润，4.3% 为 AC（AIHA 2.3%、ITP 2%、PRCA 0.5%、AIG 0.2%），其他有治疗副作用、缺铁性贫血、脾功能亢进等。我们有 1 例现年 85 岁的 CLL 患者，97 年诊断为 CLL 时 Hb 80g/L，为缺铁性贫血，至今无治疗生存；④尽管新的生物学预后指标

不断得到发现,但目前中国 CLL 诊治指南、NCCN 仅根据 17p-(p53 基因缺失,临床实践中 p53 基因突变与缺失意义相同)及 11q-(ATM 基因缺失)选择治疗方案。

四、治疗

(一)药物治疗

1. 苯丁酸氮芥(chlorambucil,Clb,留可然,瘤可宁) Clb 是治疗 CLL 的经典药物,作用机制目前尚不清楚,可能通过与各种细胞结构如胞膜、蛋白、DNA 和 RNA 等结合发挥作用,其中 DNA 交联并导致细胞凋亡可能是抗白血病的主要因素,Clb 通过 p53 依赖途径诱导白血病细胞凋亡。Clb 治疗 CLL 总有效率(overall response rate,ORR)在 45% ~ 86%,但 CR 率很低,4% ~ 10%。持续或间断给药疗效无明显差别,但间断给药骨髓抑制作用较轻。Clb 的用法有以下几种:①0.4mg/kg,d1,每 14 天一个疗程,每个疗程增加 0.1mg/kg,直到最大耐受剂量(0.4mg/kg ~ 0.8mg/kg);②0.3mg/kg,泼尼松 40mg/m^2,d1 ~ 5,每 4 周一个疗程,连续治疗 3 年;③间断给药:40mg/m^2,每 4 周一次,缓解后或连续两个月病情无变化停药,最长应用一年;④小剂量连续给药:0.1mg/(kg·d),直到出现耐药;⑤大剂量连续给药:15mg/d,直到缓解、出现毒性反应或用药时间达 6 个月停药。缓解后 5 ~ 15mg,每周 2 次维持治疗。Clb 疗效呈剂量依赖性,15mg/d 持续用药的 CR 率高达 70%,高于每周 75mg 持续用 6 周患者的 31%,而且前者的 OS 明显延长。

环磷酰胺(cyclophosphamide,CTX)是另一种常用的烷化剂,疗效与 Clb 相似。常用剂量为 2 ~ 3mg/(kg·d)或 20mg/kg,每 2 ~ 3 周一次。

自 1961 年首先报道 Clb 治疗 CLL 的 52 年来,CLL 最主要的治疗为烷化剂 Clb。20 世纪 70 ~ 80 年代,系统比较了多种化疗方案与 Clb 的疗效,如 CVP(环磷酰胺、长春新碱与泼尼松)、CAP(环磷酰胺、多柔比星、泼尼松)、(环磷酰胺、多柔比星、长春新碱与泼尼松)及在此基础上增加阿糖胞苷(POACH)等方案治疗 CLL 均未明显改善患者的 ORR、CR、OS,也就是说上述药物或方案未动摇 Clb 治疗 CLL 的一线药物地位。Clb 联合利妥昔单抗疗效更佳,所以 Clb 单药治疗逐渐减少。

加用皮质激素并不能提高缓解率和生存期,目前多用于伴随有 AIHA 等自身免疫异常的患者,也用于希望快速缩小肿大的淋巴结/脾脏或由于 CLL 细胞所致的全血细胞减少。Clb 的缓解持续时间较短,平均为 14 个月,但由于其疗效确切,价廉,口服应用方便(对行动不便的老年患者尤其重要),并发症少,比较安全,目前仍是治疗 CLL 的主要药物之一,尤其适用于老年或其他不能耐受氟达拉滨等化疗的一般情况差的患者。长期使用可能有血细胞减少及继发骨髓增生异常综合征、急性白血病等继发肿瘤。

2. 嘌呤类似物 目前治疗 CLL 主要使用 3 种嘌呤类似物:氟达拉滨(fludarabine,Flud)(1991 年美国上市),克拉屈滨(cladribine)和喷司他丁(pentostatin)。其中,Flud 是研究最多、临床最广泛使用的治疗 CLL 的嘌呤类似物,给予重点介绍。

1988 年俄亥俄州立大学的 Grever 等首先报道了 Flud 单药治疗经治晚期患者取得一定疗效,1989 年 Keating 等报道单用 Flud 治疗 68 例难治 CLL 患者,ORR 57%、CR 13%,中位 OS 16 个月;随之,多个报道其作为解救治疗的 ORR 为 53% ~ 74%,且与既往治疗反应相关,既往治疗有效患者的 ORR 为 67% ~ 93%,而难治者 ORR 仅 21% ~ 38%。

在解救成功的基础上,1998 年—2009 年欧美多项 Flud 的Ⅲ期临床试验(表 7-3-3),与 CHOP、CAP 或 CLB 等经典治疗相比,Flud[Flud 的用法:25 或 30mg/(m^2·d),iv 连续 5 天,每 4 周一个疗程,一般使用 6 个疗程]作为一线药物治疗进展期 CLL,起效快,常 3 ~ 6 疗程后起效,具有较高的 CR 率和较长的无进展生存(progression-free survival,PFS),OS 无明显改善。德国慢淋研究小组(GCLLSG)在 65 岁以上的老年 CLL 进行的Ⅲ期临床试验显示 Flud 的 ORR 高于 CLB,但 PFS、OS 无显著差异,OS 甚至有短于 CLB 倾向(46 个月 vs 64 个月)。所以,在年轻 CLL 患者,单药 Flud 替代 Clb 成为标准治疗,而 Clb 仍是老年 CLL 患者的有效选择。

Flud 与 CTX 在体外具有协同作用,联合 Flud 及 CTX 的 FC 方案疗效是否优于 Flud 单药?目前标准的 FC 方案:Flud 25mg/(m^2·d),CTX 250mg/(m^2·d),疗程 3 天,共 6 个疗程。意大利的一个小组用 Flud 30mg/(m^2·d),CTX 300mg/(m^2·d),疗程 3 天,共 6 个疗程。结果,44% CR,16% PR;而初治病例的 CR 率达到 60%,但是对难治/复发病例,CR 率仅为 17%,2 年 OS 及 PFS 分别为 62% 和 44%。德、美、英多个Ⅲ期临床试验(表 7-3-4)显示 FC 较 Flud 显著改善患者的 ORR、CR、PFS,而 OS 改善不明显,确立了 FC 方案替代 Flud 一线治疗 CLL 的地位。FC 较 Flud 引起更显著的血小板减少和白细胞减少,但贫血不显著,没有增加严重感染机会。

表 7-3-3　氟达拉滨 vs 烷化剂治疗初治 CLL 的 III 期临床试验

	治疗方案	病例数	CR(%)	PR(%)	PFS(月)	OS(月)
欧洲协作组	Flud	52	23	48	未达到	未达到
	CAP	48	17	43	208 天	1580 天
美国 InterGroup	Flud	170	20	44	25	66
	Clb	181	4	33	14	56
	Flud+Clb	123	20	41	未达到	55
法国协作组	Flud	341	40	31	32	69
	CAP	240	15	43	28	70
	CHOP	357	30	42	29	67
英国 LRF CLL4 研究	Flud	181	15	65	5 年 10%	52
	CAP	366	7	65	5 年 10%	59

表 7-3-4　氟达拉滨联合环磷酰胺 vs 氟达拉滨治疗初治 CLL 的 III 期临床试验

	方案	病例数	CR(%)	PR(%)	PFS(月)	OS(月)
德国 CLL 研究组	Flud	164	7	76	20	3 年 80.7%
	FC	164	24	70	48	3 年 80.3%
美国 InterGroup	Flud	134	4.8	54.6	19.2	66
	FC	141	23.4	50.4	31.6	56
英国 LRF CLL4 试验	Flud	181	15	65	5 年 10%	5 年 59%
	FC	182	38	57	5 年 36%	5 年 54%

2002 年西班牙巴塞罗那的 Bosch 等报道 FC 联合米托蒽醌(FCM)方案治疗复发难治 CLL 取得满意疗效。2008 年同一小组应用改良 FCM 方案 [Flud 25mg/(m² · d),d1~3,CTX 200mg/(m² · d),d1~3,米托蒽醌 6mg/(m² · d),d1,每 4 周一个疗程] 治疗初诊 CLL 患者,ORR、MRD 阴性 CR、MRD 阳性 CR、nPR 及 PR 分别为 90%、26%、38%、14% 及 12%,而 MRD 阴性与生存期长明显相关。目前最有效的化疗方案,但化疗毒性大,主要适合体能状态良好的年轻患者。但由于缺少大样本的 III 期临床试验,尚未得到广泛公认。

Flud 的主要副作用是骨髓髓系受抑和 CD4⁺ T 细胞受损,所以机会性感染发生率比较高,特别是联合应用皮质激素时。在起始治疗时如果白细胞数较高,容易并发肿瘤溶解综合征(tumor lysis syndrome,TLS),应注意预防。Flud 的另一个并发症是 AIHA,虽然发生率很低。但在治疗前或治疗过程中发生了 AIHA,应避免应用或停用 Flud。Flud 在肾功能不正常及老年患者使用应十分小心,因其活性代谢产物 F-ara-AP 主要由肾脏分泌,所以在这些患者要么不用,要么要根据肌酐清除率减量并密切监测肾功能。

克拉屈滨、喷司他丁疗效与 Flud 接近,喷司他丁的骨髓抑制作用较轻,较 Flud 更适合老年患者。

应用嘌呤类似物时如需输血,则应输注经过辐照的血制品或用白细胞滤器滤掉白细胞,以防止可能致命的输血相关的移植物抗宿主反应。

近 20 年来,Flud 成为 CLL 治疗的基石,但是由于苯达莫司汀等新药物的不断出现及对 Flud 为基础治疗长期疗效的不断了解,Flud 的"星光"正不断退去。严重的骨髓抑制、影响造血干细胞动员、继发肿瘤是其最严重的毒性。

3. 苯达莫司汀(bendamustine,bend)　最早于 19 世纪 60 年代初期在德国耶拿的微生物试验协会研制,是一种烷基化氮芥(一种非功能烷化剂)连接一个嘌呤和氨基酸,与 Clb 相比主要的优点是它的水溶性。苯达莫司汀(2003 年德国上市)兼具烷化剂和嘌呤类似物的双重功能,是一种双功能基烷化剂,其抗肿瘤和杀细胞作用主要归功于 DNA 单链和双链通过烷化作用交联,影响了 DNA 功能与合成,也会引起 DNA 与蛋白质之间、蛋白质与蛋白质之间交联,从而发挥抗肿瘤作用,对静止期和分裂期细胞均有效,它与其他烷化剂(Clb、CTX、异环磷酰胺)及 Flud 交叉耐药性低。一项国际 III 期临床研究比较了 Bend 与 Clb 作为 CLL 一线治疗的疗效和安全性,162 例患者在第 1 天和第 2 天接受

Bend 100mg/m^2,157 例患者第 1 天和第 15 天接受 Clb 0.8mg/kg,28 天为一个疗程,最多治疗 6 个疗程。Bend 组和 Clb 组的 ORR 分别为 68% 和 31%,CR 分别为 31% 和 2%;两组的 PFS 分别为 21.6 个月和 8.3 个月,显示 Bend 较好的疗效。Bend 的主要血液学毒性为中性粒细胞减少(27%)、血小板减少(25%)和贫血(22%),非血液学毒性为发热(24%)、恶心(31%)和呕吐(25%)。根据此试验结果,2008 年 3 月 21 日美国 FDA 批准 Cephalon 公司的盐酸苯达莫司汀治疗 CLL。2012 年该研究中位随访 54 月后的最新数据,Bend 组和 Clb 组的 CR 分别为 21% 和 10.8%,两组的 PFS 分别为 21.2 个月和 8.8 个月,至下次治疗时间分别为 31.7 个月和 10.1 个月;在所有患者、年龄>65 岁亚组、≤65 岁亚组、反应组、无反应组中接受 Bend 或 Clb 的患者 OS 无明显差异,但是在反应组或 CR 患者中 OS 明显优于无反应组或未达 CR 组,Clb 组的患者接受二线以上治疗的频率明显高于 Bend 组;由此可见,Bend 作为一线治疗 CLL 较 Clb 更能获得 ORR 甚至 CR,从而延长 OS。

Bend 疗效相当于 FC 方案、优于 Flud,副作用少于 Flud,是一个值得期待的药物。

(二)单克隆抗体为基础的化学免疫治疗

1. 利妥昔单抗(rituximab,RTX,美罗华)RTX(1997 年美国上市,2001 年中国上市)是一种人鼠嵌合型单克隆抗体,含人 IgG1 免疫球蛋白恒定区及小鼠可变区,作用于 B 淋巴细胞表面的 CD20,由于其在 B 细胞肿瘤的巨大成功,ofatumumab、GA101(obinutuzumab)等新的、作用机制不完全相同的抗 CD20 单抗不断得到开发并应用。RTX 属于 I 型单抗,通过补体依赖的细胞毒(complement-dependent cytotoxicity,CDC)、抗体依赖细胞介导的细胞毒(antibody-dependent cell-mediated cytotoxicity,ADCC)(效应细胞为 NK 细胞、单核细胞和巨噬细胞)及直接诱导凋亡等机制发挥抗肿瘤效应。由于 CLL 细胞 CD20 低表达、血浆 CD20 浓度高及循环高白血病负荷等原因,单用 RTX 有效率低,且为 PR。

体外研究显示 RTX 通过下调 bcl-2 与 Flud 存在协同作用。较早期研究主要集中在 RTX 联合 Flud(当时是单药最有效的化疗药物)或以 Flud 为基础的方案治疗 CLL。

2002 年德国 GCLLSG 的一项 II 期研究评价了顺序 Flud+RTX(FR,Flud 25mg/(m^2·d),d1~5,每月 1 个疗程,共 6 个疗程,然后 RTX 375mg/(m^2·w),共 4 周,ORR、CR 分别为 85% 及 20%。2003 年癌症和白血病 B 组(Cancer and Leukemia Group B,CALGB)的一个随机研究(CALGB 9712 方案)顺序或同时联合使用 Flud 和 RTX 方案 6 疗程治疗初治 CLL 患者,ORR 和 CR 率在同时使用组更高(90% 和 47% vs 77% 和 28%)。FR 方案(CALGB 9712)治疗的患者与先前只使用 Flud(CALGB 9011)的 178 例患者回顾性比较,显示 FR 较单用 Flud 的患者具有更好的 PFS 和 OS(2 年 PFS 率:67% vs. 45%,2 年 OS 率:93% vs. 81%),首次发现联合 RTX 的化学免疫治疗可以延长患者的生存期。

2005 年及 2008 年 MD. Anderson 癌症中心报道 FCR 方案一线治疗 300 例 CLL,ORR、CR 分别为 95% 及 72%,随访 6 年,OS、PFS 分别为 77% 和 51%。在此基础上,GCLLSG 为主的 11 个国家的 190 个研究中心参加的前瞻性、随机 III 期临床试验(CLL8)比较 FCR 与 FC 的疗效,817 例身体适合的初治患者,随机接受 6 疗程 FCR(408 例)与 FC 方案(409 例),3 年 OS 率分别为 87.2% 和 82.5%(P<0.01),首次前瞻性的确认了利妥昔单抗联合化疗除改善 ORR(90% vs. 80%)、CR(44% vs. 22%),还能延长 OS(3 年 OS:87.2% vs. 82.5%,P=0.01)。特别值得一提的是首次在前瞻性、随机试验中发现联合单抗的化学免疫治疗可以延长患者的生存,英国的 Hillman 教授评价 CLL8 试验在 CLL 治疗中具有里程碑意义。2012 年 ASH 会议更新 CLL8 试验,中位随访 5.9 年,FCR 与 FC 的 OS 分别为 69.4% vs. 62.3%(P<0.001)[Fischer K, et al. ASH 2012,435a]。CLL8 确立了 FCR 方案作为年轻、适合患者的标准治疗。

Robak 等报道了 17 个国家参加的 III 期临床试验(REACH),随机、前瞻性比较 FCR 与 FC 方案治疗难治或复发 CLL 的疗效,共入组 552 例患者,FCR 与 FC 的 ORR 分别为 70% 和 58%、PFS 分别为 30.6 个月和 20.6 个月、中位 OS 为未达到和 53 个月。此两个随机、前瞻性、大规模、多中心 III 临床试验证明了 FCR 方案无论在初治还是难治/复发 CLL 患者的疗效均显著优于 FC 方案,进一步确立了免疫化疗在 CLL 治疗中地位。基于上述 2 项研究,美国 FDA 于 2010 年 2 月 18 日批准 FCR 作为一线、二线方案治疗 CLL。

在 FCM 成功治疗 CLL 的基础上,2009 年西班牙小组报道了其联合 RTX(R-FCM)一线治疗 CLL 的疗效,ORR、MRD 阴性 CR、MRD 阳性 CR、及 PR 分别为 93%、46%、36% 及 11%,CR 高达 82%、

MRD 阴性 CR 高达 46% 均为所有报道方案之最,值得进一步前瞻性、随机对照研究验证。

FCR 在年轻适合取得显著疗效,但常伴随严重的骨髓抑制,而临床实践中大多患者>70 岁,为维持 FCR 的良好疗效并减轻治疗相关毒性,美国的 Foon 等设计了 FCR-Lite 方案[Flud 20mg/(m^2·d),d1~3,CTX 150mg/(m^2·d),d1~3(第 1 疗程),d2~4(第 2~6 疗程);RTX 375mg/m^2(第 1 疗程)、500mg/m^2 d14(第 1 疗程),500mg/m^2 d1,d14(第 2~6 疗程);随之 RTX 维持,500mg/m^2 d14 每 3 月 1 次直至疾病进展或 2 年],CR、nPR、PR 分别为 73%、3% 及 17%,3 年 OS、PFS 分别为 85.5% 及 66.9%,疗效不差于 FCR。

总之,上述结果提示 RTX 联合以 Flud 为基础的治疗是 CLL 治疗的巨大进步。应用 RTX 时输入新鲜冰冻血浆,增加补体成分,可以更好地发挥 RTX 的作用,对部分难治/复发 CLL 可以起到较好疗效。皮质类固醇激素不依赖 p53 途径对 CLL 细胞杀伤作用,对烷化剂、嘌呤类似物耐药及 p53 突变或缺失的患者有效。甲基泼尼松龙 1g/(m^2·d)×5d,每月 1 疗程,对耐药、巨块型、骨髓衰竭的终末期患者有较好。大剂量地塞米松与大剂量甲基泼尼松龙疗效相似。采用大剂量甲基泼尼松龙(1g/m^2,iv,5d)和 RTX(375mg/m^2,d1)对 Flud 耐药的难治进展型 CLL,ORR 93%、CR 14%。含大剂量激素的方案应加强支持治疗,注意防治感染、高血压、高血糖及胃肠道反应等副作用。

2011 年 GCLLSG 报道了 Bend 联合 RTX(BR)方案[Bend 90mg/m^2 d1,d2,RTX 375mg/m^2(第 1 疗程)、500mg/m^2(第 2~6 疗程),28 天为一个疗程,最多治疗 6 个疗程]治疗 78 例难治/复发 CLL,22 例(28%)对 Flud 耐药,14 例(18%)17p-,ORR 为 59%,CR、PR、nPR 率分别为 9%、47.4% 及 2.6%。Flud 耐药患者 ORR 为 45.5%。93% 的 11q-、100% 的+12、7.1% 的 17p-和 59% 的 U-IGHV 患者对治疗有效。中位随访 24 个月,中位无事件生存期(event-free survival,EFS)为 14.7 个月。严重感染的发生率为 12.8%,3 或 4 级中性粒细胞减少、血小板减少和贫血的发生率分别为 23.1%、28.2% 和 16.6%。该研究证实了 BR 方案在复发难治 CLL 中的安全性及疗效。

2012 年 GCLLSG 报道多中心 Ⅱ 期临床试验(CLL 2M),BR 方案治疗 117 例初诊 CLL 患者。ORR 为 90.9%,CR 率为 33%。中位随访 18 个月后,75.8% 的患者仍然处于缓解中,中位 PFS 尚未达到,外周血 MRD 及骨髓 MRD 阴性的比例分别为 29/50、7/25。17p-和 U-IGHV 患者的 ORR 分别为 42.9% 及 88.9%。

对于年龄很大或具有基础疾病不能耐受 Flud 的患者,Clb 是标准一线治疗,但 CR 和 ORR 相对偏低。Laurenti 等探讨 Clb 联合 RTX(RClb)治疗 27 例老年不适合初诊 CLL 患者,治疗方法为 Clb 1mg/kg,每 28 天一疗程,共 8 疗程,RTX 375mg/m^2 d1(第 3 疗程),500mg/m^2 d1(第 4~8 疗程)。ORR、CR 及 PR 分别为 74%、26% 及 48%,PFS 19.5 个月,30 个月 OS 78%。常见的副作用为 3/4 级的中性粒细胞减少,发生率 18.5%。无 1 例患者需要减低剂量或延迟治疗,表明该方案对老年及不适合常规化疗的患者是一个有效且能耐受的方案。

RTX 与来那度胺具有协同抗 CLL 作用,来那度胺通过改善 B 细胞突触(synapse)形成和上调共刺激分子增强 RTX 介导抗体依赖 NK-和-T 细胞细胞毒作用,来那度胺前使用 RTX 还可以减少肿瘤负荷,从而降低肿瘤闪烁(tumor flare)的发生率及严重程度。2013 年 Badoux 等报道来那度胺联合 RTX 方案[RTX 375mg/m^2 d1,d8,d15,d22(第 1 疗程);d1(第 3~12 疗程),每 28 天 1 疗程;来那度胺 10mg/d,第 1 疗程第 9 天开始,持续使用]治疗复发/难治 CLL。59 例患者中,58 例(98%)曾用过 Flud 及 RTX,ORR、CR、nPR 及 PR 分别为 62%、12%、12% 及 42%,3 疗程后大多患者治疗≥PR,但是所有 CR 的患者接受的疗程数≥12 个。中位至治疗失败的时间(time to treatment failure,TTF)为 17.4 个月,预计 3 年 OS 为 71%。ORR 高于单用来那度胺的 32%~47%,提示增加 RTX 提高了疗效。疗效与 FCR 及 BR 相当,二者的 ORR 分别为 73%、59%,PFS 分别为 19 个月及 14.7 个月,而且值得一提的是本研究中的患者绝大多数使用过 FCR 样方案,所以对标准一线及挽救性免疫化学治疗失败的患者可以考虑来那度胺联合 RTX 方案。本方案最主要的 3~4 级毒性为中性粒细胞减少。

RTX 为基础的免疫化学治疗对 p53 基因异常(缺失或突变)的 ORR、CR 很低,中位 OS 不超过 2~3 年,需不断探索新的治疗策略。

RTX 主要副作用是发热、寒战、低血压、皮疹等症状,少数有肾功能受损。发热常由于感染,细菌、病毒及真菌都可成为病原体。由于炎性细胞因子(IL-6、IL-8、TNF-α 和 IFN-γ 等),RTX 可引起发热/寒战、呼吸困难、低血压和恶心/呕吐等反应,主要见于首次使用及淋巴细胞>50×10^9/L 的患者。激素及逐渐增加 RTX 剂量可以减轻或减少此种反应。

2. ofatumumab 新的全人源性 CD20 单抗 ofatumumab(2009 年美国上市),可以裂解对 RTX 耐药的低表达 CD20 的 Raji 细胞,同时也可以裂解人血浆中或者未分离的血液中低表达 CD20 的 CLL 细胞。产生这样差异的原因一方面是 ofatumumab 的体内低清除率和对 CD20 结合的稳定性;另外一方面在于它同 RTX 作用 CD20 的靶点不同,因此可以用来治疗 RTX 耐药的患者。Wierda 等采用单药 ofatumumab 治疗 Flud 耐药的 CLL,每周 1 次连续 8 周,后每月一次连用 4 次,首剂 300mg,随后 2000mg。138 例患者入组,59 例为 Flud 及阿仑单抗耐药(FA-ref 组),79 例为 Flud 耐药合并大包块(>5cm)(BF-ref 组),两组的 ORR 分别为 58% 及 47%,两组症状改善及体能状态评分改善率分别为 57% 及 48%,FA-ref 组的 PFS 及 OS 分别为 5.7 个月及 13.7 个月,BF-ref 组分别为 5.9 个月及 15.4 个月。该研究表明 ofatumumab 可作为 Flud 耐药的高危 CLL 的治疗选择。

3. GA101(obinutuzumab) GA101(obinutuzumab)是首个糖基化的,Ⅱ型抗 CD20 单克隆抗体,较 RTX 更强的直接细胞死亡诱导作用及 AD-CC,因而抗肿瘤活性更强。

年轻及身体适合(fit,CIRS≤6 或 CrCl≥70ml/min)的 CLL 患者的标准治疗是以 FCR 为代表的化学免疫治疗,但老年及不适合(unfit,CIRS>6 或 CrCl<70ml/min)患者的Ⅲ期临床试验甚少。在 2013 年 ASCO 年会上 Goede 等公布了这样的一项针对"不适合"初治 CLL 患者的Ⅲ期临床试验[CLL11(BO21004)]第一阶段的安全性、有效性数据,该试验比较 Clb(0.5mg/kg d1,d15,每 28 天 1 个疗程,共 6 个疗程)、GA101+Clb(GClb)(GA101:第 1 疗程 100mg iv d1,900mg d2,1000mg d8,d15;第 2~6 疗程 1000mg d1)及 RTX + Clb(RClb)(RTX:第 1 疗程 375mg/m² d1;第 2~6 疗程 500mg/m² d1),患者中位年龄、CIRS 及 CrCl 分别为 73 岁、8 及 61.1/62.1ml/min,结果显示:ORR:Clb vs. GClb 30.2% vs.75.5%,Clb vs. RClb 30.0% vs.65.9%;CR:Clb vs. GClb 0 vs.22.2%,Clb vs. RClb 0 vs.8.3%;PFS(月):Clb vs. GClb 10.9 vs.23.0,Clb vs. RClb 10.8 vs.15.7;MRD 阴性(外周血/骨髓):Clb vs GClb vs. RClb 0% vs.(31.1% vs.17.0%)vs(2.0% vs.2.8%)。GA101 与 RTX 哪个更好有待第 2 阶段进一步随访,但从现在的数据

看 GA101 无论从 ORR、CR、MRD 及 PFS 似乎优于 RTX。总体不良反应不大,临床可控,GA101 的输注反应大于 RTX。由于此临床试验人群更贴近临床实践,意义将较 CLL8 更大。

根据Ⅲ期 CLL11 临床研究的最后一批数据,美国 FDA 授予 GA101 用于初治 CLL 患者的优先审查资格,并将在 2013 年 11 月 20 日作出审查决定。

4. 阿仑单抗为基础的化学免疫治疗 阿仑单抗(alemtuzumab,campath-1H)(2001 年美国上市,2007 年 FDA 批准 CLL 适应证)是一种重组的抗 CD52 的单克隆抗体。CD52 表达于几乎所有正常和肿瘤性 B 和 T 淋巴细胞,也见于单核细胞、巨噬细胞和 NK 细胞,但不表达于红细胞和造血干细胞。阿仑单抗的最大优势在于其不通过 p53 途径发挥作用,所以在 p53 基因缺失或突变及复发/难治患者具有较好疗效。但由于该药未在我国上市,且由于经济原因,2008 年 12 月已在欧州撤市,本文不再赘述。

(三) BCR 通路抑制剂

1. ibrutinib(PCI-32765) CLL 患者缺乏共同的遗传靶标,但是 BCR 信号转导是 CLL 细胞生存的驱动因素,而 BCR 下游的包含起关键作用的 Tec 激酶家族成员 BTK。BTK 在促进 CLL 细胞存活的几个信号通路的持续活化中发挥关键作用,如 Akt、ERK、NF-κB 通路;BTK 在趋化因子介导的 B 细胞归巢和黏附中也发挥重要作用。由于 BCR 在 CLL 信号转导的重要作用及 BTK 在此通路中的中心作用,靶向抑制此酶自然成为诱人的策略。

ibrutinib(Pharmacyclics 公司)为口服的选择性 BTK 不可逆性小分子抑制剂,IC50 0.5 nM,共价结合特异的活性位点(BTK 酶的半胱氨酸-481 氨基酸)抑制 B 细胞的信号转导。2013 年 6 月 13 日 Byrd 等在新英格兰医学杂志报道了一个 1b-Ⅱ期临床试验,复发/难治 CLL 患者,每日一次口服 ibrutinib 420mg 或 840mg,2 个剂量组的 ORR 相同 71%(除 420mg 的 2 例 CR 外,均为 PR),另外 2 组分别有 20%、15% 的患者达到淋巴细胞增多的 PR,疗效与治疗前的临床和遗传学危险因素包括疾病晚期、既往接受方案数及 17p-等[p53 缺失与无缺失的 ORR 分别为 68% 及 71%,ATM 基因缺失与无缺失患者的 ORR 则分别为 77% 及 65%]均无关。随访 26 个月时的预计 PFS 及 OS 分别为 75%、83%。11 例 PD 患者中,10 例(91%)为 17p-或 11q-。28 例 p53 缺失患者的 26 个月时的预计 PFS、OS 分别为 57% 及 70%(明显优于既往其他治疗);令人惊奇

的是,传统治疗预后差的 *IGHV* 无突变者较突变者起效更快、疗效更好(ORR 分别为77%与33%),与既往基础研究一致,进一步证明了 BCR 通路在 *IGHV* 无突变 CLL 发病中发挥更重要的作用。治疗过程中副作用不大,主要为 1~2 级一过性腹泻、疲乏及呼吸道感染。ibtutinin 治疗初始伴有淋巴细胞增多常同时淋巴结/脾缩小,原因不是疾病进展,而是由于药物的独特的作用机制,将 CLL 细胞从骨髓、淋巴结及脾脏动员至外周血。

ibtutinin 为口服药、副作用小、疗效好且受不良预后因素影响小,特别适合老年、有较多并发症及难治、高危患者,为符合 CLL 疾病特点的理想药物。BTK 抑制剂是 CLL 不断更新治疗的又一巨大进步,很可能是治疗 CLL 的转折点,2012 年 ASH 会议甚至评价期为"CLL 中的伊马替尼"。由于其独特的作用机制及较小的副作用,联合其他药物的疗效值得期待。

2. idelalisib(GS1101)　PI3K δ对 B 细胞的活化、增殖、生长以及在淋巴组织的归巢和滞留等方面发挥关键作用,PI3K 通路在许多 B 细胞肿瘤中被异常激活。idelalisib 是第一个口服的 PI3K δ选择性抑制剂,2012 年 ASH 年会上 Coutre 等报道 idelalisib 联合 RTX 治疗复发/难治 CLL 的 ORR 为 78%,2013 年 ASCO 会议 O'Brien 等报道了该方案 [RTX 375mg/(m²·w)共 8 周,idelalisib 150mg bid,持续 48 周未进展者继续使用]治疗 ≥65 岁初治 CLL/SLL 患者的 Ⅱ 期临床研究结果,中位起效时间 1.9 个月,ORR 达96%,24 个月预计 PFS 91%,值得一提的是所有 6 例 17p-的患者均有效(1 CR、5 PR),对血小板减少、贫血及 B 症状的改善也有很好的效果,毒副反应尚可接受。这种两种靶向药物联合的方式疗效高而持久且可耐受,值得进一步研究。

(四)造血干细胞移植

几个前瞻性临床试验显示自体造血干细胞移植一线治疗 CLL 可以改善患者的 PFS,但对 OS 无影响、可能克服传统的预后不良因素、第二肿瘤等长期毒副作用风险增高,总体疗效也并不优于目前标准的 FCR 等免疫化学治疗,而且随着一系列独特作用机制、高效药物的不断开发并投入临床使用,自体移植在 CLL 治疗中的价值有限。

异基因造血干细胞移植是目前根治 CLL 的唯一手段。但是由于 CLL 患者大多为老年,常伴随多种疾病,移植风险大,所以选择移植务必慎重,目前主要移植对象建议参考欧洲骨髓移植组织(EBMT)的建议(表 7-3-5)。由于 CLL 的临床特点,采用非清髓异基因造血干细胞移植似乎更佳。对于决定移植的患者应尽量在缓解期进行,此时进行疗效最佳。

表 7-3-5　EBMT CLL 移植指南

异基因造血干细胞移植是预后差 CLL 患者的一种合理的治疗选择,包括
氟达拉滨耐药:对嘌呤类似物为基础的治疗无反应或治疗后 12 个月内复发
嘌呤类似物联合治疗或自体造血干细胞移植后 24 个月内复发+高危遗传学异常
具有治疗指征的 *p53* 基因异常(缺失或突变)
Richter 转化
自体造血干细胞移植仅适用于临床试验

关于移植的几点思考:①EBMT 提出的移植指征是针对大多 CLL 患者的,对于部分年轻或特别年轻的患者怎么办?因目前缺乏其他根治手段,是否可以在与患者及家属充分沟通的情况下将异基因移植作为一线治疗?②新的、不同作用机制、高效药物的不断出现且在新的指南或专家共识没有制定之前,应尽早开展临床试验尝试新的方法治疗适应移植的患者(特别是老年患者)。

（南京医科大学第一附属医院　李建勇）

参 考 文 献

1. 中华医学会血液学分会. 中国慢性淋巴细胞白血病诊断与治疗指南(2011 年版). 中华血液学杂志,2011,32:498-501.
2. Agathangelidis A, Darzentas N, Hadzidimitriou A, et al. Stereotyped B-cell receptors in one-third of chronic lymphocytic leukemia:a molecular classification withimplications for targeted therapies. Blood,2012,119:4467-4475.
3. Badoux XC, Keating MJ, Wen S, et al. Phase Ⅱ study of lenalidomide and rituximab as salvage therapy for patients with relapsed or refractory chronic lymphocytic leukemia. J Clin Oncol,2013,31:584-591.
4. Byrd JC, Furman RR, Coutre SE, et al. Targeting BTK with Ibrutinib in relapsed chronic lymphocytic leukemia. N Engl J Med,2013,369:32-42.

5. Chen CI. Lenalidomide alone and in combination for chronic lymphocytic leukemia. Curr Hematol Malig Rep, 2013,8:7-13.

6. CLL Trialists' Collaborative Group. Systematic review of purine analog treatment for chronic lymphocytic leukemia: lessons for future trials. Haematologica,2012,97:428-436.

7. Damle RN,Wasil T,Fais F,et al. Ig V gene mutation status and CD38 expression as novel prognostic indicators in chronic lymphocytic leukemia. Blood, 1999, 94: 1840-1844.

8. Dreger P. The evolving role of stem cell transplantation in chronic lymphocytic leukemia. Hematol Oncol Clin North Am,2013,27:355-369.

9. D'Arena G,Guariglia R,Rocca F,et al. Autoimmune cytopenias in chronic lymphocytic leukemia. Clin Dev Immunol,2013,2013:730131.

10. Duhren-von Minden M,Ubelhart R,Schneider D,et al. Chronic lymphocytic leukaemia is driven by antigen-independent cell-autonomous signalling. Nature, 2012, 489: 309-312.

11. Fischer K,Cramer P,Busch R,et al. Bendamustine combined with rituximab in patients with relapsed and/or refractory chronic lymphocytic leukemia: a multicenter phase II trial of the German Chronic Lymphocytic Leukemia Study Group. J Clin Oncol,2011,29:3559-3566.

12. Fischer K, Cramer P, Busch R, et al. Bendamustine in combination with rituximab for previously untreated patients with chronic lymphocytic leukemia: a multicenter phase II trial of the German Chronic Lymphocytic Leukemia Study Group. J Clin Oncol,2012,30:3209-3216.

13. Gachard N,Parrens M,Soubeyran I,et al. IGHV gene features and MYD88 L265P mutation separate the three marginal zone lymphoma entities and Waldenström macroglobulinemia/lymphoplasmacytic lymphomas. Leukemia, 2013,27:183-189.

14. Goede V, Fischer K, Humphrey K, et al. Obinutuzumab (GA101) plus chlorambucil (Clb) or rituximab (R) plus Clb versus Clb alone in patients with chronic lymphocytic leukemia (CLL) and preexisting medical conditions (comorbidities): Final stage 1 results of the CLL11 (BO21004) phase III trial. J Clin Oncol,2013, 31 (suppl):7004a.

15. Hallek M,Cheson BD,Catovsky D,et al. Guidelines for the diagnosis and treatment of chronic lymphocytic leukemia: a report from the International Workshop on Chronic Lymphocytic Leukemia updating the National Cancer Institute-Working Group 1996 guidelines,Blood, 2008,111: 5446-5456.

16. Hallek M,Fischer K,Fingerle-Rowson G,et al. Addition of rituximab to fludara-bine and cyclophosphamide in patients with chronic lymphocytic leukaemia: a randomised,open-label,phase 3 trial. Lancet,2010,376:1164-1174.

17. Jain P,O'Brien S. Anti-CD20 monoclonal antibodies in chronic lymphocytic leukaemia. Expert Opin Biol Ther, 2013,13:169-182.

18. Kiel MJ,Velusamy T,Betz BL,et al. Whole-genome sequencing identifies recurrent somatic NOTCH2 mutations in splenic marginal zone lymphoma. J Exp Med,2012, 209:1553-1565.

19. Knauf WU,Lissitchkov T,Aldaoud A,et al. Bendamustine compared with chlorambucil in previously untreated patients with chronic lymphocytic leukaemia: updated results of a randomized phase III trial. Br J Haematol, 2012,159:67-77.

20. Müller-Hermelink HK, Montserrat E, Catovsky D, et al. Chronic lymphocytic leukemia/small lymphocytic lymphoma. In: Swerdlow SH, Campo E, Harris NL, et al. eds. World Health Organization Classification of Tumours,Pathology and Genetics of Tumours of Haematopoietic and Lymphoid Tissues. Lyon,France: IARC; 2008:180-182.

21. Nordström L,Andréasson U,Jerkeman M,et al. Expanded clinical and experimental use of SOX11-using a monoclonal antibody. BMC Cancer,2012,12:269.

22. O'Brien SM,Lamanna N,Kipps TJ,et al. A phase II study of the selective phosphatidylinositol 3-kinase delda (PI3K δ) inhibitor idelalisib (GS-1101) in combination with rituximab (R) in treatment-naïve patients (pts) ≥65 years with chronic lymphocytic leukemia (CLL) or small lymphocytic lymphoma (SLL). J Clin Oncol, 2013, 31 (suppl):7500a.

23. Rossi D,Rasi S,Spina V,et al. Integrated mutational and cytogenetic analysis identifies new prognostic subgroups in chronic lymphocytic leukemia. Blood, 2013, 121: 1403-1412.

24. Salaverria I, Royo C, Carvajal-Cuenca A, et al. CCND2 rearrangements are the most frequent genetic events in cyclin D1⁻ mantle cell lymphoma. Blood, 2013, 121: 1394-1402.

25. Scarfò L,Fazi C,Ghia P. MBL versus CLL: How important is the distinction? Hematol Oncol Clin North Am, 2013,27:251-265.

26. Tiacci E,Trifonov V,Schiavoni G,et al. BRAF mutations in hairy-cell leukemia. N Engl J Med,2011,364:2305-2315.

27. Xu W,Miao KR,Hong M,et al. High-dose methylprednisolone can induce remissions in patients with fludarabine-refractorychronic lymphocytic leukaemia. Eur J Cancer,2010,46:2145-2149.

28. Xu W,Miao KR,Zhu DX,et al. Enhancing the action of

rituximab by adding fresh frozen plasma for the treatment of fludarabine refractory chronic lymphocytic leukemia. Int J Cancer,2011,128:2192-2201.

29. Warner JL, Arnason JE. Alemtuzumab use in relapsed and refractory chronic lymphocytic leukemia: a history and discussion of future rational use. Ther Adv Hematol,

2012,3:375-389.

30. Wierda WG, Kipps TJ, Mayer J, et al. Ofatumumab as single-agent CD20 immunotherapy in fludarabine-refractory chronic lymphocytic leukemia. J Clin Oncol,2010, 28:1749-1755.

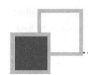

第八章 淋巴瘤

第一节 总 论

淋巴瘤是一组高度异质性疾病,其发病率在全球逐年升高,占恶性肿瘤的3%~4%。在我国肿瘤登记地区,淋巴瘤的发病率和病死率居恶性肿瘤的第8位和第9位,是严重危害人类健康的疾病之一。按照世界卫生组织(WHO)淋巴系统肿瘤病理分类标准,目前已知淋巴瘤有近70种病理类型,大体可分为霍奇金淋巴瘤(Hodgkin lymphoma,HL)和非霍奇金淋巴瘤(Non Hodgkin lymphoma,NHL)两大类。在我国,HL占淋巴瘤的9%~10%,NHL约占90%。

一、病理分类及演变

淋巴瘤细胞来源不一,临床表现多种多样,其病理分类历来比较复杂,争议较多,使临床专家感到困惑。早年的淋巴瘤分类完全基于淋巴瘤细胞的形态学特征,主观性较大。随着免疫组化的应用,通过对细胞免疫表型的鉴定使淋巴瘤的分类更加客观。但各种分类的混乱及临床操作性不强,临床分类诊断十分棘手。为了避免恶性淋巴瘤分类的混乱,并统一欧洲和北美的分类,美国国家癌症研究所发起了1400多家机构对恶性淋巴瘤的分类进行研究。直到2001年,WHO在取得共识的REAL分类方案基础上,制订了新的淋巴瘤分类方案(WHO分类方案第三版)。分类原则是:①依据形态学、临床及生物学特征,每个亚类均具有独特性;②将细胞起源作为分类的出发点;③尽管常规形态学检查能够鉴别某些淋巴瘤亚类,但免疫表型、分子遗传学与细胞遗传学在大部分淋巴瘤分类中起到重要作用;④以疾病为基础的分类方式促使分子病理学的发现;⑤发病部位和累及程度是了解生物学特性的重要线索,结外淋巴瘤与其相应的结内病变存在许多不同;依据临床表现,许多淋巴瘤亚类因细胞分化和临床侵犯程度不同造成淋巴瘤分层诊断的困难,一些预后因素直接影响临床结果,如临床分期、国际预后指数(IPI)、细胞分化程度、基因表达谱(GEP)、继发遗传学改变及宿主环境等。2008年经修订公布了WHO淋巴瘤分类第四版,见表8-1-1。该分类集细胞形态学、免疫表型、遗传学和临床特征为一体,使得淋巴瘤分类更加完整和明确,尤其是认可了一些新型技术所带来的新的分类,为进一步深入认识和发现新的亚类提供了有利条件,如微阵列比较基因组杂交(aCGH)、GEP、单核苷酸多态性(SNP)微阵列以及全基因组测序等。

表8-1-1 2008年WHO淋巴瘤分类

- 前驱肿瘤
1. 母细胞性浆细胞样树突细胞肿瘤,以前称为母细胞性NK细胞淋巴瘤。
2. 谱系未定的急性白血病
—急性未分化白血病
—混合表型急性白血病,有/无重现性遗传学异常
- 前驱淋巴性肿瘤
1. B淋巴母细胞白血病/淋巴瘤,非特殊类型
2. B淋巴母细胞白血病/淋巴瘤伴重现性遗传学异常
—B淋巴母细胞白血病/淋巴瘤伴 t(9;22)(q34;q11.2);BCR/ABL
—B淋巴母细胞白血病/淋巴瘤伴 t(v;11q23);MLL rearranged
—B淋巴母细胞白血病/淋巴瘤伴 t(12;21)(p13;q22);TEL—AML1(ETV6—RUNX1)
—B淋巴母细胞白血病/淋巴瘤伴超二倍体
—B淋巴母细胞白血病/淋巴瘤伴低二倍体
—B淋巴母细胞白血病/淋巴瘤伴 t(5;14)(q31;q32)(IL3-IGH)
—B淋巴母细胞白血病/淋巴瘤伴 t(1;19)(q23;p13.3);(E2A-PBX1;TCF3/PBX1)
3. T-淋巴母细胞白血病/淋巴瘤[T-lymphoblastic leukaemia/lymphoma]
- 成熟B细胞淋巴瘤
1. 慢性淋巴细胞性白血病/小淋巴细胞性淋巴瘤
2. B-前淋巴细胞性白血病
3. 脾边缘带淋巴瘤
4. 毛细胞白血病
5. 脾淋巴瘤/白血病,不能分类
6. 淋巴浆细胞淋巴瘤
7. 重链病
8. 浆细胞骨髓瘤/浆细胞瘤
9. 结外黏膜相关淋巴组织边缘带B细胞淋巴瘤(MALT淋巴瘤)
10. 原发皮肤滤泡中心淋巴瘤
11. 滤泡性淋巴瘤
—胃肠道滤泡性淋巴瘤
—儿童滤泡性淋巴瘤

续表

—"原位"滤泡性淋巴瘤
12. 结内边缘带 B 细胞淋巴瘤
13. 套细胞淋巴瘤
14. 弥漫大 B 细胞淋巴瘤
—弥漫大 B 细胞淋巴瘤,非特殊类型
—弥漫大 B 细胞淋巴瘤亚型
T 细胞/组织细胞丰富的大 B 细胞淋巴瘤
老年人 EBV 阳性的弥漫大 B 细胞淋巴瘤
原发中枢神经弥漫大 B 细胞淋巴瘤
原发皮肤大 B 细胞淋巴瘤,腿型
—慢性炎症相关的弥漫大 B 细胞淋巴瘤
—脓胸相关淋巴瘤
—慢性骨髓炎相关淋巴瘤
—植入物相关淋巴瘤
—淋巴瘤样肉芽肿
—原发纵隔(胸腺)大 B 细胞淋巴瘤
—血管内大 B 细胞淋巴瘤
—浆母细胞性淋巴瘤
—原发渗漏性淋巴瘤
—ALK 阳性弥漫大 B 细胞淋巴瘤
—起源于 HHV8 阳性的多中心 Castleman 病的大 B 细胞淋巴瘤
15. 伯基特淋巴瘤
16. 介于弥漫大 B 细胞淋巴瘤和伯基特淋巴瘤之间的不能分类的 B 细胞淋巴瘤
17. 介于弥漫大 B 细胞淋巴瘤和经典霍奇金淋巴瘤之间的不能分类的 B 细胞淋巴瘤
 • 成熟 T/NK 细胞淋巴瘤
1. T 淋巴母细胞白血病/淋巴瘤
2. T 细胞前淋巴细胞白血病
3. T 细胞大颗粒淋巴细胞白血病
4. 慢性 NK 细胞淋巴增殖性疾病
5. 侵袭性 NK 细胞白血病
6. 成人 T 细胞白血病/淋巴瘤
7. EBV 相关的克隆性淋巴组织增殖性疾病(儿童)
—儿童系统性 EBV 阳性 T 细胞增殖性疾病(与慢性活动性 EBV 感染相关)
—种痘水疱病样淋巴瘤
8. 结外 NK/T 细胞淋巴瘤,鼻型
9. 肠病相关 T 细胞淋巴瘤
10. 肝脾 T 细胞淋巴瘤
11. 皮下脂膜炎样 T 细胞淋巴瘤
12. 覃样肉芽肿
13. 赛塞里综合征
14. 原发皮肤间变性大细胞淋巴瘤
15. 原发皮肤侵袭性嗜表皮 CD8 阳性细胞毒性 T 淋巴瘤
16. 原发皮肤 γ/δ T 细胞淋巴瘤
17. 原发皮肤小/中 CD4 阳性 T 细胞淋巴瘤
18. 外周 T 细胞淋巴瘤,非特殊类型
19. 血管免疫母细胞 T 细胞淋巴瘤
20. ALK 阳性间变性大细胞淋巴瘤
21. ALK 阴性间变性大细胞淋巴瘤
 • 霍奇金淋巴瘤
1. 结节性淋巴细胞为主淋巴瘤
2. 经典霍奇金淋巴瘤
—结节硬化型
—淋巴丰富型
—混合细胞型
—淋巴细胞消减型

二、临床表现

淋巴瘤最常见的症状是浅表淋巴结无痛性、进行性肿大,以颈部、腋窝和腹股沟等部位多见,早期可单个淋巴结或散在淋巴结肿大,晚期时多个肿大的淋巴结互相融合成团块状。由于淋巴组织遍布全身,因此可以出现咳嗽、气短、胸闷、胸腔积液;腹痛、腹部肿块、腹水、肝大、脾大、黄疸;骨痛、下肢瘫痪等。全身症状以长期的反复发热为特点,伴乏力、盗汗、消瘦,或表现为皮疹、瘙痒、贫血等。

三、诊断与鉴别诊断

淋巴瘤易被误诊,以浅表淋巴结肿大者为主,需要和慢性淋巴结炎、淋巴结结核、转移瘤、淋巴细胞白血病、免疫母细胞淋巴结病、嗜酸性淋巴细胞肉芽肿等鉴别。以深部纵隔淋巴结起病者,须与肺癌、结节病、巨大淋巴结增生等病相鉴别。以发热为主要表现者,须与结核病、恶性组织细胞病、败血症、风湿热、结缔组织症等鉴别。

确诊淋巴瘤必须依靠病理诊断,除了根据组织及细胞形态学特点,还要结合免疫组化或流式细胞技术检测免疫表型,有条件的还要进行细胞遗传学及分子学检测。目的是尽量明确病理类型,以指导临床及判断预后。常见淋巴瘤的免疫表型特征如下:

(一)B 细胞恶性淋巴瘤

1. 前驱 B 淋巴母细胞淋巴瘤(B-LBL) 瘤细胞表达 TdT、HLA-DR、CD79a,几乎全部病例表达 CD19、大多数病例表达 CD10,还不同程度表达 CD22。LCA、CD20 常阴性。

2. 前 B 淋巴细胞淋巴瘤(B-PLL) 强表达 B 细胞相关抗原,1/3 病例可异常表达 CD5,SIg 阳性。因不表达 CD23,可与慢性淋巴细胞白血病/小细胞淋巴瘤(CLL/SLL)鉴别。

3. CLL/SLL 同时表达 CD5、CD23、CD43 及 B 细胞相关抗原,但 CD20 表达可能很弱。不表达 CD10、CyclinD1。CD5 异常表达为其特征,但 CD5 对组织处理,尤其是组织固定要求较高,要注意假阴性。

4. 套细胞淋巴瘤(MCL) 同时表达 CyclinD1、CD5 和 B 细胞相关抗原,但 CyclinD1 敏感性较差,组织固定和抗原修复方式是染色的关键。近年推出的兔源性单抗效果好些。KI-67 的高表达与不良预后有关。此型不表达 CD10、CD23,可与 CLL/SLL、滤泡性淋巴瘤(FL)鉴别。

5. FL　淋巴滤泡生发中心 BCL-2 100% 阳性表达,肿瘤性滤泡强表达 CD10。PCNA 的高表达虽对分型无特异性,但可提示预后差。FL 不表达 CD43,可与 Burkitt 淋巴瘤区别。目前认为 BCL-6 是生发中心 B 细胞特异性标志。但也有研究认为,FL 中 BCL-6 无过度表达,FL 发生恶性转化可能与 P53 突变有关,与 BCL-6 无明显的相关性。

6. 边缘区淋巴瘤(包括 MZL、SMZL、MALT)无特异性抗原表达,在 B 细胞相关抗原表达的同时可表达边缘区细胞相关抗原 CD21、CD35。CD20 广泛强阳性是其特征,SIg 阳性,一般不表达 CD43。

7. DLBCL　无特征性免疫标志和遗传特征。肿瘤性大细胞多表达 B 细胞相关抗原,但可能丢失部分全 B 标记,大部分病例还表达 CD10、KI-67。当间变性大细胞变形时也可表达 CD30,但不表达 CD15、ALK、EMA 可与 HL、ALCL 区别。有报道称,BCL-6 在 DLBCL 中阳性率可达 95%,提示 DLBCL 中 BCL-6 过表达。

8. Burkitt 淋巴瘤　全 B 细胞标记阳性,100% 表达 KI-67,部分表达 CD10,CD43 阳性而不表达 CD5、BCL-2。由于存在吞噬核碎片的巨噬细胞,CD68 阳性细胞可呈星空样分布。

(二) T 细胞和 NK 细胞淋巴瘤

1. 前体 T 淋巴母细胞淋巴瘤(T-LBL)　此型淋巴瘤 TDT,CD7,CD3 表达最具特征。同时还可表达 CD38,CD2,CD5,CD10;LCA,CD3 常阴性。髓系相关抗原 CD13 和(或)CD33 在此型中常有表达。

2. T 前淋巴细胞淋巴瘤(T-PLL)　表达 T 细胞相关抗原,约 60% 病例 CD4+/CD8-,而 CD4+/CD8+或 CD4-/CD8+较少,不表达 TDT,CD10 可与 T-LBL 区别。

3. 成人 T 细胞白血病/淋巴瘤(ATLL)　表达 T 细胞相关抗原,绝大部分病例呈 CD4+/CD8-,通常不表达 CD7,特征为几乎全部病例 CD25 阳性,粒酶 B,TIA-1 阴性。

4. NK-T 细胞淋巴瘤　瘤细胞表达 CD56、CD3,多数病例表达粒酶 B、穿孔系,约 90% 以上病例表达细胞毒性颗粒相关蛋白 TIA-1。一般不表达 CD4/CD8、CD25、CD57,B 细胞和组织细胞分化抗原阴性。

5. 血管免疫母细胞性 T 细胞淋巴瘤(AILT)CD45R0、CD3 阳性,通常 CD4 阳性细胞多于 CD8+,滤泡树突状细胞标记物 CD21 阳性,常可异常表达 CD5、CD7。

6. 外周 T 细胞淋巴瘤(PTL)　T 细胞相关抗原阳性,但常有部分丢失,尤以 CD7、CD5 多见,以大细胞为主者,可见 CD30+/-,但 ALK、EMA 阴性可与间变性大细胞淋巴瘤(ALCL)区别。

7. ALCL　特征性肿瘤大细胞表达 CD30,多数表达 EMA,约 10%~20% 表达 CD15,须注意与 HL 区别。60%~80% 表达 ALK,据报道此标记物阳性表达者 5 年生成率可达 80%,儿童常 ALK、EMA 共表达,成人多为 ALK+/EMA-或 ALK-/EMA+。ALCL 在多数情况下仅表达少数 T 细胞相关抗原,通常 CD45R0,CD2、CD4 阳性,而 CD3、CD5、CD7 常不表达。

(三) 经典型霍奇金淋巴瘤(CHL)

95% 的 HL 为此型,以出现少量 H/RS 细胞和大量炎症背景细胞为特征。WHO 按临床特点将 CHL 分为四个亚型,但四个亚型肿瘤细胞的免疫表型特征是一致的。肿瘤细胞表达 CD30,约 75%~80% 病例表达 CD15,不表达 EMA,ALK 可与 ALCL 区别。多数病例无 T、B 免疫表型,约 20%~40% 病例 H/RS 细胞 CD20+,须与 DLBCL 区别。CHL 的背景非肿瘤细胞大部分为 T 细胞,少数为 B 细胞。CHL 常不表达 LCA。最近上市的 FASCIN 对霍奇金细胞有特异性,可用于 HL 的鉴别诊断。

(四) 结节性淋巴细胞为主型霍奇金淋巴瘤(NLPHL)

本型仅占 HL 的 5%,免疫表型与 B-NHL 相似。肿瘤细胞多呈 CD45、CD20、BCL-6 阳性而 CD30 表达不稳定。常不表达 CD15,极易与 DLBCL 混淆。但此型大多数病例表达 CD75,约 50% 表达 EMA,较为特征的是,背景中 CD21 阳性的滤泡树突状细胞呈网络状结节。

四、临床分期及预后

临床上常用的分期依然采用 Ann Arbor 分期(表 8-1-2),该分期系统将淋巴瘤分为四期,并根据有无全身状症进一步分为 A、B 两组。由于 NHL 具有更高的异质性,其发病部位常呈"跳跃式",Ann Arbor 分期对于 NHL 的适用性并不好,难以准确地反映预后差异,所以目前更主张以 IPI(表 8-1-3)来判断患者的疾病程度。这个预后指数的优点在于整合了患者的整体状况,与临床预后的相关性更强,近年来得到广泛的应用,其有效性在 T 细胞淋巴瘤中也得到证实。

表 8-1-2　Ann Arbor 分期

Ⅰ期:侵犯整个淋巴结区域(Ⅰ)或单个结外器官或部位(Ⅰ$_E$)

Ⅱ期:侵犯横膈同侧两个以上淋巴结区域,或局部侵犯单个结外器官或部位(Ⅱ)伴横膈同侧一个或多个淋巴结区域
(Ⅱ$_E$);应指明受累解剖部位数,如Ⅱ4

Ⅲ期:侵犯横膈两侧的淋巴结区域(Ⅲ),可伴有单个结外器官部位的侵犯(Ⅲ$_E$),或脾脏侵犯(Ⅲ$_S$),或两者均受侵犯
(Ⅲ$_{ES}$);脾门、腹腔或门静脉旁淋巴结受累(Ⅲ$_1$)或腹主动脉旁、髂动脉或肠系膜动脉旁淋巴结受累(Ⅲ$_2$)

Ⅳ期:广泛侵犯一个或多个结外组织或器官,伴有或不伴有淋巴结的侵犯。肝脏或者骨髓受累为Ⅳ期

各期进一步分组:

A 无全身症状

B 有全身症状:不明原因的发热(>38℃,连续 3 天以上)、盗汗、6 个月内无原因的体重下降>10%

E 有 1 个淋巴结部位局部扩散引起的单一结外部位受累

X-巨块型:在 T$_6$-T$_7$ 水平纵隔宽度大于胸腔直径的 1/3,或肿块直径>10cm

表 8-1-3　国际预后指数(IPI)

危险因素[a]	所有患者:	年龄>60 岁	
		LDH>正常	
		一般状况(ECOG)≥2 级	
		临床分期(Ann Arbor)Ⅲ 或Ⅳ期	
		结外器官受侵数目>1 个	
	≤60 岁患者:	LDH>正常	
		一般状况(ECOG)≥2 级	
		临床分期(Ann Arbor)Ⅲ 或Ⅳ期	
		危险因素得分	
根据危险因素分为四组		所有患者	≤60 岁患者
危险程度		0 或 1	0
低危组		2	1
低中危组		3	2
中高危组		4 或 5	3
高危组			

a. 每个危险因素为 1 分

五、治疗

目前,淋巴瘤的主要治疗方法仍然是以化疗、放疗和生物免疫治疗的综合治疗方式为主,必要时可行造血干细胞移植治疗,除少数局限期惰性 NHL 可采用局部放疗外,多数患者应以联合化疗为主,某些特殊部位的淋巴瘤,如原发胃肠道的淋巴瘤,急症等特殊情况下手术治疗也是治疗选择之一。治疗前应根据患者的全身状况、病理分型、原发病变部位、临床分期、预后分层、分子及基因标记物等因素进行评估,制订个体化治疗计划。首次治疗的目的应该是在尽可能减低毒性的基础上获得治愈,对于复发/难治的患者,也要根据患者的主、客观条件,既往治疗反应等因素制订综合治疗计划。近年来,淋巴瘤的治疗有了革命性的进步,以利妥昔单

抗(抗 CD20 单克隆抗体)为代表的免疫治疗在 B 系淋巴瘤治疗中取得了巨大成功,引领了一系列生物免疫治疗的研发热潮,使得淋巴瘤的疗效进一步提高。

(一)单克隆抗体

单克隆抗体技术是将可以分泌单一抗体的 B 淋巴细胞与可以无限增殖的骨髓瘤细胞融合,获得兼具两种细胞特性的杂交细胞。这种细胞可以大量增殖并产生单一的抗体,即单克隆抗体。单抗具有高度特异性和均一性,为人类疾病的诊断和治疗提供了新的手段。目前,用于淋巴瘤治疗的主要单克隆抗体有:

1. CD20 单抗　利妥昔单抗(rituximab,美罗华)是特异性针对 B 淋巴细胞的人-鼠嵌合性抗 CD20 单克隆抗体,1997 年美国食品和药品管理局

（FDA）批准用于治疗表达 CD20 的人类 B 细胞 NHL，成为世界上首个获准用于临床的单克隆抗体。利妥昔单抗已经成为过去 20 年里治疗侵袭性 NHL 的重要药物，全面提高患者总生存率，仅伴随极小的毒副作用。著名的 MInT 试验结果表明，利妥昔单抗联合 6 疗程 CHOP 显示生存益处，未增加化疗毒性，是年轻低危 DLBCL 患者的标准治疗方案。

在治疗惰性 NHL 方面，利妥昔单抗对于 FL、MCL 和其他的惰性 B 细胞淋巴瘤以及高度侵袭性的 Burkitt 淋巴瘤均有其临床应用价值。目前利妥昔单抗已成为治疗各种 B 细胞淋巴瘤的基本用药。近年，随着对 B 淋巴细胞及其作用机制认识的深入，利妥昔单抗的治疗范围已从 B 细胞恶性淋巴瘤扩展至 CLL、多发性骨髓瘤和多种自身免疫系统疾病，甚至在造血干细胞移植中也发挥重要的作用。

奥法单抗（ofatumumab）是一种新型的完全人源化的 CD20 单抗，在 FL 患者中进行的临床试验结果显示，奥法单抗的安全性好，单药反应率可达 63%，目前将其用于 DLBCL 的 I、II 期临床试验也正在进行中，可望用于治疗利妥昔单抗耐药的 B 细胞淋巴瘤。其他的新一代 CD20 单抗，如 vehuzumab、GA-101、AME-133v 也正在临床试验中。

2. CD22 单抗　依帕珠单抗（epratuzumab）为人源化 IgG1 抗 CD22 单抗。CD22 存在于所有 B 淋巴细胞，FL、MCL 和边缘区 B 淋巴瘤高表达 CD22，60%～80% 的 B-NHL 细胞表达 CD22。CD22 抗体与 CD22 结合后迅速内在化，因此该抗体与毒素或放射性核素耦联后具有抗淋巴瘤活性。迄今临床研究表明依帕单抗裸抗体单独应用效果欠佳，因此利用该抗体与化疗药物连接开发了一系列抗体靶向化疗剂。

inotuzumab ozogamicin（CMC-544）是由人源化抗 CD22 抗体共轭连接卡奇霉素组成的靶向化疗药物。临床试验表明，inotuzumab ozogamicin 对 DLBCL、FL 等 B 细胞性 NHL，主要毒性反应为可逆性血小板减少。与 Y⁹⁰ 反射性核素耦联的 CD22 单抗，在治疗 B 细胞淋巴瘤中疗效与 zevalin 疗效相似，很值得我们关注。

3. CD30 单抗　CD30 抗原在正常组织的表达较低，但在恶性肿瘤细胞上高表达，如经典 HL 和 ALCL。CD30 抗原的清除代表一种新的选择性治疗方法。

brentuximab vedotin（SGN-35）是一种 CD30 抗体-药物偶联物（antibody-drug conjugate，ADC），将微管蛋白抑制剂 monomethyl auristatin E（MMAE）通过酶可裂解的连接部分附着至 CD30-特异性单克隆抗体，产生抗体-药物结合物 brentuximab vedotin（SGN-35）。SGN-35 单药治疗复发难治 HL 和 ALCL 的客观疗效和完全缓解率分别为 75%、34% 和 86%、57%。该药不良反应可控，主要为 I～II 级周围神经病和粒细胞缺乏。因其突出的疗效，2011 年获美国 FDA 批准治疗自体造血干细胞移植后复发或至少二线化疗后复发的 HL 和复发难治 ALCL，SGN-35 随即也成为 30 年来第 1 个获批准治疗 HL 的新药。

4. CD52 单抗　CD52 表达于不同分化阶段的淋巴细胞，以及单核、巨噬和嗜酸性粒细胞。T 幼淋巴细胞白血病（T-cell prolymphocytic leukemia，T-PLL）表达 CD52 水平最高，其次为 B-CLL，正常 B 细胞 CD52 表达水平较低。

阿仑单抗（campath-1H）为人源性抗 CD52 单抗，临床上用于治疗 B、T 细胞性恶性肿瘤。异基因造血干细胞移植中，阿仑单抗用于清除供者和受体的正常 T 和 B 淋巴细胞，预防和控制移植物排斥反应和 GVHD 的发生。近年，有不少阿仑单抗与常规化疗如 CHOP 等方案联合应用的临床研究，加上单抗后常规化疗的效果似有提高，但目前仍不能成为大多数 T 细胞淋巴瘤的标准治疗药物。另外，比较明确的是 CD52 对 17p-初治或反复复发 CLL 患者有较好的疗效，可单用亦可联合利妥昔单抗，但必须注意其免疫抑制造成的不良反应。

5. 双特异性单抗　blinatumomab 是一种抗 CD3 及 CD19 的双特异性抗体，通过直接诱导 CD3⁺ T 细胞作用于表达 CD19 的靶细胞发挥细胞毒作用。blinatumomab 与两个抗原结合位点结合，一端特异结合 T 细胞，另一端与 CD19⁺ 原始淋巴细胞结合，使 T 细胞可以杀伤静止期和增殖的淋巴瘤细胞。blinatumomab 用于进展复发 B 细胞 NHL 获得良好效果。

blinatumomab 不仅仅是一种单抗，也是一种细胞免疫治疗，更准确地说，它是单抗与细胞治疗完美结合的全新免疫治疗方法，发展前景广阔。

6. 其他单克隆抗体　包括抗 HLA-DR 人源化单抗（apolizumab，Huld10）、抗 CD19 单抗（HD37-dgRTA）、抗 CD23 单抗（IDEC-152）、抗 CD80 单抗（galiximab）等，已用于临床研究；抗 CD3（visiluzumab）和抗 CD2（siplizumab；MEDI-507）用于治疗 T 细胞淋巴瘤取得满意疗效。

由新或旧的裸抗体衍生出的数种耦合抗体也

已崭露头角。尤其是针对 B 细胞淋巴瘤的抗 CD79B 和抗 CD22 耦合抗体,两者均结合了抗微管蛋白药物 monomethylauristatin E（MMAE）,与抗 CD30 耦合抗体 brentuximab vedotin（SGN35）如出一辙,疗效也堪与其媲美。其他如组蛋白去乙酰化酶抑制剂（HDAC）联合化疗或联合其他靶向药物在 MCL 和 FL 中的临床应用也显示了良好的前景。

(二) 其他分子靶向药物

针对淋巴肿瘤细胞表面抗原、细胞内信号转导通路和细胞微环境的靶向药物的研究已取得明显进展。特别是针对 B 细胞受体（BCR）信号转导通路的布鲁顿酪氨酸激酶（btk）抑制剂 ibrutinib 的临床研究,在惰性和侵袭性 B 细胞淋巴瘤中均获得了较好的结果。针对同一途径下游靶点的磷脂酰肌醇 3-激酶（PI3K）抑制剂 idelalisib（CAL-101 或 GS-1101）也已经成为一个新的靶向药物。在惰性 B 细胞淋巴瘤 I 期临床研究中显示了较好的疗效和安全性。

(三) 细胞免疫治疗

单克隆抗体作为被动免疫治疗已在临床上取得了巨大成功。能否利用主动免疫或过继免疫治疗,通过自身免疫反应杀伤肿瘤细胞,是当今肿瘤治疗研究的又一热点。细胞免疫治疗弥补了传统的手术、放疗、化疗的弊端或副作用,已经被公认为 21 世纪肿瘤综合治疗模式中最活跃、最有发展前途的一种治疗技术。目前用于过继免疫治疗的细胞主要有:细胞毒 T 细胞（cytotoxic lymphocyte,CTL）、NK 细胞、淋巴因子激活的杀伤细胞（lymphokine-activated killer,LAK）、肿瘤浸润性淋巴细胞（tumor infiltrating lymphocyte,TIL）、树突状细胞（dendritic cells,DC）和细胞因子诱导的杀伤细胞（cytokine-induced killer cells,CIK）。目前的临床试验主要集中在 DC 和 CIK。以 DC 为代表的细胞免疫治疗能够恢复免疫功能和纠正免疫失衡,因此有可能治愈肿瘤。从目前结果看,DC 治疗已显示出潜在临床疗效优势和较少、较轻的毒副作用发生率。

嵌合抗原受体（chimeric antigen receptor,CAR）是近 20 年来肿瘤免疫治疗领域兴起的一项新的生物技术。CAR 技术的基本原理是通过基因工程技术将识别某抗原分子的抗体可变区基因序列与淋巴细胞免疫受体的胞内区序列拼接后,通过逆转录病毒或慢病毒载体、转座子或转座酶系统或直接

mRNA 转导到淋巴细胞内,并表达融合蛋白于细胞表面,使淋巴细胞能通过非 MHC 限制性的方式识别特定抗原,增强其识别和杀伤肿瘤的能力。利用靶向 CD19 和 CD20 的 CAR 修饰的 T 细胞进行过继输注,在复发及难治性 B 系淋巴瘤治疗中效果良好,大部分患者对 CAR 治疗耐受性良好。

通过对其功能进一步改善、临床应用规范和标准化、机体免疫耐受去除等一系列深入研究,相信细胞治疗一定能成为包括淋巴瘤在内的有效的肿瘤治疗方法。

六、展望

淋巴瘤的本质是遗传性、免疫性疾病,化疗可以减低肿瘤负荷,而造血干细胞移植、单克隆抗体及细胞免疫治疗等技术能够恢复免疫功能和纠正免疫失衡,上述各种方法的联合应用有可能从根本上治愈淋巴瘤,但必须考虑到患者的自身状况,疾病的分型分期选择不同的联合方式。未来淋巴瘤的治疗趋势应该是联合化疗、单克隆抗体、新型靶向药物、抗血管生成药物、免疫调节剂以及造血干细胞移植等综合治疗手段,首先使疾病缓解,然后采用细胞免疫治疗等进一步清除微小残留病而获得治愈。各个研究中心之间应该加强合作,开展大规模多中心的临床研究,为优化治疗方案、实施分层治疗提供更多循证医学的依据。基础研究者和临床工作者更要紧密合作,加快实现由实验室发现到临床研究或临床发现到实验室研究的双向转化,合作开发更多更有效的治疗靶点,进一步改善淋巴瘤患者的预后。

(兰州大学第二医院 张连生)

第二节 弥漫大 B 细胞淋巴瘤的诊断和治疗进展

弥漫大 B 细胞淋巴瘤（diffuse large B cell lymphoma,DLBCL）是一种常见的、来源于 B 淋巴细胞的恶性肿瘤,属于 NHL 的亚类,约占其发病率的 30%~40%。在临床实践中,DLBCL 实际上包括临床表现、治疗疗效、预后和转归截然不同的一组疾病。利妥昔单抗联合 CHOP 方案（R-CHOP）是目前 DLBCL 的标准治疗,能够治愈半数以上的患者,但是仍有部分患者出现复发、难治,此类患者的治疗

成为临床上面临的严峻挑战。现代科技的进步和高通量技术的发展揭示了 DLBCL 的本质,新型靶向药物的出现为最终解决 DLBCL 中的难题带来了希望。

一、准确诊断和分期是治疗成功的关键

(一)病理分类诊断是基础

2008 年新的 WHO 分类根据疾病的临床表现、组织学、免疫学、分子遗传学特征将 DLBCL 分成近 20 种不同的亚型,每种亚型都具有独特的生物学行为,应该被作为一种独立的疾病对待(表 8-2-1)。按照 WHO 分类准确诊断 DLBCL 是保证治疗成功的基础。通常情况下,DLBCL 的诊断需要完整的淋巴结切除活检,而在一些特殊情况下,如肿瘤部位较深、肿瘤侵犯部位广泛或患者一般状况差不能耐受切除活检,无法对可疑淋巴结完整切除时,粗针穿刺活检联合免疫组化、流式细胞术、PCR 技术检测免疫球蛋白基因和 T 细胞受体基因重排以及 FISH 检测 t(14;18)、t(3;V)或 t(8;14)等方法可完善对 DLBCL 的准确诊断。

DLBCL 诊断中足够的免疫表型分析是必需的。典型的免疫表型表达为 CD20+、CD45+和 CD3-,推荐的补充检测 CD20、CD3、CD5、CD10、CD45、BCL2、BCL6、IRF4/MUM1、Ki-67 及 CD21,用于帮助初步判断预后和确定肿瘤细胞来源。DNA 微阵列(DNA microarray)技术将 DLBCL 分为预后不同的生发中心 B 细胞(germinal centre B-cell-like lymphoma, GCB)和活化 B 细胞(activeed B-cell-like lymphoma, ABC)亚型。由于 DNA 微阵列分析并不能普遍开展,临床上试图通过免疫组织化学方法(immunohistochemistry, IHC)标记 CD10、BCL6 和 IRF4/MUM1 重现其结果,CD10+或者 BCL6+、IRF4/MUM1-者为 GCB 亚型,CD10-、IRF4/MUM1+或 BCL6-、IRF4/MUM1-者为 non-GCB 亚型。有条件时,补充标记 GCET1 和 FOXP1 能够提供更准确的细胞起源信息。其他标记如 CD138、CD30、cyclinD1、ALK1、EBV 和 HHV-8 有助于更准确的鉴别淋巴瘤亚型。

(二)全面系统检查,帮助准确分期

DLBCL 可侵及全身各个淋巴组织或器官,临床表现多样,从单一淋巴结肿大到全身多组织脏器受累,确诊后正确分期对治疗至关重要。目前采用 Ann Arbor/Cotswords 分期系统将 DLBCL 分为 Ⅰ、Ⅱ、Ⅲ、Ⅳ期,各种原发结外 DLBCL 的最优分期方法正在探索中。

表 8-2-1　2008 年 WHO 分类弥漫大 B 细胞淋巴瘤的亚型和亚类

弥漫大 B 细胞淋巴瘤,非特指型
　常见的细胞形态学变异
　　中心母细胞性
　　免疫母细胞性
　　间变细胞性
　罕见的细胞形态学变异
　分子亚型
　　生发中心 B 细胞样
　　活化 B 细胞样
　免疫组织化学亚型
　　CD5 阳性
　　生发中心 B 细胞样
　　非生发中心 B 细胞样
弥漫大 B 细胞淋巴瘤亚类
　富于 T 细胞/组织细胞的大 B 细胞淋巴瘤
　原发中枢神经系统弥漫大 B 细胞淋巴瘤
　原发皮肤弥漫大 B 细胞淋巴瘤,腿型
　老年 EBV 阳性弥漫大 B 细胞淋巴瘤
其他大 B 细胞淋巴瘤
　原发纵隔(胸腺)大 B 细胞淋巴瘤
　血管内大 B 细胞淋巴瘤
　慢性炎症相关的弥漫大 B 细胞淋巴瘤
　淋巴瘤样肉芽肿
　ALK 阳性大 B 细胞淋巴瘤
　浆母细胞淋巴瘤
　来源于 HHV8 相关多中心 Castleman 病的大 B 细胞淋巴瘤
　原发渗出性淋巴瘤
交界性病变("灰区")
　弥漫大 B 细胞淋巴瘤与 Burkitt 淋巴瘤交界性
　弥漫大 B 细胞淋巴瘤与经典型霍奇金淋巴瘤交界性

初诊时应进行系统的体格检查,尤其要注意各个淋巴结区以及心脏、肺、肝脏、肾脏、腹部包块的检查,体能状况的评价至关重要。头、颈、胸、腹、盆腔在内的 CT 影像学检查是 DLBCL 准确分期的基础。正电子发射断层扫描(positron emission computed tomography, PET-CT)已经被广泛应用于 DLBCL 的准确分期和疗效评价。与传统的影像学检查比较,PET-CT 在 DLBCL 诊断、分期中具有更确切的临床价值。Sasaki 报告了 46 例(包括 4 例复发患者)研究结果,发现对于结内病灶,PET-CT 发现率提高 35.5%,结外病灶则提高了 24.3%,分期更正率达到 17.4%。PET-CT 扫描在初始分期中提供特殊的信息,因分期上调改变治疗策略者约占 9%,也用于治疗后疗效评估,区分是残留纤维组织还是含

有活性肿瘤成分。PET-CT 已被纳入疗效评估标准，为了最佳的评估疗效，初诊 PET-CT 资料尤为重要。

实验室检查包括血常规和白细胞分类、血生化检查，以及 LDH 和 β_2 微球蛋白。血清高 β_2 微球蛋白、高 LDH 和高尿酸水平均提示患者高肿瘤负荷，应该评价自发或治疗后发生肿瘤溶解综合征的风险，给予积极预防。由于行利妥昔单抗免疫治疗时增加肝炎病毒激活风险，必须进行肝炎病毒相关检测；初始分期评价中尚需包含足够标本的骨髓活检（≥1.6cm）及骨髓细胞学检查；而对于副鼻窦、睾丸、硬脑膜外、骨髓，以及大于 2 个结外受累部位和 LDH 升高的患者需要进行腰椎穿刺，脑脊液流式细胞学检测可以增加中枢神经受侵的诊断率。具有这些危险因素的患者也应该采取预防性的中枢神经系统化疗。由于蒽环类药物对心脏功能潜在的毒性，患者系统评估时还应加入对心脏功能的评价，最大程度降低治疗带来的心脏毒性。

（三）明确预后因素，指导个体化分层治疗

根据患者预后不同采取个体化分层治疗是 DLBCL 治疗的一大特色，能够最大程度地、科学合理地提高患者的治愈率。临床实践中已经采用一些临床预后指标决定 DLBCL 治疗的强度和疗程数，取得了较好的结果。随着对 DLBCL 分子机制的深入认识，又发现一些与预后相关的分子指标，有助于指导我们更为恰当的治疗。

1. 临床预后因素 IPI 是公认的 DLBCL 预后预测工具，由年龄、ECOG 评分、疾病分期、结外病变受累数目和 LDH 五个临床指标组成，将患者分为低危、低中危、中高危和高危四个危险度分层，5 年生存率从 26% ~73% 不等。年龄调整的 IPI 适用于年龄小于 60 岁的患者，由 ECOG、疾病分期、LDH 三个临床指标组成，也将患者分为低危、低中危、中高危和高危四个危险度分层。联合利妥昔单抗的免疫化疗改善了 DLBCL 患者的预后，但 IPI 评分仍适用于预后预测，只是不同危险组的预后生存差别缩小了，3 年无病生存率从高危患者的 50% 到低危患者的接近 90%，预后危险度分层也分为很好（very good）、好（good）和不良（poor）三组。

近年来，研究者努力寻找其他与利妥昔单抗免疫化疗预后相关的临床特征。对于预后良好的 DLBCL 年轻患者，肿瘤直径大于 10cm 属于不良预后因素。由于男性对利妥昔单抗的清除率快于女性，因此男性也成为一种不良预后因素。骨髓受侵也被证实是独立的不良预后因素。血清游离轻链的含量与体内肿瘤负荷相关，同样显示是独立的不良预后因素。尽管将新的临床特征引入未来的预后评分系统可能优化对预后的判断，但是仍然不能满足人们对预后差别内在机制探索的需求，大量研究涉及 DLBCL 分子预后因子的探讨。

2. 分子预后因素 DLBCL 中存在多种多样的分子异常，不同的分子异常表达构成了 DLBCL 的异质性，现代生物技术的进步使得研究这些分子异常成为可能。

BCL2 是临床实践中经常参考的预后因子，它是正常 B 细胞分化发育过程中重要的抗凋亡蛋白，BCL2 表达与淋巴瘤细胞耐药有关。早期研究显示 BCL2 过表达发生在约 40% ~60% 的 DLBCL 患者中，与较差的预后相关。联合利妥昔单抗的免疫化疗能够改善 BCL2 阳性患者的不良预后。深入的研究发现，该治疗仅提高基因扩增或 NF-κB 通路激活导致的 BCL2 过表达患者的预后，而不能影响因 t（14;18）引起 BCL2 过表达患者的预后。

MYC 基因重排是伯基特（Burkitt）淋巴瘤的特征，也发生在约 5% ~10% 的 DLBCL 患者中。MYC 癌蛋白表达增加可促进细胞生长和增殖。研究发现 *MYC* 重排与免疫化疗的不良预后相关，3 ~5 年的无进展生存率仅为 30% ~35%。*MYC* 重排还与中枢神经系统高复发风险相关。尤其是具有 *MYC*［t（8;14）］和 *BCL2*［t（14;18）］双易位的淋巴瘤患者预后更差，中位生存小于 1 年，约占 DLBCL 的 5%，已被 2008 年 WHO 分类归入交界性 DLBCL 和 Burkitt 淋巴瘤类型。IHC 可以检测到 DLBCL 患者中 33% 高表达 MYC 蛋白，其负性预后作用只表现在与 BCL2 蛋白共表达的患者，此类患者的 5 年生存率小于 40%。由于临床检测使用的 MYC 抗体目前还不十分稳定，因此推荐基因水平检测 *MYC* 和 *BCL2* 的异常。

GEP 是同时检测上万个基因的 DNA 芯片检测技术，又称为 DNA 微阵列，反映组织标本中 mRNA 表达情况。按照细胞起源分类，GEP 检测可以将 DLBCL 分为 GCB 和 ABC 分子亚型，GCB 亚型预后良好，ABC 亚型预后不良，3 年无进展生存率分别为 75% 和 40%。GEP 研究还发现与 DLBCL 预后相关的微环境分子标签。基质-1 标签预后良好，代表细胞外基质沉积和肿瘤浸润巨噬细胞；基质-2 标签预后不良，代表高密度血管系统和高水平的新生血管能力。两种基质信号在 GCB 型和 ABC 型 DLBCL 中表达也不同，有独立的预后意义，提示针对淋巴瘤组织中微环境的靶向治疗也可使临床受益。

由于缺乏标准化的检测方法和对新鲜组织标本的要求，GEP 检测技术目前不能在临床上常规使用。IHC 被用于模拟 GEP 的结果。多种免疫组织化学分型系统被报道，如 Hans、Choi、Tally 等，研究显示 Tally 系统（含 FoxP1、GCET1、CD10、MUM1 和 LMO2）的模拟效果最强。即便如此，IHC 分型系统并不是 GEP 完美的替代方法，关于它们的预后意义，文献中出现了高度不一致的结果。因此，目前除了临床试验，尚不应该用 IHC 分型系统指导治疗选择。需要指出的是，IHC 分型识别的 CD5 阳性亚型与不良预后有关，值得高度重视。

除了 MYC 和 BCL2 双易位被公认与 DLBCL 预后明确相关，其他的分子生物标记与预后的关系尚需要进一步研究证实，尤其是开展前瞻性、大样本随机对照研究更有价值，但用于检测的技术应稳定和统一。

二、DLBCL 的一线治疗

（一）治疗现状

20 世纪 70 年代 CHOP 方案成为第一个 DLBCL 的标准方案。为提高 DLBCL 疗效，制定了增加化疗药物或增加化疗剂量的第二代和第三代方案，但是研究发现它们在毒性增加的同时，并未能增加疗效。因此，完全确立了 CHOP 方案在 DLBCL 治疗中的坚实地位。需要指出的是，该结论是在对 DLBCL 分子特征认识不清和个体化分层治疗理念尚未普及的背景下得出的。

利妥昔单抗问世后，显著地改善了 DLBCL 患者的预后。根据 GELA 研究（LNH98-5）结果，R-CHOP-21 改善了老年进展期患者的无进展生存和总生存，R-CHOP-21 方案已被作为进展期 DLBCL 的标准治疗，这项研究中老年患者（60～80 岁）随机接受 8 个周期 R-CHOP 或 CHOP 方案治疗，中位随访 10 年，无进展生存（36.5% vs. 20%）、无病生存（64% vs. 43%）和总生存（43.5% vs. 28%），联合利妥昔单抗组均显示生存优势。这些结论被另外的三项随机研究证实，MInT 试验（6 个周期 R-CHOP 比较 CHOP）将结论延伸到低危年轻患者，丹麦和挪威淋巴瘤组研究（8 个周期 R-CHOP-14 比较 CHOP-14）和 ECOG/CALGB 研究确认了在老年患者中的结果。因此，R-CHOP 方案成为目前 DLBCL 标准一线治疗方法。

德国高度恶性淋巴瘤研究组证实一线 6 个周期 CHOP-14 优于 CHOP-21，提示增加治疗密度改善预后的可能性。RICOVER60 试验中 6～8 个周期

R-CHOP-14 比较单独 CHOP-14 显著改善了老年患者的临床预后。中位随访 82 个月，R-CHOP-14 显著改善了无事件生存（RR=0.50;$P<0.001$）和总生存。同时，8 个周期比较 6 个周期治疗增加了毒性未增加临床获益。研究结论为 6 个周期 CHOP-14 联合 8 剂利妥昔单抗应该是老年患者的最佳治疗。但是，随后两项比较 R-CHOP-21 和 R-CHOP-14 方案的随机试验给出了不同结论。一项包括 1000 名成人的大型随机 III 期试验中位随访 37 个月，未发现两者无进展生存和总生存的差异。2 年总生存率 R-CHOP-14 组 90%、R-CHOP-21 组 81%。毒性相似，由于 R-CHOP-14 接受预防性粒细胞集落刺激因子治疗，因此 3～4 级粒细胞减少发生率低于 R-CHOP-21（31% vs. 57%）。另一项正在进行的 III 期 LNH03-6B GELA 研究比较 8 个周期 R-CHOP-14 与 R-CHOP-21 治疗老年患者。第二次中期分析时，2 年无事件生存（48% vs. 61%）、无进展生存（49% vs. 63%）和总生存（67% vs. 70%）两组均无差别。3～4 级血液毒性 R-CHOP-14 组发生率高（90% vs. 66%）。总之，这些研究都提示 R-CHOP-21 仍是 DLBCL 的标准治疗。

剂量调整的 EPOCH 联合利妥昔单抗（DA-EPOCH-R）治疗初治 DLBCL 患者显示较好的结果。多中心 II 期 CALGB 研究评价 6～8 个周期 DA-EPOCH-R 治疗初治 DLBCL，中高危患者占 19%、高危患者占 21%，中位随访 62 个月，5 年无进展生存 81%、总生存 84%，5 年无进展生存在低危/低中危、中高危和高危患者分别为 87%、92% 和 54%，5 年总生存率在这些亚组中分别为 95%、92% 和 43%。GCB 型比较 Non-GCB 型无进展生存（100% vs. 67%）和总生存（94% vs. 68%）均显示优势。感染性粒细胞缺乏发生率 36%，未发生严重的 4 级非血液学毒性，最常见的非血液学毒性包括神经炎（25%）、疲乏（16%）、心律失常（6%）。上述结果正在被一项 III 期随机临床研究 CALGB 50303 证实，比较 DA-EPOCH-R 与 R-CHOP 治疗初治 DLBCL 的疗效和毒性。因此，在最终结果报告前，该方案仅一线用于某些选择性患者，如左心功能减退、交界性 DLBCL 与 Burkitt 淋巴瘤和原发纵隔 DLBCL。

在两项 GELA 研究中，低危局限期患者含或不含利妥昔单抗的增强化疗 ACVBP 方案（联合甲氨蝶呤、足叶乙苷、异环磷酰胺和阿糖胞苷巩固）优于含或不含利妥昔单抗的 3 个周期标准 CHOP 方案联合累及野放疗的治疗。尽管该研究提示 R-ACVBP 方案在一些人群中疗效优于 R-CHOP，然而

这个方案的毒性较强,应用时尚需慎重。

综上所述,R-CHOP 方案仍然是现阶段 DLBCL 一线治疗的标准选择。目前临床上主要根据美国 NCCN 指南和欧洲 ESMO 指南,依据患者的临床分期、症状和 IPI 评分以及新的分子预后指标对患者进行个体化分层治疗。

1. 美国 NCCN 指南 美国 NCCN 指南主要依据临床分期进行治疗选择,局限期(Ⅰ-Ⅱ期)和进展期(Ⅲ-Ⅳ期)DLBCL 的治疗策略不同,推荐进展期患者参加临床试验。指南推荐无大包块的局限期患者,3 个疗程 R-CHOP 联合累及野放疗或 6 个疗程 R-CHOP 加或不加累及野放疗。6 个疗程免疫化疗后的累及野放疗优先推荐用于具有不良预后因素的患者,包括局部大肿块。单独累及野放疗推荐用于不能耐受化疗的患者。进展期患者推荐 6 个周期 R-CHOP,仅在选择性患者中应用放射治疗,包括大肿块。

R-CHOP-21 被推荐用于初始治疗,然而在某些情况下其他的蒽环类为基础方案也可以接受,推荐的选择包括 DA-EPOCH-R 和 R-CHOP-14。对于左心功能不全的患者,也推荐 R-CEPP(环磷酰胺、足叶乙苷、泼尼松和甲基苄肼)、R-CDOP(环磷酰胺、脂质体阿霉素、长春新碱和泼尼松)、R-CNOP(环磷酰胺、米托蒽醌、长春新碱和泼尼松)、DA-EPOCH-R 和 R-CEOP(环磷酰胺、足叶乙苷、长春新碱和泼尼松)。

2. 欧洲 ESMO 指南 欧洲 ESMO 指南推荐按照年龄、年龄调整 IPI 和接受强烈化疗的可行性对 DLBCL 患者进行分层治疗。任何时间,优先选择临床试验。年轻低危患者(aaIPI=0)且无大肿块推荐 6 个疗程 R-CHOP-21,不推荐此类患者行累及野放疗。年轻低中危患者(aaIPI=1)或低危患者伴大肿块患者,根据 MInT 研究结果推荐 6 个疗程 R-CHOP-21 联合累及野放疗。另一强烈方案 R-ACVBP 显示改善 8 个周期 R-CHOP 的预后,因此也被推荐用于此类患者的治疗。年轻高危和中高危患者(aaIPI≥2)目前无标准治疗,优先选择临床研究。经常使用 6~8 个疗程 CHOP-21 联合 8 剂利妥昔单抗的治疗。R-ACVBP 和 R-CHOEP 也经常被使用,尽管在该人群中无与 R-CHOP 的直接对照研究。60~80 岁老年患者,8 个疗程 R-CHOP-21 是标准治疗。

(二)存在问题

美国 NCCN 指南和欧洲 ESMO 指南均推荐以 R-CHOP 方案为基础的个体化分层治疗,保障了 DLBCL 患者治疗的规范化,但是仍然存在一些问题值得探讨。

1. 低危患者是否治疗过度 对于低危患者,指南推荐 3 个疗程 R-CHOP 方案联合累及野放疗或是 6 个疗程的 R-CHOP 治疗,目前治疗水平可达到 90% 以上的长期生存。放射治疗和免疫化疗疗程数增加也会加重近期和远期毒性,这类人群中是否存在治疗过度值得怀疑。在不影响疗效的基础上,联合分子预后指标或 PET-CT 评估,探索减少疗程数的研究很有意义。目前 LNH-091 B 的临床试验正在探讨这个问题,对 2 个疗程后 PET 阴性患者给予 4 个疗程 R-CHOP-21,与 6 个疗程 R-CHOP-21 进行对比,结果值得期待。

2. 年轻高危患者的治疗不足 6~8 个疗程 R-CHOP 方案是治疗年轻高危患者的常见选择,但长期生存率不足 50%,明显存在治疗不足的可能。由于尚无可靠预后因子准确识别其中的真正不良预后患者,也无充分的循证医学证据提示何种方案在疗效和毒性方面均优于 R-CHOP 方案,目前的治疗都处在探索中,优先推荐临床试验。目前临床试验围绕在提高化疗剂量密度和强度的方案,探索一线治疗后行大剂量化疗联合自体造血干细胞移植巩固治疗的意义。

虽然 2 周 CHOP-14 方案在老年 DLBCL 患者中被证实很有前景,但是近期 2 个比较 3 周 R-CHOP-21 和 2 周 R-CHOP-14 的随机Ⅲ期临床研究并没有显示 2 周方案的优势,且毒副作用增加。一项近期研究提示在 R-CHOP 方案中加上足叶乙苷对年轻高危 DLBCL 患者有生存获益,持续输注的剂量调整 EPOCH-R 方案在Ⅱ期试验中取得了可喜的结果,但是它们的价值最终还必须等待Ⅲ期试验的确证。另一项近期的随机试验证实,剂量密集方案 R-ACVBP 相比 R-CHOP 在 IPI 等于 1 且年龄小于 60 岁的人群中有更好的总体生存结果(3 年总生存率 92% vs 84%,$P=0.007$)。但是其在年轻高危患者中的疗效未有报道。而且它的急性和迟发性毒性反应也令人担忧。

3. 老年患者的个体化治疗 老年 DLBCL 患者的特征为合并较多的老年性疾病、重要脏器的功能或储备功能降低,部分患者生活自理能力较差、体力和精力均减退。这些患者更需要个体化治疗,对我们的临床工作提出了更大的挑战。

老年患者推荐初始预治疗,主要依据是 DLBCL 疾病本身可以影响许多器官功能,需要预治疗后再评价功能状况决定是否开始标准治疗。另外,临床实践中存在治疗的"首程效应",即第一疗程 R-CHOP 后较易出现严重的并发症,表现为最低的白细胞谷底、最长的白细胞减少时间、最高的治疗相关死亡率。因此 7 天激素预治疗有助于降低死亡率,减少溶瘤综合征的发生,改善功能状态。预治疗时需要保证充足的液体摄入和得当的支持治疗。

尽管 8 个疗程 R-CHOP-21 也是老年 DLBCL 患者的标准一线治疗。但是对于体质虚弱或年龄大于 80 岁的患者推荐全面评估老年性疾病以帮助决定治疗方案的选择。减少剂量的 R-miniCHOP 也能够诱导疾病缓解和获得长期生存。心功能损伤或有其他不适合强烈化疗的患者,可以考虑将阿霉素替换为足叶乙苷、脂质体阿霉素或弃去不用。也可行姑息治疗,单药利妥昔单抗治疗或者逐渐加用长春碱类或苯达莫司汀。个体化治疗原则是必需遵循的。

4. 中枢神经系统预防 一线治疗后,一些患者较易发生中枢神经系统复发,主要包括鼻旁窦、睾丸、乳腺、骨髓受累及伴随 LDH 升高或大于 2 个结外病变的患者。目前 NCCN 和 ESMO 指南均推荐对这些患者采用中枢神经系统受侵预防。尽管最佳预防方案正在研究,推荐方法主要有 4~8 次鞘内注射或甲氨蝶呤 $3~3.5g/m^2$ 的系统化疗。已有研究提示鞘内注射甲氨蝶呤可能不是最佳的方法,静脉大剂量甲氨蝶呤可能是有效的预防方案。

5. 中期疗效评估能否指导后续治疗选择 PET-CT 能够准确区分治疗后影像学上残留肿块是肿瘤组织还是坏死、纤维化所致,已经成为评估 DLBCL 患者疗效的标准方法。有研究发现 2~4 个疗程免疫化疗后 PET-CT 扫描阴性与较好的临床预后相关,2 年无事件生存比较 PET 扫描阳性患者分别为 82% vs. 43%、总体生存分别为 90% vs. 61%,5 年无事件生存分别为 80% vs. 36%。中期 PET 扫描存在假阳性情况。一项研究活检分析 PET 阳性病灶,37 例中仅有 5 例活检提示阳性。一项前瞻性研究也证实中期 PET-CT 的阳性预测值为 42%,阴性预测值为 77%,由于阳性预测值过低,故认为目前中期 PET 的预后价值尚无法确定,需要进一步的临床试验,并制定可靠的 PET 结果的评价标准。美国东部肿瘤协作组(ECOG)E3404 研究中经 3 个疗程治疗后患者的 PET-CT 检查结果分别请 3 位核医学专家评价,发现使用 ECOG 标准或 Deauville 标准判定的 PET 阳性结果 3 位专家符合率仅为 68% 和 71%。也有研究对接受 2 个疗程治疗患者行 PET/CT 检查,评估结果认为治疗前至 2 个疗程后最高

标准摄取值下降>65.7%者,预后良好。

目前对于局限期患者,短程免疫化疗后计划加入放疗时,应该进行放疗前评估,因为评估结果会影响放疗的剂量选择。如果中期评估为部分缓解,需采用较高剂量的放疗。对于计划全程免疫化疗的患者,如果中期评价有效,应该完成治疗计划。如果 PET-CT 扫描阳性应该行活检证实,以便调整治疗到二线挽救治疗或联合 ASCT。对于进展期患者,中期评估明确治疗反应后,CR 和 PR 的患者应该完成 6~8 个疗程的治疗。无治疗反应或进展患者调整治疗到二线挽救治疗或联合 ASCT。

三、复发难治 DLBCL 的治疗

(一)复发难治的概念

复发难治 DLBCL 是指首次治疗获完全缓解后,疾病在原发部位或者新发部位再次出现,以及首次治疗后未获完全缓解或进展的患者。对此类患者的治疗是一种挑战。

虽然联合利妥昔单抗的免疫化疗改善了 DLBCL 预后,但是仍有接近 10%~15% 患者发生原发耐药(无治疗反应或治疗的 3 个月内复发),另有 20%~25% 的患者首次治疗有效后复发。多数复发出现在 3 年内,但是疾病进展时间曲线之后的走势继续下降,治疗后超过 5 年的复发患者约占总复发患者的 10%。

(二)挽救方案的选择

1. 体能状况良好,能耐受高强度治疗 几种化疗方案已被用于复发难治患者的再诱导治疗,如 DHAP(地塞米松、顺铂、阿糖胞苷)、ESHAP(甲基泼尼松龙、足叶乙苷、阿糖胞苷、顺铂)、GDP(吉西他滨、地塞米松、顺铂)、GemOX(吉西他滨、奥沙利铂)、ICE(异环磷酰胺、卡泊、足叶乙苷)、MINE(米托蒽醌、异环磷酰胺、美司那、足叶乙苷)。然而,目前没有证据支持哪一种是最佳方案。利妥昔单抗仍然被推荐用于联合挽救方案的治疗。一项 II 期研究中,R-ICE 在复发难治患者中的完全缓解率为 53%,显著高于 ICE 方案治疗的历史对照 27%。针对门诊难治性 B 细胞淋巴瘤患者的一项研究,R-ICE 的总反应率 71%(25% 完全缓解),1 年无事件生存和总体生存分别为 60% 和 72%。利妥昔单抗联合其他方案也显示在复发难治患者中的有效性。一项国际随机研究(CORAL 研究)评价复发难治患者的二线挽救治疗,比较 R-ICE 和 R-DHAP 治疗后的化疗敏感患者行 ASCT 的结果。两种治疗的预后无显著差异,反应率均为 64%,4 年无事件生存分

别为 26% vs. 37%，总生存率分别为 43% vs. 51%，无统计学差异。因此，两种方案均是复发难治患者的可接受的选择。含吉西他滨的 GDP、GemOX 方案作为挽救治疗，获得的总体反应率和生存率与其他挽救方案相当，但是毒副作用较小，联合 ASCT 后的结果尚需要临床研究证实。有趣的是，CORAL 研究亚组分析显示 GCB 亚型中 R-DHAP 较 R-ICE 改善 3 年无进展生存（52% vs. 31%），而 non-GCB 亚型中无差别（32% vs. 27%）。提示有希望依据不同的分子特征选择更为有效的二线挽救方案，相关的临床研究值得开展。注意的是，初次 R-CHOP 治疗 1 年内复发的患者预后尤其差，3 年无进展生存 23%。而且，MYC 重排的患者预后两组均差，4 年无进展生存 18%，无 MYC 重排的为 42%，总生存为 29% vs. 62%。新的治疗方法在这些患者中值得期待。

大剂量化疗联合 ASCT 在难治复发患者中的意义被一项随机Ⅲ期试验证实（PARMA 研究）。这项研究中，复发患者对 DHAP 方案反应后随机分为继续行 DHAP 方案联合放疗或大剂量化疗联合 ASCT 联合放疗。5 年无事件生存移植组显著高于非移植组（46% vs. 12%），总生存移植组也高于非移植组（53% vs. 32%）。这项研究开展于利妥昔单抗应用前，利妥昔单抗的使用对大剂量化疗联合自体移植作用的影响值得关注。近期一项来自 EBMT 登记处的回顾性研究评估大剂量化疗联合 ASCT 对获得第二次完全缓解患者的预后意义。这个研究中，25% 的患者移植前接受含利妥昔单抗的方案，移植后 5 年无病生存和总生存分别为 48% 和 63%，中位无疾病生存 51 个月。亚组分析，之前用过利妥昔单抗和 1 年内复发的患者也能从中获益。来自 GET-TAMO 和 ABMTR 的研究结果建议二线挽救治疗未获完全缓解的化疗敏感患者也应考虑移植。

IPI 评分同样适用于二线挽救治疗的预后预测。而且，移植前 PET 扫描也被识别作为移植疗效的预测因子。移植前 PET 阳性和化疗耐药与不良预后有关。CORAL 研究是迄今最大规模的针对复发 DLBCL 患者的临床研究，复发患者随机应用 R-DHAP 或 R-ICE 挽救方案联合 ASCT 治疗，之后又随机给予观察或利妥昔单抗维持治疗。研究发现两组挽救方案的预后没有统计学差异，但是已使用利妥昔单抗的患者对挽救方案的反应率显著低于未使用过的患者（51% vs. 83%，$P<0.001$），这种差异影响患者的 3 年无病生存（21% vs. 47%，$P<$

0.001），尤其在初始治疗 12 个月内复发的患者中更为突出。关于移植后利妥昔单抗维持治疗的意义（每 2 个月一次，共 1 年），结果显示 4 年无事件生存两组相似（52% vs. 53%），进展复发比例相似，4 年总生存也相似（61% vs. 65%），严重副作用利妥昔单抗维持组较常见。因此利妥昔单抗移植后维持治疗尚不被推荐。

2. 体能状况不良，不能耐受强烈治疗　对于体能状况不良不能耐受强烈治疗的复发难治患者，苯达莫司汀联合利妥昔单抗获得令人鼓舞的效果。在一项苯达莫司汀联合利妥昔单抗的剂量爬坡研究中，苯达莫司汀 90mg/m² 治疗 5 例患者中 1 例获得完全缓解；苯达莫司汀 120mg/m² 治疗 6 例患者中 5 例完全缓解、1 例部分缓解。老年难治复发患者，苯达莫司汀联合利妥昔单抗诱导 52% 总反应率（15% 完全缓解），最常见的 3～4 级毒性为骨髓抑制。近期一项Ⅱ期研究，苯苯达莫司汀联合利妥昔单抗的总反应率 63%、完全缓解 37%，入组患者均接受过 1～3 种治疗，且不适合移植；几乎所有患者之前用过利妥昔单抗；中位无进展生存约 7 个月；最常见的 3～4 级毒性为骨髓抑制，粒细胞减少发生率 76%、血小板减少发生率 22%。

3. 新型靶向药物治疗　随着对 DLBCL 分子发病机制研究的深入，不断研究出新的靶向药物用于复发难治 DLBCL 的治疗。早期临床研究显示了较好的应用前景。

靶向 NF-κB 通路的治疗在 DLBCL 活化 B 细胞亚型中特别引人注目。直接抑制这一通路的药物正在研发中，蛋白酶体抑制剂硼替佐米能够间接抑制该通路，主要通过抑制通路中 IκB 的降解从而降低 NF-κB 的活性。硼替佐米联合 EPOCH-R 治疗复发 DLBCL 患者，ABC 亚型患者的反应率（83% vs. 13%，$P<0.001$）和中位生存（10.8 个月 vs. 3.4 个月，$P=0.0003$）显著高于 GCB 亚型。正在进行中的几个试验比较硼替佐米联合 R-CHOP 和单独 R-CHOP 治疗初治 DLBCL 的疗效，均针对分子亚型进行前瞻分析和随机入组。

由于许多 B 细胞淋巴瘤生长依赖 B 细胞受体信号通路，针对该通路的几个靶向药物正在研究中。Fostamatinib 是一个可口服的 Syk 抑制剂，Ⅰ期和Ⅱ期临床试验均显示其在难治性 DLBCL 患者中的反应率超过 20%；PCI-32765（ibrutinib）是一种可口服的 BTK 抑制剂，Ⅰ期临床试验揭示 DLBCL 患者中的反应率为 29%；CAL-101 是一种口服的选择性 PI3K-δ 抑制剂，正在多种淋巴瘤中评价其疗效；

PKCβ 位于 B 细胞受体信号通路的下游,在难治性 DLBCL 中高表达。enzastaurin 是选择性的 PKCβ 抑制剂,被证实对 DLBCL 有活性。一项评估高危 DL-BCL 患者 R-CHOP 治疗后使用 enzastaurin 维持治疗的Ⅲ期试验已经完成,正在等待分析结果。上述提到的临床研究没有按照分子标记分层评估预后,具有一定局限性。然而,由于 ABC 亚型对 B 细胞受体信号通路的依赖性较大,该亚型预期是最佳获益人群。鉴于信号通路的复杂性,多个靶向药物的联合使用可能对适合人群产生最佳的疗效。

依据 GEP 区分出 GCB 亚型和 ABC 亚型,不仅与 DLBCL 的预后有关,也有希望针对它们独特的分子特征而研发出更加高效的治疗药物。虽然 GCB 和 ABC 亚型都经常出现 BCL2 过表达,但是它们发生机制不同。R-CHOP 方案仅改善 ABC 亚型患者 BCL2 相关的不良预后,而不改善生发 GCB 亚型患者 BCL2 相关的不良预后。因此,可能靶向 BCL2 的药物(如 ABT-263、ABT-737)对 GCB 亚型有更大的获益。组蛋白甲基转移酶 EZH2 突变被发现特异地发生在 22% 的 GCB 亚型,而 ABC 亚型中没有发现。因此 EZH2 抑制剂可能成为 GCB 亚型此类突变患者一种新的治疗方法。

GEP 还证实微环境在 DLBCL 中的重要性,提示针对微环境的靶向治疗可能改善这部分患者的预后。贝伐单抗是一种抗 VEGF 的单克隆抗体,单药治疗复发难治 DLBCL 显示有限的活性,一些患者表现疾病稳定。不幸的是,贝伐单抗联合 R-CHOP 治疗的Ⅲ期研究由于心脏毒性被提前中止。来那度胺是一种具有多种活性的免疫调节剂,包括抗血管活性和抑制 NF-κB 活性,它在复发难治 DL-BCL 患者中的总体反应率为 35%。近期一项回顾性研究分析来那度胺治疗以细胞起源分类的复发难治 DLBCL,发现 non-GCB 亚型的反应率显著高于 ABC 亚型(52% vs. 9%,$P = 0.006$)。几项试验正在研究来那度胺治疗初治 DLBCL,包括一个大型Ⅲ期试验评价其用于老年患者 R-CHOP 治疗后的维持疗效。

越来越多的关于新型靶向药物的文献阐明了这些药物对于依赖不同分子信号患者的不同效果。然而,由于 DLBCL 的异质性和靶向药物的选择性活性,合理地评估靶向药物获益的优势人群至关重要。

四、特殊类型 DLBCL 的治疗

(一)原发纵隔大 B 细胞淋巴瘤

原发纵隔大 B 细胞淋巴瘤(primary mediastinal large B-cell lymphoma,PMBCL)是一类组织学上有别于 DLBCL 的独特亚型,较易发生于年轻人,中位年龄 35 岁,女性有轻度的好发趋势。PMBCL 来源于胸腺 B 细胞,可以播散到锁骨上、颈部、肺门淋巴结,侵入纵隔和肺。诊断时广泛的结外病变并不常见,约发生于四分之一的患者,但在复发时较常见,进展期病变可播散到远处结外部位,包括肾脏、肾上腺、肝脏和中枢神经系统。临床症状主要是纵隔肿块的快速生长导致的,如上腔静脉综合征、心包积液和胸腔积液等。

GEP 研究揭示 PMBCL 不同于 DLBCL,而与 CHL 相似。PMBCL 表达 B 细胞抗原标记,缺乏表面免疫球蛋白,免疫表型显示 CD19 +、CD20 +、CD22+、CD21 -、IRF4/MUM1 +、CD23 +,BCL2 和 BCL6 表达多样,80% 患者 CD30 弱表达或异质性表达,CD15 偶尔表达,8% ~ 32% 患者 CD10 表达,HLA-Ⅰ、Ⅱ类分子低表达。2008 年 WHO 分类已经区分出交界于 PMBCL 和 CHL 的交界性淋巴瘤。PMBCL 常见的细胞遗传学异常包括 9p24(50% ~ 75% 患者涉及 JAK2)和 2p15(涉及 c-REL,编码 NF-κB 家族转录因子)增加和 1p、3p、13q、15q 和 17p 缺失。年龄调整 IPI 对 PMBCL 的预后价值有限。一项来自 MSKCC 的回归分析中,大于 2 个结外部位受累和初始治疗方案选择是无事件生存的预后因子,接受的初始治疗方案是总体生存唯一的预测因子。

回顾性分析中,强烈化疗方案较 CHOP 方案有效,联合累及野放疗改善无进展生存,这些结论得自利妥昔单抗前的时期。放疗的作用也需要前瞻性随机研究证实。另一项回顾性研究,利妥昔单抗联合 MACOP-B 或 VACOP-B 没有带来预后改善,但利妥昔单抗改善了 CHOP 方案的预后。一项小的 NCI 前瞻性研究 DA-EPOCH-R 不联合放疗获得令人鼓舞的结果,4 年无事件生存 91%。随后 NCI 的前瞻性Ⅱ期研究评价 6~8 个周期 DA-EPOCH-R 不联合放疗治疗 51 例 PMBL 患者,随访 63 个月,无事件生存和总生存分别为 93%、97%,4 级粒细胞减少和血小板减少分别发生于 50% 和 6% 的治疗周期。感染性粒缺造成住院治疗发生于 13% 的治疗周期。研究显示 DA-EPOCH-R 是治疗 PMBL 理想的方案,在绝大多数患者中避免了放疗。这些结果将在大型前瞻性研究中确认。

随机 MInT 研究亚组分析 PMBCL 患者,利妥昔单抗联合 CHOP 样方案改善了完全缓解率(80% vs. 54%)、3 年无事件生存(78% vs. 52%),不改善总生存(89% vs. 78%)。近期一项随访62个月的PMBCL患者报告,利妥昔单抗加入仍然延长5年的无事件生存(79% vs. 47%),5年总生存(90% vs. 78%)无差异。然而,MInT研究仅包括年轻低危患者。R-CHOP序贯ICE也显示对PMBCL患者有效,预后与MInT研究利妥昔单抗联合化疗组相似。

由于缺乏随机试验,PMBCL患者尚没有建立最佳的治疗方案。R-CHOP-21方案仍广泛应用。治疗后PET-CT扫描是必要的,如果PET-CT阴性且无大肿块,治疗后可观察。残留纵隔肿块较常见。R-CHOP治疗后的患者,放疗巩固可以考虑,尤其是PET-CT阳性的患者。使用较强方案治疗的患者,如DA-EPOCH-R,PET-CT阴性进入观察,PET/CT阳性需要活检证实再行后续治疗。

(二)交界性淋巴瘤

交界性淋巴瘤是指不同淋巴瘤亚型的组织学和临床特征相互重叠产生的一组淋巴瘤。在大B细胞淋巴瘤背景下,包括PMBCL与CHL交界性淋巴瘤和DLBCL与Burkitt交界性淋巴瘤。

1. PMBCL与cHL交界性淋巴瘤 PMBCL与CHL交界性淋巴瘤在临床上表现为上纵隔大肿块伴或不伴锁骨上淋巴结肿大。它较常见于20~40岁的成年男性。形态学表现为弥漫纤维基质中层样生长的多形性细胞,典型细胞较PMBCL细胞大且多形性,有时像霍奇金样细胞。无粒细胞浸润的坏死较常见。免疫表型不典型,经常显示PMBCL与CHL之间转换的特征。一般情况下CD45+,CD15、CD20、CD30和CD79a也经常阳性,CD10和ALK通常阴性,B细胞转录因子PAX5、BOB.1、OCT-2经常阳性,BCL6表现多样,EBV经常阴性。如果形态非常像PMBCL,CD20-、CD15+、EBV+可提示PMBCL与CHL交界性淋巴瘤;如果形态非常像cHL,CD20强表达、CD15-也可提示PMBCL与CHL交界性淋巴瘤。通过比较PMBCL、CHL、PMBCL与cHL交界性淋巴瘤的DNA甲基化情况,揭示PMBCL与CHL交界性淋巴瘤独特的DNA甲基化特点,也证实它是一类独立的疾病类型。

PMBCL与CHL交界性淋巴瘤的治疗仍是一个挑战,它具有较PMBCL和CHL差的预后。尽管患者的治疗方法多使用DLBCL的方案联合局部放疗,但仍没有标准的治疗共识。一般认为PMBCL与CHL交界性淋巴瘤对治疗CHL的化疗方案耐药。利妥昔单抗推荐用于CD20+的患者。DA-EPOCH-R治疗PMBCL与CHL交界性淋巴瘤的疗效不及PMBCL,4年无事件生存30%、总生存83%,

PMBCL的4年无事件生存和总生存均为100%。而且,半数PMBCL与CHL交界性淋巴瘤患者需要纵隔放疗。

2. DLBCL与Burkitt交界性淋巴瘤 DLBCL与Burkitt交界性淋巴瘤在组织形态学和遗传学方面具有DLBCL和Burkitt的双重特征,但生物学行为和临床特征又不能归为上述两种淋巴瘤的一种特殊类型淋巴瘤(表8-2-2)。因同时发生MYC重排(8;14)和t(14;18)异常又称为"双重打击"(double hit)淋巴瘤,它其实也是一种异质性的疾病,多数病变广泛,伴结外部位受累,骨髓和外周血也易受侵。细胞大小介于DLBCL与Burkitt淋巴瘤之间,组织中较少混有小淋巴细胞且无纤维基质反应,"星空"巨噬细胞存在,增殖比例高,需要用TDT鉴别淋巴母细胞淋巴瘤。

表8-2-2 Burkitt淋巴瘤、DLBCL与两者
交界性淋巴瘤的特征

特征	Burkitt	交界性	DLBCL
形态学			
小/中样细胞	是	常见	否
大细胞	否	否	常见
混合性	否	有时	罕见
增殖(Ki67/MIB1)			
>90%均一性	是	常见	罕见
<90%或异质性	否	有时	常见
BCL2表达			
阴性/弱表达	是	有时	有时
强表达	否	有时	有时
遗传特征			
MYC重排	是	常见	罕见
IG-MYC	是	有时	罕见
非IG-MYC	否	有时	有时
BCl2但无MYC重排	否	罕见	有时
BCL6但无MYC重排	否	有时	有时
双重打击	否	有时	罕见
MYC-简单核型	是	罕见	罕见
MYC-复杂核型	罕见	常见	罕见

MYC重排被报道发生于5%~10%的DLBCL患者,经常与生发中心表型相关。"双重打击"淋巴瘤占DLBCL的5%,与侵袭的疾病过程和极差的临床预后相关。R-CHOP治疗疗效极差,研究显示中位无进展生存6个月,中位总生存8~13个月。近期一项回顾性研究报告EPOCH-R治疗后此类患者的中位无进展生存达到21个月、总生存达到34个

月,*MYC* 重排和 t(14;18)异常准确的拷贝数可能影响预后。但是"双重打击"淋巴瘤患者即便使用含利妥昔单抗的免疫化疗或造血干细胞移植预后也极差,目前尚缺乏标准治疗,仍需要前瞻性研究评估 EPOCH-R 和其他方案的疗效。

(三)原发中枢神经系统 DLBCL

原发中枢神经系统淋巴瘤(primary central nervous system lymphoma,PCNSL)是指发生于脑、脊髓、眼或脑膜的淋巴瘤,DLBCL 是最常见的病理类型。国外部分患者合并 HIV 的感染,非免疫缺陷患者的预后较好。肿瘤呈现浸润性生长,CT 或 MRI 提示多发性病灶,90% 患者脑实质受累,30% 患者侵犯脑膜,10% ~ 20% 患者侵及眼眶。临床表现多样,一项回顾性研究显示,43% 患者出现精神障碍、33% 患者出现颅压升高、14% 患者发生癫痫、4% 患者出现视觉障碍。

激素的使用在原发中枢 DLBCL 的治疗中需谨慎。激素可以快速缓解患者的症状和体征,改善体能状态。然而,激素也可以显著缩小肿瘤、影响病理诊断。因此,推荐除非紧急状况,推迟使用激素直到获取活检组织是明智的选择。推荐创伤小、手术死亡风险小的立体定位活检获取肿瘤组织明确诊断。甲氨蝶呤是治疗原发中枢神经 DLBCL 最有效的药物,通常联合长春新碱、甲基苄肼、阿糖胞苷、异环磷酰胺、利妥昔单抗,当患者耐受性差时也可以单药治疗。为透过血脑屏障,甲氨蝶呤剂量≥$3.5g/m^2$ 是必需的。鞘内注射作为预防不被推荐,但能够用于脑脊液细胞学检查阳性的患者。大剂量甲氨蝶呤诱发的肾功能损伤是潜在的致死性急症,由于其排泄延迟,早期应用 glucarpidase 能够快速减少血浆中甲氨蝶呤的浓度,预防严重毒副作用。

历史上,全脑放疗是原发中枢神经 DLBCL 的标准治疗,推荐全脑 24 ~ 36Gy 的分割放疗。虽然单独放疗对初始肿瘤控制有效,但是由于快速、高频的复发导致总体生存仅为 12 ~ 17 个月。后期研究大剂量甲氨蝶呤为基础的化疗序贯放疗,结果显示反应率达 94%,总体生存改善达 33 ~ 60 个月。放疗前化疗优于放疗后化疗有许多理论依据。前者可以减少神经毒性,化疗前放疗导致肿瘤缩小和血脑屏障的部分修复和关闭。放疗前化疗可以评价化疗的疗效。然而,78% 患者发生 3 ~ 4 级血液毒性,32% 患者出现放疗诱导的延迟性神经毒性,这些毒性造成的死亡是关注的焦点。年轻患者耐受良好,但老年人中晚期神经毒性的影响较大。一

项Ⅲ期随机研究比较大剂量甲氨蝶呤加异环磷酰胺联合或不联合全脑放疗治疗 318 例原发中枢神经 DLBCL 患者,两组总生存无差异,但是接受全脑放疗的神经毒性显著增高(49% vs. 26%)。一些Ⅱ期研究采用化疗后延期放疗,结果显示化疗后完全缓解率 42% ~ 61%,总生存 14 ~ 55 个月。

不幸的是,即便是经放化疗完全缓解的患者,半数最终会复发。应用大剂量甲氨蝶呤再次治疗对于之前完全缓解的患者也是有效的。其他药物,如替莫唑胺、拓扑替康、大剂量阿糖胞苷、利妥昔单抗也有效,但尚缺乏标准治疗。几项研究中大剂量化疗联合 ASCT 获得一些成功,因此也推荐进展复发的患者采用。一项研究报告一组动脉内化疗患者反应率 82%,总生存 3.1 年。由于其操作复杂性,考虑到安全性目前尚不推荐此技术。尽管初始治疗应用全脑放疗存在缺陷,但是对于不能耐受化疗或化疗后复发患者的挽救治疗仍是有效的,缓解率达 78%。

五、放射治疗的演进

(一)传统放射治疗

早在 1901 年就报道放射治疗对 HL 有效,放射治疗产生很高的局部控制率。过去 10 年,放射治疗作为综合治疗手段在淋巴瘤治疗中的地位降低,甚至被认为是不必要的,可以被增加疗程的化学治疗简单替代,原因是长期生存患者由于旧的放射治疗技术和放射剂量较大导致的严重晚期并发症和第二肿瘤。但是随着新的放射治疗技术的出现,最大限度降低放疗毒副作用成为可能,在此前体下有必要探讨放射治疗在 B 细胞淋巴瘤治疗中的地位。

放射治疗在侵袭性 B 细胞淋巴瘤综合治疗中的地位有一个演变过程。20 世纪放疗用于早期 DLBCL 配合短疗程化疗的综合治疗和进展期 DLBCL 大肿块的巩固治疗,依据是 1998 年 SWOG 报道的随机试验证实早期 DLBCL 患者 3 疗程 CHOP 联合放射治疗优于 8 疗程 CHOP,后者除疾病控制率和总体生存率低外,还增加心脏毒性和血液毒性。对放射治疗热情降低源于 2001 年 ASH 会议报道上述研究随访 7 年和 9 年的结果,虽然放射治疗仍然显示很好的局部控制率,但是由于短程治疗组放射野外的疾病复发率高,两组的无进展生存和总体生存曲线开始重叠,提示未获得更长期的生存,足够疗程的化疗是非常有必要的。近期 MD Anderson 癌症中心报道,DLBCL 患者Ⅰ/Ⅱ期多程 R-CHOP 治疗后巩固累及野放疗可以改善总体生存和

无进展生存,5 年总体生存和无进展生存 R-CHOP 联合放射治疗组是 92% 和 82%,不加放射治疗组是 73%($P = 0.0007$)和 68%($P = 0.0003$),一部分接受放射治疗的 III/IV 期患者预后也有改善,且无一例患者放射治疗后发生局部进展。以上研究结果提示随机研究关于适形调强的精确放疗作为侵袭性 B 细胞淋巴瘤巩固治疗的意义值得期待。

(二)放射免疫治疗

放射免疫治疗(radio-immunotherapy,RIT)又称为"热"抗体治疗,由放射性同位素联合 CD20 抗体构成,杀伤靶向细胞和周围细胞层,仅对骨髓产生可耐受的短暂毒性,目前主要有两类[90Y]ibritumomab tiuxetan(zevalin)和[131I]tositumomab(bexxar)。一线单药治疗惰性 B 细胞淋巴瘤,zevalin 治疗 1 年后有效率 72%,中位随访 18 个月后 52% 患者仍然完全缓解,中位无进展生存 17.9 个月,分子水平缓解率 73%;bexxar 单药治疗初治滤泡淋巴瘤的有效率 95%,完全缓解率 75%,中位无进展生存 6.1 年,10 年总体生存 83%。对于难治或复发惰性 B 细胞淋巴瘤单药放射免疫治疗的有效率也超过 60%,且显著延长无进展生存时间,即便对利妥昔单抗耐药的患者也仍然有效。放射免疫治疗还被研究用于惰性 B 细胞淋巴瘤诱导化疗后巩固治疗,结果发现放射免疫治疗组的完全缓解率、无进展生存率均显示明显优势,但是总体生存率两组无统计学差异。尽管有担心放射免疫治疗后有发生 MDS/AML 增高的风险,在特定情况下仍是一种有效的治疗方法。

放射免疫治疗目前正在研究扩展适应证,用于复发难治性 DLBCL 的治疗、DLBCL 的一线巩固治疗和联合用于 allo-ASCT 的预处理方案,初步研究均显示一定效果,确切结论需要大量临床研究和长期随访。

六、造血干细胞移植的临床价值

(一)自体造血干细胞移植

1. 首次缓解后大剂量化疗联合 ASCT 巩固 首次缓解后大剂量化疗联合 ASCT 巩固治疗在提高 DLBCL 患者疗效中的价值正在研究。随机 GE-LA LNH87-2 研究中,DLBCL 患者首次完全缓解后行 ASCT,虽然试验研究当时的预后差异未显示,但是回顾性研究发现中高危和高危组的 8 年无疾病进展(55% vs. 39%)和总体生存(64% vs. 49%)均优于单独化疗组。这项研究开展于利妥昔单抗应用前。近期,几项随机研究探讨利妥昔单抗时代首次缓解后 ASCT 巩固治疗的意义。法国 GOELAMS 075 研究年龄小于 60 岁患者,随机接受 8 个 R-CHOP-14 联合或不联合 ASCT,3 年无进展生存和总生存分别为 76% vs. 83%,两个治疗组未显示差异。德国高度恶性淋巴瘤研究组的随机研究比较 8 个周期 CHOEP-14 联合 6 剂利妥昔单抗和 4 个周期 MegaCHOEP 联合 6 剂利妥昔单抗以及 ASCT,3 年无进展生存(74% vs. 70%)和总生存(85% vs. 77%)无显著差异,中高危患者中,总生存化疗组反高于移植组。

来自意大利的一项随机研究 DLCL04 试验,年龄小于 65 岁的患者随机分为 6~8 个周期免疫化疗联合或不联合 ASCT,2 年无进展生存移植组高于单独免疫化疗组(72% vs. 59%),但总生存无显著差异。在 SWOG 9704 研究中,中高危/高危患者 5 个周期 CHOP 或 R-CHOP 后随机接受 3 个周期 R-CHOP 或 ASCT,2 年无进展生存移植组显著高于免疫化疗组(69% vs. 56%),2 年总生存无显著差异(74% vs. 71%);回顾性亚组分析中,高危组总生存移植组获益,2 年无进展生存分别为 75% vs. 41%、2 年总生存为 82% vs. 63%。

总之,以上研究未发现首次免疫化疗缓解后大剂量化疗联合 ASCT 巩固治疗获得生存获益。优势限制在高危患者,但仍然需要前瞻性研究评估。目前,首次缓解后大剂量化疗联合 ASCT 巩固推荐用于选择性高危患者或临床研究。

2. 复发难治患者大剂量化疗联合 ASCT 治疗 复发难治性 DLBCL 也是目前治疗的难点,大剂量化疗联合 ASCT 能够使约 30% 的复发患者获益,复发后挽救方案的疗效决定移植是否可行。DHAP±R、ICE±R、GDP±R 是最常用的挽救化疗方案,现有研究未发现它们之间的明显差异。但是有必要联合新型药物提高疗效,已有临床试验在挽救方案中加入来那度胺、CD22 单克隆抗体等,结果尚在观察中。研究总结出能够从大剂量化疗联合 ASCT 挽救治疗中获益患者的临床特征,包括既往没有使用利妥昔单抗、无进展生存时间大于 12 个月、IPI 评分 0~1 分;获益患者可能的生物学特征包括分子分型和 C-myc 基因重排。在 R-DHAP 为挽救方案的患者中,GCB 型的预后优于 non-GCB 型;在 R-ICE 为挽救方案的患者中,未发现分子分型对预后的影响。C-myc 阳性患者的预后显著差于阴性。利妥昔单抗被用于预防自体移植后的复发,使用方法包括采集前、移植后第 1 天和第 8 天应用利妥昔单抗以及移植后利妥昔单抗维持,研究结果均显示改善了无进展生存和总体生存。但是,利妥昔单抗应用后的复发率仍高于 40%，寻找其他预防复发的方法非常重要。

3. 联合 RIT 预处理的 ASCT 改善预处理方案也是提高移植疗效的方法，包括 RIT 与标准化疗方案的联合。已有研究采用了高剂量碘-131 联合 ASCT，后续的几项研究中采用了清髓 RIT，取得了可喜的结果。有研究评估了新型放射免疫治疗药物 90Y-替伊莫单抗联合 BEAM 和 ASCT 的疗效。在 44 例患者中，RIT 剂量大 70mCi 是安全的，这个剂量是标准剂量的 2 倍。最近的一项随机研究中，对比了在 22 例患者中使用 90Y-替伊莫单抗联合 BEAM 化疗与在 21 例患者中单一使用 BEAM，患者之后接受了 ASCT。2 年总生存率分别为 Z-BEAM 组的 91% 和 BEAM 组的 62%（$P=0.05$）。上述研究证实了 Z-BEAM 的安全性，在利妥昔单抗时代可能比 BEAM 单一治疗更为有效。也有研究报道，患者随机接受利妥昔单抗联合 BEAM 或碘-131/托西莫单抗联合 BEAM 方案治疗，随后进行 ASCT。结果发现，113 例患者接受利妥昔单抗联合 BEAM 化疗，2 年无进展生存率为 49%，111 例患者接受了碘-131/托西莫单抗联合 BEAM 方案化疗，2 年无进展生存率为 48%，两组间无明显差异。与利妥昔单抗相比，RIT 联合 BEAM 并未显示显著改善预后的结果。

（二）异基因造血干细胞移植

与 ASCT 不同，Allo-HSCT 后产生的移植物抗肿瘤效应可以降低移植后疾病复发的可能性。标准的清髓性预处理方案存在年龄限制，并且由于较高的治疗相关死亡率，因此限制了其在淋巴瘤中的应用。减低强度预处理（reduced intensity conditioning，RIC）方案减少了 Allo-HSCT 的非复发死亡率，且保留了移植物抗肿瘤效应，适合老年和（或）有合并症患者，尽管研究例数较少，但初步显示出较好的疗效。在一项研究中，48 例接受 RIC 异基因移植治疗的 DLBCL 患者（其中 18 例为滤泡淋巴瘤转化），4 年总生存率为 47%，其中 69% 的患者既往接受自体移植治疗后失败。也有研究报道，101 例 ASCT 后复发的患者，接受 Allo-HSCT 后 3 年无进展生存率和总生存率分别为 41% 和 52%，对比在 Allo-HSCT 前采用 RIC 和清髓性预处理方案，发现两者无显著差异，然而 RIC 异基因移植有降低移植非相关死亡率的趋势。此外，在非清髓性预处理方案中引入 RIT 已经开始了进行 Ⅱ 期临床试验。以提高抗肿瘤效果而不增加明显的毒性。

七、DLBCL 合并肝炎的治疗

（一）乙型肝炎

我国是乙型肝炎的高发区，普通人群乙肝病毒感染率为 7.18%，淋巴瘤患者中的感染率更高，李蔚冰曾报道 120 例 DLBCL 患者中 HbsAg 阳性率高达 34.17%，显著高于普通人群中的感染率。但 HBsAg 阳性的 DLBCL 患者在性别、临床分期、肝脾受侵、结外侵犯及疗效方面与 HBsAg 阴性患者无明显差异，这与 Soon 等的报道 HBsAg 阳性对 NHL 的临床特征及预后没有影响吻合。但 HBsAg 阳性的 DLBCL 在化疗过程中肝损害的发生率明显上升，包括环磷酰胺及蒽环类化疗药在内的药物对肝细胞的毒性及糖皮质激素的免疫抑制作用可导致乙肝病毒携带者病毒再激活，严重者可导致暴发性肝炎引起死亡，而利妥昔单抗更是促进了乙肝病毒再激活，加重肝损害。中国淋巴瘤联盟（UCLI）定义乙肝病毒再激活为在免疫化疗或免疫抑制剂治疗期间或之后，血清中病毒载量由不可测转为可测，或病毒载量较基线水平升高一个对数值以上；以谷丙转氨酶升高为主要表现的肝脏炎症损伤，并排除药物性肝损伤等其他原因导致的肝功能损害。乙肝病毒再激活时 HBsAg 可能不发生阳转，血清 HBV DNA 先于 HBsAg 出现。乙肝病毒再激活的临床表现轻重不一，轻者仅表现为无症状的血清谷丙转氨酶升高，部分患者可自行缓解；重者可出现黄疸、腹水、凝血异常及脑病等肝衰竭症状，病死率高。

乙肝病毒再激活是 DLBCL 治疗过程中面临的突出问题，它可以导致暴发性肝炎，引发肝功能衰竭，严重者威胁患者生命。研究发现利妥昔单抗具有诱导乙肝病毒再激活和继发肝炎的高风险，再激活可发生在免疫化疗期间或整个疗程完成之后，甚至治疗结束后 1 年以上仍然可以发生再激活。可能的原因为免疫化疗时机体免疫功能低下造成病毒复制活跃，或者免疫化疗结束机体免疫功能重建时，淋巴细胞攻击病毒感染细胞导致肝细胞坏死和炎症反应。因此，利妥昔单抗治疗前、治疗中和治疗后全程关注乙肝病毒复制和肝脏功能成为目前临床工作者的共识。利妥昔单抗治疗或免疫化疗前，必须常规检测乙肝病毒表面抗原和核心抗体。对于任一项阳性的患者需要进一步检测乙肝病毒定量，来决定立即还是延迟开始利妥昔单抗治疗或免疫化疗。目前推荐治疗 B 细胞淋巴瘤时预防或治疗性使用抗乙肝病毒药物，免疫化疗开始治疗的时机为病毒载量降低至 <2000IU/ml。治疗过程中

每月监测乙肝病毒定量,治疗后每3个月监测乙肝病毒定量,注重与肝病科和感染科的合作,必要时请专科医师会诊。目前共识预防或治疗使用的抗病毒药物需要持续至末次利妥昔单抗治疗或免疫化疗后的6~12个月。

拉米夫定是常用的经济有效的抗乙肝病毒药物,已显示其降低乙肝病毒再激活的风险。国内外均有文献表明化疗前给予拉米夫定抗病毒可有效降低接受利妥昔单抗及化疗的B细胞淋巴瘤患者的HBV再激活发生率。但是拉米夫定耐药性产生风险随着用药时间延长而增高,如果预计免疫化疗时限<1年,或者出于经济原因时可以选用拉米夫定,但需密切监测病毒载量,一旦出现耐药,需及时调整治疗方案。预防性抗乙肝病毒治疗应优先选择抑制作用强且耐药率低的核苷类似物,如恩替卡韦,尤其是免疫化疗前病毒载量高且预计抗病毒时间较长的患者。研究发现阿德福韦联合拉米夫定可以用于拉米夫定耐药的患者,替诺福韦抗病毒疗效优于阿德福韦,恩替卡韦和替比夫定的抗病毒作用也优于阿德福韦。

(二)丙型肝炎

丙肝病毒(HCV)是另外一种肝脏易感病毒,研究已证实HCV感染与B细胞淋巴瘤的发生密切相关,尤其与DLBCL和脾脏边缘区淋巴瘤的发生密切相关。意大利一项病例对照研究报道,与惰性淋巴瘤(OR 2.3)相比,DLBCL与HCV关系更密切(OR 3.5),提示近1/20的DLBCL患者归因于HCV感染。与HCV阴性患者相比,HCV阳性DLBCL患者有着特殊的表现,特别是残留有低危淋巴瘤征象,结外病变(如脾脏)较多见。但是目前有关HCV阳性DLBCL精确的预后知之甚少。抗病毒治疗在HCV阳性DLBCL一线治疗中并不像在惰性B-NHL中发挥核心作用,但在DLBCL化疗过程中出现的肝损害也提示着抗病毒治疗的重要性。法国一项23例HCV阳性DLBCL研究显示:52%的肝损害出现在化疗过程中,显著高于HCV阴性病人。意大利一项研究报道,132名HCV阳性DLBCL病人,4%因严重肝毒性而中止化疗,11%的病人需要减低剂量或延长化疗间期。另一项研究报道,160例HCV阳性NHL(101例DLBCL和已使用过利妥昔单抗28例),其中93例初诊时谷丙转氨酶正常的患者中有16例发展为WHO的3~4级肝损害,67例初诊时谷丙转氨酶不正常者,8例在治疗过程中谷丙转氨酶升高3.5倍。在28例使用过利妥昔单抗和化疗的患者,5例(18%)出现肝脏毒性。已

有研究在探索HCV阳性DLBCL在化疗基础上的抗病毒治疗,一部分小样本研究结果显示抗病毒治疗可以预防或治疗爆发性肝炎,Musto对4例DLBCL患者初步研究显示,先抗病毒治疗后化疗的序贯治疗模式似乎在高危组患者显示出有效性并且耐受较好。这些初步研究的经验令人鼓舞,但仍期待大样本研究来进一步证实结果。NCCN指南推荐HCV阳性的无症状惰性B细胞淋巴瘤患者,早期开始抗病毒治疗,病毒控制后部分肿瘤可消退。对于侵袭性B细胞淋巴瘤患者,应及时开始针对淋巴瘤的治疗,在治疗期间和治疗后密切监测肝脏功能和血清丙肝病毒RNA水平。淋巴瘤治疗结束获得完全缓解的患者,应该进行抗HCV治疗,可能起到减少复发率的作用。标准抗HCV治疗包括干扰素联合或不联合利巴韦林,特殊类型的感染可考虑telaprevir或boceprevir联合干扰素和利巴韦林的三联治疗方案。虽然并没有充分的理由证实抗病毒治疗在HCV阳性DLBCL中的有效性,但随着抗病毒治疗的改进、预后因子的完善和肝毒性监控的改善可能会提高HCV相关DLBCL的治愈率。

八、结语

进入21世纪以来,DLBCL的基础和转化医学研究方面取得了长足的进步,对疾病本质认识日趋明晰,DLBCL的诊疗热点包括2008年WHO更为精细化的分类、根据分子预后因素的分层治疗、新型靶向药物不断涌出等。近年高通量技术的应用能够更全面地了解患者的遗传特征,有助于制订真正意义上的个体化治疗方案。尽管目前DLBCL诊疗中尚存在许多难点,相信在不久的将来会取得突破性进展。

(郑州大学附属肿瘤医院 宋永平)

第三节 外周T细胞淋巴瘤诊疗现状及挑战

一、概述

T细胞淋巴瘤(T cell lymphoma,TCL)是一种来源于T淋巴细胞的恶性克隆增殖性疾病,占所有NHL的5%~15%,地域差别较大,亚洲地区,包括中国、日本等地的亚裔人种其发病率约占NHL的15%~30%,明显高于欧美地区的6%~7%。WHO于2008年造血与淋巴组织肿瘤分类中关于TCL的分类界定,主要基于具有独特的临床、病理

形态、免疫标记和分子遗传特点的疾病以及细胞分化程度(前体 T 细胞和成熟 T 细胞)。另外,按照发病部位可分为播散型、结内型、结外型和皮肤型。

起源于胸腺后成熟 T 淋巴细胞的一类 TCL,称为 PTCL,在全球范围内约占所有 NHL 的 10%,亚洲地区发病率约占 NHL 的 20%,明显高于欧美。PTCL 主要包括非特指型 PTCL(PTCL-NOS)、AITL、ALK 阳性 ALCL、ALK 阴性 ALCL、ATLL、结外 NK/T 细胞淋巴瘤鼻型(extranodal NK/T-cell lymphoma,NK/TCL)、皮下脂膜炎样 T 细胞淋巴瘤(subcutaneous panniculitis T-cell lymphoma,SPTCL)以及肠病相关性 T 细胞淋巴瘤(enteropathy-associated T-cell lymphoma,EATL)。正常 NK 细胞的发生与 T 细胞关系密切,具有某些相似的免疫表型和功能特征,因此 NK 细胞恶性疾病也常包括在 PTCL 中。国际外周 T 细胞及 NK/TCL 研究曾对全球 22 个中心共 1314 例 PTCL 患者进行研究,按 WHO 分类分型,发现最常见亚型是 PTCL-NOS(25.9%)、AITL(18.5%)、NK/TCL(10.4%)和 ATLL(9.6%)。

PTCL 的病因目前仍不清楚,但病毒在其发病中可能起到重要的作用,如 ATLL 与人类淋巴瘤白血病病毒 1(human T-cell lymphotropic virus type 1,HTLV-1)感染,AITL、NK/TCL 与 EB 病毒感染相关。东亚地区 PTCL 部分类型与 HTLV-和 EB 病毒感染相关。此外,有文献报道 HTLV-1 病毒家族的其他成员,如 HTLV-2、猴嗜 T 淋巴白血病病毒(simian T-cell lymphotropic virus,STLV)和牛白血病病毒(Bovine leukaemia virus,BLV)也与淋巴瘤相关。而某些类型与自身免疫功能异常有密切关系,如 EATL。

大多数 PTCL 疗效差,5 年 OS 小于 30%,目前尚无最佳治疗方案。PTCL 疗效的提高有赖于准确诊断、分型及预后评估,但大部分类型的遗传学和分子发病机制尚未阐明,缺乏靶向治疗所必需的分子靶标,与侵袭性 B 细胞淋巴瘤相比,更缺乏相应大规模多中心的临床试验为治疗提供依据,使疗效受到一定限制。而新药的探索将为 PTCL 的治疗提供更大的前景,包括针对 TCL 发生相关原癌基因和抑癌基因的靶向治疗以及针对其免疫表型的抗体治疗。另外,TCL 相关的病毒也可能成为潜在的治疗靶点。目前关于 PTCL,仍存在诸多问题尚待解决。比如临床表现的多样化为诊断和鉴别诊断带来了困难,如何提高淋巴瘤的准确率?如何根据不同病理类型选择治疗方案?是否存在标准治疗方案?如何评价 HSCT 在 PTCL 治疗中的地位?如何界定不同的预后评估体系,寻求新的预后因素,以指导 PTCL 的预后评估及合理治疗?

二、针对 PTCL 临床表现的多样化,早期诊断是关键

PTCL 是一类极度异质性的疾病,可累及全身浅表或深部淋巴结,结外发病率明显高于 B 细胞淋巴瘤,可高达 50%,几乎全身所有的组织器官均可累及,极易误诊为其他疾病。PTCL 临床过程多呈高度侵袭性,疾病进展迅速,预后极差。因此,临床医师需要在复杂多样的临床表现中,掌握其临床特点,尽早给予影像学、细胞学、病理学以及分子生物学等有效方法进行检查,早期诊断,尽早治疗。

目前主要的诊断手段除了详细的病史询问和仔细的体格检查外,影像学检查作为必要的检查技术。通过仔细的体格检查和必要的影像学检查,能够发现肿大淋巴结等淋巴瘤可能浸润的病灶,行淋巴结或肿块或浸润病灶的活检术。浅表淋巴结活检一般应选择腋下或颈部淋巴结,不建议选择腹股沟淋巴结。淋巴结活检应尽可能完整切除或部分切除,如为深部淋巴结肿大,也尽可能选择腹腔镜或胸腔镜的手段,或者采用 B 超/CT 引导下的粗针穿刺活检;在必要时,甚至需权衡利弊,予剖腹探查。约有 50% 的 PTCL 有结外侵犯,而超过 25% 的患者有骨髓的侵犯,当以上影像学检查未能发现明确病灶时,反复的多部位骨髓检查(包括骨髓活检及骨髓细胞流式细胞仪检测)是必要的。另外,流式细胞仪技术在 PTCL 的诊断中也起到关键作用,尤其在诊断困难时,骨髓细胞、淋巴结或受累组织细胞悬液或浆膜腔积液采用流式细胞仪检出其中克隆性异常淋巴细胞也是诊断 PTCL 的有效手段之一。

PTCL 普遍的临床症状包括多发淋巴结肿大、结外组织器官受累以及发热、乏力和消瘦等全身症状外,不同类型的 PTCL 往往有其特征性的临床表现。PTCL 常见临床表现如下:

(一)淋巴结浸润症状

无痛性、进行性淋巴结肿大是淋巴瘤最为常见的临床表现,PTCL 也多见浅表或深部淋巴结肿大,如 PTCL-NOS、ALCL 以及 AITL 均常见有明显的淋巴结肿大。其他类型 PTCL 在早期侵犯局部组织器官,在疾病晚期,也往往有局部或全身淋巴结肿大。受累淋巴结多发于颈部、腋下、纵隔以及腹膜后等。肿大淋巴结进展迅速时可互相融合成较大肿块,甚至可出现压迫邻近脏器症状,如上腔静脉压迫综合

征,肠梗阻,也可压迫气管、食管、喉返神经等产生相应症状。以淋巴结肿大为主要表现的患者,病理诊断主要依赖于肿大淋巴结活检。

以肿大淋巴结为主要表现的 PTCL,需与其他导致淋巴结肿大的疾病相鉴别。

(1)感染性淋巴结肿大:需积极寻找感染灶及病原菌,并给予抗感染治疗。但需要警惕的是部分淋巴瘤患者因免疫力低下而并发感染,在抗感染后亦可以有淋巴结缩小。尤其需注意排除淋巴结结核,结核患者以颈部淋巴结肿大多见,质地不均匀,可彼此融合,与周围组织粘连,晚期由于软化、溃破而形成窦道。结核病患者同时可有 PPD 试验强阳性,结核感染 T 细胞斑点试验(T-SPOT)阳性。

(2)非淋巴瘤性淋巴增殖性疾病:包括结节病、Castleman 病、Rosai-Rorfman 综合征、组织细胞增生性坏死性淋巴结炎等。结节病全身所有组织均可受累,超过 50% 的患者血清血管紧张素转换酶(ACE)水平增高,淋巴结病变也可自发缓解或再次出现。Castleman 病为原因不明的反应性淋巴结病,表现为局部肿大淋巴结,常伴发热、乏力、盗汗和体重减轻。Rosai-Rorfman 综合征又名窦性组织细胞增生伴巨大淋巴结肿大病,是一种病因不明的组织细胞增生性疾病。临床上主要表现为双侧颈部无痛性淋巴结肿大,可伴有发热、白细胞计数增多、血沉加快及自身免疫性疾病等。但需要警惕的是 Rosai-Rorfman 综合征可以与淋巴瘤共存于同一患者。组织细胞增生性坏死性淋巴结炎又名 Kikuchi 病,年轻女性多见,临床常表现为疼痛性颈部淋巴结肿大,多伴有发热、流感样症状,淋巴结活检显示有坏死性组织细胞灶。

(3)免疫刺激反应所致的不典型淋巴细胞增生:免疫刺激反应所致的不典型淋巴细胞增生,系统性红斑狼疮、类风湿关节炎等多种自身免疫性疾病引起淋巴结肿大和病变,该组疾病多有相应的自身抗体检出。

(4)淋巴结癌肿瘤转移:由原发肿瘤转移而来,多能找到原发病灶。如颈部淋巴结肿大需考虑甲状腺癌或鼻咽癌转移而来,左锁骨上窝淋巴结肿大常由胃癌转移而来,腋窝淋巴结肿大可由乳腺癌或肺癌转移而来,腹股沟淋巴结肿大可由阴茎、睾丸或下肢肿瘤转移而来。

(二)结外脏器侵犯

PTCL 结外脏器侵犯率高于 B 细胞淋巴瘤,在中国人群较欧美国家更多见,几乎全身所有组织器官均可累及,常侵犯消化系统、皮肤、骨骼、呼吸系统、泌尿系统和神经系统等。不同疾病分类有其主要累及的部位,如结外鼻型 NK/TCL,典型症状可表现为鼻部和面部中线的毁损性病变,早期主要发生于鼻腔内,表现为鼻腔肿块,鼻及鼻窦出血,鼻部异味,可伴头痛,嗅觉减退,颜面肿胀等;逐渐肿块可浸润相邻组织,如鼻窦、上颚和鼻咽部等,也可致脑神经瘫痪;晚期可播散至颈部淋巴结、胃肠道、骨髓等。ALCL 特点为侵袭性,除了有淋巴结侵犯外,约 20% 的患者有骨髓浸润。EATL 最常累及空肠和回肠,有肠道的多发溃疡而表现为腹泻、血便以及肠梗阻等。蕈样肉芽肿(Sézary 综合征)是最常见的亲表皮的原发性皮肤 PTCL,皮损好发于阳光遮盖的部位,表现为红斑、斑块和肿块等,表面常见有溃疡。SPTCL 是一种主要侵犯皮下组织的细胞毒性 TCL,常在四肢、躯干出现多发黄褐色至红色的皮下结节或斑块,一般无压痛,可出现坏死、溃疡。肝脾 T 细胞淋巴瘤(HSTL)因累及肝脾,表现为显著的肝脾肿大,可以出现血三系减少,多见累及骨髓。其他如骨骼、骨髓、肺部、泌尿道以及中枢神经系统亦均有可能被累及。PTCL 导致多浆膜腔积液也是一个常见的结外表现,部分患者可因肿大淋巴结或脏器压迫导致回流受阻引起,但大部分患者是由于局部侵犯,可行积液脱落细胞检查,并予流式细胞仪检测积液中克隆性异常淋巴细胞。

以结外原发病灶浸润为主要临床表现时,极易误诊为其他相关疾病,受累部位的活组织病理检查是诊断的关键。①鼻腔 NK/TCL 需与鼻部良性淋巴增殖性疾病,非淋巴细胞来源的恶性肿瘤如鼻咽癌以及 Wegener 肉芽肿相鉴别,后者是一种自身免疫性纤维素性坏死性血管炎,无异常细胞浸润。②累及胃肠道的 EATL 要与克隆恩病、溃疡性结肠炎以及伤寒等相鉴别。③累及皮肤的 SPTCL、Sézary 综合征要与良性皮肤病如银屑病、湿疹和药物性皮疹等相鉴别,这些疾病有时从临床表现上很难鉴别,病理组织活检是最有效的鉴别手段。④PTCL 累及骨髓需与 AL 相鉴别,淋巴瘤累及骨髓多为局灶性分布,在细胞形态和细胞表面标志上均与 AL 有明显区别。

(三)全身性症状

PTCL 除了因淋巴结受累,侵犯组织脏器引起的淋巴结肿大以及组织脏器形态及功能异常外,尚可存在全身性症状,包括发热、盗汗、乏力、皮肤瘙痒和消瘦等,如侵袭性 NK 细胞淋巴瘤的典型表现为爆发性的全身血细胞减少、肝脾肿大和弥散性凝血功能障碍;AITL 除了有发热、盗汗、体重减轻等表现,还可出现多克隆高免疫球蛋白血症、血嗜酸性粒细胞增多、自身免疫性溶血性贫血以及感染等。

有部分患者可以噬血细胞综合征(hemophago-cytic syndrome,HPS)为首发表现,HPS又称噬血细胞性淋巴组织细胞增多症(hemophagocytic lympho-histiocytosis,HLH),HPS分为原发性HPS和获得性HPS,前者主要由于基因的缺陷所致,多在2岁前发病,根据分子生物学检测到基因异常可诊断。淋巴瘤患者出现HPS,称为淋巴瘤相关性噬血细胞综合征(lymphoma-associated hemophagocytic syndrome,LAHS),属于获得性HPS。PTCL较其他淋巴瘤更易出现LAHS,据国内统计,约有23%的PTCL患者可表现为LAHS。伴有LAHS的PTCL患者可出现反复高热、进行性血三系减少、肝脾肿大、多浆膜腔积液、中枢神经系统症状、凝血功能异常以及肝肾功能等多脏器功能损害,患者往往在短期内病情急剧进展,预后极差。

全身症状为主要临床表现的淋巴瘤,需与以下疾病相鉴别:

(1)感染性疾病:如结核病、布氏杆菌病、感染性心内膜炎以及念珠菌等多种病原菌导致的败血症等相鉴别,这类疾病一般可在血液、痰液以及各种体液中寻找到病原菌,可找到定位感染病灶。

(2)风湿免疫性和变态反应性疾病:如系统性红斑狼疮、干燥综合征和成人still病等,这类疾病可有特征性皮肤、血管和关节表现,结合血沉、类风湿因子、抗核抗体等系列免疫学检查可行鉴别。

(3)可导致发热的其他恶性肿瘤,如HL、肝癌等实体肿瘤伴淋巴结转移等,有时候通过临床表现以及CT、MRI和PET-CT等辅助检查难鉴别时,唯有依靠明确的组织病理活检鉴别。

如上所述,PTCL的临床表现异质性明显,临床诊断时,需结合患者病史及体格检查,并借助必要的影像学手段,而可靠的组织病理学依据是诊断和鉴别疾病的关键点所在,随着T细胞研究的深入,细胞表面标志的发现,对诊断与分型具重要意义,必要时结合病原菌特异性抗原抗体、流式细胞术和细胞遗传学等检查结果。

三、选择合理的治疗方案,区分病理类型是基础

恶性淋巴瘤的治疗正在从非特异性的细胞毒性放疗或化疗向更加特异性的治疗转变,PTCL也不例外,根据不同WHO分类类型和不同疾病特征

的PTCL制定合理的治疗方案,具有重要意义。

(一)传统治疗方案

既往传统治疗中,侵袭性PTCL与侵袭性B细胞淋巴瘤的一线治疗方案相同,即CHOP方案(环磷酰胺+多柔比星+长春地辛+泼尼松),尽管目前没有随机临床试验证实其为最佳治疗方案,但仍然是最为广泛被使用的。一项回顾性Meta分析了31项以CHOP或CHOP样方案治疗PTCL的临床试验显示,2912例患者(不包括ALCL)5年OS为37.3%,疗效低于B细胞淋巴瘤患者。因为标准的CHOP方案并未显示出明确的优势,目前许多学者及医学中心尝试采取加强的化疗方案。美国M. D. Anderson癌症中心一项包含了135例PTCL患者的回顾性研究表明,应用Hyper-CVAD、M-BA-COS、ASHOP和MINE等多种加强化疗方案的患者,其CR率及3年OS与应用CHOP方案者无显著差异(43% vs 49%)。2003年报道的GELA试验比较了ACVBP方案(环磷酰胺+多柔比星+长春地辛+博来霉素+泼尼松)与CHOP方案治疗PTCL的疗效,发现患者OS和EFS均有轻度改善,同时该研究显示在巩固治疗中加入硼替佐米并未带来长期优势。德国NHL工作组将300例PTCL患者随机分为4组,分别给予CHOP-14、CHOP-21、CHOEP-14和CHOEP-21方案治疗,结果显示,给予年龄大于60岁的老年患者缩短化疗间歇或增加依托泊苷,其OS和EFS均无显著改善,反而增加了化疗毒副反应;而在年轻患者中(尤其是ALK阳性的年轻ALCL患者),CHOPE方案能够提高其完全CR率及5年EFS,但药物毒性增加且3年OS并无显著提高。GOELAMS-LTP95 Ⅲ期随机临床试验将VIP方案(依托泊苷+异环磷酰胺+顺铂)与ABVD方案交替的治疗与CHOP21方案相比较,发现两者的2年EFS无显著性差异。此外,LNH 98T8试验也表明,在老年患者中,以铂类为主的方案不优于以蒽环类为主的方案。

ALCL在各类型的TCL中对化疗最为敏感。大部分ALCL患者采用以蒽环类药物为基础的化疗方案,ORR达75%以上,5年OS大于60%,总体疗效优于其他类型TCL患者。国际PTCL的研究分析了全球22个国家1000余例PTCL的治疗情况,发现ALK阳性ALCL患者疗效及预后高于ALK阴性患者,但同时他们也指出ALK阳性的ALCL患者之所以拥有更好的疗效很可能与这一人群的年龄因素有关。尽管目前ALK已经被认可作为一个评价预后的指标,但是有学者认为年龄因素起到了重

要作用,因为年轻患者中出现 ALK 阳性的频率更高,并且不易出现突变。

综上所述,目前对于 ALK 阳性的 ALCL 患者,CHOP21 或 CHOPE21 可以作为一线治疗方案;而对于其他病理类型的患者,包括 PTCL-NOS 及 ALK 阴性的 ALCL 患者,仍无标准一线治疗方案。

虽然 PTCL-NOS 通常采用包含蒽环类药物的化疗方案,能达到一定的缓解率,但少有患者能达到长期生存,疗效不及 DLBCL 患者。据报道,PTCL-NOS 使用 CHOP 为基础化疗的患者 1 年 OS 约 60%,2 年 OS 仅为 25%。而国际 TCL 工作组研究显示所有患者的 5 年 OS 为 32%,FFS 仅 20%,其中 80% 的患者接受了蒽环类药物为基础的化疗,其5 年 OS 及 FFS 分别为 36% 及 22%,并未体现出明显的生存优势。但该研究发现,对于 I 期的患者,放化疗联合治疗能够提高其 OS 及 FFS。目前认为以 CHOP 为基础的多药联合有一定疗效,但没有任何联合方案体现能明显改善预后,提高患者生存期。

局限/区域性的 I 期或 II 期的 NK/TCL,对放疗的反应较好,这也是唯一一种诱导化疗后联合放疗效果优于单纯化疗的淋巴瘤。对于局部鼻型 NK/TCL 患者,目前的治疗方案主要采用蒽环类为主的化疗联合受累野放疗,放疗剂量及照射野对于患者的 ORR 及 OS 起到重要作用,放疗剂量大于 50Gy 一定程度上能够提高其 ORR 和 OS。也有研究者对 I 期患者进行单纯放疗,其 PFS 和 OS 分别为 63%、78%,提示局部放疗可能达到与全身联合化疗相同的效果。而对局部鼻型 NK/TCL 患者接受 4 个疗程 CHOP 方案联合受累野放疗,其 CR 率仅为 58%,3 年 OS 为 59%,并且有 65% 的患者在治疗期间疾病进展。而目前有两项前瞻性同步放化疗研究显示,对于 I/II 期患者,50Gy 放疗联合 DeVIC 方案化疗(地塞米松+依托泊苷+卡铂+异环磷酰胺)以及 40Gy 放疗联合 VIPD 方案化疗(地塞米松+依托泊苷+顺铂+异环磷酰胺)均能取得较好的疗效,CR 率 77% ~ 80%,前者 5 年 OS 为 70%,后者 3 年 OS 为 86%。因此,对于初治的局部鼻型 NK/TCL 患者,尤其是 I 期患者的最佳治疗方案目前仍存在一定争议,CHOP 方案可能不是最优化的化疗方案。对于进展期以及难治/复发性 NK/TCL 患者,左旋门冬酰胺酶(L-asp)单药治疗被证明有效。对于早期的鼻部淋巴瘤,最强的化疗方案是 SMILE 方案(甲氨蝶呤、异环磷酰胺、左旋门冬酰胺酶、依托泊苷)。综合目前的各项研究数据,治疗进展期

以及难治/复发性 NK/TCL 应该采用以 L-asp 为基础并包含非多耐药性依赖药物的化疗方案。目前没有有效的证据显示同步的放化疗是必需的,因为序贯的化疗和放疗给出了可比较的结果。由于很难在化疗同时及时安排放疗,因此除了临床试验外,很少在临床中采取同步放化疗的治疗措施。此外,序贯的放化疗常常是指在疾病达到完全缓解或非常好的部分缓解后再给予放疗,从而使患者能更好的耐受。

也有研究者提出与连同鼻腔在内的(UAT)部位累及的 NK/TCL 相比,非上呼吸消化道累及的 non-UAT 类型的肿瘤生物学行为具有明显差别。韩国的一项报道显示非 UAT 的 NK/TCL 除了在性别构成和发病年龄方面与 UAT 类型相近以外,而在各个不良预后因素的发生率上均显著高于 UAT 类型,5 年生存率显著低于后者(22% vs.41%)。迄今为止,绝大部分临床研究均针对 UAT 的 NK/TCL,而 non-UAT 类型由于病期晚、侵袭性强、预后差,似乎今后更应该引起我们的关注。关于鼻外局限型 NK/TCL 的病例报道非常少见,目前的研究数据表明,非鼻部局限性淋巴瘤可能和鼻部淋巴瘤有不同的发生和进展过程。因此,任何阶段的非鼻部淋巴瘤都应该采用全身化疗,如果患者可耐受,应联用受累野的放疗。目前序贯化疗联合放疗是这部分患者的推荐方案,早期的鼻型 NK/TCL 并不首选 HSCT。国际外周 T 细胞及 NK/TCL 工作组的研究显示,鼻型 NK/TCL 患者的 5 年 OS 及 FFS (42%,29%)均远远高于鼻外 NK/TCL 患者(9%,6%),而侵袭性 NK 细胞淋巴瘤在三者中预后最差。对于 III/IV 期的鼻型、鼻外以及播散型患者,主要采取挽救性化疗,并推荐在达到缓解后行 HSCT。

多数 AITL 患者采用以蒽环类药物为基础的联合化疗方案,国际 TCL 工作组的分析表明,其 5 年 OS 与其他类型 PTCL 相似(32%)。目前没有证据显示有加强的化疗方案能够显著改善该类型患者预后。有相关报道免疫抑制剂如环孢素、甲氨蝶呤等能使部分患者达到缓解。还有病例报告显示,来那度胺单药治疗 1 例难治性 AITL 患者达到持续缓解(30 个月)。

(二)HSCT 在 PTCL 治疗中的地位

1. ASCT 目前的研究表明 CHOP 方案治疗 PTCL 疗效欠佳。新的治疗方案的采用包括吉西他滨为主的方案行一线治疗、联合靶向药物治疗等,可以提高一线方案的疗效。对于 PTCL-NOS、AILT 和 ALK 阴性 ALCL 亚型,若患者在 CR1 行移植,可

能提高其预后。一项前瞻性研究表明,PTCL患者接受4~6个周期CHOP方案,对获得CR或PR后行干细胞动员者予大剂量化疗联合ASCT(HDT-ASCT)。CHOP方案诱导化疗的总有效率为79%(其中CR 39%,PR 40%)。6例患者予动员方案后进展,最终55例(66%)行HDT-ASCT,其中22例(40%)复发。3年OS和PFS为48%和36%。HDT-ASCT组3年生存率为71%,与之相比,化疗组仅为11%。其他小样本前瞻性研究也获得相似的结果,3年OS为34%~39%。尽管仍缺乏随机证据,但前瞻性研究结果支持HDT-ASCT用于一线治疗PTCL。然而以上研究中25%~33%的患者由于化疗耐药而未行HDT-ASCT,因此更加有效的诱导方案仍是需要的。由于HDT-ASCT越来越多地被用于一线治疗,选择合适的移植患者是关键。既往研究表明,化疗耐药者不适合HDT-ASCT。但是否诱导治疗后获PR的患者均立即行ASCT仍不明确。多因素分析表明,移植时的疾病状态是预后指标,获CR和PR者3年的OS分别为72%和43%。因此,对于诱导治疗未获得CR者早期予以挽救治疗有可能使移植的疗效更好。即早期挽救方案应用于诱导化疗未达CR者,能提高移植的疗效,但对复发和难治性PTCL患者行ASCT无明显获益。目前的研究表明CHOP方案治疗PTCL疗效欠佳,对于PTCL-NOS、AILT和ALK阴性ALCL亚型,若患者在CR1行造血干细胞移植,可能改善其预后。一项前瞻性研究表明,PTCL患者接受4~6个周期CHOP方案,对获得CR或PR后予HDT-ASCT,结果显示:CHOP方案诱导化疗的总有效率为79%(其中CR 39%,PR 40%);6例患者予ASCT动员后出现疾病进展,最终55例(66%)行HDT-ASCT,其中22例(40%)复发;3年OS和PFS为48%和36%,其中HDT-ASCT组3年OS为71%,而化疗组仅为11%。其他小样本前瞻性研究也获得相似的结果,3年OS为34%~39%。尽管仍缺乏随机证据,但前瞻性研究结果支持HDT-ASCT用于一线治疗PTCL。然而以上研究中25%~33%的患者由于原发耐药未获得PR疗效而未行HDT-ASCT,因此更加有效的诱导方案仍是需要的。由于HDT-ASCT越来越多地被用于一线治疗,选择合适的移植患者是关键。既往研究表明,化疗耐药者不适合HDT-ASCT,对复发和难治性PTCL患者行ASCT无明显获益,但是否诱导治疗后获PR的患者均立即行ASCT仍不明确。多因素分析表明,移植时的疾病状态是预后指标,获CR和PR者3年的

OS分别为72%和43%。因此,对于诱导治疗未获得CR者早期予挽救治疗有可能使移植的疗效更好,即早期挽救方案应用于诱导化疗未达CR者,能提高移植的疗效。

ALK阳性ALCL好发于儿童和青少年,男性多于女性,有可能治愈,且预后较好。因此对于ALK阳性ALCL患者,CR1时并不推荐行ASCT,对复发患者则可推荐ASCT;对于ALK阴性ALCL患者,CR1后可选用ASCT。HDT-ASCT在ALCL中的地位仍需进一步考证。ASCT可作为对化疗敏感的PTCL复发患者的挽救治疗方案,但是否作为一线治疗方案仍有争议。

目前HSCT在治疗NK/TCL中的作用,因大多数研究纳入的病人数较少,且不同研究之间有不同的适应证、入选标准和移植流程,因此很难对实验结果进行阐述。对于早期的鼻部NK/TCL患者,联合放化疗相比ASCT依然有一定的疗效,移植是否可以用于该类患者的一线治疗尚有争论。移植前的疾病状态是重要的预后影响因素,在缓解期进行移植的效果明显优于对难治性患者的移植或在疾病未缓解期进行的移植。对于高危或进展期的淋巴瘤患者,在疾病达到缓解后,ASCT的效果是否优于新的化疗方案(如SMILE方案),尚未明确,需要进一步临床试验得到证实。

2. Allo-HSCT 结合目前我们可以获得的较有限的数据,进展期或复发的PTCL患者,在疾病达到缓解后,可以考虑作为临床试验给予Allo-HSCT。近年,随着骨髓库和脐血库的健全、扩大,非亲缘供者日渐增多,移植技术的改进以及新药的开发应用等,降低了TRM和GVHD的发生率,使Allo-HSCT在淋巴瘤治疗中的优势愈加明显。Allo-HSCT可延长PTCL患者无病生存期,一般鼓励年轻的复发患者,在找到HLA配型完全相同供者的情况下行Allo-HSCT,而对于预后不良类型PTCL,如系统性NK/TCL及γ/δTCL,若存在HLA相匹配供者,则患者应在CR1后行Allo-HSCT。一项回顾性研究分析了28位接受Allo-HSCT治疗的NK/TCL的患者,2年的OS和PFS率分别是40%和34%,其中14%的患者发生了3/4级急性GVHD。因此,Allo-HSCT可能成为年轻高危患者的一种治疗选择,但目前对这方面的研究多集中于回顾性研究,尚需进一步临床试验得以证实。

降低预处理强度的Allo-HSCT(RIC-Allo-HSCT)进一步扩大了Allo-HSCT在PTCL患者中的应用。RIC-Allo-HSCT可缩短移植后的骨髓抑制

期,降低粒细胞缺乏引起的感染;并更有利于发挥GVL效应,更有效地清除患者体内的微小残留病灶,有研究表明 RIC-Allo-HSCT 对 PTCL-NOS 患者有较高的治愈率。目前认为对化疗耐药的患者,不能从一线治疗及 ASCT 中获益的高危患者,IPI>1及 β_2 微球蛋白升高的患者应考虑接受 RIC-Allo-HSCT。

由于接受移植的 PTCL 患者存在明显的异质性,如病理类型、缓解状态和既往接受治疗手段等各不相同,Allo-HSCT 用于 PTCL 患者治疗仍存在诸多问题,如移植最佳时机和方案的选择;并发症的预防;如何最大限度发挥 GVL 效应而防止 GVHD;如何降低 TRM 等等,均是提高 Allo-HSCT 疗效亟待解决的问题。因此,尽管 Allo-HSCT 在理论和临床应用上均取得了较大的进步,越来越多的 PTCL 患者从中获益,但仍需大量的前瞻性临床研究以进一步明确 Allo-HSCT 在各 TCL 亚型中的应用。

（三）新药的应用

以上数据充分表明尚无对 PTCL 有明确良好疗效的治疗方案,迫切需要新药的研发和治疗方案的改进。包括化疗及靶向药物的联合应用（硼替佐米、苯达莫司汀、吉西他滨等）,治疗性单克隆抗体（阿仑单抗、扎木单抗、西力珠单抗等）,普拉曲沙,HDAC 等。最近,也有研究者致力于新药,如 romidepsin 和 pralatrexate 主要用于治疗复发/难治PTCL 患者,其他还有来那度胺,达沙替尼,极光激酶抑制剂 alisertib（aurora kinase inhibitor alisertib）等。

1. 单克隆抗体和免疫偶联物 除了化疗药物的联合,单克隆抗体的应用也为疾病的靶向治疗提供了新途径。阿仑单抗（alemtuzumab）是针对 CD52的人源化单克隆抗体,已经被 FDA 批准用于 CLL的治疗。有研究显示,42% 的 PTCL 患者表达CD52,因此目前在一些医学中心或临床试验中,阿仑单抗被单药应用于复发的 PTCL 患者或联合其他化疗方案应用于一线治疗。Enblad 等报道了 14 例经标准剂量阿仑单抗（3mg d1,10mg d3,之后 30mg每周 3 次,持续 12 周）单药治疗的复发 PTCL 患者,ORR 为 36%,CR 率 21%;但是,其中 5 例病人在治疗过程中死于血液学毒性反应和感染,导致这项研究在早期被中止。Kim 等人对 16 例难治/复发PTCL 患者给予标准剂量阿仑单抗联合 DHAP 方案挽救性治疗,ORR 达到 50%,有 4 例病人死于治疗相关事件。也有学者将阿仑单抗联合化疗药物用于一线,主要治疗未经过强预处理的 PTCL 患者,

CR 率 71%,中位持续有效时间 11 个月,但是治疗过程中出现严重感染的概率同样较高,使得研究中途叫停。考虑到标准剂量阿仑单抗的血液学毒性及感染的风险较高,Zinzani 等探索了减剂量阿仑单抗（3mg d1,10mg d3,之后 10mg 每周 3 次,持续 4周）单药对于疗效及副作用的影响,在 6 位 PTCL 患者中,ORR 为 50%,而在 4 位 CTCL 患者中,ORR 为75%,所有患者均未出现 3~4 级血液学毒性反应,仅有一位患者出现 CMV 感染。综上,阿仑单抗对于难治/复发 PTCL 患者能够取得一定疗效,但是在治疗过程中需要有效的支持治疗和手段,从而将药物副作用和治疗相关死亡率降到最低。

扎木单抗（zanolimumab）是针对 T 淋巴细胞上CD4 受体的完全人源化单克隆抗体。在一项Ⅱ期多中心临床试验中,21 位难治/复发 PTCL 患者接受了扎木单抗治疗（980mg,每周 1 次）,药物剂量参考了相关的针对 CTCL 的研究中得出的最佳剂量。结果显示,总有效率为 24%,包括 2 例 CR,3 例 PR,其中 1 例获得了长期疗效（CR 维持超过 252 天）。患者对于扎木单抗的耐受性良好,其不良反应主要为注射相关疼痛。有学者认为对该单抗的下一步研究应注重于低剂量时的疗效。

西力珠单抗（siplizumab）是抗 CD2 单克隆抗体。在多数 TCL 和白血病患者中,CD2 分子在活化的 T 细胞及 NK 细胞表面高表达。在一项包含 29位 T 细胞增殖性疾病患者的Ⅰ期临床试验中,2 例LGL 白血病患者获得 CR,3 例 ATL 患者及 1 例CTCL 患者获得 PR,而在随后的剂量递增的研究中,又有 1 例 LGL 患者获得 PR,1 例 PTCL 患者获得 CR。尽管初期试验疗效显著,但目前有一种假说认为,大量清除 T 细胞而保留 B 细胞可能增加患者发生 EB 病毒相关 LPD 的风险。

此外,尚有其他一些单克隆抗体如 MDX-N60、SGN-35、SGN-30 等 CD30 单克隆抗体、CCR4 单抗KW-0761、抗 VEGF 单抗贝伐单抗、抗 CD25 单抗LMB-2 等等。

2. HDAC HDAC 主要对转录后产物修饰调控。romidepin（FK228 或缩酚酸肽）是 FDA 第一个批准的用于 PTCL 及皮肤 TCL 的 HDAC 类药物。Piekarz 等报道,romidepin 用于治疗 PTCL 患者（14mg/m^2,d1,d8,d15,每 28d 为一周期）,ORR为 38%,CR 率 18%,中位持续有效时间 8.9 个月(2~74 个月)。疗效可见于各个亚型中患者。另有一项针对难治/复发 PTCL 的临床试验,包含了130 例患者,ORR 为 25%,CR 率为 15%,中位持

续有效时间17个月,并且在19例达到CR的患者中,有17例在达到中位随访时间(13.4个月)前疾病没有进展。

3. 叶酸拮抗剂 普拉曲沙(pralatrexate)是一个被FDA批准的用于PTCL的叶酸拮抗剂,其单药对复发/难治的TCL有一定疗效。这种新型的抗叶酸药物主要通过减少叶酸载体更有效地发挥作用。PROPEL的多中心临床Ⅱ期试验给予111位难治/复发PTCL患者普拉曲沙治疗(30mg/m², 每周1次,持续6~7周),ORR为29%,CR率11%,中位持续有效时间10个月。多数患者对于该药物耐受性良好,主要不良反应为1~3级黏膜炎。正是基于该项研究成果,FDA于2009年批准了该药物的上市。目前,有关该药物的耐受剂量的研究正在更深入地展开中。

4. 蛋白酶体抑制剂 硼替佐米(bortezomib)是26S蛋白酶体抑制剂,主要通过干扰NF-κB通路,阻断细胞周期从而引起细胞凋亡。Zinzani等报道,在一项Ⅱ期临床试验中,15位复发/难治的PTCL(n=2)或CTCL(n=13)患者接受bortezomib治疗后(1.3mg/m² d1,d4,d8,d11 每21d为一周期),ORR为67%,其中2人达到CR,6人达到PR,中位持续有效时间为9.5月(7~14个月),其中两位PTCL患者均达到CR。而Lee等的一项Ⅰ期临床试验表明,标准CHOP方案联合bortezomib治疗进展期、侵袭性TCL或NK/TCL,CR率为62%,而OS和PFS的比较和研究仍在进行中。也有学者将bortezomib与一些CHOP样的加强化疗方案联用,如ACVBP方案,GELA曾做过相关研究,在57位患者中,46位患者完成诱导治疗,28位患者完成巩固治疗,CR率为45%,与ACVBP方案单用效果相似。近来还有报道认为,有证据显示bortezomib与普拉曲沙有协同作用,可以联用治疗TCL。

5. 核苷类似物 嘌呤核苷类似物是一组能够有效对抗TCL的细胞毒性药物,这些药物主要通过抑制DNA合成、修复诱导细胞的凋亡,包括吉西他滨、克拉屈滨、氟达拉滨、喷司他丁等。目前这些药物已被应用于治疗T细胞肿瘤的研究中。

吉西他滨是天然脱氧嘧啶核苷酸的类似物,通过抑制核苷酸还原酶阻碍肿瘤细胞生长并诱导其凋亡。有研究显示对于复发的PTCL患者使用吉西他滨单药3~6疗程,患者总反应率为55%,治疗有效时间自15个月至60个月不等,近30%的患者获得CR。吉西他滨与其他化疗药物联合时同样取得良好的疗效。一项Ⅱ期临床试验显示,对于初治

PTCL患者,标准CHOP方案联合吉西他滨(600mg/m²)及依托泊苷治疗6个疗程后,其ORR为77%,中位EFS 215天。吉西他滨与其他新药如bortezomib、HDACi等联用的研究目前尚在进行中。喷司他丁单药作用于复发TCL患者,总体有效率达54.8%,中位持续缓解期较短,仅4.3个月;但也有研究显示中位持续缓解可大于5年。氟达拉滨和克拉屈滨单药用于难治性TCL患者,ORR分别达到39%,21%。中性粒细胞减少和CD4+T细胞的抑制是该类药的主要毒性。

6. 免疫抑制剂和免疫调节剂 环孢霉素是一种免疫抑制剂,可抑制活化T细胞转录复合体核因子,有研究报道其用于治疗12例AITL患者,8例患者对治疗有反应。其他免疫调节剂包括沙利度胺、来那度胺等亦被用于PTCL的治疗。来那度胺是沙利度胺的衍生物,对许多淋巴系统的肿瘤有免疫调节功能。体内实验说明来那度胺有直接抗肿瘤效应,抑制血管生成并增加肿瘤组织中NK细胞的数量。一项临床Ⅱ期实验对复发难治的PTCL患者使用该药,总体有效率为30%。对来那度胺作用于PTCL的具体分子机制的探索也是未来研究方向之一。

7. 信号通路抑制剂 地尼白介素(denileukin diftitox)是一类含有IL-2结合域的重组蛋白,主要作用于表达IL-2受体(如CD25)的细胞,通过细胞毒作用对肿瘤细胞进行杀伤。aplidin/plitidepsin主要来源于海洋中有被膜的aplidium albicans,通过激活NK细胞、阻滞肿瘤细胞周期中G1/G2期细胞分化、抑制VEGF的功能等途径参与免疫调节,并通过Rac1-JNK信号通路的激活引起凋亡蛋白酶的活化诱导肿瘤细胞凋亡。

总之,PTCL最佳治疗方案目前尚未确定,一些新药在PTCL治疗中有一定疗效,新药与常规治疗联用是目前研究的热点,并提倡个体化治疗,鼓励患者进入临床试验。

四、准确评估PTCL患者预后,寻找合适的评估体系是核心

PTCL患者临床表现多样化,侵袭性强,其疗效和预后较B细胞淋巴瘤差。国际TCL工作组研究指出仅有10%的PTCL-NOS患者的FFS及OS能达到10~15年。近年,免疫组化、细胞遗传学和分子生物学的应用一定程度上提高了该病诊断水平,并有助于疾病分型和预后评估,但疗效改善不明显。因此对TCL分子机制的进一步研究及准确分型,精

确预后评估显得尤为重要。

IPI 评分是目前恶性 TCL 的最常用评分指标，IPI 评分高的患者预后差。IPI 评分 0~1 的 PTCL-NOS 及 AITL 患者 5 年 OS 分别为 56% 和 50%，IPI 评分 4~5 的 PTCL-NOS 及 AITL 患者 5 年 OS 分别为 11% 和 25%。IPI 评分也是 ALK 阳性患者的可靠预后评价指标。IPI 评分 0~1 的 ALCL-ALK+ 和 ALK-患者 5 年 OS 分别为 90% 和 74%，但 IPI 评分 4~5 的上述患者 5 年 OS 仅为 33% 和 13%。但这一评分系统并不适用于 ATLL、肠道相关及 HSTL 及鼻型的 NK/TCL。

2004 年，Gallamini 提出了 PTCL-NOS 预后指数（PIT）评分系统（表 8-3-1），评估指标包括年龄、乳酸脱氢酶、体能状态及骨髓浸润。PIT 可以将 PTCL-NOS 患者按更精确的预后评价进行分组，优于 IPI 评分。通过 PIT 评分发现，0 分为低危，5 年 OS 和 10 年 OS 分别为 62.3% 和 54.9%；1 分为中低危，5 年 OS 和 10 年 OS 分别为 52.9% 和 38.8%；2 分为中高危，5 年 OS 和 10 年 OS 分别为 32.9% 和 18%；3~4 分为高危，5 年 OS 和 10 年 OS 分别为 18.3% 和 12.6%。为进一步完善 PTCL-NOS 的预后，2006 年，Went 引入 ki-67 替代骨髓侵犯，建立了修正的 PIT（mPIT）评分系统（表 8-3-2）。利用此评分系统，93 例 PTCL-NOS 中有 59 例处于低危组，约占 63%，中位存活 37 个月（1~135 个月），23 例病人为中危组，约占 25%，中位存活时间为 23 个月（1~138 个月），高危组 11 例，约占 12%，中位存活 6 个月（2~11 个月）。

表 8-3-1 T 细胞淋巴瘤预后指数（prognostic index for T-cell lymphoma，PIT）

指标	0 分	1 分
年龄	≤60 岁	>60 岁
行为状态	0 或 1	2,3,4
LDH	正常	高于正常
骨髓侵犯	无	有

注：该评分系统提出时主要用于 PTCL-NOS，每一预后不良因素计数为 1 分：0 分为低危，1 分为中低危，2 分为中高危，3~4 分为高危。

表 8-3-2 修正的 PIT（mPIT）

指标	0 分	1 分
年龄	≤60 岁	>60 岁
行为状态	0 或 1	2,3,4
LDH	正常	高于正常
Ki-67	<80%	≥80%

最近，国际 PTCL 临床和病理审查计划（the International PTCL Clinical and Pathology Review Project）建立了 IPTCLP 评分系统（表 8-3-3）。2011 年，Weisenburger 指出 IPI 评分在预测 PTCL-NOS 的 OS 中仍具有重要意义，且优于 PIT 评分系统。而 Gutierrez-Garcia 等对上述四种评分系统进行比较，IPI、PIT、IPTCLP 可较好预测疾病的完全缓解以 IPI 系统为甚，而 IPTCLP 评分系统在预测 OS 方面较其他评分系统更有意义。此外，目前针对 TCL 的预后评分系统还包括 Phillips 提出的针对 ATLL 的评分系统、韩国预后指数（Korean Prognostic Index，KPI）、Suzuki 等提出的针对 NK/TCL 的评分系统等。

表 8-3-3 国际 PTCL 项目（International Peripheral T-cell Lymphoma Project，IPTCLP）

指标	0 分	1 分
年龄	≤60 岁	>60 岁
行为状态	0 或 1	2,3,4
血小板计数	≥150×10E9	<150×10E9

注：每一预后不良因素计数为 1 分：0 分为低危，1 分为中低危，2 分为中高危，3 分为高危。

而对于不同类型的 PTCL，不同预后指标对预后的评估具有不同的意义。由于 PTCL-NOS 异质性强，基于上述临床指标建立的预后评分系统仍不能精确的判断预后，因此，基于分子生物学的预后指标目前正在研究中（表 8-3-4）。P53 及 bcl-2、bcl-x 过表达与预后不良有关；TET2（Ten-Eleven Translocation 2）突变与疾病高分期、血小板减少、高 IPI 评分以及更短的 PFS 相关。最近研究发现，nm23-H1 阳性的 PTCL-NOS 其 OS 时间短，nm23-H1 是 PTCL-NOS 独立的预后因素。CXCR3 的预后意义目前尚不明确，但发现 CXCR3 阳性的患者多见 CCR4 阴性，在 PTCL-NOS 和 ALK-1 阳性的 ALCL 的表达与预后不良相关。Rudiger 等研究认为，PTCL（除外 AITL）肿瘤组织中存在 >70% 的转化原始细胞，ki-67 阳性率 >25%，有 CD56、CD30 表达，EB 病毒感染，>10% CD8+ T 细胞均为危险预后因素。

疾病的免疫状态同样影响预后，最近研究发现，T 细胞转录因子 FoxP1 在 PTCL-NOS 中是独立于 IPI 的预后因子，表达 FoxP1 预后较好。Dupuis 等指出，PTCL-NOS 患者 EBV 相关的小 RNAs（EBER）阳性预后不良，而 EBV 感染在亚洲病人中较常见。T 辅助细胞表型影响预后，CD4+/CD8- 预后较好；反之，预后差。Kitagawa 等报道 30 例 WHO 诊断 PTCL-U 的患者接受 CHOP 或者 THP-COP 治疗,治疗前高血清可溶性 IL-2 受体（sIL-2R）水平（≥2000U/ml）CR 率更低,5 年生存率也更低（15.1% vs.100%）,认为 sIL-2R 是 PTCL-U 的独立预后因素,高 sIL-2R 与不良预后有关。

表 8-3-4　生物学因子在 PTCL 预后中的作用

因素	预后危险度
P53	中/高危
Ki-67	中/高危
BCL-2,*BCL-X*	中/高危
CD26	中/高危
EBV	中/高危
MDR	中/高危
CCND2	中/高危
CCR4	中/高危
NF-κB	低危
CCR3	低危
CXCR3	不确定
PRDM1	中/高危
ALK-1	低危
TCR BF1	低危
TCR-γ1	中/高危

对 ALCL,IPI 评分仍然是比较好的预后评判工具。通过该评分,0~1 分的低危 ALK 阳性及阴性 ALCL 的 5 年 OS 分别达到 90% 和 74%,而 4~5 分的高危患者 5 年 OS 分别为 33% 和 13%。另外,认为疾病表现为 IV 期及存在贫血也是 ALK 阳性 ALCL 的不良预后因素。在分子学方面,survivin 过表达与 ALCL 不良预后有关;TP63 重排可以作为 ALK 阴性 ALCL 及原发皮肤型 ALCL 预后较差的高危因素;CXCR3 +/CCR4 - 是 ALK 阴性 ALCL 重要的不良预后因素。最近研究发现,ALK 阳性 ALCL 虽高表达 miR-17~92 簇,但敲除 miR-17~92 簇并不影响细胞存活及增殖,其对患者生存预后的影响尚需进一步研究。此外出现较多小变异细胞,表达细胞毒性因子常也是预后较差的标志。

AITL 约占 NHL 的 2%,其 7 年 OS 约 30%。意大利的一项回顾性研究发现,男性、纵隔淋巴结肿大、贫血是 AITL 的不良预后因素,而 IPI 及 PIT 评分对该类疾病的预后分层意义有限。日本的一项多中心回顾性研究发现年龄大于 60 岁、WBC 及 IgA 升高、贫血、血小板减少及大于一处的结外受累是与 OS 相关的重要预后分子;而 IgA 升高、贫血及纵隔淋巴结病是 PFS 相关的重要预后因子。疾病

的免疫微环境同样影响患者预后,研究发现,AITL 组织中 CD68+ 细胞的数量与 OS 无相关性,而 CD163+ 细胞的数量在一定程度上与 OS 相关,提示巨噬细胞向 M₂ 型转化与预后差相关,M₂ 型巨噬细胞表达的比例可能是 AITL 的一个有效的预后标志。

ATLL 异质性较大,Suzumiya 等研究发现 IPI 评分仅适用于淋巴瘤型 ATLL,Beltran 等进一步证实该结果并认为 PIT 评分可作为侵袭性 ATLL 预后指标,而 Phillips 研究则发现,IPI 和 PIT 评分并不能很好的区分 ATLL 的预后分组。因此,Phillips 等依据诊断时的行为状态、疾病分期、年龄和血钙水平提出新的评分系统,将 ATLL 分为低、中、高危三组。日本一项研究通过对 854 例成人 T 细胞白血病/淋巴瘤的多变量分析发现患者 PS、血清 LDH、年龄、病变部位数及血清钙水平可以作为预后评估的相关因素。另外血小板减少、嗜酸性红细胞增多、骨髓浸润、低白蛋白水平及存在 B 症状、高 β2-MG、高血清 IL-5 水平、CCR4 表达、肺耐药相关蛋白（lung resistance-related protein,LRRP）表达、*p53* 突变、*p16* 缺失也与预后不良相关。

结外 NK/TCL 的预后非常差,非鼻型较鼻型更具侵袭性。不良的 IPI 评分、疾病 III-IV 期、高的 EBV-DNA 水平、原位杂交骨髓内检测到 EBV 是鼻型 NK/TCL 的不良预后因素。我国中山大学的研究显示,绝对淋巴细胞计数减少、B 症状、疾病 III-IV 期可以作为独立预测鼻型 NK/TCL 患者 OS 和 PFS 的指标。分子学方面的研究则发现,EBV 编码的潜在膜蛋白 1（LMP1）能够抑制 miR-15a 的表达,上调 MYB 及 cyclin D1 导致细胞增殖,低表达 miR-15a 与结外 NK/TCL-鼻型患者不良预后有关。miR-146a 能够通过 TRAF6 下调 NF-κB 活性,发挥抑制肿瘤的作用,因此,认为低表达 miR-146a 及 miR155 与结外 NK/TCL 的不良预后有关。

不可否认,关于 TCL 我们仍然有太多未知的因素,这极大地阻碍了疾病诊断与治疗的进展。但随着遗传学和分子生物学新技术的开展,基于基因和蛋白组学的分型将有助于发现疾病的异质性,通过危险因素更好地对疾病进行分层,建立基于患者特异性的个体化治疗策略。例如 DNA 微阵列技术不仅可以区别不同预后的疾病亚型,而且可根据疾病亚型指导个体化治疗。抗体特异性靶向治疗为减少非特异细胞毒性,提高化学免疫疗效,提供了治疗的靶点。更多的基因、蛋白或分子靶向药物也正不断问世,新药的使用、化学治疗与物理疗法的联

合有着广阔的应用前景。未来的主要研究方向应着重于药物的联合及治疗方案的优化，识别最可能受益的患者、监测疾病状态和治疗反应、减少和预防疾病复发，整体提高淋巴瘤治愈率。

综上，目前对 TCL 的分子发病机制的研究正在进行中，新的预后因素也在不断被发现，以病理学为基础，根据不同类型不同疾病特征的淋巴瘤制定合理的治疗方案，具有重要意义。而随着研究的深入和技术领域的拓宽，相信 PTCL 背后鲜为人知的遗传学和分子学致病因素将被逐渐揭开，将为其诊疗提供新的思路。

（浙江大学医学院附属第一医院　蔡真）

参 考 文 献

1. Anamarija M. Perry, Teresa M. Cardesa-Salzmann, Paul N. Meyer, et al. A new biologic prognostic model based on immunohistochemistry predicts survival in patients with diffuse large B-cell lymphoma. Blood, 2012, 120: 2290-2296.

2. Coiffier B, Thieblemont C, Van Den Neste E, et al. Long-term outcome of patients in the LNH-98.5 trial, the first randomized study comparing rituximab-CHOP to standard CHOP chemotherapy in DLBCL patients: a study by the Groupe d'Etudes des Lymphomes de l'Adulte. Blood, 2010, 116: 2040-2045.

3. Elaine SJaffe, Alina Nicolae, Stefania Pittaluga. Peripheral T-cell and NK-cell lymphomas in the WHO classification: pearls and pitfalls. Modern Pathology, 2013, 26: S71-S87.

4. Eric Tse, Yok-Lam Kwong. How I treat NK/T-cell lymphomas. Blood, 2013, 121: 4997-5005.

5. Foss FM, Zinzani PL, Vose JM, et al. Peripheral T-cell lymphoma. Blood, 2011 117: 6756-6767.

6. Hernandez-Ilizaliturri FJ, Deeb G, Zinzani PL, et al. Higher response to lenalidomide in relapsed/refractory diffuse large B-cell lymphoma in nongerminal center B-cell-like than in germinal center B-cell-like phenotype. Cancer, 2011, 117: 5058-5066.

7. Khan N, Cheson BD. PTCL Therapies: A Review of Treatment and Outline of Novel Therapies. Am J Ther, 2013, Mar 22.

8. Kieron Dunleavy, Stefania Pittaluga, Lauren S. Maeda, et al. Dose-Adjusted EPOCH-Rituximab Therapy in Primary Mediastinal B-Cell Lymphoma. N Engl J Med, 2013, 368, 1408-1416.

9. Nasir Bakshi, Irfan Maghfoor. The Current Lymphoma Classification: New Concepts and Practical Applications—Triumphs and Woes. Ann Saudi Med, 2012, May-June: 296-305

10. Park SI, Richards KL. Antibody-Based Immunotherapeutic Agents for Treatment of Non-Hodgkin Lymphoma. Lab Medicine, 2013, 44: 108-113.

11. Reagan JL, Fast LD, Safran H, et al. Cellular immunotherapy for refractory hematological malignancies. Journal of translational medicine, 2013, 11: 150-160.

12. Rodriguez MA. Non-Hodgkin Aggressive B-Cell Lymphoma. 60 Years of Survival Outcomes at The University of Texas MD Anderson Cancer Center. Springer, 2013, 251-262.

13. RyanD. Morin, KarenMungall, Erin Pleasance. et al. Mutational and structural analysis of diffuse large B-cell lymphoma using whole-genome sequencing. Blood, 2013, 122: 1256-1265.

14. Vose J, Armitage J, Weisenburger D, et al. International peripheral T-cell and natural killer/T-cell lymphoma study: pathology findings and clinical outcomes. J Clin Oncol, 2008, 26: 4124-4130.

15. Xie W, Hu K, Xu F, et al. Clinical analysis and prognostic significance of lymphoma-associated hemophagocytosis in peripheral T cell lymphoma. Ann Hematol, 2013, 92: 481-486.

第九章　出血性疾病

第一节　原发免疫性血小板减少症诊治要点与盲点

原发免疫性血小板减少症(primary immune thrombocytopenia,ITP),既往称特发性血小板减少性紫癜(idiopathic thrombocytopenic purpura,ITP),是一种获得性自身免疫性疾病,约占出血性疾病总数的30%,确切病因尚不清楚。欧美国家年发病率为5～10/10万人口,任何年龄阶段均可发病,儿童和成人各半,男女各半,仅在育龄期女性略多于男性。ITP的发病率随年龄的增加而增加,60岁以上人群的发病率为60岁以下人群的2倍。我国尚无ITP发病的流行病学资料。临床表现以皮肤黏膜出血为主,严重者可有内脏出血,甚至颅内出血,出血风险随年龄而增加。部分患者仅有血小板减少,没有出血症状。乏力和血栓是ITP患者易被忽视的常见表现。近年来ITP的基础及临床研究进展颇多,主要集中在ITP的发病机制及治疗等方面。在ITP发病机制方面除免疫机制介导的血小板破坏过多外,提出了巨核细胞血小板生成障碍即血小板生成不足是ITP发病的重要机制之一;为促血小板生成药物的应用,奠定了理论和实验基础。既往ITP的治疗多为经验性治疗,缺乏循证医学的证据;近年多项多中心双盲随机临床试验的开展,改变了ITP的治疗缺乏循证医学数据的局面,更新了ITP治疗的策略。ITP国际工作组及美国血液学会先后更新了ITP的诊治指南,国内中华医学会血液学分会血栓与止血学组于2009年召集的"ITP诊断治疗专家共识会",就成人ITP的诊断与治疗达成共识,并于2011年及2012年进一步修订了该共识,规范了国内ITP的命名、诊断、治疗及疗效评价。

一、ITP疾病名称的演变及意义

原发免疫性血小板减少症(primary immune thrombocytopenia,ITP),既往亦称特发性血小板减少性紫癜(idiopathic thrombocytopenic purpura,ITP),自身免疫性血小板减少性紫癜(autoimmune thrombocytopenic purpura,AITP)等;由于ITP的命名、诊断标准、疗效评价等方面存在差异,不利于临床试验结果的比较以及临床治疗经验的交流,尽管欧美等国先后提出了不同版本的诊治指南,但调查显示这些指南没能得到很好的遵守。2007年由来自意大利、美国、法国、英国、加拿大、澳大利亚、西班牙、奥地利和瑞士的20位知名专家组成ITP国际工作组,该工作组就规范ITP的命名、定义和疗效评价等问题达成共识,并发表工作报告。

1. ITP的命名　由于部分ITP患者仅有血小板减少没有出血的临床表现,故将原来病名中的"purpura(紫癜)"去掉,旨在说明本病患者不一定有出血的临床表现;同时为了强调本病由免疫因素介导,将过去的所谓"特发性"改为"免疫性",所以将本病更名为immune thrombocytopenia(免疫性血小板减少症),"ITP"的缩写仍然保留。同时按病因将ITP分为原发性ITP和继发性ITP。原发性ITP,即特发性血小板减少性紫癜,是一种自身免疫性疾病,患者出现单纯性血小板减少,没有继发血小板减少的病因,所以原发性ITP的诊断仍然是一种排除性诊断。继发性ITP是指除了原发性ITP以外的所有形式的免疫介导的血小板减少症。在诊断继发性ITP时,应在括号内说明原因,比如:继发性ITP(药物诱导)、继发性ITP(狼疮相关)、继发性ITP(HIV相关)。国内"成人原发免疫性血小板减少症诊治的中国专家共识(第一版)",正式将本病更名为"原发免疫性血小板减少症"。

2. 血小板减少的标准　过去欧美文献一般将血小板减少定义为低于正常值,由于欧美血小板正常值的标准为$(150～450)\times10^9/L$,即低于$150\times10^9/L$,视为血小板减少。但研究发现血小板介于$(100～150)\times10^9/L$的无其他疾病的患者在10年内发生更严重的血小板减少(持续小于$100\times10^9/L$)概率很低,而非西方人群中健康人的血小板常介于$(100～150)\times10^9/L$之间;所以ITP工作组将血小板减少的阈值标准定为血小板小于$100\times10^9/L$,不再以各国的正常值范围为界限。该标准正好与国内诊断血小板减少的标准一致。

3. ITP 的分型与分期　过去按 ITP 的病程将 ITP 分为急性 ITP 和慢性 ITP，慢性 ITP 是指病程超过 6 个月仍未恢复的 ITP 患者。由于研究发现 ITP 患者尤其是儿童 ITP 患者在血小板减少持续 1 年后仍然有相当一部分能够自发缓解，因此将慢性 ITP 的病程从过去的 6 个月延长至 12 个月。取消了过去分期中的"急性 ITP"，而代之以"新诊断的 ITP（确诊后 3 月以内的 ITP 患者）"和"持续性 ITP（确诊后 3～12 个月血小板持续减少的 ITP 患者）"。明确定义了难治性 ITP 的诊断标准：指同时满足以下所有三个条件的患者：①脾切除后无效或者复发；②仍需治疗以降低出血的危险；③除外了其他引起血小板减少症的原因，确诊为原发性 ITP。国内外诊断标准的统一，使得不同文献之间具有可比性，更有利于临床试验结果的比较以及临床治疗经验的交流，为 ITP 诊治的国际交流提供了统一的平台。

二、ITP 是血小板破坏过多和血小板生成不足双重打击下的自身免疫性出血性疾病

经典的 ITP 发病机制认为 ITP 患者的血小板减少主要由于患者体内产生血小板自身抗体，自身抗体致敏的血小板被单核巨噬细胞系统过度破坏，即自身抗体介导的血小板破坏。现代的研究发现，除了自身抗体介导的血小板过度破坏外，ITP 患者细胞毒 T 细胞可直接溶解血小板。最新研究发现，血小板糖蛋白 Ib（GP Ib）特异性自身抗体可介导血小板内溶酶体释放神经氨酸酶，使 GP Ib 脱糖，脱糖后的血小板被肝内枯否细胞吞噬，这一新的发现，具有潜在的治疗价值。另外，研究发现介导血小板破坏的自身抗体或者细胞毒 T 细胞，同时可损伤巨核细胞或抑制巨核细胞释放血小板，导致 ITP 患者血小板生成不足。所以，目前认为 ITP 是血小板破坏过多和血小板生成不足双重打击下的自身免疫性出血性疾病。

（一）血小板破坏过多

Werlhof 于 1735 年描述了首例成人 ITP 患者，该患者为青年女性突然出现自发性出血点、瘀斑及黏膜出血，后自发缓解，Werlhof 称之为 morbus maculosus hemorrhagicus；但是直到 20 世纪 50 年代，ITP 的免疫机制才逐渐为人们所认识。1951 年 Harrington 发现，把 ITP 患者的血浆输注自己体内后，出现了一过性血小板减少；进一步研究发现健康志愿者在接受 ITP 患者的血浆输注后也会出现一过性血小板减少，证明了在 ITP 患者血浆中存在着一种可致血小板减少的血浆因子，Shulman 等进一步研究发现 ITP 患者血浆中的活性物质为免疫球蛋白，随后确定为血小板自身抗体，建立了 ITP 的体液免疫发病机制。即由于患者体内产生血小板自身抗体，自身抗体与血小板结合，然后被单核巨噬细胞系统过度破坏，出现血小板减少。ITP 患者血小板自身抗体针对的靶抗原主要位于 GP IIb/IIIa 和 GP Ib/IX。此外还有 GP Ia/IIa，较少见的还有 GPIV、GPV 及 GMP-140、膜骨架蛋白等。大量研究显示，约 75% 的血小板抗原都位于血小板膜 GP IIb/IIIa 或 GP Ib/IX 复合体上。侯明等通过血小板抗体 IgG-F（ab'）2 片段封闭试验发现在大多数慢性 ITP 患者，其 GP IIb/IIIa 上的自身抗原表位呈现高度的一致性，即 ITP 患者的抗 GP IIb/IIIa 抗体在轻链表型上呈克隆限制性。通过噬菌体抗体库技术发现，尽管 ITP 患者的 GP 特异性抗原具有显著多样性，但与血小板反应的抗原结合片段（Fabs）几乎只与单一的重链可变区基因（VH3-30）重排有关，自身抗原通过诱导亲和力选择和体细胞突变激活有限数目的 B 细胞克隆增殖，即产生自身抗体的 B 细胞是单克隆或寡克隆性的。

除体液免疫机制外，在 ITP 的发病中，细胞免疫起了非常重要的作用。ITP 患者血小板自身抗体的产生需要 T 淋巴细胞及其分泌的细胞因子的作用。在 ITP 患者体内检测到针对 GP IIb/IIIa 的自身反应性 T 细胞，自身反应性 T 细胞存在明显的（寡）克隆性，识别 GP IIb/IIIa 上局限的区域。针对 GP IIb/IIIa 的自身反应性 T 细胞在接触血小板 GP IIb/IIIa 后活化，分泌细胞因子，诱导 B 细胞分泌血小板自身抗体。T 细胞与 B 细胞之间的相互作用被 CD40、CD154 等共刺激因子加强，产生持续的免疫反应。另外活动期 ITP 患者，活化的 T 淋巴细胞对凋亡的抵抗，可能导致自身反应性 T 淋巴细胞通过 AICD 途径的清除减少，从而产生持续的免疫反应。

另外，研究发现细胞毒 T 细胞（CTL）可直接溶解血小板，在 ITP 发病中起一定作用。CTL 是一类 CD8+、MHC I 类分子限制性，具有杀伤功能的 T 细胞。2003 年瑞典学者 Olsson 等将 ITP 患者及正常人的 CTL 与自身血小板共同孵育 4 小时后，ITP 患者组血小板的破坏率明显高于正常对照组。进一步利用基因芯片技术检测了部分基因的表达，结果发现 ITP 患者的 Apo-1/Fas、granzyme A 和 perforin 等参与细胞毒作用的基因表达明显升高，首次提出

T 细胞介导的细胞毒可能在 ITP 的发病中起重要作用，随后 Olsson 等应用同位素释放法发现 8 例活动期 ITP 患者中有 6 例可见 CTL 对自身血小板的杀伤。Zhang 等的研究发现 ITP 患者的自身血小板与 CTL 孵育后，其血小板凋亡明显增多，提示 CTL 介导的针对血小板的细胞毒作用可能是 ITP 患者血小板破坏的原因之一，进一步研究证明 FasL、TNFα 与相应受体结合所介导的凋亡途径是 CTL 发挥其细胞毒作用的机制之一，另外穿孔素和颗粒酶 B 途径参与了 CTL 对血小板的细胞毒作用。虽然已证实 CD8+细胞毒 T 细胞可直接溶解血小板，但相对于机体的血小板的数量，CD8+细胞毒 T 细胞的数量非常少，其在 ITP 患者发病中的意义有待进一步研究。

血小板自身抗体以及自身反应性 CTL 的产生是由于患者对自身抗原的免疫失耐受。正常人外周血中也可检测到针对 GPⅡb/Ⅲa 的自身反应性 T 细胞，但免疫耐受机制可抑制这些自身反应性 T 细胞的活化。调节性 T 细胞（Treg）是一种 CD4+CD25+具有免疫抑制功能的 T 细胞亚群，该类细胞能抑制自身反应性 T、B 细胞的活化和增殖以及自身抗体的产生。ITP 患者 CD4+CD25+ Treg 细胞在淋巴细胞中的比例明显低于正常对照组，CD4+CD25+T 细胞在培养 24h 和 48h 后分泌 IL-10 水平及表达 FOXP3 水平均明显低于正常对照组。由于 ITP 外周血 Treg 所占比例明显减少，功能减弱，抑制性细胞因子分泌减少，减弱了其抑制 Th 细胞功能的作用，使 Th1/Th2 平衡向 Th1 偏移。可能是导致 ITP 发病的根本原因。

（二）血小板生成不足

血小板是由成熟巨核细胞生成的，经典的 ITP 发病机制认为，由于免疫介导的血小板破坏增加（主要在脾脏破坏），血小板寿命缩短，导致外周血血小板计数明显减少；此时患者血小板生成代偿性增加，表现为骨髓巨核细胞数明显升高，血小板更新增加。然而，核素标记的血小板动力学实验表明大部分 ITP 患者血小板生成正常或减低。对 ITP 患者骨髓形态学的研究发现，部分患者骨髓巨核细胞计数并不增多，而是正常或减少；并且巨核细胞数目的增多并不总意味着血小板生成的增多。早在 1915 年 Frank 等就报道了 ITP 患者巨核细胞的形态异常，如胞质空泡增多、颗粒减少、细胞膜光滑等。Houwerzijl 等观察到 ITP 患者巨核细胞超微结构存在凋亡和副凋亡（para-apoptosis）现象，表现为线粒体和内质网肿胀形成的胞质内空泡增多、质膜变厚、核内染色质浓缩。大多数巨核细胞被中性粒细胞和巨噬细胞包围，有的正在被吞噬；经泼尼松和免疫球蛋白治疗，上述患者所表现的凋亡现象消失。应用 ITP 患者血浆孵育正常分化的 CD34+细胞可模拟出巨核细胞形态学凋亡。这些患者骨髓病理免疫组化显示 caspase-3 阳性，而正常为阴性。因此，ITP 患者体内自身抗体和巨核细胞结合有可能影响巨核细胞的成熟和血小板的释放并在触发 ITP 患者体内巨核细胞程序性死亡的级联反应中起重要作用。

McMillan 等体外观察发现，部分自身抗体阳性的 ITP 患者，其血浆能明显抑制巨核细胞生成，巨核细胞的数量和成熟度均受到明显抑制。Chang 等的研究也证实 ITP 患者自身抗体可明显抑制脐血来源的巨核细胞的生长。我们将慢性 ITP 患者血浆与正常脐血 CD34+细胞共同孵育，定向扩增巨核细胞，观察 ITP 血浆对巨核细胞生成数量和质量的影响，发现 14/49 例 ITP 患者的血浆可使巨核细胞生成减少，但 26/49 例血浆造成巨核细胞生成增加；巨核细胞成熟障碍并血小板生成减少；增多的巨核细胞凋亡减少，肿瘤坏死因子相关的凋亡配体（TNF-related apoptosis-inducing ligand，TRAIL）的表达降低而 Bcl-xL 表达增高，提示患者巨核细胞的数量增多但血小板生成减少与巨核细胞凋亡受抑有关，巨核细胞 TRAIL、Bcl-xL 的表达异常可能是巨核细胞凋亡异常的机制。该研究完美解释了 ITP 患者骨髓中巨核细胞正常或增多，但产板不良的临床现象。

除自身抗体介导的巨核细胞血小板生成不足外，Li 等体外试验发现，ITP 患者骨髓 CD8+T 细胞也可抑制巨核细胞的血小板生成：随着培养体系中加入 CD8+T 细胞数的增多，巨核细胞数增多；而巨核细胞产生血小板的数目减少，多倍体巨核细胞比例和巨核细胞凋亡比例也减少。并且发现随 CD8+T 细胞数的增多，巨核细胞 Bcl-xL 的表达增高，而 Fas 的表达降低。提示 ITP 患者骨髓 CD8+T 细胞可能通过抑制巨核细胞凋亡而导致血小板生成减少，参与慢性 ITP 的发病。

TPO 是造血调控因子之一，主要在肝脏、骨髓基质细胞和肾脏合成。TPO 与表达在巨核细胞、血小板和原始干细胞表面的 TPO-R（c-mpl）结合后，对巨核细胞生成的各阶段均有刺激作用，包括前体细胞的增殖和多倍体巨核细胞的发育及成熟，从而升高血小板数目。血小板数较多时，循环中大部分 TPO 与血小板表面高亲和的受体结合，血清中游离

TPO 水平正常;而当血小板计数显著减低时,血清 TPO 水平显著升高,见于再生障碍性贫血,其血清 TPO 水平较正常升高 10~30 倍。侯明等研究发现在 ITP 患者,虽然血小板计数极低,其血清血小板生成素(TPO)水平正常或仅轻度升高,说明 TPO 水平相对不足,这也是 ITP 患者血小板生成不足的证据。TPO 检测对临床鉴别诊断 ITP 与不典型再障具有重要的参考价值。

总之,目前认为 ITP 是一种复杂的多种机制参与的免疫介导的血小板减少综合征,其发病是由于机体对自身血小板抗原的免疫失耐受,导致自身抗体和(或)细胞毒 T 细胞(CTL)介导的血小板过度破坏以及巨核细胞血小板生成不足的双重打击所造成的。因此减少血小板破坏和促进血小板生成是现代 ITP 治疗不可或缺的两个方面。

三、ITP 的诊断中的关键问题

原发免疫性血小板减少症的诊断目前仍是临床排除性诊断,缺乏特异性的实验室检查指标。一般 ITP 的诊断并不困难,患者外周血除血小板减少外,红细胞及白细胞形态、数目基本正常,排除继发性血小板减少,即可诊断 ITP。在 ITP 的诊断时需要注意以下几个关键问题:

1. 详细的病史对 ITP 的诊断非常重要 询问病史时注意出血的类型、严重度、范围和时间。血小板减少所致的出血多表现为黏膜出血,而凝血因子障碍引起的出血多表现为血肿。在缺乏患者既往血细胞计数的证据时,既往手术、牙科和创伤后出血不止的病史可以帮助推测患者血小板减少的时间;询问患者是否存在其他可能导致血小板减少的疾病,如近期输血史提示输血后紫癜,血小板减少的家族史提示遗传性非免疫性血小板减少等;是否存在与自身免疫性血小板减少有关的情况,如药物(肝素、奎宁)、HIV 感染、其他自身免疫性疾病和恶性疾病(淋巴系统增殖性疾病)等;是否存在可能增加患者出血风险的情况,如胃肠道、泌尿生殖系统或中枢神经系统局部的异常。

2. 全面细致的体格检查有助于 ITP 的诊断与鉴别诊断 体格检查时注意出血的类型、严重度和范围。需要注意的是部分患者没有出血的临床表现。体格检查可以帮助医生发现可能引起血小板减少的临床情况,如严重的感染、血栓性血小板减少性紫癜、与先天性血小板减少有关的骨骼或其他组织器官的异常、淋巴结肿大(提示淋巴系统增殖

性疾病)、脾大等。有无与自身免疫性血小板减少有关的医学情况,如 HIV 感染、丙型肝炎、其他自身免疫性疾病和恶性疾病等。

3. ITP 的诊断缺乏特异性的实验室检查指标 ITP 的实验室检查包括三大类:

(1) 确定患者血小板减少:至少需要 2 次以上化验血小板计数减少(血小板计数低于 100×10^9/L)。

(2) 排除其他原因所致的血小板减少:做血涂片检查血细胞形态,排除假性血小板减少(血涂片可见血小板聚集)、遗传性血小板减少(血小板形态异常)、TTP、DIC、白血病(血涂片可见幼稚细胞)或其他恶性肿瘤相关的血小板减少等;自身抗体系列(如风湿系列)检测以排除其他自身免疫性疾病所致的血小板减少;对有危险因素的人群需检测 HIV 或丙型肝炎抗体;对幽门螺旋杆菌的检测尚有争议。骨髓穿刺。

(3) 诊断 ITP 的特殊实验室检查:包括血小板抗体的检测和血小板生成素(TPO)的检测。一般不作为诊断 ITP 的常规检测方法,在 ITP 的诊断遇到困难,或者用于一线及二线治疗失败的 ITP 患者进行诊断再评估。血小板抗体的检测包括 MAIPA 法和流式微球法,可以鉴别免疫性与非免疫性血小板减少,但无法鉴别原发性 ITP 与继发性 ITP,主要应用于骨髓衰竭合并免疫性血小板减少,一线及二线治疗无效的 ITP 患者,药物性血小板减少,复杂的疾病(罕见)如单克隆丙种球蛋白血症和获得性自身抗体介导的血小板无力症。TPO 的检测可以鉴别血小板生成减少(TPO 水平升高)和血小板破坏增加(TPO 正常),从而有助于鉴别 ITP 与不典型再障或低增生性 MDS。

四、ITP 治疗还是不治疗

原发性 ITP 是一种良性疾病,目前尚无根治的方法,现有的治疗也不能改变 ITP 的自然病程。调查发现血小板低于 30×10^9/L 的 ITP 患者发生致命性出血的几率只有 0.0162~0.0389,大部分 ITP 患者的预后良好,极少病人需要住院治疗,ITP 患者的死亡率与正常人群间无显著差异;更多的 ITP 患者死于感染而非出血。所以 ITP 的治疗应该用于伴有严重症状的 ITP 患者而不是所有的 ITP 患者。治疗的目的是使患者血小板计数提高到安全水平,防止严重出血的发生,降低病死率;而不是使患者的血小板计数达到正常。对 ITP 患者应尽量避免过度治疗。所以原则上,对于原发性 ITP 患者,如果

其血小板计数高于 $30×10^9/L$，无出血表现，无血小板功能异常，无凝血功能异常，无手术、创伤，且不从事增加患者出血危险的工作或活动，发生出血的危险性比较小，一般不建议治疗，可暂时予以观察随访。如果患者存在增加出血风险的因素（如年龄超过 60 岁等），则需提升患者血小板计数至 $50×10^9/L$ 或正常值。如果患者有出血症状，无论血小板减少程度如何，都应该积极治疗。另外有严重乏力症状的患者，如果治疗确实可以改善患者乏力症状，则需要对患者进行治疗。

五、ITP 的一线治疗选择常规剂量泼尼松还是大剂量地塞米松

肾上腺糖皮质激素仍是初诊 ITP 患者的一线治疗。包括常规剂量泼尼松与大剂量地塞米松。泼尼松剂量从 $1.0mg/(kg·d)$ 开始，分次或顿服。有效后剂量快速减少至最小维持量（$<15mg/d$），如不能维持应考虑二线治疗。泼尼松治疗 4 周，仍无反应，说明泼尼松治疗无效，应迅速减量停用。除泼尼松外，也可使用口服大剂量地塞米松（HD-DXM）。2003 年香港 Cheng 等报道单臂研究，应用地塞米松 $40mg/d×4$ 天，治疗初诊 ITP，85% 的反应率（治疗第 10 天，血小板计数上升 $30×10^9/L$ 或血小板计数升至 $50×10^9/L$，且出血症状消失），42% 的长期反应（治疗后 6 月血小板计数在 $50×10^9/L$ 以上）。随后意大利的研究进一步验证了该结果。地塞米松一般建议口服用药，无效患者可在半月后重复一次。目前国际及国内的指南均将大剂量地塞米松与泼尼松同时推荐为 ITP 的一线治疗。糖皮质激素治疗初诊 ITP 的有效率可达 60%，但仅有 10%～30% 的患者获得长期缓解，其余的病人需要进行二线治疗。由于长期应用糖皮质激素可能出现多种副作用如骨质疏松、股骨头坏死、高血压、糖尿病、急性胃黏膜病变等，所以糖皮质激素治疗有效后要迅速减量至维持剂量，一般在 1～2 月内减至 $15mg/d$ 以下；如果判断糖皮质激素治疗无效，也应迅速减量并停药，尽量减少长期应用糖皮质激素可能出现的副作用，对于减量过程中，血小板计数不能维持的患者应考虑二线治疗。

作为一线治疗，大剂量地塞米松和常规剂量泼尼松哪种治疗更具优势，目前尚不清楚。最近，韩国研究者报道一项前瞻性随机多中心临床试验，比较大剂量地塞米松和常规剂量泼尼松治疗初诊成人 ITP 的效果。地塞米松 $40mg/d×4$ 天，如果 6 个月内血小板计数降至 $3×10^9/L$ 以下，重复地塞米松；泼尼松 $1.0mg/(kg·d)$ 口服 4 周，然后逐渐减量。共入组 151 例初诊 ITP（117 例观察了持续缓解率），观察二者持续缓解率（治疗 6 个月后血小板计数大于 $30×10^9/L$）、治疗 4 周时的缓解率以及毒性。发现治疗四周时的缓解率地塞米松组 68.2%，泼尼松组 81.2%；地塞米松组 8/57 例，泼尼松组 17/60 例血小板计数持续高于 $100×10^9/L$。两组患者均能很好的耐受治疗，最主要的副作用是高血糖。上述结果提示一剂或两剂地塞米松的疗效并不优于常规剂量泼尼松；但是 19.7%（17/76）的患者接受一剂地塞米松治疗后获持续缓解；地塞米松可能有助于识别出那些不需要长期糖皮质激素治疗的患者。日本的一项回顾性研究，比较常规剂量泼尼松、1 剂大剂量地塞米松（地塞米松 $40mg/d×4$ 天×1 次）以及 3 剂大剂量地塞米松（地塞米松 $40mg/d×4$ 天×3 次）治疗初诊 ITP，共观察 25 例病人，发现常规剂量泼尼松组病人缓解率及缓解持续时间均高于大剂量地塞米松组。

一项单盲随机前瞻性研究比较了大剂量地塞米松（$40mg/d×4$ 天）随后改为口服泼尼松迅速减量与常规剂量泼尼松治疗初诊成人 ITP 的效果。共入组 60 例病人，发现治疗第七天大剂量地塞米松组 100% 缓解（27/30 例 CR，3/30 例 R）而泼尼松组仅有 11/30 例 CR、13/30 例 R，3 个月、6 个月以及 12 个月的完全缓解率及缓解率地塞米松组也显著高于泼尼松组。在第 12 个月时地塞米松组的完全缓解 73.3%，缓解 16.7% 而泼尼松组完全缓解 6.7%，缓解 40%；地塞米松组中 3 例，泼尼松组中的 12 例接受脾切除手术。因此认为大剂量地塞米松治疗初诊成人 ITP 效果明显优于常规剂量泼尼松。目前国内也正在进行大剂量地塞米松和常规剂量泼尼松治疗初诊成人 ITP 的多中心前瞻随机临床研究。

六、一线治疗无效/复发的 ITP 怎样选择二线治疗药物

对于一线治疗无效/复发的 ITP，可以选择二线药物主料。ITP 治疗的二线药物很多，包括达那唑、长春新碱、利妥昔单抗、硫唑嘌呤、促血小板生成药物等。由于既往 ITP 的治疗缺乏循证医学的证据；所以国内外指南给出二线药物的选择按字母顺序排列，同等程度推荐。近年关于利妥昔单抗及促血小板生成药物的多项多中心双盲随机临床试验数据的公布，改变了 ITP 的治疗缺乏循证医学数据的局面，所以最新的指南在 ITP 的二线治疗药物优先

推荐这两类药物。

1. 抗 CD20 单克隆抗体（Rituximab,利妥昔单抗） 利妥昔单抗是一种人鼠嵌合的抗 CD20 单克隆抗体,可与患者体内 B 淋巴细胞结合,引起 Fc 受体介导的细胞溶解,清除血液、淋巴结以及骨髓中的 B 淋巴细胞。标准剂量:$375mg/m^2$。每周一次,共四次。利妥昔单抗治疗后显效有两种方式:一种在给药 1～2 次后血小板即逐渐升高,在第 6～10 周达到峰值,称速发起效模式,一般认为是因补体依赖的细胞毒作用(CDC);另一种治疗开始后第 6～8 周血小板始开始升高,此后迅速达到峰值,称迟发起效模式,可能与清除 B 细胞克隆后血小板自身抗体减少有关。利妥昔单抗清除循环中的 B 淋巴细胞的作用是暂时的,这可能和部分患者的复发有关。Hasan 等对利妥昔单抗治疗后复发的患者再予标准剂量利妥昔单抗治疗,结果患者的反应率、再次治疗起效时间均和首次相似,且耐受性良好。因此利妥昔单抗治疗有效后复发的患者可考虑再次使用利妥昔单抗治疗。

由于初步治疗取得了较好的效果,利妥昔单抗已经成为难治性 ITP 治疗的有效方法。Arnold 等对样本量≥5 的 19 篇回顾性研究共 313 例 ITP 患者资料进行 Meta 分析,结果显示,完全缓解率(血小板计数大于 $150×10^9/L$)为 46.3%,缓解率(血小板计数大于 $50×10^9/L$)为 24.0%,总有效率 62.5%。起效时间为 5.5 周,疗效持续的中位时间为 10.5 个月,利妥昔单抗治疗获完全缓解的患者中,1/3 患者的缓解期超过一年,脾切除不影响 ITP 患者对利妥昔单抗的治疗反应。2003 年欧洲 ITP 诊治指南推荐利妥昔单抗用于治疗对其他治疗无效并且确需提高血小板计数的 ITP 患者(如有活动性出血)。2008 年的一项多中心前瞻开放性单臂 2 期临床试验,观察利妥昔单抗治疗 ITP 的长期缓解率,治疗后 2 年 33% 患者血小板计数大于 $50×10^9/L$,40% 患者血小板计数大于 $30×10^9/L$,无需其他治疗。Patel 等的随访研究,72 例标准剂量利妥昔单抗治疗有效并维持疗效 1 年的患者,5 年的反应率为 21%。国内朱愿超等报道标准剂量利妥昔单抗治疗 31 例糖皮质激素治疗无效的 ITP 患者(包括 5 例脾切除后),12 例 CR(38.71%),7 例 R(22.58%),12 例 NR(38.71%),总有效率 61.29%。有效患者 PLT ≥$50×10^9/L$ 的中位时间为 21 天(7～56 天);PLT≥ $100×10^9/L$ 的中位时间为 28 天(7～112 天)。中位随访时间 6 个月(范围 3～48 个月),中位疗效持续时间 6 个月(范围 2～48 个月)。19 例有效者中 4

例复发:其中 1 例 CR 者治疗后 30 周复发;其余 3 例为 PR,复发时间分别为治疗后 16 周、22 周、16 周,其余患者疗效维持较好。

国内外文献也有报道小剂量利妥昔单抗治疗 ITP,即 100mg 静脉滴注,每周一次,共四次。小剂量利妥昔单抗治疗的反应率与标准剂量相近,但起效所需时间更长。最近法国一项多中心回顾性研究对比标准剂量的利妥昔单抗($375mg/m^2$,每周一次,共四次)与大剂量利妥昔单抗 1000mg 静脉点滴第 1 天和第 15 天(共两次)治疗成人 ITP 的有效性与安全性,共入组 107 例 ITP 患者,发现两种方案在 3 个月末和 12 个月末时的反应率(CR+R)没有显著性差异;在 12 个月末的反应率分别为标准剂量组 36%(22/61),大剂量组 50%(23/64)。两组患者对方案的耐受性良好,副反应不重。因此,利妥昔单抗治疗 ITP 的适宜剂量尚需进一步摸索,由于利妥昔单抗价格昂贵,并且有一定副作用,所以将来需要进行关于利妥昔单抗治疗 ITP 剂量的对照研究,以寻找最佳剂量。需要注意的是活动性的乙型及丙型肝炎是利妥昔单抗治疗的禁忌证。

关于利妥昔单抗应用的时机,在脾切除前还是在脾切除后,目前尚无定论。最近的一项 Meta 分析评价利妥昔单抗治疗可否使 ITP 患者避免脾切除,共有 19 篇文献包括回顾性和前瞻性研究,368 例未行脾切的患者反应率为 57%(48%～65%),完全缓解率 41%(346 例患者),所以认为利妥昔单抗治疗应在脾切除前应用,可以避免 ITP 患者行脾切除。

2. 促血小板生成药物 促血小板药物的临床应用是近年来 ITP 治疗最显著的进展,得益于 ITP 发病机制的进展。促血小板生成药物包括血小板生成素(TPO)、TPO 拟肽(罗米司亭)和非肽类 TPO 类似物(艾曲波帕)。2008 年底罗米司亭(romiplostim,Nplate,AMG531)和艾曲波帕(eltrombopag)经美国 FDA 快速通道获准上市,国内重组人 TPO(rhTPO)于 2010 年批准用于 ITP 的治疗。此类药物的耐受性良好,副作用轻微,但是要注意骨髓纤维化,以及血栓形成的风险。另外,TPO 可做用于造血干/祖细胞,TPO 受体在多种血液系统恶性疾病的肿瘤细胞中均有表达,此类药物会否增加恶性肿瘤的增殖,仍然存在潜在风险。

(1)重组人 TPO(rhTPO):是利用基因重组技术由中国仓鼠卵巢细胞表达,经提纯制成的全长糖基化血小板生成素,氨基酸结构与 TPO 相同,分子量稍低(90kDa),半衰期为30~40小时,给予单一剂量rhTPO,血小板计数呈剂量依赖性增加。国内的一项多中心随机对照临床试验,应用rhTPO治疗糖皮质激素无效的ITP患者,剂量1.0μg/(kg·d)×14天,血小板计数≥100×10^9/L时停药,共入组140例患者,有效率约60%。rhTPO对白细胞计数、血红蛋白、胆红素、凝血试验、抗GPⅡb/Ⅲa和GPⅠb自身抗体无明显影响。rhTPO相关的不良事件发生率13.6%,主要有轻度嗜睡、头晕、过敏样反应和乏力等,副作用轻微,患者可耐受。停用rhTPO后血小板计数逐渐下降,但停药14天时仍维持在50×10^9/L左右。

(2)罗米司亭:罗米司亭属TPO拟肽,在体内的生物学效应与TPO极为相似,但与内源性TPO没有同源性。它包含了一个能与TPO受体结合的4肽区域以及人类Fc受体结构域,二者通过二硫键连接在一起,人类Fc受体结构域延长了其半衰期。罗米司亭与巨核细胞表面的TPO受体有高度亲和力,激活其内源通路促进巨核细胞生成血小板,同时罗米司亭没有内源性TPO的同源系列,避免了交叉抗体的产生。美国FDA批准本品上市是基于其对慢性ITP成人(脾切除和脾未切除)患者2项关键的平行安慰剂对照的Ⅲ期临床研究有效性和安全性数据。治疗组总有效率为83%,在治疗期间(6个月)持续缓解。并且对未切脾和切脾患者的疗效相近(脾未切除患者88%,脾切除患者为79%)。罗米司亭治疗组患者的出血发生率显著低于安慰剂组。2010年底,进一步报告了罗米司亭治疗ITP的长期安全性和有效性。观察周期为2004年8月至2010年1月,共277周,罗米司亭每周一次皮下注射,根据血小板计数调整用量,使得患者血小板计数维持在(50~200)×10^9/L之间。共观察292例病人,其中女性63%,诊断ITP的中位时间4.9年(0.6~46.4年),接受过脾切除的患者占32.5%。罗米司亭治疗的中位时间78周(1~277周),治疗后大部分患者(94.5%)血小板计数高于50×10^9/L。经过了超过五年的观察,未见新的不良反应,大部分不良反应为轻到中度且与治疗无关。仍需关注的安全问题:血栓事件(但随观察时间的延长其发生率未增加);11例患者出现骨髓纤维化;2例出现罗米司亭中和性抗体,但抗体与内源性TPO无反应。

(3)艾曲波帕:艾曲波帕为非肽类TPO类似物,是一种小分子物质,可以与TPO受体的跨膜部分结合,促进巨核细胞增殖和分化。片剂,建议欧

美人50mg/d,口服一次,饭前一小时或饭后2小时,东亚人初始剂量减半,可以从25mg/d开始,根据血小板计数调整剂量,使血小板计数维持≥50×10^9/L,最大口服剂量不超过75mg/d。其随机对照的Ⅲ期临床试验结果显示,成人慢性ITP(包括切脾以及未切脾的患者)的有效率为59%,明显优于对照组。2010年底,关于艾曲波帕长期治疗的安全性和有效性的临床研究报告了初步的结果。观察周期是2006年6月至2010年2月,接受艾曲波帕治疗的中位时间100周,87%的患者治疗后血小板计数≥50×10^9/L,血小板升至50×10^9/L以上的中位时间2周,并且在第164周患者血小板计数仍持续≥50×10^9/L。证明艾曲波帕能够有效地升高并维持ITP患者的血小板计数≥50×10^9/L,减轻患者出血症状,副作用一般可以耐受,有些患者已服用艾曲波帕超过3年。主要的副作用肝功能和胆红素的升高以及血栓事件。接受艾曲波帕治疗1年的患者骨髓活检未见纤维组织增生,目前该临床试验还在进行中,仍将继续观察骨髓活检情况。

七、新的药物出现后,脾切除在ITP治疗中的地位

脾切除是治疗ITP的有效手段,文献报道的有效率约为66%。在脾切除前,必须对ITP的诊断做出重新评价。手术相关的死亡率,开放手术为1.0%,腹腔镜手术为0.2%,主要的死亡原因有:手术后出血、感染、心血管系统并发症及静脉血栓等。致死性感染率的发生率每年千分之0.73。总之脾切除治疗ITP是有效的,但是目前尚无可以预测脾切除效果的指标,另外还应考虑到手术相关的死亡率以及术后感染的发生率。对于切脾治疗无效或最初有效随后复发的患者应进一步检查是否存在副脾。ITP患者选择脾切除的时机,目前仍有争论。一般认为脾切除应至少在诊断ITP 6月以后,既往一般在初始糖皮质激素治疗无效后选择脾切除。由于近期利妥昔单抗、促血小板生成素等新的安全有效的药物出现,目前认为可以在糖皮质激素及其他安全的药物治疗全部无效后再考虑脾切除治疗。

八、ITP的多靶点联合治疗

ITP是一种异质性疾病,除抗体介导的血小板破坏外,多种机制参与ITP发病过程,新发病机制的发现为ITP治疗提供了新的靶点。多靶点的联合治疗可针对其发病机制不同环节,从而达到尽快提高患者血小板至安全水平,同时提高患者持续反

应率的目的。

利妥昔单抗治疗 ITP 的疗效肯定,持续缓解时间长,但起效慢。目前国内外学者正在探索利妥昔单抗的联合治疗,即选用一种起效快,作用机制不尽相同的药物与利妥昔单抗联合应用,以期达到。Wiley 等报道 2 例成人 ITP 应用罗米司亭和利妥昔单抗联合治疗,取得较好效果。Zaja 等应用标准剂量利妥昔单抗联合大剂量地塞米松(地塞米松 40mg/d×4 天)治疗初诊成人 ITP 取得了较高的缓解率,持续有效率(治疗 6 个月后血小板维持 50×10^9/L 以上)63%,3～4 级不良反应率高于单用地塞米松组(10% vs.2%),但严重不良事件发生率相似。丹麦的一项随机对照研究比较标准剂量利妥昔单抗联合大剂量地塞米松(地塞米松 40mg/d×4 天)与单用大剂量地塞米松治疗初诊 ITP 的有效率及复发率,共入组 133 例,联合治疗组 62 例,单用地塞米松组 71 例。6 月末的持续缓解率(血小板计数大于 50×10^9/L)联合组明显高于单用地塞米松组(58% vs.37%);中位观察 922 天,联合治疗组持续缓解时间较单用地塞米松组明显延长。国内正在进行 rhTPO 联合利妥昔单抗治疗糖皮质激素无效的 ITP 患者的多中心临床试验,利妥昔单抗与 rhTPO 联合,二者机制互补(利妥昔单抗通过免疫抑制机制,减少血小板破坏;rhTPO 促进血小板生成)、起效时间互补(利妥昔单抗起效慢,持续缓解时间长;而 rhTPO 起效快,维持时间短),初步观察取得较好效果,副作用可以耐受。

九、怎样评价 ITP 的治疗效果

ITP 的临床表现以皮肤黏膜出血为主,一般来说,患者出血的严重程度与其血小板计数负相关,即血小板计数越高,出血症状越轻;反之,出血越严重。但临床发现部分患者血小板重度减少(PLT<20×10^9/L),但其没有出血的表现或仅有轻度出血症状;另外 60 岁以上老年患者出血及严重出血的发生率明显高于年轻患者。所以仅用血小板计数来评价患者出血的严重程度,显然不够全面与客观。目前中华医学会血液学分会止血与血栓学组结合我国 ITP 诊疗现状正在积极推进出血评分体系的制定。根据客观的评分判断患者出血的严重程度,有助于临床医生选择适当的治疗措施。ITP 国际工作组也于近日在 BLOOD 上发表 ITP 的出血评分系统。上述 ITP 的出血评分系统在评估预后、评估疗效以及评估是否需要治疗等方面的实际作用,尚需前瞻性临床研究。

总之,近年来有关 ITP 的发病机制研究取得了较大进展,ITP 的发病机制不仅包括体液和细胞免疫介导的血小板过度破坏;而且包括体液和细胞免疫介导的巨核细胞数量和质量异常,血小板生成不足。所以 ITP 的治疗目的由过去的免疫抑制为主,更新为现在的阻止血小板过度破坏(免疫抑制)和促血小板生成(促血小板生成药物)两个方面。随着我们对 ITP 发病机制研究的不断深入,更多针对不同发病环节的药物将陆续涌现。ITP 发病机制的判定以及基于发病机制的个体化治疗策略将是今后 ITP 研究重点方向。ITP 的治疗理念以及治疗方法的不断更新必将对 ITP 患者的生存及生活质量的提高产生积极的影响。

(山东大学齐鲁医院　侯明)

第二节　ADAMTS13 与血栓性血小板减少性紫癜

摘要

血栓性血小板减少性紫癜(thrombotic thrombocytopenic purpura,TTP)是一类较为少见的血栓性微血管病,主要表现为微血管病性溶血性贫血、血小板减少以及微血管血栓形成,造成中枢神经系统、肾脏以及其他各器官的可逆性损害。1924 年由 Eli Moschcowitz 首例报道,1947 年被正式命名为 TTP。临床上主要表现为典型的三联征:即血小板减少,微血管病性溶血性贫血,神经系统损伤;若同时伴有肾脏损害及发热,则形成 TTP 经典的"五联征",临床少见完整的"五联征"。

近年来研究证实,TTP 的发生与金属蛋白酶 ADAMTS13 缺失有关。1982 年,Moake 首先提出了 TTP 与 VWF 水解蛋白酶缺失之间的联系。1996 年,Tsai 和 Furlan 同时发现了一种在高剪切力或蛋白轻度变性条件下可以裂解 VWF 的金属蛋白酶,可以特异性裂解 VWF 多聚体 A2 区的 1605 位酪氨酸与 1606 位蛋氨酸间的肽键。2001 年,Zheng XL 等人首次对 ADAMTS13 进行了克隆,并将其列为 ADAMTS 家族的新成员,称为 ADAMTS13。研究证实 ADAMTS13 活性的缺乏不仅是 TTP 的主要发病机制,也与其他一些血栓性疾病及炎症性反应、免疫系统疾病、恶性肿瘤等疾病发生发展有关。

根据具体发病机制不同,TTP 可分为先天性与获得性,前者也称为 Upshaw-Schulman 综合征,与遗传性 ADAMTS13 缺乏相关;获得性 TTP 则包括 ADAMTS13 阳性的特发性 TTP 及多病因相关的继发

性TTP。特发性TTP通常是由于患者血浆中存在抗ADAMTS13的自身抗体所致，这是一种可以裂解血管性血友病因子（VWF）的金属蛋白酶，能抑制VWF介导的血小板聚集。如果不予治疗，这些患者常有生命危险。TTP的诱发因素包括恶性肿瘤、特定药物（如氯吡格雷）、病毒感染等，且相关感染病原菌种类繁多，其他危险因素有非洲人种、肥胖、妊娠等。血浆置换对大多数TTP有效，但是仍有部分患者会复发。ADAMTS13水平正常时，也会有TTP类似病例的发生，又称继发性血栓性微血管病（thrombotic microangiopathy，TMA），TMA的发生与下列因素有关：转移性肿瘤，感染，器官移植以及某些药物。继发性TMA血浆置换治疗效果不佳同时生存率较低。

一、ADAMTS13 及其在 TTP 中的作用与应用

（一）ADAMTS13 历史、结构与功能

1. ADAMTS13 究竟是什么物质？何时开始引起研究者的关注？与临床病症有何关联？1924年，Eli Moschcowitz 最初详述了TTP，患者为16岁女性，严重贫血伴发热，白细胞计数增多，皮肤散在瘀点，轻度偏瘫等神经系统症状；肾功能尚未受损，但出现蛋白尿、透明管型和颗粒管型尿，症状出现两周后昏迷并死亡。尸检后在小动脉末端及毛细血管处发现弥散性透明血栓，尤以心脏和肾脏居多。此后多年来相似疾病被称作 Moschcowitz 病。

1947年，Moschcowitz 病被正式命名为TTP并沿用至今，Singer 等回顾了当时的12例病人（包括 Moschcowitz 曾经描述的病人），并分析了TTP与其他形式的血小板减少性紫癜的相同点与不同点。TTP这个命名非常具有独创性，因为它不仅从组织病理学角度描述了小动脉和毛细血管广泛血栓形成，而且表明了血小板减少症最可能的病理生理机制：无数血小板血栓形成导致血小板消耗过多。

20世纪70年代末，一些研究者报道了应用血浆置换或血浆输注疗法治疗急性TTP发作获得成功的一批案例。其中最杰出的描述当属Upshaw，他的一位女性患者表现为周期性的微血管性溶血和血小板减少症，而这些症状在输注包含血浆的血制品后得到缓解，Upshaw认为该患者的症状与Schulman等在其20年前描述的先天性血浆因子缺乏病相似。这也就是后来为人们熟知的先天性TTP，亦被命名为 Upshaw-Schulman 综合征。血浆置换或血

浆输注疗法的应用使得TTP的死亡率从90%左右降至20%。

1982年，Moake 等基于对4名慢性复发性TTP患者血浆中出现潜在地形成血栓的超大分子量VWF的研究中，首先提出了TTP与VWF水解蛋白酶缺失之间的联系。这些患者的血浆VWF多聚体明显大于正常对照组，且与内皮细胞分泌的VWF多聚体大小相似。因此考虑，TTP患者体内可能缺乏一种解聚酶活性，该酶可使刚刚分泌的VWF多聚体裂解成较小的片段。正是因为这种酶的缺乏，导致超大分子量VWF持续存在，促使血小板的黏附和聚集，形成微血管血栓。

1996年，Tsai 和 Furlan 等报道了一种在高剪切力或蛋白轻度变性条件下可以裂解VWF的金属蛋白酶，可以特异性的裂解VWF多聚体A2区的1605位酪氨酸与1606位蛋氨酸间的肽键。

1997年，慢性复发性TTP患者缓解期血浆中的超大分子量VWF多聚体与VWF裂解酶的缺失之间的联系正式确立。此后不久，先天性TTP的患儿被证实血浆中遗传性的缺乏此种蛋白酶，成人获得性TTP患者的血浆中也检测到此蛋白酶的自身抗体。

接下来的几年，研究者们将这种水解蛋白酶纯化，并测定了其局部氨基末端的次序，同时，对先天性TTP家族成员进行了全基因组连锁分析。*ADAMTS13* 基因位于 9q34（9 号染色体长臂3区4段），长度为37kb，包含29个外显子。

2001年，Zheng XL 等首次对 ADAMTS13 进行了克隆，并将其列为 ADAMTS 家族的新成员，称为ADAMTS13。ADAMTS13 的 4.6 千碱基对 cDNA 序列被确定和克隆，并通过 RNA 印迹法检测了肝脏的 ADAMTS13 全长 mRNA。ADAMTS13 包含1427个氨基酸残端，包括一个疏水的信号肽，一个前肽，一个金属蛋白酶区域，一个去整合素区域，一个凝血酶敏感蛋白重复基序区（TSP1），一个富含半胱氨酸区域，一个间隔区以及两个 CUB 区。

2. ADAMTS13 有哪些结构？各个区域的功能？ADAMTS13 家族是一组锌指金属蛋白酶，其19个家族成员具有一个共同结构域，包括一个疏水的信号肽，一个前肽，一个金属蛋白酶区域，一个去整合素区域，一个凝血酶敏感蛋白重复基序区，一个富含半胱氨酸区域，一个间隔区以及两个 CUB 区。

ADAMTS13 的每一个区域都有相应的功能。前肽区起到分子监控蛋白的作用，协助蛋白折叠并

通过"半胱氨酸转换"机制来维持蛋白潜伏,而AD-AMTS13对于其分泌及活性并不是必需的。金属蛋白酶区具有解离素或设毒金属蛋白酶等金属蛋白酶的标志性作用,对于高亲和力的Ca^{2+}结合与蛋白水解活性具有重要作用。去整合素区对识别VWF底物十分重要。富含半胱氨酸区(Cys-R)和间隔区(Spa)在ADAMTS13的底物识别过程中发挥作用。凝血酶敏感蛋白重复基序区(TSP1)的羧基末端与内皮细胞表面的CD36相互作用可提高ADAMTS13对UL-VWF的蛋白水解作用。而CUB区的作用尚未完全明确。

3. 哪些环节影响ADAMTS13的生物合成与功能调节? 研究证明ADAMTS13可在肝脏、内皮细胞和巨核细胞或血小板内合成,随后以活性酶的形式分泌到血浆中。ADAMTS13基因突变或炎症细胞因子可导致ADAMTS13蛋白分泌减少或异常。

近年来,调节ADAMTS13酶活性的辅因子越来越被人们认识到。不同于其他凝血因子以非活性的酶原形式分泌,ADAMTS13以一种持续具有活性的形式分泌,其功能调节应该是底物水平的调节。高流体剪切力作用下,VWF的中心A2区展开,利于ADAMTS13的水解。在流体剪切力基础上,FVⅢ对VWF也有高度亲和力,它与VWF结合能调节ADAMTS13对VWF-A2区的蛋白水解作用,推进了VWF-A2区的展开过程。血小板膜糖蛋白Ⅰbα(GP1bα)对VWF同样具有高度亲和力,GPⅠbα与VWF多聚体的A1区结合,能够增加ADAMTS13对VWF的蛋白水解作用。

随着ADAMTS13结构与功能相关问题的充分回答,ADAMTS13以及它的水解底物VWF在TTP致病过程中的作用也已经获得越来越多肯定的答案。

(二) ADAMTS13与VWF在TTP中的致病机制

1. ADAMTS13如何在TTP的发病过程中发挥作用?

(1) 先天性TTP:TTP可以分为先天性TTP和获得性TTP两种类型。先天性TTP又称"Upshaw-Schülman"综合征(USS),发病率小于5%,通常由于先天性严重的*ADAMT S13*缺乏所致,这常与AD-AMTS13基因突变有关。这些突变可以是纯合子的,也可以是混合杂合子突变。现已报道的AD-AMTS13突变已超过140种,*ADAMTS13*基因突变可波及整个ADAMTS13蛋白,主要是降低其分泌水平

与酶活性。*ADAMTS13*的突变存在遗传异质性,大多数突变局限于单个家族;纯合子突变的患者多在有亲缘关系的家族中发现。

(2) 获得性TTP:80%的TTP患者属于获得性TTP,通常由于循环ADAMTS13自身抗体所致。这些抗体能够抑制ADAMTS13的活性,但是也有10%~15%的患者体内没有抑制性抗体,而是由于增加了抗体调节的ADAMTS13清除率导致AD-AMTS13活性严重减低。抗体主要是IgG型的,其中IgG4占主要,余下依次为IgG1,IgG2和IgG3。在复发TTP中可检测到高水平的IgG4,这与TTP复发率增加有关。它们主要是针对ADAMTS13的空白区,大多数患者体内尚存在针对ADAMTS13其他区域的抑制性抗体。获得性TTP又可细分为以下两种:

1) 特发性TTP:特发性TTP通常由于获得性ADAMTS13缺乏所致,这常与抑制ADAMTS13活性的自身抗体产生或者诱发其在循环中快速清除有关。

2) 非特发性TTP:非特发性TTP被认为与造血干细胞移植、特定的药物、恶性肿瘤和妊娠等有关。这些因素可直接损伤内皮细胞,导致血小板和纤维蛋白原的沉积及依赖于VWF或ADAMTS13的微血管血栓的形成。

(3) 学术争鸣:单纯ADAMTS13缺失能否定义为TTP? 长久以来的多项研究不断证明着AD-AMTS13抑制物或*ADAMTS13*基因突变与TTP患者之间的关系。但是,关于*ADAMTS13*缺失是否能够定义为TTP则存在很大争议。有文献记录表明,ADAMTS13在某些病理生理情况下可能出现活性下降,如妊娠情况下由于其底物VWF增加所致,在败血症情况下因酶的消耗也可能导致其活性下降。

在用志贺毒素诱发的内毒素血症小鼠的模型中,VWF缺失、*ADAMTS13*基因敲除的小鼠不会发生血小板减少症,而VWF及ADAMTS13基因均正常的小鼠却能够触发TTP。ADAMTS13基因敲除的小鼠模型证实,ADAMTS13活性完全缺失只能形成一种前血栓状态,而不足以触发TTP。因此,诱发病人发生TTP及其复发是基因和环境因素共同作用的结果,而并非单纯的ADAMTS13活性缺失所致。

2. VWF在TTP发生过程中的致病机制 VWF是由内皮细胞或巨核细胞合成的一种血浆大分子糖蛋白,是TTP发病机制中牵涉到的关键因素。内皮细胞一旦被激活,VWF将以超大分子量VWF(UL-

VWF）多聚体的形式分泌,形成链状结构黏附于内皮细胞表面,促进富血小板血栓的形成,但并不意味着血栓的发生。在生理状态下,这些 UL-VWF 多聚体在一定血流剪切力以及离子存在的情况下,其结构展开,ADAMTS13 作用于 VWFA2 区 1605 位酪氨酸与 1606 位蛋氨酸之间,将 VWF 裂解为分子大小分别为 170KD 以及 140KD 的片段,从而阻止血小板的过度黏附和聚集(图 9-2-1/文末彩图 9-2-1)。ADAMTS13 裂解 VWF 多聚体,对于阻止微血管血栓形成至关重要。

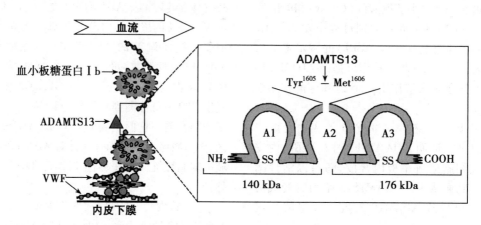

图 9-2-1　ADAMTS13 对内皮细胞、VWF 和血小板相互作用的影响
ADAMTS13 切割 VWF 单体中 A2 区 1605 位酪氨酸与 1606 位蛋氨酸之间的肽键,产生
140kDa 和 170kDa(对应二聚体中 280kDa 和 340kDa)裂解产物

流体剪切力的存在或结合于特定的表面,能够改变 VWF 的结构形式,从而使其紧密地与血小板糖蛋白 I bα 结合并能被 ADAMTS13 裂解。如果 VWF 对酶切割的敏感性增加或 VWF 多聚体的体积减小,将导致 2A 型血管性血友病。相反,如果因为遗传性的或获得性的 ADAMTS13 活性缺陷,导致从内皮细胞中新释放的 UL-VWF 得不到及时裂解,将诱发自发的 VWF 依赖性血小板黏附和聚集,导致微血管血栓形成,进而形成 TTP。

ADAMTS13 与 TTP 的发生具有肯定的关系,那么如何通过 ADAMTS13 对 TTP 进行诊断与治疗?

（三）ADAMTS13 在 TTP 诊断治疗中的作用

1. ADAMTS13 的改变在 TTP 诊断过程中的作用:

（1）TTP 患者的一般诊断:TTP 患者可表现为典型的血小板减少症(血小板计数通常 <20×10⁹/L)与微血管性溶血(血细胞比容较低,乳酸脱氢酶增高,外周血涂片可见破碎红细胞)。有些患者还可出现神经系统损伤和(或)肾脏功能损害。

（2）ADAMTS13 活性与抑制物测定:健康成年人血浆中 ADAMTS13 的活性水平约为 50% ~ 178%,在先天性 TTP 患者中,ADAMTS13 活性完全缺乏或严重减低(<5%),在获得性特发性 TTP 患者的发病起始阶段或后期复发阶段,可有 AD-AMTS13 活性明显降低或缺乏,而继发性 TTP 通常不存在 ADAMTS13 活性的严重缺乏。因此,该指标的敏感性还存在争论,但作为 TTP 的预后评估指标仍然十分有价值。

为了测定 ADAMTS13 的活性或其抑制物,需要获得枸橼酸钠抗凝的血浆或血清,也可是肝素抗凝的血浆。近年来,多种方法被用于测定血浆 ADAMTS13 的活性与抑制物,这些方法主要可以分为三个类型:

1）在变性条件下测定其对 VWF 多聚体的裂解作用,几种不同的方法在低浓度尿素或盐酸胍条件下检测 ADAMTS13 将 VWF 多聚体的降解,裂解产物可以直接通过凝胶电泳测定,或用间接法测定胶原结合降低与 VWF 依赖性血小板聚集减少;但这种方法费时费力,且只有专业的实验室可实行。

2）将 VWF-A2 区的 73 个氨基酸的肽段作为 ADAMTS13 的底物来测量其活性,这种方法方便快捷,常有更好的检测效果。

3）模拟人体内循环系统的力学环境,用涡流方法在流体条件下测量其对 UL-VWF 的裂解作用,这种方法准确性更高,但实现流体条件往往比较困难。

4）另外,酶联免疫试验(ELISA),印记杂交技术与免疫沉淀法也用于测定 ADAMTS13 的活性与抑制物。

这些方法为我们提供了关于 ADAMTS13 状态

在 TTP 诊断中的重要知识。当然,这些方法都存在一定缺陷。例如,将变性剂加入到反应中可能会引起 ADAMTS13 失活,也可能会使那些能够加速 AD-AMTS13 裂解 VWF 的潜在辅因子失活,还可能会导致抗原-抗体复合物分离。再者,缩短了的 VWF 肽段由于缺乏辅助的结合区域,可能会影响其与 AD-AMTS13 羧基末端区域的相互作用。因此,如何方便、快捷而又准确地测定血浆 ADAMTS13 的含量仍有待进一步研究。

2. TTP 治疗过程如何通过 ADAMTS13 起作用 自 20 世纪 70 年代开始使用血浆置换疗法以来,近年来治疗 TTP 的方法也逐渐增多,如糖皮质激素的应用,以及 ADAMTS13 重组体、基因疗法等新方法的应用,大大降低了 TTP 患者的死亡率。在这些治疗方案中,ADAMT13 在治疗中的作用也越来越受到重视。

(1)血浆置换与血浆输注:TTP 一旦被确诊,血浆置换无疑是首选的治疗方案。在 20 世纪 70 年代前,血浆置换或血浆输注疗法尚未应用时,TTP 的死亡率高达 90% 左右,多在发病 3 个月内死亡,仅有 10% 的患者存活 >1 年,而随着血浆置换疗法广泛应用于临床,大于 80% 的患者可获得生存。

血浆置换疗法治疗 TTP 的机制推测可能是补充了血浆 ADAMTS13 的活性或移除了抑制其活性的自身抗体。但这一观点并不适用于所有患者,James N. George 等研究发现,ADAMTS13 活性严重缺乏与否的 TTP 患者经过血浆置换疗法后,生存率相当(82%,79%)。另外,有大肠埃希菌 O157:H7 菌株感染史或疑似药物相关的患者,在病因尚不明确时采用了血浆置换疗法,这类患者多数病情凶险,严重的神经系统异常,肾脏功能衰竭和死亡的发生率极高。

血浆输注在血浆置换疗法开始前可以产生短暂的治疗效果,但是单独血浆输注治疗一般不主张采用,常用于血浆置换前或者无条件进行血浆置换者。常规使用新鲜冰冻血浆(FFP),FFP 无效者可用冷沉淀上清血浆,后者因无 VWF,效果更好。

(2)糖皮质激素:血浆置换疗法之后,下一步治疗就是决定是否采用糖皮质激素。糖皮质激素治疗应用的价值可能是镇压了自身抗体对 AD-AMTS13 活性的抑制作用,然而糖皮质激素治疗的潜在作用只局限于严重的 ADAMTS13 缺乏的患者,而对严重的肾脏功能衰竭,大肠埃希菌 O157:H7 菌株感染史或疑似药物相关的患者,糖皮质激素治疗无效。

(3)脾脏切除:有报道表明,脾脏切除术可延长难治性 TTP 患者的缓解期,并能够降低那些不能耐受血浆置换疗法或免疫抑制疗法的 TTP 患者的复发率,这可能与脾脏是抗 ADAMTS13 自身抗体产生的主要场所有关。

(4)TTP 治疗的新方法:血浆置换、血浆输注等方法对 TTP 患者治疗不可缺少,但是,血浆置换仍旧是一种过程复杂、价格昂贵的方法,并且增加需要深静脉穿刺引发的风险,以及非先天性心脏停搏、全身性感染、导尿管感染、低血压、静脉血栓等并发症甚至死亡。近年来,通过动物实验不仅对 TTP 的发生机制有了很多研究进展,也为检验众多防治 TTP 的新疗法提供了可能。

1)ADAMTS13 重组体:Schiviz 等通过 VWF 诱发的 TTP 小鼠模型,检测了重组人 ADAMTS13 在 TTP 症状发展中的作用。通过预防性地给予人 AD-AMTS13 重组体以对抗 VWF 重组体,没有一只 AD-AMTS13 缺失的小鼠表现出临床,血液或是病理方面的 TTP 征象。应用人 ADAMTS13 重组体攻击 VWF 重组体 3 小时后,TTP 症状的发生率及严重性均大大降低。这些数据表明,在这种小鼠模型中,人 ADAMTS13 重组体防止 TTP 发生的作用。

2)基因疗法:基因疗法是通过 ADAMTS13 基因敲除小鼠模型建立的另外一种新方法,基因敲除小鼠通过基因工程方法修复 ADAMTS13 的表达。通过转基因编码 ADAMTS13 使其获得持续表达的方法有以下几种:方法一是在子宫内转移慢病毒 ADAMTS13 基因,二是以慢病毒 ADAMTS13 基因在体外转导至自体移植的造血干/祖细胞,方法三则是通过腺病毒编码的 ADAMTS13 基因来实现的。

然而,ADAMTS13 基因敲除小鼠不能持续表达 TTP 特征,阻碍了新的治疗方法的临床前期评估。

二、ADAMTS13 在其他疾病状态中的异常

ADAMTS13 活性缺乏是否仅仅是 TTP 的主要发病机制?目前越来越多的研究表明 ADAMTS13 活性降低与其他一些血栓性疾病及非血栓性疾病也有关。血栓性疾病包括动脉血栓性疾病、深静脉血栓、移植相关血栓性疾病等;非血栓性疾病包括炎症性反应、弥散性血管内凝血、恶性血液病、肝脏疾病、免疫系统疾病等。ADAMTS13 作用于 VWF 的 A2 区域对其进行切割,避免超大分子量 VWF(UL-VWF)的过度聚集。ADAMTS13/VWF 轴在平衡促栓与抗栓中起重要作用。

（一）血栓性疾病

除外 TTP，ADAMTS13 在其他血栓性疾病发生过程中也起着重要的作用。

1. 动脉性血栓　心脑血管疾病是威胁人类健康的一大类疾病，其发病率逐年增长。最多见的为冠心病和缺血性脑卒中，也是人类最常见的动脉血栓性疾病。近年来研究显示，心脑血管血栓性疾病的发生与 ADAMTS13 的下降和 VWF 的升高存在显著相关性。

Andersson HM 等对 175 位缺血性脑卒中（ischemic stroke IS）和 205 位心肌梗死（myocardial infarction MI）的年轻女性（年龄为 18 岁~49 岁）分析，发现低水平的 ADAMTS13 和高水平的 VWF 是发生 IS 和 MI 的危险因素，其中患者血浆均取自发病后的中位时间大于 69 个月之后，以确保 ADAMTS13 和 VWF 抗原不受急性期内皮细胞损伤的影响。VWF 抗原在 IS 组、MI 组和正常对照组分别为 11.4g/ml、10.8g/ml 和 8.6g/ml；相对应的 ADAMTS13 抗原分别为 1.0g/ml、1.0g/ml 和 1.1g/ml，同时具有高水平的 VWF 和低水平的 ADAMTS13 发生 IS 和 MI 的比值比（odds ratio OR）为 6.7 和 4.2，明显高于只有单因素的患者，可以说 ADAMTS13/VWF 之间的不平衡可以促进心脑血管血栓的形成。Bongers TN 等将心脑血管疾病分成三组，分别为冠心病组 218 名、缺血性脑卒中组 109 名、外周动脉疾病组 47 名，患者年龄均小于 55 岁，通过测定患者发病后 1~3 个月之间血浆 ADAMTS13 和 VWF 的水平，发现 3 组患者 ADAMTS13 的活性和抗原水平均低于正常对照组，VWF 抗原明显高于对照组，其中以冠心病组最为显著。其中低水平的 ADAMTS13 的患者发生心脑血管疾病事件的概率比正常 ADAMTS13 水平的患者高 5 倍。同时伴 ADAMTS13 降低和 VWF 升高的患者发生心脑血管疾病的概率最大。另外对 ADAMTS13 基因多态性进行分析，发现 ADAMTS13 基因多态性与心脑血管疾病事件无关，说明 ADAMTS13 基因多态性在心脑血管疾病的发生发展过程中不起主导作用。

Matsukawa M 分析显示早期 ADAMTS13 的降低、VWF 和 VWF/ADAMTS13 的升高可以预测心肌梗死患者一年内再发血栓的概率，并提出 ADAMTS13 和 VWF 可以作为预测心肌梗死患者再次发病的检测指标；Kaplan-Meier 分析显示 ADAMTS13 下降和 VWF/ADAMTS13 比值升高的患者发生血栓并发症的概率较高。Gombos T 等对慢性心力衰竭的患者血浆进行 ADAMTS13 和 VWF 的检测，发现他们 ADAMTS13 活性减低，VWF 水平升高。ADAMTS13 活性与 VWF 抗原的比值越低患者心力衰竭的程度越严重。另外，Bongers TN 和 Crawley JT 等的研究具有同样的结果。有关对房颤和动脉瘤蛛网膜下腔出血患者的研究显示该类患者同样具有较低水平的 ADAMTS13 和较高水平的 VWF。

实验室体内动物研究与以上心脑血管血栓性疾病的临床研究存在一致性。Zhao BQ 等对中风小鼠模型的研究发现野生型小鼠的梗死面积是 VWF－/－小鼠梗死面积的 2 倍，VWF＋/－小鼠的梗死面积小于野生型小鼠约 40%。ADAMTS13－/－小鼠的梗死面积要大于野生型小鼠，而通过向小鼠体内注射外源性的 ADAMTS13 可以使得梗死面积减小约 30%。这说明低水平的 VWF 可以保护小鼠免于血栓，而低水平的 ADAMTS13 增加了血栓形成的机会。并指出输注重组的 ADAMTS13 可以作为治疗中风的一种有效方法。

尽管 ADAMTS13 是调节 VWF 分子大小的蛋白水解酶，但所有研究显示心脑血管疾病患者的血浆 ADAMTS13 和 VWF 之间并没有明显相关性。因此 ADAMTS13 和 VWF 在心脑血管疾病发病中的具体作用机制和临床意义尚有待进一步研究。

2. 静脉性血栓　静脉血栓主要包括深静脉血栓形成（deep venous thrombosis DVT）和肺栓塞，以下肢深静脉血栓形成最多见，移植相关血栓性疾病（如移植相关血栓性微血管病、肝静脉闭塞病、导管相关性血栓）也属于静脉血栓范畴。血流滞缓、血液高凝状态及血管壁损伤是静脉血栓形成过程中三大病因。在对动脉血栓进行研究的同时，对 ADAMTS13 和 VWF 在静脉血栓形成中的作用也进行了一些相关研究。

Mazetto BM 等对 77 位静脉血栓栓塞症的研究发现该类患者存在高水平的 VWF，不同的是他们同时伴 ADAMTS13 活性的升高，这提示了该疾病的 ADAMTS13 和 VWF 之间的不平衡关系，也可认为 ADAMTS13 的升高是长时间的 VWF 升高的代偿补充作用。既往研究已证实 O 型群体发生静脉血栓的概率要低于其他血型群体，Muellner SK 等在对急性损伤相关静脉血栓形成与 ABO 血型差异的总结性研究中指出 VWF 在 O 型血患者体内生存期较短，导致 O 型血人群的 VWF 低于其他人群 25%~30%。从 VWF 的结构上看，在 ADAMTS13 剪切位点的旁边有 2 个 N-糖基化位点，而 ABH 抗原可以作用于这两个位点阻止 ADAMTS13 的结合及保护

VWF 不被裂解，O 型血群体的 ADAMTS13 较其他群体平均高 10%。此种差异造成了 UL-VWF 量的差异，从而减少静脉血栓形成。Smith NL 等对 7 种 VWF 的基因突变与发生静脉血栓的关系分析发现 rs1039084 和 rs1063856 两种突变核苷酸与静脉血栓的相关。Brill A 等在对小鼠血栓模型研究后发现 VWF-/- 的小鼠发生下腔静脉堵塞或狭窄的几率减少，VWF+/- 小鼠发生下腔静脉堵塞也相应减少，活检显示发生静脉栓塞的野生型小鼠的血小板和白细胞水平明显高于 VWF-/- 的小鼠。此研究明确了 VWF 与血小板在静脉血栓形成过程中的作用。Nossent AY 等在对 VWF 的合成及分泌的研究中发现 VWF 分泌的增多增加发生静脉血栓的几率。

近年来随着移植技术的应用推广，移植相关血栓性并发症受到关注，如移植相关血栓性微血管病（transplantation-associated thrombotic microangiopathy TA-TMA）、肝静脉闭塞病（veno occlusive disease VOD）、导管源性血栓形成等。TA-TMA 是造血干细胞移植后一种较为罕见并发症之一，包括 TTP 和溶血性尿毒综合征（hemolytic uremic syndrome HUS）。TA-TMA 患者的临床表现与特发性 TTP 类似。其发病机制不完全相同，目前认为血管内皮细胞的损伤是 TA-TMA 发病的中心环节。TA-TMA 患者 ADAMTS13 活性缺乏者较少见，ADAMTS13 活性通常轻微降低。vander Plas 等报道了 8 例移植相关 TTP，其中 7 例 ADAMTS13 活性在正常水平，1 例轻微降低。Yue Han 等以涡流方案测得 6 例移植相关 TTP 血浆 ADAMTS13 活性，其中有两位患者的活性小于 10%。Peyvandi F 等对 46 例行造血干细胞移植的患者进行回顾性分析，其中 3 例并发 TA-TMA，3 位 TA-TMA 患者与非 TA-TMA 患者相比预处理后 ADAMTS13 活性已经有所降低（50% ±22% vs 77% ±32%，$P<0.0001$），其中 1 例患者的 ADAMTS13 活性只有 8%。VWF 抗原是显著升高的，并在移植后 +15 天达到高峰，VWF 升高的原因系血管内皮细胞的持续损伤。TA-TMA 患者可以出现 ADAMTS13 的下降和 VWF 的升高，因此对患者检测 ADAMTS13 和 VWF 可以预测 TA-TMA 的发生，从而对 ADAMTS13 活性降低的患者输注血浆可以起到预防作用。血浆置换是特发性 TTP 的首选治疗方案，治愈率较高，一方面可以补充 ADAMTS13 抗原，另一方面中和患者体内 ADAMTS13 抗体。而多数 TA-TMA 患者的 ADAMTS13 为正常水平，血浆置换对 TA-TMA 的治疗效果不明确，Laskin 等总结约 27% ~80% 的

TA-TMA 患者对血浆置换有反应。

肝静脉闭塞病是造血干细胞移植后以肝脏肿大、黄疸、腹水为临床表现的一种严重并发症，以肝脏小静脉血栓形成为特征。Matsumoto M 等对 43 例行造血干细胞移植的患者分析，VOD 患者的血浆中可以检测到 UL-VWF，VWF 抗原量明显高于非 VOD 患者，ADAMTS13 活性也是明显降低的。另外输注新鲜冰冻血浆可以预防 VOD 的发生，其机制为补充了血浆 ADAMTS13。移植后发生 VOD 的病人不论是在预处理前后还是在移植过程中 ADAMTS13 活性都有明显的减低。Park YD 发现造血干细胞移植 VOD 患者 ADAMTS13 活性为 12% ~32%，非 VOD 患者的 ADAMTS13 活性为 57% ~78%。VOD 患者在预处理和移植过程中 ADAMTS13 活性都有明显的减低。指出 ADAMTS13 可以作为预测 VOD 的发生的一个指标，证明 ADAMTS13 在 VOD 的发病机制中有一定的意义。

（二）哪些非血栓性疾病涉及 ADAMTS13 的改变，与病变的发生是否有直接关系

1. 炎症性疾病 ADAMTS13 可以通过阻止白细胞过度趋化和外渗而抑制炎症反应，近年来的多项研究发现，系统性炎症性疾病和脓毒血症患者血浆中 ADAMTS13 活性降低。其活性的降低可以归结于三个原因：ADAMTS13 合成相对不足；持续存在的 UL-VWF 消耗 ADAMTS13 过多，造成 ADAMTS13 相对不足；炎症过程中的细胞因子如 IL-6、IL-8、TNF-α 可以影响 ADAMTS13 活性。

Nguyen TC 等对 21 例儿童败血症患者的研究发现，这些患者中都有 ADAMTS13 活性的降低，其中 31% 的患者为严重的缺乏，同时伴有 VWF 和 IL-6 的升高。Ono T 等发现在脓毒血症所致的弥散性血管内凝血患者血浆 ADAMTS13 抗原和活性是显著降低的，Western blot 显示其血浆中存在小分子量的 ADAMTS13，提示 ADAMTS13 的减少除了存在肝脏合成减少外还存在 ADAMTS13 的分解增加，凝血酶和纤维蛋白溶酶是降解 ADAMTS13 的主要的两种酶。重度 ADAMTS13 缺乏的患者发生急性肾功能损害的发生率明显升高。因此 ADAMTS13 水平的降低不但可以反应炎症疾病严重程度，而且可以作为其他器官功能障碍和预后不良的独立指标。

各种炎症因子在炎症性疾病中对 VWF 和 ADAMTS13 的作用是不一致的。细胞因子 IL-4、IFN-γ 和 TNF-α 可以抑制肝星状细胞和内皮细胞合成 ADAMTS13。Bernardo A 将细胞因子 IL-6、IL-8 和 TNF-α 作用于人脐静脉内皮细胞（human umbilical vein endothelial cells HUVECs）发现，IL-8 和 TNF-α 可以刺激内皮细胞释放 VWF，并随着剂量的增加而增加。该实验研究发现 IL-6 单独不能刺激 HUVECs 释放 UL-VWF，可能是因为 HUVECs 缺乏 IL-6 受体，IL-6-sIL-6R 可以刺激 HUVECs 释放 ULVWF。同时 IL-6 可以促进血小板的黏附与聚集，在正常血流动力学作用下 IL-6 可以抑制 ADAMTS13 对 VWF 的切割，其作用机制可能为 IL-6 阻断了 ADAMTS13 对 VWF 的切割位点。向小鼠模型中注入精氨酸加压素可以出现 IL-6 短暂性升高，同时出现 UL-VWF 多聚物和 ADAMTS13 的降低。TTP 患者发病时多种细胞因子水平是升高的，细胞因子的升高提示预后不良。另外，冠状动脉血栓性疾病患者中检测到高水平的 IL-6。以上表明炎症过程中细胞因子的释放可以造成 UL-VWF 的分泌增加，引起 ADAMTS13 的相对不足或直接抑制 ADAMTS13 的活性。IL-6 只是部分抑制了 ADAMTS13 的活性，因此单独炎症反应一般不会导致血栓的形成，但是反复炎症的出现最终有可能导致动脉硬化和血栓的形成。

体外实验显示，ADAMTS13 缺失小鼠梗死面积显著扩大，梗死面积与过氧化物酶（myeloperoxidase，MPO），中性粒细胞计数和促炎细胞因子 IL-6、TNF-α 的升高呈正相关。相比之下，VWF 缺失小鼠显示出显著降低的 MPO、中性粒细胞水平和炎症细胞因子。同时有 ADAMTS13 和 VWF 缺乏的小鼠与只有 ADAMTS13 缺乏的小鼠表现相似，表明 ADAMTS13 作用的发挥依赖于 VWF 的存在。这项研究也显示炎症的形成与 ADAMTS13 的缺失有关。

但 ADAMTS13 是否是调节炎症、内皮损伤和血栓的恶性循环中的关键因子还需要进一步研究。

2. 恶性肿瘤　血栓形成是恶性肿瘤患者常见的并发症之一，恶性肿瘤患者发生静脉栓塞性疾病的概率是正常人群的两倍以上，实体肿瘤中起源于肺、胰腺、胃肠道、卵巢、肾脏的发生率较高，恶性血液病中以多发性骨髓瘤、骨髓增殖性疾病、白血病、淋巴瘤多见。肿瘤细胞表达和分泌各种促凝血物质，血小板和血管内皮细胞异常活化造成患者高凝状态是诱发血栓形成的主要机制。近年来 ADAMTS13 在恶性肿瘤患者中也有相关研究。

Mannucci PM 等对 49 例实体肿瘤的研究，包括 29 例局部肿瘤和 20 例弥散性肿瘤，49 例患者均不合并弥散性血管内凝血（disseminated intravascular coagulation，DIC）和微血管溶血性贫血，49 例患者

血浆中的 ADAMTS13 与正常对照组相比都是降低的，其中弥散性肿瘤组降低的程度更显著，但两组之间无统计学意义；VWF 抗原量水平是升高的。但是 Oleksowicz L 发现 15 例弥漫性肿瘤患者的 ADAMTS13 是都是小于 15% 甚至测不到，而局部肿瘤患者 ADAMTS13 活性都在正常范围 >88%。Al-Awadhi AM 对 8 例急性白血病患者 ADAMTS13 的检测发现有一例患者的 ADAMTS13 活性是小于 5% 的，其他白血病患者 ADAMTS13 活性都是中度降低的，其 VWF 抗原水平显著高于对照组。VWF 抗原与 ADAMTS13 活性之间存在负相关关系。Ohshiro M 等对 30 例恶性血液病合并 DIC 的患者分析发现，第 28 天生存的患者的 ADAMTS13 的活性明显高于 28 天内死亡的患者，ADAMTS13 活性小于 65% 的患者的明显预后差于 ADAMTS13 大于 65% 的患者，这项研究表明 ADAMTS13 可以作为恶性血液病合并 DIC 患者的一项预后指标。Hyun J 等对 97 例 DIC 患者的 ADAMTS13 活性进行检测发现，随着 DIC 的严重程度和 D-D 二聚体的升高，ADAMTS13 活性是逐步降低的，说明随着凝血功能的异常 ADAMTS13 逐步被消耗，活性降低（≤56.4%）的预后较差，说明 ADAMTS13 的降低可以反应凝血功能的紊乱，可以作为 DIC 诊断和预后的一项指标。

3. 肝脏疾病　ADAMTS13 主要在肝脏星状细胞合成，血管内皮细胞和巨核细胞也可合成少量的 ADAMTS13。肝硬化、肝炎等疾病均有该酶的活性降低。Uemura M 等对 33 位慢性肝炎和 109 肝硬化患者，随着肝脏疾病的严重程度的增加，ADAMTS13 逐级减少，VWF 逐级增加。其中慢性肝炎 ADAMTS13 均值为 87%，Child A 级肝炎为 79%，Child B 级肝炎为 63%，Child C 级肝炎为 31%，正常对照组为 100%，Child 评分是影响 ADAMTS13 活性的独立因素。其中有 5 名终末期肝硬化患者的 ADAMTS13 活性是小于 3% 的，83% 中重度 ADAMTS13 缺乏的肝病患者可以检测到 ADAMTS13 抑制物。总之肝硬化患者的 ADAMTS13 活性和抗原都有所减低。

Matsuyama T 对 24 例酒精性肝炎的患者研究，其中 5 例重症酒精性肝炎的 ADAMTS13 活性的均值为 24%，其他酒精性肝炎（除外重症酒精性肝炎）的均值为 62%，肝硬化患者的均值为 76%，其中重症酒精性肝炎患者 VWF 抗原高达 806%，重症

酒精性肝炎为 405%，肝硬化患者为 514%。VWF 与 ADAMTS13 的比值在重症酒精性肝炎、其他酒精性肝炎、肝硬化分别为 102.2、8.9、8.6。其中 3 例死亡的重症酒精性肝炎的 ADAMTS13 的活性极低（4.5% ~ 16%），VWF 抗原极高（560% ~ 1202%）。随着患者病情的恢复，最终生存的患者 ADAMTS13 活性呈上升趋势，VWF 抗原呈下降趋势。死亡患者的 ADAMTS13 和 VWF 无明显变化趋势。多因素分析显示血清白蛋白水平和血小板计数是影响 VWF 的独立因素。爆发性肝衰竭患者的 VWF 抗原是极高的。

2006 年有报道首次发现肝脏移植患者出现 ADAMTS13 的严重缺乏和 VWF 的持续的升高，AD-AMTS13 值通常是小于 10% 的，患者的临床表现和相关实验室检查与 TTP 表现极其相似。Kobayashi T 对 81 例肝脏移植患者进行 ADAMTS13 和 VWF 的分析有同样的结果，多数患者伴有血小板水平的下降，因此当患者出现不能解释的血小板下降时进行 ADAMTS13 的检测尤为重要，因为如果对该类患者进行血小板输注会加速病情发展。进一步分析显示 ADAMTS13 的变化反映了肝脏移植过程中肝脏的缺血性改变及急性排异反应。

4. 自身免疫性疾病　自身免疫性疾病如系统性红斑狼疮（systemic lupus erythematosus，SLE）、系统性硬化症（systemic sclerosis，SS）、抗磷脂综合征（antiphospholipid syndrome，APS）、免疫性血小板减少症等与 ADAMTS13 的缺乏也有关系，Mannucci P 对 36 例 SLE 和 87 例 SS 患者的血浆 ADAMTS13 和 VWF 分析发现，这 123 例患者的 ADAMTS13 都是降低的，但均未检测到 ADAMTS13 自身抗体，说明抗体不是造成 ADAMTS13 下降的原因，VWF 抗原水平显著高于对照组。研究发现严重的抗磷脂综合征患者可观测到与 TTP 相似的微血栓形成，Austin SK. 等对 68 位抗磷脂抗体阳性的患者（其中 52 位为 APS）的血浆 ADAMTS13 和 VWF 进行检测，68 例患者的 ADAMTS13 活性平均为 79%，明显低于正常对照组，其中有 3 例 APS 患者 ADAMTS13 活性小于 10%。ADAMTS13 活性减低的患者中有 49% 的患者可以检测到 IgG 型抗 ADAMTS13 抗体；AD-AMTS13 活性正常的患者中同样有 46% 可以检测 ADAMTS13 抗体。VWF 抗原水平并没有显著的增加，表明 ADAMTS13 活性的降低与 VWF 的合成和分泌增加无相关性。另外，ADAMTS13 活性与患者的临床特征和出血血栓并发症无统计学意义。Rieger M 等在 SLE 和 ITP 患者体内检测到抗 AD-AMTS13 抗体，进一步研究发现抗体阳性的 SLE 和 ITP 患者 ADAMTS13 酶活性都是正常的。以上 ADAMTS13 在自身免疫性疾病的影响作用尚存在争议，ADAMTS13 和 VWF 在免疫性疾病中的发病机制及作用机制有待进一步研究。

以上可见，ADAMTS13 活性的降低不仅是 TTP 重要特征，而且与其他一些血栓或非血栓性疾病发生发展存在一定的相关性。这些疾病的共同特征都涉及终末血管内皮细胞的改变，与血栓形成有关。因此，是否可以考虑通过 ADAMTS13 在这些疾病与血栓形成之间架起桥梁？从而为临床与基础的研究提供前景与方向。

三、血栓性血小板减少性紫癜

（一）血栓性血小板减少性紫癜的定义和类型

血栓性血小板减少性紫癜（TTP）是一类较为少见的血栓性微血管病，表现为微血管病性溶血性贫血、血小板减少，微血管血栓形成，引起发热、神经系统损害，肾损较为常见但少尿性肾衰罕见。患者可能仅仅出现微血管性溶血性贫血和血小板减少，少见完整的"五联征"。1924 年 Eli Moschcowitz 报道首例 TTP，患者系 16 岁女性，出现发热、贫血、瘀点及轻度偏瘫，两周后昏迷死亡。尸检发现小血管存在弥散性透明血栓，大多见于心脏及肾脏。后该病被称为 Moschcowitz 病，1947 年被正式命名为 TTP。TTP 总体发病率在 $3.8 ~ 11.3/10^6$，表现明显的季节相关性，夏季的发病率高于冬季，以女性患者为主，年龄在 10 岁至 39 岁多见。不经治疗，患者死亡率超过 90%，死亡前平均住院日仅 14 天，症状发生后 80% 患者生存期不超过 90 天。患者需终身依赖血浆输注（plasma infusion，PI），部分患者可经历较长时间的无症状期，未经治疗常死于器官栓塞及严重出血。TTP 的诱发因素包括恶性肿瘤、特定药物（如氯吡格雷）、病毒感染等，且相关感染病原菌种类繁多，其他危险因素有非洲人种、肥胖、妊娠等。

近年来研究证实，TTP 的发生与金属蛋白酶 ADAMTS13 缺失有关。根据具体发病机制不同，可分为先天性 TTP 与获得性 TTP，前者也称为 Up-shaw-Schulman 综合征，与遗传性 ADAMTS13 缺乏相关；获得性 TTP 则包括 ADAMTS13 阳性的特发性 TTP 及多病因相关的继发性 TTP。（表 9-2-1）

表 9-2-1　血栓性血小板减少性紫癜(thrombotic thrombocytopenic purpura,TTP)分型

血栓性血小板减少性紫癜(thrombotic thrombocytopenic purpura,TTP)			
先天性 TTP			与 ADAMTS13 先天性缺失(活性<5%)相关,为常染色体隐性遗传
获得性 TTP		特发性 TTP	TTP 中最常见,伴 ADAMTS13 抗体阳性
	继发性 TTP	药物相关性 TTP	包括奎宁、化疗药物、口服避孕药、钙调磷酸酶抑制剂及血小板抑制剂等
		HIV 相关性 TTP	HIV 患者 TTP 发病率较正常人高 15～40 倍,目前普遍认为与获得性 ADAMTS13 缺失相关
		肿瘤相关性 TTP	恶性腺瘤伴发 TTP 常见,ADAMTS13 活性无明显下降
		结缔组织病相关性 TTP	系统性红斑狼疮相关性 TTP 最常见,可在 TTP 发作之前或之后,同时发病较为少见
		妊娠相关性 TTP	规范的 PE 治疗有助于胎儿安全分娩
		移植相关性 TTP	目前尚无诊断金标准,易误诊为急性 GVHD、感染、CSA 副作用,不伴 ADAMTS13 缺失
		其他	急性胰腺炎诱发 TTP

1. 先天性 TTP　即 USS(Upshaw-Schulman Syndrome),新生儿期即可发病,常伴严重黄疸,血涂片可见裂细胞,红细胞体积大小不等,Coombs 试验阴性。以重度先天性 ADAMTS13 缺乏(活性<5%)为特点,先天性 TTP 为 9 号常染色体隐性遗传,家族中可发现 76 种基因突变,包括 45 种错义突变、10 种无义突变、10 种缺失突变、4 种插入及 7 种剪接位点突变,多数为杂合性。尚未发现突变累及信号肽、前体肽、及 TSP1-4,突变发生与发病年龄、临床表现及复发率关系尚不明确。在发作间歇期 ADAMTS13 活性<5%～10%,预示疾病将反复发作。大多先天性 ADAMTS13 缺乏的儿童伴有新生儿黄疸及溶血,且无 ABO 及 Rh 血型不相合的证据。半数患儿在婴儿期即可见疾病反复发作,出现慢性血小板减少及微血管病性溶血性贫血,女性患者常发生于首次妊娠,可能与妊娠后期 vWF 水平提高有关,输注新鲜冰冻血浆(fresh frozen plasma,FFP)通常有效。先天性 TTP 可由发热,感染,酗酒,妊娠,接种疫苗等因素诱发,较获得性 TTP 少见,可发生在任何年龄,新生儿期可伴重度溶血,幼儿反复发作血小板减少及妇女于首次妊娠时发病。过去常误诊为特发性血小板减少性紫癜或非典型性溶血尿毒综合征。此外,感染、中耳炎、外科手术及其他炎性因素可加剧症状恶化。与获得性 TTP 相似,大多数先天性 TTP 患者在应激条件下可出现蛋白尿、血尿或血清肌酐轻度升高等表现,长期反复发作导致慢性肾功能衰竭。

炎症因子可引起 VWF 过度释放,先天性 TTP 缺乏 ADAMTS13,不能剪切超大分子量 VWF,在血管高剪切力作用下血小板加速聚集,形成微血管血栓,引起多器官的功能受损,以神经系统异常、肾损及心肌缺血表现显著,近来有报道急性胰腺炎的发生。在新生儿及幼儿期,诊断更易明确,主要表现血小板减少、微血管病性溶血性贫血,黄疸及 LDH 增高,也可仅表现为血小板减少,35% 病例出现神经系统症状,如偏瘫、癫痫。出现以下情况应警惕先天性 TTP:新生儿血小板减少及溶血性贫血、儿童 TTP、初次妊娠出现 TTP 等,需立即检测 ADAMTS13 活性及抑制物水平,测定 ADAMTS13 突变基因,以协助确诊。

2. 特发性 TTP　特发性 TTP 名称由来？这类病人由抑制 ADAMTS13 的多克隆免疫球蛋白自身抗体介导产生。抗体通过与富含半胱氨酸区域或间隔区相结合,介导 ADAMTS13 分解,UL-VWF 聚集引起血栓发生。在 TTP 中最为常见。

3. 继发性 TTP　获得性 TTP 中非特发性的 TTP,哪些因素可以诱发继发性 TTP 的出现？大约不到 15% TTP 患者表现出药物相关性,如他克莫司可诱发产生 ADAMTS13 抗体,环磷酰胺导致内皮细胞损伤,二者均引起内皮细胞过度分泌 VWF 多聚体,TTP 分别在其用药后 2～4 周及 2～12 周发作。奎宁、辛伐他汀、甲氧苄氨嘧啶与干扰素等可诱发 ADAMTS13 抗体阳性 TTP,口服避孕药及血小板抑制剂,如噻氯匹定、氯吡格雷与获得性 TTP 相关,有 TTP 病史的妇女应避免使用含雌激素的避孕药。吉西他滨、博来霉素、丝裂霉素 C 可引起 HUS。

Efalizumab 及 Ustekinumab,被 FDA 批准用于牛皮癣治疗,均有潜在致 TTP 作用。相比遗传性或其他获得性 TTP,药物相关性 TTP 对 PE 反应差异较大。

1987 年 Jokela 报道首例 HIV 相关性 TTP,其发病机制尚未明。目前认为 HIV 相关性 TTP 伴有获得性的 ADAMTS13 缺失,HIV 感染引发炎性反应,细胞因子(TNF-a,IL-1,IL-6,IL-8)促使内皮细胞 VWF 合成和释放增加;HIV 感染可引起微量营养元素如锌的缺乏,直接影响 ADAMTS13 的合成,同时诱导 ADAMTS13 抗体产生,进而引起广泛微血管血栓生成,出现溶血性贫血及血小板减少。HIV 相关性 TTP 中 ADAMTS13 抗体可见于部分病例。伴发巨细胞病毒感染、恶性肿瘤及其他抗肿瘤药物使用均与 TTP 发生相关。HIV 患者 TTP 发病率较正常人高 15~40 倍,同样以五联征为特点。疑诊 TMA 时应进行 HIV 检测,同样,伴严重贫血及血小板减少的 HIV 患者应考虑 TTP 可能。缺乏适当的抗病毒治疗,可引起 HIV 患者 TTP 急性发作。有报道 HIV 患者伴 CD4+淋巴细胞计数<250 个/mm^3 易发生 TTP,致死率达 22%。HIV 持续进展的 TTP 患者死亡率高达 100%。

1939 年 Gitlow 与 Goldmark 首次报道经典的 TTP 与系统性红斑狼疮密切相关,在 1999 年 Brenner 报道了五名 TTP 患者先后在 3 年至 4 年时间里诊断为系统性红斑狼疮,但当时并无 ADAMTS13 的检测。相比其他获得性 TTP,结缔组织病相关性 TTP 伴 ADAMTS13 抗体阳性,然而 ADAMTS13 活性下降较轻,预后相对较好。其中,30% 病例表现为系统性红斑狼疮(SLE)相关性 TTP,23% 与抗磷脂综合征相关。

约 5%~25% 的 TTP 由妊娠诱发,尚未发现妊娠可直接引起 TTP,但具有潜在危险因素。大多妊娠相关性 TTP 患者 ADAMTS13 活性>25%。妊娠前 ADAMTS13 水平正常的女性患者复发率相对较小。与其他更为常见的妊娠相关 TMA 如 HELLP 综合征、子痫、HUS 鉴别较为困难,不经治疗,可致胎儿生长发育障碍、宫内死胎及子痫,再次妊娠有较高的复发率。

近年来报道急性胰腺炎诱发 TTP 发生,胰腺炎是急性炎症反应,细胞因子 IL-1,IL-6,IL-8 及 TNF-a 过度释放,引起内皮细胞释放超分子量 VWF,引起 ADAMTS13 相对缺失;炎症反应通过激活补体系统引起微血管的损伤。有报道急性胰腺炎时内皮细胞 NO 合成低下,NO 具有强的抗血小板聚集作用,合成减少将促进血栓性微血管病的发生;此外,

TTP 发生后破碎红细胞释放精氨酸酶,精氨酸分解过多,NO 合成减少,加重疾病进展。TTP 可发生在胰腺炎急性期或恢复期,ADAMTS13 水平轻度低下,与 TTP 及胰腺炎严重程度无明显相关性。几乎所有的病例 PE 与皮质激素治疗均有效。

4. **移植相关性血栓性微血管病(transplantation associated thrombotic microangiopathy, TA-TMA)**　TA-TMA 是继发性 TTP 中一种特殊类型,患者在进行骨髓移植后出现微血管病性溶血性贫血及血小板减少。它的临床表现与预后?目前有无确切的诊断标准?TA-TMA 发生率约 0.5%~76%,常发生在骨髓移植后 100 天内,75% 患者在 3 个月内死亡。首例报道在 1980 年及 1981 年,Powles 与 Shulman 发现异基因造血干细胞移植后使用环孢素预防 GVHD,患者死亡后尸检可见肾小球动脉血栓、肾小球系膜硬化及严重肾间质性疾病。TA-TMA 通常不伴 ADAMTS13 缺失,发病机制与微血管内皮细胞损伤有关,发病危险因素包括女性患者、难治性疾病或移植前本病进展快、无关供体移植、高龄、ABO 血型不合、急性 GVHD、病毒或真菌感染(CMV,HHV-6,曲霉菌)、HLA 不合的移植、药物如他克莫司及高剂量马利兰(16mg/kg)等。骨髓移植后环孢素联合激素预防 GVHD 是重要危险因素,环孢素可诱导肾产生 TxA2 及抑制内皮细胞产生 PGI2,进而引起血管收缩、血小板聚集。体内试验证实环孢素可致血管内皮细胞损伤,VWF 合成及分泌增加,接受环孢素患者体内可测得高浓度的 VWF。此外,环孢素还可通过二磷酸腺苷(ADP)、肾上腺素诱导血小板聚集。皮质激素抑制内皮细胞释放血管舒张剂 PGE2 及 PGI2,增加环孢素促血栓作用,诱导产生纤维连接蛋白,增加血小板膜糖蛋白 Ⅱb/Ⅲa 与血管内皮黏附作用,加速血小板聚集。另外,尚无报道表明 TBI 与 TMA 有直接联系。

急性 GVHD 可致纤维蛋白原、纤溶酶 α2-抗纤溶酶抑制物复合物(plasma-α2 antiplasmin inhibitor complex,PIC)、组织型纤溶酶原激活物(tissue plasminogen activator-plasminogen activator inhibitor complex,t-PA-PAI)、VWF:Ag 及血栓调节蛋白(thrombomodulin,TM)明显增多,vWF:Ag 等凝血参数的异常提示微血管损伤。此外,急性 GVHD 还可诱导 TNF-α 产生增多,引起内皮细胞损伤及毛细血管通透性增加。TM 是血管内皮细胞表面高亲和力凝血酶受体及蛋白 C 活化的辅因子,内皮细胞损伤的疾病如败血症、VOD 及 GVHD 等可致 TM 水平增高。在 TMA 诊断上,有研究认为 TM 较 t-PA-PAI 更有

意义,移植后+14d 测定 TM 水平可用于诊断早期 TA-TMA。

TA-TMA 主要表现为贫血、血小板减少、血涂片见破碎红细胞、LDH 增高、急性肾衰(Cr. >基线值 50%),50% 患者伴神经系统损害,易出现多脏器功能不全。目前,尚有人未意识到 TA-TMA 是一种独立的疾病,急性 GVHD、感染及 CSA 毒性临床表现可与 TMA 类似。肾活检可准确诊断肾微血管病,但并不适用于 TA-TMA 患者。目前尚无 TA-TMA 的诊断金标准,需排除其他原因的血小板减少,LDH 增高,血涂片见破裂红细胞,凝血功能正常,伴 GVHD 及感染、用药史等(表 9-2-2)。

表 9-2-2　TA-TMA 国际诊断标准

Criteria of the Blood and Marrow Transplant Clinical Trials Network of the National Heart Lung and Blood Institute	Criteria of the International Working Group of the European Group for Blood and Marrow Transplantation
1. 高倍镜视野下血涂片见红细胞碎片及≥2 裂细胞	1. 血涂片可见裂细胞>4%
2. LDH 水平超过正常范围上限	2. 新出现或进行性的血小板减少(计数<50 000/μl 或下降≥原计数 50%)
3. 排除其他原因的肾脏或神经系统功能障碍	3. LDH 水平突然或持续增高
4. Coombs 试验阴性	4. 血红蛋白下降或输血需求增加
	5. 血清结合珠蛋白下降

TA-TMA 无特殊有效治疗手段,消除危险因素(如停用钙调磷酸酶抑制剂、强化 GVHD 治疗、加强控制机会性感染)并不能有效改善病情。PE 在 TA-TMA 疗效不确定,有个别病例报道在无 GVHD 时予 PE 疗效尚可,出现 GVHD 时,PE 疗效不佳且常伴严重并发症如导管源性感染等。PE 有效性可能与减少血清药物浓度及细胞因子引起的内皮细胞损伤有关。PE 治疗不能延长总体生存时间,约 57% 患者 TMA 可达缓解,但仅有 30% 患者获得 3 年生存率。此外,停用抗排异药将加重 GVHD。对于环孢素诱发的 TMA,可替换他克莫司治疗。未来临床试验应着重评估新药如西罗莫司及麦考酚酯伴随的 TMA 风险。此外,去纤苷可阻断 TNF-a 介导的内皮细胞凋亡,保护内皮细胞免受损伤,并降低内皮细胞释放的组织因子发挥抗血栓及溶栓作用,口服剂量为 40mg/(kg·d)。另外,有报道 daclizumab 可诱导缓解,尚待进一步临床研究。

TA-TMA 预后较差,TMA 通常不是致死的直接原因,常因治疗相关并发症如 GVHD 及感染死亡。目前尚缺少普遍认可的诊断标准及治疗方案,需提高医务工作者对疾病的认识及警惕。

5. 溶血尿毒综合征(hemolytic uremic syndrome,HUS)　HUS 与 TTP 有哪些相同点与差异? HUS 又有哪些不同类型? HUS 与 TTP 均属于血栓性微血管病(表 9-2-3),出现微血管病性溶血性贫血及血小板减少,血小板血栓形成,引起各脏器功能受累。相较于 TTP,HUS 肾损表现更为明显,是儿童肾衰的最常见原因。其次神经系统、心脏、肺及胃肠系统也有累及。HUS 主要包括 STEC-HUS(Shiga toxin-producing Escherichia coli HUS)及 aHUS(atypical HUS),前者继发于志贺氏毒素菌、大肠埃希菌感染,大多数患者以血性腹泻起病;aHUS 则与补体旁路途径异常相关。此外恶性高血压、败血症、自身免疫性疾病(如 SLE)、儿童链球菌感染、恶性肿瘤、妊娠及 HELLP 综合征等均可引起继发性 HUS。对于排除 aHUS 及其他病因的 TMA,通常定义为特发性 HUS,具体机制不明,目前随着越来越多 aHUS 的相关基因突变被发现,越来越少的病例被归入特发性 HUS。

(1) STEC-HUS:1955 年 von Gasser 及同事报道 5 名儿童患者出现肾小血管血栓、血小板减少、及非免疫性溶血性贫血(Coombs 阴性),然而当时并不清楚是否与 STEC(Shiga-toxin producing Escherichia coli)相关。1965 年 Barnard 和 Kibel 首次报道大肠埃希菌可能参与 HUS 发病。目前研究证实,HUS 常继发于出血性结肠炎或血性腹泻后,婴幼儿和儿童多见,因食物或饮用水感染大肠埃希菌(Escherichia coli),其中 E coli O157:H7 最为多见。感染潜伏时间为 3 天,90% 患者出现血性腹泻,是就诊的主要原因。细菌可损伤胃肠黏膜进而扩散入血液循环,分泌 Stx-1 及 Stx-2 毒素,炎症细胞及其代谢产物可介导志贺毒素定位于靶器官,同时增加靶器官对志贺毒素的敏感性,进而刺激血管内皮细胞分泌超分子量 VWF(UL-VWF),同时影响 ADAMTS13 剪切作用,肾血管及肾小球血栓形成,诱发肾脏损伤。多数患者无发热,仅半数病例可在排泄物中找到少量白细胞,且腹痛较其他感染性胃肠炎更为明显。HUS 肠道症状轻至水样腹泻,重至出血性肠炎,其严重程度具有预后意义,其预后差异较大,部分患者仅需短期住院治疗,也有患者需重症监护,进行血液透析或血浆置换。

表 9-2-3 TTP 与 HUS 主要临床鉴别

疾病	临床特征
获得性 TTP	成人伴或不伴神经系统及肾脏功能损伤;儿童罕见;儿童不伴肾衰,可伴或不伴神经系统异常
先天性 TTP	较获得性 TTP 少见;与 ADAMTS13 基因突变引起 ADAMTS13 重度缺失有关;任何年龄均可发病:可新生儿伴重度溶血,儿童出现反复发作血小板减少,及首次妊娠的妇女
STEC-HUS	儿童肾损前多伴有腹泻、血便前驱史,由产志贺菌素的 E coli 引起(多数为 E coli O157:H7)
aHUS	儿童肾衰不伴前驱腹泻史;10% 病例中可见主要家族成员发病;常见于成人或儿童,伴补体调节异常

STEC-HUS 诊断应考虑血小板减少、MAHA、肾功能损伤(少尿甚至无尿,可出现高血压及水肿)。此外,纤维蛋白原水平正常或偏高,凝血酶原时间轻度延长,应与 DIC 相鉴别。目前国际诊断标准有 CTN-TMA(blood and marrow transplants clinical trials network,CTN)及 IWG-TMA(international working group,IWG),CTN 关于肾脏及神经系统损伤的诊断标准易将具有高死亡率的 TMA 疑似病例排除,且难以区别各移植相关性肾功能不全疾病的发病机制。此外,TA-TMA 发生神经系统异常几率要小于 TTP,关于神经系统及肾损的标准应重新考虑。而 IWG 标准中,关于裂细胞数>4%(8/HPF)的标准尚有争议。

(2)aHUS:aHUS 中儿童与成人发病率相近,儿童男女发病比例无明显差异,而成人中以女性发病较多见。约半数 aHUS 由上呼吸道及胃肠道感染等因素诱发,其中腹泻占 24%。目前尚不清楚腹泻诱发 aHUS 或是 aHUS 表现出腹泻症状。部分女性在首次妊娠时发病,其中约 80% 于产后发病。aHUS 可表现为散发性或家族聚集性,预后较差,半数患者可进展为慢性肾衰或出现不可逆神经系统损害,约 25% 在急性期死亡。部分 aHUS 临床表现无特异性,如面色苍白、恶心、疲劳、嗜睡等等,可有少尿或无尿等急性肾损表现,出现肾性高血压,重者可致可逆性脑病和心衰。20% 患者可出现肾外表现,累及神经系统最为常见,约占 10%,表现为易

怒、嗜睡、癫痫、复视、偏瘫及昏迷等,3% 患者可见心脏微血管病引起心肌梗死,甚至猝死,脏器衰竭占 5%。约 50% aHUS 与补体系统异常有关。1973 年报道 5 名 HUS 患者伴 C3 水平低下,后来发现 aHUS 患者可伴基因突变引起 AP 激活及补体调节蛋白抑制。对于疑诊 aHUS 的患者,补体的测定不能替代基因突变检测。

(二)ADAMTS13 异常是否能够解释所有的 TTP?TTP 的具体发病机制

1. ADAMTS13 异常如何导致 TTP 的发生 1982 年 Moake 发现反复发作的获得性或先天性 TTP 患者在缓解期可检出超大分子量 VWF(UL-VWF),UL-VWF 主要由血管内皮细胞释放,贮存在 Weibel-Palade bodies(WPBs),接受刺激后释放入血循环。DDAVP、缺氧、细胞因子(如 IL2,IL-6,IL-8,TNF-a)可上调 VWF 表达。在高剪切力的作用下,VWF 改变构型,A2 区暴露并与 ADAMTS13 结合,于 Tyr1605-Met1606 位点剪切。Moake 提出这类患者缺少一种能剪切 VWF 大分子并抑制血小板聚集及血栓形成的裂解酶,且 PE 可以补充这种裂解酶。1996 年,Tsai 与 Furlan 发现基质在暴露于流体剪切力及低浓度的蛋白质变形剂情况下,VWF 裂解酶才能发挥剪切作用。后该酶被命名为 ADAMTS13,位于常染色体 9q34,由 1427 位氨基酸残基构成金属蛋白酶。ADAMTS13 主要由肝脏星状细胞、血小板、血管内皮细胞及肾脏足细胞产生。先天性 TTP 与遗传性 ADAMTS13 缺失有关,特发性 TTP 则因 ADAMTS13 抗体介导的 ADAMTS13 过度分解,引起 UL-VWF 聚集,继而血栓形成。

ADAMTS13 通过 CD36 介导黏附于内皮细胞膜上。ADAMTS13 半衰期为 2~4 天,先天性 TTP 患者血浆输注间期约为 3 周。血小板释放的微颗粒包括 CD36 可竞争性与 ADAMTS13 结合,使得 ADAMTS13 与内皮细胞的黏附减少,减少 VWF 剪切作用,促进血栓的发生。研究发现 ADAMTS13 可发生蛋白质降解作用,提示获得性 ADAMTS13 缺失可能不仅仅与免疫介导相关。有报道称胆汁性肝硬化儿童患者在成功进行肝移植后,ADAMTS13 活性可恢复正常,TMA 症状消失。丙型肝炎引起的肝硬化患者中,ADAMTS13 活性降低,且降低程度与临床症状严重程度相关,最低达正常值 20%~30%。此外,正常个体 ADAMTS13 活性在 50%~100%,肝硬化、尿毒症、急性感染、DIC 及播散肿瘤均可引起 ADAMTS13 活性减低。健康婴儿、妊娠妇女、术后病人也可出现 ADAMTS13 活性降低。

TTP 患者各脏器小动脉和毛细血管中可见到不规则血栓,心肌尤甚,其次为胰腺、肾脏、肾上腺以及大脑。肝脏,肺脏相对较少发生。主要由血小板、VWF 及少量纤维蛋白和炎性细胞组成,常伴局灶性内皮细胞增殖。而 STEC-HUS 主要影响肾皮质,表现为大面积坏死,胰腺、脑、肾上腺及心肌则很少累及。

2. 补体系统活化在 TTP 发生发展过程中的作用 补体系统由存在于人体血清和组织液中的一组可溶性蛋白及细胞表面的一组膜结合蛋白和补体受体组成,在机体自然免疫中发挥重要作用,主要功能有炎症反应、细胞吞噬及细胞溶解清除外来或不能识别的细胞,放大炎症反应及止血过程。正常细胞有一系列补体调节因子,可抑制其异常活化,该机制遭破坏时,补体异常激活可致微血管血栓形成。补体激活过程是一系列放大连锁反应,C3a 及 C5a 与其受体结合,引起 P-选择素及 vWF 因子分泌增多,抑制抗凝因子表达,细胞骨架重组。激活过程还通过补体上调黏附因子引起炎性反应作用,释放前列腺素、白三烯及细胞因子,引起白细胞聚集、活化并穿越内皮细胞层。补体活化产物上调 P-选择素,可作为 C3b 受体,稳定旁路途径内皮细胞表面的 C3 转化酶。补体可直接作用于血小板,C3a 和 C5a 激动血小板活化,C5b-9 通过去极化膜电位,具有强的血小板激动作用,并引起促凝微颗粒的释放。在 aHUS 伴 CFH 突变中,补体过度激活,血小板 C3 与 C9 过多沉积,血小板活化因子 CD40L 及 P-选择素上调,组织因子释放增加。其中,组织因子表达及释放由补体及 IL-1α 调节,补体激活作用于内皮细胞上,引起继发性黏附分子表达增加,细胞因子及趋化因子释放,细胞内微颗粒释放,MAC 形成,最终细胞裂解。此外,C3a 及 C5a 过敏毒素化学趋向性强,可刺激中性粒细胞、单核细胞及巨噬细胞。上述机制最终引起血管内皮损伤。

1974 年首次报道在 aHUS 患者发现血清 C3 水平下降,C4 浓度正常,近 15 年研究发现 aHUS 出现基因突变,引起补体旁路途径的异常激活,目前发现 120 余种突变基因,占病例总数 50% ~ 60%,aHUS 突变引起 C3 及 CFB 的过度激活作用及 CFH 失调,肾小球内皮细胞受炎症因子如 TNF-α 及 IFN-α 刺激且暴露在高反应性 C3 血清中,形成高凝状态。突变基因主要有 CFH、补体调节因子(如 MCP、CFI 及 THBD 突变)、旁路途径 C3 转化酶、C3 及 CFB。其中 CFH 突变预后最差,70% ~ 80% 患者进展至终末期肾病或死亡,而伴 MCP 突变的

aHUS,终末期肾病较少发生。

STEC-HUS 中,Stx1 及 Stx2 可直接作用于内皮细胞,通过结合细胞表面 Gb3 受体进入胞内,Gb3 在肾微血管内皮细胞大量表达,少量毒素即可引起内皮细胞重大改变,抑制蛋白质合成并引起细胞死亡。此外,还可通过上调 mRNA 表达及趋化因子(如 IL-8、MCP-1 及 SDF-1),趋化因子受体(CXCR4 及 CXCR7),细胞黏附因子(VCAM、ICAM、P-选择素及 PECAM-1),引起白细胞聚集。Stxs 还可增加组织因子活性并直接激活血小板和炎性细胞。总而言之,Stx1 及 Stx2 增加炎性反应并引起抗血栓机制的失调,诱发微血管病性血栓。

TTP 患者血栓主要由血小板及 VWF 组成,内皮细胞膜表面的 VWF 与血小板结合,缺失 ADAMTS13 时,UL-VWF 长链及血小板在内皮细胞膜表面结合,血栓形成。补体激活继发于内皮细胞损伤及血栓形成。1977 年,体外实验证实 TTP 中存在补体活化,有报道一位年轻女性患者毛细血管及小动脉可见 C3 沉积,其补体活化机制尚不明,旁路途径中受剪切力或激动剂活化的血小板表面出现 C3b 及 C5b-9 沉积,同时伴过敏毒素 C3a 释放,C3b 受体即 α-颗粒分泌,活化血小板表达 P-选择素。内皮细胞损伤及血小板血栓可引发凝血发生及纤溶启动,而凝血酶可通过剪切 C3 及 C5 放大补体活化作用。

补体系统的异常激活、炎性反应及血栓形成是 STEC-HUS、a-HUS 与 TTP 重要发病机制。三者 TMA 临床表现相似,但诱发损伤及补体活化机制各异。aHUS 中基因突变通过补体调节因子、C3 转化酶或 CFH 抗体致补体系统异常活化。STEC-HUS 发病中,Stxs 可上调 P-选择素诱发补体沉积在内皮细胞表面。TTP 患者中,ADAMTS13 缺失致血小板血栓形成,引发补体活化。这三种疾病临床表现不同,伴共同的补体活化异常。aHUS 中,补体调节已成为标准治疗,目前报道 20 余例 aHUS 患者使用 Eculizumab 治疗,治疗期间患者均未进行 PE,80% 患者血小板计数恢复正常。Eculizumab 在伴或不伴基因突变患者中均有效,在 TTP 对 PE、激素及其他免疫治疗无效时,Eculizumab 可有效提高血小板计数,其补体抑制治疗显示良好的前景及安全性。在 TTP 及 STEC-HUS 中也将成为辅助治疗。此外,可通过检测体内 C5b-9 水平分析患者对 Eculizumab 或其他补体抗体有效性。

(三)TTP 如何进行诊断,目前的主要困惑在哪里

TTP 发病常伴前驱症状,如疲劳、关节肌肉痛、

腹痛、腰痛等类流感症状。TTP临床表现无特异性，可见乏力、厌食、恶心、呕吐及腹泻等，易误诊为胃肠炎、败血症、一过性局部缺血、恶性高血压、HELLP等等。尸检报道血栓可累及各个脏器，包括大脑（主要为皮质）、心脏、肾及消化系统，也可见于脾脏、胰腺、肾上腺等。心脏累及可有心肌梗死、充血性心衰、心律失常，甚至心搏骤停等。50%~80%患者可有头痛、癫痫、定位障碍、精神异常等神经系统症状。TTP伴ADAMTS13重度缺失，肾脏损伤常为轻中度。出现肾衰及神经系统损害则表示病情进展迅速。少数患者可以在患病的几天到数月里，甚至早于血栓性微血管病发生，出现视力障碍、胰腺炎、中风或者是其他血栓改变。胃肠道症状较常见，包括腹痛、恶心、呕吐及腹泻。肺脏受累可致严重的呼吸窘迫综合征（severe acute respiratory distress syndrome）。偶可见雷诺现象（raynaud phenomenon）、关节痛、肌肉痛及视网膜出血。

多项临床研究中，特发性TTP患者ADAMTS13重度缺失（活性<5%）发生率从33%至100%，中位数约75%，与ADAMTS13活性检测水平以及病例筛选标准差异性相关。成人的先天性TTP难以与特发性TTP鉴别，特发性TTP常表现胃肠炎、败血症及一过性的脑缺血，快速ADAMTS13检测对于诊断治疗及预后均有重要意义，但目前国内只有少数实验室可以准确快速进行ADAMTS13的检测。妊娠相关性TTP不伴有ADAMTS13缺失，但妊娠可诱导先天性或获得性TTP急性发作，ADAMTS13检测有助鉴别诊断。系统性红斑狼疮等自身免疫性疾病可因血管炎出现血小板减少及神经系统障碍，并伴有自身免疫性ADAMTS13缺失。ADAMTS13检测有助于鉴别TMA多种不同的发病机制，ADAMTS13活性<5%为TTP特异性指标，败血症及肝硬化患者可有ADAMTS活性<10%。特发性TTP中，ADAMTS13缺失提示对PE有效但高危易复发，高滴度的抗体水平预示高死亡率。ADAMTS13水平维持在5%~10%可减少TMA急性发作，监测ADAMTS13水平助于指导PE治疗的频率及强度，在发作间歇期监测其水平可帮助判断患者复发性，指导下一步免疫抑制治疗。

TTP多见于成人，儿童出现MAHA、血小板减少及肾损等表现应首选考虑HUS，常伴有腹痛腹泻等前驱症状。91% STEC-HUS的儿童患者可经对症支持缓解，无需PE。TTP与HUS均可出现MAHA与血小板减少，常难以鉴别，TTP多伴特征性神经系统异常，HUS则以肾衰多见，然而患者也可不表

现上述异常。因此，有报道提倡使用TTP来表示出现MAHA及血小板减少的成人患者，伴或不伴其他异常或诱因。

TTP诊断不具特异性，常易误诊为播散性恶性肿瘤、全身感染、恶性高血压、SLE及其他肾脏疾病等。目前观点提出微血管病性溶血性贫血（MAHA）伴血小板减少排除其他继发性原因，即可初步诊断TTP，应立即开始PE治疗至缓解，无需等待ADAMTS13检测结果（ADAMTS13检测需在PE治疗前留取标本）。同时进行其他实验室检查，包括血涂片找裂细胞、LDH、Coombs试验，凝血系列、肝功能、溶血检查，尿常规，HIV及肝炎病毒检测等。

值得注意的是，诊断先天性TTP需根据ADAMTS13水平，活性<5%且抗体阴性为其特征性诊断标准，Coombs试验阴性，LDH水平增高，出现微血管性血小板减少，并排除其他继发性因素引起血小板减少和MAHA的疾病，即可确诊。相较于HUS，先天性TTP肾损程度较轻，通常无血便及大肠埃希菌感染史。在血涂片未见裂细胞时，需与TTP鉴别，先天性TTP伴ADAMTS13缺失，ADAMTS13抑制物为阴性。此外，治疗后ADAMTS13水平不能恢复正常，但由于该检测受到耗时限制，难以在发病第一时间做出诊断。

（四）TTP的治疗现状及研究前景在哪里？

如图9-2-2/文末彩图9-2-2所示TTP治疗的常规流程。

1. 支持治疗 包括保肾、抗癫痫治疗等，患者应进行心电监护，谨防心脏累及，出现溶血或心脏累及症状需输注红细胞，补充叶酸，维持血红蛋白70~90g/L。血小板计数>50×10^9/L时应予小剂量阿司匹林（75mg），不建议使用肝素。而阿司匹林及双密达莫不参与血小板膜糖蛋白Ib/IX与VWF结合，有研究表明两者无明显疗效且可增加出血风险。此外，在血小板计数>50×10^9/L时可考虑接种乙肝疫苗。最新研究报道通过靶向性阻断VWF的A1区与血小板膜糖蛋白Ib结合，可抑制血小板血栓形成，减少红细胞破裂，缓解溶血症状，有效改善TTP临床症状。目前尚有待进一步研究。

2. 血浆置换（plasma exchange，PE） 1924年Moschcowitz报道首例TTP后50年内，TTP死亡率超过90%，平均住院日仅约14天。直到1976年，Bukowski首次使用全血置换治疗TTP，置换后24小时患者精神症状如发热、精神错乱、偏瘫均有明显好转，约半数患者获得超过13年生存时间。临床研究表明，PE通过清除血液中ADAMTS13抑制

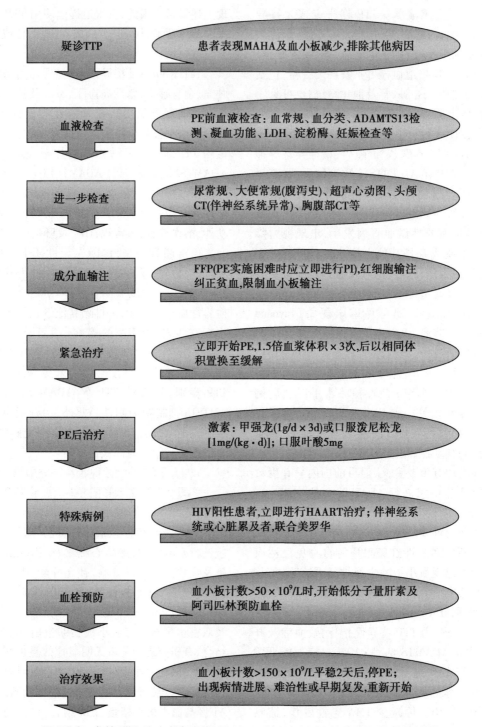

图 9-2-2 急性 TTP 治疗方案流程(highly active anti retroviral therapy,HAART)

物,并补充 ADAMTS13,可使78% TTP 患者生存时间达到6个月以上,63%患者在血浆输注(plasma infusion,PI)后可获6个月的生存时间。目前,PE已成为TTP 治疗的基石。

PE 应于症状出现24小时内进行,目前推荐以新鲜冰冻血浆(fresh-frozen plasma,FFP)置换为主,建议开始置换3天,以1.5倍血浆体积,其后以相

同体积血浆联合4%白蛋白进行置换,在难治性TTP 或伴严重并发症如神经系统及心脏症状时,PE需一天两次。因同时联合其他治疗措施,并不易证明高强度 PE 的疗效性。PE 推荐治疗量为 40～60ml/kg,并维持到疾病缓解(PLT>150×10⁹/L,血红蛋白及 LDH 水平恢复正常)后两天。关于 PE 停止或减量问题尚存在争议,部分观点认为在疾病缓

解后可立即停止 PE,如有反复或加重,则重新开始;另一观点为逐步减少 PE 频率,减量时间持续一周,避免疾病反弹。然而无论直接停止或逐步减量 PE,在缓解后达到稳定状态前,均需反复多次进行 PE。伴 ADAMTS13 抗体阳性的 TTP,达到缓解所需 PE 时间更长,次数更多。60%~90% 原发性 TTP 进行 PE 可达完全缓解,超过 14% 患者对治疗无效,需联合激素及美罗华治疗。同时伴肾损、心衰及昏迷,提示预后不良,应立即进行PE。发热是预后不良的指标,TTP 患者伴发热时,需延长 PE 疗程。TTP 可因累及器官不同而表现各异,其非典型临床表现如凝血障碍、难治性高血压及 LDH 异常增高为 PE 的适应证,此外 PE 治疗有效即可作为 TTP 诊断的重要依据。通常TTP 患者同时接受含枸橼酸盐的 FFP 及抗凝剂,可导致枸橼酸盐过载,引起低钙血症、恶心、腹泻、感觉异常、手足抽搐等,可予相应补钙,维持电解质平衡。

有研究者提出可用冷沉淀上清血浆,由于不含VWF,疗效优于 FFP。S/D (solvent/deterdent-treated) 血浆、亚甲蓝 FFP (MB-FFP)、补骨脂素 FFP 均含正常量 ADAMTS13,有研究证实补骨脂素 FFP 与标准 FFP 疗效性及安全性相当,UK 健康协会推荐S/D 血浆,以减少输血源性感染及免疫反应,然而以上观点均存在争议。

血小板计数及 LDH 水平是治疗有效最为敏感的指标,约 20% TTP 患者对 PE 疗效不佳,即血小板计数无明显上升或 LDH 水平未恢复,PE 持续 7 天无效则定义为难治性 TTP。然而,PE 治疗达缓解的作用时间在 7 天至 20 天。因此,标准 PE 治疗 1~2周无效或临床症状恶化时可增加 PE 强度及频率(双倍血浆体积置换、每天两次),如持续无效或进一步恶化,则考虑免疫抑制或免疫调节治疗。有报道称 30%~50% 获得性 TTP 在持续 PE 仍出现病情恶化,考虑与 PE 快速去除血浆 ADAMTS13 抗体,引起抗体反弹有关。

3. 血浆输注(plasma infusion,PI) 因条件限制,无法立即进行血浆置换时,在患者可以耐受大量液体负荷条件下,应进行高剂量的 PI (30ml/ (kg·d)),最常见的并发症为急性肺损伤 (transfusion-related acute lung injury,TRALI),此外,还可出现 CVC (central venous catheters) 相关并发症,如出血、气胸、静脉置管血栓等。在诊断尚不明确的患者行PI,如果有效,则有助于明确诊断。

4. 糖皮质激素治疗 除了 PE,标准一线治疗还包括糖皮质激素及抗血小板治疗,研究表明高剂量激素可提高 TTP 治疗效果,但其适应证仍有争议。急性发作时,推荐 PE 与激素联用,静脉用甲泼尼龙 1g/d×3d,或口服泼尼松 1mg/ (kg·d)。

5. 免疫治疗 美罗华 (利妥昔单抗) 是一种嵌合鼠/人的单克隆抗体,可与 B 淋巴细胞膜的 CD20抗原特异性结合,引发 B 细胞溶解的免疫反应。FDA 批准美罗华用于非霍奇金淋巴瘤及类风湿关节炎,也可以用于自身免疫性疾病,TTP 中美罗华联合标准治疗对于标准治疗效果不佳的患者可表现出长期有效性。约 88% 难治性 TTP 患者对美罗华治疗有效。美罗华可有效提高 ADAMTS13 活性,降低 ADAMTS13 IgG 抗体滴度,诱导进入持续缓解期。在治疗早期即可发挥作用,使用后 2 周,血小板计数开始回升,PE 联合美罗华在 35 天内可达到完全缓解。缓解后 1 年内美罗华可起到预防复发作用,但随着 B 淋巴细胞重建,疾病开始出现复发。目前认为 TTP 急性发作期使用美罗华可减少复发率、延长缓解期,有效减少 PE 耐受发生,降低早期死亡率,特别对于 ADAMTS13 活性<5% 或特发性TTP 伴神经系统或心功能异常的患者,应考虑美罗华联合 PE、激素治疗。美罗华使用耐受性好,副作用较少且大多出现在第一疗程,如恶心、头痛、皮疹、瘙痒等,予激素、抗组胺药物及镇痛药即可缓解。

然而,多数 TTP 患者予美罗华治疗同时伴多种其他治疗措施,难以判断美罗华的确切作用。此外,从经济角度上考虑,在美罗华有效预防复发,不伴其他任何副作用时,与能达到相同疗效的其他治疗相比,使用美罗华费用将减少 3 倍,而未能达到上述作用时,其疗效与费用比则有待评估。目前,仍有诸多问题有待进一步研究:①美罗华对于伴获得性 ADAMTS13 重度缺失者有效,而在 ADAMTS13活性正常时也同样起效? ②美罗华使用剂量是否根据测定循环中残留 B 淋巴细胞计数调节,或是按照 $375mg/m^2×4$ 次标准? ③缓解期 TTP 患者伴持续获得性 ADAMTS13 重度缺失是否需预防性使用美罗华?

环孢素 (CSA) 可用于难治性或反复发作性TTP 诱导缓解。CSA 治疗 TTP 机制尚不明确,目前认为通过作用于 T 细胞活化,抑制 IL-2R 的表达及IL-2 的合成,CSA 还与 CypA 及 CypB 结合,与钙调磷酸酶形成三元复合物,抑制其磷酸酶活性,阻滞T 细胞级联激活过程中的信号转导,发挥免疫抑制及免疫调节作用;CSA 还可诱导内皮细胞释放 NO,

抑制血小板聚集。此外，有研究报道，CSA 可抑制 ADAMTS13 抗体产生，提高 ADAMTS13 活性。然而 ADAMTS13 抑制物滴度对预测 CSA 治疗后的复发率无明显作用。

PE 联合 CSA（2～3mg/kg，bid）治疗，缓解率可达 89%，其中 14% 复发，33% 在停药后 6 个月复发。此外，在初次缓解后使用可预防 TTP 复发。但停用后疾病可再次复发，且复发后使用 CSA 易引起肾损。随着疾病改善，在 CSA 减量或停药前即可见肾功能好转，目前认为多数轻至中度肾损为 TTP 本病所致。在缓解期 ADAMTS13 持续水平低下（活性<5%）、年幼是复发高危因素，预防性的使用环孢素可提高 ADAMTS13 活性，有效预防高风险 TTP 复发。

6. 脾切除　在血浆治疗出现前，脾切除联合激素治疗作为 TTP 的一线治疗，有效率约 50%，死亡率高达 40%。目前脾切除多应用于难治性或反复发作伴 ADAMTS13 抗体阳性的 TTP 患者。脾脏是抗体产生和抗原抗体复合物清除的主要场所，在 TTP 发病中的具体作用机制尚不明确。伴 ADAMTS13 抗体阳性的 TTP 患者行脾切除可消除抗体、提高 ADAMTS13 活性水平并诱导缓解。此外，复发性 TTP 行脾切除可降低复发率及死亡率，但急性发作期手术风险较大。现提倡腹腔镜脾切除，可减少手术创伤。

7. 血小板输注　目前其适应证及禁忌证仍有广泛争议，尚无研究直接证实血小板输注影响 TTP 治疗效果，有研究认为 PE 可减少微循环中血小板聚集及消耗，PE 后进行血小板输注是安全和有效的。伴 ADAMTS13 缺失的 TTP 患者接受血小板输注相比于未接受血小板输注者，严重神经系统并发症发生率及死亡率并无明显差异。也有学者观察到血小板输注后可加剧 TTP 症状恶化，考虑与补充血小板后血栓形成增加有关。目前血小板输注安全有效性证据依然不足，只限用于极低的血小板计数和危及生命的重要脏器出血，或即将进行外科手术的患者。对于有中心静脉置管的患者，应避免进行血小板输注。

8. 解除诱因　如妊娠、药物、感染、恶性肿瘤相关性 TTP，在常规治疗的基础上必须关注原发因素的治疗。

9. TTP 缓解后相关问题　TTP 患者在达到缓解 30 天后出现 TTP 急性发作，提示疾病复发。10 年随访复发率约为 36%。患者在缓解期 ADAMTS13 活性<10% 或 ADAMTS13 抗体阳性，一年内复发率增加三倍。研究表明 ADAMTS13 活性<5%，复发率达 38.5%，ADAMTS13 活性>15%，仅 5% 复发。初诊时不伴 ADAMTS13 重度缺失者很少复发。未来研究应着重于系统性检测 ADAMTS13，探究 ADAMTS13 缺失是否预示复发及干预性治疗是否起效。多数 TTP 于发病第一年内出现复发，且发作频率逐年降低，但随着美罗华使用增多，关于复发率分析可受到干扰。TTP 复发与血栓性微血管病相关，感染、手术以及妊娠等均为诱发因素。妊娠是复发的高危因素，但并不鼓励节育，应充分做好妊娠前评估，妊娠过程中需实时监测血象。复发患者 PE 治疗常为首选，疗效欠佳时可考虑免疫抑制治疗。因诊断明确，治疗通常无延误，缓解后复发死亡率较初诊时小。

TTP 恢复后最常见的后遗症是微小认知障碍，表现为乏力、注意力及记忆力异常，但并不影响正常工作和活动，部分 TTP 患者恢复后表现易抑郁和沮丧。也可引起肾脏疾病、高血压的发生，与器官功能损伤有关。其中肾损表现因年龄、种族、性别各异。肥胖发生率增加。ADAMTS13 活性重度低下的患者（主要为年轻女性），SLE 等自身免疫性疾病发生率增加。

近年来随着诊疗技术的改进，TTP 的预后明显改善，但是仍有很多问题尚待解决，如某些继发性 TTP 的诊断与鉴别诊断？除外 ADAMTS13 活性的改变还有哪些机制影响 TTP 的发病？如何进行治疗的规范化？如何进一步完善 TTP 缓解后的治疗与随访？给这一领域的研究提供了极大的机遇与挑战。

（江苏省血液研究所　阮长耿）

第三节　弥散性血管内凝血诊断与治疗的思考

弥散性血管内凝血（disseminated intravascular coagulation，DIC）不是一个独立的疾病，是在某些严重疾病基础上，由特定诱因引发的复杂病理过程的中间环节。DIC 在临床上表现有微血管血栓引起的微循环障碍、脏器功能衰竭、严重的多发性出血倾向及相关的实验室检查异常。大多数 DIC 起病急骤、病情复杂、发展迅猛、预后凶险，如不及时诊治，常危及患者生命。

100 多年前，有学者以凝血活酶类物质注射于动物体内，诱发血管内血栓形成，对 DIC 的逐步研究由此开始。随着有关血小板、凝血因子、纤维蛋白溶解等方面研究的长足发展,对 DIC 本质的认识也得到了深化。近 30 年间以 DIC 为关键词的医学文献达上万篇,相继提出一系列有关 DIC 的基础研究结果及诊治经验。尽管近年来欧美和日本专家相继制定出 DIC 诊治指南或共识,我国在 DIC 的诊断与治疗中也在不断的探索,但由于其临床表现多样、治疗个体化差异较大等因素,致使 DIC 的诊断标准和某些药物的疗效尚存在较大争议,DIC 的诊治依然是一项需要丰富专业经验和具有挑战性的工作。因而在面对 DIC 这一临床综合征时,我们不能满足于套用现有的诊断标准,而是因地制宜,综合比较并结合国内的共识,作出及时而准确的诊断,同时在治疗策略中,也应根据不同的临床表现和特点、不同的疾病阶段,综合运用多种治疗手段,并密切监测疾病的发展变化。近年来有关 DIC 诊断和治疗的引起关注和思考的问题总结如下:

一、什么是 DIC 的核心发病机制

DIC 的名称和定义是随着对其本质认识的深化而逐渐演变的,DIC 曾有过多种不同的名称,如消耗性凝血病(comsuption coagulapathy)、继发性纤维蛋白溶解(secondary fibrinolysis)、一过性血友病(temporary hemophilia)、去纤维蛋白综合征(defibrinogenic syndrome)、血栓性出血症(thrombo-hemorrhagic phenomena)、凝血活酶中毒症(thromboplastin intoxication)、血管内溶血纤溶综合征(intravscular coagulated fibrinolysis,ICF)等;直至 1973 年,国内外逐渐统一将“弥散性血管内凝血”作为通行名称,并在“Index Medline”中单独列题。

1995 年,Muller-Berghdus 对 DIC 的定义为:“DIC 是一种获得性综合征,其特征为血管内凝血活化致使血管内纤维蛋白形成,此过程中可伴有继发性纤溶活化或纤溶受抑。”

2001 年,国际血栓与止血学会(International society on thrombosis and haemostasis,ISTH)DIC 科学标准化分会,集 17 篇建议稿与 3 次会议之总结,由 Taylor JrFB(美国)、Toh CH(英国)、Hoots WK(美国)、Wada H(日本)、Levi M(荷兰)5 位专家撰写,由科学标准化委员会(Scientific and Standardization Committee,SSC)公布 DIC 的定义为:“DIC 是指不同病因导致局部损害而出现以血管内凝血为特征的一种继发性综合征,它既可由微血管体系受损而致,又可导致微血管体系的损伤,严重损伤可导致多脏器功能衰竭”。

ISTH/SSC 对 DIC 的这个定义将微血管体系作为一个独立的功能体系,由血液和接触血液的血管结构组成,强调了微血管体系在 DIC 发生中的地位,明确指出 DIC 为各危重疾病的一个中间病理环节,DIC 的终末损害多为脏器功能衰竭;并指出纤溶并非 DIC 的必要条件,因 DIC 的纤溶属继发性,DIC 早期多无纤溶现象。

为了提高我国临床工作者对该疾病的认识和指导临床诊疗,2012 年中华医学会血液学分会组织撰写了“DIC 诊断与治疗中国专家共识”(以下简称“共识”)。该“共识”结合了国际上关于 DIC 的最新观念和我国 DIC 临床诊疗和实验室检测的现状,并且摒弃了过去不具备循证医学证据的内容,“共识”在国内原有定义的基础上,融入了“微血管体系损伤”的概念,将其定义为:DIC 是在许多疾病基础上,致病因素损伤微血管体系,导致凝血活化,全身微血管血栓形成、凝血因子大量消耗并继发纤溶亢进,引起以出血及微循环衰竭为特征的临床综合征。

新的定义具有以下特点:①突出微血管体系在 DIC 发生中的地位;②重申 DIC 不是一个独立的疾病,而是众多疾病复杂病理过程中的中间环节;③阐述 DIC 的终末损害多为微循环障碍导致的器官功能衰竭;④指出 DIC 的发病机制虽然复杂,但始终是以机体凝血系统活化为始动因素,从而引发凝血因子的消耗以及纤溶系统活化等一系列病理生理过程。

二、对 DIC 复杂多变的临床表现如何迅速加以识别

由于 DIC 是继发于一些诊断明确的严重基础疾病的综合征,多数患者更易表现出原发疾病的症状和体征,而不易想到 DIC 的诊断,而且,在极短的时间里,DIC 患者经历高凝状态、消耗性低凝、弥散性纤维蛋白血栓形成及继发性纤溶亢进等一系列复杂的病理生理过程,这些病理生理过程互相交叉重叠,临床表现显得变幻莫测。根据目前对 DIC 的认识,DIC 的临床表现可总结为以下与病理生理过程密切相关的四方面表现:

（一）出血

出血是 DIC 最常见的临床表现之一,其发生率据资料显示平均可以高达 85% 以上,但出血发生率与基础疾病的不同、DIC 临床类型各异以及诊断时的病情不同有关。DIC 早期(高凝期)可无出血,静脉采血常出现凝固现象,慢性 DIC 出血可不甚严重或无出血表现,如主要由肿瘤引起的慢性 DIC,仅

45%有轻度出血表现。

DIC时出血的原因可归纳如下：①原发病对血管壁、血小板、凝血及纤溶系统等的损害；②广泛血栓形成后，致使血小板及各种凝血因子消耗性减少，加之纤溶酶激活对各种凝血因子的降解作用，使凝血-抗凝平衡受到破坏，血液处于低凝状态，引起出血倾向；③DIC中、后期，纤溶酶原受因子Ⅻa、凝血酶及血管损伤时所释放的纤溶酶原活化素等作用激活，发生继发性纤溶亢进，可使已形成的纤维蛋白被其溶解，导致血管损伤部位再次出血；④继发性纤溶亢进形成的大量纤维蛋白（原）降解产物（FDP），可与纤维蛋白单体结合成可溶性复合物，阻止纤维蛋白单体的聚合，FDP还有拮抗凝血酶及抑制血小板聚集的功能，故也造成凝血活性降低，FDP还可使血管通透性增高，加重血液的渗出；⑤DIC时休克、栓塞、缺氧、酸中毒等可致毛细血管损害，引起或加重出血倾向。

（二）休克及微循环衰竭

休克及微循环衰竭是DIC的又一主要表现，也是诊断DIC的重要依据之一。休克的发生有时比出血现象的发生还早，发生率也极高。

DIC时休克的临床表现与其他疾病引起的休克基本一致，主要症状和体征为：①循环功能不全；②神志异常；③呼吸衰竭：呼吸表浅而急促，紫绀；④肾脏功能障碍：主要表现为少尿或无尿，严重者可产生氮质血症或尿毒症，此为休克极重要的症状，并且是观察治疗效果及预后的一项重要指标；⑤其他脏器功能不全，如胃肠道、肝脏、肾上腺等。

由于DIC是继发于基础疾病之上的，因而DIC时休克的表现易被基础疾病的临床征象所掩盖，有时较难识别甚至被忽视，临床实践中应仔细检查，敏锐地观察隐伏于DIC基础疾病症状和体征中的休克的主要表现，以求及早做出正确诊断。

（三）多发性微血管栓塞

DIC的基本病理变化是毛细血管内弥散性微血栓形成，因此多发性微血管栓塞引起的症状和体征必然是DIC的最早期和最常见的表现之一，但较出血倾向和休克表现而言，临床上栓塞的表现并不多见和突出，可能与微血栓多发生于深部脏器，临床上不易识别有关。

发生于不同部位的栓塞具有不同的临床表现，分述如下：

1. 表浅部位血栓 多发性皮肤、黏膜血栓栓塞性坏死体表皮肤及黏膜的栓塞主要表现为四肢末端紫绀、疼痛，皮肤点状或块状瘀点或瘀斑，中心可见高于皮肤表面之深暗红色血栓，其周围被大小不等的片状、颜色较浅的出血灶所包绕，随后在血栓周围可形成范围大小不等的缺血性坏死，好发于眼睑、四肢、胸背及会阴部等皮下脂肪较少、组织疏松的部位。皮肤损害还可表现为暴发性紫癜，多见于感染、败血症性DIC，主要特点为全身出血性皮肤瘀斑并进展为界限清楚的紫黑色皮肤坏死。

2. 深部组织、器官栓塞 脏器功能障碍多发性深部组织、器官的微血管栓塞，因呈弥漫性微血管病变，在临床上无法直接发现作出定位诊断，只能通过栓塞发生的相应部位脏器功能障碍而间接判断。最易形成血栓的器官是肾、肺、胃肠道，其次是肝、脑、肾上腺、心等部位。这些器官组织的毛细血管、微静脉和微动脉内发生微血栓后的功能障碍，早期系缺血、缺氧、酸中毒所致，呈可逆性，但如不及时处理，则可因组织缺血性坏死而成为持久性损害，应注意在DIC复杂的临床表现中将其识别。

（四）微血管病性溶血

DIC时溶血较为轻微，发生率也较低，国内报道的发生率仅为7.0%～15.2%，且早期往往不易察觉。在DIC并发微血管病性溶血性贫血时，因红细胞大量破坏，出现明显溶血症状，可致寒战、高热、黄疸、血红蛋白尿等，如溶血程度较重，患者可出现不明原因的与出血程度不成比例的进行性苍白、乏力等急骤发展的贫血症状。实验室检查有相应的溶血的证据。据报道，在肿瘤转移、胎盘早剥等引起的DIC中，微血管病性溶血较多见，其发现有助于DIC的诊断。但未发现微血管病性溶血则不能因此排除DIC。

三、DIC的实验室检查项目如何取舍

DIC实验室检查主要是针对DIC病理过程中血管壁（主要是血管内皮细胞）、血小板数量及质量、凝血和纤溶的变化进行监测，这对DIC的诊断及防治极为重要。有关DIC实验室诊断项目极多，特别是近20年来，血小板活化、凝血及纤溶激活等分子标志物的检测在诊断前DIC及DIC中的作用也日益受到重视。由于多数疾病发生DIC时病情复杂，发展迅猛，需要迅速确定诊断，以便采取有效的治疗措施。因此，选择合适的实验室检查项目尤为重要，现将这些实验室检查项目按照其所反映的意义，归纳见表9-3-1：

表 9-3-1　DIC 实验室诊断主要指标

凝血因子和血小板消耗的筛选试验：
　　凝血酶原时间（PT）
　　活化部分凝血活酶时间（APTT）
　　凝血酶时间（TT）
　　纤维蛋白原定量（Fbg）
　　血小板计数（PLT）
　　抗凝血酶含量及活性（AT）
　　凝血因子Ⅷ:C 活性

继发性纤维蛋白溶解亢进的实验标志：
　　D-二聚体
　　血浆鱼精蛋白副凝试验（3P 试验）
　　纤维蛋白/纤维蛋白原降解产物（FDPs）

其他试验：
　　纤维蛋白肽 A（FPA）
　　凝血酶原片段 1+2（F1+2）
　　优球蛋白或稀释全血凝块溶解试验
　　凝血酶-抗凝血酶复合物（TAT）
　　纤溶酶-抗纤溶酶复合物（PAP）
　　α2-抗纤溶酶测定
　　凝血因子 V 测定，凝血因子Ⅷ测定
　　外周血涂片，计数破碎畸形红细胞百分比

对于 DIC 的实验室检查的判读，应注意下列问题：

1. 不同临床类型的 DIC，其实验室指标异常的阳性率不同。如慢性型、亚急性型 DIC，由于肝脏的代偿，PT、APTT、TT 可无明显延长，纤维蛋白原可能正常或增高，血小板降低亦可不明显，故对该类患者的诊断，反映继发性纤维蛋白溶解亢进的标志物意义更大；而急性型 DIC 则常有凝血、血小板指标的异常，尤其是严重的纤维蛋白原减少（小于 1g/L），在无严重肝病时，多指示有急性 DIC。

2. 反映继发性纤维蛋白溶解亢进的指标中，临床最常用者为 D-二聚体测定和 3P 试验，前者是绞链纤维蛋白单体被纤溶酶降解的产物，后者反映有纤维蛋白单体和 FDPs 的存在，故两者都是提示有凝血酶和纤溶酶的存在，即是继发性纤溶的重要指标。值得注意的是 3P 试验和 FDPs 都不是特异性诊断试验。3P 试验常可有假阳性和假阴性，DIC 发展到中后期阶段，3P 试验可假阴性，故 3P 试验阴性不能排除 DIC。D-二聚体对诊断 DIC 更有特异性。

3. 凝血筛选试验的异常，亦可因其他因素所致，如无提示继发性纤维蛋白溶解亢进的实验指标，则 DIC 的实验诊断不能成立。

4. 外周血涂片红细胞形态观察，计数破碎畸形红细胞百分比，结合继发性纤维蛋白溶解亢进指标的测定对慢性 DIC 的诊断较有意义。

5. DIC 时常见 FDP 增高，但优球蛋白溶解试验异常的阳性率不高。后者的异常，常见于一些特殊病变相关 DIC，如急性早幼粒细胞白血病、前列腺癌、羊水栓塞等。相关研究表明，这些病变常同时有纤溶酶原激活物活性的增高，即同时有原发性纤溶存在。

6. FPA、TAT、PAP、F_{1+2} 的测定因试验费时、价格昂贵而受到临床运用限制，此外该四项指标对凝血酶纤溶酶产生的敏感性过高，其阳性结果与临床 DIC 符合率差，目前主要用于前 DIC 的实验诊断。

四、什么样的 DIC 诊断标准是适合临床应用的

DIC 的诊断依据包括三个方面：

1. 引起 DIC 的原发病　DIC 的定义指出 DIC 是"危重疾病的一个中间病理环节"，因此诊断 DIC 的前提是确定导致 DIC 的原发病的证据，如感染、肿瘤、严重创伤、广泛手术和病理产科等是 DIC 的几大常见病因。无基础疾病的 DIC 诊断不能成立。

2. 临床表现　DIC 原发病的复杂性决定了其临床表现多种多样，特别是在患者有严重基础疾病的情况下，临床医生在诊治专科基础疾病时，易忽视 DIC 的早期表现，错失 DIC 的黄金抢救时机，因而临床医生应在下列症状出现时提高警惕：不明原因的呼吸浅快、低氧血症；少尿、无尿；不明原因的心率增快；皮肤黏膜坏死；注射、穿刺部位大片瘀斑或出血不止；产科倾倒性大出血等。

3. DIC 诊断的实验室依据　在原发病和临床表现存在的前提下，实验室检查对于 DIC 的诊断有重要的支撑作用。由于 DIC 为一复杂的病理过程，目前尚无单一指标能完满解决患者的诊断，但不论国内外 DIC 实验诊断标准中包含怎样的检测指标，均包括以下几方面的证据：

（1）凝血因子消耗的证据：包括血小板计数，血浆纤维蛋白原水平等。

（2）纤溶亢进表现的证据：包括 D 二聚体、FDP 等。

（3）强调实验室检测指标的动态观察。

DIC 的病情是错综复杂的，相应的实验室检测指标都是处在动态变化中，动态监测的临床价值更大。DIC 的诊断不能依靠单一的实验室检测指标，首先必须存在基础疾病，然后需密切观察临床表

现,结合并分析实验室检测结果加以综合判断。在有基础疾病的前提下,往往需首先想到 DIC 的可能,再结合实验室检查才能作出正确的诊断。DIC 是一个动态的过程,检测结果只反映这一过程的某一瞬间,而且临床状况会影响检测结果。

国外对 DIC 的诊断以 ISTH 的 DIC 诊断标准为代表,ISTH/SSC 将 DIC 分为两型:显性 DIC 与非显性 DIC。显性 DIC 包含了既往分类、命名的急性 DIC 与失代偿性 DIC;而后者包含了慢性 DIC 与代偿性 DIC,DIC 前期亦纳入在内。

ISTH/SSC(2001)推荐的显性 DIC 的计分诊断法,是首先进行危险性评估,在具有下列任何一种情况时,可认为 DIC 的危险性存在:①败血症/严重感染(任何微生物);②创伤(多发性创伤,神经损伤,脂肪栓塞);③器官毁坏(严重胰腺炎);④恶性肿瘤(实体瘤,骨髓增殖/淋巴增殖性疾病,恶性疾患);⑤病理产科(羊水栓塞,胎盘早剥);⑥血管异常(大血管动脉瘤,Kasabach-Merritt 综合征);⑦严重肝衰竭;⑧严重中毒或免疫反应(蛇咬伤,药物,输血反应,移植物排斥)。然后,根据 ISTH/SSC 推荐的凝血检测计分方案评分:

(1)BPC:>100×10^9 = 0 分,<100×10^9 = 1 分,<50×10^9 = 2 分。

(2)纤维蛋白原(Fb)相关产物标记物升高(如可溶性纤维蛋白单体 sFb,FDPs):无升高 = 0 分,中度增加 = 2 分,明显增加 = 3 分(sFb/FDPs 具体项目、方法、异常值标准可根据当地实验室具体情况拟定)。

(3)PT 延长:<3s = 0 分,>3s 而 <6s = 1 分,>6s = 2 分。

(4)Fbg 水平:>1.0g/L = 0 分,<1.0g/L = 1 分。

(5)总计分:≥5 分符合显性 DIC 的诊断,需每日重复计分一次;积分 <5 而 >2,可能为非显性 DIC,应每日测定进行动态观察。

ISTH/SSC 推荐的非显性 DIC 诊断标准亦为计分评判模式,其中包含了前 DIC 的诊断,但对于非显性 DIC 的概念与诊断尚不够确切,尚需在应用过程中通过更多的资料来评估其价值。具体请参见相关文献。

ISTH/SSC 提出的 DIC 的诊断标准具有规范、标准和科学性强的优点,但在国内的临床实践中尚无法广泛应用这一诊断标准,因该诊断系统在非显性 DIC 诊断标准中对实验室检查要求较高,评分及判断相对繁琐,从临床的角度并不适用于我国多数基层医院。

第八届全国血栓与止血学术会议(2001 年,武汉)修订的 DIC 诊断标准是目前国内临床医生普遍接受并正在应用的诊断标准。经过 10 年的临床检验和实践,证实了其科学性和实用性,但仍存在不能精确量化等缺陷。2012 年的"共识"对其存在的不足进行了修订。其诊断标准如下:

1. 临床表现

(1)存在易引起 DIC 的基础疾病。

(2)有下列一项以上临床表现:①多发性出血倾向;②不易用原发病解释的微循环衰竭或休克;③多发性微血管栓塞的症状、体征。

2. 实验检查指标 同时有下列三项以上异常:①血小板 <100×10^9/L 或进行性下降;②血浆纤维蛋白原含量 <1.5g/L 或进行性下降,或 >4g/L;③血浆 FDP>20mg/L,或 D-二聚体水平升高或阳性,或 3P 试验阳性;④PT 缩短或延长 3 秒以上,或 APTT 缩短或延长 10 秒以上。

新的诊断标准中依旧强调了基础疾病和临床表现的重要性,但鉴于目前国际上对于抗凝治疗尚存在争论,因此删除了临床表现中"抗凝治疗有效"这一条目;而且,通过临床实践和总结,对于存在基础疾病的患者,只要出现多部位自发出血、难以纠正的微循环障碍、多发微血管栓塞这三种特征性的临床表现之一,即可以高度怀疑 DIC 可能。因此将标准中"满足两项以上临床表现"修改为"满足一项以上"。

另外,诊断标准中部分实验室检查指标(如 AT、FⅧ:C 以及凝血、纤溶、血小板活化分子标记物等)在我国有些医院不能得到有效开展,而且诊断的敏感性和特异性有限,因此进行了删除;保留了经过循证医学验证、简单易行的检测项目(包括血小板计数,PT 或 APTT,纤维蛋白原浓度,纤溶系统活化的相关指标)。

五、DIC 的治疗是否需要肝素

DIC 是一种处于不断发展变化中的病理过程,故必须结合临床表现和实验室检测结果,有针对性地采取综合治疗措施。但其根本原则是原发病的治疗是终止 DIC 病理过程的最为关键和根本的治疗措施,其后是根据 DIC 的病理进程即分期采取相应的干预,包括:阻断血管内凝血过程,恢复正常血小板和血浆凝血因子水平,抗纤溶治疗,对症和支持治疗。同时这一系列措施均是阻止或纠正 DIC 的凝血异常状态,减轻微血管体系的损伤,并为治疗原发病争取时间。

肝素自 1959 年即开始用于 DIC 抗凝治疗,肝素使用的适应证,目前比较一致的认识是:①DIC早期,血液处于高凝血状态,采血极易凝固的情况时,凝血时间(CT)、PT、APTT 缩短;②血小板和血浆凝血因子急骤或进行性下降,迅速出现紫癜、淤斑和其他部位出血倾向;③明显多发性栓塞现象,如皮肤、黏膜栓塞性坏死、急性肾功能和呼吸功能衰竭等;④顽固性休克伴其他循环衰竭症状和体征,常规抗休克治疗效果不明显。

DIC 的发病机制表明,肝素抗凝治疗是重要的手段之一,但近年的研究也表明,肝素的应用是存在争议最多的治疗手段,目前尚没有大样本前瞻性临床随机对照研究证实肝素的使用能够降低 DIC患者的死亡率,有不少研究表明不恰当使用肝素甚至会增加出血风险,根据研究报道和文献分析,对肝素在 DIC 治疗中的作用的评价存在下列几点值得思考的内容:

1. 治疗的时间窗窄 DIC 的病程可根据所处的不同病理过程分为早期、中期、晚期,早期和中期是血栓形成为主型,因主要病理过程是微血管内广泛血栓形成。临床以微循环障碍,皮肤、黏膜栓塞性坏死、脱落、溃疡形成。多器官功能衰竭等表现为主,出血相对较轻;实验室检查可见血小板、凝血因子水平重度减低、血小板活化、凝血因子激活标志物明显升高。

DIC 后期,特别是由恶性肿瘤等所致的 DIC 患者(亦称肿瘤性 DIC)是纤溶过程为主型。其主要病理过程为纤维蛋白溶解,临床表现以多发性出血,特别是再发或迟发性出血为主,微循环障碍、器官功能衰竭表现较轻或有所改善;实验室检查血小板、凝血因子降低程度较轻或有所改善,而纤溶酶原明显减低,FDP 及 D-二聚体等水平明显增高。

DIC 的治疗也跟据病程而进行分层,早期 DIC是弥散性微血栓形成期治疗以抗凝为主,不宜单纯补充血小板和凝血因子,不宜抑制纤溶;DIC 中期为消耗性低凝期,治疗主张以补充血小板和凝血因子为主,抗凝治疗尚存在争论;而 DIC 晚期为继发性纤溶亢进期,不宜使用抗凝治疗,宜补充血小板和凝血因子,慎用抗纤溶药物。

临床实践中,DIC 病情变化相对较快,高凝状态持续时间往往很短,目前可行的实验室指标对DIC 早期诊断的敏感性不高,临床考虑 DIC 时多已处于中、晚期,因此实际需要应用肝素抗凝的时间很有限。

2. 适应证较少 原发病的治疗是终止 DIC 病理过程的最为关键和根本的治疗措施,在某些情况下,凡是病因能迅速去除或控制的 DIC 患者,凝血功能紊乱往往能自行纠正,可不需要使用肝素;对于不是以血管内凝血为主要病理异常的疾病,使用肝素治疗无益,甚至会加重出血。此外,下列情况是应用肝素治疗的禁忌证:①手术后或损伤创面未经良好止血;②近期有明显活动性出血;③肝病并发 DIC;④蛇毒所致 DIC。

3. 低抗凝血酶(AT)水平限制肝素发挥抗凝效应 肝素抗凝的主要作用机制是通过与 AT-Ⅲ结合,而增强后者对活化的凝血因子Ⅱ、Ⅸ、Ⅹ、Ⅺ和Ⅻ的抑制作用,因此肝素发挥有效抗凝的先决条件是血浆中有足够量 AT。但 DIC 时凝血酶的大量生成,消耗 AT,80% 急性 DIC 患者血浆中 AT 水平降低,标准肝素治疗又可加剧 AT 的减少;有学者在内毒素诱导的 DIC 兔模型中,联合应用 AT 和低分子量肝素(LMWH),结果表明较之单用 LMWH,联合应用 AT 和 LMWH 能改善凝血参数,间接表明肝素的作用发挥更有赖于 AT 的存在。虽然如此,但除日本外的其他国家,专家共识和治疗指南并未推荐使用 AT,国内亦尚无 AT 浓缩制剂供应,因而在不能保证足够 AT 水平的情况下,肝素抗凝效应将受到限制,使用肝素的意义便也打了折扣。

4. 肝素固有的药物不良事件(HIT/HITT) 肝素诱导的血小板减少症(heparin induced thrombocytopenia,HIT)和肝素诱导的血小板减少症和血栓形成(heparin induced thrombocytopenia and thrombosis,HITT)是肝素抗凝治疗中较常见的并发症,在应用肝素的人群中,HIT 的发病率约为 1% ~ 5% ,与普通肝素相比,在低分子肝素抗凝治疗的人群中 HIT发生率相对较低,但也达到 0.6% 。Takefumi、Matsuo 等检测了 80 例 DIC 患者血浆中肝素-PF4 复合物抗体的表达,发现 11 例使用肝素治疗且抗体阳性的患者,其中 3 例能够确诊为 DIC 合并 HIT,且预后较差。Takaki、Sugimoto 等报道 2 例腹主动脉瘤患者术后并发 DIC,分别于使用普通肝素治疗后第11 天和第 13 天出现血小板计数下降和动脉栓塞,同时肝素-PF4 复合物抗体阳性,最终诊断为 HIT,停用肝素,换用阿加曲班抗凝治疗后好转。肝素治疗的这类不良事件需在抗凝治疗同时引起足够的重视。

5. 肝素纠正 APL 凝血功能异常的有效性存在争议 APL 是易发生 DIC 的血液肿瘤,APL 的治疗中肝素的应用需要十分谨慎。有研究回顾性分析 268 例未使用全反式维 A 酸诱导治疗的 APL 患者,将其分为肝素治疗组、抗纤溶治疗组和仅进行支持治疗(输注血小板和新鲜血浆)组,发现三组间早期(诱导治疗 10 天内)出血死亡率、完全缓解率和生存时间无显著差异,但肝素治疗组在诱导化疗期间的血小板输注量明显高于其他两组,该研究表明肝素的使用并不能使 APL 患者获得生存获益,反而增加了血小板的消耗。

6. LMWH 的疗效有待肯定 低分子量肝素(Low Molecular Weight Heparin,LMWH)由标准肝素裂解或分离出的低分子碎片,分子量在 3000～6000 道尔顿之间,与普通肝素相比,具有抑制 FX a 作用较强、较少依赖 AT、较少诱导 AT 水平下降、较少引起血小板减少、出血并发症较少、半衰期较长、生物利用度较高等优点。但一项关于达肝素(dalteparine)治疗 DIC 的多中心、双盲、随机试验研究中,达肝素在改善出血症状和提高器官症状评分中均比普通肝素有效,但不能降低死亡率。因此 LMWH 仍存在一些问题,包括不能降低 DIC 患者的死亡率,缺少大样本前瞻性随机对照研究加以证实其对 DIC 治疗的有效性,并亦可诱发 HIT。

经过多年的不断探索和研究,目前大部分典型的 DIC 都能为临床医生所识别和诊断,但对早期 DIC 的诊断仍缺乏足够的认识和及时的治疗,建立一套易检测、特异性强的 DIC 早期诊断指标,是当今医者重点研究的项目之一。DIC 治疗的首当其冲是原发病的治疗,同时根据 DIC 的病理生理进程,DIC 的治疗应从抗凝、补充消耗的凝血因子的替代治疗、维持生命体征的支持治疗等方面着手。随着对 DIC 诊治认识的深入,特别是 DIC 治疗措施的大规模临床试验的开展,将使得 DIC 的治疗更为科学化和个体化。

(华中科技大学同济医学院附属
协和医院 胡豫)

第四节 血友病基因治疗
的挑战和前景

一、概述

血友病(hemophilia)临床上分为血友病 A 和血友病 B 两型,所有血友病男性患者中,血友病 A 约占 80%～85%,血友病 B 约占 15%～20%。女性血友病患者极其罕见。

血友病 A(hemophilia A)又名甲型血友病,是一种 X 染色体连锁的机体出血紊乱性遗传病。其致病机制是由于编码凝血因子Ⅷ(又称抗血友病因子,简称 FⅧ)基因先天性异常而导致血浆中 FⅧ功能缺陷或含量减少。FⅧ是激活凝血因子Ⅸ的辅助因子,在内源性凝血体系中起重要作用,FⅧ数量不足或质量异常是导致血友病 A 的直接原因。*FⅧ*基因定位于 Xq28,长 186kb,含 26 个外显子,其 mRNA 长 9029bp,编码序列长 7053bp,编码 2351 个氨基酸。*FⅧ*基因在肝、脾、淋巴结和人体其他组织细胞均广泛表达,而在骨髓、内皮细胞、外周血淋巴细胞不表达或极低水平表达,肝细胞和肝窦状隙上皮细胞是合成 FⅧ的主要场所。血友病 A 呈 X 性连锁隐性遗传,在人群中每 1/5000～1/10 000 男性中就有一个血友病 A 患者,且没有种族和地域的差异,其中约 1/3 是由于基因自发突变引起的。

血友病 B(hemophilia B)又名乙型血友病,是一个较晚发现的血友病类型。与经典的血友病 A 比,血友病 B 发病率更低(1/50 000 男性)。通常来讲症状也较轻一些。它是由于缺乏凝血因子 FⅨ所导致的。*FⅨ*基因位于人类染色体 Xq27.1-q27.2,疾病为 X 连锁的隐性遗传病。研究人员成功克隆了 hFⅨ的 cDNA 和基因组,完整 hFⅨ基因长约 48kb,由 8 个外显子及 7 个内含子组成,cDNA 编码区长约 1.4kb。在生理情况下,hFⅨ在肝细胞中表达并分泌到血液中,成熟的 hFⅨ蛋白由 415 个氨基酸残基组成,经过一系列翻译后修饰,尤其是其中 Glu 残基的羧基化,为凝血活性所必需。

临床上,出血是血友病患者的重要临床特征,自发性、轻微外伤后出血难止或创伤、手术后严重出血多见。出血的部位常见于负重的大关节(如膝、肘、踝、腕、髋、肩等)和肌肉/软组织(腰方肌、上肢肌、下肢肌等);内脏出血(如腹腔内、腹膜后、泌尿、消化、呼吸道等);皮肤、黏膜出血(如皮肤淤血、鼻出血、口腔出血、牙龈出血等)。致命性出血有颅内出血、神经系统出血、咽颈部出血和无准备的创伤、手术出血等。

根据患者出血的严重程度及其血浆 FⅧ活性(FⅧ:C)/FⅨ活性(FⅨ:C)的水平,国内将血友病 A/B 分为 4 型(表 9-4-1)。

表 9-4-1　血友病 A/B 的临床分型

分型	FⅧ:C/FⅨ:C 水平 （% 或 U/ml）	出血严重程度
重型	<1（<0.01）	自发性反复出血，见于关节、肌肉、内脏、皮肤、黏膜等
中型	1 ~ 5（0.01 ~ 0.05）	有自发性出血，多在创伤、手术后有严重出血
轻型	5 ~ 25（0.05 ~ 0.25）	无自发性出血，创伤、手术后出血明显
亚临床型	25 ~ 45（0.25 ~ 0.45）	常在创伤、手术后有异常出血

血友病传统的治疗方式是补充富含 FⅧ/FⅨ 的血浆制品，虽具一定疗效，但存在病毒污染（HIV、HBV）的风险以及需终身治疗的局限性。另外，由于 FⅧ/FⅨ 在人体内半衰期较短、纯化及重组的 FⅧ/FⅨ 制品昂贵和需要反复输注等困难，都使得蛋白替代疗法受到一定限制。约 23% 的重型血友病 A 患者由于反复输注 FⅧ 制品而产生 FⅧ 抑制性抗体（主要是 IgG），这也是一个难以解决的问题。

基因治疗作为一种新的治疗方式，给血友病的治疗提供了新的思路。所谓基因治疗，是指将正常基因转入靶细胞代替遗传缺陷的基因，或关闭、抑制异常表达的基因，达到预防和治疗疾病目的的一种临床治疗技术。对于由基因缺陷而导致的疾病，理想的基因治疗策略就是要达到精确的基因修复，即将目的外源 DNA 片段引入细胞，在人基因组的特定部位上（目的基因的缺陷处）进行定点重组（即基因打靶），修复后的基因能稳定持久地正确合成有活性的目的功能蛋白；另一种策略就是基因替代治疗，即将有功能的正常基因转移到缺陷细胞中，合成出目的蛋白以代替缺陷基因发挥作用，亦即传统的基因治疗。目前血友病基因治疗多采用这种基因替代的治疗策略。

血友病被公认为基因治疗的理想靶疾病。其主要原因：①转入的基因无需组织特异性表达，因此，靶细胞的选择是不严格的；②转基因表达的准确调控是不必要的，治疗的范围也是很宽的，从正常水平的 1% ~ 150%，有关数据表明，进行注射治疗的患者即使体内凝血因子含量达到正常的 150% 时也未见病症，原因是该因子与抑制酶原一起在体内循环；③即使是因子水平只有正常的 1% ~ 5% 就可以预防慢性关节炎和中枢神经系统出血症，因子水平为正常的 5% 的患者表现出的病症更加轻微，

也很少有自发性出血；④在治疗人类血友病之前有许多大型或小型动物模型供研究，就血友病而言，存在着许多自然形成的犬类血友病模型，以及经基因工程处理后形成的血友病鼠、兔、猪等动物模型；⑤血友病的疗效判断是直接且明确的，因为血浆中 FⅧ/FⅨ 的含量容易测定且与血友病的临床发病的严重性有密切的关系。

二、血友病基因治疗的载体

基因治疗能否取得成功的关键之一在于载体。用于基因治疗的载体应达到以下要求：①高滴度的生产能力（适于人体应用）；②外源基因的长期表达；③免疫原性低；④载体转移后对人体无毒性。基因治疗所用的载体目前分两大类：病毒载体和非病毒载体。病毒载体在传递目的基因和长效表达方面虽然都优于非病毒载体，但是确会导致机体自身免疫反应、炎性反应、插入诱变等现象，威胁患者健康。非病毒载体最大优势在于其安全性，包括降低了致病性及插入突变的风险。另外，非病毒载体成本相对较低并且易于制备，但由于低下的细胞转化效率及转入基因的表达时间相对较短，使得非病毒载体在人类基因治疗中的应用受限。

（一）病毒载体

1. **腺相关病毒（adeno-associated virus, AAV）**　自 1965 年腺相关病毒（AAV）作为一种缺损病毒被发现以来，目前已发现 12 种血清型和 110 多种突变型。与其他病毒载体相比 AAV 同时具有高稳定性、高靶向性、低致病性、低免疫原性、宿主范围广、能感染分裂与非分裂细胞、可长期表达等优点，使重组腺相关病毒载体（rAAV）作为基因药物载体的研发工作日益受到业界重视。与其他病毒载体相比 rAAV 是一种安全性最好的病毒载体。最近临床试验中 rAAV 基因药物的良好治疗效果及其安全性使人们对 rAAV 基因药物的研究和开发充满了信心。截止到 2013 年 1 月，全球范围内已有 99 项以 AAV 作为基因载体的临床研究在进行之中（http://www.abedia.com/wiley/）。在各种 AAV 载体中，rAAV2 最早用于治疗血友病，但由于转基因表达的低效率而效果较差。8 型腺相关病毒（AAV8）因在肝脏等组织显示了高效稳定的基因转染而受到极大关注。2004 年，Sarkar 等通过尾静脉或门脉注射 rAAV8-FⅧ 治疗小鼠血友病 A 模型（FⅧ 缺乏），达到了完全纠正凝血功能障碍的效果，并且血清中 FⅧ 活性达到了 100% 正常值的水平；与其他血清型比较的结果表明，不同剂量组 rAAV8 在

肝脏表达 FⅧ 持续时间和表达强度均好于 AAV2、5 和 7，并且通过尾静脉给药与门静脉给药一样有效，而且单链与双链载体同样有效。在血友病 B（FⅨ 缺乏）基因治疗中，2007 年，Nathwani 等在灵长类动物研究了 scAAV8 携带肝脏特异性启动子 LP1 调控的 hFⅨ 的表达情况，结果显示，恒河猴外周静脉注射 1×10^{12} vg/kg 的 scAAV8-LP1-hFⅨ 后，血清中 hFⅨ 的表达水平达到正常值的 22%，持续至少 9 个月。但 rAAV 在临床前以及临床研究过程中依然存在不同程度上的免疫性，目前研究表明 AAV 引起的免疫主要由七方面的因素组成：先前感染 AAV 而引起的免疫反应；给药途径；载体的剂量；AAV 血清型；宿主特异性；目的基因产物的免疫性；目的基因表达的动力学。

2. 腺病毒（adenovirus，AV） 腺病毒在自然界分布广泛，在许多哺乳动物和禽类中都发现其存在。自 1953 年第一次分离到腺病毒后，至今已有分离到 100 种以上不同血清型的各种腺病毒，其中人的腺病毒有 50 种以上，其中用于基因治疗的多为 2 型和 5 型腺病毒。腺病毒载体具有几个显著优点：①基因组大，因而可插入大片段外源基因（至多可达 35kb）；②感染效率和外源基因表达水平高，可转导人不同类型组织的细胞；③高滴度重组病毒的制备较简单；④进入细胞内，但不整合到宿主细胞基因组，仅瞬间表达，因而安全性较高；⑤可转导分裂和非分裂细胞，尤其是非分裂细胞，如肝细胞的转化效率大于 90%。Andrews 等 1999 年就将携带 BDDhFⅧ 的腺病毒载体在体外成功转染 50% ~ 100% 人原代肝细胞，表达量达 6000mU/（10^6 细胞·60h）。给 FⅧKO 小鼠注入 1.3×10^{11} 此表达载体后，血浆 hFⅧ 浓度达 4000U/L。以此载体在 FⅧKO 小鼠体内表达狗 FⅧ（canine FⅧ，cFⅧ），发现其表达量比 hFⅧ 的表达量高 10 倍。但 cFⅧ 的表达在 Hem-A 狗体内仅维持了 5 ~ 10d。组织病理检查发现 4 只实验狗均出现肝脏双向毒性反应，并伴随血小板下降和抗 cFⅧ 抑制物的形成。在转导的细胞内腺病毒以 episomal 的形式存在，不会有插入突变导致的致癌风险，但是 episomal 在分裂的细胞中不断地丢失可导致目的基因表达的减少，而且人类体内存在着高滴度的腺病毒抗体，免疫反应较强，阻碍了腺病毒的感染，大量动物实验发现腺病毒载体治疗后可诱导针对载体和被转导的细胞的毒性反应。

3. 逆转录病毒（retrovirus，RV） 逆转录病毒属于正链 RNA 病毒，可高效地感染许多类型的宿主细胞，并稳定地整合到宿主细胞基因组中。它是最先被改造且应用最为广泛的基因治疗载体。采用复制缺陷型逆转录病毒载体，外源目的基因取代病毒的必需基因，借助包装细胞提供病毒复制所需的反式作用蛋白，包装产生子代重组病毒。这种子代重组病毒为复制缺陷型，从而避免了在人体细胞间扩散感染，也大为降低了病毒本身的致癌性与致病性。作为基因治疗载体，逆转录病毒载体具有感染率高，可稳定整合表达、宿主范围广泛（如成纤维细胞、成肌细胞、肝细胞、造血干细胞等）、对宿主毒性小等优点。我国复旦大学遗传所薛京伦教授领导的研究小组在血友病 B 的研究起步较早，并进行了世界上首次采用逆转录病毒介导 hFⅨ 体外转导人皮肤纤维母细胞后，自体移植，并取得安全并部分有效的结果，4 例病人中有 1 例 FⅨ 水平最高达 245ng/ml，活性从 2.9% 提高到 6.3%。这是我国第一个成功的基因治疗临床实验，也是到目前为止有限的几个基因治疗成功的方案之一，4 例病人 1 年的有效缓解期后，病人至今已经随访近 20 年没有发现肿瘤和免疫异常等病理情况。但同时逆转录病毒载体也存在仅感染正在分裂的细胞、整合可能致癌、包装外源 DNA 小于 8kb 等缺陷。

4. 慢病毒（lentivirus，LV） 慢病毒为逆转录病毒之一，属于二倍体 RNA 病毒，HIV-1 是当今慢病毒中最具特征性研究最成熟的一个病毒属类。第 1 个 LV 系统即以此病毒为基础构建的。慢病毒载体是以 HIV-1 为基础发展起来的基因治疗载体，与其他载体相比，LV 具自身的特征：首先，既可转染有丝分裂期的细胞，又可以转染分裂缓慢及处于分裂终末期的细胞，包括肝细胞、脑细胞、造血干细胞、处于分化终末期的神经元等，并可使转基因细胞保持一个持久、稳定的表达，更适合长期诱导转移目的基因序列的需要。而逆转录病毒载体不能感染非分裂期细胞，腺病毒和腺相关病毒载体易引起炎症和毒性反应。其次，载体稳定、持久、高效，发生突变和畸形概率小，在体外和体内移植实验中，由 LV 携带导入的目的基因，可以在宿主细胞中得到长期而稳定的表达。在若干临床动物模型中的研究指出以 HIV 为基础构建的 LV 没有插入瘤变的倾向。且 LV 被拆分为三或四质粒系统大大减少了产生具有复制能力病毒的可能性。再次，可兼容多个转录启动子，转录多个目的序列片段，包括细胞特异性启动子和非特异性的管家基因启动子。最后，慢病毒能够容纳相对大的转移基因序列。尤其是相应改建后可具有容纳 10kb 左右的外源基因片段的能力,大多数的 cDNA 都可以被克隆入 LV。Park 等采用含 EF1α 增强子-hFⅨ 的慢病毒载体经门静脉注入正常小鼠体内,血浆 FⅨ 达 50～60ng/ml,伴有一过性的肝功能异常,部分肝切除诱导肝细胞增生可使血浆 FⅨ 达 300ng/ml。相似的血友病 B 的基因治疗实验通过慢病毒载体介导门静脉注射 SCID 小鼠也获得了稳定的治疗水平的 hFⅨ(2%～4%),所使用的病毒剂量较低为 1.5×10⁹IU/只,持续可达数月之久。慢病毒载体治疗血友病实验研究中常可发现正常鼠体内有 FⅧ/FⅨ 抗体的产生,妨碍了 FⅧ/FⅨ 的长期表达。有学者认为这是由于慢病毒可有效地转导脾巨噬细胞、Kupffer 细胞和 B 细胞等抗原呈递细胞(APC),而 APC 呈递抗原可诱导机体产生中和性抗体。现在的 LV 主要是以 HIV-1 为病源学基础建立,鉴于在治疗过程中,对是否感染有复制力的 HIV-1 仍有顾虑,因此,在实际研究应用过程中应考虑到将外源性载体植入细胞后对其生物学特性的潜在影响的可能。

(二)非病毒载体

1. **定点整合的基因载体系统** 目前发现的定点整合系统包括噬菌体位点特异性整合酶定点整合系统(Cre/LoxP 重组酶系统、phiC31 整合酶系统)和 Rep 蛋白(Repgene expression protein)介导的定点整合系统。Olivares 等 2002 年将 25μg 携带 attB(bacterial attachment site,attB)位点的 FⅨ 表达质粒与 phiC31 整合酶共转入小鼠体内,获得了稳定长时间的 FⅨ 的表达,FⅨ 的表达量为 4μg/ml,接近正常血清水平,被认为可以用于 B 型血友病的治疗。根据 2010 年研究,phiC31 整合酶只需要一个 34bp 长的 attB 最短序列就可将携带 FⅨ 质粒整合到小鼠基因组整合位点 mpsL1,提高了基因治疗的安全性,但外来 DNA 进入细胞后,无论是否整合到基因组均被迅速沉默。

2. **裸质粒** 用单纯的裸质粒进行基因治疗是目前最安全的基因治疗途径,但是问题存在于转导效率低、不能长时间表达。目前对裸质粒的优化主要从设计组织特异性的基因调控元件等方面入手。利用人类 α1-抗胰蛋白酶启动子、载脂蛋白 E 肝特异性增强子、部分 FⅨ 第一个内含子及 FⅨ 多腺苷酸化信号构建的 FⅨ 的表达框实现了 FⅨ 在小鼠肝脏中的高表达。研究还显示,将线性 DNA(linear DNA,LDNA)转入老鼠体内,目的基因表达 FⅨ 的量增加了 10～100 倍,达到了持续 4μg/ml 的表达量。Minicircle DNA 是一种缺乏细菌骨架的 DNA,它由抗生素基因、复制起始点和内在炎性序列组成,将其应用于表达 FⅨ,并使得 FⅨ 在小鼠体内的表达量增加了 45 倍。

3. **SB(sleeping beauty)转座子** 转座子又称可移动基因、跳跃基因,是一种可在基因组内插入和切离并能改变自身位置的 DNA 序列,这种元件可以高效的整合进哺乳动物的染色体中。SB 转座子被研究应用于 B 型血友病的治疗,将编码 FⅨ 的 cDNA 以 SB 转座子的形式直接传递到小鼠肝脏中,实现了 FⅨ 持久的表达,但这种方法依赖于高压传递,对组织造成了严重损伤。有研究将 SB 转座子以裸质粒的形式尾静脉注射进 A 型血友病小鼠体内以改善症状,鉴于 FⅧ 对小鼠而言是一种新抗原,抗体的产生会影响 FⅧ 的表达,他们将新生的小鼠在 24h 之内注射重组 FⅧ,以产生耐受,从而使 FⅧ 得到了高表达(正常浓度的 10%～100%),小鼠的 A 型血友病表现性状也得到了改善。

4. **人工染色体** 人工染色体可以在宿主细胞中复制并保持一定拷贝数,它的克隆容量大,可以插入很多大基因和调控元件。FⅧ 的表达框长 7055bp,病毒载体很难表达如此大的片段,人工染色体技术为 FⅧ 的表达提供了可能性。2007 年研究显示,一个带有全长基因组位点的 BAC(bacteria artificial chromosome)可以表达 FⅧ。但 BAC 表达 FⅧ 的功能还有待进行细胞系和老鼠内源表达的证实。

三、血友病基因治疗的靶细胞

血友病基因治疗的关键之二在于靶细胞的选择。这里所指的靶细胞是指接受转移基因的体细胞。选择靶细胞的原则是:①必须较坚固,足以耐受处理,并易于由人体分离又便于输回体内;②具有增殖优势,生命周期长,能存活几个月至几年,最后可延续至病人的整个生命期;③易于受外源遗传物质的转化;④在选用逆转录病毒载体时,目的基因表达最好具有组织特异性。

1. **成纤维细胞** 皮肤作为人体最大且外在表露的器官,相对其他组织有以下优点:①易于获取并在体外培养增殖良好;②皮肤细胞具有自身分化调控性和分泌特性,研究表明:表皮分泌蛋白除作用于局部,也可影响远处细胞,组织和器官,同时,皮肤组织中因富含抗原呈递细胞及辅佐细胞可产生共刺激因子,也可使转基因蛋白更好地产生基因免疫效果,为皮肤转基因应用提供优势;③皮肤位于体表使转基因操作简便,并可利用外在因素调控转基因表达及监控其对机体的影响。转基因可通过表皮细胞移植法或直接转基因质粒皮肤注射,在机体中发挥作用。目的基因转入体内后可经皮肤活检取材,通过 RT-PCR 法检测目的基因 cDNA 或免疫染色检测蛋白表达情况。其中真皮成纤维细胞易于获取,更适于体外基因转染的自体移植。早在 1987 年,Anson 等首次进行了血友病 B 基因转移的试验,他们将人 FIX(hFIX)cDNA 基因转移到大鼠、人皮肤成纤维细胞等细胞,首先提出了经皮肤成纤维细胞途径基因治疗血友病 B 的设想。我国复旦大学薛京伦等采用皮肤成纤维细胞作为靶细胞,对血友病 B 患者实施基因治疗的临床 I 期试验。他们用构建有 hFIX cDNA 的逆转录病毒载体转染血友病 B 患者皮肤成纤维细胞,并用胶原包埋细胞直接注射到血友病 B 患者腹部或背部皮下,取得了安全有效的结果。然而在基因转移途径中,采用逆转录病毒介导的经皮肤成纤维细胞的体外途径,每次基因治疗均需要基因转移、克隆筛选、安全性检验操作较为繁琐;逆转录病毒能随机整合,其基因转移的长期安全性仍是个首要问题;每个血友病 B 患者接受基因治疗均需要取皮肤,培养成纤维细胞,这种方法周期长,操作繁琐,不利于基因治疗的临床推广和产业化进程。基于以上原因,血友病 B 以皮肤成纤维细胞为靶细胞的研究逐渐减少。

2. 肝细胞 由于多数凝血因子是在肝细胞中合成,因此肝细胞理所当然地成为血友病的基因治疗的靶细胞:①合成的 FVIII/FIX 在释放入血液前需要在肝细胞中经过适当的翻译及转录前修饰;②FVIII/FIX 在肝细胞中合成后能有效进入血液循环系统;③以肝细胞为靶细胞,FVIII/FIX 能将长期异位表达而引起的潜在的未知影响减到最低程度。肝脏在载体给予剂量上存在明显的优势,以 AAV 载体为例,达到同样水平的 FIX 浓度,肌肉注射载体剂量是肝脏所需的 40 倍。腺病毒基因转移方法用于血友病 B 基因治疗研究后,肝细胞成为感染率最高的靶细胞,肝细胞的转化效率大于 90%。1990年,Armentano 等将带有 hFIX cDNA 的逆转录病毒载体转染原代兔肝细胞,hFIX 能在兔肝细胞表达,他们提出将转染肝细胞输入肝内的设想。2006 年,Manno CS 等在临床 I 期试验中采用 1/2 剂量递增式通过肝动脉输注 rAAV/FIX 发现,病毒剂量高达 2×10^{12} vg/kg 时没有产生急性或长期的毒性,输注剂量达 2×10^{12} vg/kg 时产生治疗水平的 FIX,并且持续时间达 8 周。肝脏途径的不利因素是中和性抗体的存在、载体转导效率不高以及肝炎存在等,影

响肝脏作为靶器官的治疗效果。因为 FVIII/FIX 是在肝细胞中合成的,经过适当的转录前及翻译后修饰就具有生物活性,有效地进入循环系统,而且在肝细胞中表达 FVIII/FIX 能将长期异位表达而引起的潜在的未知影响减到最低程度。因此许多学者以肝细胞作为靶细胞进行了大量的实验,获得了较为理想的结果。但是肝细胞多为非分裂细胞,需要部分切除肝脏或用药物刺激肝细胞增生来提高转导效率,体外处理后再植入需进行门静脉或肝动脉穿刺,术前需要输注凝血因子,为有创性治疗。85% 人群感染过野生型 AAV2,中和抑制性抗体和肝炎降低 AAV 转导效率,但只要提高转导效率,肝细胞似乎是合理的靶细胞类型。

3. 肌细胞 首先,骨骼肌位于体表,便于操作,比将目的基因转移至内脏器官更具简便性;其次,肌肉组织体积大(约占体重的 30%),可容纳更多的外源基因,且肌肉组织血流丰富,FIX 很容易进入血液循环;第三,由于骨骼肌不属于生命的重要器官,当转入基因不适合或对机体产生有害影响时,可随时切除,增加了安全性;第四,肌细胞的结构特征也十分适合基因转移:细长的肌纤维不仅表面积大,而且具有多个细胞核,其浆膜又形成特有的 T 管系统,均有利于外源基因的高效转移,肌纤维为高度分化的静止期细胞,转入的基因不易丢失;肌肉损伤时,存在于成熟肌纤维和肌膜之间的少量肌母细胞活化增殖,分化为新生的肌纤维。这种具有较强增殖能力的干细胞可以分离培养,在体外接受基因转移,再移植肌肉组织后可以相互或与原有肌纤维融合成为多核的成熟肌纤维,使外源基因稳定地存在于这些肌纤维中。并且已有大量实验证实应用合适的载体和 FVIII/FIX 表达盒,可使 FVIII/FIX 转入肌肉组织,并获得长期稳定表达。2003 年,费城儿童医院和斯坦福大学进行的重型血友病 B 患者 AAV 基因治疗临床 I/II 期试验采用剂量递增式肌肉注射 rAAV2/hFIX 的方案。试验表明低剂量组(2×10^{11} vg/kg)在治疗后 10 周仍然持续表达正常水平 1% 的 FIX,2 个月后肌肉活检,PCR和 Southern blot 分析显示存在转移的基因,从免疫组化亦得到证实。低、中剂量组(6×10^{11} vg/kg)和高剂量组(2×10^{12} vg/kg)试验均未发现明显的载体抑制物形成和载体的种系转移。但以肌细胞为靶细胞进行基因治疗尚存许多问题。成肌细胞在培养中极易融合并分化成肌管,因此进行大量的原代成肌细胞的体外培养比较困难,仅适用于病毒性载体直接注射。由于目前载体生产纯化技术的限制,

为了达到治疗水平往往需要较高的注射剂量,故需多点注射,这样就增加出血风险和病人的痛苦,如何能够减少注射点并达到治疗浓度成为一个难题。

4. 造血干细胞　造血干细胞(HSC)是一种"永生性"细胞,具有很强的增殖、分化与自我更新能力。造血干细胞及其子代细胞直接与血液相接触,或存在于血液循环之中,极利于转染细胞的表达产物释放入血液,并且 HSC 从采集、分离到体外培养、扩增以及自体或异体移植等已具备一套成熟的技术路线,并已为临床所普遍应用。从而为 HSC 基因治疗奠定了极好的细胞移植学基础。造血细胞可以直接回输入血,避免了手术创伤,尤其适合血友病患者的基因治疗。1997 年,Nelson DM 等在没有预处理的情况下,能产生逆转录病毒的细胞经照射后注入兔股骨骨髓腔,在注射后一周,在多个外周血细胞系中出现了载体标志细胞,直到 20 个月后动物被处死时,载体标记的细胞仍出现在不同的造血组织中,包括骨髓、脾脏、胸腺和淋巴结。在注射后的 14 个月分离所得的粒细胞体外培养的上清中,通过 ELISA 检测到 FIX 的表达。这个试验提供了一个体内转导造血祖细胞的基因治疗途径。2008 年,Ide LM 等将携带 B 区缺失的猪 FⅧ的逆转录病毒载体转染造血干细胞后,再将其植入血友病 A 模型鼠体内后,产生了具有治疗水平的猪 FⅧ。但是造血干细胞基因治疗血友病尚处于探索阶段,有许多问题需要解决:如生物安全性问题,已经发现由于随机整合引起插入突变,进而出现白血病;还有转染效率低,外源基因不能长期稳定地表达或"沉默"现象,严重影响临床应用。

5. 骨髓基质细胞　骨髓基质细胞(BMSCs)包含有间充质干细胞(MSCs)及多潜能成体祖细胞(MAPCs)。BMSCs 具有很强的可塑性、可调控性,在某些信号的影响下,锚定一类组织,并分化成该组织细胞,其细胞分化类型受其所处的组织微环境的影响,而且骨髓中成熟细胞能够反向分化。此外,它易于体外培养扩增,易于多种外源基因的转染和表达,回输体内后可定位于骨髓并长期存活,且在骨髓中能很好地表达目的基因,故被视为多种组织细胞移植的替代来源及细胞治疗、基因治疗的理想靶细胞。结合基因工程技术,BMSCs 可在体内外分泌不同蛋白,有望治愈血友病。1997 年 Gordon 等在携带 hFIX 目的基因的逆转录病毒载体的介导下转染 MSCs,体外检测到高水平的 FIX 蛋白(0.3~1.3mg/10^6 cells 24h),随后将这些转染的 MSCs 输入免疫力正常的小鼠体内,在短期内可检测到 hFIX 蛋白。近年先后报道了以人和猪的骨髓基质细胞作为靶细胞,以逆转录病毒载体转导 FIX 的实验研究,表明骨髓基质细胞可以分泌高凝血活性的 FIX,并在小鼠体内获得表达。这些临床前期研究表明,体外基因修饰的 BMSCs 回输受体后能表达治疗需要的蛋白 FIX,然而目前仍未实现目的基因在体内长期稳定表达,迫切期待研究者克服这一障碍。

6. 内皮细胞　近年来的研究显示:内皮细胞可能是很有潜力的靶细胞,Powell 和 Banerjee 等最早发现将 hFⅧ基因导入体外培养的内皮细胞后,这些细胞能合成和分泌有活性的 hFⅧ。骨髓来源的内皮细胞参与新生血管的形成,合成分泌的 hFⅧ可直接进入血液循环。Rosenberg 等以 RV 载体转染人脐静脉内皮细胞后,发现 hFⅧ能与 vWF 因子共存于怀布尔-帕拉德体(weibel-palade body),形成可释放的凝血因子库。Herder 等将从脐带血中的 CD34+细胞诱导分化为内皮祖细胞;这些细胞可被 HIV-1 转染,并能高效分泌 hFⅧ蛋白[7.0~7.8IU/(10^6cell·48h)];并且这些细胞在体外可扩增 5~9 个数量级,可轻易地从 10^6 细胞扩增到 10^{15} 细胞。Matsui H 等从狗和鼠的外周血中分离出内皮细胞,然后用携带狗 FⅧ的慢病毒载体转染该内皮细胞后,再将其植入到免疫缺陷的小鼠皮下,获得具有治疗水平的 FⅧ达 15 周之久。Jiang 等采用血液来源的内皮细胞(BOECs)表达 hFⅧ以治疗血友病 A。这些内皮祖细胞可以从外周血分离,经基因修饰和体外扩增后,然后回输体内。其优点是 hFⅧ能与 BOECs 中的 vWF 因子的共表达,并保持稳定,且转基因细胞经静脉回输体内,操作方便;但目前不确定的是:这些转基因细胞在体内能存活多久,会不会发生增殖失控。

7. 肠上皮细胞　肠上皮细胞由于数量巨大,细胞更新速度快,周围具有丰富毛细血管网,合成的蛋白质易于分泌入血液,以及可通过口服完成基因转移等优点,也是一个很有希望的靶细胞。1989 年,Foreman PK 等证明了肠上皮细胞作为基因治疗靶细胞的可行性,他们把携带有 β-半乳糖苷酶的腺相关病毒载体注射到兔子和小鼠肠腔内,证实了肠上皮可以合成异源基因,产物分泌到肠腔或血液中。我国中南大学湘雅医院陈方平等在试验中通过灌肠途径灌注 rAAV2/hFIX后血友病 B 小鼠体内可表达具有凝血活性的 hFIX,灌注后第 21 天血浆中 hFIX 含量仍为(12.98±1.16)ng/ml。但是以肠上皮细胞作为靶细胞仍存在不少问题,首先是表达时间短,体内体外试验最长的才21天,这可能和肠上皮细胞周期有关,肠上皮脱落周期是10天左右,把目的基因转染到肠干细胞或许能延长表达时间,但这需要进一步研究证明;其次,抗体的形成,影响治疗效果和再次基因治疗,改变载体类型或者应用免疫抑制剂或许能延长表达时间,这仍需要进一步的实验来验证。

四、体内原位基因组编辑

近几年,随着人工设计和合成的锌指核酸酶(zinc finger nucleases,ZFNs)及转录激活因子样效应物核酸酶(transcription activator-like effector nucleases,TALENs)等技术的建立和发展,对高等动物包括人类在内的基因组DNA可以进行体内原位改造或修饰。这项技术也称在体基因组编辑(in vivo genome editing)。对患者基因组实施体内原位定向改造主要依赖于ZFNs和TALENs这两种人工核酸酶构建技术的发明。两种技术在原理和方法学上很相似,都是利用人工设计和构建的基因,编码含有两种功能结构域(分别识别DNA特异序列和限制性内切酶Fok I 催化序列)所形成的复合蛋白酶,利用基因工程表达技术而获得此种人工核酸酶。将该酶导入靶细胞,可以造成基因组特异性位点的断裂。根据需要,在此断裂位点可引发同源重组或非同源重组,从而导致基因组特定位点的删除、片段插入或取代等基因改造或修饰。目前,两种方法已在包括果蝇、斑马鱼、小鼠、人类等多种细胞内成功进行了基因的定点突变、置换、删除等遗传工程操作,尽管两种技术在专一性、效率等方面都还有待进一步提高。这种操作对物种的副作用和毒性尚需进一步观察,但就目前水平而言,在物种改造、基因治疗等方面已呈现出巨大的应用前景。

2011年,利用锌指核酸酶技术在血友病小鼠模型上重建凝血功能的研究工作是由费城儿童医院和宾夕法尼亚大学的研究人员 Katherine A. High 等共同完成的。采用人工设计和合成的锌指核酸酶介导的打靶策略,在微基因内含子1中插入剪接受体位点(splice acceptor site,SA)和正常人FIX基因外显子2-8的DNA片段,通过与外显子1的拼接,表达出具有功能活性的人IX因子。研究人员利用人源化血友病B病理模型小鼠研究了锌指核酸酶介导的在体(in vivo)的基因打靶和原位(in situ)的突变FIX基因的矫正。为将FIX锌指酶(F9 ZFNs)导入肝脏,研究者采用了具有亲肝性的腺相关病毒AAV8作为载体,AAVB-ZFNs上F9 ZFNs的表达受肝脏特异性增强子和启动子控制。对接受AAV8-ZFN和AAV8-donor的hF9mut/HB小鼠,进行血浆检测,人的FIX浓度为166~354ng/ml,达到血液正常值的3%~7%。

该研究向我们展示了概念性的成果,对临床应用人工设计的工程核酸酶进行基因治疗及改造因疾病而受累的细胞具有重要意义。通过AAV导入ZFNs和同源性打靶模板可以达到体内原位基因打靶或基因组编辑的目的。但这些研究成果在临床转化之前,仍有许多安全性和有效性的问题需要解决,例如:基因突变矫正效率的优化、人类基因组脱靶效应的筛查、ZFNs的毒性等。但可以预见,在体编辑基因组DNA可能成为基因打靶或原位改造遗传性疾病的一种有效策略。

五、结语

基因治疗无疑给血友病的治疗带来了新的思路和途径,并为彻底治疗血友病带来曙光,这将是治疗史上的革命。尽管面临的困难和问题还很多,但随着人们的不懈努力,不难想象,在不久的将来,会出现更安全有效的治疗策略。我国从2004年开始设立基因治疗"国家重点基础研究发展计划"研究课题,其基本出发点就是如何保证治疗用转基因的安全性。课题包括使用人工染色体、定点整合系统等技术,并且获得了初步的成果。这些技术如果结合转基因载体材料方法或结合转基因细胞扩增和移植技术,则有可能推动安全有效的基因治疗方法的产生和应用,其前景是乐观的。因此,我们坚信基因治疗将成为治疗血友病的重要方式。

(中南大学湘雅医院 陈方平)

参 考 文 献

1. 刘泽霖,贺石林,李家增. 血栓性疾病的诊断与治疗. 第2版. 北京:人民卫生出版社,2006.
2. 宋善俊,王鸿利,李家增. 弥散性血管内凝血,第2版.

上海:上海科学技术出版社,2001.
3. 王鸿利,王学锋. 血友病诊断和治疗的专家共识. 内科理论与实践,2009,4:236-244.

4. 中华医学会血液学分会血栓与止血学组. 成人原发免疫性血小板减少症诊断与治疗中国专家共识(2012 年版). 中华血液学杂志,2012,33:975-977.

5. Andersson HM, Siegerink B, Brenda M, et al. High VWF, low ADAMTS13, and oral contraceptives increase the risk of ischemic stroke and myocardial infarction in young women. Blood,2012,119:1555-1560.

6. Austin SK, Starke RD, Lawrie AS, et al. The VWF/AD-AMTS13 axis in the antiphospholipid syndrome: AD-AMTS13 antibodies and ADAMTS13 dysfunction. Br J Haematol,2008,141:536-544.

7. Auger S, Duny Y, Rossi JF, Quittet P. Rituximab before splenectomy in adults with primary idiopathic thrombocytopenic purpura: a meta-analysis. Br J Haematol,2012, 58:386-398.

8. Cheng G, Saleh MN, Marcher C, Vasey S, Mayer B, Aivado M, et al. Eltrombopag for management of chronic immune thrombocytopenia (RAISE): a 6-month, randomised, phase 3 study. Lancet,2011,377: 393-402.

9. Chuah MK, Nair N, VandenDriessche T. Recent progress in gene therapy for hemophilia. Hum Gene Ther,2012, 23:557-565.

10. Crawley JT, deGroot R, Xiang Y, et al. Unravelling the scissile bond: how ADAMTS13 recognizes and cleaves von Willebrand factor. Blood,2011,118:3212-3221.

11. Dalainas I. Pathogenesis, diagnosis, and management of disseminated intravascular coagulation: a literature review. Eur Rev Med Pharmacol Sci,2008;12:19-31.

12. De Jonge E, Levi M, Stoutenbeek CP, Van Deventer SJH. Current drug treatment strategies for disseminated intravascular coagulation. Drugs,1998,55: 767-777.

13. Ferrari S, Mudde GC, Rieger M, et al. IgG subclass distribution of anti-ADAMTS13 antibodies in patients with acquired thrombotic thrombocytopenic purpura. J Thromb Haemost,2009,7:1703-1710.

14. Gudbrandsdottir S, Birgens HS, Frederiksen H, et al. Rituximab and dexamethasone vs dexamethasone monotherapy in newly diagnosed patients with primary immune thrombocytopenia. Blood,2013,121:1976-1981.

15. High KA. The gene therapy journey for hemophilia: are we there yet? Blood,2012; 120:4482-4487.

16. High KA. Gene therapy for haemophilia: a long and winding road. J Thromb Haemost,2011,9:2-11.

17. Khan MM, Motto DG, Lentz SR, et al. ADAMTS13 reduces VWF-mediated acute inflammation following focal cerebral ischemia in mice. J Thromb Haemost,2012,10: 1665-1671.

18. Kuter DJ, Bussel JB, Lyons RM, Pullarkat V, Gernsheimer TB, Senecal FM, et al. Efficacy of romiplostim in patients with chronic immune thrombocytopenic purpura: a double-blind randomised controlled trial. Lancet,2008, 371:395-403.

19. Li H, Haurigot V, Doyon Y, et al. In vivo genome editing restores haemostasis in a mouse model of haemophilia. Nature,2011,475:217-221.

20. Marie Scully, Beverley J Hunt, Sylvia Benjamin, et al. Guidelines on the diagnosis and management of thrombotic thrombocytopenic purpura and other thrombotic Microangiopathies. British Journal of Haematology, 2012, 158:323-335.

21. McMillan R, Wang L, Tomer A, et al. Suppression of in vitro megakaryocyte production byantiplatelet autoantibodies from adult patients with chronic ITP. Blood, 2004,103:1364-1369.

22. Neunert C, Lim W, Crowther M, Cohen A, Solberg L Jr, Crowther MA. The American Society of Hematology 2011 evidence-based practice guideline for immune thrombocytopenia. Blood,2011,117:4190-4207.

23. Ohshiro M, Kuroda J, Kobayashi Y, et al. ADAMTS-13 activity can predict the outcome of disseminated intravascular coagulation in hematologic malignancies treated with recombinant human soluble thrombomodulin. Am J Hematol,2012,87:116-119.

24. Patel VL, Mahévas M, Lee SY, Stasi R, Cunningham-Rundles S, Godeau B, et al. Outcomes 5 years after response to rituximab therapy in children and adults with immune thrombocytopenia. Blood, 2012, 119: 5989-5995.

25. Roberts DJ. New genes for old: successful gene therapy for haemophilia B. Transfus Med,2012,22:3-4.

26. Schiviz A, Wuersch K, Piskernik C, et al. A new mouse model mimicking thrombotic thrombocytopenic purpura: correction of symptoms by recombinant human AD-AMTS13. Blood,2012,119:6128-6135.

27. Scott DW, Lozier JN. Gene therapy for haemophilia: prospects and challenges to prevent or reverse inhibitor formation. Br J Haematol,2012,156: 295-302.

28. Taylor JR FB, Toh CH, Hoots WK, Wada H, Levi M. Towards definition, clinical and laboratory criteria, and a scoring system for disseminated intravascular coagulation—on behalf of the Scientific Subcommittee on disseminated intrav ascular coagulation (DIC) of the International Society on Thrombosis and Haemostasis (ISTH). Thromb Haemost,2001,86:1327-1230.

29. Walsh CE, Batt KM. Hemophilia clinical gene therapy: brief review. Transl Res,2013 Apr,161(4):307-312.

30. Zheng X, Chung D, Takayama TK, et al. Structure of von Willebrand factor-cleaving protease (ADAMTS13), a metalloprotease involved in thrombotic thrombocytopenic purpura. J. Biol. Chem,2001,276:41059-41063.

第十章 血栓性疾病的早期诊断与靶向治疗

血栓性疾病是一类严重危害人类健康的疾病，它主要包括动脉血栓性疾病和静脉血栓性疾病，常累及全身多个脏器，涉及临床各学科。常见的动脉血栓性疾病主要包括冠心病、脑血栓形成，静脉血栓性疾病主要包括深静脉血栓形成和肺血栓栓塞症。世界卫生组织的资料显示：每年我国约70万人口死于缺血性心脏病，心肌梗死发病率为32~64/10万人口，缺血性脑卒中是我国人民致残的首要原因和致死的第二大病因。静脉血栓形成也是世界人口致死和致残的主要疾病之一，在西方国家的发病率约为100/10万人口，总体死亡率为22.7/1000人口。因此，血栓性疾病已成为我国与西方国家人口死亡和致残的主要原因。

血栓性疾病是复杂的多基因-环境因素疾病，能够破坏血液凝血与抗凝平衡的因素均可导致血栓性疾病的发生。遗传因素决定了不同个体对血栓形成有着不同的易感性，而这种易感性是终生伴随的，在一种或多种获得性因素的诱导下容易导致血栓形成。全面了解血栓性疾病的病因和危险因素，则有望实现对此类疾病的早期诊断。在血栓性疾病的治疗方面，虽然目前有关抗血栓药物的研究工作取得了较大进展，但出血和再狭等风险使得对抗栓药物的选择仍存争议，此外，当心脑血管病患者就医时，血栓往往早已形成并导致了血管栓塞，而这些脏器缺血后再治疗效果不佳。由此可见，血栓性疾病的诊疗重点在于早期诊断和靶向干预。本节将对血栓性疾病的常见危险因素、早期诊断、靶向治疗以及需要思考的问题进行介绍和讨论。由于遗传因素在静脉血栓性疾病中的作用更为突出，本节主要从静脉血栓栓塞症（venous thromboembolism，VTE）入手讨论早期诊断。

第一节 明确血栓性疾病的发病机制和危险因素

如何在血液高凝状态形成早期或者形成之前对血栓性疾病进行辨识、实现早期诊断？这就需要明确血栓性疾病的各种常见危险因素。

在生理条件下，止血过程包括血小板激活、黏附、聚集以及血液凝固形成纤维蛋白血凝块。血液凝固的过程又涉及内源性和外源性凝血因子级联放大的瀑布式激活，最终形成局部高浓度的凝血酶。凝血过程受到体内多个抗凝系统的调节，及时反馈抑制凝血过程的无限扩大：①组织因子途径抑制物（tissue factor pathway inhibitor，TFPI）可以通过与组织因子/FⅦa复合物结合而抑制外源性FX的激活，在蛋白S（protein S，PS）的辅助作用下，这一灭活过程的速率可以提高10倍。②凝血酶激活蛋白C（protein C，PC）成为活化蛋白C（activated protein C，APC），后者在辅因子PS存在的条件下，反馈灭活凝血因子FVa；同时，在未激活的凝血因子FV以及PS的共同作用下，APC可有效分解FⅧa。需要注意的是凝血酶自身激活PC的速率非常低，而在血栓调节蛋白（thrombomodulin，TM）的辅助作用下，PC的激活速率可提高近1000倍；此外，内皮细胞蛋白C受体也可以一定程度提高PC的活化速率。③抗凝血酶（antithrombin，AT）在肝素或者硫酸乙酰肝素的辅助作用下抑制凝血酶、FXa、FIXa、FXIa等活性。④在蛋白Z（protein Z，PZ）的辅因子作用下，蛋白Z依赖的蛋白酶抑制物（protein Z-dependent protease inhibitor，ZPI）可抑制FXa促凝活性。⑤血浆 β_2 糖蛋白I（β_2-Glycoprotein I，β_2GPI）直接抑制凝血酶的促凝活性，而不影响凝血酶激活PC的抗凝属性。在凝血和抗凝系统启动的同时，体内纤维蛋白溶解系统也会激活形成纤溶酶，清除已经形成的血栓，而纤溶酶的水平由纤溶酶原及其抑制物的水平调节。

1856年Virchow提出了病理性血栓形成的3大要素：血管壁损伤、血流动力学改变、以及血液成分（凝血、抗凝与纤溶系统）变化。因此，能够影响这些环节的任意因素都可能成为血栓性疾病的危险因素。作为一种典型的多因素疾病，血栓性疾病由多种遗传性因素和获得性因素或状态共同决定。家系研究和孪生子研究表明，VTE有60%的遗传因素控制,这些遗传因素决定了不同个体在相同环境下对血栓形成的易感性不同。表 10-1-1 列举了与 VTE 早期诊断密切相关的常见遗传危险因素。显而易见,欧美国家白种人常见的血栓形成遗传危险因素多为促凝因子基因变异,而我国人群多为蛋白 C 抗凝系统基因变异。

表 10-1-1　VTE 常见的遗传危险因素

基因突变或多态性	血栓形成机制	流行人群	正常人群携带率[a]	疾病优势比(OR)[b]
PROC p. Arg189Trp	错义突变引起Ⅱ型 PC 缺乏症,PC 抗凝活性下降	中国汉族	~0.8%	~6
PROC p. Lys192del	缺失突变引起 PC 缺少一个正常 Lys 残基,PC 抗凝活性下降	中国汉族	~2.4%	~2.8
THBD c. -151G>T	5'UTR 点突变引起跨膜蛋白 TM 表达量下降,使激活 PC 速率下降	中国汉族	~1.0%	~2.5
F5 Leiden	错义突变引起 FV 第 506 位 Arg 置换为 Gln,对 APC 的灭活抵抗	欧美白人	2%~5%	3~7
F2 G20210A	3'UTR 点突变,mRNA 稳定性下降,凝血酶原表达量下降[c]	欧美白人	2%~3%	2~3
PROS1 p. Lys196Glu	错义突变引起 PS 辅因子抗凝活性下降	日本	~0.9%	~5
遗传性 AT 缺乏症	各种罕见 *SERPINC1* 基因突变引起 AT 表达量或者抗凝活性下降	各种人群	<0.1%	8~10
遗传性 PC 缺乏症	各种罕见 *PROC* 基因突变引起 PC 表达量或者抗凝活性下降	各种人群	~0.3%	5~10
遗传性 PS 缺乏症	各种罕见 *PROS1* 基因突变引起 PS 表达量或者抗凝活性下降	各种人群	<0.1%	2~10
遗传性 TM 缺乏症	各种罕见 *THBD* 基因突变引起 TM 表达量或者抗凝活性下降	各种人群[d]	未知	未知
多态性 rs8176719	决定 ABO 血型的 O 型血,非 O 血型血浆 FⅧ和 vWF 水平显著升高	各种人群	15%~30%	~1.8[e]

a. 人群携带率指正常人群中突变合子的比例;b. OR 指突变杂合子患血栓风险;c. 该机制仅为理论推测,未得到实验支持;d. 国内外尚缺乏有关遗传性 TM 缺乏症的流行病学研究;e. 非 O 血型患血栓形成风险大约是 O 血型个体的 1.8 倍

多种获得性危险因素也逐渐得到了人们认识:

(1) 高龄是动静脉血栓性疾病最常见的获得性危险因素:研究表明儿童 VTE 的发病率仅为 5/10 万,而 80 岁以上老年人 VTE 发病率高达 450~600/10 万,多项队列研究也提示 60 岁以上人群患 VTE 的风险显著高于 60 岁以下人群(相对危险度,1.8;95% 置信区间,1.2~2.7)。高龄的血栓易感状态主要与血管内皮功能下降有关。

(2) 复合性外伤、外科手术尤其是神经外科和骨科手术是 VTE 的高危因素(优势比,OR~10),未经抗凝预防者 VTE 发生率达 50% 以上,手术和创伤的血栓风险主要与组织因子释放、FⅧ和纤维蛋白原等急性时相蛋白表达增多以及肢体制动有关。

(3) 恶性肿瘤是 VTE 的独立危险因素,MEGA 研究显示恶性肿瘤导致患 VTE 的风险增加近 7 倍,其中血液系统恶性肿瘤发生血栓的风险最大(OR~28.0),其次为肺癌和胃肠道肿瘤。恶性肿瘤导致 VTE 的机制主要包括肿瘤促凝物质以及组织因子的释放、AT 水平下降、肿瘤机械压迫和阻塞血管、活动减少、化疗与放疗、中心静脉置管等有关。

(4) 有 VTE 病史的患者再次出现血栓形成的危险度增加近 5 倍,血栓事件 3 年内复发的比例为 15%~25%;有血栓性疾病家族史者,VTE 风险也不同程度升高。

(5) 妊娠期、产褥期、口服避孕药、雌激素替代治疗时,体内 FⅦ、FⅧ、FⅩ、纤维蛋白原、vWF 等促凝因子水平上升,而游离 PS 等抗凝蛋白水平降低,也会引起血栓性疾病。

(6) 抗磷脂抗体持续存在也是人群中常见的动静脉血栓形成的危险因素。常见的抗磷脂抗体主要包括抗心磷脂抗体、狼疮抗凝物(lupus anticoagulant,LA)和抗 β_2GPI 抗体,其中,多数研究表明抗心磷脂抗体仅仅是 VTE 的弱危险因素(OR~1.1),引起血液高凝的抗磷脂抗体主要是 LA 和抗 β_2GPI 抗体(OR 6~11)。需要注意的是,LA 的具

体结构和成分目前仍不明确,LA 的存在只是通过实验室检查对血液中存在抗凝物的功能判定。如今有研究发现,在病例-对照研究的统计学模型中校正抗 β_2GPI 抗体变量后,LA 导致 VTE 的风险消失,是否提示抗 β_2GPI 抗体就是 LA 的主要类型甚是值得进一步探索。

(7) 能够造成肢体长时间制动的因素,可直接影响血流动力学引起血液高凝,是公认的 VTE 危险因素。例如,研究表明长途飞行 VTE 发生的可能性增加 2~4 倍。然而目前对"制动时长"的界定尚未统一,不同研究所定义的"长期制动"从 4 小时到 3 天不等。

(8) 过度肥胖(BMI>30kg/m^2)患 VTE 的风险增加约 2 倍,可能的解释是肥胖者 FⅧ、FⅨ 水平显著升高。

(9) 慢性肾功能不全和肾病综合征时,血液多种凝血因子浓度显著升高而小分子抗凝蛋白如 AT 相对缺乏出现高凝状态,长期使用糖皮质激素和中心静脉置管等因素可进一步增加血栓风险。

(10) 一些急性疾病如急性心肌梗死、急性心衰(NYHA Ⅲ 或Ⅳ级)、急性感染性疾病(下肢蜂窝织炎)、急性呼吸系统疾病(呼吸衰竭)、急性风湿性疾病、急性脑卒中、自身免疫性疾病等也是 VTE 的获得性危险因素,可能与炎症因子和促凝物质释放有关。

第二节 血栓性疾病的早期诊断

(一) 早期诊断的筛查实验

为早期诊断而进行的血栓性疾病病因筛查需要思考 3 个问题:对哪些患者开展? 进行哪些早期诊断实验? 什么时候筛查最为合适?

哪些患者有必要进行进一步筛查? 血栓性疾病危险因素复杂,检查项目繁多,全面的筛查将加重患者的经济负担,检查结果异常也会增加患者的精神压力。因此,哪些患者需要开展筛查一直存在

争议,需要仔细斟酌。通常遇到以下指征之一时,需建议患者接受进一步的危险因素筛查:①缺血性脑卒中、急性心肌梗死、VTE 初发年龄<45 岁;②无明显诱因反复发生的动静脉血栓形成;③罕见部位的静脉血栓形成(如腋静脉、肠系膜静脉血栓形成);④有 VTE 家族史;⑤无明显诱因或者较弱的获得性因素(妊娠产褥期、口服避孕药、雌激素替代治疗、长时间制动)出现的 VTE;⑥新生儿内脏静脉血栓、暴发性紫癜;⑦习惯性流产、死产;⑧口服华法林出现皮肤坏死。

需要开展哪些早期诊断实验? 由于不同人种、民族之间遗传背景的差异,每个国家、地区人群常见的危险因素也不尽相同。这就需要首先明确哪些血栓危险因素在我国最为常见,筛查可根据危险因素常见与否顺序开展。例如,欧美白种人流行的 F5 Leiden 和 F2 G20210A 多态性在我国极为罕见,无需常规检测和诊断已基本达成共识。表 10-2-1 列举了 VTE 的早期诊断筛查内容、方法和影响检查的常见因素。需要思考的是,筛查实验中发现了异常是否需要继续完成其他检查? 越来越多的学者认为血栓性疾病危险因素筛查应尽可能的完善,尤其是对于无诱因血栓患者以及复发性 VTE 患者。当初始发现无法解释其反复出现的血栓形成表现时,要考虑是否存在着多个因素异常并存的可能性,进行其他因子检测。临床上有许多 VTE 反复发生的患者最后都被证实为联合缺陷(如遗传性 PC 和遗传性 AT 联合缺乏症)。全面筛查的另外一个原因在于,不同的检测手段对某些遗传缺陷的敏感性不一。例如,基因多态性 PROC p. Lys192del 是我国人群 VTE 的常见变异,杂合子个体血浆 PC 活性检测时,用发色底物法结果完全正常,而用目前基本废弃的凝固法检测才能发现其 PC 抗凝活性下降。此外,需要注意如果在常见筛查实验中未见异常,根据条件可考虑检查血栓性疾病少见的病因,如遗传性异常纤维蛋白原血症、纤溶酶原异常、FⅨ 或 FⅪ 水平升高等。

表 10-2-1 血栓性疾病早期诊断的优先筛查项目

优先筛查项目	检查方法	影响因素
LA	APTT 法和 dRVVT 法[b] 为区分抗磷脂抗体的存在是一过性还是持续存在,需在 12 周后复查	普通肝素也可延长 APTT FⅧ 抑制物也可延长 APTT 华法林可延长 dRVVT
β_2GPI-IgM、IgG	ELISA 法 为区分抗磷脂抗体的存在是一过性还是持续存在,需在 12 周后复查	无
PROC p. Arg189Trp	基因测序或酶切分型	无

续表

优先筛查项目	检查方法	影响因素
PROC p. Lys192del	基因测序或酶切分型	无
THBD c. -151G>T	基因测序或酶切分型	无
PS 活性[a]	凝固法（PT 法、APTT 法、RVVT 法）	以下因素使 PS 活性下降或假性下降 　3~4 周内接受华法林治疗 　急性时相反应与血栓形成急性期 　肝功能不全 　DIC 　妊娠期或产褥期 　3 个月内口服避孕药或雌激素替代治疗 　肾病综合征 　左旋门冬酰胺酶治疗 　FⅧ活性>250U/dL（APTT 法可受影响） 以下因素使 PS 活性假性升高 　凝血酶直接抑制剂治疗（阿加曲班、达比加群） 　LA
PC 活性	凝固法（APTT 法、RVVT 法） 发色底物法	以下因素使 PC 活性下降或假性下降 　3~4 周内接受华法林治疗 　血栓形成急性期 　肝功能不全 　DIC 　左旋门冬酰胺酶治疗 　FⅧ活性>250U/dL（APTT 法可受影响） 以下因素使 APTT 法的 PC 活性假性升高 　凝血酶直接抑制剂治疗 　LA
AT 活性	抗 FXa 肝素辅因子活性 抗 FⅡa 肝素辅因子活性	以下因素使 AT 活性下降 　肝素治疗 　血栓形成急性期 　肝功能不全 　DIC 　左旋门冬酰胺酶治疗 凝血酶直接抑制剂治疗使抗 FⅡa 法的 AT 活性假性升高
同型半胱氨酸	液相色谱法	以下因素使同型半胱氨酸水平升高 　叶酸、维生素 B_6、B_{12} 缺乏 　吸烟 　肾功能不全、恶性肿瘤、甲状腺功能减退等疾病
TM 缺乏症	基因测序[c]	无
FⅧ活性	凝固法	以下因素使 FⅧ活性升高 　血栓形成急性期与急性时相反应、应激、手术 　慢性炎症 　妊娠期或产褥期 　3 个月内口服避孕药或雌激素替代治疗

　　a. PS 活性检测基于凝固法，干扰因素较多，因此有学者推荐用检测游离 PS 抗原来代替，但游离 PS 抗原无法识别Ⅱ型 PS 缺乏症，后者约占所有遗传性 PS 缺乏症的 5%；b. dRVVT，即稀释的蝰蛇毒时间测定；c. TM 为非分泌型蛋白，血浆中游离的 TM 水平很低，目前无准确检测 TM 抗原和辅因子活性的简便方法，因此采用基因测序法判定 TM 缺乏症

何时开展病因筛查？除了分子遗传学检查以外，多数实验室检测项目均受到各种获得性因素影响，检测样本采集时间不适宜、检测方法不当、未考虑混杂影响因素(见表10-2-1)都可能对血栓性疾病的病因误诊。最佳的检测时间为血栓性疾病发生的6个月之后，停止抗凝治疗至少4周，产褥期过后3个月，激素治疗停止3个月。然而，这些条件是最理想的，临床实践中只要能够正确把握和分析检查结果，在患者入院时即开展筛查也有重要价值。例如，患者入院时筛查血浆PC、PS活性，如果检测结果低于正常虽不能判定PC或PS缺乏症，但结果正常则可以排除遗传缺陷的可能性。有学者即使在患者无法停止抗凝治疗也进行PC和PS活性检测，同时辅以FX活性测定，结果分析时，比较PC、PS、FX活性是否同等程度下降，若PC/FX或者PS/FX小于0.5，可初步考虑PC或PS缺乏症。

（二）早期诊断的评估流程

对于既定的入院就诊患者，较为全面的分析个体血栓危险因素后，可初步对VTE发生的可能性开展评估和预测，即早期诊断，以决定是否需要预防血栓形成。如何考虑？虽未达成共识，可以结合血栓性疾病常见的遗传性、获得性危险因素、住院患者疾病是否引起高凝状态以及出血风险做出早期诊断以及制定预防方案，图10-2-1简单列举了评估流程，有待进一步补充。

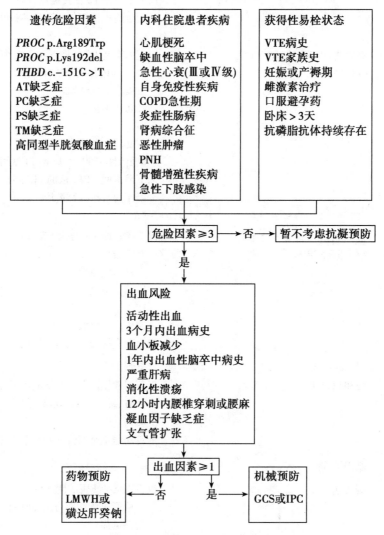

图 10-2-1 VTE 的早期诊断评估流程
GCS:分级加压袜;IPC:间歇充气加压装置

该评估流程分析了常见的VTE因素和出血风险因素，概括性较强临床实践容易执行；不足之处在于把各种危险因素混合处理，未考虑各种因素的相对危险度。更理想的评估方法是对每种因素评分,最后以积分的形式评价 VTE 风险大小。当然,准确完成此类评估有赖于未来更多临床研究的开展。

第三节 血栓性疾病早期诊断应思考的问题

既然遗传因素在 VTE 的比重占有 60% 以上,而现在我国和白种人群中仅有约 25% 的 VTE 是由遗传危险因素所决定,提示还有更多的血栓遗传因素需要深入研究和探索。血栓栓塞性疾病的病理生理机制复杂、涉及因素繁多,如何寻找未知的遗传因素、如何全面的筛查? 近年来盛行的全基因组关联研究是分析这一复杂性疾病的有力工具。由于该研究的基础是对基因数据库中的标签 SNP 筛选和分型,而目前这些数据库中的遗传学信息主要来自欧美白种人群,所以需要格外注意血栓性疾病在不同地区和人群遗传背景的差异。例如,在欧美白种人群 $F5$ Leiden 和 $F2$ G20210A 是最常见的 VTE 遗传因素,而这些基因变异在其他地区包括中国都极为罕见。因此,在筛选标签 SNP 和初筛分型的环节,需要先建立我国人群的 SNP 资料库。其次,回顾至今所发现的血栓性疾病常见遗传因素,在正常人群中基因变异的微小等位基因频率(minor allele frequency,MAF)都不超过 3% ($F5$ Leiden 约 2%),属于低频率变异;而目前的全基因组关联研究所筛选的标签 SNP 都是 MAF>5%(有些研究甚至 >10%),难免遗漏关键的遗传信息。所以,未来的探索应更多地关注 MAF<5% 的低频率 SNP。

VTE 的遗传危险因素是否也是缺血性脑卒中和急性心肌梗死等动脉血栓性疾病的危险因素? 理论上这一论点是成立的,因为 VTE 和动脉血栓性疾病具有共同的病理生理过程(如内皮功能受损和血栓形成),也具有共同的获得性危险因素(如炎症因子和肥胖)。由于对血栓性疾病的易感性多表现为静脉血栓形成,因此国内外的血栓性疾病研究多集中于 VTE。一项配对资料的病例-对照研究显示,女性吸烟者如果同时伴有 $F5$ Leiden 或 $F2$ G20210A 多态性,患缺血性脑卒中的风险分别为正常基因型吸烟女性的 8.8 和 6.1 倍;Meta 分析表明,$F5$ Leiden 携带者患缺血性脑卒中的风险为正常者的 1.4 倍,如果选择中青年卒中患者为研究对象,该变异的致栓风险更为明显,约为 2.7 倍;另有病例-对照研究显示,$F5$ Leiden 携带者发生心肌梗死的风险也明显增加,为正常者的 1.7 倍;基因敲除的动物模型实验提示 $F5$ Leiden 纯合突变可加速小鼠动脉硬化的病理过程引起动脉血栓性疾病,进一步支持上述临床数据的结论。因此,可以断定这些遗传因素同样增加了动脉血栓形成的风险。显而易见,这些遗传因素对动脉血栓性疾病的 OR 低于对 VTE 的 OR,提示这些遗传因素对动脉血栓形成的贡献较小,动脉血栓栓塞症的易感因素更为复杂。另一个需要明确的问题是,为何在某一特定的遗传危险因素存在情况下,有些人群易于出现 VTE,而有些人群易于发生动脉血栓性疾病。例如,大部分 PS 缺乏症患者以 VTE 为临床表现,而个别患者却发生缺血性脑卒中;TM 缺乏症者,部分患者表现为 VTE,而有些表现为早发的心肌梗死。这一特点值得进一步研究,因为动脉血栓的易感者很有可能存在另一种(一些)遗传特质,根据现有的知识,这些遗传特性可能与控制血脂水平与血小板功能的相关基因有关。

FⅧ水平升高的遗传基础何在? 约有 20% ~ 25% 的 VTE 患者血浆 FⅧ活性高于 150U/dL,其中一些是获得性或者继发性 FⅧ水平升高,例如妊娠期、慢性炎症、非 O 血型;而另一部分患者即使在非急性期(血栓形成之后 6 个月)检测 FⅧ水平仍在 150U/dL 以上,通常这类患者 FⅧ水平升高都有家族聚集现象,提示遗传因素控制,然而至今未检测出相应的 $F8$ 基因突变。在这种情况下,不能仅怀疑 $F8$ 基因变异,应该考虑到潜在的异常可能在于 FⅧ抑制物水平下降(如 PC 抗凝系统异常)、或者是 FⅧ清除物质表达下调(如低密度脂蛋白相关受体)所致;也可能是凝血因子 F V 的异常,因为未激活的完整 F V 分子具有辅助 APC 灭活 FⅧa 的能力。因此,需要进一步探索这些因素才有可能揭示家族性高 FⅧ水平的原因。

同型半胱氨酸(homocysteine)水平轻微升高的遗传学机制是什么? 高同型半胱氨酸血症是公认的血栓性疾病常见危险因素,研究认为约有 5% ~10% 的正常人血同型半胱氨酸水平都偏高,轻型高同型半胱氨酸血症(18μM ~ 30μM)可以使 VTE 的风险增加 2 倍。已知血同型半胱氨酸水平受多种获得性因素的影响,例如吸烟、维生素 B$_6$、B$_{12}$、叶酸缺乏、甲状腺功能减退;遗传因素主要为胱硫醚 β 合酶缺陷,基因突变的个体血浆同型半胱氨酸水平可大于 100μM,出现早发的动脉血栓性疾病(缺血性脑卒中、心肌梗死)或者 VTE,但这一缺陷较为罕见。由于亚甲基四氢叶酸还原酶也是叶酸代谢的关键酶,能够调节血同型半胱氨酸浓度,因此该酶的编码基因 *MTHFR* 受到了众多学者的关注,其中 *MTHFR* C677T 突变的研究备受争议。起初的一些研究认为 C677T 多态性可以影响同型半胱氨酸水平,表现为 CT 杂合型个体同型半胱氨酸水平显著高于 CC 野生型,TT 纯合突变型更高,病例-对照分析也观察到 T 等位基因是 VTE 的危险因素(OR 1~2);而后续的研究大多不能证实 C677T 与高同型半胱氨酸浓度以及与 VTE 的关联。出现这一分歧的原因需要深思:由于同型半胱氨酸水平受多种获得性因素影响,而多数研究在评估关联性的时候,仅孤立考虑 C677T 单一因素未处理这些混杂因素,结论难免产生偏差;既往的研究多集中于 *MTHFR*,叶酸代谢的生化过程中还有另外两种关键酶-5-甲基四氢叶酸-半胱氨酸甲基转移酶和胱硫醚 β 合酶同样发挥重要作用,相应的编码基因定位于 *MTR* 和 *CBS*,因此,引起正常人群中高同型半胱氨酸血症的主要基因多态性是否存在于 *MTR* 和 *CBS* 值得进一步研究。

第四节　血栓栓塞性疾病治疗 策略的演进

虽然获得性高凝状态有相关的危险因素可循,遗传性血栓性疾病可以进行相关的筛查;但是目前临床上还没有一种切实可行的手段在血栓形成前可以准确预测血栓必然形成。对于高凝状态的患者在没有禁忌证的前提下可以给以预防用药,一旦急性血栓性事件发生,就需要立即给予系统的抗栓治疗。目前常用的抗栓药物包括:抗血小板聚集、抗凝及溶栓治疗。为了保证在血栓局部具有较高的治疗浓度,必须保证抗栓药物的全身足量给药。所以,抗凝药物禁用于血栓伴活动性出血的患者和肝素诱导的血小板减少症(heparin induced thrombocytopenia,HIT)患者,溶栓药物除此之外还禁用于年龄大于 75 岁的患者。鉴于全身给药,药物仅在血栓局部发挥抗栓作用,其余部位的分布都可能造成出血风险;所以如果有一种策略可以只针对血栓局部给药,其余部位基本没有分布,在保证局部药效的同时将全身副反应降至最低,势必具有良好的研究与应用前景。

介入作为一种导管引导下的局部抗栓治疗,其可针对血栓栓塞局部给药并具有以下优势:①通过导管将抗栓药物直接输送到梗死的血管,保证了局部的高药物浓度的同时,其他部位基本没有药物分布从而可大大降低副作用发生;②作为

一种微创手术,对机体损伤较小,大大扩展了适应证的范围;③配合造影技术,可以直观地判断血管是否再通,如未恢复有效灌注,可指导重复用药;④除输送药物外,还可完成安装支架、滤网及直接抽吸栓子等操作。虽然能够针对性抗血栓,但近年来介入抗栓治疗的发展还是受到一些瓶颈因素的限制:①介入抗栓治疗,需要昂贵的仪器和高昂的治疗费用,并有熟练的有相应资质的医生才能完成,所以只能在大型医院才能开展,基层医院应用受限,使很多心、脑急性血栓事件丧失了最佳的治疗时机;②虽然是导管直接引导,但是也只能到相对较小的血管,对于微血管血栓及全身多部位血栓来说则不适用;③作为一种侵入性的操作,其仍然存在一定的诱发感染与出血的风险,治疗之后仍然有再栓塞的风险;④对于血栓栓塞同时伴有活动性出血、血小板减少及凝血功能异常的患者,介入操作因可加重出血风险而禁忌使用。针对存在的这些问题,研究者又把目光集中在可以通过全身给药就能选择性地分布到血栓区域,像介入一样在局部形成较高浓度的药物的研究上,这种血栓特异性的药物因给药方便和给药剂量减少而大大降低了出血与手术风险。

这一类药物被称为靶向性抗栓药,实际上有一些已经进入临床或临床前研究。大家比较熟悉的可能有:

1. 血小板膜糖蛋白(GP)Ⅱb/Ⅲa 受体抑制剂　血小板糖蛋白(GP)Ⅱb/Ⅲa 受体抑制剂是一类新型的抗血小板聚集药物,如阿西单抗(abeiximab)、替罗非班(tirofiban)、埃替非巴肽(eptifibatide)等,他们是与血小板表面的糖蛋白Ⅱb/Ⅲa 受体结合,以阻断纤维蛋白原,VWD 因子及其他有黏性的分子的受体位点结合,从而抑制血小板聚集,达到靶向抗血栓的作用。与传统的抗血栓药物相比,他们主要是直接作用于血小板聚集的最后通路,具有更直接、更有效的抗血小板作用。此类药物目前主要应用于心脏经皮冠状动脉成形术(PTCA)及支架置入术中。血小板聚集是冠心病介入治疗再狭的重要因素,急性闭塞的发生率为 4%~6%,半年内再狭率为 30%~40%。Abciximab 的 EPILOG 和 EPISTENT 实验结果表明,支架置入合用 abeixilnab 的患者与安慰剂组相比,1 年内缺血并发症及需再次行血流重建术的发生率明显降低。

2. FⅩa 抑制剂　FⅩa 抑制剂,可以直接抑制凝血瀑布中的 FⅩa 从而发挥抗凝作用,其使用方便,无需监测,已经用于预防深静脉血栓、骨折术后

及急性冠脉综合征的治疗,比较有代表性的药物是利伐沙斑。EINSTEIN-DVT Ⅲ期实验比较口服利伐沙斑与标准治疗用于急性 DVT 中的疗效和安全性。通过对入选的 3449 例急性症状性 DVT 的研究结果表明,口服利伐沙斑治疗急性症状性 DVT 安全有效,不劣于皮下伊诺肝素后转换为华法林的标准治疗,可作为初发和复发 DVT 的简化方案。

3. 介入性超声靶向治疗血栓　介入性超声靶向治疗血栓因为不会对其他部位造成损害,近年来临床应用证明其有效而且安全,近期还在治疗脑栓塞和支架内血栓方面有研究报道。超声波介入治疗血栓主要是应用低频高能的超声(19~45kHz),其装置由超声波发射器换能器和一个柔韧的超声导管构成。在血管内介入手术时,超声能量在体内沿导管传送到远端的金属探头,依靠"机械振动"和"超声空化效应"等,破坏与之接触的血管内病变组织如斑块或血栓。Drobinski 等最早相继在临床上对外周动脉完全阻塞的病人实施血管内超声消融。血栓的年龄似乎并不影响超声波治疗的效果。在 Drobinski 的研究中三个病变是比较新鲜的红色血栓,其余为慢性白色血栓,手术后 90% 病变的血管成功再通,手术人员随后顺利实施了辅助球囊扩张成形术,在术中和术后没有观察到远端栓塞和血管壁穿孔等并发症发生。

国内最近也报道超声血管成形术使 39 例完全栓塞动脉中 38 例成功再通,32 例病人的残余血管狭窄在 50% 以下,但出现一例血管远端栓塞并发症和 9 例血红蛋白尿。随后,相继出现介入性超声治疗冠脉血栓的临床报道。在对 15 个急性心梗病人采取超声血管成型治疗后,冠脉左前降支血流从术前的 TIMI 0-1 级恢复到正常 3 级,辅助实施球囊扩张成形术使最终的血管狭窄下降到 (20±12)% 在术中、术后 12h 和 24h 分别血管造影没有动脉壁损伤远端血管栓塞等重要并发症改变,提示血管内超声消融冠脉血栓作为球囊扩张术的良好补充是可行和安全的。这个临床实验被学者们认为是超声导管消融血栓最重要的研究之一,其后又出现的很多应用研究基本做了相似的报道多次证实超声介入治疗冠脉血栓有可行性。

北美研究者在临床上初步观察了超声介入溶栓系统对急性脑栓塞的干预治疗。在病变血管再通的同时没有发现导管介入并发症如血管壁穿孔等发生。

4. 非介入性超声(微泡)靶向治疗血栓　微泡最早于 1968 年开始,作为一种超声造影剂,明显地提高了超声诊断的水平。目前,微泡超声造影剂已经很广泛的被用于临床超声诊断。这些微泡直径小于血细胞,并能穿越过管径最小的毛细血管壁,加上它们的声学特性,使得他们在超声成像中具备很好的局部成像效果。目前,越来越多的动物实验发现,超声联合微泡不仅在血栓诊断上具有很好的成像效果,并且在溶栓上也有很好的治疗效果(主要指空化效应)。

J. Slikkerveer 等首次在确诊为 ST 段抬高型心肌梗死患者中,进行了超声联合微泡溶栓实验,实验组病人给予超声及微泡联合治疗,对照组给予安慰剂(生理盐水),随后所有病人(根据病情需要)进行经皮冠脉成形术,同时进行 TIMI 分级及心电图等检查,结果显示两组在不良事件发生率及 TIMI 分级上两者并无差别,且治疗微泡组效果优于安慰剂组。初步证实了超声联合微泡溶栓治疗的可行性及安全性。

第五节　血栓性疾病靶向治疗研究进展

进入临床应用或临床前研究的靶向治疗模式,已经通过可喜的临床疗效及较少的副反应逐渐得到认可,与此同时对于抗血栓靶向性药物的研究近来也取得了很多进展。目前研究认为血管内皮细胞功能异常,血液细胞黏附功能异常及纤溶系统功能异常在血栓性疾病的发生和发展中起到了重要作用。和上述药物干预的正常靶点不同,目前研究多将引起这些病理生理反应的特异性元件或由在这些过程中所产生的特异性元件作为血栓性疾病治疗的靶点,使血栓特异性靶向治疗成为可能。

(一)以血管内皮细胞为靶点的抗血栓治疗

1865 年 His 首先提出内皮细胞(endothelial cell,EC)这一概念以来,尤其是血管内皮细胞舒张因子(endothelinum-derived relaxing factor,EDRF)发现后,对 EC 功能的研究已成为心血管领域的研究热点。现已证明,EC 与血栓形成密切相关,生理状态下,EC 的非黏附的、抗凝的、纤溶的管腔内表面使其具有抗血栓形成特性。但其在理化及生物免疫因素影响下,EC 具有促栓功能可产生组织因子(tissue factor,TF),合成 FV,与高分子量激肽原、因子Ⅸ和 X 相结合,且在血栓状态下,抑栓物质合成减少,t-PA、u-PA 及其受体系统功能降低;而促栓物质如 vWF、PAF、ET、PAI-1、TXA2 等合成增加或活性增强。由于 EC 介导引起的这一系列病理生理反应，从而使选择 EC 为靶点进行抗血栓治疗成为可能。

EC 异常表达的 TF 在 DIC、缺血性脑卒中及动脉粥样硬化的血管内血栓生成病理过程中有不可忽视作用。TF 是凝血瀑布的启动点，也是整个血栓形成过程的扳机点。而且 TF 的高表达和局部血栓形成往往相辅相成，因此选择内皮细胞上表达的 TF 作为抗栓治疗的靶点具有很好的血栓特异性。梅恒等基于大鼠 FⅦ 的 EGF1 区的结构制备了 EGFP-EGF1 融合蛋白，并与 PLA 纳米粒结合，通过体内外实验均证实其能靶向到表达 TF 的组织部位。石威等通过进一步的实验证实 EGFP-EGF1 蛋白结合的 PLGA 纳米粒不仅能够靶向到血栓形成部位，而且能直接靶向到表达 TF 的 EC。胡豫等通过携带干扰 NF-KB 通路寡核苷酸的 EGFP-EGF1 蛋白纳米粒子，通过干扰 TF 的转录调控，进而抑制 TF 的表达，在脑卒中大鼠中起到抗血栓和明显降低梗死体积的作用。

（二）以血小板膜糖蛋白及其配体为靶点的抗血栓治疗

根据血栓形成机制，血管内皮细胞受到损伤时内皮细胞下胶原等细胞外基质暴露，与 vWF 结合，使 vWF 构型发生改变，或者在高剪切力条件下 vWF 构型发生改变，暴露了血小板膜糖蛋白（GP）Ⅰb 的结合位点，vWF 在血小板和血管壁之间形成桥梁介导血小板黏附到受损的血管壁或病变的血管部位，使血小板黏附、聚集和活化，引起活化血小板释放进一步放大，最终引起血液凝固和血栓形成。在此过程中血小板是血栓形成的主要成分，胶原-vWF-GPⅠb 间相互作用是血小板黏附、聚集和活化的始动因素，也是研制抗血栓药物的理想靶点。研究表明，血小板膜糖蛋白受体 GPⅠb、GPⅡb/Ⅲa 与相应的配体 vWF、纤维蛋白原间的相互作用在血栓形成过程中发挥重要作用。随后研究发现在 vWF、纤维蛋白原双基因敲除的小鼠体内仍有血栓形成，由此可推论胶原在血栓形成过程中也发挥着重要的作用。针对胶原-vWF-GPbⅠ轴、胶原-GPⅡb/Ⅲa 为靶点的抗血栓药物正处于兴起阶段。

（1）抗 GPⅠb 单抗 6B4-Fab 是识别 GPⅠbα（201-268 aa）单抗，体内外试验结果表明此单抗有很好地抑制血小板聚集的作用。在狒狒股动脉狭窄模型的体内实验中，6B4-Fab 剂量为 0.6mg/kg 时，可以明显控制循环血量下降，还能明显抑制血小板在Ⅰ型胶原上的沉积；剂量在 2mg/kg 时，则可以完全控制循环血量，而不会延长出血时间。

（2）以血小板膜糖蛋白为靶点的免疫治疗，因糖蛋白为血小板膜成分，因而可能造成血小板的破坏，相比之下，以细胞外基质成分（vWF、胶原）则无此不良反应。由此，以 vWF 功能结构域为靶点的免疫治疗在抗栓治疗中将具有很好应用前景。基因工程抗体 82D6A3 是抗 vWF2 A3 区单抗，能够阻断 A3 区与胶原的结合，抑制血小板黏附和聚集到受损的内皮下层。82D6A3 对狒狒动脉血栓形成的抑制效果表明，使用 82D6A3 0.3mg/kg，可完全抑制股动脉血管内血栓形成，vWF 与胶原结合能力抑制达 96%，且该抑制效果持续 5 小时；而且血小板数、凝血指标、vwF 水平和出血时间均无明显改变。由此提示，对 vWF 与胶原结合的抑制是抗黏附治疗的理想靶点之一，对生理性止血功能影响小。

（3）目前研究表明，纤维蛋白原（fibrinogen，Fg）α 链的 95～98 和 572～575 位氨基酸残基精-甘-天冬-丝氨酸（Arg-Gly-AsP-Ser，RGDS）肽段为 GPⅡb/Ⅲa 特异性配体，血小板活化后与 Fg 特异性结合是血栓形成的最后共同通路，有试验表明，人工合成的 RGD 肽类物质，通过与 Fg 竞争性抑制血小板积聚，阻止此共同通路而防止血栓形成。因此选择 RGDs 与 GPⅡb/Ⅲa 结合这一靶标，通过靶向制剂运载溶栓药物直接作用于血栓形成的最后共同通路将会大大提高溶栓制剂的特异性与疗效。

综上，以血小板膜糖蛋白及其配体为靶点的抗栓药物作用于血栓形成过程中的血小板及其所介导的一系列通路，可使传统药物更具有靶向性，减少防治血栓形成过程中的风险，具有良好应用前景。

（三）以凝血酶及其受体为靶点的抗栓治疗

凝血酶是一种胰蛋白酶样丝氨酸蛋白水解酶，具有多种生理活性，在止血和血栓形成中起着枢纽性作用。它是凝血瀑布中最终的关键酶，并能激活血小板和内皮细胞，引起血小板的聚集。凝血酶一旦少量生成便可通过正反馈作用加速凝血酶原转变为凝血酶，使凝血过程由渐进变成急进过程。凝血酶结构上可划分为催化活性部位、底物识别部位和纤维蛋白部位，当三者中有其一受到阻止时，将会阻断凝血酶的促凝功能，由此，目前以抑制凝血酶为机制的抗栓药物很多，大致可分为以华法林和肝素为代表的间接凝血酶抑制剂和以水蛭素为代表的直接凝血酶抑制剂，前者主要是通过影响凝血酶受体而作用，后者通过阻止凝血酶与其激活位点结合而起到抗凝作用，从广义上讲，这些药物都是基于以凝血酶及其受体为靶标的抗栓制剂,然而如何细化,精确化这些位点有待进一步研究,以期达到专一的抗凝效果。目前这一方面研究已经取得一定进展,低分子量肝素、重组肝素及重组水蛭素等一批制剂是采用化学方法或基因工程技术合成的小分子化合物或肽类物质,试验结果都证实它们较传统抗凝血酶药物更安全,引起的治疗终点事件也明显降低,为今后研究以凝血酶及其受体为靶点的抗栓治疗打下了基础。

(四)以纤溶酶(原)为靶点的抗栓治疗

传统的尿激酶(urokinase,UK)、组织性纤溶酶原激活剂(tissue-type plasminogen activator,t-PA)等均是通过激活纤溶酶原而达到溶栓的作用。由于这些药物缺乏组织特异性,不能选择性地作用于血栓部位,大剂量用药极易诱发发出血,因半衰期短早期停药后可能造成血管再闭塞。如果能采用特殊的载体将溶栓药物导向血栓部位,增加血栓局部药物浓度,势必可以特异、局部、高效地溶解血栓,这是溶栓治疗的一个研究热点。目前研究基本是利用不同的递药载体将溶栓药物,特异性靶向递送至血栓形成部位,发挥溶栓作用。相应的递药载体主要有脂质体、磁纳米材料、超声微泡等,多将其与血栓事件中的某些特异分子的配体结合,通过受体-配体特异性结合,从而增强这些载体靶向血栓的能力。

(1)脂质体包载溶栓药物的递药系统,脂质体为磷脂双层分子层组成的环行封闭囊泡,对身体无明显的毒副作用、无免疫原性,作为药物载体携带多种药物和转基因,具有广泛临床应用前景。但普通脂质体特异靶向性差,在体内易被网状内皮系统所摄取。

1)热敏脂质体又称为温度敏感脂质体。脂质体膜随着温度的不同存在"凝胶相"和"液晶相"。温度升高达到相变温度时,脂质体膜由"凝胶相"转变为"液晶相",其磷脂的脂酰链紊乱度及活动度增加,膜的流动性也增大,此时包封的药物释放速率亦增大。利用这一特性,热敏脂质体在外来热力的帮助下,可以保证其包封的药物仅在受热敷的部位释放药物,进一步增强其靶向性,提高药物治疗效果。自YATVIN等创制热敏脂质体以来,作为脂质体的一个很有发展前途的分支,热敏脂质体的研究应用取得了较大的进展。

2)RGDS肽修饰脂质体,作为溶栓药物载体靶向溶栓部位。纤维蛋白原(Fg)Aa链的95-98和572-575位氨基酸残基RGDS肽是血小板膜糖蛋白(GP)Ⅱb/Ⅲa的特异性配基,而且RGDS分子量小,是机体内源性存在的物质(Fg降解片段),无免疫原性;因此用RGDS修饰的脂质体既能增强其靶向血栓的能力,又能避免免疫原性的问题。

(2)纳米磁靶向药物载体是近年来研究的一种新的靶向给药方法。该药物载体具有磁靶向药物载体的一般特性,结合固定磁场或交变磁场而具有靶向性,可以携带药物在靶位置聚集,提高栓塞部位药物局部浓度。另一方面粒径达到纳米级,并具有体内长循环等特性。在众多的靶向药物系统中,磁场导向的纳米磁性药物有可以直接静脉注射的药物,能通过磁场在靶位富集,且具有对机体的毒副作用小等明显的优点,因而逐渐受到重视。利用纳米磁性载体携载溶栓药制备磁性UK,在阻塞的血管附近放置一小块强磁铁建立外磁场,可使磁性UK在血管阻塞部位聚集,使局部药物浓度升高,从而有望实现磁靶向治疗血栓的目的。有研究通过建立体外流体模型,对携载UK的磁性纳米药物载体进行溶栓实验观察,结果显示UK组和磁性UK组的溶栓率和再通量都基本接近,提示两者的溶栓效能基本一致;而建立了外加磁场的磁性UK加外磁场组,其溶栓率和再通量均优于UK组和磁性UK组,显示了磁性UK加外磁场组磁靶向溶栓的优越性[15]。

(3)超声微泡包载溶栓药物的递药系统,超声微泡和普通微泡一样,外壳带负电荷,而细胞表面带正电荷,这使得微泡具有与血管内皮细胞或血小板黏附的倾向,通过生物素-亲和素、聚乙二醇等方式可以将寡肽或是血栓因子偶联在微泡上,从而使微泡具有靶向性,并在一定强度和频率的超声作用下受空化效应影响发生破裂,释放所携带的抗栓药物,并产生休克波或射流,有利于血栓的溶解。在强的超声能量作用下,微泡的破裂还可破坏毛细血管的完整性,这一现象有利于靶向超声微泡所携带的抗栓药物进入血管腔隙,从而进一步提高微泡对血栓的靶向治疗作用,使之真正实现溶栓的作用。

靶向微泡主要有两种连接方式,一种是在微泡的表面结合RGDS寡肽,并使其突出于微泡表面,寡肽特异性识别血小板糖蛋白(GP)Ⅱb/Ⅲa受体的结合位点并与之结合。另一种是微泡与血栓结合的方式是通过亲和素-生物素作为桥梁连接脂质微乳剂和纤维,从而使氟碳脂质乳剂微泡(含有生物素磷脂),在亲和素的作用下,附着于血栓。Ren ST等制备了包载有UK的超声微泡进行了体外及体内试验,结果显示,包载有UK的超声微泡明显增强了血栓的溶解,而且降低了 UK 的使用剂量。

第六节　血栓性疾病靶向治疗的思考

目前已经被批准进入临床上使用的所有血小板糖蛋白(GP)Ⅱb/Ⅲa 受体抑制剂,都有引起血小板减少至出血风险的副作用。其中阿西单抗是其中一种比较独特的,是经过修饰的嵌合型单克隆(GP)Ⅱb/Ⅲa 受体抑制剂,可引起血小板的大量破坏。所以,在临床使用中还是需要做好密切的监测。

超声介入治疗血栓后一般需要辅助实施球囊扩张或支架植入术才能保证血管最终狭窄在 20% 以下,达到满意的治疗效果;同时对于小血管或冠脉远端分支来说超声治疗也不理想。这种治疗的不彻底性和选择性主要是由于目前有几个技术障碍其原因可以归纳为以下几点:①达到病变处的超声波能量不足,因为体内导管长达 140cm 左右,能量在传递中逐步衰减,在冠脉血管尤其明显因为其解剖走向有很多弯曲超声能量在弯曲处衰减更明显;②导管的柔韧性顺应性不能满足要求,这主要是针对冠脉分支血管,它对介入导管的顺应性要求很高;③在提高柔韧度的同时需要进一步提高超声介入导管材料强度,避免提高能量和遇到抵抗时出现导管断裂。可以看出目前还没有一种导管能同时满足几个条件并保证足够能量到达远端的病变处,所以在超声介入消融血栓术成为常规的治疗方法前,还需要在导管材料等方面的研制有大的突破。

靶向超声微泡,提高了血栓性疾病的诊断与治疗,是一种新型、无创、简便易行的影像技术,值得我们更深入的去研究。但在研究与临床应用过程中,也存在一些问题,需要进一步探索解决:①靶向血栓微泡的构建还需要进一步的探索并完善,以实现靶向微泡的循环半衰期长,从而提高其在溶栓治疗时间窗上的操作时间,与血栓靶向结合更加牢固,使血栓显像所用的微泡量足够少,毒性最低;②掌握超声照射的时间、强度及微泡造影剂同组织细胞损伤之间的平衡关系,既能达到有效显像、治疗的效果,又不损伤正常组织;③靶向血栓微泡携带药物的研究还比较少,如何进一步提高载药量并保持其稳定性尚待时日。

其他的一些包载抗栓药物的一些材料如纳米粒、脂质体等,都在循环半衰期、靶向性及生物安全性等方面存在一定的问题。何时能够进入临床,还需要严谨科学的研究成果来判断。

（华中科技大学同济医学院附属
协和医院　胡豫）

参 考 文 献

1. Baglin T, Gray E, Greaves M, et al. Clinical guidelines for testing for heritable thrombophilia. Br J Haematol, 2010, 149:209-220.

2. Bates SM, Greer IA, Middeldorp S, et al. VTE, thrombophilia, antithrombotic therapy, and pregnancy: Antithrombotic Therapy and Prevention of Thrombosis, 9th ed: American College of Chest Physicians Evidence-Based Clinical Practice Guidelines. Chest, 2012, 141: e691S-e736S.

3. Brosh D, Bartorelli AL, Cribier A, et al. Percutaneous transluminal therapheutic ultrasound for high-risk thrombus-containing lesions in native coronary arteries. Catheter Cardiovasc Interv, 2002, 55:43-49.

4. Dahlback B, Carlsson M, Svensson PJ. Familial thrombophilia due to a previously unrecognized mechanism characterized by poor anticoagulant response to activated protein C: prediction of a cofactor to activated protein C. Proc Natl Acad Sci U S A, 1993, 90:1004-1008.

5. Flinterman LE, van Hylckama Vlieg A, Cannegieter SC, et al. Long-term survival in a large cohort of patients with venous thrombosis: incidence and predictors. PLoS Med, 2012, 9:e1001155.

6. Heng Mei, Wei Shi, Zhiqing Pang, et al. EGFP-EGF1 protein-conjugated PEG-PLA nanoparticles for tissue factor targeted drug delivery. Biomaterials, 2010, 31: 5619-5626.

7. Sagripanti A, Carpi A. Antithrombotic and prothrombotic antivities of the vaseular mdothelium. Biomed Pharmacother, 2000, 54:107-111.

8. Shi W, Mei H, Deng J, et al. The delivery of thrombi-specific nanoparticles incorporating oligonucleotides into injured cerebrovascular endothelium. Biomaterials, 2013, 34:4128-4136.

9. Souto JC, Almasy L, Borrell M, et al. Genetic susceptibility to thrombosis and its relationship to physiological risk factors: the GAIT study. Genetic Analysis of Idiopathic Thrombophilia. Am J Hum Genet, 2000, 67:1452-1459.

10. ST Ren, H Zhang, YW Wang, et al. The preparation of a

new self-made microbubble-loading urokinase and its thrombolysis combined with low-frequency ultrasound in vitro. Ultrasound Med Biol,2011,37:1828-1837.

11. Tang L,Guo T,Yang R,et al. Genetic background analysis of protein C deficiency demonstrates a recurrent mutation associated with venous thrombosis in Chinese population. PLoS One,2012,7:e35773.

12. Tang L,Lu X,Yu JM,et al. PROC c. 574_576del polymorphism:a common genetic risk factor for venous thrombosis in the Chinese population. J Thromb Haemost,2012,10:2019-2026.

13. Tang L,Wang HF,Lu X,et al. Common genetic risk factors for venous thrombosis in the Chinese population. Am J Hum Genet,2013,92:177-187.

14. Tang L,Jian XR,Hamasaki N,er al. Molecular basis of protein S deficiency in China. Am J Hematol,2013,88:899-905.

15. Wei Shi,Heng Mei,Jun Deng,et al. A tissue factor targeted nanomedical system for thrombi-specific drug delivery. Biomaterials,2012,33:7643-7654.

第十一章 造血干细胞移植

第一节 造血干细胞移植的现状与挑战

过去的 10 多年，造血干细胞移植（hematopoietic stem cell transplantation，HSCT）取得了长足的进步，主要体现在三个方面：一是随着单倍型相合 HSCT 的进展、非血缘骨髓库的完善、脐血移植技术的改善，曾经困扰我们的供者来源的问题已经基本解决并呈现多样化。在中国，根据中国骨髓移植登记组的资料，虽然同胞全相合供者仍然是最主要的供者来源，但因单倍型 HSCT 可取得与同胞全相合 HSCT 相同的疗效，单倍型 HSCT 的比例逐年上升，而且在一些移植中心，如北京大学血液病研究所，单倍型 HSCT 已经成为主要的移植类型。二是移植模式的多样性使得不同年龄层的患者能够接受不同方式的移植。除了传统的清髓预处理方案外，对于高龄或者移植前合并症较多的患者，采用减低强度的预处理方案（reduced-intensity conditioning，RIC）或许能进一步改善这些患者的预后。三是 HSCT 技术的进步，如移植后白血病复发、移植物抗宿主病（graft versus host disease，GVHD）处理等相关技术的改进，进一步提高了移植的疗效，通过对微小残留病（minimal residual disease，MRD）的监测可以筛选高危患者并决定移植后干预的时机。所有这些进展使得 HSCT 进入了一个新时代：我们告别了供者来源的缺乏，可以对移植患者进行危险分层及个性化治疗，并日趋完善移植后并发症的处理技术。但与此同时，新的进展也带来了新的困惑与挑战。

一、移植还是不移植

供者来源的多样性使得接近 100% 的患者可以找到合适的供者；同时新药的出现使得移植之外的其他治疗方式的疗效也得到明显的提高。因此，移植还是不移植成了一个新的挑战。

（一）慢性髓性白血病（chronic myeloid leukemia，CML）

自从 20 世纪末酪氨酸激酶抑制剂（tyrosine kinase inhibitors，TKI）伊马替尼应用于 CML 患者，多数患者的疗效已经超越了 HSCT，TKI 逐渐取代 HSCT 成为 CML 治疗的一线治疗方案，因此 CML 患者接受移植的例数呈逐年下降的趋势。根据欧洲骨髓移植登记组（european group for blood and marrow transplantation，EBMT）的数据，每年接受 HSCT 的 CML 患者从 1999 年的 1396 例每年下降到 2007 年的 434 例每年，而德国登记组的数据显示 2004 年接受 HSCT 的 CML 患者较 1998 年下降 73%。江倩等人针对 CML 第一次慢性期（chronic phase 1，CP1）患者开展的比较伊马替尼和同胞全相合移植远期疗效的前瞻队列研究发现，无论是移植后 6 年的总生存率还是无事件生存率，伊马替尼组均明显优于同胞全相合 HSCT 组 [overall survival（OS）：96.4% vs. 82.0%，$P < 0.001$；event-free survival（EFS）：83.6% vs. 76.6%，$P = 0.040$]，故 HSCT 已经不作为 CML-CP$_1$ 患者的一线治疗推荐。但 HSCT 在某些情况下仍然有其 CML 的治疗地位。欧洲白血病协作网推荐对出现 $T315I$ 突变，二代 TKI 治疗失败以及加速期或急变期的患者应选择 HSCT。黄晓军等发现，CML 加速期和急变期的患者接受 HSCT 后 4 年的无白血病生存（leukemia-free survival，LFS）率分别为 73.3% 和 61.5%，而罗依等报道 HSCT 治疗加速期或急变期患者 5 年 OS 率为 66%。江倩等证实 CML 加速期患者移植的疗效明显优于伊马替尼，尤其是在具备两个或以上危险因素（CML 持续时间>12 月、血红蛋白<100g/L、外周血原始细胞>5%）的患者中，格列卫组和移植组治疗 5 年的累积 EFS、无进展生存（progression-free survival，PFS）和 OS 率分别为 9.3% vs. 66.7%（$P = 0.030$），17.7% vs. 100%（$P = 0.008$）以及 18.8% vs. 100%（$P = 0.006$）。另一方面，在中国，出于经济方面考虑，以及 CML 患者的发病年龄较西方显著偏低，TKI 目前仅能"控制"而不能"治愈"CML，且长期使用 TKI 的不良反应尚不清楚，年轻 CML 患者对疾病的治愈有更高的需求。

更为重要的是,近年一系列研究表明使用 HSCT 治疗 CML 可获得很好的治疗疗效。许兰平等报道同胞 HLA 相合供者的移植治疗 CML 慢性期患者,4 年无疾病生存(disease-free survival, DFS)率为 89.2%,OS 率为 89.0%,且所有患者在随访期内均保持完全分子学缓解。而在国外,根据 EBMT 2000~2003 的数据,对于在 CML-CP1 接受同胞全相合移植或非血缘移植的患者移植后 2 年的累积 OS 率分别为 74% 和 63%;国际骨髓移植登记组(center for international blood and marrow transplant research, CIBMTR)的数据显示在 1999~2004 年所有接受移植的 CML 患者移植后 1 年和 2 年的累积 OS 率分别为 79% 和 72%;德国的研究报道,低危、中危、高危的 CML 患者移植后 5 年的累积生存率分别为 72%、62%、49%,而其近期的研究发现,尽管大部分纳入研究的患者的东部肿瘤协作组(eastern cooperative oncology group, ECOG)评分 ≥3 分(生活仅能部分自理或不能自理),但这些 CML-CP1 患者接受异基因 HSCT 后 3 年的总生存率仍超过 90%。由于各国、各中心的治疗条件及治疗理念的差异,HSCT 在 CML 治疗中的地位仍有争议,CML 的移植指征会有所不同且可能不断变化,但鉴于 HSCT 的良好疗效以及中国国情的需要,对于年轻的 CML 患者,可以根据中国国情,适当放松 HSCT 的治疗指征,并在移植后进行 BCR-ABL 基因的动态监测。中国 CML 诊疗指南推荐:新诊断的 CML 儿童和青年患者,以及 Sokal 评分高危而移植 EBMT 风险积分 ≤2 分且有 HLA 全相合供者的 CML 慢性期患者,可以选择将 HSCT 作为一线治疗。在 NCCN 最新指南中,对伊马替尼治疗失败的患者,可以选择二代 TKI 或 HSCT。

（二）重型再生障碍性贫血（severe aplastic anemia, SAA）

英国血液学会指南推荐,对于 40 岁以下且有同胞全相合供者的 SAA 患者,如无活动性感染和出血,可将同胞全相合供者 HSCT 作为首选治疗;对于没有同胞全相合的供者或年龄大于 40 岁的患者,包括抗人胸腺细胞球蛋白（antithymocyte globulin, ATG）和环孢素（cyclosporine A, CsA）的免疫抑制治疗是首选,对于 4 个月治疗无效的患者,二线治疗仍然选择免疫抑制治疗。但单倍型相合的 HSCT 在 SAA 治疗中仍有争议,仅被推荐作为三线的治疗选择之一。Im 等人以体外去除 T 细胞（T-cell depletion, TCD）为预处理方案,对 SAA 患者进行单倍型 HSCT,12 例患者全部植活,且在随访期

内（中位随访时间 14.3 个月）全部存活并脱离输血。北京大学血液病研究所以改良白消安/环磷酰胺+ATG 为预处理方案,进行单倍型骨髓加外周血 HSCT 治疗 SAA 取得了良好的疗效,许兰平等报道 19 例 SAA 患者中位随访 746 天(范围:90 天~1970 天),急性和慢性 GVHD 的累积发生率分别为 42.1% 和 56.2%,OS 率为 64.6%。Kojima 报道,单倍型相合 HSCT 治疗 SAA 的 5 年的累积 OS 率为 66.7%。鉴于单倍型相合 HSCT 治疗 SAA 的良好疗效及其他的循证医学证据,在更新发表的亚太地区 SAA 治疗指南中,对 SAA 的治疗选择作出了一些改变:在没有同胞全相合供者的情况下,免疫抑制治疗仍然是首选,同时进行替代供者的 HLA 配型,在二线治疗选择中替代供者 HSCT 包括单倍型相合 HSCT 已经被推荐作为优先于免疫抑制剂治疗的选择。但是否可将单倍型供体 HSCT 作为二线治疗选择,尚需积累更多的病例加以验证。免疫抑制治疗和单倍型相合 HSCT 治疗 SAA 的选择问题,还需要前瞻性多中心或随机对照研究来证明。

（三）急性髓系白血病（acute myeloid leukemia, AML）

在美国成人 AML 患者 HSCT 的建议中,同胞全相合 HSCT 治疗 AML 的指征已被广泛接受,而单倍型相合 HSCT 仅可作为第 1 次完全缓解（complete remission 1, CR1）期并 NCCN 预后不良的患者和 CR2 期患者的治疗选择,对于未缓解（nonremission, NR）的患者由于 HSCT 存在较高的非复发死亡率,不推荐作为治疗选择。在我国单倍型相合 HSCT 治疗 AML 取得了良好的疗效。王昱等报道 263 例 AML CR1 或 CR2 患者接受单倍型相合 HSCT,3 年累积 OS 率和 LFS 率分别为 67.3% 和 63.2%。对于 CR1 期并 NCCN 预后中等及不良的患者,单倍型相合 HSCT 和化疗相比到底哪个疗效更好? 黄晓军等报道了一项前瞻性的化疗和单倍型相合 HSCT 的比较研究,接受单倍型相合 HSCT 的患者复发率比接受单纯化疗的患者明显降低（12% vs. 58%, P <0.01),而 4 年累积 OS 和 DFS 率均显著优于单纯化疗组（DFS:73.1% vs. 44.2%, P < 0.0001; OS: 77.5% vs. 54.7%, P<0.001),此报道首次证明对于 CR1 并 NCCN 预后中等及不良的患者,单倍型相合 HSCT 作为缓解后治疗优于化疗。而对于难治/复发的 AML 患者,单倍型 HSCT 同样具有良好的治疗效果。王昱等人的研究发现,对于难治/复发的急性白血病患者单倍型 HSCT 的 2 年累积复发率明显低于同胞全相合 HSCT（26% vs. 49%, P =

0.008），而 3 年的累积 OS 率明显优于同胞全相合 HSCT（42% vs. 20%，$P = 0.048$）。鉴于国内单倍型相合 HSCT 治疗 AML 的实践超越了国外指南的推荐，根据其良好疗效，将来有可能通过前瞻性的多中心研究结果的验证，进而影响国外 AML 的治疗指南，对 AML 的治疗选择做出一些改变。

对于 CR1 期并 NCCN 预后良好的 AML 患者，指南上一般不推荐 HSCT 治疗。但是近期研究发现，这些患者化疗的预后却不尽相同，其中化疗后的 MRD 水平是影响预后的重要因素。Perea 等人的研究发现，预后良好的白血病患者化疗后 MRD 水平与复发明显相关；而 Yin 等人的研究发现，第一个诱导化疗结束后骨髓 *RUNX1-RUNX1T1* 转录子水平下降小于 3 个 log 是 AML 伴 t(8;21) 异位患者化疗后复发的最强预测因素。因此，对于预后良好的 AML 患者，化疗的效果也可能不尽相同。那么对于化疗后 MRD 水平下降不满意的患者接受 HSCT 是否能进一步改善预后？主鸿鹄等人通过对含 t(8;21) 易位的 AML 患者进行危险分层后发现，在未获得主要分子学缓解（major molecular remission，MMR）或失去 MMR（高危）的患者中，HSCT 组患者无论是 OS、复发还是 DFS 率均明显优于单纯化疗组（OS：71.6% vs. 26.7%，$P = 0.007$；复发：22.1% vs. 78.9%，$P < 0.0001$；DFS：61.7% vs. 19.6%，$P = 0.001$），而在持续 MMR（低危）的患者中，HSCT 组与单纯化疗组相比不仅不减少复发（14.7% vs. 5.3%，$P = 0.33$），而且降低 DFS 和 OS（DFS：70.3% vs. 94.7%，$P = 0.024$；OS：75.7% vs. 100%，$P = 0.013$）。因此，对于预后良好的 AML 患者，基于化疗后 MRD 监测为基础的分层治疗对改善这些患者的预后尤为关键。但在疾病的什么阶段接受 HSCT，采用何种预处理形式（清髓/降低强度预处理移植）以及采用何种供者来源的干细胞（单倍型供者/同胞全相合供者/脐带血移植/非血缘移植）等问题还需进一步研究解答。

（四）成人急性淋巴细胞白血病（acute lymphoblastic leukemia，ALL）

对于成人急性淋巴细胞白血病患者，在第一次完全缓解期给予足量巩固治疗往往能够获得良好的预后，而异基因 HSCT 在成人 ALL 诱导缓解后的巩固治疗中具有重要地位。MRC UKALL Ⅻ/ECOG E2993 公布的持续了 13 年的研究结果，对于 ALL-CR1 的成人患者，根据有无供者给予不同的治疗，有 HLA 全相合同胞供者且年龄小于 55 岁的患者均行异基因移植，年龄大于 55 岁或无全相合同胞

供者的患者给予标准化疗或自体移植。结果显示，在费城染色体阴性的 ALL（Ph⁻-ALL）患者中，有供者的病人 5 年的累积 OS 和 DFS 率均明显高于没有供者的病人（OS：53% vs. 45%，$P = 0.02$；DFS：50% vs. 41%，$P = 0.009$），根据初诊时年龄和白细胞计数给予危险分层后发现，在高危的 Ph⁻-ALL 患者中，有供者组和无供者组相比，5 年的累积 OS 率相似，但复发率有供者组明显低于无供者组（37% vs. 63%，$P < 0.00005$）。而在标危的 Ph⁻-ALL 患者中，有供者组和无供者组相比，有供者组 5 年的累积 OS 率更高（62% vs. 52%，$P = 0.02$），复发率更低（24% vs. 49%，$P < 0.00005$）。因此，标危的 Ph⁻-ALL 患者或许更能从异基因移植中获益。在费城染色体阳性的 ALL（Ph⁺-ALL）患者中，有同胞供者的病人 5 年和 10 年的累积 OS 率同样高于没有同胞供者的病人（5 年 OS：34% vs. 25%；10 年 OS：30% vs. 19.5%），但没有达到统计学差异。Pidala 等人对包含 3157 例患者的 14 个随机对照研究的系统综述发现，与化疗或接受自体移植的患者相比，接受同胞全相合移植的患者无论是在 DFS、OS、还是复发上都具有明显的优势。因此，国际上推荐对于 ALL 获得 CR1 的成人患者如果具备不良预后的因素，如初始诱导治疗失败、不良核型、微小残留病持续存在、诊断时白细胞较高等可以考虑接受异基因 HSCT。但目前关于单倍型移植在成人 ALL 的治疗中尚有争议，一般仅作为临床试验或难治复发患者的治疗选择。但在北京大学血液病研究所，单倍型移植在成人 ALL 的治疗中获得了良好的疗效。王昱等报道 72 例 T 细胞 ALL 患者在 CR1 期接受单倍型 HSCT，移植后 3 年的累积复发率、非复发死亡（non-relapse mortality，NRM）率和 LFS 率分别为 18.8%、16.6% 和 54.8%，而黄晓军等报道了 87 例于 CR1 和 CR2 期接受单倍型 HSCT 的 ALL 患者，移植后 3 年的累积 LFS、复发及 OS 率分别为 59.7%、24.3% 和 65%，但在高危 ALL 患者（CR3 及以上、NR 及 Ph⁺ ALL）中，移植后 3 年的累积 LFS、复发及 OS 率仅为 24.8%、48.5% 和 26.5%。成人 ALL 患者获得 CR 后接受单倍型 HSCT 是否能较巩固化疗取得更好的疗效、单倍型移植是否能较同胞全相合移植更好地改善难治复发成人 ALL 患者的预后等问题仍有待未来的临床试验来解决。

二、干细胞来源的选择

骨髓和外周血是 HSCT 两个传统的干细胞来源，粒细胞集落刺激因子（granulocyte colony-stimulating factor, G-CSF) 应用于供者体内诱导免疫耐受系统的研究发现, G-CSF 在体内应用后可使骨髓及外周血移植物内免疫细胞的构成发生改变, 移植物中的 T 细胞增殖能力下降, 并促使 Th1 极化为 Th2。动员后的外周血采集物及 G-CSF 激活的骨髓采集物按不同的比例混合, 可以产生不同于单纯骨髓或动员外周血的移植物, 上述移植物单独或联合其他措施用于造血干细胞移植, 有利于免疫耐受的形成。目前应用 G-CSF 动员的骨髓加外周血干细胞治疗骨髓增生异常综合征 (myelodysplastic syndromes, MDS)、急慢性白血病均获得了良好的疗效。北京大学血液病研究所报道了 9 年共 756 例接受单倍型造血干细胞移植的白血病患者的移植结果, 均采用 G-CSF 动员的外周血 (G-CSF-mobilized peripheral blood stem cell, G-PB) 和 G-CSF 激活的骨髓 (G-CSF-primed bone marrow, G-BM) 的混合物作为移植物, 其中急性 GVHD 和慢性 GVHD 的发生率分别为 42.9% 和 52.9%, 高危和标危组 2 年累积复发率分别为 26.3% 和 15.3%, 3 年的累积 LFS 率分别为 48.8% 和 67.9%。那么骨髓加外周血 HSCT 与单纯外周血 HSCT 比较哪个更好? 许兰平等报道, 对于难治/复发未缓解急性白血病, 单纯外周血 HSCT 后 30 天中性粒细胞植入率明显低于骨髓加外周血 HSCT (89.9% vs. 100%, P = 0.04); OS 率前者低于后者 (26.8% vs. 43.2%, P = 0.052)。最近北京大学血液病研究所又在非难治/复发急性白血病接受同胞全相合移植的患者中进行了干细胞来源的回顾性比较研究, 结果显示, 65 例骨髓加外周血 HSCT 患者移植后 5 年的累积 LFS 率明显高于 33 例单纯外周血 HSCT 的患者 (77.8% vs. 57.6%, P = 0.023)。但另一方面, 黄文荣等报道单倍型外周血 HSCT 治疗 21 例高危恶性血液病患者 (CR1 和 CR2 为主), 急性和慢性 GVHD 累积发生率分别为 52.7% 和 39.5%, 2 年的累积复发率为 25.8%, 2 年的累积 OS 和 LFS 率分别为 62.1% 和 55.6%。由此可见, 虽然北京大学血液病研究所的资料显示, 在不同缓解状态的患者中, 单纯外周血 HSCT 的疗效都不如骨髓加外周血 HSCT, 但是这些研究或为历史对照, 或为回顾性研究, 有其局限性; 而且另一些移植中心的单倍型外周血 HSCT 的疗效也比较令人鼓舞, 因此我们需要前瞻、平行对照研究的结果来说明干细胞来源选择的问题。

三、方案的统一与个性化

在供者来源问题以及移植还是不移植的问题逐步解决之后, 在各种移植方案中个性化的选择适合不同人群的治疗方式成为了新的挑战。清髓预处理是最常用的预处理方案, 它可以最大限度地杀灭肿瘤细胞, 有效的降低肿瘤负荷; 清除患者的自身造血细胞, 为将要植入的供体细胞提供空间; 抑制宿主免疫功能, 降低宿主抗移植物反应, 有利于供体细胞的植入。但清髓预处理毒性较大, 年龄较大或者一般情况较差的患者往往难以耐受。EBMT 的资料显示, 接受清髓预处理的患者中位年龄为 30 岁, 但 AML 患者发病的中位年龄为 68 岁。RIC 移植最主要的优势来自于预处理相关毒性的减少, 可以使更多的因为年龄或自身条件限制不能耐受标准预处理强度的患者接受移植。RIC 移植包括减低强度的预处理和移植前后的免疫抑制治疗, 其中后者是目的和核心, 通过植入的细胞和随后的供者淋巴细胞输注 (donor lymphocyte infusion, DLI) 诱发出移植物抗白血病 (graft versus leukemia, GVL) 效应, 以清除受者残留的肿瘤细胞, 其本质是特异性免疫耐受的形成。但 RIC 的抗肿瘤作用较弱, 移植后复发率增加, 临床疗效并未提高, 因此对于临床进展不快的慢性淋巴细胞白血病和低度恶性淋巴瘤等, RIC 具有优势。除此之外, 艾辉胜等还提出使用 HLA 不合的 G-CSF 动员的外周血干细胞回输 (简称微移植) 治疗 AML, 其治疗老年 AML 的 2 年的累积 LFS 和 OS 率为 38.9% 和 39.3%, 明显高于对照组的 10.0% (P = 0.010) 和 10.3% (P = 0.0006)。而在他们的长期随访中发现, 6 年的累积 LFS 和 OS 率在低危患者分别为 84.4% 和 89.5%, 在中危患者分别为 59.2% 和 65.2%。没有患者出现 GVHD。因此, 微移植或许为高龄或不能耐受标准清髓预处理方案的患者提供了另一种新的治疗选择。

随着血液肿瘤患者发病年龄的增加, 患者身上合并其他内科疾病的机会也大大增加, 这些内科疾病的存在将对造血干细胞移植的结果产生重要的影响。Sorror 等人通过对 1055 例造血干细胞移植患者的回顾性分析, 提出了造血干细胞移植特异性合并症指数 (hematopoietic cell transplantation-specific comorbidity index, HCT-CI), 该指数涵盖心脏、肺、肝、肾等重要器官常见的内科疾病, 并根据器官累计积分分成低危 (0 分)、中危 (1~2 分) 以及高危 (≥3 分), 低危组患者预后最好, 而高危组患者预后最差。许多研究已经在不同疾病 (AML、MDS、非霍奇金淋巴瘤等)、不同预处理方案 (清髓预处理、减低强度预处理) 中证实 HCT-CI 可以预测 HSCT 的预后, 而我们在对 526 例单倍型移植患者的分析也发现,HCT-CI 积分 3 分及以上患者的移植预后明显劣于 0 ~ 2 分的患者(2 年 OS 率:54% vs. 78%,$P < 0.001$;2 年复发率:23% vs.11%,$P < 0.001$;2 年 NRM 率:34% vs.15%,$P < 0.001$)。而通过对 HCT-CI 和移植前疾病状态进行联合分层发现,HCT-CI 0 ~ 2 分且疾病状态低危的患者预后最好,而 HCT-CI $\geqslant$ 3 分且疾病状态高危的患者预后最差。有研究表明,跟传统的清髓预处理相比,RIC 移植似乎更能改善同时存在疾病状态高危和移植前合并症负担较重的患者的预后。

CIBMTR 的资料显示,复发在非血缘和同胞全相合移植后的死因中占 33% 和 47%。移植前处于难治/复发状态(高危)的患者移植后复发率高达 50% ~ 80%。DLI 治疗移植后复发的疗效肯定,但传统的 DLI 会带来严重的 GVHD(40% ~ 60%)和骨髓抑制(20% ~ 40%)。黄晓军等报道采用改良的 DLI 方案,即采用 G-CSF 动员后的外周血干细胞采集物(G-CSF mobilized donor hematopoietic stem cells infusion,GPBSCI)治疗移植后复发,4 年 LFS 率可达 40%。为了减少 DLI 相关不良反应,黄晓军等报道应用 GPBSCI 结合 GVHD 短程预防方案(DLI 后 2 周 ~ 4 周)治疗同胞全相合移植后复发,DLI 相关急性 GVHD 发生率仅 7%,且不影响复发的治疗效果。由于此改良 DLI 方案治疗移植后复发的安全性得到显著提升,北京大学血液病研究所继而将之用于移植后复发的预防,黄晓军等首先报道在高危血液病患者中使用预防性 DLI 可以将患者的 OS 和 DFS 率提升到 69% 和 50%。王昱等报道在同胞全相合移植治疗高危白血病患者的多中心研究中,预防性 DLI 的应用使复发率从 66% 降到 46%,OS 率从 11% 提高到 36%;在单倍型相合 HSCT 中,预防性 DLI 的应用使复发率从 55% 降到 36%,OS 率从 11% 提高到 30%。国内目前正在进行预防性 DLI 的国际注册的多中心前瞻性研究以进一步证实其疗效。此外,对于移植前处于缓解状态(标危)的患者,以移植后 MRD 监测为指导的抢先性改良 DLI 也取得了较好的疗效。闫晨华等报道标危患者移植后 MRD 阴性、MRD 阳性应用抢先 DLI、MRD 阳性应用白细胞介素 2 的患者累积复发率分别为 18.1%、27.8% 和 64.4%($P = 0.001$)。由此,根据患者移植前的缓解状态,北京大学血液病研究所对高危或标危患者移植后采取不同的治疗策略,即高危患者在移植后 30 天 ~ 60 天进行预防性 DLI,随后依据 MRD 决定是否进行抢先 DLI;而标危患者移植后依据 MRD 的监测决定是否进行抢先 DLI。

四、供者的选择

同胞全相合供者是造血干细胞移植的首选供者,但大部分患者往往缺乏同胞全相合供者。替代供者包括非血缘供者、单倍型供者、脐带血移植等,随着移植技术的发展,替代供者的移植效果获得了极大改善。北京大学血液病研究所报道了单倍型移植和同胞全相合移植的治疗效果,两组患者无论是 OS(72% 和 71%,$P = 0.720$)、LFS(71% 和 64%,$P = 0.270$)、复发(13% 和 18%,$P = 0.40$)还是移植相关死亡率(transplantation-related mortality,TRM)(14% 和 22%,$P = 0.100$)都没有区别;而 Ringdén 等人也报道非血缘全相合 HSCT 与同胞全相合移植疗效相当。由于找到单倍型供者的概率接近 100%,而找到非血缘供者的概率为 30% ~ 50%,因此有相当一部分患者面临供者选择的问题。黄晓军等报道单倍型相合 HSCT 治疗恶性血液病取得与非血缘移植相同的疗效,4 年累积复发率、NRM 率、OS 率和 LFS 率分别为 12% vs.18%($P = 0.120$),20% vs.18%($P = 0.980$),74% vs.74%($P = 0.980$)以及 67% vs.61%($P = 0.740$)。黄河等报道单倍型相合 HSCT 与非血缘移植治疗恶性血液病,4 年的累积 OS 率分别为 64.2% 和 67.5%。关于单倍型和非血缘移植供者的选择,目前仍缺乏前瞻、对照研究的数据,但伦理上较难施行。因此关于这个问题短期内很难得出具有强有力说服力的结论,在这里仅将各种供者来源的优缺点列举如下。

由于 3/6 相合亲属可以来源于父母、子女、堂表兄弟,因此几乎所有人都可以找到至少一个单倍型相合供者,也就是说单倍型相合 HSCT 不需要查询和等待时间,对亟待移植的进展期患者,单倍型供者可以很快应用;由于亲缘关系的存在,当再次需要供者干细胞或淋巴细胞以解决植入不良及复发等合并症时,单倍型供者的操作性更强,从而有利于提高移植成功率,但单倍型移植 GVHD 的发生率较高,且程度较重,容易导致较高的移植相关死亡率。非血缘造血干细胞移植的技术较成熟,而且可提供数量较多的外周血干细胞,但找到合适的非血缘供者的概率仍比单倍型供者要低,同时一些高危、复发的患者,往往没有充分的时间等待供者的查询,并且不易进行后续的细胞治疗。脐血造血干细胞抗原性较弱,故对 HLA 不合的耐受性较好,但干细胞数低是限制成人进行非血缘脐血移植疗效提高的主要原因,低细胞数量容易导致植入失败、植入延迟以及机会感染的发生增加,而且脐血移植也不能进行后续的细胞治疗,利用双份脐血或通过体外扩增来增加细胞数可能是其中一项可行的措施。因此,对于没有同胞全相合供者的患者,如果患者病情处于复发或高危复发状态,单倍型相合 HSCT 应该是更合适的选择。但对于那些无高复发风险的患者,如何选择合适的供者,在没有大规模的、令人信服的对比数据的情况下,可根据各单位的移植条件和患者意愿进行综合分析。

总之,移植技术的发展将使 HSCT 的应用彻底改变目前单一的治疗模式,同时新的困惑也随之而来,现阶段仍有许多问题需要解决。因此,未来中国 HSCT 的发展需要多中心协作研究和转化医学的应用,从而可能使部分困惑得到解决。相信随着这些难点的克服,有可能使 HSCT 发生革命性改变,HSCT 必将迎来一个发展的新纪元。

（北京大学血液病研究所　黄晓军）

第二节　造血干细胞移植的并发症及共性科学问题

一、造血干细胞移植早期并发症的临床表现、诊断与思考

造血干细胞移植早期(通常指造血干细胞移植后 100 日以内),患者会发生一系列并发症,这些并发症有可能累及多个不同的器官,多与预处理大剂量化疗和或放疗、免疫抑制剂应用等相关。在此阶段,无论是上皮系统还是血管内皮系统都受损。临床上表现为化疗相关的胃肠道黏膜上皮损伤(口腔黏膜炎、恶心呕吐、腹泻)、尿路上皮损伤(出血性膀胱炎);而血管内皮系统受损亦可以引起一组临床表现多样的异质性疾病,主要包括如下的疾病类型:①肝静脉闭塞性疾病(hepatic veno-occlusive disease,VOD),其发病率在 3%~54% 之间,主要临床表现包括黄疸、肝脏肿大和右上腹疼痛,腹水或浮肿,体重增加;②血栓性微血管病(thrombotic microangiopathy,TMA),在 EBMT 的统计中,异基因移植后发病率大约为 7%,主要症状包括微血管性溶血性贫血、非感染性发热、肾功能不全以及中枢神经系统症状;③毛细血管渗漏综合征(capillary leak syndrome,CLS),主要发生在造血干细胞移植后前15 日,主要临床表现包括体重增长(24 小时内增加大于 3%)、全身浮肿且对利尿治疗无效、心动过速、低血压、肾前性肾功能衰竭以及低蛋白血症;

④植入综合征(engraftment syndrome,ES),主要发生在中性粒细胞恢复后 72 小时内,临床症状包括非感染因素导致的高热、红皮样皮疹、毛细血管渗漏和非心源性肺水肿;⑤弥漫性肺泡出血(diffuse alveolar haemorrhage,DAH),多发生于移植后 30 天内,主要症状包括咯血、呼吸困难、多叶肺浸润阴影,并缺乏肺部感染的依据;⑥特发性肺炎综合征(idiopathic pneumonia syndrome,IPS),是造血干细胞移植后出现的广泛性肺泡损伤和间质性肺炎的综合征。临床表现为咳嗽、呼吸困难、两肺可闻及湿性啰音;血气分析提示低氧血症;影像学检查为多个肺叶的浸润;支气管肺泡灌洗(bronchoalveolar lavage,BAL)或肺组织缺乏感染的证据。

上述各个疾病在移植后早期发病,虽然其发病率低于感染以及急性移植物抗宿主病,但同样是造成造血干细胞移植后早期死亡的重要原因之一。在早期临床实践中,由于对这些疾病的发病机制认识不清,并没有把上述并发症统一在一个标准的病理生理学模式中。近来,人们逐渐认识到虽然上述这些疾病的临床表现各异,累及的器官也不尽相同,但都有一个显著的共同点,即血管内皮受损。由于内皮细胞在免疫反应中对组织的特殊保护机制,其损伤在急性、慢性移植物抗宿主病(graft-versus-host disease,GVHD)中还扮演不可或缺的角色,反之,GVHD 则进一步加剧了血管内皮系统的破坏,使患者病情更为危重。本章节将重点介绍肝静脉闭塞综合征和移植后血栓性微血管病,以期更科学地认识这类血管内皮损伤性疾病,并指导临床诊治。

(一) 移植后早期并发症的共同特点——多种临床表现,相似的病理学基础

虽然上述这些疾病的临床表现各异,累及的器官也不尽相同,但随着对这些疾病的病理生理学研究发现,上述疾病的发病基础和血管内皮的损伤有着密切的关系,这些疾病均有类似的发病机制。

以 TMA 为例,目前普遍认为内皮细胞损伤是 TA-TMA 发病的中心环节。在造血干细胞移植过程中的多种因素包括大剂量化疗、全身照射(total body irradiation,TBI)、免疫抑制剂(如他克莫司、环孢菌素 A)、感染、GVHD 等因素都可造成内皮细胞损伤,释放微颗粒,导致血小板激活,引起微血栓形成,进而出血相关的临床症状。

受体的内皮细胞可以是供者淋巴细胞(如效应 T 细胞及自然杀伤细胞)攻击的靶点,临床上 TAM 与

GVHD 往往同时发生,Martinez 等统计 221 例移植病例,发现 TAM 发生与急性 GVHD 严重程度密切相关,无 GVHD、Ⅰ~Ⅳ度 GVHD 者 TAM 累积发生率分别为 19%、27%、26%、47%、65%($P = 0.0004$),提示免疫因素在 TAM 发生过程中起着重要作用。在 GVHD 的患者中,各种内皮损伤相关的生物学标记如内皮素、血管内皮细胞黏附因子-1(vascular cell adhesion molecule-1,VCAM-1)、血管性血友病因子(vonWillebrandfactor,vWF)的血清浓度都明显增高,GVHD 患者的 ADAMTS-13 水平也可以轻度降低(但通常>5%,并没有达到诊断血栓性血小板减少性紫癜的程度)。因此,也有人认为 TAM 是内皮GVHD 的一种表现形式。

而另一种常见的移植早期并发症 VOD 的发病机制,也和内皮细胞损伤密切相关,在正常情况下,肝脏通过细胞色素 P-450 途径代谢相关药物,其有毒代谢产物通过谷胱甘肽酶(glutathion,GSH)系统被还原为无毒产物并被清除。当患者有既往肝脏疾病或由于预处理损伤时,有毒代谢产物无法被及时清除,这些有毒物质堆积在肝小叶中心静脉周围(由于这一区域富含细胞色素 P-450,但缺乏GSH),对肝脏细胞和血管内皮细胞造成了损伤。首先受到损伤的细胞是肝窦内皮细胞(sinusoidal endothelial cell,SEC),在 SEC 之间形成间隙,SEC 发生聚拢或肿胀。随后,红细胞进入了窦周隙并切断了肝脏细胞之间的联系,最终堵塞了肝窦并减少了肝静脉的血流,造成肝脏的损伤。

其他疾病的发病机制各有区别,但相关脏器的血管内皮细胞的损伤均在疾病的发病过程中起到了核心的作用。因此,上述这些疾病在诊断、预防和治疗过程中,有许多内在的共同点,通常被放在一起讨论。

(二)移植后早期并发症诊断及鉴别诊断标准——易于怀疑,难于确诊

移植后早期并发症虽然累及各个不同的器官,但是随着临床经验的积累,在发病时考虑到微血管相关的并发症并非难事,而由于其往往缺乏特征性的临床表现、实验室指标和影像学表现,要确诊微血管相关的并发症却变得困难重重。况且这些患者在移植后早期往往处于全血细胞减少状态,侵入性检查和活检有时无法进行,且许多疾病即使进行活检也没有特征性的病理学改变。

以最常见的肝静脉闭塞性疾病为例,其诊断主要还是基于临床表现,目前广为接受的诊断标准如下(表 11-2-1):

表 11-2-1 肝静脉闭塞性疾病诊断标准

标准	
Seattle 标准	在移植后 20 日内,存在以下两条:胆红素>2mg/dl,肝肿大或肝区疼痛,体重增加(>2% 基础体重)
Baltimore 标准	在造血干细胞移植 21 日内,存在胆红素>2mg/dl 并合并下列两条:痛性肝脏肿大,腹水,体重增加(>5% 基础体重)

无论采用哪个诊断标准,均需排除其他原因引起的肝脏损伤,如 GVHD、感染等,但是需要注意的是,VOD 可能在肝脏急性 GVHD 之后发生,并不能因为既往诊断了肝脏急性 GVHD 就排除 VOD 的可能。对于 VOD 而言,任何在移植后早期可能对肝脏造成损伤的因素均需进行鉴别诊断,这些因素包括:①感染:迁延性胆道炎(肝脓肿)、肝脏真菌感染、病毒性肝炎;②免疫攻击:肝脏急性 GVHD;③药物毒性:环孢霉素 A、抗真菌药物、甲氨蝶呤、孕激素、复方新诺明、全胃肠外营养及其他;④容量增加:狭窄性心包炎、心功能不全、液体过多、肾功能衰竭;⑤其他:胰腺性腹水、乳糜性腹水、肝脏肿瘤浸润。

VOD 的诊断基于肝脏的损伤,而另一个常见的移植后早期并发症——血栓性微血管病的诊断则更多的基于其造成的微血管溶血的表现,目前主要应用于临床的诊断标准有国际工作小组(IWG)标准和血液、骨髓移植临床试验网络毒性委员会(BMT-CTN)标准。

国际工作组(IWG)标准:①外周血涂片破碎红细胞比例增加(>4%);②新发的、进行性的血小板减少(血小板计数 $< 50 \times 10^9/L$,或较前减少≥50%);③血清乳酸脱氢酶(LDH)突然、持续升高;④血红蛋白下降或需要输血量增加;⑤血清结合珠蛋白(HP)减低。

移植临床试验网络毒性委员会(BMT-CTN)标准:外周血涂片中每高倍镜视野至少出现 2 个破碎红细胞;LDH 升高;无法用其他原因解释的肾功能异常(血肌酐升高为正常 2 倍以上或肌酐清除率减少 50%)和(或)中枢神经系统异常;直接、间接 coombs 试验阴性。

IWG 诊断标准的敏感性和特异性均为 80%,认为破碎红细胞和血小板减少是最为重要的诊断依据。而 BMT-CTN 认为患者移植后早期往往处于全血细胞减少状态,因而不以血小板的减少为诊断

依据;但加入 coombs 试验作为排除标准,同时加入全身各脏器系统的损伤(肾功能异常和或中枢神经系统异常)作为诊断依据。

几乎所有的移植后早期并发症的诊断都是排除性诊断,例如特发性肺炎综合征和弥漫性肺泡出血需要排除感染、肺水肿、肺部出血、肺栓塞、白血病浸润等。如果为了"确诊"而进行等待,有可能导致疾病进展,甚至危及患者生命。因此对于这些并发症,当临床症状符合,初步排除诊断无法明确找到其他病因时,就可以进行诊断性的治疗。

（三）造血干细胞移植后早期并发症预防及治疗的思考——权衡利弊,综合考虑

造血干细胞移植前的预处理阶段,大剂量的化疗对患者的肝、肾、肺、心等脏器已经造成的一定的损伤,而在造血干细胞移植后,患者各个脏器将面对 GVHD 的免疫攻击、感染以及药物造成的损伤。在这一阶段,患者的各个脏器均处于非常脆弱的状态下,此时是否需要加用药物对微血管相关并发症进行预防就需要慎重的考虑,需要权衡药物预防所带来的收益和药物对各个脏器的损伤之间的平衡。

由于在这些并发症中,VOD 的发病率相对较高,使用药物预防这一并发症可能会获得更大的收益,因此对于这一疾病进行药物预防的临床研究也是最多见的,常见的预防药物如下:①肝素:有部分研究认为其有效,但多数研究认为其无明显效果而且明显增加出血风险,通常不推荐使用;②前列腺素 E1:部分研究中发现其与肝素联用有效,通常认为单用效果不明显,但相对安全;③熊去氧胆酸:有临床随机对照研究发现其可以减少 VOD 的发生率,并最终减少移植相关死亡率;④N-乙酰半胱氨酸:无大宗病例报告;⑤低分子肝素:相对肝素安全,但大宗病例报告尚无得出明确的结论;⑥抢先 ATⅢ替换:无效;⑦去纤苷:缺乏大样本研究,但单中心研究提示有一定效果。

以 VOD 为例,在选择预防药物时,需要综合评估的即为风险及收益比,虽然在理论上说,肝素可以阻止血栓的形成,对微血管并发症的发生有着预防作用,但是由于其造成的出血风险同样可以是致命的,通过大宗临床研究的证实,其并不改善移植患者的预后,因此在预防 VOD 时便不会选择这一药物。

上述药物的研究,针对的是全体移植后患者,而事实上不同患者发生血管相关并发症的风险并不相同,对于高危患者而言,可以采取更积极的预防措施,即使面对相对较大的预防相关风险也是值

得的,而对于那些低危患者而言,则在预防策略上需要更加保守,避免预防 VOD 的药物所带来的伤害。通常认为,VOD 发病的高危因素包括无关供者移植、HLA 不全相合的供者、使用骨髓作为移植物、没有进行 T 细胞去除、在未缓解状态移植、预处理方案使用 TBI、老年患者、既往有肝脏感染以及肝损药物的使用等。目前尚没有对于 VOD 分层预防的大宗病例报告及指南,在临床研究中,临床医生需要根据患者的情况进行权衡,选择最合适患者的治疗及预防策略。

去纤苷是一种具有抗血栓和微血管保护作用的多聚寡核苷酸,在 1995 年首次被用于治疗重症 VOD,由于其疗效肯定,目前被 FDA 批准为治疗 VOD 的药物。有部分研究尝试使用这一药物进行 VOD 的预防。由于多数研究为单中心研究,一篇近期发表的论文对这些研究结果进行了 META 分析,结果发现使用去纤苷预防明显减少了移植后 VOD 的发生率,减少了移植患者的移植相关死亡率。

二、造血干细胞移植后感染性疾病的诊断与思考

（一）为什么造血干细胞移植患者容易发生各种感染?——易感原因与病原学特点

按照移植时间,异基因造血干细胞移植(allogeneic hematopoietic stem cell transplantation, Allo-HSCT)后分为早、中、晚三个阶段,在不同阶段患者的免疫功能低下的程度不同:①移植后早期:指移植后第一个月,患者粒细胞缺乏,预处理毒性导致黏膜屏障功能不全,中心静脉置管使皮肤完整性受损;②移植后恢复中期:植活后早期,为移植后第二和第三个月(100 天内),细胞免疫和体液免疫功能缺陷,GVHD 及其治疗对免疫功能进一步损伤,胃肠道受累的 GVHD 造成胃肠道黏膜屏障功能受损,中心静脉置管使皮肤完整性破坏;③移植后恢复晚期:指移植 3 个月之后细胞免疫和体液免疫逐渐恢复。配型相合的同胞移植后免疫功能恢复到基本正常大约需要 1 年,配型不合或无关关系移植可能需要更长时间。同一时期的患者因为造血功能和 GVHD 的情况免疫功能状态也不同,造血恢复不良或广泛慢性 GVHD 的患者免疫功能比较低下。

在免疫功能低下的患者中,患者的感染具有感染重、进展快和混合感染等特点,在不同时期感染的致病原也有所不同。移植后早期:粒细胞缺乏期间发热的患者大部分为感染,首次感染患者 90% 以上为细菌,革兰阴性菌为主要病原体,最多见的为

大肠埃希菌、肺炎克雷伯菌和铜绿假单胞菌。感染的门户通常为破坏的胃肠道黏膜,其次为肛裂或皮肤破损。静脉置管也可能成为革兰阴性菌的入侵门户。随着覆盖革兰阴性菌抗生素和肠道清除剂的应用,革兰阳性菌有增多的趋势。移植后恢复中期:本阶段中真菌和病毒感染多见,但当 GVHD 发生时,胃肠道的黏膜屏障破坏导致革兰阴性菌感染,另外一个发热的原因是深部静脉置管导致革兰阳性菌感染。移植后恢复晚期:如果没有 GVHD,随着免疫功能恢复,感染的机会明显降低。如果有慢性 GVHD,由于 CD4⁺细胞低、网状内皮细胞功能差和抗体水平低下,反复的胞内菌感染多见,包括:肺炎链球菌、流感嗜血杆菌、奈瑟脑膜炎球菌等。

(二)造血干细胞移植后感染性疾病的临床表现、诊断与防治

1. **细菌感染** 细菌感染可发生移植后任一时期,而在粒细胞缺乏期,细菌感染最多见。临床表现可以为感染的症状体征如咳嗽、脓痰、肺部湿性啰音等,也可以仅表现为发热。胸片提示早期肺纹理增粗,后呈局灶性肺实变和肺结节影。常规进行血、痰、咽拭子培养,以明确感染及病原菌。进一步可行肺部 CT 甚至行支气管镜等检查,对患者进行全面评估。此外,需与其他疾病或感染相鉴别,如肺出血、白血病肺部浸润、真菌感染、病毒感染等。

造血干细胞移植后粒细胞功能和数量缺陷,故感染多较为凶险,发展快,病死率高,所以一开始即给予积极有效的经验性治疗极为重要。移植后中性粒细胞缺乏期间感染患者的诊治遵循"美国国家癌症中心网(national cancer center network,NCCN)指南"或"免疫功能低下/恶性肿瘤患者中性粒细胞缺乏发热的经验性治疗指南",一旦患者出现发热症状,应立即进行血液、体液及分泌物培养以寻找病原学依据,并应及时应用抗生素治疗。药物的选择要根据患者的危险度、病区的流行病学资料、药物敏感性、脏器功能情况等综合考虑。重症感染病人选择抗生素应能覆盖移植后细菌感染的常见菌种,并一般选择降阶梯治疗方案:如三代或四代头孢菌素,碳青霉烯类抗生素(亚胺培南、美罗培南等)或选用氨基糖类与上述一种抗生素联用,如上述治疗 3~5 天无效,可加用针对革兰阳性菌的糖肽类抗生素,如万古霉素;再观察 48~72 小时仍无效则应考虑真菌感染,并进行经验性抗真菌治疗。在治疗过程中,如获得病原学依据,则应及时调整针对性选用有效抗生素。对怀疑有支原体、衣原体所致的肺炎者可选用大环内酯类抗生素。一般疗程应用至体温正常、症状和体征消失后 72~96 小时,由于造血干细胞移植后患者的免疫功能低下,疗程宜根据患者病情和免疫功能状态适当延长。

2. **真菌感染** 近年来造血干细胞移植后真菌感染有明显上升趋势,最常见的病原菌是念珠菌属和曲霉菌属,占所有真菌感染的 90% 以上,其中曲霉菌是侵袭性真菌感染(invasive fungal infections,IFIs)最常见的病原菌。除了念珠菌属和曲霉菌属外,近年来出现了许多其他机会性真菌感染,包括镰刀菌属、拟青霉菌属、接合菌属、塞多孢属、帚霉菌属、指状菌属、新生隐球菌、暗色真菌等,以及其他具有器官或组织特异性的真菌感染(如皮炎芽生菌、球孢子菌属、荚膜组织胞质菌属),这些真菌对许多抗真菌药耐药。

据报道,异基因造血干细胞移植后真菌的发病率为 10%~25%,死亡率为 70%~90%。如此高的死亡率与下列因素有关:①确诊较困难,常规微生物培养耗时长,且敏感性及特异性均较差;②移植物植入前的中性粒细胞缺乏期及植入后免疫抑制剂的应用,使得机体炎症反应受限,真菌感染的症状及体征不典型;③早期治疗与预后密切相关,但由于上述两个原因,早期诊断困难;④目前批准临床应用的药物效果不理想,部分药物毒副作用大;⑤抗真菌治疗显效慢,耗时长,往往费用贵。

(1)肺部真菌感染诊断依据:造血干细胞移植后肺部真菌感染诊断参照中国侵袭性真菌感染工作组修订的《血液病/恶性肿瘤患者侵袭性真菌感染的诊断标准与治疗原则(修订版)》的标准包括宿主因素、临床标准和微生物学标准。诊断分 3 个级别:确诊、临床诊断及拟诊。确诊 IFI 需要组织学证据。临床诊断至少符合 1 项宿主因素,1 项微生物学标准,且可能感染部位符合 1 项主要(或 2 项次要)临床标准。拟诊至少符合 1 项宿主因素,1 项微生物学标准,或可能感染部位符合 1 项主要(或 2 项次要)临床标准。

1)宿主因素:①外周血中性粒细胞减少,中性粒细胞计数<0.15×10⁹/L,且持续>10 天;②体温>38℃或<36℃。且存在下列任何 1 种易感因素:①之前 60 天内出现过持续的中性粒细胞减少(>10 天);②之前 30 天内曾接受或正在接受免疫抑制剂治疗;③有侵袭性真菌感染病史;④患者同时患有艾滋病;⑤存在移植物抗宿主病的症状和体征;⑥长期使用类固醇激素(3 周以上)。

2)临床标准:主要标准为 CT 检出以下任何 1 种渗出征象:光晕征、新月形空气征、实变区内出现空腔。侵袭性肺曲霉感染的胸部 X 线和 CT 影像学特征为：早期出现胸膜下密度增高的结节实变影，数天后病灶周围可出现晕轮征，10～15 天后肺实变区液化、坏死，出现空腔阴影或新月征；肺孢子菌肺炎的胸部 CT 影像学特征为：两肺出现毛玻璃样肺间质病变征象，伴有低氧血症。次要特征为下呼吸道感染症状：咳嗽、胸痛、咯血、呼吸困难等；持续发热 96 小时，经积极的抗菌治疗无效。

3）微生物学标准：①痰液或支气管肺泡灌洗液培养、直接镜检或细胞学检查发现霉菌或新型隐球菌，鼻窦抽取液直接镜检或细胞学检查或培养呈霉菌阳性；②血液真菌培养阳性，无菌体液经直接镜检或细胞学检查发现除隐球菌外的其他真菌，未留置尿管的情况下，连续 2 份尿样培养均呈酵母菌阳性或尿检见念珠菌管型；③支气管肺泡灌洗液、脑脊液或 2 份以上的血液样品呈曲霉抗原阳性或肺部异常，与下呼吸道感染的相关标本中（血液、痰液和支气管肺泡灌洗液等）却无法培养出任何致病菌。

尽管定义 IFI 的标准明确，但其诊断仍存在巨大挑战。肺部 CT 对于诊断 IFI 的价值有限，且诊断较延迟；纤维支气管镜及灌洗对于诊断肺部 IFI 只能起到辅助的作用，病理检查需进行有创操作，对于极度粒细胞缺乏患者具有很大的感染风险。目前血液标本曲霉菌半乳甘露聚糖抗原（GM）检测（ELISA 法）、真菌细胞壁成分 1,3-β-D 葡聚糖抗原检测（G 试验）、真菌 DNA 的检测等被认为是相对早期、快速的检测真菌感染的方法，值得在临床实践中推广应用。

（2）真菌感染的预防：包括初级预防与再次预防。

1）初级预防：指在 IFI 的高危患者无感染的症状及体征时，预先应用抗真菌药物以预防 IFI 发生的治疗。预防治疗的药物包括全部抗真菌药物，给药途径包括静脉和口服。一般异基因 HSCT 患者移植后的初级预防，在围移植期口服氟康唑 200～400mg/d，明显减低念珠菌的感染率。采用光谱唑类药物预防，如伊曲康唑或伏立康唑或泊沙康唑预防，念珠菌和曲霉菌的发生率都下降，但因为后者价格昂贵，国内仅用于再次预防。

2）再次预防：指对既往有确诊或临床诊断 IFI 病史的血液系统疾病患者，在真菌感染达到完全或部分缓解后再接受免疫抑制剂治疗（如再次化疗）或造血干细胞移植时，给予更为广谱的抗真菌药物以预防真菌感染的复发。抗真菌药物应避免既往

治疗无效的药物。预防的疗程不一，一般从预处理开始至移植后 +75 天至 +180 天，或至免疫抑制剂停止。二级预防明显降低了侵袭性真菌感染的复发率。

（3）真菌感染的治疗策略：分为经验性治疗与确诊治疗。

1）经验性治疗：确诊念珠菌和曲霉菌感染患者的病死率分别可达 50% 和 90%，因此大多数抗真菌治疗应在临床拟诊阶段就应开始经验性抗真菌治疗。经验性治疗指在免疫缺陷、长期应用激素治疗后出现不明原因发热，广谱抗生素治疗 7 天无效者，或者起初有效但 3～7 天后再现发热，在积极寻找病因的同时，应经验性应用抗真菌治疗。可选用的药物有：唑类抗菌药如氟康唑、伏立康唑、伊曲康唑等，多烯类如二性霉素 B、二性霉素 B 脂质体，棘白菌素类如卡泊芬净等。治疗持续的时间因病人而异。如果病人经治疗后好转并确诊真菌感染，应进行全程治疗；如果病人好转，但未确诊病原，当中性粒细胞数 >1.0×10⁹/L、发热和其他症状及体征消退、有关放射性检查恢复正常，可停用抗真菌药物。

2）确诊治疗：氟康唑仍然是治疗侵袭性念珠菌感染较常用的药物。但由于氟康唑广泛应用于预防性治疗，使非白假丝酵母菌及对氟康唑耐药的白假丝酵母菌感染增加，且氟康唑抗真菌谱较窄，不能兼顾预防曲霉菌感染。治疗上可考虑新的唑类药物以及多烯类、棘白菌素类抗真菌药物。侵袭性曲霉菌感染有很高的病死率（>90%），早期治疗非常关键，IA 感染的治疗有效率约为 30%～60%。确诊 IA 感染后应立即使用敏感的、足量的抗真菌药物。经静脉给予二性霉素 B 是治疗标准。伊曲康唑、伏立康唑、卡泊芬净等是近年来报道较多的治疗 IA 感染的有效药物，且安全性和耐受性较二性霉素 B 好。二性霉素 B 脂质体采用脂质体制备技术，可应用于无法耐受传统二性霉素 B 制剂的患者。

3. 病毒感染 移植后细胞免疫和体液免疫功能低下，导致患者易于发生病毒感染，常见的为单纯疱疹感染、带状疱疹感染、巨细胞病毒（cytomegalovirusc,CMV）感染和 EB 病毒（Epstein-Barr virus,EBV）感染，其中 CMV 感染发生率较高而引起引起广泛重视。

在发展中国家，几乎所有的成年人在幼年期都曾经感染过 CMV。一旦感染 CMV，便成为 CMV 隐匿感染者，病毒潜伏在白细胞中，但患者免疫功能

受损是再次激活而表现为活动性 CMV 感染。活动性 CMV 感染分为 CMV 血症或 CMV 病。CMV 病累及范围广泛,可表现为视网膜炎、脑炎、肠炎、肝炎、肺炎和消耗综合征等,如果不及时治疗,可导致死亡。CMV 感染在不同的移植中发生率不同,在配型不合的移植和脐带血移植中,CMV 感染发生率高达 50% ~ 70%,在 GVHD 患者中发生率也高,其中 CMV 所致的间质性肺炎(CMV-IP)是造成造血干细胞移植后死亡的主要原因之一。

(1) CMV 肺炎的诊断:CMV 肺炎多发生于移植后 100 天内,中位时间为 50 ~ 60 天,发生率为 10% ~ 15%,多表现为间质性肺炎。临床表现为发热、干咳、逐步发展为胸闷、憋气、呼吸急促,进而出现进行性呼吸困难、发绀,偶有胸痛,肺部听诊一般无干、湿性啰音或偶可闻及少许干啰音。低氧血症是其主要的特征性改变,血气分析提示血氧分压和血氧饱和度减低,低氧血症往往早于胸部 X 线检查的异常。肺功能呈限制性通气功能障碍或弥散功能低下。胸片常显示肺间质性改变,表现为肺纹理增粗、弥漫性浸润。BAL 或肺活检提示肺间质水肿伴不同程度的纤维化,以淋巴细胞为主的炎性细胞浸润,肺泡内有纤维蛋白渗出,还可见 CMV 包涵体。

(2) CMV 感染的预防:CMV 感染的防治极为重要,因一旦发生活动性感染,出现病毒血症、CMV-IP 等,预后往往较差,所以造血干细胞移植受者应定期进行 CMV 抗原或核酸的检测,监测潜伏的 CMV 激活,早期诊断、早期治疗。防治措施包括:

1) 一般预防:CMV 在人群中的检出率较高,应选择 CMV 血清学阴性的血制品或采用输血滤器有效去除白细胞以预防移植后 CMV 感染。

2) 静脉输注免疫球蛋白(IVIg)或 CMV 高效免疫球蛋白(CMV-Ig):可防止 CMV 再激活,从而减少 CMV-IP 的发病率。此外,IVIg 同时具有预防 GVHD、抗感染的作用,副作用相对较少,目前许多中心在移植后常规应用 IVIg。

3) 抗 CMV 药物的预防:移植病人在预处理时应用抗 CMV 药物,可降低 CMV 感染的发生并提高生存率。阿昔洛韦及更昔洛韦,能预防和控制人体内 CMV 的再活化,减少活动性 CMV 感染的发生及 CMV 病的发生率。

(3) CMV 感染的治疗策略:包括早期干预治疗和确诊后治疗。在移植后定期检测(一般每周 1 ~ 2 次)CMV 抗原、CMV 抗体(IgG 和 IgM)或 CMV-DNA,如有 CMV 激活的依据应立即进行早期干预,可用更昔洛韦加或不加 IVIg,并定期检测病毒指标,直至血清学指标转为阴性。早期干预治疗可明显降低 CMV-IP 的发生率及病死率。若发生 CMV 病,如 CMV 肺炎、CMV 肠炎等,治疗上可应用更昔洛韦联合膦甲酸钠,同时使用大剂量 IVIg(最好选用 CMV-Ig)。对间质性肺炎患者可加用大剂量糖皮质激素以减少渗出、改善通气功能,必要时可加以人工辅助通气。

(三) 造血干细胞移植后患者感染的诊治进展与思考

造血干细胞移植后感染是移植最常见的并发症,也是移植相关死亡的主要原因之一。尽管近年来预防措施的加强、诊断技术的不断创新、新的有效抗生素应用等措施,在一定程度上使得感染发生率及严重感染的死亡率有所下降;但新的移植技术的开展,如半相合及无关供者造血干细胞移植等,以及高强度免疫抑制剂的应用,增加了移植病人的易感性;同时,广谱抗生素的广泛应用导致了新的耐药菌的出现及流行病学的改变,给临床移植病人感染的预防与治疗提出了新的挑战。移植后患者的免疫状态如移植后 T 细胞亚群、NK 细胞功能与感染的关系、病原体的快速识别、病原特异性 T 细胞过继性免疫治疗、新型抗感染药物的研发等等都是目前研究的方向;而对于抗感染的防治新策略特别是新型抗感染药物的应用尚需要大量的临床试验进行验证。

三、急性移植物抗宿主病的特点与思考

随着异基因造血干细胞移植的广泛开展以及移植技术日益成熟,移植成功率及患者的生活质量不断提高,但移植相关并发症仍是引起患者死亡的重要原因。异基因造血干细胞移植后,由于供受者间组织相容性抗原的差异,主要发生两类免疫反应,即移植物抗宿主反应(graft-versus-host reaction,GVHR)和宿主抗移植物反应(host-versus-graft reaction,HVGR)。移植物抗宿主病(graft-versus-host disease,GVHD)是目前移植后最严重和最难处理的并发症之一。

(一) 人类是如何认识移植物抗宿主病

1955 年 Barnes 和 Loutit 在动物移植模型中发现,将供体小鼠的骨髓和脾细胞同时输注给经照射后出现骨髓抑制的受体小鼠,受体小鼠出现生长停滞、脱毛、腹泻、体重进行性减轻、甚至死亡的情况,

他们称这一现象为继发病(secondary disease),以区别与因照射引起的原发病(primary disease)。之后研究者进一步证实了这一发现,由于该病以进行性消耗为特征,故有人称之为"侏儒病"(runt disease)或"消耗综合征"(wasting syndrome),并引发了有关其机制的研究。1957年,Cohen等提出继发病的发生是由于供体移植物中含有免疫活性细胞针对受体组织细胞发生的损伤,故其将这种疾病命名为"移植物抗宿主病",其依据为:①该病严重程度与输注的脾细胞数量密切相关;②除去供体移植物中的淋巴细胞则不发生此病。Cohen等的研究结果说明了免疫活性细胞在GVHD的发生、发展中起到了关键性的作用,对GVHD从现象到本质性认识具有重要意义,是GVHD认识史上的一次重大飞跃。

目前各造血干细胞移植中心就GVHD发生率的报道差别较大,HLA相合的同胞供者异基因造血干细胞移植中急性GVHD发生率为30%~60%,无关供者异基因造血干细胞移植中急性GVHD发生率为40%~90%,其中与急性GVHD直接或间接有关的移植相关死亡率高达50%。一直以来,各造血干细胞移植中心都积极致力于急性GVHD预防及治疗的临床和基础研究,包括免疫抑制剂的有效预防、减剂量预处理方案的应用、选择性T细胞清除等。然而,急性GVHD仍是移植后的主要并发症及引起移植相关死亡的主要原因之一。

(二)移植物抗宿主病发病机制及病理生理过程

1966年Billingham在《哈佛论坛》杂志中提出造血干细胞移植中急性GVHD的发生必须具备以下三个前提:①移植物中含有足够数量的识别和攻击宿主异源性抗原的免疫活性细胞;②宿主应具有与移植物不同的同种异体抗原;③宿主处于免疫无能状态,对移植物不产生排斥。自此,人们对急性GVHD有了更全面更深刻的认识,并为预防及治疗急性GVHD提供了理论依据。如今,研究者一致认为组织相容性抗原的差异是引起急性GVHD的根本原因,而"免疫活性细胞"即供者成熟T淋巴细胞,它是参与急性GVHD发生、发展的主要细胞。

异体移植后引起强而迅速排斥反应的最重要个体特异性抗原被称为人类白细胞抗原(human leukocyte antigens,HLAs),其编码基因是一组紧密连锁的基因群,具有高度多态性,称为主要组织相容性复合体(major histocompatibility complex,MHC)。供受者HLA是否相合与急性GVHD的发生与否及严重性密切相关,HLA不相合位点越多,急性GVHD发生率越高,且程度越严重。但人们发现,即使采用高分辨HLA完全相合供者,仍有40%的受者出现全身急性GVHD,这又如何解释呢?实际上,除了MHC基因,还有其他非MHC基因编码个体特异性抗原;它们在移植排斥反应中的作用较弱,被称为次要组织相容性抗原(minor histocompatibility antigens,mHags)。mHags与MHC结合表达于受者抗原呈递细胞(antigen-presentingcell,APC)表面,能被供者T细胞识别结合,激活T细胞,诱发级联反应。另外,一些细胞因子如肿瘤坏死因子α(TNF-α)、白细胞介素(interleukin,IL)-10、γ干扰素(INF-γ),以及固有免疫相关的一些蛋白如NOD2等的基因多态性,也是GVHD发生的危险因素。

人们对急性GVHD病理生理机制的认识大多源于小鼠模型。根据大量动物模型及临床研究的结果,研究者们还发现细胞因子是诱导和维持急性GVHD发生、发展的中心环节。Ferrara等将其总结为急性GVHD的"三阶段模式学说"或称"细胞因子瀑布学说"来系统阐述急性GVHD发生、发展的病理生理学机制。该学说认为急性GVHD的发生由以下三阶段组成。

第一阶段:既往的治疗及预处理所致的组织细胞损伤。预处理方案中的超大剂量放/化疗,使组织严重受损(包括肠道黏膜、肝脏和其他组织),释放大量炎性细胞因子如IL-1、IL-6、TNF-α等,促进各种黏附分子、共刺激分子和组织相容性抗原表达升高,导致宿主APC活化,从而促进供者T淋巴细胞对宿主MHC和(或)mHag的识别。另外,预处理使得肠道黏膜屏障的破坏,细菌和(或)细菌内毒素进入血液循环,其裂解产物脂多糖(lipopolysaccharide,LPS)可引起IL-1和TNF-α等炎性细胞因子进一步分泌;和激活的淋巴细胞、巨噬细胞导致局部组织损伤和炎症反应进一步加重。

第二阶段:抗原呈提、供者T细胞的活化与增殖、细胞因子的分泌。在抗原呈提阶段,宿主抗原蛋白质被APC消化为小肽段,这些抗原肽以"肽-MHC复合物"形式留在APC表面;在黏附分子及共刺激分子的协同作用下导致供者T细胞活化,引起T细胞内一连串反应,继而激活细胞因子基因的转录,如IL-2、IL-12、TNF-α、INF-γ及其受体。Th1型细胞因子如IL-2和INF-γ,对控制和增强针对同种异体抗原的免疫反应起关键性作用。另外,非MHC限制性T细胞,如NKT细胞、γδT细胞、B细胞、CD4⁺CD25⁺调节性T细胞(regulatory T cell,Treg)、NK细胞及树突状细胞等,与急性GVHD的发生发展也有密切关系。

第三阶段:细胞及细胞因子介导的靶组织损伤。此阶段为效应阶段,在各种细胞介质(如细胞毒性 T 淋巴细胞,NK 细胞)及炎性介质(如 TNF-α、INF-γ、IL1 和 NO)构成的复杂网络的作用下,局部组织损伤扩大并形成恶性循环,最终导致宿主靶组织损伤及全身 GVHD。

(三)移植物抗宿主病的临床表现、诊断依据及分级标准

一般认为,急性 GVHD 是发生在移植后 100 天内的 GVHD,而慢性 GVHD 多发生在 100 天之后。这样的分类简便,但不尽满意,尤其是对移植 100 天后发生的具有典型急性 GVHD 表现的患者,以及同时具有急性和慢性 GVHD 特征的患者。因此,美国国立卫生院新的分类标准将急性和慢性 GVHD 作为一个连续谱,根据临床症状而不是移植后时间来判断是急性还是慢性 GVHD。在此,我们对急性 GVHD 的临床症状做一介绍。

急性 GVHD 多发生于移植后 20~40 天,常与造血恢复相伴发生。常常表现为皮疹、腹泻、肝功能异常;其累及的靶器官主要有皮肤、胃肠道、肝脏及免疫和造血系统。

(1)皮肤:皮肤损害(斑丘疹)往往是最常见和最早发生的临床表现,常最早出现于手掌、足底及头颈部,然后扩散到其他部位,从细小皮疹、斑丘疹发展至全身性红皮疹、严重可表现为大量的水疱、甚至出现中毒性表皮坏死溶解的表现。病理表现为基底细胞空泡形成,表皮细胞坏死,周围偶有淋巴细胞存在,严重者皮肤基底层细胞发生坏死。

(2)胃肠道:胃肠道 GVHD 往往出现在皮肤 GVHD 之后;主要表现为恶心、呕吐、分泌性腹泻(常大于 2 升/天),腹痛,便血,严重者出现痉挛性腹痛甚至肠梗阻。病理表现为黏膜基底隐窝细胞坏死,周围有淋巴细胞浸润,炎性浸润可以弥散至整个黏膜,导致隐窝脓肿、炎性溃疡、上皮脱落。

(3)肝脏:肝脏累及出现较晚,常在移植 30~40 天之后,可以在皮肤和肠道 GVHD 缓解后出现,是第二个容易受侵的靶器官。可表现为淤胆型肝炎,血清胆红素和碱性磷酸酶明显升高而转氨酶仅轻度升高,肝功能(蛋白合成、凝血因子产生)损伤不明显。病理表现为胆管周围节段性坏死,小胆管退行性改变,门静脉区淋巴细胞浸润。

(4)免疫和造血系统:急性 GVHD 可引起全血细胞下降甚至骨髓衰竭,免疫功能低下,易致各种感染。免疫和造血系统的 GVHD 反映了疾病的严重性。

急性 GVHD 的诊断需要受累组织活检病理确诊,并排除其他非 GVHD 的移植并发症。尽管病理活检的特异性很高,但其敏感性仅 60%,目前对急性 GVHD 的诊断仍依赖于对现有临床信息的综合判断,无较好的客观指标。因而,寻找能准确诊断急性 GVHD 的实验室指标是当前研究的热点。一些细胞因子及其受体的浓度,如 TNFα/TNFR1、IL-2/IL-2Rα、肝细胞生长因子(hepatocyte growth factor, HGF)等被认为能预测急性 GVHD 的发生,但这些指标往往特异性不高,在其他移植并发症中也会升高。随着高通量数据处理的发展,人们开始采用蛋白组学的方法来遴选和验证急性 GVHD 的生物标志物,更为高速高效,颇具潜力。

对急性 GVHD 的分级,常用的是 Keystone 于 1994 年创立的分级标准,它对急性 GVHD 所累及的三个主要器官的严重程度分度,以此为依据进行急性 GVHD 严重程度的分级,分为 Ⅰ~Ⅳ级(表 11-2-2、表 11-2-3)。重度 GVHD 预后较差,Ⅲ度急性 GVHD 患者的 5 年存活率约 25%,Ⅳ度患者 5 年存活率仅 5%。

表 11-2-2　急性 GVHD 累及器官严重程度法分级

分度	皮 肤	肝 脏	肠 道
−	无皮疹	胆红素:<34μmol/L	腹泻量<500ml/d
+	斑丘疹占体表面积<25%	胆红素:34μmol/L~51μmol/L	腹泻量>500ml/d
++	斑丘疹占体表面积<50%	胆红素:51μmol/L~102μmol/L	腹泻量>1000ml/d
+++	全身广泛红斑丘疹占体表面积>50%	胆红素:102μmol/L~255μmol/L	腹泻量>1500ml/d
++++	全身广泛红斑丘疹伴水疱或皮肤剥脱	胆红素:>255μmol/L	腹泻量>2000ml/d 或腹痛,肠梗阻

表 11-2-3　急性 GVHD 严重程度分度法

分度	皮肤	肠道	肝脏	生活能力
I（轻度）	+～++	-	-	正常
II（中度）	+～+++	+	+	轻度降低
III（重度）	++～+++	++～+++	++～+++	明显降低
IV（极重度）	++～++++	++～++++	++～++++	极度降低

注：如果患者器官受损较轻，但活动能力极度低下，也应包括在IV。

急性 GVHD 的诊断应注意排除其他各种因素引起的类似临床表现：①急性 GVHD 出现的皮疹应与抗生素或其他药物、血清类引起的过敏反应、疱疹病毒感染相鉴别，一旦怀疑急性 GVHD，应尽早进行皮肤活检；②肠道 GVHD 应与病毒、细菌感染性腹泻、伪膜性肠炎及药物性腹泻相鉴别，为明确原因，粪便培养、肠镜检查和肠黏膜活检对确立诊断有重要帮助，对疑为 CMV 肠炎的患者可通过检测 CMV 的 pp65 抗原以确诊；③肝脏 GVHD 与移植后其他原因引起的肝功能异常较难鉴别。在移植后，约 70% 的患者会出现一过性的胆红素增高，但仅有 15% 是由肝脏 GVHD 所致。因此应与肝窦状隙阻塞综合征（sinusoidal obstruction syndrome，SOS）、病毒性肝炎、败血症、铁过载以及药物或溶血引起的肝功能异常相鉴别。

（四）急性移植物抗宿主病的防治策略

根据 GVHD 发生的不同时期的病理生理学特点，采用相应的策略，以达到合理防治。

1. 针对组织损伤及细胞因子激活级联反应 急性 GVHD 的病理生理改变起始于异基因移植之前的化疗及预处理过程。预处理方案不可避免地引起宿主组织的损害，分泌多种前炎性细胞因子，如 IL-1、TNF-α 等，这些细胞因子的释放会上调黏附分子，共刺激分子，和 MHC 抗原的表达，激活宿主 APC，促进细胞因子风暴的形成。而采用减低强度的移植预处理方案（reduced intensity conditioning regimen），即应用低剂量的放/化疗药物，同时应用较强的免疫抑制剂，如人抗胸腺球蛋白（anti-human thymocyte globulin，ATG）、氟达拉宾等，则可明显减低炎症细胞因子风暴强度，继而能减少急性 GVHD 的发生，特别是严重急性 GVHD 的发生。

胃肠道不仅是急性 GVHD 的主要靶器官，同时也是重要的 GVHD 放大系统。因此胃肠道黏膜的保护对降低急性 GVHD 的发病有很重要的作用。减少革兰阴性菌在肠道中的数量，一定程度上可减轻急性 GVHD 的严重程度。在预处理阶段使用 IL-11、HGF 和角化细胞生长因子（KGF）也可以保护胃肠道黏膜屏障，防治因预处理化/放疗所致黏膜损伤而触发的急性 GVHD。

TNF-α 是急性 GVHD 发生和发展中重要的炎性细胞因子，它能激活 APC 细胞，介导组织、细胞的溶解。用特异性抗体如抗 TNF 抗体英夫利昔（infliximab）或抗 TNF 受体抗体依那西普（etanercept）可分别与 TNF-α 或受体结合，不仅阻断 TNF-α 与其受体的结合，而且可溶解产生 TNF-α 的细胞。目前英夫利昔或依那西普已经用于急性 GVHD 的预防或一线及二线治疗，特别是用于肠道急性 GVHD 的预防及治疗，但感染仍是一个主要问题。

2. 针对供者 T 淋巴细胞的激活 T 细胞为急性 GVHD 发展过程中的中心环节，因此抑制或清除活化的供者 T 细胞的药物和方法被广泛用于防治急性 GVHD。

（1）防治急性 GVHD 的药物：

1）肾上腺皮质激素：皮质类固醇激素因其抗淋巴细胞及抗炎活性，是当前急性 GVHD 治疗的一线药物，但仅有 60% 的急性 GVHD 患者对激素有治疗反应，重度 GVHD 对激素反应往往较差。如果在 5～7 天的标准剂量 [2mg/（kg·d）] 甲强龙治疗后急性 GVHD 的症状未改善或在 3 天内进展，则被认为是激素难治性 GVHD。对于激素难治性 GVHD，是当前治疗上的难点，研究者们尝试联合 ATG、抗 IL-2R 抗体、抗 TNF 抗体、霉酚酸酯、喷司他丁、西罗莫司、间充质干细胞注射等方法，但疗效一般。如何发展新的策略来预测对激素一线治疗反应较差的人群也是未来研究的重要方向。

2）钙调蛋白抑制剂：钙调蛋白抑制剂是最早用于防治 GVHD 的药物，常用的药物有环孢菌素 A（CsA）、他克莫司（FK506）。它们通过抑制钙调神经磷酸酶（calcineurin，CaN）的活性，使活化的 T 细胞核因子不能进入细胞核，抑制了 IL-2 和多种细胞因子的表达，最终抑制 T 淋巴细胞的增殖。"CsA+MTX" 及 "FK506+MTX" 方案已成为当前急性 GVHD 的标准预防方案。但钙调蛋白抑制剂副作用较多,可能引起肾功能损害、高血压、高钾血症等,严重时引起血栓性微血管病、中枢神经系统毒性等。

3)其他免疫抑制剂:除钙调蛋白抑制剂外,其他具有不同药理机制的免疫抑制剂在 GVHD 防治中也起着重要作用。小剂量甲氨蝶呤(methotrexatec,MTX)联合钙调蛋白抑制剂在 GVHD 预防中使用广泛,但 MTX 具有引起粒缺及口腔黏膜炎等毒性作用。霉酚酸酯因其毒副作用小,植入快,且联合钙调蛋白抑制剂使用时与联合 MTX 的疗效相当,被用于替代 MTX 预防 GVHD。西罗莫司是一种靶向于哺乳动物雷帕霉素靶蛋白(mammalian target of rapamycin,mTOR)的免疫抑制剂,它不仅能抑制 T 细胞活化,还能保存调节 T 细胞。它联合他克莫司在临床试验中显示了优越的疗效,但在应用时应注意血栓性微血管病的风险。

(2)防治急性 GVHD 的非药物途径:

1)T 细胞去除:由于 T 细胞是急性 GVHD 中的关键细胞,自 20 世纪 80 年代起即有许多去除 T 细胞以减少 GVHD 的尝试。去 T 的策略包括体内去 T 及体外去 T。体外去 T 可使急性 GVHD 发生率明显降低,且严重程度减轻。尽管体外去 T 对预防 GVHD 的效果极为突出,但它易引起植入失败、白血病复发、感染及 EB 病毒感染相关的淋巴增殖性疾病,最终未能改善患者的无病生存;故近年来已较少应用此方法,但有学者采用选择性去除 T 细胞的某些亚群(如 CD8[+])的方法,显示了一定的疗效。

近年来,采用 ATG 进行体内去 T 的策略得到了广泛应用。ATG 是经人类胸腺细胞或淋巴细胞免疫兔或马后产生的多克隆抗体。在清髓性无关 Allo-HSCT 中,ATG 在减少 GVHD 发生上疗效肯定,且能缩短其他免疫抑制剂的应用时间,改善生活质量。同时 ATG 也是急性 GVHD 的二线治疗药物,多用于激素耐药的急性 GVHD 患者治疗。虽然 ATG 能对防治急性 GVHD 表现出有明显的作用疗效,但其预防和治疗急性 GVHD 的优势常常被其所引起的增加的移植排斥率、白血病复发以及免疫恢复延迟导致的感染等发生的增加而所抵消。

2)阻断 T 细胞共刺激信号:通过阻断 T 细胞受体信号或 CD28 介导的共刺激信号以抑制 T 细胞活化是预防急性 GVHD 的另一策略。采用细胞毒 T 淋巴细胞抗原-4(cytotoxic T lymphocyte associated antigen-4,CTLA-4)免疫球蛋白竞争性地与 CD80/CD86 结合,可阻断 APC 与 T 细胞 CD28 的结合,因

缺乏共刺激信号,T 细胞处于无反应状态,从而起到预防急性 GVHD 的作用。

3)阻断细胞因子信号转导通路:通过阻断细胞因子介导的信号转导通路上的关键步骤来阻断急性 GVHD 的发生,有望提供新的治疗选择。如蛋白激酶 C 抑制剂 AEB071,JAK2 抑制剂,酪氨酸激酶抑制剂伊马替尼,蛋白酶体抑制剂硼替唑米等。

3. 阻断效应细胞及炎性细胞因子的攻击 急性 GVHD 的效应期,或被称为"细胞因子风暴"阶段,其特点是异常释放的细胞因子不断激活、放大供者 T 细胞针对宿主的免疫攻击。采用急性 GVHD 细胞因子中和抗体,如抗 CD25 单抗(daclizumab)、抗 TNF 抗体英夫利昔(infliximab)及抗 TNF 受体抗体依那西普(etanercept),不仅可以阻断 IL-2、TNF-α 与其受体的结合,而且可溶解产生细胞因子的细胞,临床已用于激素耐药的急性 GVHD 的治疗。这些药物相对于 CsA、FK506 毒副反应少,但仍然存在增加感染及白血病复发等危险。Fas/FasL 以及穿孔素/颗粒酶 B 途径是 CTL 和 NK 细胞溶解靶细胞的经典效应机制。研究表明在系统性 GVHD 中,Fas/FasL 途径起重要作用。因此,可采用"诱饵受体"(decoy receptors)如 DCR3 和 Fas-Ig-Fc、金属蛋白酶抑制剂、或人源化 FasL 中和抗体阻断 Fas/FasL 途径。

4. 细胞水平防治急性 GVHD 目前用于防治 GVHD 的化学药物层出不穷,但一般都存在着一定的毒副作用。近年来,越来越多的免疫或非免疫细胞应用于 GVHD 的预防和治疗,并取得了一定的疗效。

(1)间充质干细胞(mesenchymal stem cell,MSC):是多能干细胞,可分化为脂肪组织、骨组织、肌肉组织等。MSC 对固有及适应性免疫均具有免疫抑制及免疫调节作用。在动物实验中观察到,MSC 与造血干细胞共移植可以促进植入、减轻 GVHD;但在临床试验结果存在不一致性。这可能与不同中心 MSC 的培养过程,定义方式,表面标志表达等情况不尽相同有关。

(2)CD4[+]CD25[+]调节性 T 细胞(regulatory T cell,Treg):Treg 细胞是抑制自身免疫反应、维持自身正常免疫功能的重要细胞,能够早期抑制供者 T 细胞的增殖、分化。在异基因造血干细胞移植的动物模型中,回输经扩增的供体 Treg 细胞能明显延迟或预防 GVHD 的发生,同时仍保留 GVL 效应。

(3)NK 细胞:NK 细胞是另一个具有极大潜在研究价值的细胞,研究表明在异基因造血干细胞

移植中,当供者 NK 细胞表面的杀伤细胞免疫球蛋白样受体(killer cell immunoglobulin-like receptor, KIR)抑制性受体与受者的 MHC-Ⅰ分子不合时,杀伤细胞活化性受体激活,使 NK 细胞活化,通过发挥其杀伤免疫效应细胞如 T 淋巴细胞和 APC 而有效地减少 GVHD 的发生。同时由于 NK 细胞活化性受体 NKG2D 的配体 MICA、MICB 等在 GVHD 受累的上皮组织低表达,因此供者 NK 细胞可在不引起 GVHD 的同时仍具有 GVL 效应。Ruggeri L 等在《Science》杂志上报道的一项对 112 例急性白血病半相合造血干细胞移植的临床研究显示,当供者 KIR 抑制性受体与受者 MHC-Ⅰ不相合时,GVHD 的发生率为 0,远低于相合组的 13.7%;其中 AML 的患者移植后 5 年复发率为 0,大大低于相合组的 75%。还有研究者通过体外扩增 NK 细胞后输注给受者,也取得了一定的疗效。

上述细胞水平调控防治 GVHD 的机制有待更深入的研究,并在临床实践中得以进一步证实。

（五）思考与展望

随着现代生命科学和生物技术领域的飞速发展,对异基因造血干细胞移植中 GVHD 病理生理机制的研究进展不断更新,推动了临床造血干细胞移植事业的发展。在造血干细胞移植众多复杂的免疫学问题中,GVHD 仍将是影响异基因移植疗效的关键。我们期待移植后能尽量减少 GVHD 的副作用,而尽量最大化 GVL 效应,但 GVHD 与 GVL 两者相辅相成,在减少排异反应的同时面临着增加复发风险,两者矛盾始终存在。

GVHD 研究和治疗的主要障碍是对 GVHD 的诊断及预后判断均依赖于临床症状,需要活检病理方能确诊。尽管急性 GVHD 的生物标志物研究发展迅速,但当前尚无较好的实验室指标预测 GVHD 的发生及治疗预后。具有高敏感性和特异性的生物标志物的发现和应用将大大增进我们对 GVHD 的认识,促进临床诊断治疗的进步。

深入研究参与 GVHD 的细胞因子网络和细胞介导的杀伤机制,研制与开发有效、低毒、靶向治疗的新药将成为急性 GVHD 防治工作的重点之一,而细胞免疫治疗作为防治急性 GVHD 的新途径,有可能会成为今后 GVHD 防治的重要手段。此外,从病理生理学角度综合考虑急性 GVHD 的防治策略,在有效控制 GVHD 的基础上增强 GVL 效应,研究 GVHD 与 GVL 效应分离的有效方法,将成为造血干细胞移植免疫问题攻关的重点。耐糖皮质激素的急性 GVHD 是治疗中的难点,尽管近年来各种新治疗策略不断涌现,尚无理想的治疗方法,这有待于对此类疾病的病理生理机制的进一步认识和研究。

四、造血干细胞移植后复发的思考和新策略

异基因造血干细胞移植(allogeneic hematopoietic stem cell transplantation, Allo-HSCT)目前是急性白血病的唯一治愈途径,并且随着移植技术的发展和移植疗效的提高,以及社会经济水平的高速增长和人们健康观念的不断进步,造血干细胞移植已成为多数急性白血病患者的优先选择。但是,移植后白血病复发是导致移植病患死亡的首要原因。国际骨髓移植登记组织(center for international blood and marrow transplantation research, CIBMTR)对 2003 至 2008 年移植病患死亡原因的数据分析显示,在 HLA 相合同胞供者移植中复发导致的死亡占 43%,在无关供者移植中占 35%。尽管过去 30 年 Allo-HSCT 治疗技术已取得令人瞩目的进步,但对如何减少 Allo-HSCT 后疾病复发及提高复发患者生存率仍进展甚微。

（一）为什么造血干细胞移植后会复发——复发的分子生物学机制

Allo-HSCT 后复发根据复发部位可以分为骨髓复发和髓外复发,根据复发白血病细胞的起源可以分为患者自身细胞来源的复发,这一类复发是移植后复发的主要类型,占 90% 以上,另一类复发的白血病细胞来源于正常的供者细胞,称为供者细胞白血病(donor cell leukemia, DCL),DCL 是移植后较为少见的复发形式,发生率为 0.13% ~ 5%。DCL 确切机制仍不明确,正常供者造血干/祖细胞的癌基因转化被认为是 DCL 发生的关键环节,浙江大学医学院附属第一医院黄河团队首次证实在移植后供者细胞来源的白血病复发中存在供者正常干/祖细胞动态获得关键功能基因——CEBPA 基因多点突变,从而发生恶性克隆转化为白血病细胞,首次揭示 Allo-HSCT 后供者细胞来源的白血病复发中存在多重基因突变打击机制。

白血病干细胞或放/化疗耐药白血病克隆残留理论被认为是移植后患者自身细胞来源的白血病复发的主要机制。白血病干细胞(leukemia stem cells, LSCs)是一群具有自我更新潜能,并能在联合免疫缺陷(nonobese diabetic/severe combined immunodeficient, NOD/SCID)小鼠中重建白血病的一小群白血病起源细胞。处于静息状态和尚未进入活跃的细胞周期的 LSC 对放/化疗不敏感,被认为是

白血病耐药/复发的根本原因。Allo-HSCT 不同于化疗的独特治疗机制在于移植后由供者 T 细胞和自然杀伤细胞（natural killer，NK）触发的移植物抗白血病（graft-versus-leukemia，GVL）效应清除残留白血病细胞，从而治愈白血病，因此，LSC 在 Allo-HSCT 后白血病复发中的作用不仅与 LSC 对化疗药物的不敏感性有关，还与 LSC 如何抵抗移植后的 GVL 效应有关，但是对 LSC 逃逸 GVL 效应的机制研究较少。供者、患者间 HLA 抗原等的差异是触发 GVL 效应的关键。但是，Luca Vago 等发表在《N Engl J Med》的研究发现在 HLA 半相合异基因造血干细胞移植（haploidentical-HSCT）后发生复发的白血病患者中，复发时检测到与患者初诊白血病细胞不同的、变异的白血病起源细胞，这些变异的白血病起源细胞均丢失了与供者不相合 HLA 抗原表达，因此不能被供者 T 细胞识别杀伤，逃逸移植后 GVL 效应导致移植后复发。Villalobos IB 等同样发现半相合 HSCT 后复发的白血病患者中，白血病细胞丢失与供者不相合 HLA-I 类抗原表达，但是在 HLA 相合同胞供者移植（HLA-identical sibling HCT，Sib-HSCT）后发生复发的白血病患者中却并未检测到复发白血病细胞丢失供者不相合 HLA-I 类抗原表达，进一步研究发现通过基因拷贝数异常、杂合性缺失，或者称为在 6 号染色体短臂上获得单亲二倍体等导致的与供者不相合的 HLA 抗原全部丢失，因此目前认为供者/患者 HLA 不相合抗原的丢失导致白血病细胞逃逸 GVL 效应是半相合 HSCT 后白血病复发的重要机制。此外，尽管供者/患者间 HLA 抗原的差异是触发移植后异体免疫反应的关键，越来越多的研究已证实供者和（或）患者的非 HLA 基因的基因多态性，导致个体间异体免疫反应活性存在差异，最终影响移植后复发风险和移植疗效。浙江大学医学院附属第一医院黄河团队基于中国人群遗传背景，开展一系列参与 GVL 免疫反应重要分子的基因多态性与移植后复发风险的关系研究，发现 NK 细胞表面受体（KIR 和 NKG2D）、T 细胞共刺激分子（CTLA-4）和效应分子（Fas）的基因型显著影响移植后白血病复发风险。

尽管白血病干细胞或放/化疗耐药白血病克隆残留理论被认为是白血病复发的主要机制，但是该理论并不能完全阐释白血病复发机制。Mullighan CG 等发表在 2008 年《Science》杂志的研究中，利用全基因组单核苷酸多态性基因芯片（single-nucleotide polymorphism arrays）比对分析 61 例儿童急性淋巴细胞白血病（acute lymphoblastic leukemia，ALL）患者初发和化疗后复发时的白血病细胞的全基因组基因拷贝数异常（copy number abnormalities，CNAs）与杂合性缺失（loss of heterozygosity，LOH）来判断复发白血病细胞的克隆起源，结果显示，仅有 8% 儿童 ALL 患者化疗后复发的白血病细胞克隆与初发克隆完全一致，34% 的患者复发的白血病细胞克隆是由初发克隆进一步获得了新的基因缺失等突变后演变而来，52% 的患者复发的白血病细胞克隆则起源于早期的正常前体细胞，6% 的患者复发的白血病细胞克隆则与初发克隆具有完全不同的基因背景，是由更早期的正常干/祖细胞获得特异性基因突变演变而来。Szczepanski T 等通过比对分析 22 例发生晚期（诊断后 2.5 年）复发的儿童 T 细胞性 ALL 患者的初发白血病细胞与复发白血病细胞的 TCR 基因重排、是否伴有 SIL-TAL1 融合基因以及全基因组拷贝数异常和杂合性分析，发现 64% 的患者初发白血病细胞与复发白血病细胞具有相同的克隆起源，而 36% 的患者的初发白血病细胞与复发白血病细胞在 TCR 基因重排、全基因组拷贝数异常以及 NOTCH1 基因突变模式等方面均完全不同，提示这些复发白血病细胞克隆并不是原发白血病细胞克隆的再活化，而可以视为全新起源的白血病。同样在另一常见白血病类型急性髓细胞白血病（acute myeloid leukemia，AML）中，Li Ding 等发表在《nature》上的研究利用全基因组测序技术比对分析了 8 例 AML 患者初发和化疗后复发时的白血病细胞，结果显示复发的 AML 细胞均获得了新的、复发特异性基因突变。

Allo-HSCT 后白血病复发，具有比化疗后复发更为复杂的生物学机制，由于 90% 以上 Allo-HSCT 后复发的白血病细胞仍来源于患者自身细胞，因此对这类复发普遍认为是患者残留放/化疗耐药白血病细胞克隆所致。但 Backer 等比较了 160 例 AML 患者初诊与复发时的细胞染色体核型，结果显示白血病 Allo-HSCT 后复发比化疗后复发更容易获得新的细胞遗传学改变，53.8% 的 Allo-HSCT 后复发 AML 患者获得了新的细胞遗传学改变，其中 50% 以上复发患者更是获得 3 个以上新的核型异常，而在化疗后复发患者中仅 12.2%。因此，在 Allo-HSCT 后白血病复发中是否存在白血病细胞克隆演变还有待进一步深入研究。

（二）如何预防、干预移植后复发

Allo-HSCT 后复发患者的治疗疗效仍然很差，因此有效监测和早期干预对于降低移植后复发率、提高复发患者生存率尤其重要。

1. 预处理方案选择与新型靶向药物的应用 Allo-HSCT 的预处理过程对移植疗效具有重要作用,虽然是引起移植患者早期死亡的主要原因,但是具有清除患者造血细胞、免疫抑制避免移植物被排斥和清除患者残留白血病细胞的作用。近年,随着新型化疗药物和分子靶向药物的应用,更进一步增强了预处理过程对移植后疾病控制的作用。

马利兰(busulfan,Bu)联合环磷酰胺(cyclophosphamide,Cy)和全身照射(total body irradiation,TBI)联合 Cy 是目前最常用的两种清髓性预处理方案(myloablative conditioning,MAC)。含 TBI 的预处理方案由于导致较高的移植早期死亡率和晚期并发症,如引起儿童患者智力发育障碍、生长停滞,引发第二肿瘤、白内障和内分泌失调等并发症。Santos 等首先于 1983 年用大剂量 Bu 代替 TBI,联合 Cy 建立 Bu/Cy 方案,并得到广泛应用。Uberti JP 等回顾性分析了美国国际骨髓捐赠者登记组织(national marrow donor program,NMDP)自 1991~1999 年 1593 例接受无关供者异基因造血干细胞移植的髓系血液系统恶性肿瘤(AML、MDS 和 CML)患者,患者接受 Bu/Cy、或标准剂量 Cy/TBI(1000~1260cGy)、或高剂量 Cy/TBI(1320~1500cGy)预处理方案,结果显示三组患者在移植后 5 年的总生存率(overall survival,OS)、无病生存率(disease free survival,DFS)、移植相关死亡率(transplantation-related mortality,TRM)和复发率等均无显著性差异,提示对于髓系血液系统恶性肿瘤,Bu/Cy、或标准剂量 Cy/TBI 或高剂量 Cy/TBI 预处理方案可以获得相同的移植疗效。

但是对于 ALL 患者,Bu/Cy 与含 TBI 的预处理方案移植疗效存在差异。Davies SM 等比较了 CIBMTR 登记的接受 HLA 相合同胞供者移植的儿童 ALL 患者,其中 451 例患者接受 TBI/CY,176 例患者接受 Bu/CY 作为预处理方案,结果显示移植后 3 年的复发率,Bu/Cy 组略高于 TBI 组(41% 对 35%,$P=0.07$),而且 TBI 组的 TRM 和 DFS 均高于 Bu/Cy 组,结果提示对于 ALL 患者,接受含 TBI 的预处理方案可能能够获得更好的长期生存。

氯法拉滨(clofarabine)是嘌呤核苷类衍生物,氯法拉滨通过抑制核苷酸还原酶作用,降低细胞内脱氧三磷酸核苷储量,抑制 DNA 的合成;通过与 DNA 链结合,竞争性抑制 DNA 聚合酶,使 DNA 链的延长和修复中止和抑制 DNA 修复作用,具有潜在的广谱抗肿瘤活性。目前含 clofarabine 的预处理方案用于移植前未达到完全缓解的急性白血病患者取得了较好的疗效。Magenau J 等分析了 46 例恶性血液病患者,其中包括 31 例移植前未达到完全缓解的 AML 患者,患者平均年龄 53 岁,接受 clofarabine 20、30 或 40mg/(m² · d)×5 天,联合清髓剂量 Bu 的预处理方案,患者能够耐受预处理相关毒性,并且均获得植入,对移植前未缓解的 AML 患者具有明显的抗白血病效应。此后来自其他移植中心的研究均证实 clofarabine 联合 Bu 的清髓性预处理方案对于难治复发的高危白血病,尤其是移植前未获得完全缓解的患者,能有效控制白血病复发,并且具有良好的耐受性。

2. 移植后微小残留病灶的有效监测 白血病患者未缓解时体内白血病细胞大约达 10^{12},经过化疗或造血干细胞移植达完全缓解后体内仍残留 $10^6 \sim 10^8$ 个白血病细胞,但临床传统方法已无法检测。利用高度敏感的分子检测技术监测造血干细胞移植后患者体内微小残留病灶(minimal residual disease,MRD),对预测疾病复发、早期干预治疗,提高移植病患的长期 DFS 具有重要作用。

目前常用的 MRD 检测方法有:

(1)细胞遗传学检测:对伴有明确染色体异常的白血病患者,细胞核型检测可作为一种监测方法,但细胞核型分析需处于分裂中期的细胞,操作失败率较高,另一方面核型分析对恶性克隆的敏感性不高,仅达 10^{-2}。

(2)免疫荧光原位杂交(fluorescent in situ hybridisation,FISH):FISH 应用于伴有明确基因异常的患者,相比于核型分析,不需要分裂中期的细胞,并且对恶性克隆的敏感性达 10^{-3}。

(3)免疫分型技术:白血病细胞通常带有异常的、特定的白细胞分化抗原,利用标记有荧光素的单克隆抗体检测标本中所有细胞的不同表面分化抗原表达百分比及荧光强度可作为 MRD 检测的标记。目前利用 3~4 色荧光标记抗体的流式细胞检测技术对细胞表面和细胞内抗原的检测敏感度达 $10^{-3} \sim 10^{-5}$。6 色荧光标记抗体流式细胞检测技术的应用还将进一步提高流式细胞检测技术对 MRD 检测的灵敏性、特异性和精确性。但是,通过流式细胞术确定白血病细胞与正常细胞之间免疫表型的区别通常需要专业训练和经验。白血病细胞与正常细胞之间的免疫表型相差越大越有利于鉴定白血病细胞。Coustan-Smith E 等通过比对分析 270 例儿童 ALL 患者白血病细胞与正常 CD19⁺CD10⁺前 B 细胞的基因表达谱,试图发现一些特异性表达在白血病细胞上的免疫分子,结果显示 22 个表面分子（CD44、BCL2、HSPB1、CD73、CD24、CD123、CD72、CD86、CD200、CD79b、CD164、CD304、CD97、CD102、CD99、CD300a、CD130、PBX1、CTNNA1、ITGB7、CD69、CD49f）在 81.4% 的 ALL 患者白血病细胞上高表达，具有在流式细胞检测中特异性区分白血病细胞的前景，研究进一步在 CD19 和 CD38 检测 ALL MRD 组合中加入 CD97 和 CD86 检测指标，发现可以将 MRD 检测敏感性由 0.01% 提高至 0.001%。虽然这些新的 ALL 分子标记还需要进一步在大样本中验证，及在初诊和复发的 ALL 标本中进一步观察这些分子标记检测在 ALL 疾病进展变化过程中的作用，但是在现有的流式细胞术检测 ALL 的免疫分子组合中加入这些新的特异性免疫分子可能将流式细胞术检测 MRD 的敏感度提高至 10^{-5}。

（4）基于 PCR 的检测技术：敏感度是评价 MRD 的检测方法的重要指标。因此，在 MRD 的分子生物学检测方法中，较具发展前景的为 PCR。检测 MRD 的 PCR 技术包括逆转录定量 PCR、实时定量 PCR、异源双链 PCR、荧光 PCR 等，均是比较敏感特异的方法。

而在 Allo-HSCT 中由于存在供者干细胞的植入，因此供者细胞的植入状态亦可以作为 MRD 检测的手段，不同性别配对的供受者可利用性染色体的 FISH 检测及染色体核型检测进行分析，但患者由于化疗等原因可能存在 X 或 Y 染色体丢失的情况，从而影响结果的精确性。此外 DNA 短串联重复序列（short tandem repeats，STR）检测是目前应用最广泛的判断供者干细胞植入状态的检测方法。

（三）如何攻克移植后复发的难题——移植后复发的新策略

目前对于 Allo-HSCT 后白血病复发患者并无标准治疗方案，停用免疫抑制药物和供者淋巴细胞输注（donor lymphocyte infusion，DLI）是最常用的手段，但是 DLI 在慢性粒细胞性白血病（chronic myeloid leukemia，CML）等髓性恶性肿瘤中能取得较好疗效，而在 ALL 等其他血液系统恶性肿瘤中的疗效欠佳，DLI 结合新型化疗药物或靶向药物、肿瘤特异性免疫活性细胞输注和二次移植等治疗手段有望提高移植后复发患者生存率。

1. 预防性与治疗性供者淋巴细胞输注　DLI 用于移植后复发白血病的治疗最早开始于 19 世纪 90 年代，在 CML 患者中取得了很好的疗效，而在其他血液系统恶性疾病移植后复发中的疗效尚待进一步提高。

Schmid 等分析了 EBMT 登记的 399 例发生 Allo-HSCT 后第一次复发的 AML 患者，其中 171 例患者接受 DLI 治疗，228 例患者未接受 DLI 治疗，结果显示接受 DLI 治疗的复发患者 3 年 OS 为 21%，而未接受 DLI 组仅 9%（$P<0.001$），在接受 DLI 的复发患者中，接受 DLI 治疗前已接受化疗达到完全缓解（complete remission，CR）的患者和具有预后好的细胞遗传学改变的患者 3 年 OS 最高，可达 56%，若接受 DLI 治疗时尚未达到 CR，但是为女性患者、复发时骨髓原始细胞<35%，3 年 OS 可达 21%，其他患者则接受 DLI 后疗效较差仅 9%。DLI 在 ALL 患者移植后复发中的治疗疗效更加有限，复发 ALL 患者对 DLI 治疗反应率为 0～20%，总生存率<15%。最近 EBMT 分析了该组织登记的 465 例发生 Allo-HSCT 后第一次复发的 ALL 患者，复发后患者分别接受支持治疗、细胞减少性治疗、DLI 和二次移植，结果显示复发后 2 年的 OS 在支持治疗组仅 4%，细胞减少性治疗未伴随后续细胞治疗组为 9%，化疗联合 DLI 治疗组为 26%，单纯 DLI 治疗组为 18%，二次移植组为 26%。上述研究均提示 DLI 对急性白血病 Allo-HSCT 后复发具有一定的治疗疗效，化疗联合 DLI 可以提高疗效，但目前 DLI 疗效仍有限，如何进一步提高 DLI 疗效是移植后复发患者治疗的关键。

北京大学人民医院黄晓军团队创立了一套改良的预防性与治疗性 DLI 方案，利用粒细胞集落刺激因子（granulocyte colony-stimulating factor，G-CSF）动员的外周血干细胞输注取代传统的外周血淋巴细胞输注，输注后使用 CsA 或 MTX 2～4 周预防 DLI 相关性 GVHD。对高危（进展期）白血病患者，移植后若无明确急性 GVHD 发生，早期（移植后 60 天内）接受预防性 DLI，对标危患者，基于 MRD 监测水平进行预防性 DLI，相比较未接受预防性 DLI 患者，预防性 DLI 能显著降低移植后复发率，使患者获得更好的总生存率和无病生存率。对移植后发生复发的患者，接受该项改良的治疗性 DLI 后，2 年的无病生存率达 40%，该团队进一步研究发现，相比较单纯化疗，化疗联合治疗性 DLI，可提高移植后复发患者缓解率达 64%，无病生存率达 36%。目前该项改良的预防性与治疗性 DLI 方案已成功应用于半相合和同胞供者 HSCT 后白血病复发的预防与治疗。

DLI 结合新型化疗药物或靶向药物有望进一步提高 DLI 疗效。Schroeder T 等对发生移植后复发的 28 例 AML 患者和 2 例 MDS 患者，进行 5-氮杂胞苷(azacitidine,Aza)联合 DLI 作为一线挽救性治疗,患者接受 8 疗程 Aza[100mg/(m²·d),d1~5,每 28 天一疗程],每 2 疗程后接受 1 次 DLI 治疗,总反应率为 30%,其中 23% 的患者获得 CR,7% 的患者获得部分缓解,5 例患者在随访 2 年后仍然处于 CR。另一项研究在 26 例移植后复发的老年 AML(23 例)和 MDS(3 例)患者中,应用低剂量 Aza(100mg/d×3 天,一周后接受 DLI,66% 的患者获得治疗疗效,其中 16% 的患者持续处于 CR 达 525 天(450~820 天),50% 的患者疾病得到控制,处于稳定的供受者嵌合状态(平均维持 72 天)。从开始接受 Aza 治疗后的平均生存期为 136 天,2 年 OS 16%。

2. 二次造血干细胞移植　二次移植在移植后复发患者治疗中的应用有限,仅有 2%~20% 移植后复发患者接受二次移植,由于较高的 TRM 和有限的治疗疗效,TRM 在清髓性二次移植后为 25%~45%,在非清髓性二次移植后为 0~30%,二次移植后的复发率与原发疾病相关,但是很少有报道<40%。一项来自 CIBMTR 包括 279 例在 HLA 全相合亲缘移植后发生复发的急性或慢性白血病患者的研究中,患者接受二次移植后 5 年的复发率和 TRM 为 42% 和 30%,5 年 OS 为 28%,二次移植后的生存率取决于患者年龄,移植后复发的时间,若患者为移植后 6 个月内复发则接受二次移植后复发率仍高达 77%,DFS 仅 7%,而移植 6 个月后复发的患者接受二次移植后复发率和 DFS 为 28% 和 59%。

3. 免疫细胞治疗策略　GVHD 与 GVL 效应均由供者 T 细胞触发,活化的供者 T 细胞识别患者正常组织细胞,则发生 GVHD;如供者 T 细胞只针对异常细胞(白血病细胞或其他肿瘤细胞)则发挥 GVL 效应。临床上 GVHD 与 GVL 常相伴发生,但两者并不完全平行。如何有效控制 GVHD 的同时充分发挥 GVL 效应,提高 Allo-HSCT 患者的生存率,是造血干细胞移植领域的热点与难点。

"活化的 DLI"已经应用于临床研究,供者来源的 T 细胞在体外经过磁珠包被的抗 CD3 和抗 CD28 单克隆抗体共刺激和扩增后回输给异基因 HCT 后复发的患者(CML 受者除外),约有 35% 的患者对治疗发生反应,并无患者发生致死性的 GVHD。在随后的进一步研究中将通过增加输注细胞数量及重复输注次数以期使复发率进一步降低。此外,免疫细胞新的亚群的不断发现和功能的认识完善,以及 GVL 相关免疫细胞网络的研究深入,细胞免疫

调控 GVL 受到了越来越多的关注,其他的细胞治疗策略正在研究中,以下总结了 Allo-HSCT 后白血病复发的免疫细胞治疗新策略:①利用共刺激分子等手段体外活化扩增肿瘤抗原特异性 T 细胞后进行输注;②体外扩增 mHags 特异性 CTLs 进行输注;③选择性 T 细胞亚群输注(记忆性 T 细胞、γδT 细胞、Treg 细胞、Th2 细胞等);④经基因修饰的 T 细胞过继性输注(如转染携带自身基因-TCR、mHags-TCR 等);⑤抑制性 KIR 不合的 NK 细胞过继性输注;⑥经基因修饰的抗原呈递细胞过继性输注;⑦特异性肿瘤疫苗(肿瘤抗原特异性、肿瘤细胞特异性等);⑧利用双向特异性抗体募集 T 细胞向肿瘤部位聚集。

(四) 思考与展望

Allo-HSCT 后白血病复发是影响移植疗效的最大障碍,明确 Allo-HSCT 后复发机制、寻找有效的预防、监测和治疗策略是进一步提高移植疗效的关键,亦是全球移植领域亟待攻克的难题。围绕白血病细胞与白血病干细胞耐受放/化疗机制、复发相关基因突变与表观遗传学异常、白血病细胞与白血病干细胞逃逸 GVL 机制等开展 Allo-HSCT 后白血病复发机制研究,从而为有效监测和探索干预治疗靶点提供线索;研究如何提高 DLI 治疗疗效、开发针对白血病细胞尤其是白血病干细胞的靶向治疗药物、GVHD 和 GVL 有效分离策略、以及增强免疫活性细胞体内过继治疗疗效等途径,必将为减少移植后复发和改善 Allo-HSCT 患者预后提供全新思路。

(浙江大学医学院附属第一医院　黄河)

第三节　单倍型造血干细胞移植的进展

异基因造血干细胞移植(allogeneic hematopoietic stem cell transplantation,Allo-HSCT)仍是恶性血液病有效乃至唯一的根治手段。然而,不足 40% 的患者具有人类白细胞分化抗原(HLA)相合的同胞供者;随着我国独生子女社会的到来,寻找到 HLA 相合同胞供者的机会越来越少。即使在美国无关供者库也仅能解决 50%~70% 左右的供者问题,但较长的寻找时间限制了无关供者移植在急需接受移植的患者中的应用。脐血虽然具有容易获得、其中的造血干细胞含有较长的端粒酶、对供者无任何风险等优点,但有核细胞数量少、植入延迟等使其不能满足大体重儿童和成人的需要,而且脐血移植

还有造血、免疫重建迟于 HLA 相合同胞移植等不足,这些都限制了其广泛应用。因此,国内外学者自 20 世纪 80 年代初就开始单倍体相合移植治疗恶性血液病的探索研究之路。

一、单倍体相合造血干细胞移植历史

20 世纪 60 年代,HLA 相合骨髓移植被成功用于原发性免疫缺陷病的治疗。考虑到 HLA 相合骨髓移植可以治疗原发性免疫缺陷、并无需预处理或仅需小剂量预处理药物,因此,国外学者尝试用非体外去除 T 细胞的单倍体相合骨髓移植治疗原发性免疫缺陷。20 世纪 80 年代,非去除 T 细胞的单倍体相合骨髓移植被成功用于严重联合免疫缺陷病(severe combined immunodeficiency disease,SCID)和维斯科特-奥尔德里奇综合征(Wiskott-Aldrich syndrome,WAS)。1985 年,美国弗莱德哈钦森癌症研究中心的 Beatty 等对 35 例接受单倍体相合移植的急性髓细胞白血病(AML)和急性淋巴细胞白血病(ALL)患者进行了回顾性分析,这些患者应用传统的预处理方案(环磷酰胺/全身淋巴照射或环磷酰胺/马法兰)、并应用环孢素 A(CSA,n=20)或 CSA 联合甲氨蝶呤(n=15)预防急性移植物抗宿主病;移植物来自 HLA 1~3 位点不合的同胞供者。25 例患者死于肺水肿、血管内溶血和急性肾功能衰竭,10 例患者发生原发性植入失败。这些急性或致命的综合征,可能是由于供受者之间 HLA 不合导致供受者之间免疫细胞发生同种反应、进而引发引发因子风暴所致。直到 20 世纪 90 年代前,非去除 T 细胞的 2~3 个 HLA 位点不合骨髓移植后移植排斥的发生率超过 20%,急性 GVHD 的发生率高达 80%。体外去除 T 细胞的单倍体相合移植虽然极大降低了 GVHD 的发生率,但移植排斥率高达 50%。这一时期患者接受单倍体相合的生存率仅有 10%~30% 左右。1994 年意大利学者利用体外去除 T 细胞的移植模式对 17 例难治白血病患者进行了 HLA 3 个位点不合单倍体相合造血干细胞移植,结果 1 例患者发生移植排斥,仅 1 例患者发生 Ⅱ 度以上(Ⅳ度)GVHD,中位随访 230 天后,6 例患者存活,且卡诺斯基评分均为 100。2000 年后,国内外学者相继建立了多种单倍体移植新,移植疗效也迈上了一个新台阶。

二、单倍体相合移植进展

近十年来,随着对移植免疫耐受理论认识的不断深入,国内外学者建立了多种单倍体相合造血干细胞移植(haploidentical transplantation,HIT)模式,从而结束了供者来源缺乏的时代,并用于多种良性和恶性血液病及其他疾病的治疗,成为 HLA 相合同胞移植、无关供者移植及脐血移植外的一种重要的移植手段。单倍体相合移植模式大致可分为两种:一种是体外去除 T 细胞的 HIT 移植模式,如意大利佩鲁贾研究小组建立的体外去除 T 细胞的联合"超大剂量 CD34$^+$细胞"的移植模式、德国图宾根大学研究小组采用体外去除 T 细胞和 B 细胞的方式进行单倍体相合移植;另一种是非体外去除 T 细胞的单倍体相合移植模式,如北京大学血液病研究所建立的单倍体相合骨髓和外周血混合移植模式、美国约翰·霍普金斯大学研究小组基于移植后应用大剂量环磷酰胺(cyclophosphamide,CY)可诱导免疫耐受建立的移植模式(简称为"巴尔的摩方案")等。目前,单倍体相合供者已成为造血干细胞的另一个重要来源。几乎所有的患者至少有一个 HLA 半相合的家庭成员,包括父母、兄弟姐妹等。与无关供者及脐血移植移植相比,单倍体相合移植具有如下优点:①可以根据供者年龄、身体状况等选择最合适的半相合供者;②可随时进行供者来源的细胞治疗;③可以获得适合数量和质量的移植物。根据国际骨髓移植登记处和欧洲血液和骨髓移植登记处的数据,HIT 约占移植总体病例数的 5%~6% 左右;而在中国,HIT 病例数已经占到所有移植病例的 30% 左右。目前我国的单倍体相合移植不仅在数量上,而且在质量上均跃居世界先进行列。HIT 在世界范围内成功开展,不仅使 HIT 成为 HLA 相合同胞供者移植、无关供者移植及脐血移植外的一种重要的移植手段,而且彻底结束了供者来源缺乏的时代。

三、单倍体造血干细胞移植的困惑与解决之道

虽然在近十年来,HIT 治疗血液病获得的巨大进展,但 HIT 并非尽善尽美,仍存在诸多需要完善的地方。诸如,尽管存在多种 HIT 模式,但是每种模式都有各自的优缺点,还没有一种得到国内外学者一致认可的移植模式;关于是否体外去除 T 细胞,目前还存在较大的争议;微小残留病变能否作为生物学指标指导 HIT 后的白血病复发防治;与 HLA 相合移植相比 HIT 移植后存在早期重建延迟,如何促进 HIT 患者的免疫重建等。这些问题和困惑亟待国内外学者寻找解决之道。

（一）是否体外去除移植物中的 T 细胞

单倍体相合移植成功的关键是如何跨越 HLA 不合的免疫屏障,供受者之间 HLA 不合引发的免疫反应主要导致两个主要问题:其一是移植排斥(graft rejection,GR);其二是移植物抗宿主病(graft-versus-host disease,GVHD)。20 世纪 80 年代初期,国外学者主要采用非体外去除 T 细胞的方式进行单倍体相合移植,结果 GR 发生率高达 30% ~ 50%,GVHD 发生率高达 50% ~ 80%。意大利佩鲁贾学者首先采用体外去除 T 细胞的方式联合"超大剂量 CD34⁺细胞"进行单倍体相合移植,结果取得了 91% 的患者获得造血植入、急慢性 GVHD 的发生率不足 10%。然而,由于大量去除了移植物中的 T 细胞,移植后免疫重建延迟导致感染和白血病复发明显增加,患者并未因 GVHD 降低而获益;Aversa 等学者 2005 年发表在《临床肿瘤杂志》结果显示移植前缓解状态的急性髓细胞白血病(acute myeloid leukemia,AML)和急性淋巴细胞白血病(acute lymphoblastic leukemia,ALL)患者的预计 2 年无病生存率(disease free survival,DFS)分别为 48% 和 46%,移植前处于复发状态的白血病患者的 2 年 DFS 为 4%。德国宾根大学的研究人员认为意大利学者采用阳性选择 CD34⁺细胞的形式去除 T 细胞,于此同时移植物中的自然杀伤(natural killer,NK)细胞、CD4⁺CD25⁺Foxp3⁺调节性 T 细胞(regulatory T cells,Treg)以及 γδT 细胞也被去除,因此导致移植后免疫重建延迟。宾根大学的研究人员采用只去除移植物中 CD3⁺和 CD19⁺细胞的方式,这样就有效保留了移植物中的 NK、Treg 和 γδT 细胞,结果发现 5 例(5/61)患者发生移植排斥,中位随访 869 天(范围:181 ~ 1932 天),总生存率为 26%,预计 1 年和 2 年的 OS 分别为 41% 和 28%;无事件生存率(event-free survival,EFS)分别为 34% 和 25%。作者认为采用 CD3/CD19 体外去除移植模式的患者移植后免疫重建速度快于佩鲁贾研究小组采用的移植模式。

由于体外去除移植物中的 T 和(或)B 细胞需要分选专家、昂贵的设备及费用,而且过程繁杂。因此,近年来国内外许多移植中心采用非体外去除 T 细胞的移植模式。基于重组人粒细胞集落刺激因子(granulocyte colony-stimulating factor,G-CSF)体内应用诱导健康供者骨髓和外周血 T 细胞免疫耐受的理论,北京大学血液病研究所建立了未经体外去除 T 细胞的 HLA 不合/单倍体相合骨髓和外周血造血干细胞移植模式(haploidentical blood and marrow transplantation,HBMT),该移植模式简称"GIAC"方案:G 代表应用 G-CSF 动员健康供者干细胞,可诱导骨髓和外周血移植物 T 细胞产生免疫耐受;I 代表联合免疫抑制剂的应用;A 代表抗胸腺球蛋白(antithymocyte globulin,ATG);C 代表采用 G-CSF 预激的骨髓(G-CSF stimulated bone marrow,G-BM)和 G-CSF 动员的外周血干细胞(G-CSF-mobilized peripheral blood stem cell grafts,G-PB)混合移植物作为干细胞来源。2013 年,王昱等在《癌症》杂志上报道了在该中心 756 例接受 HBMT 的白血病患者的临床结果,中位随访 1154 天(范围:335 ~ 3511 天)后,480 例患者存活,3 年无病生存(LFS)和总体生存(OS)分别为 67% 和 63%。在一项前瞻性比较研究中,常英军等发现 HBMT 后 90 天内患者 CD4⁺、CD4⁺初始 T 细胞以及树突状细胞的重建慢于 HLA 相合同胞移植;但是明显快于意大利佩鲁贾研究小组体外去除 T 细胞移植后的免疫重建,尽管北京大学血液病研究所和意大利佩鲁贾团队的移植模式间的比较缺乏可比性。目前,北京大学血液病研究所将 HBMT 的适应证范围扩展到骨髓增生异常、再生障碍性贫血、遗传性球性红细胞增多症等疾病,结合 GVHD 预警、防治以及移植后白血病复发防治,建立了国际原创的单倍体移植体系,该体系作为单倍体相合移植的一种独特模式已经得到国内外学者的一致认可。

新近,意大利和以色列学者借鉴北京大学血液病研究所的经验,建立了非体外去除 T 细胞的 G-BM 单倍体移植模式,这项多中心研究是迄今为止样本量最大的来自欧美国家的应用 G-BM 作为移植物的单倍体相合移植报道,80 例患者中,73 例可评价急性 GVHD 的发生情况,其中 Ⅰ 度 GVHD14 例(19%)、Ⅱ 度 GVHD 16 例(22%),移植后 100 天 Ⅱ ~ Ⅳ度急性 GVHD 的累计发生率为 24%、Ⅲ ~ Ⅳ急性 GVHD 的累计发生率为 5%。在 59 例可评估的患者中,局限和广泛型慢性 GVHD 的发生率分别为 12% 和 6%。18 例患者复发,复发的中位时间为 180 天(范围:56 天 ~ 467 天),1 年和 5 年预计累计复发率分别为 21% 和 28%。中位随访 18 个月(范围:6 个月 ~ 74 个月)后,预计 3 年 DFS 为 38% ±6%,标危组和高危组患者预计 3 年 DFS 分别是 44% ±8% 和 30% ±10%;OS 分别为 54% ±8% 和 33% ±4%。令人鼓舞的临床结果提示在非体外去除 T 细胞的单倍体相合移植模式中,不仅中国人群应用 ATG 可成功跨越 HLA 不合屏障,该方案同样适用于高加索人群,所以可能具有普遍意义。

美国约翰·霍普金斯大学医学院的研究小组移植后采用大剂量 CY 选择性去除同种反应性 T 细胞诱导免疫耐受的方法进行单倍体相合骨髓移植治疗血液病，也取得了较好的疗效。该中心的研究人员报道的 66 例患者 1 年和 2 年的生存率分别为 46% 和 36%。最近，美国一项多中心研究比较了体外去除 T 细胞的单倍体相合移植（T cell depleted，TCD）组和非去除 T 细胞的移植（T cell replete，TCR）组疗效差异，结果发现移植后 1 年 TCR 组的移植相关死亡率（transplant-related mortality，TRM）显著低于 TCD 组（16% vs. 42%，$P = 0.02$），TCR 组患者 1 年的实际 DFS 和 OS 分别为 30% 和 64%，而 TCD 组分别为 21% 和 50%，显示 TCR 组的生存显著好于 TCD 组。作者认为 TCR 组的良好预后可能得益于移植后的快速免疫重建，因为该组患者 T 细胞亚群的重建速度快于 TCD 组。

尽管体外去除 T 细胞的单倍体移植模式和非体外去除 T 细胞的单倍体相合移植模式各具优缺点，但是越来越多的资料表明后者具有移植方法简单、费用低、几乎在全世界所有的移植中心都可以开展等优点，而且免疫重建迅速。2012 年第 54 届美国血液学年会上，来自西班牙、美国、意大利、巴西、日本以及中国等地的学者都报道了各自中心的非体外去除 T 细胞的单倍体相合移植结果，论文数量明显超过报道体外去除 T 细胞的单倍体移植方式的论文数；预示着非去除 T 细胞的移植模式可能在今后成为单倍体相合移植的主流模式。当然，两种移植模式的优略尚需积累更多的病例去验证。此外，前瞻性、多中心、随机对照研究比较 TCR 和 TCD 单倍体相合移植患者的临床预后和免疫重建规律将会为"单倍体相合移植是否需要去除移植物中 T 细胞"这一问题提供强有力地循证医学证据。

（二）微小残留病变能否用指导单倍体移植后的复发防治

HIT 后白血病复发的防治仍然是提高移植疗效亟待解决的问题。目前异基因造血干细胞移植后复发的防治手段包括化疗、停用免疫抑制剂、供者淋巴细胞输注（donor lymphocyte infusion，DLI）、白血病特异 CTL 回输等。单纯应用化疗或停用免疫抑制剂对复发的防治效果并不理想；DLI 虽然使部分移植后复发患者得益，但是 DLI 相关的 GVHD 和全血细胞减少，使传统 DLI 临床应用收到限制；而白血病特异性 CTL 主要用于临床试验。近年来，北京大学血液病研究所利用 G-CSF 动员的外周血干细胞采集物代替稳态淋巴细胞进行回输，同时结合 DLI 后小剂量免疫抑制剂预防 GVHD，建立了国际原创的改良 DLI 防治体系。2007 年，黄晓军等发表了改良 DLI 治疗单倍体相合移植的资料，入组的 20 例患者接受 mDLI 治疗，采集物中 CD3+T 细胞的中位（范围）数量为 2.07（范围：0.84 ~ 5.6）×10^8/kg，中位随访 1118 天后，2 年 LFS 为 40%。随后，黄晓军等报道了改良 DLI 预防高危白血病患者单倍体相合移植后复发的资料，29 例入组患者中位接受改良 DLI 干预的时间为移植后 75 天（范围：33 ~ 120 天），3 年无病生存率为 37.3%。北京大学血液病研究所的系列研究证实该所建立的白血病复发防治体系不仅可用于 HLA 相合移植后白血病复发的防治，而且也可用于单倍体相合移植后白血病复发的防治，取得了良好疗效。然而，对所有患者普遍进行复发干预带来的结果可能是一些不需要进行干预复发低危人群也进行了 DLI 干预，由此带来的 GVHD 等并发症使这部分患者并没有获益。如何在移植后区分高危复发和低危复发患者群呢？近年来的研究发现借助微小残留病变（minimal residual disease，MRD）检测能发现具有高危复发风险的患者群。目前 MRD 检测方法包括白血病特异基因（如 BCR/ABL、PML/RARa 以及 AML/ETO 等）、非白血病特异基因（如 WT1）和多参数流式细胞仪（FCM）等。北京大学血液病研究所建立的 WT1 和多参数 FCM 单独或联合应用可有效检测 MRD，可用于移植后患者的复发危险分层，进而为 MRD 指导的复发干预奠定了基础。赵晓甦等发现移植后 WT1 高于 0.60% 的患者复发率显著高于 WT1 小于 0.60% 的患者；对于 ALL 患者而言，FCM+患者的复发率显著高于 FCM-患者；WT1 与 FCM 联合增加了复发预测的特异性。Hourfan 等最近在《自然临床肿瘤综述》杂志上撰文指出在白血病干细胞群体中确定稳定的分子学标记用于 MRD 检测和靶向治疗可能较 WT1 等检测具有更大的优势，值得深入研究。

最近，闫晨华等报道了 MRD 指导的移植后白血病复发干预临床研究资料，共入组 814 例标危白血病患者，其中 HLA 相合移植、单倍体相合移植以及无关供者移植的例数分别为 215、438 和 56；借助 WT1 和 FCM 检测 MRD 后，将 814 例患者分为 MRD 阴性 709 例（A 组），MRD 阳性 105 例，其中 49 例患者接受小剂量 IL-2 进行干预（B 组），另 56 例单独接受 mDLI 和（或）IL-2 进行干预（C 组），结果发现 A 组、B 组、C 组患者 3 年累积复发率分别为 18.1%、64.4% 和 27.8%；3 年累积 LFS 分别为

61.6%、24.1%和55.1%。该研究提示MRD指导的复发干预可有效防治标危白血病复发。遗憾的是该研究没有对单独应用单倍体移植的患者进行亚组分析。主鸿鹄等最近的报道进一步证实了MRD指导的危险分层干预可有效改善移植患者的临床预后。上述研究结果还需要前瞻性、多中心研究，尤其是在单倍体相合移植人群中观察MRD指导的白血病复发干预疗效。目前北京大学血液病研究所已经注册了临床试验（注册号：NCT 1455272），预期成果的取得必将为MRD指导的白血病复发干预提供足够的证据支持。

（三）促进HIT后免疫重建手段的选择

异基因造血干细胞移植后患者免疫重建延迟或长期免疫缺陷导致感染、白血病复发和第二肿瘤等各种并发症，严重影响患者的预后。HIT后，尤其是采用体外去除T细胞的单倍体相合移植的患者，早期免疫重建延迟是移植预后改善面临的主要障碍之一。北京大学血液病研究所的资料显示，HBMT后90天内CD4$^+$、CD4$^+$初始T细胞以及树突状细胞的重建慢于HLA相合同胞移植，这些可能导致移植后细菌、病毒和真菌感染的发生率增加。然而，由于采取了以下原因：①HBMT后早期重建延迟伴随单核细胞和CD8$^+$细胞毒T细胞（cytoxicity T cells，CTL）的快速重建；②巨细胞病毒（cytomegalovirus，CMV）血症的抢先治疗；③对于高危急性白血病患者而言，HBMT较HLA相合移植具有更好的移植物抗白血病效应；④改良供者淋巴细胞输注（modified donor lymphocyte infusion，mDLI）有效预防了移植后白血病复发。这些综合因素的结果使得北京大学血液病研究所HBMT和HLA相合移植取得了等同的疗效。然而，除了mDLI可能是促进移植后免疫重建的一种方法以外，其他措施并未从根本上加速HBMT后患者的免疫重建，进而降低感染、复发的发生率。目前，国内外学者对HIT后促进免疫重建的策略进行了深入研究。

鉴于体外去除T细胞的单倍体相合移植后免疫重建延迟，意大利佩鲁贾的学者采用移植后回输Treg的方法促进移植后免疫重建，28例高危白血病患者预处理后回输$2×10^6$/kg的供者来源的Treg，4天后回输$1×10^6$/kg的Treg和$10×10^6$/kg的CD34$^+$细胞；尽管没有应用免疫抑制剂预防GVHD，但是移植后急、慢性的发生率很低，移植后免疫重建显著快于未输注Treg的历史对照，病原特异性的CTL比例增高和T细胞受体（TCR）多态性回复加速；28例患者中CMV再活化的发生率显著降低，没有患

者死于CMV病。最近的一项 I 期临床纳入12例接受HLA相合同胞供者和无关供者移植的患者，这些患者给予白细胞介素-7（interleukin-7，IL-7）促进移植后的免疫重建，给药剂量分别是10μg/kg（n=3）、20μg/kg（n=6）和30μg/kg（n=3）；Perales等发现与基线水平相比，IL-7应用后CD3$^+$T细胞、CD3$^+$CD4$^+$T细胞和CD3$^+$CD8$^+$T细胞数量分别增加了4.3、6.1和4.3倍，IL-7还增强了T细胞的免疫反应性和TCR的多样性回复。尽管上述研究中没有发现IL-7对NK细胞、B细胞和Treg等重建的促进作用，Perales等的报道的令人兴奋的结果提示应该在单倍体相合移植患者中进行临床试验，探讨IL-7能否促进HIT后的免疫重建。

过继回输纯化的NK细胞是促进单倍体相合移植后免疫重建的一个重要策略。Stern等最近进行了一项前瞻性、 II 期临床试验，该研究入组16例接受体外去除T细胞的HIT患者，这些患者总计接受了29次NK细胞回输，每次回输NK细胞的中位（范围）数量是1.21（0.3~3.8）×10^7/kg，中位随访5.8年后，4/16患者存活。作者发现移植后100天内淋巴细胞亚群快速重建，CD4$^+$和CD8$^+$T细胞的中位数量分别是266/μL和181/μL；与没有采用促重建策略的HIT患者相比，该研究中令人印象深刻的发现是移植后100天，CD4$^+$/CD8$^+$T细胞的比例没有导致，遗憾的是该研究中没有提供T细胞功能（包括胸腺输出功能以及TCR多样性）回复的相关数据。

除了IL-7和过继回输NK细胞外，还有角质细胞生长因子（keratinocyte growth factor-1，KGF）、IL-15、TK基因修饰的供者T细胞以及CMV、EB病毒（EBV）、腺病毒（ADV）特异性CTL过继回输等都已经用于移植后促进免疫重建。然而，并非所有HIT患者移植后都发生免疫重建延迟。北京大学血液病研究所的常英军等发现HBMT后30天重建的淋巴细胞绝对数量（absolute lymphocyte counts，ALC-30）可预测移植预后，ALC-30大于300/μl的患者移植后复发率和TRM显著降低、LFS和OS显著增高。此外，还有移植后重建的CMV特异性CTL、CD56^{bright}NK细胞等都是能预测单倍体相合移植预后的生物学指标。最近，以色列学者Shimoni认为ALC-30可能是一个简单、可重复、能在所有移植中心应用的预测HIT患者预后的生物学指标。借助简单的预后相关免疫重建指标可将HIT患者进行分层，即免疫重建良好及免疫重建延迟组，对于免疫重建良好的患者可以继续监测其重建情况，

无需进行促进免疫重建的干预;对于免疫重建延迟组的患者,及时采取相应的策略进行免疫重建干预,以促进重建、改善移植预后。目前促进 HIT 后免疫重建的策略主要存在以下两个问题:其一是 ALC-30 能否作为分层指标指导免疫重建干预,还需多中心、前瞻性研究去证实,此外,还有没有其他更好的指标目前仍不清楚;其二是对于需要促免疫重建干预的患者,应该选择哪种方法促进免疫重建,IL-7、过继性 NK 回输、改良 DLI 还是某几种方法的联合?因此,预后相关免疫重建指标指导的干预可能代表的今后单倍体相合移植患者促免疫重建策略的方向,这样可以使患者避免促进免疫重建干预过度带来的不利影响。

(四) 能否实现单倍体相合移植的分层治疗

近年来,国内外学者对跨越 HLA 不合屏障的免疫学机制认知不断深入,跨越 HLA 不合屏障的本质就是诱导免疫耐受,目前用于 HIT 的免疫耐受诱导机制包括:

(1) 供者否决细胞:这些细胞包括超大剂量的 $CD34^+$ 细胞、抗第三方的 $CD8^+T$ 细胞以及未成熟树突状细胞 (DC) 等。

(2) NK 细胞同种反应性:意大利佩鲁贾研究小组的 Ruggeri 教授借助小鼠单倍体移植模型发现,供者来源的同种反应性 NK 细胞可以通过杀伤白血病细胞发挥移植物抗白血病效应、清除受者体内残存的 T 细胞促进植入、杀伤受者体内的抗原提呈细胞降低移植后急性 GVHD 的发生。

(3) $CD4^+CD25^+Foxp3^+$ 的调节性 T 细胞 (Treg):在移植模型中,无论是天然 Treg 还是体外诱导的 Treg 都可诱导供者特异的免疫耐受,其机制涉及转化生长因子-β、IL-10 以及 CTLA-4。

(4) 克隆清除和免疫无能:克隆清除是中枢免疫耐受和外周免疫耐受形成的重要机制。

(5) Th2 细胞极化:Th1 细胞和 Th2 细胞是 $CD4^+$ 辅助 T 细胞的两个重要亚群,Th1/Th2 之间的平衡在免疫调节方面发挥重要作用。

基于上述免疫耐受诱导机制,国内外学者建立了一系列方法来跨越 HLA 不合屏障,包括:

(1) 粒细胞集落刺激因子 (G-CSF):G-CSF 可直接作用于 T 细胞表面的 G-CSF 受体,导致 T 细胞由 Th1 表型向 Th2 表型偏移,然而目前的观点认为 G-CSF 主要通过改变单核细胞、髓系来源的抑制性细胞 (MDSC)、诱导调节性 DC 或耐受样 DC 产生等间接途径诱导 T 细胞产生免疫耐受。

(2) 环磷酰胺:Cy 可以通过清除外周同种抗原反应性 T 细胞、在胸腺中克隆清除移植物中的反应性 T 细胞等诱导免疫耐受。

(3) 雷帕霉素:该药物可以通过阻断 CD4+CD25-T 细胞的 PI3K 途径,并诱导 FOXP3 高表达,诱导 Treg 产生。

(4) ATG:ATG 的免疫调节机制包括改变 T 细胞等细胞表面 VLA-4、CXCR-4、CCR-5 等的表达改变这些细胞与内皮细胞的相互作用特性;清除 T、B 和浆细胞;诱导免疫耐受样 DC 以及 Treg 的产生。

(5) 体外去除 T 细胞和 (或) B 细胞;

(6) AMD3100:是一种 CXCR-4 受体拮抗剂,可有效动员造血干细胞,与 G-CSF 相比,AMD3100 动员的采集物中含有大量的 $CD4^+CD25^{high}CD127^{low}FOXP3^+Treg$ 和 $CD8^+$ 效应性 T 细胞 ($CD28^-CD95^+$),Treg 可保护受者不发生 GVHD,而效应性 T 细胞也较少介导 GVHD 的发生,这就提示 AMD3100 可能是比 G-CSF 更好的一种免疫耐受诱导剂。

上述这些免疫耐受诱导机制和方法的不同组合构成了现有 HIT 模式跨越 HLA 不合屏障的基础。例如意大利佩鲁贾团队基于超大剂量的 $CD34^+$ 细胞的否决作用、NK 细胞的同种反应性、克隆清除以及 T 细胞免疫无能等免疫耐受诱导理论建立了体外去除 T 细胞的单倍体相合移植模式;北京大学血液病研究所基于 NK 细胞的同种反应性、克隆清除、T 细胞免疫无能、Th2 细胞极化以及 Treg 等免疫耐受诱导理论借助 G-CSF、ATG 等方法建立了非体外去除 T 细胞的单倍体相合骨髓和外周血移植新模式。不同的单倍体相合移植模式背后跨越 HLA 不合屏障的机制不同,因此也有各自的优点和缺点。问题的关键在于能否将不同的免疫耐受诱导机制和 (或) 方法进行组合建立新的移植模式,进而实现 HIT 的分层治疗呢?

最近,在免疫耐受诱导新机制研究方面,MDSC、调节性 B 细胞成为国内外学者关注的热点。笔者的观点是要实现 HIT 的分层治疗,不仅要优化不同免疫耐受诱导机制和 (或) 方法的组合,而且还取决于患者所患疾病、疾病状态以及移植的目的。例如,对于难治/复发白血病患者而言,加强移植物抗白血病作用防治复发是移植成功的关键,即便是牺牲生活质量也要保证以不复发为前提;因此这类患者应该选择非去除 T 细胞的 HIT 策略及基于非去除 T 细胞的免疫耐受机制和 (或) 方法组合;对于标危患者而言,生活质量与生存同等重要,这类或者或许应该偏向体外去除 T 细胞的 HIT 策略及去除 T 细胞的免疫耐受机制和 (或) 方法组合;未来借助细胞工程方法以及新的免疫耐受机制及方法,极有可能实现单倍体移植的分层治疗,关键需要大量研究工作来证实不同免疫耐受机制和(或)跨越 HLA 不合屏障方法孰优孰劣。

总之,单倍体相合移植的进展对移植学家和急需进行移植患者而言既是机遇也是挑战,机遇在于我们迎来了人人都有移植供者的时代,挑战是如何从优化移植模式、促进免疫重建、阐明 HLA 跨越背后的免疫机制以及移植后并发症机制等多个方面去完善单倍体相合移植体系,改善患者的预后,进而找到临床上面临的困惑的解决之道。可以预见随着以上问题的逐步解决,单倍体相合移植必将成为国内外移植中心的常规疗法,造福广大恶性血液病患者。

(北京大学血液病研究所 常英军)

第四节 无关供者及脐带血造血干细胞移植的进展

一、寻找无关供者的关键技术——HLA 配型

1958 年法国医生 Dausset 发现了人类第一个白细胞抗原,拉开了组织相容性抗原(histocompatibility antigen,HLA)研究历史的序幕。HLA 是目前所知人体最复杂的遗传多态性系统,在正常免疫功能和移植排斥中扮演着重要的角色。在近 50 年的时间里,HLA 的研究给基础与临床免疫带来了突破性进展,使器官移植成为一种有价值的治疗手段。长期的临床实践证明,供受者间 HLA 配型是造血干细胞移植成败的关键。为减轻 HLA 不相合相关的移植并发症,提高移植后的生存率,人们正在不断探索更加精确的分型技术和更加合理的配型标准,HLA 的生物学功能也有待进一步阐明。

(一)HLA 研究简史

人们在进行组织移植的研究中发现,移植物能否存活是由供者与受者细胞表面抗原的特异性决定的,这种代表个体特异性的同种抗原称为组织相容性抗原(histocompatibility antigen,HLA)或移植抗原(transplantation antigen)。机体内与排斥反应有关的抗原系统多达 20 种以上,其中能引起强而迅速排斥反应者称为主要组织相容性抗原,其编码基因是一组紧密连锁的基因群,称为主要组织相容性复合体(major histocompatibility complex,MHC)。

小鼠的 H-2 系统是第一个被发现的主要组织相容性系统。1936 年,英国科学家 Gover 在研究小鼠血型抗原与肿瘤移植的关系时发现,缺乏 H-2 抗原的小鼠在接受具有该抗原的供体来源的肿瘤移植物时,会发生排斥反应,并产生同种抗体。随后,他与美国科学家 Snell 合作,证实了编码小鼠组织相容性抗原的基因位于第 17 号染色体上,并具有多态性,称为 H-2 基因复合体。Snell 还推论,在所有的脊椎动物内都有 H-2 基因复合体的类似结构,其编码组织相容性抗原。小鼠由于具有繁殖快、易于饲养等特点成为进行 MHC 研究的最重要动物。

人类 MHC 的发现始于临床研究。1958 年,法国医生 Dausset 发现,肾移植后出现排斥反应的患者以及多次输血的患者血清中含有能与供者白细胞发生反应的抗体,命名为 Mac 抗体。后者所针对的 Mac 抗原即人类第一个被发现的主要组织相容性抗原,也就是现在所说的 HLA-A2 抗原。由于人类的组织相容性抗原首先在白细胞表面被发现且含量最高,因此人类的 MHC 系统又称为人类白细胞抗原系统(human leukocyte antigen system,HLA system)。

HLA 具有高度多态性,供受者 HLA 的差异决定了同种异体器官移植后几乎不可避免地会发生免疫排斥反应。在此认识基础上,1954 年美国哈佛大学 Merril 为首的移植小组成功进行了同卵双生子之间的肾脏移植。1957 年首例人类同卵双生子之间骨髓移植取得成功,为治疗白血病等血液系统疾病开创了新疗法。1968 年 HLA 相合的同胞供者异基因造血干细胞移植成功治疗重度联合免疫缺陷病(SCID),之后逐渐应用于急慢性白血病、再生障碍性贫血等疾病的治疗。供受体间 HLA 配型也由同胞间相合向其他有血缘关系亲属相合或部分相合及无关关系间 HLA 相合或部分相合发展。

(二)HLA 系统的生物学功能和遗传学特点

HLA 抗原又称 HLA 分子,1987 年 Bjorkman 等借助 X 线晶体衍射技术首次阐明了 HLA-A2 分子的抗原肽结合槽结构。其后,其他 HLA-Ⅰ、Ⅱ类分子结构的研究也取得了进展,HLA 分子作为 T 细胞信使的免疫生物学功能逐渐被人们认识,从而较好地解释了其作为主要组织相容性抗原的生物学功能。

1. HLA 分子的生物学功能——T 细胞信使 HLA-Ⅰ类和Ⅱ类分子均为糖蛋白,是由两条肽链组成的异质二聚体。HLA-Ⅰ类分子主要负责呈递内源性抗原给 CD8⁺T 细胞,HLA-Ⅱ类分子主要负责呈递外源性抗原给 CD4⁺T 细胞。还有一些相关的

蛋白、补体成分、炎症因子等,同样由 MHC 编码,归为 HLA-Ⅲ类分子。

(1) HLA-Ⅰ类分子:HLA-Ⅰ类抗原分子(HLA-A、-B、-C)在大多数有核细胞表面均有表达,包括血小板和网织红细胞。其由两条非共价结合的多肽链组成,一条是由 HLA 基因编码的重链或 α 链(44kD),另一条是由位于 15 号染色体上的非 HLA 基因编码的轻链或 β 链(12KD),即 β_2-微球蛋白(β_2-M)。α 链远端的 α1 和 α2 结构域构成 HLA-Ⅰ类分子的抗原结合位点(peptide binding site, PBS),其大小与形状适合于已处理的抗原片段,约容纳 8~10 个氨基酸残基。稳定的抗原肽-HLA-Ⅰ类分子复合物通过高尔基体被运送到细胞膜表面,供 CD8$^+$CTL 识别。

(2) HLA-Ⅱ类分子:HLA-Ⅱ类分子(HLA-DR、-DQ、-DP)常见于树突状细胞、单核/巨噬细胞和 B 细胞等抗原呈递细胞(APC)表面。它们是由两条跨膜的多肽链(α 链和 β 链)以非共价键连接组成的异质二聚体。与 HLA-Ⅰ类分子不同,HLA-Ⅱ类分子的抗原结合位点分别由 α 链和 β 链远端的 α_1、β_1 结构域所构成。与 HLA-Ⅱ类分子结合的多肽来源于传统的内吞降解途径。外源性抗原在 APC 内被降解成 10~30 个氨基酸的免疫原性多肽,并与 HLA-Ⅱ类分子结合成稳定的复合物。表达在膜表面的抗原肽-HLA-Ⅱ类分子复合物通常被 CD4$^+$辅助性 T 细胞(helper T cell,Th)识别。

2. HLA 基因——最复杂的多态性遗传系统 HLA 抗原位于第 6 号染色体的短臂 6P21.3,是由一系列紧密连锁的基因所编码,统称为 *HLA* 基因复合体。该区 DNA 片段全长约 4000kb,约占人体整个基因组碱基数的 0.1%。对异基因造血干细胞移植有影响的基因主要是 HLA-Ⅰ类基因(如 *HLA-A*、*-B*、*-C*)和 HLA-Ⅱ类基因(如 *HLA-DRB1*、*-DQB1*、*-DPB1*)。

(1) HLA-Ⅰ类基因:HLA-Ⅰ类基因靠近染色体顶端,长约 1500kb,编码 HLA-Ⅰ类抗原的 α 链。该基因区内存在多达 31 个相关的Ⅰ类基因座,其中与移植配型关系最密切的是 *HLA-A*、*HLA-B* 和 *HLA-C* 基因座,它们彼此在序列和结构上具有高度同源性和多态性。*HLA-A*、*-B*、*-C* 基因包括 8 个外显子和 7 个内含子,外显子 2 和 3 分别编码 HLA-Ⅰ类抗原的 α1-和 α2-结构域(抗原结合位点),决定了 HLA-Ⅰ类抗原的特异性。

(2) HLA-Ⅱ类基因:HLA-Ⅱ类基因位于复合体近着丝粒端,长约 1000kb,分为 DR、DP、DQ 三个

亚区,每个亚区至少具有 2 个基因座位(*DRA*、*DRB*;*DQA*、*DQB*;*DPA*、*DPB*),用来分别编码相应 HLA-Ⅱ类抗原的 α 链和 β 链,以构成异源二聚体。

(3) HLA 单体型和连锁不平衡:HLA 复合体是一组紧密连锁的基因群。这些连锁在一条染色体上的等位基因即构成一个单体型(haplotype),如:A1-B8-DR3 单体型。在遗传过程中,HLA 单体型作为一个完整的遗传单位由亲代传给子代。二倍体生物的每一细胞均有两个同源染色体,分别来自父母双方。故子女的 HLA 单体型也是一个来自父方,一个来自母方。在同胞之间比较 HLA 单体型型别就会出现下列三种可能性:二个单体型完全相同或完全不同的几率各占 25%;有一个单体型相同的几率占 50%。至于亲代与子代之间则必然有一个单体型相同,且只能有一个单体型相同。这一遗传特点在器官移植供者的选择以及法医的亲子鉴定中得到了应用。

HLA 复合体各等位基因均有其各自的基因频率。基因频率是指某一特定等位基因与该基因座中全部等位基因总和的比例。随机婚配的群体中,在无新的突变和自然选择的情况下,基因频率可以代代维持不变。由于 HLA 复合体和各基因座是紧密连锁的,若各座的等位基因随机组合构成单体型,则某一单体型型别的出现频率应等于该单体型各基因频率的乘积;然而 HLA 连锁的基因并非完全随机地组成单倍型,部分基因总是较多地在一起出现,致使某些单倍型在群体中呈现较高的频率,从而出现连锁不平衡(linkage disepuilibrium)。例如,在北欧白人中 HLA-A1 和 HLA-B8 频率分别为 0.17 和 0.11。若随机组合,则单体型 A1-B8 的预期频率为 0.17×0.11 = 0.019;但实际所测得的 A1-B8 单体型频率是 0.088,故 A1-B8 处于连锁不平衡,实测频率与预期频率间的差值(△0.088−0.019 = 0.069)为连锁不平衡参数。在 HLA 复合体中已发现有 50 对以上等位基因显示连锁不平衡,产生连锁不平衡的机制尚不清楚。

(4) HLA 多态性:HLA 基因是迄今已知人类基因组中最复杂的基因位点,有高度的多态性(polymorphism)。由于它们的抗原呈递功能,HLA 的多态性使得 T 细胞能够最大限度地识别外界抗原肽,维持人类的生存。HLA 系统的多态性最初是通过血清学方法检测的,抗血清多来自经产妇的血清或接受多次输血的人群。在 20 世纪 80 年代早期,第一个 HLA 基因的分子克隆为完全理解 HLA 多态性的分子基础和 DNA 配型技术奠定了基础。HLA 高

度多态性的最主要原因是 HLA 复合体的每一个基因座都有为数众多的复等位基因(multiple alleles),而每一个等位基因均为共显性(codominance),大大增加了人群中 HLA 表型的多样性。HLA 的高度多态性对维持种属的生存与延续具有重要的生物意义,但也对造血干细胞移植过程中寻找配型相合的供体带来很大的困难。

(三) HLA 分型技术进展

造血干细胞移植在血液系统恶性疾病治疗中取得的巨大成功与 HLA 分型技术的进步是分不开的。HLA 分型技术在最近几十年有了突破性的进展,经历了从血清学、细胞学到分子生物学的演变。1991 年以前,HLA 分型使用血清学和细胞学方法,通过检测 HLA-A、-B、-DR 和-Dw 抗原来选择供者。1991 年和 1992 年,分子分型技术首次被用于 *HLA-DRB1* 和-*DQB1* 的分型。高分辨率的 HLA 分型技术为 HLA 精确配型提供了可能,在基础研究和临床应用上都有很重要的意义。

1. 血清学分型 HLA 抗原最早是通过血清学方法分型的,即使用 HLA 抗体鉴定淋巴细胞表面的 HLA 抗原。1956 年,Gorer 等创建了补体依赖的淋巴细胞毒试验检测方法,用于检测小鼠的同种抗体。1964 年,Terasaki 等将此法改良并应用于 HLA 血清学检测试验中,即补体依赖的微量细胞毒性试验(complement-dependent microcytotoxicity assay)。其基本原理是:HLA 标准分型血清中含有针对某种 HLA 抗原特异性抗体,能与待测细胞膜表面相应的 HLA 抗原结合,在有补体存在的情况下这些细胞通透性增强,伊红等染料渗入细胞使其着色,通过观察细胞的着色数量来决定待测细胞是否具有该特异性抗原。此方法简便易行、经济、结果可靠、重复性好,从方法学上为 HLA 的血清学研究敞开了大门。1970 年,美国国立卫生研究院(NIH)将该方法确定为国际通用的标准技术,称为标准血清分型方法(standard serology)。20 世纪 90 年代之前,血清学分型在 HLA 配型中占据主要地位,并发挥了重要作用。

2. 细胞学分型 细胞学分型是指在体外测试 T 细胞识别 HLA 分子的能力,主要用于 HLA-Ⅱ类分子,特别是 DR 抗原的检测。早在 1964 年,Bain 和 Bach 等发现两个无关个体的淋巴细胞在体外适宜的环境下混合培养后可以互相激发,使细胞活化并向母细胞转化,产生分裂增殖现象。若将其中的一种细胞在体外通过放射性灭活,便可使刺激反应单向进行,从而达到分型目的。而后人们经过研究

确认,混合淋巴细胞培养试验(mixed lymphocyte culture test,MLC test)是研究细胞免疫反应,尤其是移植免疫的良好模型。常用方法为纯合分型细胞(homozygote typing cell,HTC)及预致敏淋巴细胞试验(primed lymphocyte test,PLT),其基本原理均是通过单向混合淋巴细胞培养来判断淋巴细胞在识别非已 HLA 抗原决定簇后发生的增殖反应以确定 HLA 型别。但由于分型细胞来源困难以及操作手续繁琐,细胞学分型技术正逐渐被淘汰。

3. 基因分型 20 世纪 80 年代后期,分子生物学技术的迅速发展与成熟,特别是 1985 年 PCR 技术的发明,为分子生物学技术应用于 HLA 研究领域提供了有效的方法。基因分型技术直接从基因水平对 HLA 多态性进行分析,方法准确、灵敏,可实现高分辨率分型,识别血清学、细胞学无法识别的基因型别。基因分型技术使 HLA 配型更加精准,并显著改善了移植效果,在国内外大多数实验室已经完全取代了传统的 HLA 分型方法。高通量、高自动化及高集成性技术将是未来 HLA 分型方法发展的趋势。

(1) 常见 HLA 基因分型技术比较:基因分型技术是基于多态性 DNA 片段的核苷酸序列信息和 PCR 技术。目前较常见的基因分型技术主要有:PCR-限制性片段长度多态性(PCR-RFLP)、PCR-单链构象多态性(PCR-SSCP)、PCR-序列特异性引物(PCR-SSP)、PCR-序列特异的寡核苷酸探针杂交(PCR-SSOP)、PCR 指纹图(PCR-finger printing),以及直接测序分型(sequence based typing,SBT)。由于每种 HLA 检测方法各有其优缺点,不同的实验室应该根据各自的条件、要求和目的来选择合适的方法。

(2) RSCA 策略:1998 年,Argüello 等发明了双链构象分析技术,用于检测和分析等位基因中的变异位点和复杂的多态性基因位点,并在此基础上建立了参照链介导的构象分析系统(reference-strand-mediated conformation analysis,RSCA)。其基本原理是:根据不同基因扩增产物与荧光标记参照链杂交后产生具有不同构象的稳定 DNA 双链,经过非变性 PAGE 电泳或毛细管电泳后,采用激光扫描技术以及计算机软件分析技术来检测和分析 HLA 等位基因。RSCA 策略的最大特点是融测序与构象分析于一体,弥补了单测序或单构象分析的各自缺陷,是 HLA 分型技术发展过程中的重大突破。

(3) pyrosequencing 技术:Melamede 在 1985 年首先提出了合成测序的理论。当时用双酶系统,未

修饰的核苷酸和缺乏核酸外切酶活性的 DNA 聚合酶,通过检测聚合酶的活性来监测 DNA 合成(pyrosequencing)。1996 年 Ronaghi 等在反应体系中用 α-硫代脱氧腺苷三磷酸(dATPαS)代替 dATP,随后又在反应体系中引入腺苷三磷酸双磷酸酶(apyrase),从而发展为今天成熟的技术。2003 年,美国 Pel-Free 公司优化了 pyrosequencing 技术,将其应用于 HLA 基因高分辨分型,成为继 RSCA 策略后第一个真正对基因进行高通量高分辨分型的系统。世界各移植中心目前普遍使用的 HLA 基因分型方法主要是 PCR-SSP、PCR-SSOP,而研究单位还使用以测序为基础的分型技术(SBT)和 RSCA 等。pyrosequencing 相对于这些 HLA 基因分型方法,由于可实现异相核苷酸掺入方式,因此能得到更高的分辨率结果。

(4)基因芯片技术:基因芯片技术(gene chip)或 DNA 微阵列技术(DNA microarray)由美国 Afymetrix 公司首先开发,并在短短数年中得到迅速的发展和广泛的应用。基因芯片技术的原理是将大量特定的寡核苷酸片段或基因片段作为探针,有规律地排列固定于支持物上,这些探针可与放射性标记物或荧光素标记的样品 DNA 或 cDNA 互补核酸序列相结合,通过放射自显影或荧光检测,杂交结果通过计算机软件处理分析后获得杂交信号的强度及分布模式图,从而获得样品分子的数量和序列信息。与现有的分型技术比较,基因芯片分型有如下优势:①高通量,通常每平方厘米点阵密度高于 400,可以将成千上万的 HLA-A、-B、-C、-DR、-DQ、-DP 的序列特异性探针点样在几平方厘米的微小芯片上,从而一次性获得个体 HLA 的全部信息;②简便高效,实验过程自动化程度高,结果判读通过荧光扫描,而不是凝胶电泳,大大简化了操作,缩短了时间。而且只需要 1 张芯片,1 次 PCR,1 次杂交就可以对多个样本进行 HLA-A、-B、-DR 等位点 DNA 分型;③灵敏度高,芯片通过 2 级放大,第 1 级是在 PCR 扩增模板 DNA 时,第 2 级是在读取杂交结果时荧光素的 2 级放大,大大提高了灵敏度;④结果判断更准确,Balazs 等用基因芯片和 PCR-SSO 对 768 份标本进行分型比较,发现芯片分型的灵敏度和特异性都很高,两种方法所得结果的吻合率达99.9%。

(5)多荧光微珠免疫分析(Lumniex 技术):多荧光微珠免疫分析(multiplexed fluorescentmicros phereimmunoassay)是基于荧光流式细胞仪和免疫标记技术相结合的一项新的免疫学技术。所需仪器称为 Lumniex™100 Liquid Array 液相芯片分析平台,它有机地整合了有色微球、激光技术、应用流体学、最新的高速数字信号处理器和计算机运算法则。微球的颜色是通过两种荧光染料染色得到的,调节两种荧光染料的比例可以获得 100 种不同颜色的微球,每种颜色的微球可携带一种生物探针,探针通过羧基结合到微球表面,因此 1 个反应孔内可以完成 100 种不同的生物学反应。Lumniex™100 通过鉴定微球的颜色来确定反应类型,而对反应的定量分析是通过靶物质上的报告分子完成的,能够实现应用 1 个试剂同时检测 1 份标本中 1～100 个指标,瞬间出结果,极大地简化了临床检测程序,减少了临床检测成本,同时保持了荧光流式细胞仪所具备的准确、敏感、特异和重复性好等优点。目前虽然所需的仪器比较昂贵,但已有较大的实验室将该技术作为常规方法用于 HLA 的分型。

(四)思考与展望

在造血干细胞移植中,供受者间的遗传差异越大,患者移植后并发症如 GVHD 发生的风险越高,并导致免疫重建的延迟。以往供者的选择依靠血清学技术检测供受者间 HLA-A、-B、-DR 抗原的相合程度,近年分子分型技术应用于 HLA 配型后,人们发现许多血清学相合无血缘关系供受者的基因型其实并不相合,因为相同的抗原可由不同的等位基因编码,这些等位基因的差异会增加植入失败、急性 GVHD 和死亡的风险。目前,HLA-A、-B、-C、-DRB1、-DQB1 基因位点相合已成为国际上选择"全相合"无关供者的黄金标准,同时随着各类精准的移植配型技术进展使得造血干细胞移植有了显著的提高。

二、全球协作的典范——造血干细胞供者登记中心的发展

无关供者造血干细胞移植的成功实施激起了人们对干细胞捐赠的热情,社会的积极响应促进了无关供者登记中心的成立。世界上最早的骨髓捐献志愿者登记中心——"Anthony Nolan"基金会成立于 1974 年,创立者是一位 Wiskott-Aldrich 综合征患儿(Anthony Nolan)的母亲 Shirley Nolan。Anthony 出生于 1971 年,在出生后不久就被诊断患有罕见的 Wiskott-Aldrich 综合征,骨髓移植是唯一的治疗方法,但是没有一个组织可以提供配型的资料。Anthony 母亲自此致力于建立 HLA 配型资料的登记中心,组织并联络干细胞捐赠并检测登记捐赠者的 HLA 资料和信息。遗憾的是,Anthony 一直未能

找到合适的供者,并于 1979 年死亡。如今,"Anthony Nolan"基金会发展成为全球最大的几个干细胞登记中心之一。同期,一位身患急性淋巴细胞白血病的 10 岁女孩 Laura 与病魔抗争的故事推动了美国国家骨髓捐赠事业的发展。1979 年 Laura 进行了无关供者骨髓移植,这也是全球首例无关异基因造血干细胞移植治疗白血病的病例。1981 年 Laura 的父亲 Graves 建立了"Laura Graves"基金会,长期致力于骨髓捐赠的宣传与志愿者的募集工作,并成为,美国国立骨髓登记中心(national marrow donor program,NMDP)的雏形。1986 年,NMDP 正式成立,目前已成为全球最大的国立骨髓登记中心之一。目前全球范围大约有超过 50 个国家成立造血干细胞捐赠登记处,已登记的捐赠志愿者及脐血造血干细胞资料超过 1300 万份。随着"捐髓救人"概念的深入人心,越来越多的人加入到志愿者的行列,为解救病人的疾苦贡献自己的力量,成为无关供者登记中心建立和维持的坚实基础。

(一) 造血干细胞供者登记中心的运作

无关供者造血干细胞登记中心的首要工作是招募并保证可获得的供者数量。此外,一个造血干细胞供者登记中心的建立必须具备几个主要的元素。首先,登记中心必须登记有完备的志愿者资料,并不断更新供者的地址、健康状况以及捐赠意向,确保在初配(primary search)成功后能联系到供者本人并评估捐赠者的健康状况,以决定是否适合做干细胞供者。其次,是 HLA 分型。在过去的二十年里,HLA 分型技术有了极大的发展,之前多采用血清学分型技术,但目前各个登记中心已将分子生物学分型技术作为标准的方法来输入捐赠者的 HLA 资料。完整的 HLA 分型资料有利于寻找合适的供者,目前无关供者登记中心的标准方法是检测捐赠者 HLA-A、B、DR 和 C 基因位点,而在早期入库的捐赠者往往只有 HLA-A 和 B 基因位点的数据。自 2005 年始,HLA-C 位点也被纳入供受者 HLA 配型的检测指标,同时越来越多的研究显示 HLA-DP、DQ 位点与造血干细胞移植的疗效有密切的关系。第三,登记中心需要对供者资料有人口统计学信息分析。人种的多样性是保证造血干细胞库满足不同人群患者需要的重要前提,同时不同种族或是不同遗传背景的患者找到供者的几率是不同的,因此全球各国造血干细胞供者登记中心一直就增加"造血干细胞库"中不同人种和民族的供者做着不懈的努力。增加供者资料库中人种的分布,确保资料库中少数人群的比例,才能满足患者的需

要。在过去的十年中,随着各种造血干细胞登记中心的建立和发展,患者找到至少一位合适供者的几率有了大大的增加,而全球协作为寻找适合的供者提供了更多的机会,推动了造血干细胞移植事业的开展。

(二) 全球造血干细胞供者登记中心的现状

随着全球经济发展和人们健康意识的提高,Allo-HSCT 已成为多种血液系统恶性疾病治疗的首选方案之一。以全球 70 亿人口计算,目前全球每年新增白血病患者约 30 万人,但在过去的二十多年间实施的 Allo-HSCT 仅约 8 万～10 万例,仅有 1%～2% 的患者接受移植治疗。在我国,每年新增白血病患者约有 4 万人,但每年开展的异基因造血干细胞数仅为 2000 余例。造血干细胞的来源仍是制约移植开展的重要因素,造血干细胞供者登记中心的建立和全球协作网络的完善为更多的患者提供了可移植的机会。以下介绍几个主要的造血干细胞移植供者登记中心和协作组织。

1. 国际造血干细胞登记中心和造血干细胞移植协作组织

(1) 全球骨髓资料库(bone marrow donors worldwide,BMDW):1988 年在欧洲骨髓移植协作组织(European group of blood and marrow transplantation,EBMT)的免疫生物学工作组(immunobiology working party)的基础上发展建立 BMDW。BMDW 的宗旨在于推动干细胞捐赠和脐血库的建立,提供 HLA 配型及其他无关供者造血干细胞移植相关的资料,让移植医生更容易获得捐赠者的信息。BMDW 的工作目标是:①扩大全球范围登记中心造血干细胞及脐血资料储备;②简化寻找供者的程序,减少寻找供者的时间和耗费;③提供寻找适合的无关供者或脐血的几率的评估;④提供寻找部分位点不相合的无关供者干细胞或脐血的搜寻方案;⑤推动在亲属间中寻找合适供者的策略;⑥为患者提供移植相关的信息;⑦推动通过互联网搜寻合适供者的计划。BMDW 一直致力于全球造血干细胞及脐血 HLA 资料的收集,截至 2013 年 10 月 BMDW 共有超过 2250 万份无关供者造血干细胞和脐血资料,这些资料分别来自 51 个国家的 71 家造血干细胞供者登记中心,以及 32 个国家的 48 家脐血库。尽管通过 BMDW 中检索到配型相合的供者并不意味着该供者一定适合捐赠或是能找到该供者,但 BMDW 为在全球范围内寻着适合的供者提供了可能的机会。

(2) 美国国立骨髓捐赠者登记中心(national

marrow donor program,NMDP):创立于1986年,是目前全球最大的造血干细胞捐献志愿者登记中心。在经历了二十余年的运作后,美国NMDP现已有超过1600万的捐赠者资料,其中大约有300万供者可以提供高分辨的HLA分型资料,并已为全球30 000余例造血干细胞移植提供了移植物。目前NMDP每年提供移植物约5800余例,其中为其他国家提供的造血干细胞份数占35%。2006年5月,NMDP与我国造血干细胞捐赠者资料库,即中华骨髓库(Chinese marrow donor program,CMDP)已正式签订合作协议,自此中美两国需要造血干细胞移植的白血病患者将拥有更多的配型成功机会。目前,NMDP的信息系统每天能为80 000人提供HLA检索服务,并将寻求合适供者的时间缩短至3~4周,同时正努力增加库中不同种族的供者。NMDP就推动造血干细胞捐赠事业做着不懈的努力,2009年NMDP的供者登记中心又有了一个新的名称"Be The Match Foundation",旨在招募更多的供者和资金援助,帮助更多等待移植的患者寻找适合的造血干细胞供者。

(3)欧洲骨髓移植协作组织(European group of blood and marrow transplantation,EBMT):成立于1974年,是一个非营利性组织,总部设在荷兰的马斯特里赫特。EBMT的宗旨在于从供者招募、组织配型、临床协作、科学研究、医学教育、标准化、质量控制等全方面推动造血干细胞移植事业的发展。目前EBMT有11协作组,分别为急性白血病、慢性白血病、淋巴瘤、实体瘤、再生障碍性贫血、免疫性疾病、先天遗传缺陷、感染性疾病、晚期不良反应、儿童疾病和自身免疫性疾病,EBMT的会员可以参加任何一个协作组。EBMT每年会举行会议,总结各个协作组的经验,提出新的造血干细胞移植指南,并开展继续教育。EBMT为科学家和移植医生提供交流和分享经验的平台,有利于促进相互协作。

(4)亚太国际骨髓移植协作组织(Asia pacific blood and marrow transplantation group,APBMT):成立于1990年,其成立之初主要为亚洲国家的移植医生提供一个交流和协作的平台,第一届APBMT年度会议在北京召开,目前参加APBMT的造血干细胞移植单位已覆盖到19个亚太地区的国家和地区。APBMT促进了亚洲国家造血干细胞移植领域的学术交流和技术进步,也促进了亚洲国家和世界造血干细胞移植组织的协作和交流。自2005年开始APBMT的组织机构不断完善,于2006年建立了APBMT造血干细胞移植资料登记中心。APBMT的工作宗旨在于促进造血干细胞移植领域的基础和临床研究,推动了亚太地区造血干细胞移植事业的发展。

(5)国际骨髓移植登记中心(center for international blood and marrow transplant research,CIBMTR):成立于2004年7月,由威斯康星大学的国际骨髓移植登记中心(international bone marrow transplant registry,IBMTR)和NMDP的研究机构(NMDP-Research)组成,是造血干细胞移植领域的一个重要国际研究机构。IBMTR和NMDP-Research均为造血干细胞移植领域专业的学术机构,其重要的工作是组织开展临床试验和研究观测。CIBMTR在整合了IBMTR和NMDP-Research的研究力量的基础上,进一步发挥其研究优势以支持有关造血干细胞移植领域的研究工作,其主要开展临床观察、临床试验、免疫生物学、数据统计和分析等四个领域的研究工作,对全球造血干细胞移植工作的开展起到了指导和推动的作用。CIBMTR通过广泛的全球协作,对造血干细胞移植资料进行回顾性分析,并通过前瞻性、多中心的临床试验,研究最佳的移植治疗措施,以切实提高造血干细胞移植的安全性和成功率。

2. 华人造血干细胞供者登记中心的发展 华人造血干细胞供者登记中心的起步相对较晚,目前主要有中国造血干细胞移植捐赠者资料库,即中华骨髓库(Chinese marrow donor program,CMDP)和台湾慈济骨髓干细胞中心(Tzu Chi stem cell center in Taiwan)。

(1)中华骨髓库(Chinese marrow donor program,CMDP):我国大陆地区的造血干细胞捐赠事业始于1993年,中华骨髓库的前身是1992年经卫生部批准建立的"中国无关关系骨髓移植供者资料检索库"。1996年9月首例无关供者外周血造血干细胞移植成功实施,上海分库志愿者孙伟,为一位患有急性淋巴白血病杭州学生高某捐献了造血干细胞。2001年在政府的支持下中国红十字会重新成立了"中国造血干细胞移植捐赠者资料库",统一管理和规范开展志愿捐献者的宣传、组织、动员,HLA分型,为患者检索配型相合的捐献者及移植相关服务等。中心由分库、实验室、专家委员会、移植医院和采集中心构成。2002年中国造血干细胞捐献者资料库管理中心覆盖全国的电脑网络系统开始正式运行,服务于广大患者的资料库建设迈上了一个新台阶。目前中华骨髓库在全国有31个省级分库,担负着宣传征集适龄健康公民报名加入资料库、组织采集志愿者血样、开展相关咨询服务、检索服务、志愿者再动员等工作。同时,中华骨髓库在全国范围内有31个定点HLA组织配型实验室,7个高分辨确认实验室和1个质量控制实验室,主要进行志愿者的HLA检测及其数据上传工作。根据我国卫生部《无关造血干细胞移植技术管理规范》和《无关造血干细胞采集技术管理规范》,经省级卫生行政部门批准,并在中华骨髓库管理中心备案的造血干细胞移植、采集医院总计已达119家。截至2013年10月,中华骨髓库入库资料已逾181万人份,并与美国、韩国、新加坡、日本国家的骨髓库建立了合作关系。目前中华骨髓库已实现捐献3800余例,向国境外血液病患者提供造血干细胞100多例。随着"捐髓救人"风尚的深入人心,我国有望在2015年前建成一个200万人份数据的资料库,相信其蓬勃发展必将挽救更多需要移植的病患的生命,造福于国家和人民,造福于全球华人。

（2）台湾慈济骨髓干细胞中心(Tzu Chi stem cell center in Taiwan):台湾的造血干细胞捐赠事业略早于大陆地区。1993年前,台湾法令限制骨髓移植必须在三等亲以内,1993年5月台湾立法院通过了"人体器官移植条例"修正案,开放了非亲属间的骨髓捐赠,同时也唤起了专家、学者及社会各界人士对骨髓捐赠相关事宜的关注。台湾慈济基金会于1993年10月成立"台湾骨髓捐赠资料中心",2002年正式改制为"慈济骨髓干细胞中心",并依台湾卫生署建议,申请为非营利医疗机构,下辖免疫基因实验室、脐带血库、捐赠活动暨关怀组、资料库暨行政组等四个部门。至2013年10月造血干细胞志愿捐赠者已超过38万份,提供造血干细胞3361份,供髓区域总计达29个国家和地区,其中已向我国大陆地区提供造血干细胞1403份。尤其在我国大陆造血干细胞捐赠工作的起步阶段,慈济骨髓干细胞中心为我国造血干细胞移植事业发展作出了重要的贡献。

（三）思考与展望

目前全球范围的造血干细胞库及造血干细胞协作组织正朝着全球协作的方向发展,除了各国及各地区造血干细胞协作组织的国际交流和协作,各种全球性的造血干细胞移植协作组织也不断发展壮大。全球骨髓供者联合组织(world marrow donor association,WMDA)正是基于对全球协作的需求的基础上建立起来的。WMDA的工作目标在于促进国际间信息的交流和程序的标准化,跨越国界推动

国际间造血干细胞的捐赠。2007年,由EBMT、CIBMTR和APBMT联合WMDA和世界卫生组织(world health organisation,WHO)召开会议,讨论建立一个全球造血干细胞移植协作网络(worldwide network for blood and marrow transplantation,WBMT),其目的在于建立一个全球化的移植资料检索和报告系统,为病人和移植医生提供快速、有效的移植相关信息的咨询和处理意见。全球范围的造血干细胞移植协作网络的建立和完善,为推动造血干细胞移植事业的发展作出了积极的贡献。

无关供者造血干细胞登记中心的建立和国际合作的建立、发展和成熟是人类的一个伟大进步。随着造血干细胞捐赠事业的发展,移植技术取得了显著的进步,对供者的需求也不断扩大,供者的招募、HLA检测技术、供受者间资料匹配、供者搜寻的网络系统、个体化的移植策略仍旧是造血干细胞登记中心和移植组织的工作重点。与此同时,由于全球一体化和国际间捐赠的日益频繁,建立移植医生、科学家和管理人员组成的全球协作组织进而规范、管理国际间捐赠事业的发展势在必行。随着现代医学、生物学、信息学等发展,加强造血干细胞登记中心与移植组织的国际协作与资源共享,将最终推动造血干细胞移植事业的发展。

三、如何选择合适的无关供者

供受者间遗传免疫的差异是无关供者造血干细胞移植成功实施的最关键的影响因素。在造血干细胞移植中,供受者间的遗传差异越大,患者移植后并发症如移植物抗宿主病(graft-versus-host disease,GVHD)的危险性越高,并导致免疫重建的延迟、增加了移植相关死亡的风险。供受者HLA相合性是影响无关供者造血干细胞移植临床结果的主要因素。在造血干细胞移植中,供受者间HLA等位基因完全相同被称为全相合(match),如果有基因位点不相同则被称为不相合(mismatch)。HLA等位基因不全相合对造血干细胞移植的影响?供受者其他特征对造血干细胞移植的影响?如何选择最适合的不全相合供者?这些问题均为当前HLA配型研究的焦点。此外,随着人类基因组计划宣告完成,对供受者基因配对的研究也日益丰富,目前NK细胞的异基因活性、细胞因子和免疫应答基因的多态性成为影响移植疗效的研究热点。

（一）HLA等位基因不相合与移植风险

国内外有大量的临床回顾性研究试图阐明HLA不相合与移植结果的关系,但由于疾病种类及

其阶段、供者选择标准、HLA分型技术分辨率、移植前危险因素、GVHD防治措施等差异造成所得结论差别较大。尽管如此,这些数据对HLA不全相合供者的选择和移植风险的评估有重要的参考价值。最初,造血干细胞移植潜在供者的选择主要依靠血清学技术检测供受者HLA-A、-B、-DR抗原的相合度。随着分子生物学分型技术被应用于HLA配型,人们发现许多血清学相合的无关关系供受者的基因型其实并不相合,相同的抗原可由不同的等位基因编码。同时,越来越多的研究表明,除了经典的HLA-A、-B、-DR等位基因外,其他HLA位点的差异对造血干细胞植入、GVHD的发生和受者的长期生存也有较大的影响,必须在配型时予以考虑。

1. HLA等位基因不相合数量与移植风险 由于HLA基因的高度多态性与连锁不平衡,仍有不少患者只能接受HLA不完全相合的造血干细胞移植。大量研究表明,造血干细胞移植疗效与HLA等位基因不相合的数量有显著关系。植入失败、GVHD发生的风险和移植相关死亡率均随着HLA等位基因不相合数量的增加而增加。NMDP在2007年的最新报告中回顾性分析了1988年至2003年间3857例无关供者造血干细胞移植,结果显示HLA-A、-B、-C或-DRB1任意一个位点不相合移植的急性GVHD的发生率和移植相关死亡率均随之增高,而其对疾病的复发、慢性GVHD和移植物植入无显著影响(表11-4-1)。HLA等位基因8/8、7/8、6/8相合患者的一年生存率分别为52%、43%、33%,即每增加一个HLA等位基因不合则患者的生存率约降低10%。总之,HLA等位基因不相合数量是造血干细胞移植的重要危险因素之一。

表11-4-1　HLA-A、-B、-C、-DRB1不相合与造血干细胞移植临床结果的关系(NMDP)

	8/8相合(n=1840)	7/8相合(n=985)	6/8相合(n=633)
1年总生存率	52(50~54)%	43(40~46)%	33(30~37)%
5年总生存率	37(35~40)%	29(26~32)%	22(19~26)%
1年无复发生存率	47(44~49)%	38(35~42)%	29(26~33)%
1年移植相关死亡率	36(34~38)%	45(42~49)%	55(51~59)%
1年复发率	18(16~19)%	16(14~18)%	15(13~18)%
1年慢性GVHD发生率	44(41~46)%	36(33~39)%	32(29~36)%
Ⅲ-Ⅳ急性GVHD发生率	28(26~30)%	37(34~40)%	44(40~48)%
植入失败发生率	10(9~11)%	13(10~15)%	17(14~20)%

2. HLA等位基因不相合位点与移植疗效 HLA等位基因不相合的数量与移植结果的关系已得到了充分的证实,但HLA-Ⅰ类位点和HLA-Ⅱ类位点不相合对移植结果的影响尚有待深入研究。以往的观点认为,植入失败的发生主要与HLA-Ⅰ类位点不合有关,而急性GVHD的发生与HLA-Ⅱ类位点不合有关。近期多项临床研究表明,HLA-Ⅰ类位点不合在急性GVHD的发生中有重要的影响(表11-4-2)。HLA-C位点不相合的造血干细胞移植患者的复发率较低,并有研究认为HLA-C位点不相合与移植物抗白血病(graft-versus-leukemia,GVL)效应有关。HLA-DRB1与急性GVHD和生存率均有关。根据NMDP的最新报道,患者的生存率与HLA-A、-B、-C、-DRB1基因位点不相合有关,与HLA-DP、-DQ不相合无显著关系。在无HLA 8/8基因位点相合的供者时,单个HLA-B或-C等位基因不相合的移植疗效较单个HLA-A或-DRB1位点不相合好。单个HLA-DQ位点不相合对移植结果无明显影响,但在其他位点有一个或多个不相合基础上再增加HLA-DQ不相合则会降低患者的生存率,因此多个位点不相合的配型应尽可能避免HLA-DQ不相合。目前HLA-DP位点不相合也越来越受到研究者的重视。在HLA 8/8基因位点相合的配对中,HLA-DP位点相合的大约只占14%。在HLA-A、-B、-C、-DRB1基因位点均相合而HLA-DPB1不合的GVHD患者皮肤活检中可分离获得HLA-DP特异性T细胞,说明DPB1参与GVHD的发病机制。HLA-DP不相合对总生存率无显著影响,但HLA-DPB1不相合增加了急性GVHD的发生率,但同时也降低恶性肿瘤患者移植后的复发率,后者可能与HLA-DP不相合参与GVL效应有关。最近Shaw等对5929例造血干细胞移植供受者配对情况的研究进一步证实了HLA-DPB1不相合增加急性GVHD的发生率的同时也伴随着移植后复发率的

降低,该效应在 HLA-A、-B、-C、-DRB1、-DQB1 相合的患者中更为明显。因此,移植时选择 DPB1 相合还是不相合供者,必须仔细权衡 GVHD 和复发对患者生存率的影响。

表 11-4-2　HLA 位点不相合对无关供者异基因造血干细胞移植临床结果的影响

HLA 基因位点	GVHD	移植排斥	复发	生存
HLA-A	↑			↓
HLA-B	↑			↓
HLA-C	↑	↑	↓	↓
HLA-DRB1	↑			↓
HLA-DQB1				
HLA-DPB1	↑	↑	↓	

3. HLA 等位基因的可允许不相合与造血干细胞移植　HLA 的高度多态性和连锁不平衡为合适供者的选择带来了很大困难。HLA 不相合对移植结果的影响除了与特定的基因位点有关外,还与等位基因的特点有关,即同一位点的不同等位基因不相合对移植可能造成不同的影响。多项回顾性研究表明,某些特定的等位基因不相合似乎不导致急性 GVHD 发生率或移植相关死亡率的增加,甚至还能引起 GVL 效应,起到降低移植后复发率的效果。于是引入了 HLA 等位基因可允许不相合(permissive mismatch)和不允许不相合(nonpermissive mismatch)的概念。在 HLA 等位基因可允许不相合的造血干细胞移植中,GVHD 的发生率及移植失败率无明显增加,可被临床移植所接受。虽然目前国际上对可允许不相合和不允许不相合等位基因的界定尚无一致的结论,但现有的一些大样本临床研究结果对供者的选择有一定的参考价值。无关供者 HLA 等位基因可允许不相合信息的完整化可使更多的患者从中受益。

（二）HLA 配型原则

供者的选择有赖于供受者间 HLA 的相合程度。无关关系供受者间等位基因的相合程度严格依赖于用高分辨率分型技术检测的 HLA 基因型,基因型相同的同胞供者在所有位点都有相同的等位基因。尽管关于 HLA 等位基因不相合对移植结果产生影响的相关机制尚未完全阐明,合适的造血干细胞移植供者的定义也随着 HLA 的研究进展而不断发生变化,供者的选择不仅受到当前对已知 HLA 基因分型技术的制约,也受移植术式和疾病特性的影响,但一些基本的观念已得到较普遍的认同:①高分辨率的基因分型技术是目前无关供者配型和选择的标准技术;②HLA 等位基因不相合的数量是影响移植结果的重要危险因素;③HLA 等位基因不相合与移植排斥、GVHD、移植相关死亡等有关;④HLA 等位基因可允许不相合可能与结合抗原和(或)T 细胞受体的氨基酸残基的性质、数量及位置等有关;⑤非 HLA 因素对造血干细胞移植临床结果有一定影响。这些基本观点强调了基因分型在造血干细胞移植供者评估和选择中的重要性,同时也表明 HLA 配型应尽可能包括 HLA-A、-B、-C、-DRB1、-DQB1,甚至 HLA-DPB1 位点。此外,还应充分考虑到非 HLA 因素对供者选择和移植结果的可能影响。

选择适合的无关供者必须进行 HLA- I 类和 II 类基因的高分辨率分型检测。目前的分型技术可以识别多种相合水平:12/12 相合(A、B、C、DRB1、DQB1、DPB1),10/10 相合(A、B、C、DRB1、DQB1),8/8 相合(A、B、C、DRB1)或 6/6 相合(A、B、DRB1)。不同移植中心的 HLA 配型标准会有所不同,但应尽可能选择等位基因匹配程度最高的供者。HLA 10/10 相合是目前国际公认的标准,由于近年来 HLA-DP 在移植中的作用逐渐被人们所认识,在有多个 10/10 匹配的供者的情况下可考虑进行 DPB1 分型的检测。

HLA 配型对移植的成功与否至关重要,但患者方面的因素,如年龄、疾病类型、疾病进程、巨细胞病毒(cytomegalovirus,CMV)携带情况、种族等均为移植后生存率的预测因素。处于疾病早期的年轻患者(40 岁以下)生存率较高,一般其五年生存率约为 50% ~ 60%。慢性粒细胞白血病(chronic myeloid leukemia,CML)和骨髓增生异常综合征(myelodysplastic syndrome,MDS)移植患者的生存率要高于急性淋巴细胞白血病(acute lymphocytic leukaemia,ALL)和急性髓细胞白血病(acute myeloid leukemia,AML)患者。此外,CMV 阴性受者的生存率较阳性高。在诸多患者因素中,疾病进程是移植医生可通过尽早实施移植而改变的唯一因素。Lee 等对 3857 例无关供者异基因造血干细胞移植的回顾性研究显示,在进行 HLA 8/8 或 7/8 基因位点相合的异基因造血干细胞移植后,疾病早期患者一年生存率分别为 63% 和 50%,而疾病中期患者一年生存率仅为 48% 和 40%。Petersdorf 等的研究显示,在疾病低、中危险组中 HLA 单个位点不相合对移植后死亡的风险较高危组明显增加。对疾病高危组患者而言,移植后复发是引起死亡的主要因素,而 GVHD 和移植相关并发症对死亡率无显著影响。因此,患者应在疾病早期早期尽早选择进行移植,而对于高危组的患者,在找不到 HLA 全相合供者的情况下,可选择 1～2 个 HLA 等位基因不相合的无关供者。

（三）非 HLA 遗传因素与无关供者造血干细胞移植

尽管 HLA 配型是供者选择和决定造血干细胞移植疗效的主要因素,但随着 HLA 检测技术的提高,即使在 HLA 全相合的 Allo-HSCT 中仍有一定比例的病人发生 GVHD。随着人类基因组计划的完成以及后基因时代的到来,对 GVHD 发生发展的分子遗传学研究日益增多。目前发现杀伤细胞免疫球蛋白样受体(killer cell immunoglobulin-like receptor,KIR)、次要组织相容性抗原(minor histocompatibility antigens,mHags)、细胞因子基因及天然免疫相关基因等的多态性与 GVHD 发生风险和移植后非复发死亡密切相关,为研究 GVHD 的发病机制、探索 GVHD 的预防措施提供了新的线索。

1. KIR 不相合与 GVL 效应 GVL 效应主要归因于供者来源的同种异体反应性 T 细胞和 NK 细胞对受者白血病细胞的杀伤作用杀伤细胞免疫球蛋白样受体(killer cell immunoglobulin-like receptor,KIR)表达在 NK 细胞和部分 T 细胞的表面,通过与靶细胞表面的 MHC-Ⅰ类分子结合,传导抑制或活化信号,从而调节 NK 细胞和 T 细胞的活性。KIR 分为抑制性 KIR 和激活性 KIR,抑制性 KIR 比激活性 KIR 对 HLA-Ⅰ类分子有更大的亲和力,当它们同时与其配体结合时,抑制性信号为显性,从而抑制 NK 细胞对靶细胞的杀伤作用。当抑制性 KIR 与其配体,如 HLA-C1、-C2、-Bw4 等结合时,NK 细胞被抑制保持静止状态。而当受者为 HLA-C1 或 -C2纯合子、或 HLA-Bw4 缺失时,就有可能缺乏供者的某种抑制性 KIR 配体,从而激活供者 NK 细胞的反应性,产生 GVL 效应。

2002 年,《science》杂志首次报道了 HLA 半相合移植中供者抑制性 KIR-配体不相合可以显著改善移植预后,并将该重大发现称之为"完美的不相合"。该项研究对接受 HLA 半相合同胞供者 Allo-HSCT 的 AML 患者研究显示,当供者 KIR 与受者 MHC-Ⅰ类分子不相合时,GVHD 的发生降低,移植后 5 年无复发生存明显延长。当存在 GVH 方向的 KIR 不相合时,NK 细胞通过杀伤受者（宿主）体内的抗原呈递细胞(antigen presenting cell,APC),阻断了 APC 向供者 T 细胞呈递抗原,从而阻止了

GVHD 的发生。同时,NK 细胞的 GVL 效应可选择性杀伤肿瘤细胞。这种 GVL 效应,是由于肿瘤细胞表面 MHC-Ⅰ类分子的表达下调或缺失,NK 细胞因 KIR 不能识别相应的配体而杀伤靶细胞;此外,NK 细胞抑制性受体与 MHC-Ⅰ类分子的结合需要自身的肽,一些白血病细胞可能由于自身肽的改变而使 NK 细胞不能与 MHC-Ⅰ类分子正常结合而被杀伤。之前有关 KIR 不相合在 Allo-HSCT 中的研究多集于 HLA 半相合移植,近年来 KIR 不相合在无关供者造血干细胞移植中的研究也日益增多。

在无关供者造血干细胞移植中,供受者 KIR 及其配体对移植结果的影响尚存在一定的争议。Giebel 等分析了 130 例无关供者造血干细胞移植的预后,结果显示抑制性 KIR-配体不相合和 KIR-配体相合移植患者的总生存率分别为 87% 和 48%,无病生存率为 87% 和 39%,移植相关死亡率为 6% 和 40%,复发率为 6% 和 21%,该结果提示 KIR-配体不相合所致的异源反应性 NK 细胞能改善预后。Gagne 等研究显示,当 KIR-配体相合时,所有患者均发生 GVHD;当 KIR-配体不相合时,仅 50% 的患者发生 GVHD。但 Miller 等对 2062 例无关供者移植的研究发现,KIR-配体不相合虽然能减少髓系白血病病人的复发,但Ⅲ～Ⅳ度急性 GVHD 的发生率却显著增高。此外,在最近有关无关供者移植的研究中发现,KIR-配体不相合引起的 NK 细胞异源反应性与移植后严重感染的发生及移植相关死亡率升高有密切的关系,其原因可能是 NK 细胞异源反应性阻碍了机体对移植后早期感染的有效免疫。此外,关于激活性 KIR,一般认为供者含有的激活性受体越多,则越容易激活 NK 细胞异源反应性,但有研究却得出相反的结论:供者含激活性受体基因越少,移植预后越好。其原因可能是移植物中供者来源的 NK 和或 T 淋巴细胞表达较多的激活性受体,导致移植物异体攻击宿主,尤其是免疫系统,阻滞了宿主免疫系统的重建进而削弱了 GVL 效应。

在无关供者造血干细胞移植中,这些不一致的结果可能与不同的患者人群、疾病类型、预处理方案、移植物组成以及免疫抑制方案等因素有关。无关供者造血干细胞移植的方案与 HLA 半相合移植有显著的不同,前者移植物一般采用非去 T 细胞骨髓或外周血干细胞,而之前报道的 HLA 半相合移植多采用去 T 细胞移植。当采用非去 T 细胞移植时,GVHD 的预防主要依靠移植后使用大量的免疫抑制剂,而移植后大量免疫抑制剂的使用将严重影

响 NK 细胞的成熟。Farag 等对 1571 例无关供者骨髓移植病例的研究发现,去 T 细胞移植后 GVHD 的发生率均明显低于非去 T 细胞移植。去 T 细胞移植可以产生较弱的或不产生由同种反应性 T 细胞介导的 GVHD,并有助于移植后供者异源反应性 NK 的重建;而非去 T 细胞移植中,由于在受者体内存在大量供者成熟的 T 细胞,可产生 T 细胞介导的异源反应性,影响移植排斥和 GVHD 的发生,并且抑制了 NK 细胞的重建。因此,供受者 KIR 基因及其配体在无关供者造血干细胞移植中的作用仍有待进一步的临床研究。

2. 次要组织相容性抗原(mHags)与造血干细胞移植 1990 年,研究者首次报道了 mHags 与 Allo-HSCT 的关系:在一位女性再生障碍性贫血患者接受 HLA 全相合男性同胞供者骨髓移植后出现植入失败的病例中,研究证实患者来源的 T 细胞能够通过识别一种特异性表达于男性细胞的抗原而溶解供者血细胞,此类抗原即 H-Y 抗原。当患者接受性别不匹配的供者时,免疫反应可以直接针对 Y 染色体上基因编码的 H-Y 抗原,因此发生 GVHD 的风险较高。在 Allo-HSCT 中,mHags 的组织分布决定了其免疫效应的方向和强度:表达广泛的 mHags(如 H-Y)同时参与 GVHD 和 GVL 效应;在非造血细胞上选择性表达的 mHags(如 CD31)可诱导 GVHD,但不诱导 GVL 效应;在造血细胞上选择性表达的 mHags(如 HA-1、HA-2)可诱导 GVL 效应,但不产生或仅产生轻度 GVHD;局限于单一造血细胞系的 mHags(如 HB-1)可诱导 GVL 效应,但不产生 GVHD。此外,GVHD 的发生是由宿主细胞表面 mHags 的密度和供者能识别 mHags 的 T 细胞受体共同决定。临床重度 GVHD 的发生要求供者 T 细胞识别多种不相合的受者 mHags 并发生免疫反应,单一 mHags 的不相合不能导致发生重度 GVHD。

近年来,供受者 mHags 不匹配成为 Allo-HSCT 中 GVHD 与 GVL 效应的分离策略的研究热点之一。应用合成 HA-1/HA-2 多肽诱导产生 HA-1/HA-2 特异性细胞毒性 T 细胞(CTLs),体外研究发现其对白血病细胞(ALL/AML)有选择性杀伤作用,对 GVHD 的靶细胞如纤维母细胞、内皮细胞和肝细胞等均无细胞毒作用,同时将体外诱导的 HA-1/HA-2 特异性 CTLs 输入白血病小鼠,可发挥强大的 GVL 效应。局限表达于造血细胞起源细胞(如 HA-1、HA-2)或单一造血细胞系的 mHags 分子(如 HB-1)可在体内诱导产生特异性 CTLs,其对白血病或淋巴瘤细胞发挥细胞毒作用,对非造血细胞无细

胞毒作用,从而在增强 GVL 效应的同时不增加 GVHD 风险,实现 GVL 效应与 GVHD 的分离。

尽管 mHags 在 GVL 效应与 GVHD 的分离研究中具有广泛的应用前景,但迄今为止,尚不能确定人类有多少个 mHags,庞大的 mHags 基因信息将成为移植免疫的难题之一。另一方面,由于 mHags 的表达具有 HLA 限制性,而基于 mHags 的免疫治疗要求移植供受者之间 HLA 相合且特定的 mHags 不相合,因此目前可作为免疫治疗靶抗原而广泛应用于临床移植治疗的 mHags 数量极为有限。目前已建立了 mHags 相关的数据库,而进一步发现新的局限性表达的 mHags 将是今后研究与应用的关键。随着临床试验的推进,基于 mHags 的免疫治疗,如 mHags 特异性 T 细胞输注、mHags 疫苗,将有望成为造血干细胞移植后复发白血病治疗的新方法。

3. 细胞因子基因多态性与造血干细胞移植急性 GVHD 的组织损伤是由供者 T 细胞识别宿主细胞表面抗原,介导细胞毒作用引起,其中大量炎性细胞因子参与了 GVHD 的发生和发展,即"细胞因子风暴学说"。由于遗传基因的多态性,不同个体内细胞因子的表达高低不同。细胞因子基因上游区内,特别是启动子/增强子区内 DNA 序列的不同(即使是一个核苷酸的突变、插入或丢失)都可能显著改变转录因子和它的结合能力和(或)结合方式,从而影响转录,最终表现为细胞因子水平的差异。近年研究发现,异基因移植供者和(或)受者 TNF-α、IL-10、IL-6、IFN-γ、IL-1 家族和转化生长因子 β(TGF-β)基因的单核苷酸多态性(single nucleotide polymorphism,SNP)与 GVHD 的发生有重要的关系。目前国内外不同移植中心对细胞因子基因多态性与移植并发症、移植疗效的研究报道存在不一致性,可能与种群差异、样本数量、预处理方案、移植方式、GVHD 预防方案等不均一性有关。进一步在大样本的移植病人中研究细胞因子多态性与移植的关系,对预测移植风险、优化供者选择、制定个体化的免疫预防和治疗方案具有重要意义。

4. 天然免疫及感染相关基因与造血干细胞移植 机体的天然免疫(innate immunity)最初被认为是一种通过巨噬细胞非特异性吞噬入侵病原微生物的反应,最近越来越多的研究证实天然免疫能特异性识别"自我"和"非我",可能通过宿主组织/细胞表面的病原微生物识别受体(pathogen recognition receptors,PRRs),如 Toll 样受体(toll-like receptors,TLRs)、NOD 样受体(nucleotide-binding oligomerisation domain containing receptors),识别病原微生物

表面特异分子,激活抗原呈递细胞进而启动免疫反应。PRRs 在 GVHD 的发生、感染等移植并发症中的作用日益受到关注,其中 NOD2/CARD15 是近年来研究的热点。NOD2/CARD15 主要在胃肠道免疫系统针对细菌细胞壁的反应中激活核转录因子 κB (nuclear transcription factor-κB, NF-κB),参与胃肠道的抗感染免疫反应。最近研究发现,*NOD2/CARD15* 基因的三个单核苷酸位点(8,12,13)的变异在 HLA 相合无关供者和同胞供者移植中均与急性 GVHD 的发生风险及严重程度密切相关,当供者和(或)受者具有 *NOD2/CARD15* 基因单核苷酸位点突变时,受者重度急性 GVHD 的发生风险和移植相关死亡率均显著增加。其他天然免疫及感染相关基因,如 *TLRs* 基因、髓过氧化物酶(myeloperoxidase, *MPO*)基因、甘露糖结合凝集素(mannose-binding lectin, *MBL*)基因、*Fcγ* 受体基因等的单核苷酸多态性均发现与感染、移植相关死亡等并发症相关。

(四)思考与展望

全球造血干细胞资料库的建立和完善为寻找适合的供者提供了前提和便利,高分辨率的分子生物学分型技术为精确配型奠定了基础,但 HLA 等位基因不相合与造血干细胞移植临床结果的关系仍有待进一步明确,通过大样本回顾性分析鉴定可允许和不允许不相合的 HLA 等位基因,以希望在 HLA 不相合的供者中选择更适合的人选。此外其他遗传免疫相关因素,如次要组织相容性抗原、细胞因子及趋化因子等也可能对移植结果有一定影响。随着移植相关基因研究的深入和基因检测技术的进步,分析整条染色体上成千上万个基因位点及其变异已成为可能。利用先进的分子生物学实验技术检测并筛选与 GVHD 等移植相关并发症的发生风险相关的分子遗传学因素,将对进一步指导合适供者的选择有重要的意义,但不同分子遗传学因素对移植结果的影响仍需进一步在大样本供者/受者的临床研究中证实。

四、无关供者造血干细胞移植的发展

造血干细胞移植是近半个世纪临床医学中具有巨大创新的新技术,随着现代移植医学的飞速发展,异基因造血干细胞移植(allogeneic hematopoietic stem cell transplantation, Allo-HSCT)技术和疗效有了显著的进步,并广泛应用于血液系统恶性疾病的治疗。Allo-HSCT 最早始于亲缘供者,在有 HLA 相合的同胞供者时,同胞供者移植通常是 Allo-HSCT

的首选;然而有超过 70% 的病患缺乏 HLA 配型相合的同胞供者,供者来源成为限制造血干细胞移植发展的主要原因。1973 年,一份来自丹麦血库的供者骨髓移植治疗遗传性免疫缺陷病疾病获得成功意味着全球首例无关供者造血干细胞移植(unrelated donor hematopoietic stem cell transplantation, URD-HSCT)的成功实施。1979 年,美国 Hutchinson 医学中心首次成功对一位身患急性淋巴细胞白血病的患者进行了 URD-HSCT。自此,URD-HSCT 应用日益广泛,扩大了异基因供者来源,在患者缺乏 HLA 配型相合的同胞供者的情况下,无关供者成为 Allo-HSCT 的主要来源之一。

(一)无关供者造血干细胞移植的现状

在过去的二十年间,HLA 高分辨基因学配型技术及遗传免疫学的进展有效地指导了适合供者的选择,全球供者库和巨大协作网络的建立为寻求适合的供者提供了便利,无关供者造血干细胞移植的数量有了飞速的增长。随着近年来移植技术方案的成熟和支持治疗的进步,移植现状已获得明显的改善,大量的临床研究显示无关供者造血干细胞移植达到了与同胞供者移植接近的疗效,让病人、家属和移植医生均认为无关供者是在缺乏 HLA 配型相合的同胞供者时的可考虑的供者选择之一。

多项研究表明,URD-HSCT 较同胞供者移植有更强的移植物抗白血病效应(graft-versus-leukemia, GVL),使得疾病的复发率明显下降,但预处理毒性、移植物抗宿主病(graft-versus-host disease, GVHD)等移植并发症,在一定程度上抵消了这一优势。移植相关死亡(transplantation-related mortality, TRM)仍是影响 URD-HSCT 疗效的首要原因。但随着近年来移植技术方案的成熟,通过合理地选择病人、确定适当的移植时间以及在并发症的防治和支持治疗方面的进步,URD-HSCT 并发症的发生率和死亡率正逐年降低,患者的无病生存率(disease free survival, DFS)逐渐提高,多项临床研究显示 URD-HSCT 达到了与同胞供者移植接近的疗效。此外,减剂量预处理(reduced intensity conditioning, RIC)方案在 URD-HSCT 中的应用日益增多,其显著降低了移植相关死亡的发生,随之越来越多的老年及有合并症的患者有机会获得移植治疗。由 NMDP 公布的近二十年 URD-HSCT 数据显示,接受标准剂量预处理的移植患者的 100 天移植相关死亡率在 1996-1998 年、1999-2002 年、2003-2006 年期间分别为 36%、28% 和 16%,而接受减剂预处理的移植患者在这三个时期的 100 天移植相关死亡率分别为

42%、20%和17%。随着移植相关并发症发生率和死亡率的下降，接受 URD-HSCT 患者的总生存率（overall survival，OS）从 2003 年的 42.2%上升至 2007 年的 51.5%，在 5 年间上升了 10%左右。与此同时，世界范围内家庭规模正逐渐缩小，尤其是我国，在同一家庭中亲属间得到 HLA 相合供者的机会将是越来越减少，无关供者成为异基因造血干细胞的主要来源，URD-HSCT 每年增长的比例已超过同胞供者造血干细胞移植。

（二）无关供者造血干细胞移植临床疗效日益提高

URD-HSCT 主要用于血液系统恶性疾病的治疗，其中对白血病的治疗占绝大多数。美国 NMDP 对 1987~1998 年开展 URD-HSCT 的统计数字显示，慢性粒细胞白血病（chronic myeloid leukemia，CML）患者占 47%，急性髓细胞白血病（acute myeloid leukemia，AML）患者占 22%，急性淋巴细胞白血病（acute lymphocytic leukaemia，ALL）患者占 12%，骨髓增生异常综合征（myelodysplastic syndrome，MDS）患者占 10%。20 世纪末，随着酪氨酸激酶抑制剂（tyrosine kinase inhibitor，TKI）-伊马替尼成为 CML 的一线治疗药物，AML 逐渐取代 CML 成为接受 URD-HSCT 治疗的主要疾病。NMDP 最新的统计数字显示，2012 年接受 URD-HSCT 的患者中，AML 约占 41%，ALL 约占 17%，MDS 约占 18%，淋巴瘤约占 14%，CML 约占 4%，其他类型白血病约占 6%。

1. 急性髓细胞白血病（acute myeloid leukemia，AML）　目前 AML 已成为接受 URD-HSCT 的首要疾病。目前普遍认为 URD-HSCT 主要适用于缺乏同胞供者的中高危 AML 患者，其疗效接近同胞供者移植并显著优于大剂量化疗。德国 AML 01/99 研究显示，高危 AML 患者诱导缓解后接受 URD-HSCT 患者的长期生存率显著高于自体造血干细胞移植（autologous hematopoietic stem cell transplantation，Auto-HSCT）治疗（56% vs. 23%；$P=0.01$）。CIBMTR 一项关于 AML 患者接受 HLA 相合同胞供者移植（624 例）、HLA 8/8 相合无关供者移植（1193 例）和 HLA 7/8 相合无关供者移植（406 例）的临床研究显示，HLA 8/8 相合无关供者移植患者的生存率与同胞供者移植相似（35% vs. 34%；$P=0.62$），接受 HLA 7/8 相合无关供者移植患者的早期死亡率较自体移植高，但移植 6 个月后的生存率接近同胞供者移植。该项研究表明，接受 HLA8/8 相合与 HLA7/8 相合无关供者移植患者的长期生

存与接受同胞供者移植的患者相似。同时 CIBMTR 公布的 2000~2010 年期间接受清髓性 Allo-HSCT 的 AML 患者接受 HLA 相合同胞供者移植（12 039 例）和无关供者移植（12 440 例）的数据显示，根据疾病进展状况分为早期、中期和进展期，早期患者中同胞供者和无关供者的 3 年 OS 分别为 60%和 50%，中期患者的 3 年 OS 分别为 50%和 49%，进展期患者 3 年 OS 则分别为 27%和 20%。

2. 急性淋巴细胞性白血病（acute lymphocytic leukaemia，ALL）　复发是影响 ALL 治疗疗效的主要因素，Allo-HSCT 几乎是唯一的一种有望"治愈" ALL 的方法，URD-HSCT 后移植并发症及其高死亡率往往掩盖了移植的优势。NMDP 最近的报道显示，2003~2006 年期间接受 URD-HSCT 的 ALL 患者的 2 年 OS 约为 40%，较 1999~2002 年期间提高 10%。CIBMTR 公布的 2000~2010 年期间接受 Allo-HSCT 的成人 ALL 患者，其中包括 HLA 相合同胞供者移植（3513 例）和无关供者移植（3600 例），疾病早期患者接受同胞供者和无关供者移植的 3 年 OS 分别为 51%和 48%，疾病中期患者的 3 年 OS 分别为 34%和 33%，进展期患者 3 年 OS 则分别为 20%和 18%。由此，Allo-HSCT 在减少 ALL 患者复发率方面的优势日益显著，而 URD-HSCT 在 ALL 治疗中的应用也逐渐增多。随着 HLA 配型、移植方案、并发症诊治和支持治疗等技术的进展，URD-HSCT 的疗效已接近同胞供者移植，因此在缺乏合适同胞供者的情况下，通过造血干细胞登记中心寻找 HLA 匹配的无关供者是一个合适的选择。

3. 骨髓增生异常综合征（myelodysplastic syndrome，MDS）　传统的 MDS 治疗以支持治疗为主，化疗完全缓解率（complete remission，CR）为 15%~64%，持续缓解时间较短。尽管新药的研发，如去甲基化药物、免疫调节剂等药物的使用，可以改善骨髓功能、减缓疾病的进程，但是同胞/无关供者 Allo-HSCT 仍是"治愈" MDS 的唯一方法。与急性白血病不同是，迄今为止，在 MDS 治疗中，缺乏大宗的临床试验比较药物和移植治疗的优劣。随着移植技术的逐步完善，MDS 的移植疗效不断提高。大量的临床研究资料显示，从 2000~2008 年，接受清髓性预处理 Allo-HSCT 治疗的 MDS 患者的 OS 从 2 年的 25%上升至 4 年的 52%，DFS 从 2 年的 16%和上升至 4 年的 50%。EBMT 关于近几年 MDS 移植的研究数据显示，在去除患者年龄和疾病状态因素影响，URD-HSCT 的疗效也已接近 HLA 相合同胞移植的水平。由于多数 MDS 患者在诊断时年龄偏

大,标准的清髓性预处理会引起较高的移植相关死亡的发生,同时由于患者年龄较大,很难找到合适的同胞供者;因此,减剂量预处理和无关供者移植的应用,扩大了 MDS 移植治疗的指征。NMDP 最近的统计显示,MDS 患者接受 URD-HSCT 的比例从20 世纪 90 年代初的 9% 增加至目前的 14%,移植后 2 年 OS 从 1978~1995 年的 27% 上升至 2003~2006 年的 43%,URD-HSCT 在 MDS 治疗中的地位日益受到重视。CIBMTR 公布的 2000~2010 年期间接受 Allo-HSCT 的 MDS 患者,其中包括 HLA 相合同胞移植(2157 例)和无关供者移植(2550 例),疾病早期患者中同胞供者和无关供者的 3 年 OS 分别为 51% 和 50%,疾病进展期患者的 3 年 OS 分别为 48% 和 38%。

4. 慢性粒细胞白血病(chronic myeloid leukemia,CML) 在分子靶向治疗药物伊马替尼问世之前,Allo-HSCT 曾是 CML 首选的一线治疗方案。随着伊马替尼在 CML 治疗中的广泛应用,Allo-HSCT 治疗 CML 的例数呈现明显下降趋势。CIBMTR 登记的 CML 移植例数从 1998 年的 617 例下降至2003 年的 223 例,近 10 年来稳定在每年约 200 例左右。其中变化最大的是 CML 首次慢性期(CP_1),在移植中所占比例由 1998 年的 62% 降至 2003 年的 44%。EBMT 登记的慢性期 CML 移植例数从1999 年的 1400 例下降至 2011 年的 391 例,目前约占所有移植数量的 3%。在 NMDP 登记的 URD-HSCT 中,CML 移植例数从 1987~1995 年的 52% 降至 2003~2006 年的 10%。值得注意的是,对于加速期和急变期 CML,移植的例数无明显减少,甚至其比例呈上升趋势。Allo-SCT 作为目前已证实的可治愈 CML 的唯一有效方法,在 CML 的治疗中仍有重要的地位。CML 移植预后主要与疾病分期有关,此外疾病诊断到移植的间隔时间、供受者年龄、预处理方案、移植物类型也是影响无关供者移植疗效的独立危险因素。NMDP 的一项数据表明,慢性期 CML 患者诊断后第一年内行 HLA 相合的无关供者移植的 5 年 DFS 为 46%~61%,与 HLA 相合的同胞供者移植相似,其中年龄<30 岁、30~40岁、>40 岁患者接受无关供者移植后 5 年 DFS 分别为 61%、57%、46%;而诊断后 1~2 年和 2 年以上进行无关供者移植的 5 年 DFS 分别为 39% 和33%。因此,URD-HSCT 的最佳时机是在慢性期发病后的第一年内,其中年轻患者的移植疗效相对较好。

据估计有 15%~25% 的患者可发生伊马替尼耐药、治疗失败及不耐受,小部分初发患者可出现原发耐药,另一部患者在药物治疗获得缓解后又再次复发等等;对于这些患者,同胞/无关供者 Allo-HSCT 仍是一种重要的治疗手段。目前 NCCN 和ELN 指南推荐,CML 患者对伊马替尼或其他酪氨酸激酶抑制剂(TKI)无治疗反应或未达最佳治疗反应,可考虑行同胞/无关供者 Allo-HSCT。对于加速期和急变期的 CML,移植可以首先考虑,但移植前常常给予 TKI 制剂,以期 CML 再次进入慢性期,改善移植后的长期生存。此外,在伊马替尼治疗过程中,出现原发/继发耐药、药物不耐受等情况时,同胞/无关供者 Allo-HSCT 仍是 CML 治疗的首选方案。在缺乏 HLA 相合的同胞供者的情况下,能否迅速找到合适的无关供者、争取最佳的移植时机成为影响 CML 疗效的主要因素。基于上述原因,NCCN 指南对患者 HLA 配型的时间做了修正,将其提前至 CML 患者初次就诊时,在伊马替尼治疗失败或复发之前,使之有充分的时间寻找到合适的供者。

(三) 思考与展望

随着现代生物医学的发展,对于血液系统恶性疾病的危险分期和分层治疗的技术得到了长足的进步,从而大大改善了疾病的预后。URD-HSCT 在血液系统恶性疾病治疗中的成功实施,拓宽了 Allo-HSCT 供者的来源。随着全球供者库的建立和完善、HLA 配型技术的进步、移植并发症防治和支持治疗的进展,无关供者造血干细胞移植的数量有了快速的增长且临床疗效日益提高,目前已成为根治多种血液系统恶性疾病的主要治疗措施。针对不同的病人和疾病特征选择最佳的移植时机和移植方案以提高患者的长期无病生存和生存质量,将是移植医生要不断思考问题。

五、脐血造血干细胞移植的发展

异基因造血干细胞移植(allogeneic hematopoietic stem cell transplantation,Allo-HSCT)是治疗儿童和成人各种血液系统恶性肿瘤、骨髓衰竭、某些遗病和代谢性疾病的有效手段之一。但因受组织相容性抗原的限制,仅 30% 的患者可找到 HLA 匹配的同胞供者。脐血由于其独特的特点,也成为造血干细胞的重要来源之一。

(一) 脐血造血干细胞移植的发展历史

1988 年法国 Gluckman 与美国血液学家进行同胞 HLA 相合脐血造血干细胞移植治疗一例五岁范可尼(Fanconi)贫血患儿获得成功,开创了脐血造血干细胞移植（umbilical cord blood transplantation，UCBT）临床应用的新纪元。1993 年美国纽约血液中心以 Rubinstein 等为首率先建立了世界上的第一个脐血库。同年 HLA 相合的无关供者 UCBT 和 HLA 不全相合的同胞 UCBT 均获成功。1998 年国内报道了首例 UCBT，河南医科大学对一例患急性髓细胞白血病的 11 岁儿童进行了 HLA 相合的同胞 UCBT 并获得成功。至 2012 年，全球建立起的规模化的脐血库所收集的可利用脐血标本数已超过 500 000 份，已开展超过 25 000 例的脐血造血干细胞移植。

（二）脐血的特征及脐血造血干细胞移植的优缺点

1. 脐血的特征 脐血具有干细胞丰富、体外增殖力强、淋系祖细胞含量少等独特的生物学特性。CD34 分子是一种跨膜的唾液黏蛋白，表达于早期造血祖细胞（hematopoietic progenitor cell，HPC）、血管内皮细胞和胚胎原始纤维细胞上。体外检测发现，骨髓中的 CD34$^+$细胞群承担了绝大部分的造血活力，并且移植免疫缺陷的小鼠后能够在受体内分化生成各种血细胞。因此，CD34 分子被认为是造血干细胞（hematopoietic stem cell，HSC）的阳性标志。CD34$^+$细胞的含量以骨髓最高，其次是脐血，成人外周血最低。虽然脐血中 CD34$^+$细胞含量少于骨髓，但其 CD34$^+$CD38$^-$亚群在 CD34$^+$中的比例显著高于骨髓及成人外周血，提示脐血富含更原始的造血祖细胞。其增殖分化能力亦明显优于相应的骨髓细胞，脐血 CD34$^+$CD38$^-$细胞产生粒-单核细胞集落形成单位（colony forming unit granulocyte-monocyte，CFU-GM）、混合细胞集落形成单位（colony forming unit granulocyte-erythroid-macrophage-megakaryocyte，CFU-GEMM）、暴增性红细胞集落形成单位（burst forming unit erythroid，BFU-E）的能力分别是骨髓 CD34$^+$CD38$^-$细胞的 7.6、2.5、10 倍）。

脐血的免疫系统亦具有特殊性，相对于骨髓及成人外周血淋巴细胞，脐血中 T 淋巴细胞在表型、功能上有明显的不成熟性，以抑制性亚群为主，免疫活性低，细胞毒效应缺陷，分泌多种细胞因子能力以及相应的细胞因子受体减少。在 CD4$^+$T 细胞中，CD45RA$^+$/CD45RO$^-$初始型细胞的比例较高，且 CD4$^+$CD45RA$^+$细胞接受刺激后不能产生 IL-2，而外周血细胞则能产生，表明脐血 CD4$^+$CD45RA$^+$细胞较外周血功能更原始。脐血 CD8$^+$T 细胞中，抑制效应细胞（CD11a^{dim}CD8$^+$）明显增加，杀伤效应细胞（CD11a^{bright}CD8$^+$）明显减少。另外，脐血中 NK 细胞

活性低下，B 细胞产生抗体功能不成熟，单核细胞、树突状细胞呈递抗原能力减弱，这些综合因素形成了脐血免疫功能不成熟的特点，从而使脐血移植后移植物抗宿主病（graft-versus-host disease，GVHD）的发生率和严重性均较低，但移植后早期并发严重感染的几率增高。

2. 脐血造血干细胞移植的优缺点 脐血已经成为除骨髓和外周血之外的造血干细胞的重要来源，脐血移植也已成为近年来细胞移植领域的研究热点。与骨髓及外周血干细胞移植相比，脐血造血干细胞移植具有以下优势：①脐血来源广泛，采集方便，采集过程对母亲和胎儿均无危害，也不存在应用胚胎干细胞相关的伦理问题；②脐血移植后 GVHD 发生率低，同时由于脐血免疫系统的原始性，可允许 HLA 1~2 个位点不合，几乎所有患者都能找到至少一份 HLA 4/6 不相合的脐血；③脐血携带巨细胞病毒和 EB 病毒几率低；④脐血能随时取用，避免了无关骨髓移植供者在整个查询和采髓过程中的时间延误和其他不确定因素，明显缩短了移植等待时间。据统计，从寻找合适的无关供者至移植的时间在脐血平均为 25 天，而骨髓移植为 135 天。同时脐血造血干细胞移植也具有以下缺点：①因脐血中含造血干细胞数量有限，可能造成移植失败，限制了其在成人和体重较重的儿童患者中的应用；②造血恢复及免疫恢复延迟，感染出血机会增大；③如果移植失败或者移植后肿瘤复发，无备用的供者造血干细胞可用或无法进行供者淋巴细胞输注治疗；④具有潜在的发生遗传性疾病的可能。

（三）脐血造血干细胞移植的临床应用

1. 儿童及成人单份脐血移植 单份脐血中有核细胞数和 CD34$^+$细胞数有限，因此亲缘与非亲缘供者的单份 UCBT 大多局限于儿童患者。与骨髓移植（bone marrow transplantation，BMT）或外周血干细胞移植（peripheral blood stem cell transplantation，PBSCT）相比，UCBT 的植入率低，植入延迟，中性粒细胞植入时间约 22~30 天，血小板植入时间约 2~4 月。尽管多数 UCBT 患者有 1~2 个 HLA 位点不合，但急性 GVHD 发生率并没有增高，各移植中心无病生存率（disease free survival，DFS）和移植相关死亡率（transplantation-related mortality，TRM）差异较大。UCBT 预后与年龄、输入细胞数、HLA 匹配度、移植前疾病状态等有关。

对于不能及时找到 HLA 配型相合的供者而又急需造血干细胞移植治疗的成人恶性血液病患者，亦可考虑选择无关供者来源的 UCBT。Rocha 等报

道了一项无关供者单份 UCBT 和 BMT 的研究,患者均进行了清髓性预处理。结果显示 UCBT 组患者造血恢复延迟,急性 GVHD 发生率低于 BMT 组,2 年内慢性 GVHD、TRM、DFS 及复发率两组相近。因此对于成人白血病患者,若缺乏 HLA 匹配的骨髓供者,UCBT 也是一种可以接受的治疗手段。

2. 双份脐血移植 由于单份脐血中干/祖细胞数量有限,在成人或高体重儿童的治疗中,植入失败或植入后造血和免疫重建缓慢增加了移植的风险。Barker 等最早报道了 HLA 部分相合的双份 UCBT(dUCBT) 在 23 例成人恶性血液肿瘤的治疗中的安全性及可行性。并对 21 例接受双份 UCBT 并获得植入的患者在移植后 100 天使用荧光标记的多重聚合酶链式反应(polymerase chain reaction,PCR)扩增短串联重复序列的方法,检测供受者嵌合状态,结果全部患者均显示 1 份脐血的优势植入,而另 1 份脐血被排斥。多数学者认为,在清髓性移植中,优势植入份脐血与 CD3+ 的细胞数量高相关,而在非清髓性移植中,CD3+ 的细胞数量与 HLA 的相合程度均是影响优势植入的因素。推测优势植入机制可能与免疫因素有关,但双份脐血之间相互作用的生物学机制尚未完全探明。

尽管 dUCBT 受者输入的有核细胞数高于单份 UCBT,但累计中性粒细胞植入率并没有增加,植入时间也没有缩短。MacMilan 等对于移植后 GVHD 情况进行研究发现,dUCBT 后的 Ⅱ～Ⅳ度急性 GVHD 发生率高于单份 UCBT,主要是皮肤 Ⅱ 度急性 GVHD 的发生率高,而两者 Ⅲ～Ⅳ 度急性 GVHD 的发生率没有明显差异,慢性 GVHD 的发生率无差异,移植后 1 年 TRM 低于单份 UCBT。Verneris 等发现 dUCBT 患者复发率明显低于单份 UCBT 患者,提示 dUCBT 具有更高的 GVL 作用。

3. 非清髓性脐血移植 非清髓性预处理方案强度减低,拓展了脐血移植在年老、体弱患者中的应用,对施行非清髓性移植(non-myeloablative allogeneic stem cell transplantation,NST)的患者年龄可放宽至 65～70 岁。但预处理方案强度的减低会导致 NST 时移植物易被排斥和肿瘤复发的风险增加。Duke 大学首先报道了 2 例脐血 NST 的临床结果,2 例患者均为复发 NHL,非清髓预处理方案为:氟达拉滨 + CTX + ATG,双份脐血回输,HLA 分别为 4/6、6/6 相合,有核细胞数分 2.9×10^7/kg、6.5×10^7/kg。3 个月时 2 例均 100% 脐血植入,缓解时间分别为 6 个月、12 个月。扩大病例到 11 例后,进一步证实这种方案毒副作用低,有可能达到稳定植入。

说明 NST 方案在 UCBT 是可行的。多个临床研究显示,接受 NST 的脐血移植组的 TRM 较相合的无关供者组高,但复发率低,且移植后 GVHD 发生率无明显差异。

(四)改善脐血造血干细胞移植的新策略

1. 脐血造血干细胞体外扩增 与骨髓相比,脐血有核细胞数和 CD34+ 细胞数约低 10 倍,因而植入率降低,造血重建延迟。因此如何提高输注的脐血细胞数量,进一步改善成人脐血移植的治疗效果,已成为目前研究的重点。脐血 HSC/HPC 体外扩增,可以增加脐血的有效细胞数量,降低移植物植入的时间,减少移植风险。

目前,体外扩增的策略包括以下三种:

(1)液体培养扩增:分选出 CD34+ 或 CD133+ 培养于含有能使原始前体细胞增殖和自我更新的细胞因子的培养基中。脐血造血干细胞的体外扩增与其内在特性如细胞亚群的生物学特性和外在因素如培养条件、细胞因子均有关系。

(2)共培养扩增:未经处理的脐血与造血微环境的基质成分,特别是间充质干细胞(mesenchymal stem cell,MSC)在含有生长因子的培养基中共培养。研究发现,将脐血 CD34+ 细胞与胎盘 MSC 共孵育培养后,可使每份脐血的有核细胞数达到 $60 \times 10^6 \sim 100 \times 10^6$,完全能够满足成年人移植的需要。CD34+ 细胞与 MSC 一起输注后,能降低移植反应。

(3)持续灌注扩增:脐血 HPC 不是在静态的培养基中而是在含有生长因子的生物反应器中培养、扩增。

细胞因子的联合应用可能会对 HSC 产生多种效应,使脐血 HSC 不能有效扩增。因此,更直接的干细胞扩增途径目前集中在能支持 HSC 增殖的特定信号途径上。其中 HSC 扩增中最有前景的细胞内靶位点为同源盒(Homeobox,Hox)基因产物。Hox 基因中的一个家族成员 HoxB4 在干细胞扩增中最为引人注目。HoxB4 高表达在原始 HSC 中,随着细胞分化其表达水平下降。如通过逆转录病毒感染使 HSC 过表达 HoxB4 mRNA,则脐血 HSC 能扩增 100 倍以上。更有意义的是,如果给予纯化的 HSC 一种可溶性 HoxB4 改良蛋白(TAT-HoxB4)处理,能在数小时内提高细胞内 HoxB4 蛋白水平,也能使 HSC 扩增 100 倍。尽管迄今为止这种方法仅用于小鼠,还没有用于人骨髓或脐血造血干细胞扩增,但如用于人脐血扩增可能是一种非常直接的途径。

2. 促进免疫重建 无论何种干细胞来源,造血干细胞移植后都必须重建供者来源的免疫系统。

通常移植后粒细胞、血小板和红细胞恢复相对较快，而淋巴细胞尤其是 T 淋巴细胞产生较慢，因此 HSCT 后 1~2 年内严重感染发生率高。与骨髓和外周血不同的是，UCBT 后过继的成熟 T 细胞少，所以 UCBT 后受者头几个月淋巴细胞更少，且过继的 T 细胞是 naive T 细胞，对特殊抗原的应答能力比成人移植物的记忆 T 细胞弱。随后淋巴细胞数的增加反映了脐带血中干细胞重新开始产生了大量新的淋巴细胞，但这一重建过程延迟。一般 UCBT 受者移植后第一年 T 淋巴细胞从头开始慢慢产生，到移植后两年，淋巴系统及胸腺功能才恢复正常。

对于促进 UCBT 后免疫重建，主要可通过加强过继免疫及加速胸腺前 T 细胞发育的途径。

（1）加强过继免疫：可采用体外扩增的针对 CMV、EBV 等抗原特异 T 细胞的混合移植，在 UCBT 中这种抗原特异 T 细胞可来自受者、第三者、或 UCBT 体外激活的 naive T 细胞。但脐血 T 细胞非特异性激活可能会增加 GVHD 的风险。

（2）加速胸腺前 T 细胞发育：

1）联合移植定向干细胞：联合移植定向干细胞，如共同淋巴样祖细胞（common lymphoid progenitors，CLP）。小鼠接受致死量照射后联合移植 3000 CLP 及 500 HSC 比单用 HSC 显著降低了 CMV 的感染率，与移植大量胸腺细胞相比，少量 CLP 就可显著提高小鼠抵抗 CMV 的能力。这一技术的难点在于获得足量的 CLP。近十年来，Notch-1 受体激活作为干细胞扩增途径之一常被提及。Notch 受体的配体可调节淋巴细胞的增殖和定向分化，可用于脐血扩增而产生更多的胸腺前祖细胞。

2）改善胸腺功能：①补充胸腺分泌的细胞因子，小鼠模型中给予 IL-7 可显著提高移植后胸腺细胞的生成，但大动物模型中未能观察到这种效应，IL-7 同时还可促进成熟 T 细胞扩增，有增加 GVHD 的风险，在临床 Allo-HSCT 中，IL-7 应用只限于去 T 细胞移植的患者，直到确定对 GVHD 的确切作用后方可用于 UCBT；②减少预处理毒性以减轻胸腺微环境损伤；③应用胸腺保护剂，如重组角化细胞生长因子（keratinocyte growth factor，KGF），KGF 是来源于间充质细胞的纤维母细胞生长因子家族成员，与上皮特异性受体结合。在实验模型和临床试验中给予 KGF 可减少预处理毒性，如口腔炎，同时也减少了 GVHD 的发生，在鼠骨髓移植模型中，移植前给予 KGF 可保护胸腺上皮细胞（thymus epithelial cell，TEC），增加胸腺内 IL-7 的分泌。

3. 促进脐血造血干细胞移植归巢 归巢是指干细胞进入受体后经外周血循环到骨髓内与造血微环境相适应并识别和定植的一系列复杂的过程，涉及细胞因子梯度、细胞黏附、细胞周期刺激等。目前促进脐血 HSC 归巢的主要方法有：

（1）CD26 抑制剂：如 diprotin A，能在底物水平竞争性抑制 CD26 的蛋白水解活性，从而影响 HSC 的迁移，具有促进干细胞归巢的作用。

（2）前列腺素 E2：主要通过上调存活素（survivin）的表达抑制 HSC 凋亡，促进 HSC 增殖和分化；可增加 CXCR4 表达以增强对 SDF-1 的趋化性，促进 HSC 归巢定植于骨髓。

（3）间充质干细胞（MSC）联合移植：MacMillan 等在体外扩增培养 MSC 提高儿科患者接受非相关供体 HSC 的 I~II 期临床试验结果中证实体外培养扩增 MSC 与脐血 HSC 共移植的效果是安全、稳定的。MSC 不但能促进 HSC 植入减轻急慢性 GVHD，而且在治疗移植后其他并发症上也有良好的疗效，在 HSCT 中具有重要的作用。

（4）改善移植部位：直接将 HSC 注射入骨髓微环境可以提高其归巢和定植。与脐血静脉注射相比，HSC 骨髓内注射可以显著降低血小板再生延迟的发生，也可以降低 GVHD 的发生率。

（5）其他：提高干细胞的数量，减少 HLA 的差异等。

（五）思考与展望

UCBT 是一种非常重要的治疗手段，而且切实可行。大量实验及临床资料已经证明脐血是一种非常有潜力的造血干细胞资源，特别是体外细胞培养技术的发展，单份脐血经体外培养扩增后用于高体重的儿童及成年人移植已成为现实，拓宽了 UCBT 的适应证，有望取代部分的临床血细胞输注和 HSC 移植。同时，脐血造血干细胞也为基因治疗载体带来了新的靶细胞，在体外改变造血干细胞的遗传学特性后进行移植，可能在治疗某些遗传性缺陷性疾病和恶性肿瘤方面发挥重要的作用。虽然 UCBT 在推广过程中仍有许多问题亟待解决，如单份脐血中 HSC 数量有限、移植后免疫重建延迟、移植相关死亡率高、急性 GVHD 等，但目前已有很多研究人员致力于上述问题并已取得了可喜的成果。随着免疫学、分子生物学等相关学科的不断发展，脐血造血干细胞的研究也将得到不断的深入，使 UCBT 得临床应用更为安全有效，为病人提供更多的治疗选择，并在治疗恶性肿瘤、遗传性疾病及基因治疗等方面具有更广阔的应用前景。

（浙江大学医学院附属第一医院　黄河）

第五节　从常规移植到微移植给我们带来的启示

一、造血干细胞移植的发展和沿革

造血干细胞移植最初的研究始于 1949 年，Leon Jacobson 等在研究全身照射致死机制时，发现屏蔽脾脏，可以使致死照射剂量后小鼠得以活存，由此开始了造血干细胞移植的历史。此后，1951 年 Lorenz 等证明输入同基因骨髓后，可延长经致死剂量后小鼠和荷兰猪的活存期。1956 年 Barnes 和 loufit 开始用照射和骨髓移植治疗白血病小鼠。1955 年始 E. D. Thomas 和 Joseph Ferrebee 等开始进行人的骨髓移植研究，Thomas 等对 2 例难治性儿童急性淋巴细胞白血病患者经致死性全身放疗后，回输同卵双生同胞骨髓，白血病缓解 4 个月，才真正开始了世界首例造血干细胞移植，并在此基础上形成了经典的清髓性造血干细胞移植（AST）。1958 年以后，随着人类主要组织相容性抗原发现及研究的不断深入，1968 年 Robert Good 等首先对一例患免疫缺陷的婴儿，进行了 HLA 相合同胞供者的异基因造血干细胞移植（allogeneic hematopoietic stem cell transplantation，Allo-HSCT）获得成功；1969 年，E. D. Thomas 等首次对一例急变期的慢性髓性白血病患者，以其 HLA 相合胞妹骨髓为供体进行 Allo-HSCT，此后陆续有 HLA 相合同胞供者进行 Allo-HSCT 获得成功的报道。1986 年第一例无关供者异基因骨髓移植获得成功，1989 年第一例脐血造血干细胞移植成功，1989 年第一例异基因外周造血干细胞移植获得成功。1999 年，Thomas 因其在此领域的卓越成就而获得了诺贝尔医学奖并极大的推动了造血干细胞移植的快速发展：HLA 相合 AST、无关供者异基因造血干细胞移植和脐血造血干细胞移植等均获得长足进步。并在基础上于 1997 年提出和开展了非清髓或减低预处理强度异基因造血干细胞移植（nonmyeloablative stem cell transplantation/reduced intensity conditioning transplantation，NST/RIC）一系列实验和临床研究。

众所周知，经典的清髓性移植，利用全身 8～15Gy 高剂量照射和大剂量骨髓杀伤性药物如白消安、美法仑、环磷酰胺等进行致死性清髓预处理，对受者的骨髓和免疫系统进行彻底的清除，一方面尽可能的彻底清除肿瘤和白血病细胞，同时腾空骨髓，让供体细胞完全、稳定的植入受者体内，并诱发强大的移植物抗白血病/肿瘤（graft-versus-leukemia/tumor，GVL/T）效应，大大地提高了对白血病、恶性肿瘤和自身免疫性疾病等的疗效，降低了白血病和肿瘤的复发率。但是，高强度的放化疗预处理不仅对年龄、身体状况等有较高的要求，而且移植治疗相关病死率高，同时严重的骨髓抑制、缓慢的造血恢复导致严重感染发生率高；而且，供体植入的同时也引起严重的移植物抗宿主病（graft-versus-host disease，GVHD），是移植病人死亡的主要原因。AST 的上述毒副反应严重的限制了其临床应用。

20 世纪 90 年代后期进一步的研究发现，Allo-HSCT 最主要的作用依赖于供体细胞植入后的 GVL/T 效应而非致死性放化疗。而处于 G0 期（俗称冬眠期）的肿瘤干细胞，在体外照射 30Gy 的情况下，此类细胞仍然存活。提示，一味的加大预处理强度，不但不能增加对肿瘤的杀伤性，反而更增加了治疗相关的死亡风险。在此基础上，Slavin 和 Storb 教授等提出 NST。NST 认为在保证足够骨髓杀伤的前提下适当降低预处理的细胞毒强度，通过重用氟达拉滨、人抗胸腺细胞球蛋白（anti-human thymocyte globulin，ATG）等免疫抑制药物，保证对受者进行彻底的免疫清除，形成供体细胞的完全植入（Full donor chimera，FDC）或经过混合植入（mixed chimera，MC）转为完全植入。NST 相对减少了预处理的细胞毒性及移植相关并发症包括 GVHD 等，但保留和诱导了较强的 GVL/T 效应，保证了对肿瘤和白血病的杀灭和清除作用，扩大了移植适应证，让更多的患者受益。但是，NST 只是相对改善了移植的缺点，而且由于受者彻底的免疫清除和供体的植入等，NST 同样存在着较严重的 GVHD、严重感染等移植相关病并发症等问题，此外，NST 并未解决供者的来源问题等。

20 世纪初期，随着免疫学和移植研究的进步，单倍体移植研究不断发展，尤其是北京大学人民医院等在国内外率先采用改进的预处理和 GVHD 预防方案在非去 T 的单倍体移植治疗白血病等方面取得了巨大成功，不但提高了疗效，也极大的拓宽了供体来源，为恶性血液病和肿瘤及遗传性疾病等提供了新的治疗选择。

二、微移植与经典移植的异同

无论是传统的 AST——髓系和淋巴系的彻底清除，还是近年来的 NST 或低强度预处理方案—淋巴系的彻底清除及一定程度的髓系清除，均强调要对受体进行一定强度的预处理和免疫抑制，以保证供体细胞的稳定植入及诱导 GVL 效应。与传统的清髓方案相比,非清髓等减毒方案只是相对减轻了预处理相关的并发症,但预处理本身所包含的放化疗、移植后免疫抑制药的应用以及免疫功能低下所致的细菌、真菌及病毒等严重感染并发症依然存在。所以,AST 和 NST 实际上均未能从根本上解决移植及预处理相关的毒性和并发症等。因此,研究探讨既能诱导和诱发高效的移植物抗肿瘤效应,又能避免移植物抗宿主病并且不受 HLA 配型限制、有大量的供者可提供利用这一理想移的植模式成为国内研究的最大关注点之一。

考虑到 AST 与 NST 清除受者免疫功能带来的相关问题,特别是结合近年来免疫学和移植理论的发展,在经典的 AST 和 NST 研究基础上,本中心原创性提出和开展了微移植(MST),与经典的 AST 和 NST 不同,MST 的预处理强调对肿瘤或白血病细胞的清除和杀灭,但不强调不对受者进行免疫清除,也不采用全身照射(total body irradiation,TBI)、氟达拉滨或 ATG 等免疫抑制药物。因此,微移植预处理的目的只是要最大限度的杀灭白血病和肿瘤细胞,此完全不同于 AST 和 NST。此外,微移植强调供体细胞的微量植入(供体细胞<1% ~ 2.5%),但不期望形成完全或混合供体细胞植入,此也与经典的 AST 和 NST 不同;更重要的是,微移植虽连续输注了较大量的 HLA 不相合供体细胞,但并不进行 GVHD 预防,而且基本上避免了临床 GVHD 和间质性肺炎等移植最严重和最常见的并发症。因此,微移植不但大大提高了移植的安全性,改善了病人的存活质量,而且,更加简便易行,安全可靠。据艾辉胜、郭梅等报告,微移植治疗 AML 最大年龄达 88岁,30 例老年及 101 例中青年 AML 微移植治疗,老年 AML 造血恢复快、严重感染减少,完全缓解率(complete remission,CR)达 80%,2 年无病存活期(disease free survival,DFS)38%;中青年低危及标危组 AML 6 年 DFS 达 59.2% ~ 84.4%,此均明显高于国内文献。而且所有病例均未见确定的临床GVHD。Thomas 称微移植是分离 GVHD 和 GVT 的新模板。但是,与 AST 和 NST 相比,微移植的白血病复发率相对较高,据郭梅等的研究报告认为:微移植治疗中低危 AML 的白血病复发率约 29%,略高于国外文献 NST 治疗同类病人白血病复发率24% 的报告。说明进一步加强微移植的 GVL 效应及降低白血病复发率是微移植重要的研究课题。

三、启示和思考

从 20 世纪 50 年代的脾细胞注射和骨髓细胞输注到世界首例同基因骨髓移植成功,又到 20 世纪 90 年代的非清髓移植问世,再到近年来微移植相关研究文章在国际上承认和发表,造血干细胞移植走过了五十余年的曲折发展历程,期间,以 Thomas 获诺贝尔医学奖为标志,Allo-SCT 不但对血液病和肿瘤科学研究及对治疗水平的提高和进展起到了巨大的推动作用,尤其造血干细胞移植从大移植、小移植到微移植的发展给我们的启示和思考更是无可估量的。

（一）预处理模式的更新和发展

众所周知,经典的移植理念均认为预处理的主要目的是抑制受者的免疫功能、为供体细胞植入腾出空间,以及最大限度地清除肿瘤细胞。因此,无论 AST 或 NST 均强调要有足够强度的预处理,两者不同的是,AST 强调淋巴系和髓系的彻底清除,而 NST 则更强调淋巴系的彻底清除,而减弱了对髓系的细胞毒预处理强度,因此,NST 只是对 AST 预处理理念的改进或补充。而微移植则与此完全不同,微移植不但不要求对受者的免疫系统进行清除,而且还鼓励保留受者健康的免疫功能;它虽然也强调一定强度的预处理是必要的,但只是为了更好的杀灭肿瘤(白血病)细胞,此在理念和观念上与AST 和 NST 是完全不同的。

（二）供体细胞植入理念的改变

20 世纪 90 年代,供体细胞的完全稳定植入被认为是移植成功的根本标志,而供体细胞的混合植入往往是不被接受的;随着 NST 的引入,供体细胞的混合植入虽被逐渐接受,并被视为 NST 重要的植入模式之一,但是供体完全植入仍是移植成功的根本标志,而且供体细胞植入率<2.5% 则被认为是移植失败或移植排斥。与 AST 和 NST 不同,微移植不但不要求供体细胞的完全植入,甚至也不刻意追求供体细胞的混合植入,微移植要求的只是供体细胞的微量植入-即供体细胞<1% ~ 2.5%。对肿瘤及白血病的清除,一定需要长期稳定的供体植入吗？Slaiv 学者对此进行较为系统的实验研究,发现供体发挥作用仅需在 2 周内有一定比例的植入,不需持久及稳定植入即可发挥其抗肿瘤/白血病效应。

（三）抗肿瘤/白血病效应观念的改变

由于 AST 完全稳定的供体植入,其诱导的 GVL效应也是最强的,NST 形成了 FDC 或经 MC 转为FDC,因而也保留了较强的 GVL 效应。但是,微移植仅有供体细胞的微量植入,郭梅等的研究也证明微移植可以诱发间断性的 GVL 效应,但是,除 GVL 效应外,微移植还诱导了受者抗肿瘤/白血病效应(recipient-versus-leukemia/recipient-versus-tumor,RVT/RVL),此在 AST 和 NST 研究中尚未见报告,分析除了移植模式不同外,可能也与微移植保留了受者的免疫功能有关,而且通过输注大量 HLA 不全相合造血干细胞包括大量供体淋巴细胞等,在对受者免疫重新激活和重置以打破对肿瘤的耐受可能起到较为重要的作用。

(四) 造血功能恢复观念的调整

众所周知,移植恢复造血功能的作用是非常明确的,不但恶性血液病或肿瘤病人移植后可快速恢复造血,即使是受到超大剂量辐射损伤的放射病病人接受移植后也可快速恢复造血。文献中也把清髓移植后中性粒细胞>$0.5×10^9$/L 作为供体细胞植入的间接证据。与 AST 和 NST 相似,微移植同样也可以较快速的恢复三系血细胞,但是,微移植的供体细胞仅不足 2.5%,因此,微移植恢复的是受者造血,此与 AST 和 NST 的恢复供者造血是完全不同的。

(五) GVHD 的观念和理念的转变

文献报告,AST 后 Ⅱ~Ⅳ度急性 GVHD 的发生率约占 15%~25% 或更高,HLA 不相合 GVHD 的发生率更高达 30%~50% 以上。虽然多数文献认为 NST 可减轻 GVHD,但也有文献认为,NST 的 GVHD 并未减轻和减少。我国 NST 协作组的结果,Ⅱ~Ⅳ度急性 GVHD 的发生率约占 20%。而且,GVHD 的发生时间相对延迟,国外文献已有所谓迟发性急性 GVHD 的报告。但是,与 AST 和 NST 完全不同,微移植虽然输注了较大量的 HLA 不相合甚至完全不相合的供者细胞,而且未做 GVHD 预防,但是,老年 AML 和中青年 AML 微移植后除个别病例移植早期出现短暂的皮疹外,未出现确定的临床 GVHD,实际上在临床上实现了 GVT/L 的分离,Thomas 教授在《J Clin Oncol》的评述中也称微移植可能是分离 GVT/L 效应与 GVHD 的新模板。此结果的临床价值和科学意义非常之大,它对相关学科的潜在辐射作用及可能的"蝴蝶"效应更令人期待。

(六) 移植和细胞免疫治疗概念的拓展

最初的移植的概念是指将植物移动到其他地点种植。以后又引申为将生命体或生命体的部分通过手术或其他途径迁移到同一个体或另一个体的特定部位,并使其继续存活的方法。骨髓移植或

造血干细胞移植简单地说就是将正常的骨髓或造血干细胞移植到不正常或失去造血功能的病人体内,使其恢复造血功能。因此,微移植既然具备了预处理、较大剂量供体细胞输入,而且有少量供体细胞持续存活,并恢复了病人造血功能及诱发了抗肿瘤/白血病效应,因此,微移植符合经典的移植定义。但是,如前所述,微移植毕竟与经典的 AST 和 NST 有很多不同,而且,N Engl J Med 等虽然也报告了肾、肝等脏器移植后可以有微量的供体细胞持续存活的证据,但是微量的供体植入与大量和完全的供体植入毕竟还是有很多不同的。此外,无论是 AST、NST 或微移植虽然都属于细胞免疫治疗的大范畴,但是,它们与普通的细胞因子诱导的杀伤细胞(cytokine induced killer,CIK)等所谓细胞免疫治疗仍有很大甚至根本的不同。过去,由于受移植本身的毒副反应的影响,AST 和 NST 受到很大限制,现在,随着微移植安全简便等优势的被临床接受,必将会对白血病和恶性肿瘤的细胞免疫治疗起有极大的推动作用。实际上,老年 AML 和 MDS 病人微移植治疗所显示的初步良好治疗效果,已展示了微移植作为一种更加安全简便高效的新的移植免疫治疗良好前景。

长期以来,人们对异基因移植的关注点主要集中在预处理和供体植入,尤其是 GVHD。近年来,国内外对 GVL/T 效应的研究虽已明显增多,但仍嫌不足。微移植即使输注大量 HLA 不相合甚至完全不合的供体细胞而且未用 GVHD 预防,但却巧妙地避免了临床 GVHD,此很可能将引导血液和移植专家更多甚至集中于对 GVL/T 效应的研究。另一方面,微移植的白血病复发率要高于 AST 和 NST 移植,从临床需求上也将进一步推动对加强抗白血病效应和降低白血病复发率的研究。不断研发新的增强 GVL/T 效应和(或)RVL/T 效应的新策略、新产品和新方法,把白血病和肿瘤的治疗和治愈提高到新水平。

(七) 微移植反映了医学科学发展的必然趋势

众所周知,不但植物学的嫁接技术早已完成了从整体嫁接到枝和花嫁接的转变,外科学也早已完成了从整体手术到微创手术的发展。而且,即使器官移植也早已发现了微量供体细胞可以在受者体内长期存活的证据。因此,移植五十年的历史,尤其从大移植、小移植到微移植的发展历程实际上与整个大科学甚至哲学理念的发展轨迹是一致的。

此外,人类历史的发展是螺旋形的,科学的发展有时也是螺旋形的,Allo-HSCT 从最初的单纯骨髓输注到骨髓和免疫彻底清除的 AST,再到减毒性预处理但强调免疫彻底清除的 NST,再到保留免疫的微移植,实际上也经历了类似的螺旋形发展。但应注意,此种螺旋形发展并不是简单的圆形回归或简单的历史重复,微移植的免疫不清除也完全不同于五十年前的单纯骨髓输注。而是在既往 AST、NST 基础上,将移植与细胞免疫治疗和化疗有机结合的混合体,而且,微移植一方面用化疗杀灭肿瘤和白血病细胞,另一方面通过输注健康的供体细胞诱发 GVL/T 效应清除残留的白血病/肿瘤细胞,同时,又因保留了受者健康的免疫功能,诱发了 RVL/T 效应,构成了新的化疗和免疫治疗的体系,并隐隐然与道家的和谐哲学等有某种相合之处。是一种螺旋攀升、发展和升华的过程,相信未来科学和移植也必将沿此轨迹以更快的速度向更高更宽的未来迈进。

（中国人民解放军三〇七医院　艾辉胜）

参 考 文 献

1. 《中华内科杂志》编辑委员会. 血液病/恶性肿瘤患者侵袭真菌感染的诊断标准与治疗原则(修订版).中华内科杂志,2007,46(7):607-610.

2. 中华医学会血液学分会,中国医师协会血液科医师分会.2012 年中国中性粒细胞缺乏伴发热患者抗菌药物临床应用指南.中华血液学杂志,2012,33(8):693-696.

3. Akatsuka Y,Morishima Y,Kuzushima K,et al. Minor histocompatibility antigens as targets for immunotherapy using allogeneic immune reactions. Cancer Sci,2007,98(8):1139-1146.

4. Bishop MR,Logan BR,Gandham S,et al. Long-term outcomes of adults with acute lymphoblastic leukemia after autologous or unrelated donor bone marrow transplantation:a comparative analysis by the National Marrow Donor Program and Center for International Blood and Marrow Transplant Research. Bone marrow transplantation,2008,41(7):635-642.

5. Boeckh M,Ljungman P. How we treat cytomegalovirus in hematopoietic cell transplant recipients. Blood,2009,113(23):5711-5719.

6. Bray RA,Hurley CK,Kamani NR,et al. National marrow donor program HLA matching guidelines for unrelated adult donor hematopoietic cell transplants. Biol Blood Marrow Transplant,2008,14(Suppl 9):45-53.

7. Cao WJ,Xiao HW,Lai XY,et al. Genetic variations in the mycophenolate mofetil target enzyme are associated with acute GVHD risk after related and unrelated hematopoietic cell transplantation. Biol Blood Marrow Transplant,2012,18(2):273-279.

8. Carreras E,Diaz-Ricart M. The role of the endothelium in the short-term complications of hematopoietic SCT. Bone Marrow Transplant,2011,46(12):1495-1502.

9. Chang YJ,Huang XJ. Haploidentical hematopoietic stem cell transplantation with unmanipulated granulocyte colony stimulating factor mobilized marrow and blood grafts. Curr Opin Hematol,2012,19(6):454-461.

10. Chang YJ,Huang XJ. Donor lymphocyte infusions for relapse after allogeneic transplantation:when,if and for whom? Blood Rev,2013,27(1):55-62.

11. Chang YJ,Zhao XY,Xu LP,et al. Early lymphocyte recovery predicts superior overall survival after unmanipulated haploidentical blood and marrow transplant for myelodysplastic syndrome and acute myeloid leukemia evolving from myelodysplastic syndrome. Leuk Lymphoma,2013,54(12):2671-2677.

12. Chang YJ,Zhao XY,Huo MR,et al. Influence of lymphocyte recovery on outcome of haploidentical transplantation for hematologic malignancies. Medicine (Baltimore),2009,88(6):322-330.

13. Chang YJ,Zhao XY,Huo MR,et al. Clinical impact of absolute lymphocyte count on day 30 afterunmanipulated haploidentical blood and marrow transplantation for pediatric patients with hematological malignancies. Am J Hematol,2011,86(2):227-230.

14. Chang YJ,Zhao XY,Huo MR,et al. Immune reconstitution following unmanipulated HLA-mismatched/haploidentical transplantation compared with HLA-identical sibling transplantation. J Clin Immunol,2012,32(2):268-280.

15. Coppell JA,Richardson PG,Soiffer R,et al. Hepatic veno-occlusive disease following stem cell transplantation:incidence,clinical course,and outcome. Biol Blood Marrow Transplant,2010,16(2):157-168. Chen YB,Aldridge J,Kim HT,et al. Reduced-intensity conditioning stem cell transplantation:comparison of double unbilical cord blood and unrelated donor grafts. Biol Blood Marrow Transplant,2012,18(5):805-812.

16. Dickinson AM, Holler E. Polymorphisms of cytokine and innate immunity genes and GVHD. Best practice & research, 2008, 21(2): 149-164.

17. Federmann B, Bornhauser M, Meisner C, et al. Haploidentical allogeneic hematopoietic cell transplantation in adults using CD3/CD19 depletion and reduced intensity conditioning: a phase II study. Haematologica, 2012, 97 (10): 1523-1531.

18. Fielding AK, Rowe JM, Richards SM, et al. Prospective outcome data on 267 unselected adult patients with Philadelphia chromosome-positive acute lymphoblastic leukemia confirms superiority of allogeneic transplantation over chemotherapy in the pre-imatinib era: results from the International ALL Trial MRC UKALL VII/ECOG2993. Blood, 2009, 113(19): 4489-4496.

19. Goldman JM, Majhail NS, Klein JP, et al. Relapse and Late Mortality in 5-Year Survivors of Myeloablative Allogeneic Hematopoietic Cell Transplantation for Chronic Myeloid Leukemia in First Chronic Phase. J Clin Oncol, 2010, 28(11): 1888-1895.

20. Guo M, Hu KX, Liu GX, et al. HLA-Mismatched Stem-Cell Microtransplantation As Postremission Therapy for Acute Myeloid Leukemia: Long-Term Follow-Up. J Clin Oncol, 2012, 30(33): 4084-4090.

21. Guo M, Hu KX, Yu CL, et al. Infusion of HLA-mismatched peripheral blood stem cells improves the outcome of chemotherapy for acute myeloid leukemia in elderly patients. Blood, 117(3): 936-941.

22. Hegenbart U, Niederwieser D, Sandmaier BM, et al. Treatment for acute myelogenous leukemia by low-dose, total-body, irradiation-based conditioning and hematopoietic cell transplantation from related and unrelated donors. J Clin Oncol, 2006, 24(3): 444-453.

23. Hourigan CS, Karp JE. Minimal residual disease in acute myeloid leukaemia. Nat Rev Clin Oncol, 2013, 10(8): 460-471.

24. Huang XJ, Liu DH, Liu KY, et al. Donor lymphocyte infusion for the treatment of leukemia relapse after HLA-mismatched/haploidentical T-cell-replete hematopoietic stem cell transplantation. Haematologica, 2007, 92(3): 414-417.

25. Huang XJ, Liu DH, Liu KY, et al. Modified donor lymphocyte infusion after HLA-mismatched/haploidentical T cell-replete hematopoietic stem cell transplantation for prophylaxis of relapse of leukemia in patients with advanced leukemia. J Clin Immunol, 2008, 28(3): 276-283.

26. Huang XJ, Liu DH, Liu KY, et al. Treatment of acute

leukemia with unmanipulated HLA-mismatched/haploidentical blood and bone marrow transplantation. Biol Blood Marrow Transplant, 2009, 15(2): 257-265.

27. Huang XJ, Wang Y, Liu DH, et al. Modified donor lymphocyte infusion (DLI) for the prophylaxis of leukemia relapse after hematopoietic stem cell transplantation in patients with advanced leukemia--feasibility and safety study. J Clin Immunol, 2008, 28(4): 390-397.

28. Huang XJ, Wang Y, Liu DH, et al. Administration of short-term immunosuppressive agents after DLI reduces the incidence of DLI-associated acute GVHD without influencing the GVL effect. Bone Marrow Transplant, 2009, 44(5): 309-316.

29. Huang XJ, Zhu HH, Chang YJ, et al. The superiority of haploidentical related stem cell transplantation over chemotherapy alone as postremission treatment for patients with intermediate-or high-risk acute myeloid leukemia in first complete remission. Blood, 2012, 119 (23): 5584-5590.

30. Jiang Q, Xu LP, Liu DH, et al. Imatinib mesylate versus allogeneic hematopoietic stem cell transplantation for patients with chronic myelogenous leukemia in the accelerated phase. Blood, 2011, 117(11): 3032-3040.

31. Karanes C, Nelson GO, Chitphakdithai P, et al. Twenty years of unrelated donor hematopoietic cell transplantation for adult recipients facilitated by the National Marrow Donor Program. Biol Blood Marrow Transplant, 2008, 14(Suppl 9): 8-15.

32. Kindwall-Keller T, Isola LM. The evolution of hematopoietic SCT in myelodysplastic syndrome. Bone Marrow Transplant, 2009, 43(8): 597-609.

33. Lee SJ, Klein J, Haagenson M, et al. High-resolution donor-recipient HLA matching contributes to the success of unrelated donor marrow transplantation. Blood, 2007, 110 (13): 4576-4583.

34. Lu DP, Dong L, Wu T, et al. Conditioning including antithymocyte globulin followed by unmanipulated HLA-mismatched/haploidentical blood and marrow transplantation can achieve comparable outcomes with HLA-identical sibling transplantation. Blood, 2006, 107(8): 3065-3073.

35. Macmillan ML, Blazar BR, DeFor TE, et al. Transplantation of ex-vivo culture-expanded parental haploidentical mesenchymal stem cells to promote engraftment in pediatric recipients of unrelated donor umbilical cord blood: results of a phase I-II clinical trial. Bone Marrow Transplantation, 2009, 43(6): 447-454.

36. Miller JS, Cooley S, Parham P, et al. Missing KIR ligands

are associated with less relapse and increased graft-versus-host disease (GVHD) following unrelated donor allogeneic HCT. Blood,2007,109(11):5058-5061.

37. Perez L,Anasetti C,Pidala J. Have we improved in preventing and treating acute graft-versus-host disease? Curr Opin Hematol,2011,18(6):408-413.

38. Ramirez P,Wagner JE,Defor TE,et al. Factors predicting single-unit predominance after double umbilical cord blood transplantation. Bone Marrow Transplant,2012,47(6):799-803.

39. Reisner Y,Hagin D,Martelli MF. Haploidentical hematopoietic transplantation: current status and future perspectives. Blood,2011,118(23):6006-6017.

40. Rocha V,Labopin M,Sanz G,et al. Transplants of umbilical-cord blood or bone marrow from unrelated donors in adults with acute leukemia. N Engl J Med,2004,351(22):2276-2285.

41. Ruggeri L,Capanni M,Urbani E,et al. Effectiveness of donor natural killer cell alloreactivity in mismatched hematopoietic transplants. Science,2002,295(5562):2097-2100.

42. Slavin S,Nagler A,Naparstek E,et al. Nonmyeloablative stem cell transplantation and cell therapy as an alternative to conventional bone marrow transplantation with lethal cytoreduction for the treatment of malignant and nonmalignant hematologic diseases. Blood,1998,91(3):756-763.

43. Storb R,Yu C,Wagner JL,et al. Stable mixed hematopoietic chimerism in DLA-identical littermate dogs given sublethal total body irradiation before and pharmacological immunosuppression after marrow transplantation. Blood,1997,89(8):3048-3054.

44. Tomblyn M,Chiller T,Einsele H,et al. Guidelines for preventing infectious complications among hematopoietic cell transplantation recipients: a global perspective. Biol Blood Marrow Transplant,2009,15(10):1143-1238.

45. Wang Y,Liu DH,Fan ZP,et al. Prevention of relapse using DLI can increase survival following HLA-identical transplantation in patients with advanced-stage acute leukemia: a multi-center study. Clin Transplant,2012,26(4):635-643.

46. Wang Y,Liu DH,Liu KY,et al. Long-term follow-up of haploidentical hematopoietic stem cell transplantation without in vitro T cell depletion for the treatment of leukemia: Nine years of experience at a single center. Cancer,2013,119(5):978-985.

47. Wang Y,Liu DH,Xu LP,et al. Prevention of relapse using granulocyte CSF-primed PBPCs following HLA-mismatched/haploidentical,T-cell-replete hematopoietic SCT in patients with advanced-stage acute leukemia: a retrospective risk-factor analysis. Bone Marrow Transplant,2012,47(8):1099-1104.

48. Wu GQ,Zhao YM,Lai XY,et al. The beneficial impact of missing KIR ligands and absence of donor KIR2DS3 gene on outcome following unrelated hematopoietic SCT for myeloid leukemia in the Chinese population. Bone Marrow Transplant,2010,45(10):1514-1521.

49. Xiao HW,Cao WJ,Lai XY,et al. Immunosuppressive cytokine gene polymorphisms and outcome after related and unrelated hematopoietic cell transplantation in a Chinese population. Biol Blood Marrow Transplant,2011,17(4):542-549.

50. Xiao HW,Lai XY,Luo Y,et al. Relationship between TNFA,TNFB and TNFR II gene polymorphisms and outcome after unrelated hematopoietic cell transplantation in a Chinese population. Bone Marrow Transplant,2011,46(3):400-407.

51. Xiao HW,Luo Y,Lai XY,et al. Genetic variations in T-cell activation and effector pathways modulate alloimmune responses after allogeneic hematopoietic stem cell transplantation in patients with hematologic malignancies. Haematologica,2012,97(12):1804-1812.

52. Xiao HW,Shi JM,Luo Y,et al. First report of multiple CEBPA mutations contributing to donor origin of leukemia relapse after allogeneic hematopoietic stem cell transplantation. Blood,2011,117(19):5257-5260.

53. Yan CH,Liu DH,Liu KY,et al. Risk stratification-directed donor lymphocyte infusion could reduce relapse of standard-risk acute leukemia patients after allogeneic hematopoietic stem cell transplantation. Blood,2012,119(14):3256-3262.

54. Yan CH,Wang JZ,Liu DH,et al. Chemotherapy followed by modified donor lymphocyte infusion as a treatment for relapsed acute leukemia after haploidentical hematopoietic stem cell transplantation without in vitro T-cell depletion: superior outcomes compared with chemotherapy alone and an analysis of prognostic factors. Eur J Haematol,2013,91(4):304-314.

55. Yanada M,Kurosawa S,Yamaguchi T,et al. Effect of related donor availability on outcome of AML in the context of related and unrelated hematopoietic cell transplantation. Bone Marrow Transplant,2013,48(3):390-395.

56. Yin JA,O'Brien MA,Hills RK,et al. Minimal residual disease monitoring by quantitative RT-PCR in core binding factor AML allows risk stratification and predicts re-

lapse: results of the United Kingdom MRC AML-15 trial. Blood,2012,120(14):2826-2835.

57. Zhao XS,Jin S,Zhu HH,et al. Wilms' tumor gene 1 expression: an independent acute leukemia prognostic indicator following allogeneic hematopoietic SCT. Bone Marrow Transplant,2012,47(4):499-507.

58. Zhao XS,Liu YR,Zhu HH,et al. Monitoring MRD with flow cytometry: an effective method to predict relapse for ALL patients after allogeneic hematopoietic stem cell transplantation. Ann Hematol,2012,91(2):183-192.

59. Zhu HH,Zhang XH,Qin YZ,et al. MRD-directed risk-stratification treatment may improve outcome of t (8;21) AML in the first complete remission: results from AML05 Multicenter Trial. Blood,2013,121(20):4056-4062.

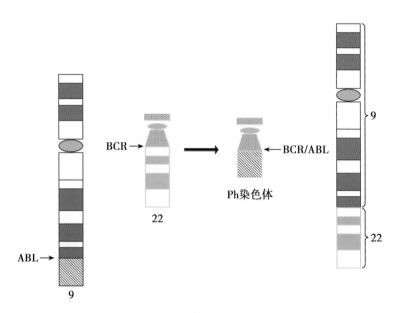

彩图 3-1-1　Ph 染色体示意图

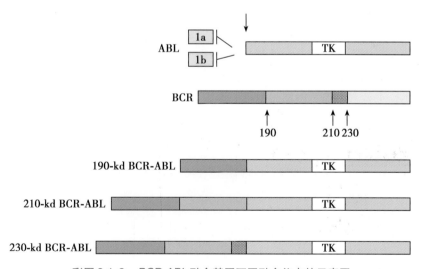

彩图 3-1-2　*BCR-ABL* 融合基因不同融合位点的示意图

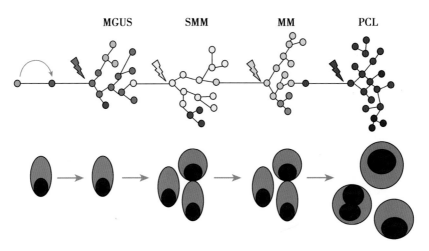

彩图 5-3-1　多发性骨髓瘤的分支状克隆演变过程

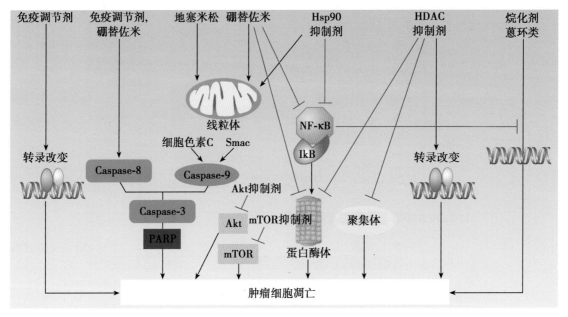

彩图 5-3-2　多发性骨髓瘤药物治疗靶点

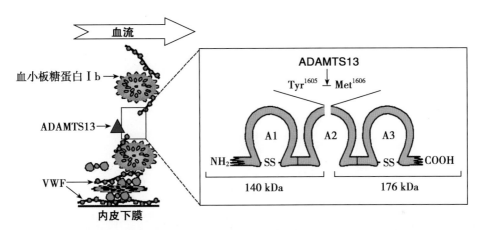

彩图 9-2-1　ADAMTS13 对内皮细胞、VWF 和血小板相互作用的影响

ADAMTS13 切割 VWF 单体中 A2 区 1605 位酪氨酸与 1606 位蛋氨酸之间的肽键,产生
140kDa 和 170kDa(对应二聚体中 280kDa 和 340kDa)裂解产物

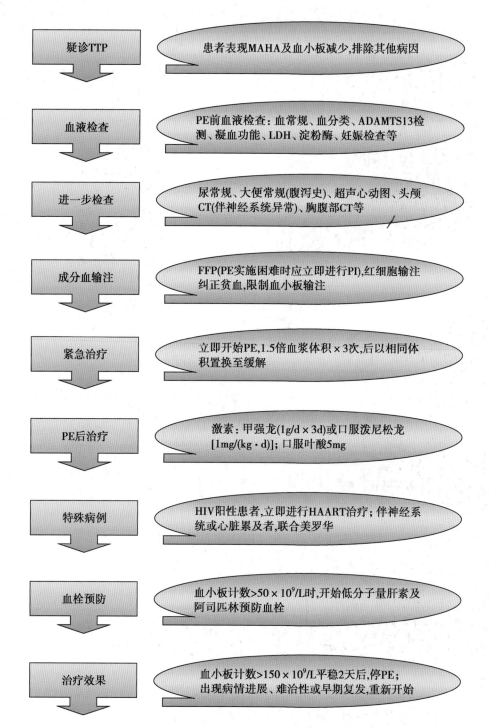

疑诊TTP	患者表现MAHA及血小板减少,排除其他病因
血液检查	PE前血液检查:血常规、血分类、ADAMTS13检测、凝血功能、LDH、淀粉酶、妊娠检查等
进一步检查	尿常规、大便常规(腹泻史)、超声心动图、头颅CT(伴神经系统异常)、胸腹部CT等
成分血输注	FFP(PE实施困难时应立即进行PI),红细胞输注纠正贫血,限制血小板输注
紧急治疗	立即开始PE,1.5倍血浆体积×3次,后以相同体积置换至缓解
PE后治疗	激素:甲强龙(1g/d×3d)或口服泼尼松龙[1mg/(kg·d)];口服叶酸5mg
特殊病例	HIV阳性患者,立即进行HAART治疗;伴神经系统或心脏累及者,联合美罗华
血栓预防	血小板计数>50×10⁹/L时,开始低分子量肝素及阿司匹林预防血栓
治疗效果	血小板计数>150×10⁹/L平稳2天后,停PE;出现病情进展、难治性或早期复发,重新开始

彩图 9-2-2　急性 TTP 治疗方案流程(highly active anti retroviral therapy, HAART)